Neuromodulação Terapêutica

Princípios e Avanços da Estimulação Cerebral
Não Invasiva em Neurologia,
Reabilitação, Psiquiatria e Neuropsicologia

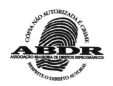

NEUROMODULAÇÃO TERAPÊUTICA

Princípios e Avanços da Estimulação Cerebral Não Invasiva em Neurologia, Reabilitação, Psiquiatria e Neuropsicologia

Felipe Fregni
Paulo Sérgio Boggio
André Russowsky Brunoni

Sarvier, 1ª edição, São Paulo, 2012

Projeto Gráfico
CLR Balieiro Editores

Revisão
Maria Ofélia da Costa

Impressão/Acabamento
Gráfica Ave-Maria

Direitos Reservados
Nenhuma parte pode ser duplicada ou
reproduzida sem expressa autorização do Editor

sarvier

Sarvier Editora de Livros Médicos Ltda.
Rua dos Chanés 320 – Indianópolis
04087-031 – São Paulo – Brasil
Telefax (11) 5093-6966
sarvier@sarvier.com.br
www.sarvier.com.br

Dados Internacionais de Catalogação na Publicação (CIP)
(Câmara Brasileira do Livro, SP, Brasil)

Fregni, Felipe
  Neuromodulação terapêutica : princípios e avanços da estimulação cerebral não invasiva em neurologia, reabilitação, psiquiatria e neuropsicologia / Felipe Fregni, Paulo Sérgio Boggio, André Russowsky Brunoni. -- São Paulo : SARVIER, 2012.

  ISBN 978-85-7378-223-3

  1. Cérebro – Fisiologia 2. Estimulação cerebral 3. Estimulação elétrica 4. Neurologia 5. Neuropsicologia 6. Psiquiatria 7. Sistema nervoso central – Doenças – Reabilitação 8. Sistema nervoso central – Doenças – Tratamento I. Boggio, Paulo Sérgio. II. Brunoni, André Russowsky. III. Título.

	CDD-616.8
11-10827	NLM-WL 100

Índices para catálogo sistemático:
  1. Neuromodulação terapêutica : Medicina   616.8

Neuromodulação Terapêutica

Princípios e Avanços da Estimulação Cerebral Não Invasiva em Neurologia, Reabilitação, Psiquiatria e Neuropsicologia

Felipe Fregni

Médico Neurologista e Doutor pela Universidade de São Paulo (USP). Professor Associado de Medicina Física & Reabilitação e Neurologia da Escola de Medicina de Harvard (Harvard Medical School). Professor do Programa de Pós-Graduação do Núcleo de Neurociências (NEC) da Universidade de São Paulo (USP). Diretor do Laboratório de Neuromodulação do Hospital de Reabilitação Spaulding (Spaulding Rehabilitation Hospital), Escola de Medicina de Harvard.

Paulo Sérgio Boggio

Psicólogo pela USP. Neuropsicólogo pela USP. Mestre em Psicologia Experimental pela USP. Doutor em Neurociência e Comportamento pela USP. Coordenador de Pesquisa, Coordenador do Laboratório de Neurociência Cognitiva e Social e Professor Adjunto do Programa de Pós-Graduação em Distúrbios do Desenvolvimento, Centro de Ciências Biológicas e da Saúde, Universidade Presbiteriana Mackenzie. Pesquisador de Produtividade em Pesquisa do CNPq.

André Russowsky Brunoni

Psiquiatra pelo Hospital das Clínicas da USP. Doutorando pelo Núcleo de Neurociências e Comportamento do IP-USP. Coordenador Clínico do Projeto SELECT-TDCS: Pesquisa Clínica com Estimulação Transcraniana por Corrente Contínua e Sertralina para o Tratamento da Depressão, desenvolvido no Hospital Universirário da USP.

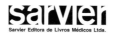

COLABORADORES

Abrahão Fontes Baptista – Fisioterapeuta, Mestre e Doutor em Ciências Morfológicas pela UFRJ. Professor do Departamento de Biomorfologia e do Programa de Pós-Graduação em Medicina e Saúde da UFBA e do Programa de Pós-Graduação em Medicina e Saúde da Escola Bahiana de Medicina e Saúde Pública.

Adriana Bastos Conforto – Médica Neurologista e Livre-Docente pela Universidade de São Paulo (USP). Professora Colaboradora e Orientadora de Pós-Graduação do Departamento de Neurologia da Universidade de São Paulo. Médica Assistente do Grupo de Doenças Cerebrovasculares e Chefe do Laboratório de Neuroestimulação do Hospital das Clínicas da Faculdade de Medicina da Universidade de São Paulo. Pesquisadora do Instituto Israelita de Ensino e Pesquisa Albert Einstein.

Alessandra Baccaro – Psicóloga. Mestranda em Ciências Médicas pela Universidade de São Paulo (USP). Integrante do Grupo de Pesquisa em Neuropsiquiatria ligado ao Centro de Pesquisa do Hospital Universitário da USP.

Ana Carolina Alem Giglio – Graduanda em Psicologia e Bolsista de Iniciação Científica (PIBIC – CNPq) pela Universidade Presbiteriana Mackenzie. Membro do Laboratório de Neurociência Cognitiva e Social, Centro de Ciências Biológicas e da Saúde, Universidade Presbiteriana Mackenzie.

Ana Carolina Rodrigues – Licenciada em Ciências Biológicas pela Universidade Federal de Minas Gerais (UFMG). Mestre em Música pela UFMG e Doutoranda do Programa de Pós-Graduação em Neurociências da UFMG.

Ana Lucila Moreira – Médica Neurologista pela Universidade Federal do Paraná (UFPR). Especialista em Neurologia pela Academia Brasileira de Neurologia, Título de Área de Atuação em Neurofisiologia Clínica pela Sociedade Brasileira de Neurofisiologia Clínica. Especialista em Neurossonologia pela World Federation of Neurology/European Society of Neurosonology and Cerebral Hemodynamics. Diretora Clínica do Centro de Neurologia de Campinas.

Ana Paula Machado Goyano Mac-Kay – Fonoaudióloga. Mestre em Linguística Aplicada e Estudos da Linguagem da Pontifícia Universidade Católica de São Paulo. Doutora em Linguística pela Universidade de São Paulo. Pós-Doutorado pela Univ. Réné Descartes – Paris V – Sorbonne FR. Professora Adjunta da Faculdade de Ciências Médicas da Santa Casa de São Paulo.

Angela Cristina Valle – Mestre em Ciências (1992) pela UNIFESP. Doutora em Neurociências (1995) e Pós-Doutorado no Brasil pela UNIFESP. Pós-Doutorado pelo Center for Complex System and Brain Research, Florida Atlantic University. Pesquisadora em Neurociências do Laboratório de Neurociências Professor Cesar Timo-Iaria – LIM 01, Departamento de Patologia da Faculdade de Medicina, Universidade de São Paulo. Orientadora do Programa de Pós-Graduação em Fisiopatologia Experimental da Faculdade de Medicina da USP.

António Jorge da Costa Leite – Psicólogo e Investigador em Neurociências. Doutorando da Universidade do Minho (Portugal). Investigador do Laboratório de Neuropsicofisiologia da Universidade do Minho.

Camila Campanhã – Psicóloga e Mestre em Distúrbios do Desenvolvimento pela Universidade Presbiteriana Mackenzie. Doutoranda (FAPESP) do Programa de Pós-Graduação em Distúrbios do Desenvolvimento e Membro do Laboratório de Neurociência Cognitiva e Social, Centro de Ciências Biológicas e da Saúde, Universidade Presbiteriana Mackenzie.

Camila Squarzoni Dale – Doutora em Ciências pela Faculdade de Medicina Veterinária e Zootecnia da Universidade de São Paulo. Pesquisadora Plena do Grupo de Neuromodulação e Dor Experimental do Hospital Sírio-Libanês.

Camilo Vieira – Neuropediatra. Mestre em Medicina e Saúde pela Universidade Federal da Bahia (UFB).

Claudia Aparecida Valasek – Psicóloga pela Universidade Presbiteriana Mackenzie. Mestranda (FAPESP) do Programa de Pós-Graduação em Distúrbios do Desenvolvimento e Membro do Laboratório de Neurociência Cognitiva e Social, Centro de Ciências Biológicas e da Saúde, Universidade Presbiteriana Mackenzie.

Claudio Fernandes Corrêa – Médico Neurocirurgião. Mestre em Ciências (Neurocirurgia) pela Universidade Federal de São Paulo. Doutor em Ciências (Neurocirurgia) pela Universidade Federal de São Paulo. Membro Titular da Sociedade Brasileira de Neurocirurgia Funcional de Estereotaxia. Presidente do Instituto SIMBIDOR. Coordenador do Centro de Dor e Neurocirurgia Funcional do Hospital Nove de Julho (SP).

Dafne Carvalho Andrade – Pesquisadora Assistente do Grupo de Pesquisas em Dinâmica Neuromusculoesquelética do Departamento de Biomorfologia Instituto de Ciências da Saúde da Universidade Federal da Bahia. Estagiária do Laboratório de Neuromodulação do Hospital de Reabilitação Spaulding (Spaulding Rehabilitation Hospital), Universidade de Harvard.

Debora Duarte – Fisioterapeuta e Mestre em Ciências pela Universidade de São Paulo (USP). Doutoranda pelo Programa de Neurociências e Comportamento da USP. Pesquisadora do Laboratório de Neuromodulação, Hospital de Reabilitação Spaulding, Escola de Medicina de Harvard.

Ester Miyuki Nakamura-Palacios – Graduada em Medicina pela Universidade Federal de Uberlândia, MG. Mestrado em Psicofarmacologia e Doutorado em Psicobiologia pela Universidade Federal de São Paulo, SP. Pós-Doutorado em Farmacologia Terapêutica e Comportamental pela Louisiana State University Health Science Center, EUA. Professora Associada III da Universidade Federal do Espírito Santo, ES. Experiência na Área de Neurociências, com ênfase em Ciências Cognitivas e Neuropsicofarmacologia, atuando principalmente nos seguintes temas: Córtex Pré-Frontal, Memória Operacional, Funções Executivas, Desordens Cognitivas, Abuso e Dependência de Drogas, Neuromodulação, ERP (potenciais relacionados a eventos), ETCC (estimulação transcraniana por corrente contínua).

Fernando Santos Pinheiro – Médico e Pesquisador de Laboratório de Neuromodulação, Hospital de Reabilitação Spaulding (Spaulding Rehabilitation Hospital), Escola de Medicina de Harvard, Boston, MA, EUA.

Giselle Coelho – Neurocirurgiã Assistente do Centro de Neurocirurgia Pediátrica/CENEPE – Hospital Beneficência Portuguesa. Mestranda pela Universidade Federal de São Paulo – UNIFESP. Neurocirurgiã e Membro Titular da Sociedade Brasileira de Neurocirurgia/SBN.

Giselly de Vasconcelos Pereira Vieira – Neuropsicóloga do Centro de Neurocirurgia Pediátrica – CENEPE – Beneficência Portuguesa.

Guilherme Lozi Abdo – Médico Graduado pela Faculdade de Medicina da Universidade de Santo Amaro e Psiquiatra com Residência na Faculdade de Medicina do ABC (FMABC). Pesquisador do Instituto de Pesquisas Avançadas em Neuroestimulação (IPAN).

Guilherme Muzy – Acadêmico de Medicina da Faculdade de Ciências Médicas da Santa Casa de São Paulo (FCMSCSP).

Igor Carmo Borges – Pesquisador Assistente do Grupo de Pesquisas em Dinâmica Neuromusculoesquelética do Departamento de Biomorfologia Instituto de Ciências da Saúde da Universidade Federal da Bahia. Estagiário do Laboratório de Neuromodulação do Hospital de Reabilitação Spaulding (Spaulding Rehabilitation Hospital), Universidade de Harvard.

Janaina Farias de Oliveira – Graduanda em Psicologia pela Universidade de São Paulo. Pesquisadora Estagiária do Hospital Universitário da USP.

João Ricardo Sato – Bacharel, Mestre e Doutor em Estatística pelo Instituto de Matemática e Estatística da Universidade de São Paulo. Professor Adjunto da Universidade Federal do ABC.

Joaquim Pereira Brasil-Neto – Médico Neurologista e Doutor pela Universidade Federal do Rio de Janeiro (UFRJ). Treinamento como *fellow* do NINDS (National Institute of Neurological Disorders and Stroke), em Bethesda, Maryland, EUA. Pesquisador Colaborador Pleno e Docente da Disciplina de Neurofisiologia Médica da Universidade de Brasília. Diretor Científico da Academia Brasileira de Neurologia (ABN).

Jorge Moll – Médico. Neurologista pela Universidade Federal do Rio de Janeiro. Doutorado em Ciências pela Universidade de São Paulo. Pós-Doutorado em Neurociência Cognitiva pelo National Institutes of Health (EUA). Co-Fundador e Diretor-Presidente do Instituto D'Or de Pesquisa e Ensino, Rio de Janeiro.

Karina Thalita Carretti di Siervi – Bióloga pela Universidade Presbiteriana Mackenzie. Mestranda do Programa de Pós-Graduação em Distúrbios do Desenvolvimento e Membro do Laboratório de Neurociência

Cognitiva e Social, Centro de Ciências Biológicas e da Saúde, Universidade Presbiteriana Mackenzie.

Katia Nunes Sá – Fisioterapeuta. Doutora em Medicina e Saúde Humana. Professora Adjunta da Graduação e Pós-Graduação e Coordenadora da Pós-Graduação, Pesquisa e Extensão da Escola Bahiana de Medicina e Saúde Pública.

Leandro da Costa Lane Valiengo – Médico pela FMUSP. Residência em Psiquiatria pela FMUSP. Médico Colaborador do PROJEPSI (Projeto Epilepsia) – IPq.

Leonardo Augusto Negreiros Parente Capela Sampaio – Médico Residente em Psiquiatria do Instituto de Psiquiatria do Hospital das Clínicas da Faculdade de Medicina da Universidade de São Paulo (IPq HCFMUSP).

Manuella Batista de Oliveira – Nutricionista e Mestre pela Universidade Federal de Pernambuco. Doutoranda pela Universidade Federal de Pernambuco. Pesquisadora do Laboratório de Neurofisiologia da Nutrição do Departamento de Nutrição da Universidade Federal de Pernambuco, Recife, PE, Brasil e do Laboratório de Neuromodulação. Hospital de Reabilitação Spaulding (Spaulding Rehabilitation Hospital), Escola de Medicina de Harvard, Boston, MA, EUA.

Marcelo T. Berlim – Médico e Professor Assistente de Psiquiatria da Universidade McGill. Diretor do Programa de Neuromodulação do Douglas Mental Health University Institute (DMHUI). Psiquiatra do Depressive Disorders Program (DMHUI), Montréal Québec, Canadá.

Marco Antonio Knob Caldieraro – Médico Psiquiatra. Mestre e Doutorando em

Psiquiatria pela Universidade Federal do Rio Grande do Sul. Pesquisador do Programa de Transtornos do Humor do Hospital de Clínicas de Porto Alegre, Porto Alegre, RS, Brasil.

Mariana Mendonça – Fisioterapeuta pela Escola Bahiana de Medicina. Pesquisadora do Centro de Dor do Hospital 9 de Julho.

Marília Matos – Médica pela Escola Bahiana de Medicina e Saúde Pública.

Marina Odebrecht Rosa – Psiquiatra pela Universidade Federal do Paraná e Médica pela Pontifícia. Mestre em Psiquiatria pela USP (Universidade de São Paulo). Pós-Doutorado na Universidade de Colúmbia, Nova York. Fundadora e Diretora do Instituto de Pesquisas Avançadas em Neuroestimulação (IPAN).

Michele Devido dos Santos – Fonoaudióloga. Especialista em Linguagem pela Faculdade de Ciências Médicas da Santa Casa de São Paulo. Mestre em Ciências da Saúde pela Faculdade de Ciências Médicas da Santa Casa de São Paulo. Doutoranda em Ciências da Saúde pela Faculdade de Ciências Médicas da Santa Casa de São Paulo. Professora Instrutora do Curso de Graduação em Fonoaudiologia da Faculdade de Ciências Médicas da Santa Casa de São Paulo.

Moacyr Alexandro Rosa – Psiquiatra pela Faculdade de Ciências Médicas da Santa Casa de São Paulo. Mestre e Doutor em Psiquiatria pela USP (Universidade de São Paulo). Doutorado-Sanduíche (CNPq) na Universidade de Harvard e Pós-Doutorado nas Universidades de Colúmbia e de Duke. Fundador e Diretor do Instituto de Pesquisas Avançadas em Neuroestimulação (IPAN).

Nathalia Ishikawa Baptista – Graduanda em Psicologia e Bolsista de Iniciação Científica (PIBIC – Mackenzie) pela Universidade Presbiteriana Mackenzie. Membro do Laboratório de Neurociência Cognitiva e Social, Centro de Ciências Biológicas e da Saúde, Universidade Presbiteriana Mackenzie.

Niels Birbaumer – Pesquisador, Instituto de Psicologia Médica e Neurobiologia Comportamental da Universidade de Tübingen, Tübingen, Alemanha e San Camillo Hospital, Instituto de Cuidados Médicos e de Pesquisa Médica, Venice – Lido, Itália Ospedale San Camillo, Istituto di Ricovero e Cura um Scientifico Carattere, Venezia – Lido, Itália.

Olivia Morgan Lapenta – Bióloga pela Universidade Presbiteriana Mackenzie. Mestranda (CAPES) do Programa de Pós-Graduação em Distúrbios do Desenvolvimento e Membro do Laboratório de Neurociência Cognitiva e Social, Centro de Ciências Biológicas e da Saúde, Universidade Presbiteriana Mackenzie.

Óscar Filipe Coelho Neves Gonçalves – Psicólogo e Neuropsicólogo Clínico. Doutor pela Universidade de Massachusetts em Amherst (EUA). Professor Catedrático de Psicologia na Universidade do Minho, Portugal. Presidente da Escola de Psicologia da Universidade do Minho e Diretor do Laboratório de Neuropsicofisiologia da Universidade do Minho.

Paulo André Teixeira Kimaid – Médico Neurologista pela Universidade Estadual Paulista (UNESP). Especialista em Neurologia pela Academia Brasileira de Neurologia (ABN). Especialista em Neurofisiologia Clínica pela Sociedade Brasileira de Neurofisiologia Clínica (SBNC). Mestre e Doutor pela Universidade de Campinas (UNICAMP). Diretoria Executiva da Sociedade Brasileira de Neurofisiologia Clínica (SBNC). Diretoria Clínica do Centro de Neurologia de Campinas (CENEC).

Paulo Caramelli – Médico Neurologista e Doutor em Medicina pela Faculdade de Medicina da Universidade de São Paulo. Professor Adjunto do Departamento de Clínica Médica da Faculdade de Medicina da Universidade Federal de Minas Gerais (UFMG) e dos Programas de Pós-Graduação em Ciências Aplicadas à Saúde do Adulto e em Neurociências da UFMG.

Priscilla Fiorelli – Acadêmica de Medicina da Faculdade de Medicina da Universidade de São Paulo (FMUSP).

Ranganatha Sitaram – Bacharelado em Engenharia (BE), Universidade Mysore University, Índia. Mestrado em Engenharia (ME), Faculdade de Engenharia PSG, Índia. Doutorado em Neurociência Cognitiva do Instituto de Psicologia Médica e Neurobiologia Comportamental da Universidade de Tübingen.

Raphael Boechat-Barros – Médico Psiquiatra e Doutor em Ciências da Saúde pela Universidade de Brasília (UnB). Professor Adjunto da Faculdade de Medicina da Universidade de Brasília (UnB). Coordenador do Ambulatório de Psiquiatria do Hospital Universitário de Brasília (HUB/UnB). Professor do Curso de Medicina das Faculdades Integradas do Planalto Central (FACIPLAC).

Renata de Almeida Marcondes – Médica Otorrinolaringologista pela Faculdade de Medicina da Universidade de São Paulo

(USP). Doutora pela Faculdade de Medicina da Universidade de São Paulo (USP).

Rita Lucena – Mestre e Doutora em Medicina pela Universidade Federal da Bahia (PPgMS). Especialização em Doenças Neuromusculares pelo Centre Hospitalier Universitaire Dupuytren-Limoges (1999). Neuropediatra-Professora Adjunta de Neurologia pela Faculdade de Medicina da Bahia da Universidade Federal da Bahia (UFB).

Rodrigo Basílio – Analista de Sistema. Bacharelado em Informática na Universidade Federal do Rio de Janeiro. Coordenador do Setor de Radiologia Digital da Rede D'Or e pesquisador do Instituto D'Or de Pesquisa e Ensino.

Rodrigo Deamo Assis – Fisioterapeuta. Especialista em Fisioterapia Motora Ambulatorial e Hospitalar Aplicada à Neurologia – UNIFESP/EPM. Doutor em Neurociências pelo Departamento de Neurologia e Neurocirurgia da UNIFESP/EPM. Pesquisador – Colaborador do Lar Escola São Francisco do Centro de Reabilitação da Universidade Federal de São Paulo/Escola Paulista de Medicina (UNIFESP/EPM).

Rosana de Lima Pagano – Doutora em Ciências pela Faculdade de Medicina Veterinária e Zootecnia da Universidade de São Paulo. Pesquisadora Plena do Grupo de Neuromodulação e Dor Experimental do Hospital Sírio-Libanês.

Sandra Conceição Ribeiro Carvalho – Psicóloga Clínica e Investigadora em Neurociências. Doutoranda da Universidade do Minho (Portugal). Investigadora do Laboratório de Neuropsicofisiologia da Universidade do Minho.

Sangkyun Lee – Bacharel em Ciências da Computação e Engenharia na Universidade Nacional de Seoul. Mestrado em Ciências da Computação na Universidade de Wisconsin, Madison, USA. Doutorado no Instituto de Psicologia Médica e Neurobiologia Comportamental, Universidade de Tübingen, Tübingen, Alemanha.

Sergio Ruiz – Pesquisador, Instituto de Psicologia Médica e Neurobiologia Comportamental da Universidade de Tübingen, Tübingen, Alemanha, Escola de Pós-Graduação em Ciência Neural e Comportamental, Escola Internacional de Pesquisa Max Planck, Tübingen, Alemanha, Departamento de Psiquiatria da Faculdade de Medicina, Pontifícia Universidade Católica de Chile, Santiago, Chile.

Sigride Thome-Souza – Médica pela Universidade Federal do Amazonas com Residência Médica em Neurologia Infantil pelo Hospital das Clínicas – FMUSP. Mestre em Neurologia pelo Hospital das Clínicas – FMUSP. Atualmente, Médica Supervisora do Laboratório de Neurofisiologia Clínica do Departamento de Psiquiatria do Hospital das Clínicas da Faculdade de Medicina da Universidade de São Paulo.

Songeli Menezes Freire – Farmacêutica e Bioquímica. Doutora em Imunologia pela Universidade de Buenos Aires. Especialista em Metodologia do Ensino Superior – MEC-UFBA. Professora Adjunta de Bioética e de Biossegurança do Departamento de Ciências da Biointeração do Instituto de Ciências da Saúde da UFBA. Professora Permanente do Programa de Pós-Graduação em Imunologia da UFBA e do Programa de Pós-Graduação em Processos Interativos de Órgãos e Sistemas da UFBA.

Tamires Araujo Zanão – Graduanda em Psicologia pela Universidade de São Paulo. Pesquisadora Estagiária do Hospital Universitário da USP.

Tanit Ganz Sanchez – Médica Otorrinolaringologista. Professora Livre-Docente e Associada da Disciplina de Otorrinolaringologia da Faculdade de Medicina da Universidade de São Paulo. Diretora-Presidente do Instituto Ganz Sanchez. Presidente da Associação de Pesquisa Interdisciplinar e Divulgação do Zumbido (APIDIZ).

Timothy Wagner – Doutor pelo Departamento de Ciências da Saúde e Tecnologia da Universidade de Harvard e MIT (Massachusetts Institute of Technology) e do Departamento de Engenharia Elétrica e Ciência da Computação do MIT. Atualmente, Instrutor da Escola de Medicina de Harvard (Harvard Medical School) e do MIT. Diretor de Ciência da Highland

Instruments – empresa de dispositivos médicos. Seu trabalho tem dois focos distintos: entendimento e desenvolvimento de tecnologia para o tratamento e diagnóstico de doenças neurológicas, com modalidades não invasivas, e compreender a base biofísica da interação de campos eletromagnéticos e tecidos biológicos.

Wolnei Caumo – Médico Anestesiologista em Dor (AMB). Doutor em Medicina, Clínica Médica pela Universidade Federal do Rio Grande do Sul (UFRGS). Professor Associado do Departamento de Farmacologia do Instituto de Ciências Básicas da Saúde da UFRGS. Coordenador do Programa de Pós-Graduação em Medicina, Ciências Médicas da Faculdade de Medicina da UFRGS. Membro do Serviço de Dor e Medicina Paliativa do Hospital de Clínicas de Porto Alegre (HCPA). Coordenador do Laboratório de Pesquisa em Dor & Neuromodulação HCPA/CnPQ.

AGRADECIMENTOS

São dedicados aos autores dos capítulos deste livro pelas excelentes contribuições. Merece nosso agradecimento especial a Organização Educacional Instituto Scala pelo apoio para a realização deste projeto, e a Barbara Bonetti, Daniela Antonio e Guilherme Muzy pela ajuda na editoração desta obra.

Também ao Centro de Pesquisas Clínicas do Hospital Universitário da USP, ao Laboratório de Neurociência Cognitiva e Social e Programa Pós-Graduação em Distúrbios do Desenvolvimento, Centro de Ciências Biológicas e da Saúde, Universidade Presbiteriana Mackenzie e ao Laboratório de Neuromodulação do Hospital de Reabilitação Spaulding, Harvard Medical School, pelo suporte para a realização deste projeto.

PREFÁCIO

A partir do final da década de 1940 no século XX é inaugurada na Medicina uma nova era capitalizada pela descoberta de grandes grupos de medicamentos como os antibióticos, anestésicos, anti-hipertensivos, antidiabéticos, entre outros. No início do século XXI, há um certo esgotamento na área dos novos medicamentos. Para cada novo medicamento lançado, logo surgem os efeitos colaterais, e são poucos que acabam incorporados à rotina de tratamento. Isso abriu espaço para novas tecnologias e práticas para auxiliar no controle de sintomas e doenças em que os medicamentos não conseguiram resolver nem melhorar. Embora relatos históricos relacionados à neuromodulação sejam encontrados há quase 2000 anos, com o uso do "peixe-torpedo" para o tratamento de transtornos neuropsiquiátricos, é principalmente a partir do final da década de 1960 que ela surge como uma nova forma de tratamento para doenças variadas, desde dores crônicas até alterações neurológicas e psiquiátricas. A partir desse uso inicial, ela se difundiu no tratamento de várias doenças como a epilepsia, a doença de Parkinson e para sintomas como as dores agudas e crônicas, o zumbido e as distonias, entre outras.

Estamos também em uma era de medicina de fronteiras, em que o limite de uma área como a clínica médica e a neurologia com a psiquiatria se dissolvem e temos uma fusão dos conhecimentos. A neuromodulação passa a ser empregada no tratamento da depressão maior, do transtorno afetivo bipolar, da esquizofrenia, do transtorno obsessivo-compulsivo, da dependência química e das alterações cognitivas. Por outro lado, a neuromodulação também avança na área da neuropsicologia e das neurociências, sendo uma ferramenta extra para auxiliar na compreensão dos mecanismos do cérebro.

Estamos também na era dos ensaios clínicos. Novos tipos de tratamento devem ser testados contra o tratamento habitual para que se possa realmente avaliar sua eficácia e efeitos colaterais antes que possam ser incorporados no uso rotineiro. Procurando por *neuromodulation* no Medline, traz 2.165 referências, sendo 45% delas nos últimos 5 anos: 184 em 2007 e em 2008, 190 em 2009, 214 em 2010 e em 2011, ao escrever esse prefácio já temos 225. A seleção por *neuromodulation* e *review* mostra 724 referências e por *neuromodulation* e *clinical trial* traz 156 referências. Isso mostra o crescimento da importância desse tipo de terapia nos últimos anos e o interesse crescente nesta área.

Este livro relata os principais avanços nesta área, a utilização atual da neuromodulação na prática clínica, além de discutir as questões éticas envolvidas e as novas frentes na pesquisa. Também faz um balanço dos aspectos relativos à segurança do uso da técnica e as possibilidades de uso terapêutico. O capítulo 1 traz um histórico interessante, levantando as primeiras referências a partir dos anos 40 d.C. Esse grupo de autores brasileiros mescla com sabedoria aspectos científicos e da prática clínica do uso da neuromodulação. Trata-se de um livro que é um ponto de partida essencial para quem quer mergulhar neste novo universo de possibilidades terapêuticas.

Isabela M. Benseñor
Professora-Associada da Disciplina de
Socioeconomia e Epidemiologia em
Clínica Médica na FMUSP.

Paulo A. Lotufo
Professor Titular da Disciplina de
Socioeconomia e Epidemiologia em
Clínica Médica na FMUSP.

APRESENTAÇÃO

Há 10 anos não seria possível conceber um livro de neuromodulação com foco em estimulação cerebral não invasiva. Porém essa nova área no campo das neurociências se desenvolveu de forma extremamente acelerada e hoje já abrange um diverso leque dentro das neurociências básica e aplicada.

Este livro surgiu do pedido de nossos alunos e participantes de simpósios de neuromodulação não invasiva, pois havia necessidade de uma ferramenta inicial para o aprendizado dessa área do conhecimento. Após embarcarmos nesse projeto, o livro rapidamente ganhou corpo e nos cativou quanto a sua necessidade. Isto porque a Neuromodulação é uma área bastante nova, que mescla conhecimentos de ciências biomédicas básicas e aplicadas. No campo das neurociências, por exemplo, observamos um grande número de trabalhos explorando os efeitos da neuromodulação em tecidos nervosos e animais experimentais, verificando desde os seus efeitos na biologia celular até o comportamento destes animais. Na neuropsicologia, diversos estudos com neuromodulação têm contribuído para melhor entendimento das muitas funções cerebrais que regulam processos cognitivos complexos. Nas Ciências da Saúde, fisioterapeutas, fonoaudiólogos, terapeutas ocupacionais, psicólogos, educadores físicos, psiquiatras, neurologistas, fisiatras, anestesiologistas, entre tantos outros, estudam como a neuromodulação pode ser útil na reabilitação física, cognitiva e neuropsiquiátrica.

Um motivo de bastante entusiasmo por nossa parte foi que este é o primeiro livro de Neuromodulação escrito por autores da língua portuguesa (exceto por um capítulo apenas). Reunir pesquisadores desse campo com atuação em diversas áreas demonstra a força da neuromodulação não invasiva no Brasil. Na verdade, a realização deste livro só foi possível graças à contribuição destes autores que em prazo curto de tempo produziram capítulos atualizados baseados em literatura científica recente.

Finalmente, este livro surge ocupando uma lacuna importante entre os livros-texto de ciências biomédicas. Os tópicos relacionados à neuromodulação encontram-se pulverizados em livros de neurologia, psiquiatria, neuropsicologia, entre outros, dificultando o entendimento e compreensão mais aprofundada deste tema tão rico e multidisciplinar. Nesse sentido, integrar capítulos de áreas de atuação distintas em um único livro é uma das formas de buscar algo muito além da multidisciplinaridade, busca-se a interdisciplinaridade. Esperamos com isso que o leitor aprecie este trabalho e encontre neste um sumário confiável dos principais usos clínicos da neuromodulação no momento atual. Desejamos ainda que possa, durante sua leitura, compartilhar de nosso entusiasmo pelo tema que, apesar de recente, já começa a modificar a prática clínica de diversas especialidades biomédicas e a integrar especialidades distintas com um propósito único, que é a promoção da saúde.

Os autores

CONTEÚDO

Seção I

CONCEITOS GERAIS

1. Estimulação Elétrica no Sistema Nervoso Central:
   Uma Breve Revisão Histórica.. 3
   André Russowsky Brunoni, Paulo Sérgio Boggio e Felipe Fregni

2. Aspectos Éticos.. 21
   Abrahão Fontes Baptista, Katia Nunes Sá e Songeli Menezes Freire

3. Segurança no Uso da Neuromodulação 30
   Wolnei Caumo

Seção II

PRINCÍPIOS BÁSICOS DAS TÉCNICAS DE NEUROMODULAÇÃO

4. Estimulação Magnética Transcraniana 53
   Joaquim Brasil Neto e Raphael Boechat-Barros

5. Estimulação Transcraniana por Corrente Contínua................. 65
   André Russowsky Brunoni, Fernando Santos Pinheiro e
   Paulo Sérgio Boggio

6. Estimulação Transcraniana por Corrente Alternada 76
   Manuella Batista de Oliveira e Felipe Fregni

7. Técnicas de Neuromodulação Invasiva 83
   Claudio Fernandes Corrêa

8. Estimulação Nervosa Periférica.. 97
   Adriana Bastos Conforto

Seção III

NEUROLOGIA E NEUROMODULAÇÃO

9. Doença de Parkinson 117
Priscilla Fiorelli e Felipe Fregni

10. Epilepsia 133
Angela Cristina Valle e Sigride Thome-Souza

11. Distonia 149
Guilherme Muzy e Felipe Fregni

12. Distúrbios Cognitivos 162
Ana Carolina Rodrigues e Paulo Caramelli

13. Dor Aguda 177
Igor Carmo Borges, Dafne Carvalho Andrade e Felipe Fregni

14. Dor Crônica 199
Mariana Mendonça e Felipe Fregni

15. *Tinnitus* 218
Renata de Almeida Marcondes e Tanit Ganz Sanches

Seção IV

PSIQUIATRIA E NEUROMODULAÇÃO

16. Depressão Maior 233
Marco Antonio Knob Caldieraro e Marcelo T. Berlim

17. Transtorno Afetivo Bipolar 250
Leonardo Augusto Negreiros Parente Capela Sampaio,
Tamires Araujo Zanão e André Russowsky Brunoni

18. Esquizofrenia 263
Marina Odebrecht Rosa, Guilherme Lozi Abdo e
Moacyr Alexandro Rosa

19. Transtorno Obsessivo-Compulsivo 282
Sandra Conceição Ribeiro Carvalho, António Jorge da Costa Leite e
Óscar Filipe Coelho Neves Gonçalves

20. Dependência Química 303
Ester Miyuki Nakamura-Palacios, Igor Carmo Borges e
Dafne Carvalho Andrade

21. Neuromodulação *versus* Psicofármacos:
Vantagens e Desvantagens 322
Leandro da Costa Lane Valiengo e Janaina Farias de Oliveira

22. Transtornos do Desenvolvimento 333
Rita Lucena, Camilo Vieira e Marília Matos

Seção V

REABILITAÇÃO E NEUROMODULAÇÃO

23. Reabilitação Motora em Pacientes com Lesão Encefálica
Adquirida 351
Rodrigo Deamo Assis

24. Reabilitação nas Síndromes Afásicas 366
Michele Devido dos Santos e Ana Paula Machado Goyano Mac-Kay

25. Espasticidade 381
Ana Lucila Moreira e Paulo André Teixeira Kimaid

26. Reabilitação Cognitiva no Traumatismo Cranioencefálico 394
Alessandra Baccaro e Debora Duarte

Seção VI

TÓPICOS DE PESQUISA EM NEUROMODULAÇÃO

27. Do Pensamento à Reabilitação: Ativação dos Circuitos
Neuronais Motores com o Uso de Mentalização e
Estimulação Cerebral Não Invasiva 409
Olivia Morgan Lapenta, Claudia Aparecida Valasek e
Paulo Sérgio Boggio

28. Estudos Experimentais em Animais 421
Rosana Lima Pagano e Camila Squarzoni Dale

29. Neuromodulação na Neuropsicologia – Estudos sobre
Memória, Linguagem e Funções Executivas 440
Camila Campanhã, Nathalia Ishikawa Baptista,
Ana Carolina Alem Giglio, Karina Thalita Carretti di Siervi e
Paulo Sérgio Boggio

30. Neuromodulação por Ressonância Magnética Funcional e
Classificação de Padrões 456
Jorge Moll, João Ricardo Sato, Rodrigo Basílio, Niels Birbaumer,
Sangkyun Lee, Sergio Ruiz e Ranganatha Sitaram

31. Eletroencefalografia e Potenciais Evocados Cognitivos 477

António Jorge da Costa Leite, Sandra Conceição Ribeiro Carvalho e Óscar Filipe Coelho Neves Gonçalves

32. Aplicações da Neuromodulação em Neurocirurgia................... 504

Giselle Coelho, Giselly de Vasconcelos Pereira Vieira e Felipe Fregni

33. Pesquisa Clínica... 518

André Russowsky Brunoni e Felipe Fregni

34. Perspectivas e Desafios... 537

André Russowsky Brunoni, Paulo Sérgio Boggio e Felipe Fregni

Apêndices

Apêndice 1 Princípios Físicos 547

Timothy Wagner

Apêndice 2 Potenciais evocados................................... 557

António Jorge da Costa Leite, Sandra Conceição Ribeiro Carvalho e Óscar Filipe Coelho Neves Gonçalves

ÍNDICE REMISSIVO 565

SEÇÃO I

CONCEITOS GERAIS

ESTIMULAÇÃO ELÉTRICA NO SISTEMA NERVOSO CENTRAL: UMA BREVE REVISÃO HISTÓRICA

"Se queres conhecer o futuro, estude o passado."
Confúcio (Século V a.C.)

André Russowsky Brunoni
Paulo Sérgio Boggio
Felipe Fregni

ESTIMULAÇÃO CEREBRAL NA ERA "PRÉ-ELÉTRICA": RELATOS HISTÓRICOS

Mesmo antes de o homem ser capaz de armazenar e descarregar energia elétrica de maneira segura e confiável, há relatos históricos do uso "medicinal" da estimulação elétrica no cérebro, os quais remontam desde a Antiguidade. Scribonius Largus, médico do imperador romano Claudius (43-48 d.C.), descreveu a aplicação da descarga elétrica do "peixe-torpedo" para aliviar dores de cabeça em seu livro *Compositiones Medicae*[1].

Segundo a descrição desse médico, o número de descargas elétricas para induzir torpor inicial com subsequente alívio da dor variava entre os casos. De fato, tal relato provavelmente é fundamentado, uma vez que este peixe pode gerar uma diferença de potencial elétrico de até 50 V e, sendo um animal de água salgada, poderia descarregar correntes elétricas em um meio de baixa resistência. É interessante notar a denominação grega para alguns membros da família dos peixes-torpedos, como o gênero *Hypnos* e a família Narke (de narcótico), ilustrando os efeitos de entorpecimento associados à descarga elétrica por esse peixe, o que também foi observado por outros autores da Antiguidade, como Aristóteles, Galeno de Pérgamo, Plutarco e de Laodice – este último descrevendo as estruturas corporais do peixe-torpedo relacionadas com a descarga elétrica[2]. No Império Muçulmano, o médico Ibn-Sidah também sugeriu em seus trabalhos, na virada do primeiro milênio, o uso de uma outra espécie de peixe-torpedo para o controle de crises convulsivas (Fig. I-1).

4 Conceitos Gerais

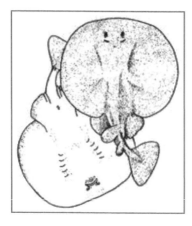

FIGURA I-1 – Figura representativa do peixe-torpedo peruano.

INÍCIO DA ESTIMULAÇÃO ELÉTRICA CONTROLADA: SÉCULOS XVIII E XIX

Apesar dos relatos iniciais positivos do peixe-elétrico como uma forma de induzir estimulação elétrica cerebral, a investigação do uso terapêutico da estimulação elétrica é impulsionada após a descoberta dos princípios básicos do eletromagnetismo que geraram métodos para a manipulação de correntes elétricas como o desenvolvimento da primeira pilha voltaica por Alessandro Volta, em 1800.

Nesse período (final do século XVIII), Luigi Galvani, professor da Universidade de Bolonha (Itália), publicou em seu livro *De Viribus Electricitatis in Motu Musculari Commentarius* diversos experimentos que realizou sobre eletricidade[3]. Apesar de ter demonstrado experimentalmente contração muscular ao colocar dois metais carregados com cargas elétricas estáticas em contato com o nervo interno da coxa de um sapo (Fig. I-2), Galvani hipotetizou erroneamente de que seu experimento provava a existência de uma "eletricidade animal" inerente[2].

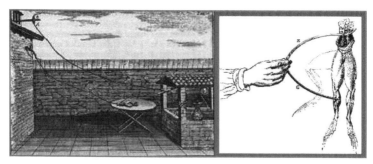

FIGURA I-2 – Experimentos de Aldini no organismo do sapo. Fonte: http://www.alchemical.org/em/Handout10-LuigiGalvani.html

Outro professor italiano, Alessandro Volta, da Universidade de Pávia, criticou a hipótese de Galvani. Utilizando o mesmo material de Galvani, Volta demonstrou que os resultados do estudo de seu colega eram dependentes do material utilizado nos eletrodos – que teriam de ser dissimilares para gerar eletricidade.

Assim, o organismo do sapo não possui, de fato, nenhuma espécie de "eletricidade animal", antes sendo uma estrutura condutora de corrente elétrica. As pesquisas conduzidas por Volta culminaram na elaboração da chamada pilha voltaica, que consistia em discos metálicos alternados e sucessivos de cobre e zinco, e que foi a primeira bateria elétrica capaz de produzir corrente elétrica de maneira estável (Fig. I-3). Por causa de seu trabalho no campo da eletricidade, a Comissão Internacional de Eletrotécnica batizou, em 1880, a unidade de força eletromotiva de "Volt", que corresponde à diferença de potencial gerada em um condutor quando uma corrente de ampere dissipa um watt de energia.

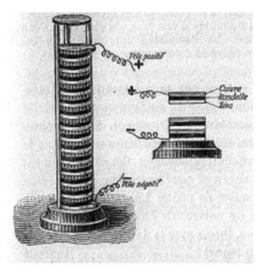

FIGURA I-3 – Pilha voltaica.
Fonte: Wikimedia Commons.

O sobrinho de Galvani, Giovanni Aldini, que também era professor de física na Universidade de Bolonha, conduziu, no início do século XIX, experimentos com estimulação elétrica cerebral em cadáveres[2]. Tais experimentos consistiam na remoção da calota craniana dos cadáveres e uso da pilha voltaica para estimular o córtex cerebral e, como esperado, tais estimulações geravam contrações musculares de acordo com a área motora estimulada[4]. Apesar de observar que contrações musculares em uma hemiface eram geradas por estimulação do córtex contralateral[4], Aldini não estudou mais sistematicamente os efeitos decorrentes da localização anatômica. Ainda, pela descrição de Aldini, não é possível saber se este identificou um efeito de estimulação nervosa periférica do nervo facial ou uma estimulação na região cortical que representa esta região[4].

Mesmer e o "Magnetismo Animal"

Nesta revisão sobre a história da neuromodulação, um aparte é necessário sobre o chamado "mesmerismo". Franz Mesmer foi um médico alemão de meados do século XVIII, conhecido por sua teoria de que haveria uma transferência de energia natural entre todos os objetos vivos e inanimados, o que ele chamava de "magnetismo animal". Mesmer utilizava várias ferramentas, tais como ímãs, metais e até mesmo garrafas preenchidas com "fluido magnético extraído das estrelas" para realizar "curas", tocando pessoas nos ombros, baixo-ventre ou outras regiões do corpo. Tais "curas" eram realizadas na sua "clínica magnética" em Paris, onde atendia a nobreza parisiense. Os *sans-culotte* também eram contemplados, já que muitas vezes as curas também ocorriam em praças públicas, coletivamente e de forma espetacular[5].

Dessa maneira, não há nenhuma semelhança entre o "magnetismo mesmeriano" e as técnicas modernas de neuromodulação, diferentemente dos trabalhos seminais de Galvani, Aldini e Volta que, parte por acaso, parte por astúcia – como, aliás, são feitas descobertas científicas até os dias de hoje – realizaram os primeiros estudos de estimulação elétrica no corpo humano. Para concluir, o interesse científico atual em Mesmer não está na neuromodulação, e sim no campo dos transtornos dissociativos, estados de transe e curas pela sugestão[6], além do interesse histórico para a Medicina em uma era que ainda estava em seus primórdios, em que tanto camponeses quanto nobres eram vítimas fáceis de alguns médicos de ideias atraentes e charme magnético.

USO DA ESTIMULAÇÃO ELÉTRICA NO ESTUDO DA NEUROFISIOLOGIA HUMANA

Os experimentos dos cientistas italianos Galvani, Volta e Aldini contribuíram para o desenvolvimento da estimulação elétrica como um instrumento terapêutico, porém o conhecimento rudimentar da neurofisiologia humana impediu o rápido avanço da estimulação elétrica. No final do século XIX, entretanto, o médico norte-americano Roberts Bartholow foi o primeiro a realizar a estimulação elétrica no córtex cerebral de uma pessoa desperta – mais de meio século antes dos estudos de Penfield, portanto. Bartholow foi também fundador da Associação Americana de Neurologia e Professor Emérito da Escola Médica da Filadélfia, na ocasião uma das que gozava de maior renome nos EUA[4]. Em um de seus trabalhos, Bartholow descreve a aplicação de corrente elétrica, gerada por uma bateria voltaica, diretamente nas meninges de uma paciente cujo crânio se encontrava erodido por epitelioma, provocando a abertura de um orifício de quase 5cm que deixava exposto o cérebro[7]. A estimulação elétrica direta nesta paciente levou a espasmos musculares e estado de mal convulsivo, que foi sucedido em alguns dias por rebaixamento do nível de consciência, paralisia motora e morte[4]. Bartholow foi muito criticado nos EUA e Europa e teve de retratar-se, abandonando também suas pesquisas[7].

Também no final do século XIX, o neurologista e psiquiatra italiano Ézio Sciamanna conduziu em Roma uma série de experimentos com estimulação elétrica[4]. Sciamanna foi um professor e cientista bastante produtivo, publicando mais de uma centena de trabalhos nos campos da neurofisiologia, neurologia e psiquiatria. Em um de seus experimentos, Sciamanna estudou um paciente de 49 anos que havia caído de um cavalo, sofrendo traumatismo cranioencefálico e necessitando de trepanação com remoção de uma porção do crânio, ficando com cerca de 3cm de dura-máter exposta[8]. Utilizando corrente elétrica contínua, Sciamanna aproveitou esta janela óssea para estimular o córtex cerebral. De importância histórica, Sciamanna observou pela primeira vez os efeitos da polaridade dependentes da estimulação por corrente contínua, uma vez que o cientista obtinha respostas motoras diversas quando aplicava o ânodo (que tem efeito despolarizante e excitatório) sobre o córtex cerebral, porém não o cátodo (que tem efeito hiperpolarizante e inibitório)[8]. Infelizmente, durante os experimentos o paciente desenvolveu infecção localizada na região do crânio, acabando por falecer. Neste caso, diferentemente de Bartholow, é pouco provável que a estimulação elétrica *per se* esteja diretamente relacionada com o óbito – mesmo assim, os trabalhos de Sciamanna tiveram pouco impacto na comunidade científica internacional da época[4].

Ainda, no final do século XIX, destaca-se o trabalho do neurocirurgião ítalo-argentino Alberto Alberti[4]. Este médico acompanhou uma paciente portadora de epilepsia de 45 anos, na qual inseriu eletrodos pontiagudos finos por um pequeno orifício no crânio, causado por epitelioma superficial que havia erodido a calota óssea. Ao longo de 8 meses, Alberti realizou várias experimentações, observando contrações musculares variadas após estimulação elétrica, que era feita com uma pilha voltaica. Ele também observou que a paciente não sentia dor ou desconforto com a estimulação elétrica, porém em algumas ocasiões estas desencadeavam crises convulsivas que duravam alguns minutos[4].

Bartholow, Sciamanna e Alberti tiveram um papel fundamental no uso da estimulação elétrica na medicina, pois foram os primeiros médicos que utilizaram os avanços científicos da Física do século XIX (notadamente, a pilha voltaica) para conduzir experimentos e investigar a neurofisiologia humana. Interessantemente, os trabalhos desses pioneiros tiveram pouca repercussão na época. Zago et al.[4] especulam que alguns problemas limitaram a divulgação mais ampla dos resultados destes cientistas, tais como questões éticas, descrições pouco sistemáticas (os cientistas não descreveram as doses aplicadas e a localização cerebral precisa da descarga elétrica), publicações em italiano e espanhol (e não nas línguas científicas da época: alemão, francês e inglês) e metodologia precária, sendo constituída unicamente de relatos de caso. Apesar da dificuldade de divulgação desses experimentos, esses cientistas semearam futuras gerações de cientistas que culminaram com a observação sistemática e pesquisa na estimulação cerebral no começo século XX, com a eletroconvulsoterapia, os estudos de eletrofisiologia animal e o desenvolvimento da pesquisa clínica, com ensaios clínicos controlados e randomizados, como veremos a seguir. De fato a estimulação elétrica cerebral no século XIX, é marcada pelo uso empírico e muitas vezes com indicação imprecisa, como mostra esse anúncio no jornal *Boston Globe* – um periódico de grande circulação (Fig. I-4).

ESTIMULAÇÃO CEREBRAL NO SÉCULO XX: 1930 A 1970

Em contraste com o lento avanço no campo da estimulação cerebral nas primeiras três décadas do século XX, pode-se dizer que a neuromodulação sofreu uma revolução em meados do século XX. Interessantemente, em apenas 40 anos alguns métodos de estimu-

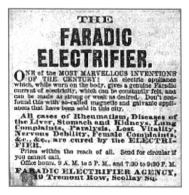

FIGURA I-4 – Anúncio no jornal *Boston Globe* mostrando a aplicação geral de estimulação elétrica para diversas condições (*All cases of Rheumatism, Diseases of the Liver, Stomach and Kidneys, Lung Complaints, Paralysis, Lost Vitality, Nervous Disability, Female Complaints...are cured with the Electrifier*). Fonte: The History and Future of Deep Brain Stimulation. Jason M. Schwalb and Clement Hamani. Neurotherapeutics, 2008.

lação cerebral – tais como a eletroconvulsoterapia – tiveram tempo suficiente para ser descobertos, amplamente utilizados no mundo inteiro e logo rejeitados pela comunidade leiga e científica. Outros métodos, como a estimulação cerebral transcraniana por corrente contínua e alternada, começaram a ser estudados, porém foram ofuscados pelos avanços da psicofarmacologia[9,10].

A história da eletroconvulsoterapia começa mais uma vez na Itália, no fim do século XIX. Ézio Sciamanna fora apontado professor na cátedra de Psiquiatria na Universidade de Roma em 1896 e começa a lecionar uma psiquiatria baseada nos paradigmas neuroanatômicos[11]. Seus experimentos com estimulação elétrica cerebral fascinavam muitos jovens estudantes, entre eles Ugo Cerletti, que acabaria por se formar psiquiatra no início do século XX. Ugo Cerletti trabalhou com figuras de renome, como Kraepelin, Erb, Perusini e Alzheimer, até ser apontado para a cátedra de Psiquiatria, também na Universidade de Roma, em 1935[11].

Ao assumir a cátedra, Cerletti começa a defender o uso da eletroconvulsoterapia (ECT) como uma forma de indução de convulsão mais segura que as alternativas vigentes na época, como a injeção por via intramuscular de óleo de cânfora, a febre palúdica ou o choque insulínico. Na época, a indução terapêutica de convulsões era considerada a forma mais eficaz, rápida e segura para o tratamento para diversas condições psiquiátricas graves[11].

Junto com Lucio Bini, Cerletti pesquisou e desenvolveu um aparelho que induzisse crises convulsivas através de descargas elétricas controladas. Em 1938, os dois psiquiatras aplicaram 11 ciclos de ECT em paciente psicótico, com remissão do quadro[12]. Era o início da era da eletroconvulsoterapia que, no entanto, só seria disseminada na Europa e EUA após a Segunda Guerra Mundial[11]. Entre este período e os anos 1970, a ECT experimentou seu apogeu na psiquiatria biológica, mas também seu ocaso. Provavelmente por sua grande eficácia, a ECT começou a ser utilizada de forma indiscriminada, sem indicação precisa. Ainda, era utilizada também de forma punitiva em manicômios, e não havia protocolos para se associar anestésicos e relaxantes musculares. Ainda, nas décadas de 1970-1980, a extinção do uso da ECT foi uma das grandes bandeiras do movimento antipsiquiátrico. Por essas razões, a ECT encontrou-se estigmatizada entre o público leigo e mesmo entre muitos médicos, e, apesar do seu importante efeito terapêutico quando bem indicada, essa técnica passou a ser subutilizada. Essa situação perdura até hoje[13].

Enquanto a eletroconvulsoterapia avançava (e recuava) na Psiquiatria da metade do século XX, a estimulação elétrica direta no cérebro humano era estudada no Canadá, por Wilder Penfield. Graduado em Oxford, aluno do grande neuropatologista inglês Sir Charles Sherrington (que realizou importantes experimentos de descerebração e decorticação em gatos) e do "pai" da neurocirurgia moderna Sir Harvey Cushing[14], desenvolveu junto com seu colega Harry Steelman o "procedimento de Montreal", que consistia em, durante o procedimento neurocirúrgico, estimular diferentes áreas do cérebro para identificar a origem de um foco epiléptico, para ser em seguida retirado[15]. Neste tempo da cirurgia, o paciente era despertado e descrevia em detalhes o que estava sentindo, para que o cirurgião chegasse no local exato do foco. Penfield foi capaz de mapear representações somatotópicas do corpo humano nos córtex motor e sensorial – regiões hoje chamadas de "homúnculos de Penfield". Pela primeira vez na história, a estimulação elétrica do cérebro humano era feita de maneira precisa e controlada (Fig. I-5).

Nesse período, também se registra uma série de experimentos em animais utilizando correntes elétricas diretas de baixa voltagem. O avanço nesta área de pesquisa foi possível a partir de 1950, quando Andrew Huxley (meio-irmão do escritor Aldous Huxley, autor de Admirável Mundo Novo) e Alan Hodgkin desenvolvem inúmeras técnicas de eletrofisiologia, tais como a *voltage clamp* e a *current clamp*[16,17], que permitiram observar o potencial de membrana do axônio em repouso e durante a condução do estímulo elétrico. Era possível, agora, observar o comportamento da eletrofisiologia do neurônio e, portanto, verificar de maneira mais precisa os efeitos da estimulação elétrica sobre o tecido nervoso. De fato, Purpura e McMurtry[26] puderam observar, em elegante experimento em gatos, que a estimulação elétrica anódica levava a um aumento da atividade de neurônios do trato piramidal, enquanto a estimulação catódica induzia efeitos opostos (Fig. I-6).

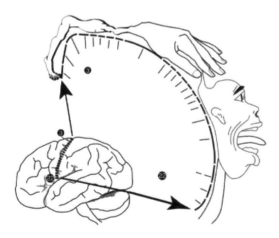

FIGURA I-5 – O "homúnculo de Penfield".

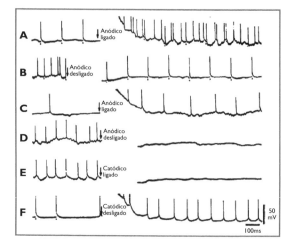

FIGURA I-6 – Alteração no disparo neuronal espontâneo após aplicação de corrente catódica ou anódica[28].

Estimulação transcraniana por corrente contínua na depressão: estudos entre 1960 e 1970

Apesar de a estimulação transcraniana por corrente contínua (ETCC) ser referida como uma técnica "nova" para o tratamento da depressão, há relatos de seu uso clínico desde a década de 1960. Estudos da época relatavam os efeitos que a ETCC teria sobre o humor e o alerta de voluntários saudáveis. Por exemplo, em um artigo de 1964 (*Mental changes resulting from the passage of small direct current through the human brain*), Lippold e Redfearn escrevem:

" (…) Nós aplicamos correntes pequenas no escalpe intato de voluntários saudáveis, inclusive em nós mesmos (...). Os efeitos podem ser resumidos na observação de que a estimulação negativa causa frequentemente tranquilidade e distanciamento, enquanto estimulação positiva causa um estado de alerta de mais envolvimento com o ambiente".[18]

No mesmo ano, Costain, Redfearn e Lippold[19] mostram, em estudo duplo-cego, placebo controlado, que a ETCC foi efetiva em reduzir os sintomas depressivos em comparação à estimulação simulada. Os autores, porém, não utilizaram escalas psiquiátricas padronizadas (que ainda não tinham seu uso disseminado na época). Outros autores posteriormente conduziram estudos abertos relatando a redução de sintomas depressivos após o uso da ETCC, com protocolos e parâmetros diversos[20-23]. Finalmente, um segundo ensaio clínico randomizado, duplo-cego, placebo controlado conduzido por outro grupo[24] foi incapaz de demonstrar os efeitos antidepressivos da estimulação cerebral.

Apesar da questão em aberto, a ETCC foi praticamente esquecida entre 1970 e 2000, possivelmente em virtude do avanço da psicofarmacologia e estigma social do ECT que afetou outras formas de estimulação cerebral não invasiva como a ETCC[25]. Vale lembrar que os parâmetros de aplicação utilizados na época diferem muito dos propostos atualmente: por exemplo, as sessões de estimulação eram muito mais longas, chegando a 8 horas por dia, e a intensidade da corrente era menor do que a proposta nos dias de hoje (< 0,5mA).

Tais estudos experimentais com corrente elétrica eram feitos de forma invasiva, ou seja, um ou mais eletrodos eram inseridos sobre ou dentro do córtex do animal. Revisões interessantes sobre estimulação elétrica *invasiva* no tecido neural foram escritas por Mullan et al.[27] e Tehovnik[28], os quais descrevem, de maneira geral, os efeitos polaridade-dependentes da estimulação, a dosagem necessária para gerar potenciais elétricos ou respostas comportamentais e níveis de segurança da estimulação elétrica, acima dos quais há lesão de tecido nervoso.

De forma incipiente, foram feitos estudos em humanos utilizando correntes elétricas fracas (da ordem de 1-2mA) que, de maneira não invasiva, tinham os eletrodos colocados sobre o escalpe, atravessando o crânio. A técnica, que hoje é conhecida como estimulação transcraniana por corrente contínua, era chamada na época de, entre outros nomes, polarização cerebral, estimulação craniana, entre outras denominações. Na época, realizaram-se estudos em voluntários saudáveis e naqueles com doenças neuropsiquiátricas (Quadro I-1), em alguns centros na Inglaterra, Alemanha e antiga União Soviética, pesquisando os efeitos do método em indivíduos saudáveis e portadores de condições neuropsiquiátricas. A aplicabilidade clínica da técnica, contudo, não foi extensivamente estudada no período.

ESTIMULAÇÃO CEREBRAL ENTRE 1970 E 2000

Com o advento e disseminação da psicofarmacologia na Psiquiatria e Neurologia, as técnicas de estimulação cerebral não invasiva ficaram em segundo plano na prática clínica durante a maior parte deste período. A eletroconvulsoterapia, após ter sofrido abandono neste período, volta a ser usada paulatinamente, com a padronização das indicações para aplicação, o uso de anestésicos e relaxantes musculares e a pesquisa de parâmetros de aplicação com menores efeitos colaterais.

No campo da estimulação cerebral invasiva, apesar da dificuldade de localização precisa de estruturas de estimulação cerebral sem o uso de neuroimagem, o desenvolvimento de técnicas de estimulação com microeletrodos para a determinação de estruturas cerebrais juntamente com o desenvolvimento do primeiro marca-passo totalmente implantável em 1960 contribuiu para o desenvolvimento da estimulação cerebral invasiva. Nesse período, a estimulação de medula espinhal, introduzida em 1971 por Shimogi et al.[29], como uma técnica para dores neuropáticas crônicas começa a ser investigada. Essa consistia na inserção de eletrodos no espaço epidural da medula espinhal de acordo com o nível medular desejado. Após a inserção do eletrodo, uma corrente elétrica é aplicada e normalmente o paciente percebe, em poucos minutos, sensação de parestesia no local em que sentia dor. A técnica de estimulação da medula espinal é atualmente muito utilizada para diversas neuropatias e começa a ser pesquisada, em modelos animais, também para a doença de Parkinson[30]. Apesar de haver um avanço na estimulação cerebral para a doença de Parkinson, o aparecimento da L-dopa como terapia farmacológica na década de 1960 inibiu o desenvolvimento dessa técnica invasiva para o tratamento dessa doença.

O desenvolvimento da estimulação magnética transcraniana cerebral foi, contudo, o avanço mais importante nesta fase. Vale lembrar que a indução eletromagnética, ou seja, o campo magnético gerado em virtude da passagem de uma corrente elétrica, foi descrita

QUADRO I-I – Principais técnicas de estimulação cerebral: comparação de aspectos técnicos, históricos e estado da arte atual.

	Estimulação transcraniana por corrente contínua	Estimulação magnética transcraniana	Eletroconvulso-terapia	Estimulação de medula espinhal	Estimulação do nervo vago	Estimulação cortical motora	Estimulação cerebral profunda
Marcos históricos recentes	• 1960-1970: estudos em saudáveis e na depressão • 1998 e 2000: Prof. Priori, Nitsche e Paulus reintroduzem a técnica na pesquisa clínica usando parâmetros otimizados de estimulação	• 1985: desenvolvimento do 1º aparelho, por Anthony Barker • 2008: aprovação no FDA para tratamento da depressão	1938: Bini e Cerletti induzem convulsão por eletricidade	1971: Shimogi et al. usam a estimulação para dor neuropática	1997: uso aprovado no FDA para epilepsia	1950: Penfield mapeia o córtex humano com a estimulação elétrica	1990-2010: grandes avanços no tratamento da doença de Parkinson (1997: aprovação do FDA para o tratamento de tremor essencial e 2002 para o tratamento de doença de Parkinson)
Quantidade de estudos	Relativamente poucos, porém aumentando nos últimos anos	Muitos estudos, principalmente nos últimos 15 anos	Estudada de forma extensiva há 70 anos	Relativamente bem estudada	Relativamente pouco estudada	Relativamente pouco estudada	Relativamente poucos, porém aumentando nos últimos anos
Grau de "invasibilidade"	Mínimo	Mínimo a baixo	Baixo	Baixo a moderado	Baixo a moderado	Moderado a alto	Alto
Sofisticação tecnológica	Baixa	Alta	Baixa a moderada	Baixa a moderada	Moderada a alta	Muito alta	Muito alta
Disponibilidade	Centros de pesquisa	Centros especializados e de pesquisa	Centros especializados	Centros de média complexidade	Centros especializados	Centros especializados e de pesquisa	Centros especializados e de pesquisa
Uso clínico atual	Ainda pouco comum	Incomum, porém vem crescendo rapidamente	Comum em serviços especializados e terciários	Comum em serviços especializados e terciários	Relativamente incomum	Apenas em centros especializados e terciários	Apenas em centros especializados e terciários

em 1831 por Michael Faraday e que a primeira observação clínica de estimulação eletromagnética no cérebro foi realizada por D'Arsonval em 1896. Este médico e físico francês relatou inúmeros casos de pacientes percebendo fosfenas e vertigem quando submetidos a campos eletromagnéticos fortes[31]. Porém, o desenvolvimento e a aplicação biomédica de um aparelho capaz de modificar a atividade cerebral por meio da indução eletromagnética só foram elaborados e publicados em 1985 por Anthony Barker et al., em Sheffield, na Inglaterra[32]. Neste experimento, Sheffield et al. utilizaram um aparelho que induzia pulsos eletromagnéticos fortes para excitar o córtex motor, levando a movimentos involuntários na região do corpo correspondente à região do córtex estimulada – semelhante aos experimentos de Penfield – porém de forma não invasiva e, diferentemente da eletroconvulsoterapia, de maneira focal e controlada (Fig. I-7).

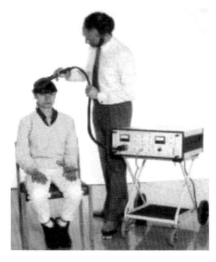

FIGURA I-7 – Anthony Barker demonstrando o uso do aparelho de estimulação magnética transcraniana.

A técnica de estimulação magnética transcraniana (EMT) desenvolvida por Baker (e que é semelhante à usada atualmente) consiste na indução eletromagnética gerada pela passagem de uma corrente elétrica através de uma bobina que é posta sobre o crânio. O campo magnético gerado é oscilante, induzindo, por conseguinte, uma corrente elétrica no córtex cerebral[33], a qual, por sua vez, despolariza neurônios e ativa (ou inibe) redes neurais. Os campos magnéticos gerados são intensos, da ordem de 4 Tesla, e vão do zero ao pico em 1 milissegundo. Dessa maneira, a energia gerada por um aparelho de EMT é da ordem de 5 megawatts[34].

Inicialmente, a EMT tinha como propósito ser uma ferramenta diagnóstica, estudando a condução motora de pacientes com lesões neurológicas, como a esclerose múltipla[35]. Eram realizados pulsos únicos e media-se o tempo de condução motora, do estímulo no córtex até a resposta periférica. Assim, na fase inicial, de "pulso único" da EMT, tal técnica era praticamente irrelevante do ponto de vista clínico. A situação muda no início da década de 1990, quando se introduziu a técnica da EMT com pulsos repetidos (EMTr)[36,37], que parecia ser promissora tanto como proposta terapêutica, como para investigação neuropsicológica através da indução de "lesões cerebrais virtuais", um conceito, atualmente mais questionado[38], de que durante a aplicação de EMT esta levaria à interrupção parcial da atividade cortical, o que seria útil no estudo da função da área cerebral estimulada. Porém o principal efeito da EMTr é o de pós-estimulação, que pode induzir a aumento ou diminuição da excitabilidade cortical. Nessa época surgem, portanto, os primeiros estudos de "prova de conceito" da EMT, como os conduzidos com pacientes com depressão grave, em 1995[39] e 1996[40].

Tais estudos iniciais com a EMTr foram recebidos com entusiasmo, porém com receio por muitos clínicos e cientistas, como expresso em uma carta para o jornal médico *Lancet* curiosamente entitulada "Preocupações chocantes de segurança" (*Shocking Safety Concerns*)[41], na qual se expressava o receio de utilizar disseminadamente uma técnica sem explorar suficientemente seus efeitos colaterais a longo prazo. Dessa maneira, houve a realização de congressos para discutir a segurança do uso clínico da EMTr, chegando-se a um protocolo de segurança em 1998[42], o qual foi revisado posteriormente em 2008[43]. Nesse período, a EMTr teve seu uso expandido na pesquisa básica e clínica, em animais, voluntários saudáveis e pacientes com diversas condições neuropsiquiátricas[35]. Finalmente, em 2008, seu uso clínico foi aprovado nos EUA para o tratamento da depressão após quase 40 ensaios clínicos terem pesquisado sua eficácia e segurança para o tratamento dessa condição[44]. Atualmente seus estudos estão em fase IV (ou seja, pesquisa clínica com EMT para outras condições psiquiátricas e estudos a longo prazo) e, ao redor do mundo, vários profissionais de saúde têm utilizado a EMT no tratamento de diversas condições neuropsiquiátricas, em hospitais, clínicas, consultórios e ambulatórios, de natureza pública ou privada.

ESTIMULAÇÃO CEREBRAL NA ÚLTIMA DÉCADA (2000-2010)

No campo da estimulação cerebral não invasiva, observou-se, na última década, o ressurgimento da técnica da aplicação de correntes elétricas diretas, de baixa intensidade, através do crânio, sendo muito semelhante à polarização cerebral pesquisada em 1960 e 1970: trata-se da "estimulação transcraniana por corrente contínua". Em 1998, Priori et al. relatam os efeitos da estimulação cerebral por corrente contínua na excitabilidade cortical de 15 voluntários saudáveis. Os pesquisadores utilizaram doses hoje consideradas bastante pequenas de corrente elétrica (0,5mA, por menos de 1 minuto)[45]. Mesmo assim, foram capazes de demonstrar os efeitos neuromodulatórios da técnica. Em 2000, Nitsche e Paulus aprofundaram os achados do grupo de Priori em uma série de elegantes experimentos, demonstrando de maneira inequívoca que a estimulação cerebral por corrente contínua consegue alterar a excitabilidade cortical e que tais efeitos são dependentes dos parâmetros de aplicação, notadamente a polaridade elétrica – a estimulação "anodal" aumenta a excitabilidade cortical, enquanto a estimulação "catodal" diminui[46]. Como será visto em outros capítulos, a estimulação transcraniana por corrente contínua vem sendo intensivamente estudada na última década para diversas condições neuropsiquiátricas.

> **Perdidas no caminho: as técnicas de estimulação cerebral que (ainda) não foram levadas adiante**
>
> Além das técnicas de estimulação discutidas até o momento, vale mencionar que se desenvolveram quase uma dezena de outros aparelhos de neuromodulação, os quais, contudo, não chegaram a ser conhecidos senão por pequenos grupos de especialistas da área. Dentre tais técnicas que falharam, podemos citar a micropolarização transcranial, a estimulação a laser e transcranial na cóclea, o uso de campos eletromagnéticos fracos, a estimulação cranioencefálica e outros. Vários testes com estes aparelhos foram realizados entre 1980 e 2009 e todos se propunham a modificar a atividade cerebral, ou seja, teriam efeitos neuromodulatórios. Apesar de terem, teoricamente, mecanismos de ação distintos, Edelmuth et al.[9] observaram que tais aparelhos possuem algumas semelhanças que podem explicar seu insucesso: praticamente todos os estudos que apresentavam essas técnicas eram metodologicamente fracos, constituindo-se de relatos de casos e estudos abertos. Alguns estudos também não foram publicados em inglês, dificultando a avaliação e disseminação dos resultados por outros grupos. Outra questão importante é que a maioria desses estudos não cobria adequadamente a questão de segurança (monitoramento de efeitos adversos, estudos em animais), o que poderia ter gerado desconfiança para a replicação em outros estudos clínicos. Interessantemente, os autores observam que os aparelhos mostravam eficácia e que, caso questões como metodologia científica rígida e segurança fossem implementadas, é possível que seu uso fosse considerado na prática clínica. Vale destacar também que há outras técnicas de estimulação cerebral que, apesar de não terem alcançado ainda estudos fase III, podem ser objeto de ensaios clínicos maiores em futuro próximo, devido a seu aparecimento relativamente recente na literatura. É o caso, por exemplo, da estimulação transcraniana com *random noise*, em que são aplicados corrente elétrica que varia aleatoriamente[47] e convulsoterapia magnética, que utiliza campos magnéticos fortes para desencadear crises convulsivas, analogamente à ECT[48]. Diferentemente da maioria dos exemplos acima citados, ambos são estudados por grupos de pesquisa tradicionais em estimulação cerebral e, portanto, tais terapias deverão passar por pesquisas clínicas rigorosas.

No campo da estimulação cerebral invasiva, destacam-se o uso da estimulação do nervo vago, da estimulação cortical e da estimulação cerebral profunda. Como discutido previamente, a maioria dessas técnicas começou a ser pesquisadas em 1980-1990, porém seu uso clínico tornou-se mais importante na última década, com o avanço da neurocirurgia estereotáxica, avanço dos métodos de neuroimagem e maximização dos efeitos farmacológicos de drogas neuropsicotrópicas.

A estimulação cerebral profunda, por exemplo, consiste na implantação de eletrodos em determinadas estruturas corticais profundas e subcorticais, a fim de modular a rede neural adjacente. Na última década, ela foi utilizada com bastante sucesso para os casos refratários de distúrbios do movimento, como tremor essencial e distonia, e na doença de Parkinson[49]. Para distúrbios psiquiátricos, a estimulação cerebral profunda parece ser promissora para casos refratários de transtorno obsessivo-compulsivo e de depressão maior, enquanto os avanços foram bem mais modestos em Neurologia, em especial na epilepsia. Esta técnica tende a se desenvolver conforme são identificadas áreas mais precisas para a implantação dos eletrodos[50].

A estimulação de nervo vago consiste na implantação de marca-passo elétrico com eletrodos que se conectam ao nervo vago esquerdo, emitindo correntes elétricas fracas e pulsáteis. Os nervos vagos são pares cranianos aferentes e eferentes, com funções nos sistemas nervoso autônomo, sensorial e límbico. Do ponto de vista clínico, teve aprovação do FDA para ser usado na epilepsia refratária, não candidata à cirurgia, em 1997, e para a depressão "super-refratária" em 2005[51].

Finalmente, a estimulação do córtex motor é estudada para o manejo da dor neuropática crônica há cerca de 20 anos. Essa técnica consiste na aplicação de eletrodos sobre o córtex motor, o que leva, por meio de uma série de mecanismos ainda não completamente elucidados, à diminuição dos sintomas dolorosos. A estimulação do córtex motor tem obtido resultados positivos, não obstante a baixa qualidade dos estudos realizados (séries de casos e estudos abertos)[52]. Mais recentemente, foram realizados estudos testando a técnica para outras condições, tais como distúrbios do movimento, reabilitação pós-acidente vascular cerebral e doença de Parkinson[53]. Um ponto importante é que os resultados de estudos de estimulação cerebral invasiva são muitas vezes usados para o desenvolvimento de estudos com técnicas de estimulação não invasiva e vice-versa.

CONSIDERAÇÕES FINAIS

Apresentamos na figura I-8 um resumo histórico da evolução das diferentes formas de neuromodulação.

O objetivo deste capítulo foi apresentar ao leitor uma revisão histórica do uso das diferentes técnicas do uso de correntes elétricas para estimular o cérebro humano. Como se pode constatar, a proposta da neuromodulação elétrica remonta desde a Antiguidade, quando os primeiros médicos, intuitivamente e muito por acaso, observaram cuidadosamente que, após uma descarga elétrica cerebral, algumas condições (hoje chamadas de "neuropsiquiátricas") modificavam-se na pessoa que havia sofrido a descarga elétrica.

Nos últimos dois séculos, houve o entendimento físico das correntes elétricas e da indução eletromagnética, enquanto avanços na engenharia permitindo o desenvolvimento de aparelhos que armazenassem e descarregassem eletricidade e avanços na neurofisiologia e neuroanatomia funcional permitiram o desenvolvimento de protocolos mais focais e, portanto, mais efetivos e seguros. Porém, durante todo esse período, houve também o uso errático desses aparelhos na biomedicina, ou seja, o uso de pilhas voltaicas e campos eletromagnéticos para modificar o comportamento dos sistemas motores e sensoriais em humanos e animais.

Com o avanço da pesquisa clínica e das neurociências, nos últimos 50 anos o campo da neuromodulação experimentou avanço significativo. A ampliação do entendimento do funcionamento do sistema nervoso central permitiu que fossem desenvolvidos diversos tipos de aparelhos biomédicos com diferentes propostas terapêuticas. Os aparelhos, por sua vez, também se especializaram, com diferentes graus de "invasão" (desde grau mínimo, como a estimulação transcraniana por corrente contínua, pequeno, como a eletroconvulsoterapia, moderado, como a estimulação de medula espinal, e alto, como a estimulação cerebral profunda), sofisticação tecnológica, portabilidade, custo, segurança e disponibilidade (ver Quadro I-1).

Estimulação Elétrica no Sistema Nervoso Central: Uma Breve Revisão Histórica   17

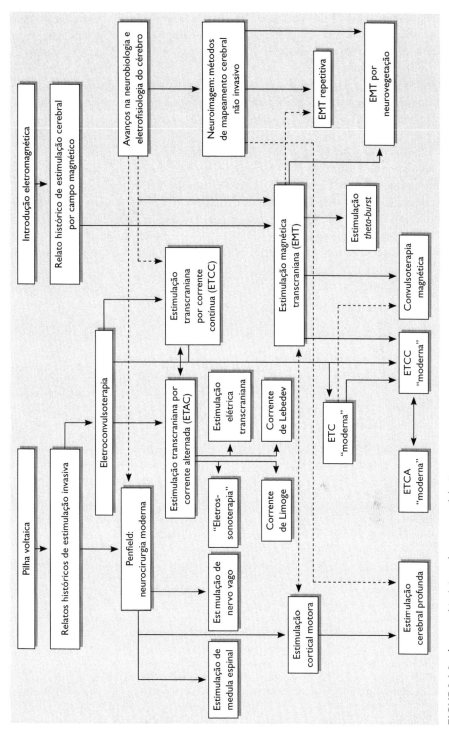

FIGURA I-8 – Avanços históricos da neuromodulação.

Conceitos Gerais

Cada vez mais, esses diferentes aparelhos passam a ser usados em Medicina. Contudo, as técnicas mais invasivas tendem a ficar naturalmente limitadas aos casos mais graves e refratários e ser de indicação e domínio de especialistas. As técnicas de neuromodulação não invasiva, por outro lado, podem ser utilizadas e indicadas por uma gama maior de profissionais da área de saúde, já que possuem várias vantagens quando comparadas à farmacoterapia (por exemplo, não interagem de forma adversa com drogas, efeitos colaterais menores) ou à estimulação cerebral invasiva (dispensam procedimento neurocirúrgico, menor custo).

Dessa forma, com a visão de uso mais disseminado da neuromodulação em futuro próximo, é importante que o clínico e o neurocientista conheçam os princípios dessas técnicas, bem como possa contar com um sumário dos avanços que ocorreram na estimulação cerebral não invasiva nas últimas décadas. Ao longo deste livro, buscamos trabalhar para que o clínico interessado, em particular aquele que trabalha com transtornos mentais, neurológicos ou na reabilitação, encontre uma revisão satisfatória das diferentes aplicações da neuromodulação e, com tal conhecimento, possa usá-lo em benefício de seu paciente ou na elaboração de novos protocolos de pesquisa.

REFERÊNCIAS BIBLIOGRÁFICAS

1. Largus S. De compositionibus medicamentorum. Paris; 1529.
2. Boggio PS. Efeitos da estimulação transcraniana por corrente contínua sobre memória operacional e controle motor. São Paulo: Universidade de São Paulo; 2006. 123 p.
3. Piccolino M. Animal electricity and the birth of electrophysiology: the legacy of Luigi Galvani. Brain Res Bull 1998;46:381-407.
4. Zago S, Ferrucci R, Fregni F, Priori A. Bartholow, Sciamanna, Alberti: pioneers in the electrical stimulation of the exposed human cerebral cortex. Neuroscientist 2008;14:521-528.
5. Lopez CA. Franklin and Mesmer: an encounter. Yale J Biol Med 1993;66:325-331.
6. Kaptchuk TJ, Kerr CE, Zanger A. Placebo controls, exorcisms, and the devil. Lancet 2009; 374:1234-1235.
7. Harris LJ, Almerigi JB. Probing the human brain with stimulating electrodes: the story of Roberts Bartholow's (1874) experiment on Mary Rafferty. Brain Cogn 2009;70:92-115.
8. Sciamanna E. Fenomeni prodotti dall'applicazione della corrente elettrica sulla dura madre e modificazione del polso cerebrale. Ricerche sperimentali sull'uomo. Atti della R Accademia dei Lincei Memorie della Classe di scienze fisiche, matematiche e naturali 1882; 13:25-42.
9. Edelmuth RC, Nitsche MA, Battistella L, Fregni F. Why do some promising brain-stimulation devices fail the next steps of clinical development? Expert Rev Med Devices 2010;7:67-97.
10. Brunoni AR, Tadini L, Fregni F. Changes in clinical trials methodology over time: a systematic review of six decades of research in psychopharmacology. PLoS One 2010;5: e9479.
11. Passione R. Italian psychiatry in an international context: Ugo Cerletti and the case of electroshock. Hist Psychiatry 2004;15: 83-104.
12. Sadock BJ, Sadock VA. Kaplan & Sadock's: comprehensive textbook of psychiatry. Philadelphia: Lippincott Williams & Wilkins; 2005.
13. Lauber C, Nordt C, Falcato L, Rossler W. Can a seizure help? The public's attitude toward electroconvulsive therapy. Psychiatry Res 2005;134:205-209.
14. Feindel W. The physiologist and the neurosurgeon: the enduring influence of Charles Sherrington on the career of Wilder Penfield. Brain 2007;130:2758-2765.

15. Penfield W, Steelman H. The treatment of focal epilepsy by cortical excision. Ann Surg 1947;126:740-761.
16. Hodgkin AL, Huxley AF. Propagation of electrical signals along giant nerve fibers. Proc R Soc Lond B Biol Sci 1952;140:177-183.
17. Hodgkin AL, Huxley AF. Movement of radio-active potassium and membrane current in a giant axon. J Physiol 1953;121:403-414.
18. Lippold OC, Redfearn JW. Mental changes resulting from the passage of small direct currents through the human brain. Br J Psychiatry 1964;110:768-772.
19. Costain R, Redfearn JW, Lippold OC. A controlled trial of the therapeutic effect of polarization of the brain in depressive illness. Br J Psychiatry 1964;110:786-799.
20. Carney MW, Cashman MD, Sheffield BF. Polarization in depression. Br J Psychiatry 1970;117:474-475.
21. Herjanic M, Moss-Herjanic B. Clinical report on a new therapeutic technique: polarization. Can Psychiatr Assoc J 1967;12:423-424.
22. Nias DK, Shapiro MB. The effects of small electrical currents upon depressive symptoms. Br J Psychiatry 1974;125:414-415.
23. Ramsay JC, Schlagenhauf G. Treatment of depression with low voltage direct current. South Med J 1966;59: 932-934.
24. Arfai E, Theano G, Montagu JD, Robin AA. A controlled study of polarization in depression. Br J Psychiatry 1970;116:433-434.
25. Nitsche MA, Boggio PS, Fregni F, Pascual-Leone A. Treatment of depression with transcranial direct current stimulation (tDCS): a review. Exp Neurol 2009;219:14-19.
26. Purpura DP, McMurtry JG. Intracellular activities and evoked potential changes during polarization of motor cortex. J Neurophysiol 1965;28:166-185.
27. Mullan S, Mailis M, Karasick J, Vailati G, Beckman F. A reappraisal of the unipolar anodal electrolytic lesion. J Neurosurg 1965;22: 531-538.
28. Tehovnik EJ. Electrical stimulation of neural tissue to evoke behavioral responses. J Neurosci Meth 1996;65:1-17.
29. Kunnumpurath S, Srinivasagopalan R, Vadivelu N. Spinal cord stimulation: principles of past, present and future practice: a review. J Clin Monit Comput 2009;23:333-339.
30. Fuentes R, Petersson P, Siesser WB, Caron MG, Nicolelis MA. Spinal cord stimulation restores locomotion in animal models of Parkinson's disease. Science 2009;323:1578-1582.
31. Geddes LA. History of magnetic stimulation of the nervous system. J Clin Neurophysiol 1991;8:3-9.
32. Barker AT, Jalinous R, Freeston IL. Non-invasive magnetic stimulation of human motor cortex. Lancet 1985;1:1106-1107.
33. George MS, Aston-Jones G. Noninvasive techniques for probing neurocircuitry and treating illness: vagus nerve stimulation (VNS), transcranial magnetic stimulation (TMS) and transcranial direct current stimulation (tDCS). Neuropsychopharmacology 2010;35:301-316.
34. Nollet H, Van Ham L, Deprez P, Vanderstracten G. Transcranial magnetic stimulation: review of the technique, basic principles and applications. Vet J 2003;166:28-42.
35. Horvath JC, Perez JM, Forrow L, Fregni F, Pascual-Leone A. Transcranial magnetic stimulation: a historical evaluation and future prognosis of therapeutically relevant ethical concerns. J Med Ethics. 2011;37:137-143.
36. Pascual-Leone A, Gates JR, Dhuna A. Induction of speech arrest and counting errors with rapid-rate transcranial magnetic stimulation. Neurology 1991;41: 697-702.
37. Pascual-Leone A, Valls-Sole J, Wassermann EM, Hallett M. Responses to rapid-rate transcranial magnetic stimulation of the human motor cortex. Brain 1994;117 (Pt 4):847-858.
38. Silvanto J, Muggleton NG. New light through old windows: moving beyond the "virtual lesion" approach to transcranial magnetic stimulation. Neuroimage 2008;39:549-552.
39. Kolbinger HM, Hoflich G, Hufnagel A, Kasper S. Transcranial magnetic stimulation (TMS) in the treatment of major depression – a pilot study. Human Psychopharmacol Clin Exp 1995;10:305-310.
40. Pascual-Leone A, Rubio B, Pallardo F, Catala MD. Rapid-rate transcranial magnetic stimulation of left dorsolateral prefrontal cortex in drug-resistant depression. Lancet 1996;348: 233-237.
41. Brown P. Shocking safety concerns. Lancet 1996;348:959.
42. Wassermann EM. Risk and safety of repetitive transcranial magnetic stimulation: report and

suggested guidelines from the International Workshop on the Safety of Repetitive Transcranial Magnetic Stimulation, June 5-7, 1996. Electroencephalogr Clin Neurophysiol 1998; 108:1-16.

43. Rossi S, Hallett M, Rossini PM, Pascual-Leone A. Safety, ethical considerations, and application guidelines for the use of transcranial magnetic stimulation in clinical practice and research. Clin Neurophysiol 2009;120:2008-2039.

44. Brunoni AR, Teng CT, Correa C, Imamura M, Brasil-Neto JP, et al. Neuromodulation approaches for the treatment of major depression: challenges and recommendations from a working group meeting. Arq Neuropsiquiatr 2010;68:433-451.

45. Priori A, Berardelli A, Rona S, Accornero N, Manfredi M. Polarization of the human motor cortex through the scalp. Neuroreport 1998;9: 2257-2260.

46. Nitsche MA, Paulus W. Excitability changes induced in the human motor cortex by weak transcranial direct current stimulation. J Physiol 2000;527(Pt 3):633-639.

47. Terney D, Chaieb L, Moliadze V, Antal A, Paulus W. Increasing human brain excitability by transcranial high-frequency random noise stimulation. J Neurosci 2008;28:14147-14155.

48. Hoy KE, Fitzgerald PB. Introducing magnetic seizure therapy: a novel therapy for treatment resistant depression. Aust N Z J Psychiatry 2010;44: 591-598.

49. Johnson MD, Miocinovic S, McIntyre CC, Vitek JL. Mechanisms and targets of deep brain stimulation in movement disorders. Neurotherapeutics 2008;5:294-308.

50. Shah RS, Chang SY, Min HK, Cho ZH, Blaha CD, et al. Deep brain stimulation: technology at the cutting edge. J Clin Neurol 2010;6:167-182.

51. Milby AH, Halpern CH, Baltuch GH. Vagus nerve stimulation for epilepsy and depression. Neurotherapeutics 2008;5:75-85.

52. Lima MC, Fregni F. Motor cortex stimulation for chronic pain: systematic review and meta-analysis of the literature. Neurology 2008;70: 2329-2337.

53. Arle JE, Apetauerova D, Zani J, Deletis DV, Penney DL, et al. Motor cortex stimulation in patients with Parkinson disease: 12-month follow-up in 4 patients. J Neurosurg 2008;109: 133-139.

2

ASPECTOS ÉTICOS

Abrahão Fontes Baptista
Katia Nunes Sá
Songeli Menezes Freire

O uso da neuromodulação através da aplicação de campos elétricos ou magnéticos tem sido intensamente pesquisado nos últimos 20 anos. Essas técnicas são facilmente aplicáveis e promovem efeitos em geral imediatos, o que as torna potencialmente muito úteis do ponto de vista clínico e terapêutico para diversos transtornos neuropsiquiátricos, tais como depressão, ansiedade, doença de Parkinson, epilepsia e outros[1]. No momento atual, as diferentes técnicas de neuromodulação encontram-se em graus de recomendação terapêutica diferentes, segundo a classificação da Organização Mundial da Saúde[2] (Quadro I-2).

As aplicações da neuromodulação não invasiva devem ser governadas pelos fundamentos éticos que são pertinentes a todos os estudos que envolvem seres humanos. No Brasil, a conduta cuidadosa é exigida nos diferentes e específicos códigos de ética de diversas entidades de classes profissionais da saúde.

QUADRO I-2 – Estado da arte atual para o uso da neuromodulação aplicada[2].		
Modo	**Doença/transtorno**	**Estado da arte**
Estimulação cerebral profunda	Parkinson	Aprovação geral
		Dispositivo humanitário
	Distonia	Aprovação para casos excepcionais
Estimulação do nervo vago	Obesidade	Dispositivo humanitário
	Epilepsia	ECR em andamento
	Depressão refratária	ECR em andamento
Estimulação magnética transcraniana	Depressão refratária	Aprovação geral
	Profilaxia da enxaqueca	ECR em andamento
Estimulação transcraniana com corrente direta		ECR em andamento
		Sem indicação aprovada pelo NDA

ECR = ensaio clínico randomizado; NDA = *National Drug Administration dos Estados Unidos da América.*

21

PRINCÍPIOS BIOÉTICOS

PRINCÍPIO DA AUTONOMIA

No princípio da autonomia, reconhece-se o domínio do paciente sobre sua própria vida e em relação às escolhas que toma[3]. Ha situações especiais em que se exigem também definições com respeito à autonomia, quando a capacidade de decisão do indivíduo está comprometida. Isso ocorre em populações e comunidades especiais, como menores de idade, indígenas, doentes com transtornos neuropsiquiátricos graves ou degenerativos (exemplo, esquizofrenia, demências, entre outros)[4]. Esse princípio é considerado fundamental para a proteção e respeito do desejo e direito de tomada de decisão dos sujeitos da pesquisa. Os indivíduos da população de estudo ou seus representantes legais devem decidir participar de maneira voluntária e com esclarecimento dos objetivos, de todos os procedimentos adotados e dos potenciais riscos ou desconfortos a que estarão submetidos no estudo. Para a validade da participação na pesquisa, todas as informações têm que ser compreendidas pelo participante e, portanto, exige-se um detalhamento e uma linguagem acessível para o leigo.

No caso da neuromodulação, existe a necessidade do desenvolvimento de uma terminologia e delineamento dos riscos aplicados aos diferentes tipos e usos de correntes eletromagnéticas que possam ajudar os membros do Comitê de Ética em Pesquisa em Seres Humanos a dar seu parecer ético a respeito da pesquisa.

PRINCÍPIOS DA BENEFICÊNCIA E NÃO MALEFICÊNCIA

O princípio da beneficência, no contexto médico, é o dever de agir de forma a "proporcionar o bem" ao paciente[3]. Com o princípio da não maleficência assegura-se que sejam minorados ou evitados danos físicos e psicológicos, os quais podem ocorrer em qualquer fase do tratamento ou de uma pesquisa e as consequências que delas forem decorrentes. O dano é o agravo imediato ou tardio ao indivíduo ou à coletividade, com nexo causal comprovado, direto ou indireto, decorrente do procedimento ou do estudo científico.

A beneficência e a não maleficência são refletidas no estudo e análise da razão risco--benefício: os potenciais benefícios das pesquisas muitas vezes superam os riscos, entretanto, os participantes necessitam compreender que estarão sujeitos a riscos que podem valer a solução de problemas diversos. Portanto, esses riscos poderão ser aceitos em pessoas acometidas por transtornos agudos, crônicos e/ou degenerativos.

PRINCÍPIO DA JUSTIÇA

O princípio da justiça permite que entre as diferenças individuais não se associe somente a igualdade, mas a equidade na distribuição de bens e benefícios em qualquer setor da prática, como por exemplo em temas relacionados à neuromodulação[3].

PRINCÍPIO DA PROPORCIONALIDADE

Com o princípio da proporcionalidade, procura-se o equilíbrio entre os riscos e benefícios, visando ao menor mal e ao maior benefício aos indivíduos em protocolo de pesquisa ou terapêutico[3]. Em relação à pesquisa, a distribuição de risco e benefício deve ser igualitária, de forma que ela não seja conduzida em categorias de pacientes mais vulneráveis por condições econômicas, sociais ou físicas. Ainda, a divulgação desses resultados deve ser garantida nos meios de comunicação apropriados.

TERMO DE CONSENTIMENTO EM PESQUISA

O Termo de Consentimento Livre e Esclarecido (TCLE) deve ser assinado pelo pesquisador responsável e pelo indivíduo antes de participar de um protocolo de pesquisa. O documento pode ser preenchido por um dos pais ou responsável, caso o indivíduo seja menor de 18 anos. Esse procedimento protege o profissional, o indivíduo e a instituição ou empresa em relação a aspectos éticos e jurídicos.

O consentimento é considerado um acordo entre as pessoas envolvidas no processo para a realização da pesquisa ou procedimento, sendo baseado na revelação completa de fatos eventuais e esperados de uma intervenção. O TCLE deve ser escrito de forma clara para que o leigo possa decidir receber o tratamento proposto pelo profissional. Ainda, os riscos envolvidos, os benefícios e as alternativas possíveis devem estar informados no documento, com o qual o voluntário de pesquisa manifesta a concordância e declara sua participação. O consentimento informado é, portanto, a manifestação da vontade do paciente que concorda com a terapia após ser suficientemente informado de seus potenciais riscos e benefícios. A fiscalização da conduta do profissional, que deve oferecer a situação de clareza e segurança, sem mentira ou manipulação suspeita, é feita pela entidade de classe responsável e pelo Comitê de Ética em Pesquisa da instituição; e juridicamente na justiça civil diante de uma queixa do voluntário de pesquisa em dada situação adversa indesejada ou arrependida.

Além dos compromissos e exigências registrados nos códigos de ética profissional de cada entidade de classe em caráter especial, referente à pesquisa com seres humanos, no Brasil, todo protocolo de pesquisa é regulamentado pela resolução 196/96 do Conselho Nacional de Saúde. Entre os princípios contemplados na legislação em vigor, deve-se chamar a atenção da interferência na vida do indivíduo e a consequência da ação proposta. Todo projeto de pesquisa elaborado deve, previamente a sua execução, ser aprovado por um Comitê de Ética em Pesquisa (CEP) da instituição ao qual o pesquisador proponente responsável está vinculado. Projetos de pesquisa em genética humana ou que envolva pesquisa com povos indígenas serão submetidos e apreciados pela Comissão Nacional de Ética em Pesquisa (CONEP). Em todos os casos o CEP/CONEP deve zelar e proteger o indivíduo, guiando-se pelos princípios bioéticos.

Os participantes devem conhecer as possibilidades reais dos tratamentos e manter expectativas coerentes dos resultados. Eles devem ser informados em relação aos procedimentos utilizados. Há expectativa de cura ou alívio dos sintomas? Existe a possibilidade de o tratamento não ser efetivo? Há complicações? Quais são? Todas estas informações devem estar presentes no TCLE. A assinatura deste deve levar em conta se a compreensão do paciente ou do seu responsável é suficiente para entendê-lo e assiná-lo com propriedade[5]. No caso de incompreensão do documento escrito, o pesquisador deve explicar o procedimento ao sujeito ou responsável.

No Brasil, por exemplo, parcela ainda significativa da população possui baixa escolaridade e tem pouco acesso aos serviços de saúde. Ao receber alguma forma de tratamento, ele tende a aceitá-lo independente dos riscos. Como lidar com a esperança excessiva depositada em um tratamento que, por demais, usa recursos tecnológicos e tende a ser bem visto por causa disso? Pacientes em desespero por tratamento tendem a não valorizar o que é colocado como risco da intervenção terapêutica nos termos de consentimento, sendo esta uma questão que deve ser avaliada pelo pesquisador.

Por outro lado, algumas vezes o próprio cuidador quer impor um tratamento ao paciente ou o paciente pode não se encaixar em um grupo que será efetivamente beneficiado pelo tratamento e a família e/ou ele próprio insiste em utilizá-lo. Nesses casos, o profissional deve recusar-se a oferecer o tratamento, justificando os motivos pelos quais está tomando esta decisão.

As informações que devem estar apresentadas no TCLE estão resumidas no quadro I-3.

> **QUADRO I-3 – Informações do TCLE.**
>
> 1. Título: deve ser compreensível para uma pessoa leiga
>
> 2. Parágrafo de convite: explicar que o indivíduo está sendo convidado para participar de uma pesquisa ou será submetido a uma terapia envolvendo neuromodulação
>
> 3. Questões de interesse do indivíduo:
>
>   a) Propósito do estudo ou da terapia
>
>   b) Motivo pelo qual o indivíduo foi selecionado
>
>   c) Caracterização da não obrigatoriedade de participação
>
>   d) Especificação do que acontecerá com a participação
>
>   e) No caso de pesquisa, determinar o delineamento do estudo (especificando termos técnicos), o que o indivíduo poderá ou não fazer, o que é o procedimento a ser usado, se há alternativas para este tratamento, quais sãos os efeitos colaterais, quais são as vantagens, desvantagens, riscos e benefícios em participar do estudo, o que acontecerá se novas informações ficarem disponíveis durante o tratamento, quando a pesquisa terminar e se houver algum problema, sobre o sigilo dos meus dados, como será encerrada a pesquisa, quem financia este e quem o revisou e, por fim, os contatos para informações e emergências
>
>   f) Em caso de aceite, o TCLE deve ser assinado pelo voluntário ou seu responsável sem a ajuda dos pesquisadores e pelo pesquisador responsável, em duas vias (uma fica com o voluntário e outra com o pesquisador)

ASPECTOS ÉTICOS ESPECÍFICOS RELACIONADOS À NEUROMODULAÇÃO COM CAMPOS ELETROMAGNÉTICOS

CARACTERÍSTICAS DOS CAMPOS ELETROMAGNÉTICOS USADOS EM NEUROMODULAÇÃO

Vários são os protocolos e técnicas utilizados na neuromodulação clínica. As características dos campos eletromagnéticos utilizados são cruciais para os resultados a serem atingidos. Entretanto, a interação entre estes campos e os tecidos biológicos pode variar desde efeitos leves e transitórios até a destruição tecidual, que leva à disfunção orgânica e à doença.

Dentre as características dos campos eletromagnéticos (amplitude, frequência, duração da onda, tempo de exposição), a densidade de corrente é definida pela Organização Mundial da Saúde (OMS) da ordem de $10nA/mm^2$ como o limiar de uma corrente elétrica necessário para se induzir efeitos no funcionamento celular[6]. Valores mais de 100 vezes maiores (ou seja, acima de $1.000nA/mm^2$) podem levar a efeitos potencialmente destrutivos.

Os parâmetros da corrente elétrica também podem ser apresentados de outras maneiras, além daquela usada pela OMS[7].

- Densidade de corrente – [amplitude (A)/tamanho do eletrodo (cm^2). Essa unidade é independente do tempo de estimulação e a mais adequada para descrever a estimulação elétrica transcraniana (ETCC).
- Carga total (C) – [amplitude (A)/tamanho do eletrodo (cm^2)] × [tempo total de estimulação (duração de pulsos × número de pulsos por segundo]. Essa unidade reflete a densidade de corrente por todo o tempo de estimulação.
- Carga de fase – amplitude (A) × duração de um pulso único (μs ou ms). Unidade [μC ou mC]. Essa unidade reflete a carga de uma fase de pulso. Se ele for bifásico, devem-se calcular as cargas das duas fases. Refere-se a uma corrente pulsada.
- Densidade de carga – amplitude (A)/tamanho do eletrodo (cm^2) × duração de um pulso único. Unidade [$\mu C/cm^2$ ou mC/cm^2]. Essa unidade reflete a densidade de corrente em cada pulso e é aplicável a correntes pulsadas.

Agnew e McCreery propuseram uma densidade de carga máxima segura no eletrodo de $40\mu C/cm^2$. Os mecanismos de lesão de neurônios por uma corrente elétrica podem envolver a produção de substâncias tóxicas eletroquímicas, provenientes da interação da corrente com os tecidos biológicos ou da dissolução do eletrodo na interface eletrodo/tecido. Esses fatores não são importantes na ETCC, pois não há interação direta do eletrodo com o tecido neuronal. No caso da estimulação magnética transcraniana (EMT), os pulsos em geral são bifásicos, o que não gera eletrólise e consequentemente produtos tóxicos. Também pode ser gerado calor na interface eletrodo/tecido. Por último, pode haver indução de hiperatividade neuronal e aquecimento do tecido cerebral[9]. Isso só é provocado por estimulação supraliminar de alta frequência por horas[8]. O uso de 1-2mA com eletrodos de $35cm^2$ induz apenas mudanças moderadas na excitabilidade cortical[7,10,11].

Jenrew e Liboff[6] classificaram as terapias eletromagnéticas em três grandes categorias:

1. **Técnicas com interação perturbadora/destruidora agindo global e especificamente (1.000x ao EEG)** – nessa categoria estão incluídas a eletroconvulsoterapia e a estimulação magnética transcraniana contínua. Essas técnicas podem induzir correntes de até 70.000nA/mm² no cérebro, 2.000 vezes maiores que as detectadas ao eletroencefalograma (EEG). Considerando-se que ataques epilépticos podem ser provocados por correntes de 30nA/mm² (100 vezes maiores que as do EEG), essas técnicas são potencialmente perigosas e deveriam ser usadas em situações nos quais representariam a última alternativa terapêutica[6].

2. **Técnicas com interação intensa exibindo efeitos específicos** – estão incluídas terapias neuromoduladoras com a estimulação cerebral profunda, a estimulação do nervo vago, a estimulação elétrica nervosa transcutânea e possivelmente a EMT repetida. As intensidades de corrente elétrica são muito mais baixas e seus efeitos normalmente localizados. Apesar disso, podem apresentar riscos, como no caso da EMT repetida, que se torna menos segura do que a EMT de pulso único, devido a sua possibilidade de provocar crises convulsivas[6].

3. **Técnicas de interação sutil sem efeitos globais** – aqui encontramos a eletroestimulação transcraniana, gerando correntes em torno de 3nA/mm². Com intensidades tão baixas, os riscos de se provocar lesões em tecido nervoso são mínimos, especialmente com a utilização de corrente contínua. Também pela natureza eminentemente elétrica e não magnética dessa técnica, as lesões ocorreriam na pele abaixo dos eletrodos, muito antes de ocorrerem no cérebro[6].

RELAÇÃO RISCO-BENEFÍCIO E SEGURANÇA

Os estudos com neuromodulação também podem ser classificados em três categorias quanto à relação risco-benefício e segurança dos participantes dos grupos teste e controle:

1. **Classe I** – benefício direto e alto risco potencial: estudos envolvendo pacientes com objetivos de diagnóstico ou de terapêutica primária, incluindo desenvolvimento de novas técnicas ou protocolos, com potencial benefício direto clínico individual.

2. **Classe II** – benefício indireto e risco moderado: estudos em pacientes que têm potencial benefício clínico especulativo ou sem benefício esperado, mas que antecipam a validade e a segurança do desenvolvimento de protocolos de tratamento ou melhoram a compreensão dos mecanismos fisiopatológicos de doenças. Pessoas normais podem participar do grupo controle, porém os efeitos e as sensações devem ser mínimos.

3. **Classe III** – benefício indireto e baixo risco: estudos com pessoas normais e pacientes com expectativa de gerar dados fisiológicos ou de segurança importantes, porém sem relevância imediata para os problemas clínicos. Voluntários saudáveis são permitidos quando os dados obtidos apresentam valor clínico ou científico.

Em todos os casos, todos os parâmetros usados nas mensurações e nos procedimentos devem ser muito bem descritos, de forma a permitir que o leitor dos resultados possa executar de maneira exatamente igual o procedimento na clínica, caso o benefício tenha sido verificado; ou possa reproduzir o estudo, caso este não tenha sido conclusivo, modificando os parâmetros que podem ter influenciado esses resultados.

A segurança e os aspectos éticos das duas técnicas mais frequentemente utilizadas em neuromodulação não invasiva devem ser considerados individualmente. Os níveis aceitáveis de risco para uma intervenção devem estar equilibrados com os benefícios e considerando a doença e os tratamentos alternativos disponíveis.

Estimulação magnética transcraniana

Em geral, a EMT tem-se apresentado como técnica segura sem riscos de sequelas neurológicas, cognitivas ou cardiovasculares que pode alterar a função cerebral. Os protocolos de EMT usam em geral 1 a 2 Teslas (T) de intensidade do campo, produzindo correntes variando em torno de 170μA/s e induzindo campos elétricos no córtex cerebral na faixa de 150V/m[12]. O uso da EMT dentro dos protocolos atuais não produz calor significativo, porém a técnica deve ser evitada em portadores de materiais metálicos implantados ou não. Os efeitos colaterais podem incluir: a) alterações auditivas, pelo clique da EMT repetitiva, que podem ser prevenidas com uso de protetores auriculares; b) convulsão, sendo esse o efeito colateral mais importante da EMT; e c) dor local, cefaleia e desconforto, sendo esse o efeito colateral mais comum, porém autolimitado. Para uma descrição mais completa dos efeitos colaterais, ver capítulos correspondentes[13].

Estimulação elétrica transcraniana

O efeito da ETCC depende do local de colocação dos eletrodos, da intensidade e do tempo da estimulação. Na ETCC, costuma-se utilizar correntes de amplitude de 1-2mA, com eletrodos de 25-35cm^2 e com duração de 20-40 minutos, levando a uma densidade de carga de 343-960C/m^2. Considerando que o limiar da corrente para provocar lesão no cérebro de seres humanos com corrente constante é de 52.400C/m^2, temos na ETCC uma técnica provavelmente segura. Um estudo de segurança para ETCC[14] apresentou como efeitos adversos mais comuns a sensação de formigamento, fadiga moderada, sensação de coceira, de queimação e de dor no local da estimulação. Dificuldades de concentração, cefaleia e náuseas também foram observadas. A frequência de efeitos adversos foi similar nos grupos ativos e placebo e todos apresentaram duração limitada. Para descrição mais detalhada dos efeitos adversos, ver capítulos correspondentes.

CONTROVÉRSIAS ÉTICAS EM RELAÇÃO À NEUROMODULAÇÃO

A neuromodulação envolve alguns aspectos bioéticos e neuroéticos relacionados, como a possibilidade de ser usada para ampliar funções cognitivas – no caso da ETCC, a técnica poderia ainda ser usada diretamente por pessoas leigas, sem a necessidade de prescrição por profissional de saúde[3]. Existe a necessidade de protocolos para se abordar anormalidades no uso das técnicas de neuromodulação que sejam encontradas de forma não esperada durante as pesquisas. Há também grande necessidade de se fazer a sociedade compreender o que é neuromodulação, quais são as modalidades disponíveis, seus benefícios e riscos.

A discussão ética da neuromodulação é baseada nas psicocirurgias realizadas na metade do século passado, com algumas diferenças importantes[15]: a) a neuromodulação não destrói as estruturas orgânicas, enquanto as psicocirurgias lesavam estruturas no sistema nervoso central para modificar comportamentos; b) a neuromodulação não tem efeitos permanentes; e c) a discussão ética atual é diferente da época da psicocirurgia, em que os princípios bioéticos de pesquisa e prática clínica começavam a se estabelecer.

A possibilidade de a neuromodulação ser usada para modificar o comportamento e aumentar as habilidades mentais/neurológicas envolve questões em várias áreas do conhecimento[4]. As questões relevantes incluem a possibilidade de extrapolar a função humana na natureza, a inadequação de se querer modular de forma simplista aspectos que são consequências de uma série de interações em um organismo complexo, abordando apenas "a ponta do *iceberg*", os riscos e benefícios das novas terapias, a competência profissional para seu uso e como minimizar suas consequências negativas.

Como considerar essas possibilidades diante das opções da neuromodulação não invasiva? Deve-se questionar quais são os impactos da neuromodulação na identidade humana. O uso da tecnologia pode ser uma forma mais simples de se chegar a um objetivo, que deixa o usuário passivo em relação a possível esforço próprio para atingir o mesmo objetivo.

Nesse contexto, a neuromodulação estaria na mesma categoria das substâncias psicoativas. Seria então uma alternativa rápida e sem esforço individual de se chegar a um objetivo? Quais seriam as consequências éticas dessa opção?

Tais questões devem ser discutidas por especialista em bioética e de neuromodulação, buscando sempre respeitar os princípios bioéticos que regem a prática médica.

CONSIDERAÇÕES FINAIS

A neuromodulação não invasiva apresenta-se como uma opção terapêutica e diagnóstica com uma série de vantagens. As duas formas mais usadas, a estimulação magnética transcraniana e a estimulação transcraniana por corrente contínua, possuem características muito distintas e interseções, que devem ser consideradas na escolha da técnica a ser utilizada. Conhecer e informar essas características ao indivíduo que irá se submeter à conduta é essencial para o pesquisador, o clínico e para o próprio indivíduo. Elas devem ser listadas nos Termos de Consentimento Livre e Esclarecidos apresentados antes das intervenções, de forma que se respeitem os princípios bioéticos que regem as condutas na área da saúde.

REFERÊNCIAS BIBLIOGRÁFICAS

1. George MS, Aston-Jones G. Non invasive techniques for probing neurocircuitry and treating illness: vagus nerve stimulation (VNS), transcranial magnetic stimulation (TMS) and transcranial direct current stimulation (tDCS). Neuropsychopharmacol Rev 2010;301-316.
2. Bell E, Mathieu G, Racine E. Preparing the ethical future of deep brain stimulation. Surg Neurol 2009;72:577-586.
3. Illes J, Bird SJ. Neuroethics: a moderns context for ethics in neuroscience. Trend Neurosci 2006;29(9):511-517.
4. Hoop JG, Spellecy R. Phylosophical and etical issues at the forefront of neuroscience and genetics: an overview for psychiatrists. Psychiatr Clin North Am 2009;32:437-449.
5. Northoff G. Neuroscience of decision making and informed consent: an investigation in neuroethics. J Med Ethics 2006;(32):70-73.
6. Jenrew KA, Liboff AR. Electromagnetic techniques in neural therapy. In: Rosch PJ, Markov MS. Bioelectromagnetic medicine. Taylor & Francis: Boca Raton; 2004. p. 213-228.
7. Nitsche MA, Liebetanz D, Lang N, Antal A, Tergau F, Paulus W. Safety criteria for transcranial direct current stimulation (tDCS) in humans. Clin Neurophysiol 2003;114:2220-2222.
8. Agnew WF, McCreery DB. Considerations for safety in the use of extracranial stimulation for motor evoked potentials. Neurosurgery 1987; 20(1):143-147.
9. Bikson M, Datta A, Elwassif M. Establishing safety limits for transcranial direct current stimulation. Clin Neurophysiol 2009;120: 1033-1034.
10. Nitsche MA, Paulus W. Excitability changes induced in the human motor cortex by weak transcranial direct current stimulation. J Physiol 2000;527:633-639.
11. Baudewig J, Nitsche MA, Paulus W, Frahm J. Regional modulation of BOLD MRI responses to human sensorimotor activation by transcranial direct current stimulation. Magn Reson Med 2001;45(2):196:201.
12. Thielscher A, Kammer T. Linking physics with physiology in TMS: a sphere field model to determine the cortical stimulation site in TMS. Neuroimage 2002;17:1117-1130.
13. Rossi S, Hallett M, Rossini PM, Pascual-Leone and The Safety of TMS Consensus Group. Safety, ethical considerations, and application guidelines for the use of transcranial magnetic stimulation in clinical practice and research. Clin Neurophysiol 2009;120:2008-2039.
14. Iyer U, Mattu J, Grafman M, Lomarev S, Sato EM. Wassermann. Safety and cognitive effect of frontal DC brain polarization in healthy individuals. Neurology 2005;64:872-875.
15. Fins JJ. From psychosurgery to neuromodulation and palliation: history's lessons from the ethical conduct and regulation of neuropsychiatric research. Neurosurg Clin North Am 2003;14:303-319.

3

SEGURANÇA NO USO DA NEUROMODULAÇÃO

Wolnei Caumo

A ECT é o primeiro método terapêutico de estimulação cerebral de uso sistemático descrito e o mais estudado. Esse método foi descrito em 1938 por Cerletti e Bini[1], que demonstraram o efeito convulsivo terapêutico do estímulo elétrico aplicado ao cérebro[2]. Embora constitua terapêutica de primeira linha para a depressão maior psicótica (suicida, catatônica ou resistente ao tratamento)[3,4], seus mecanismos de ação não estão elucidados, ainda que se conheçam correlatos neurofisiológicos como a restauração do balanço inter-hemisférico[5], aumento do fator neurotrófico de crescimento cerebral (BDNF), regulação da atividade serotonérgica e colinérgica[6].

A ETCC modula a excitabilidade cortical[7] por meio da aplicação de corrente contínua transcraniana de baixa intensidade (usualmente entre 1 e 2mA). É não invasiva, indolor, simples e de baixo custo. A ETCC modula a atividade neuronal excitando ou inibindo. A corrente elétrica de baixa intensidade aplicada no escalpo atinge estruturas corticais e subcorticais[7,8]. O tipo de efeito na excitabilidade cortical depende da polaridade da corrente. A anódica aumenta a excitabilidade cortical, enquanto a catódica a diminui[9]. Esses efeitos são explicados pelo estado de polaridade da membrana (despolarização e hiperpolarização, respectivamente)[10]. Os efeitos com esses dois tipos de corrente podem ser imediatos e a longo prazo[8]. A corrente anódica reduz a inibição intracortical e aumenta a facilitação intracortical, enquanto a catódica aumenta a inibição intracortical[9].

A EMTr foi introduzida há mais de 20 anos como método para estimular o cérebro através do escalpo, de modo indolor e com os sujeitos conscientes. Seus efeitos devem-se à indução eletromagnética focal que produz modificações na atividade elétrica neuronal[11]. De acordo com a frequência de estimulação existem dois tipos EMTr: de baixa frequência (< 5Hz), que aplicada no hemisfério direito no córtex pré-frontal dorsolateral (CPFDL) induz excitabilidade cortical, e de alta frequência, que é aplicada no hemisfério esquerdo; na região do CPFDL aumenta a excitabilidade cortical[12].

Na EMTr a carga elétrica armazenada em capacitor é liberada por uma bobina que produz corrente em pulso, que gera campo magnético nas áreas próximas a ela. De acordo com a lei de Faraday de indução eletromagnética, o tempo do campo magnético induz campo elétrico de magnitude proporcional, que no caso da EMTr é determinado pela taxa de mudança de corrente na bobina. Se a bobina estiver sobre a cabeça, gera campo magnético que penetra no escalpo e induz o campo elétrico cerebral. O fluxo de íons nesse campo elétrico nos dois lados da membrana despolariza ou hiperpolariza os neurônios. A existência de canais iônicos passivos permeáveis na membrana aumenta a condutância desses íons, diminui a amplitude do potencial de membrana e reduz a constante de tempo induzida pela carga[13].

Outras técnicas de estimulação invasiva, como a do nervo vago, também têm sido exploradas. A descrição da técnica de estimular o nervo vago aconteceu em 1990[14-16]. Os eletrodos são conectados a um marca-passo implantado no lado esquerdo do tórax para estimular o nervo vago esquerdo, próximo à região cervical[14,15]. O mecanismo de ação é elusivo, embora se pressuponha que o efeito se deva à transmissão dos estímulos vagais às seguintes regiões do cérebro: lócus cerúleo, núcleo *magnus* da *raphe*, núcleo do trato solitário, os quais apresentam conexões com outras regiões cerebrais que influenciam o sistema límbico[17-20]. Trata-se de técnica não focal, ainda com evidências insuficientes para uso clínico.

ESTIMULAÇÃO TRANSCRANIANA POR CORRENTE CONTÍNUA

Embora a ETCC tenha mostrado-se segura, trata-se de técnica que modula a excitabilidade cortical, portanto as particularidades de cada protocolo precisam ser consideradas e a monitoração dos possíveis efeitos adversos fortemente encorajada.

Os parâmetros de estimulação são ditados pelo objetivo a ser alcançado. Estudos com voluntários saudáveis não objetivam efeitos a longo prazo, então a duração da estimulação pode ser curta. No entanto, no uso clínico ou na pesquisa com pacientes, usualmente o alvo é reduzir os sintomas, então se almeja a maior duração possível. Para se alcançar efeitos a longo prazo dos estímulos de ETCC, é aconselhável parâmetros de no mínimo 9-13 minutos[7,21]. Estimulação de aproximadamente 10 minutos produz efeito de aproximadamente 1 hora[8]. Para estimulações com efeito prolongado, um intervalo de 24 horas a uma semana tem sido sugerido[21-23]. Os parâmetros de ETCC recomendados para protocolos em voluntários saudáveis ou não estão apresentados na tabela I-1.

TABELA I-I – Parâmetros de densidade de corrente e carga total na ETCC para protocolos envolvendo humanos[24].				
Condição do sujeito	**Tipo de corrente com ETCC**	**Densidade de corrente (mA/cm²)**	**Total de carga por sessão (C/cm²)**	**Total de carga por bloco de tratamento (C/cm²)**
Saudável	Anódica	0,025-0,00667	0,0045-0,08	NA
Saudável	Catódica	0,0204-0,08	0,00245- 0,096	NA
Paciente	Anódica	0,0286-0,0571	0,00514-0,06868	0,0206-0,686
Paciente	Catódica	0,0286-0,0571	0,00514-0,0686	0,0206-0,172

Densidade de corrente (mA/cm²) = força de estimulação (mA)/tamanho do eletrodo (cm²) × total de duração do TDCs (s).

Total de carga por bloco completo de tratamento (C/cm²) = força de estimulação (mA)/tamanho do eletrodo (cm²) × número de sessões.

PROTOCOLO PARA SUJEITOS SAUDÁVEIS

Em revisão sobre estudos em sujeitos saudáveis que analisou 89 estudos, 68 (n = 1.208)[24] computando estudos com corrente anódica ou catódica, foi observado que na estimulação anódica a densidade de corrente variou de 0,025[25] a 0,0667[26]mA/cm². O total de corrente por sessão variou de 0,0045[25] a 0,08[26]C/cm². A maior carga total por sessão foi em um estudo que determinou o efeito motor contralateral e ipsilateral[27]. No estudo mencionado, realizado em sujeitos saudáveis, a estimulação anódica foi de 1mA com eletrodos de 15cm² colocados na região supraorbital direita e córtex motor esquerdo, e a corrente de densidade 0,0667Ma/cm², por 20 minutos. A carga total[27] foi de 0,08C/cm² e nenhum efeito adverso foi relatado. Outros estudos que usaram correntes de densidade abaixo de 25mA/cm² não observaram dano tecidual cerebral quando aplicado estímulo de alta frequência por várias horas[28,29]. Por conseguinte, a corrente de densidade de 0,0667mA/cm² foi considerada dentro dos limites seguros. Carga total de 216C/cm² tem sido associada a dano cerebral mínimo[30]. A partir desse conjunto de evidências considera-se que carga total por sessão de corrente anódica com valores de até 0,08C/cm² está dentro dos limites de segurança.

Para a estimulação catódica, a densidade de corrente fica entre 0,0204[31] e 0,08[27]mA/cm². Em estudo que aplicou corrente catódica de alta densidade 0,08 mS/cm² a carga mais alta por sessão foi de 0,096[27]C/cm². Nesse estudo foram incluídos 12 voluntários saudáveis, cuja estimulação catódica foi de 20 minutos e a intensidade de 1,2mA. A estimulação foi realizada com eletrodos tipo esponja de 15cm², localizados nas áreas de Brodmann e supraorbitária contralateral. O estudo monitorou efeitos adversos e nada foi registrado. Embora as evidências apontem que a ETCC seja segura, recomenda-se seguir os parâmetros pré-definidos por consenso.

PROTOCOLO PARA PACIENTES

A revisão sobre o uso terapêutico da ETCC que definiu os parâmetros de segurança se baseou em 21 estudos (n = 278)[24], cujas doenças incluídas foram: depressão maior, doença de Parkinson, isquemia cerebral, transtornos alimentares, dependência de álcool e síndromes dolorosas crônicas. Os parâmetros de segurança foram definidos a partir de 20 estudos que usaram corrente anódica e 12 que aplicaram corrente catódica[24]. Na estimulação anódica, a densidade de corrente variou de 0,0286 a 0,0571mA/cm². O total de corrente por sessão variou de 0,00514 a 0,0686C/cm². A carga total por bloco de tratamento de 0,0206[32] a 0,686[33]. A maior carga foi de 0,0686C/cm²; a carga total por bloco de tratamento, de 0,686C/cm²; e os maiores valores de corrente de densidade, de 0,0571mA/cm². Esses parâmetros referem-se à corrente anódica usada em estudo sobre eficácia da ETCC cortical no tratamento da depressão maior[33]. Os eletrodos utilizados foram de 35cm², localizados no córtex pré-frontal dorsolateral ou córtex occipital e na área supraorbital contralateral. Foi aplicada corrente de 2mA durante 20 minutos por 10 dias. Os efeitos adversos relatados foram transitórios e de pequena magnitude como prurido, vermelhidão na área dos eletrodos e cefaleia transitória.

SEGURANÇA DA ETCC

A ETCC difere em muitos aspectos da estimulação elétrica, porque as correntes de densidade são muito menores e não bloqueiam a atividade neuronal. Ainda que a ETCC tenha potencial de gerar toxinas eletroquímicas e produtos tóxicos da dissolução de eletrodos, se isto ocorre é no ponto de contato cutâneo, porque o eletrodo não tem contato com o cérebro[28]. A ETCC é realizada usando eletrodos tipo esponja, que são embebidos em água, portanto as possibilidades de reações são mínimas. Embora tenha sido relatado que o uso diário e repetido da ETCC, com densidade de corrente de aproximadamente $0,06mA/cm^2$, causou irritação cutânea na área dos eletrodos, isso ocorreu somente em alguns pacientes[13]. Por precaução, devem-se investigar problemas de alergia e inspecionar a pele da área antes de colocar o eletrodo. Usualmente, aparece leve vermelhidão na área sob o eletrodo, provavelmente por vasodilatação. Eletrólise ou modificação proteica nos tecidos cerebrais poderia causar lesão, mas esses efeitos parecem ser improváveis pela alta perfusão cerebral e pelo efeito dos tampões teciduais. Até o momento não há evidências que a ETCC tenha tais efeitos. No entanto, se a corrente for aplicada diretamente no cérebro, ou fontanela aberta ou fissuras em infantes ou se o eletrodo mantiver contato inadequado, o fluxo de corrente pode ser focado porque a área do campo elétrico diminuiu. Quando o fluxo de densidade é suficiente pode causar dano tecidual[34]. No entanto, isto não se aplica à ETCC pelas seguintes razões: a) os efeitos na mudança da excitabilidade cortical são provavelmente decorrentes de leves efeitos em canais iônicos e não suficientes para induzir dano celular; b) a ETCC tem mostrado efeito na atividade neuronal espontânea somente em graus moderados, dentro de limites fisiológicos[35] e improváveis de alcançar o limiar de toxicidade, mesmo em exposições por longos períodos. De qualquer modo, o efeito de toxicidade seria polaridade-dependente. Devido à baixa incidência de efeitos adversos, não existem estudos específicos para definir os limites seguros. No entanto, os estudos têm assumido como protocolos seguros o uso de densidade de correntes com limites de $0,029Ma/cm^2$ e tempo de estimulação de até 13 minutos. Esses parâmetros não causaram: a) queimadura na área do eletrodo[21]; b) elevação de marcadores séricos neurônios específicos sensíveis ao dano neuronal, como as enolases[21,22,36]; c) mudança na difusão de contraste detectada na ressonância magnética, atividade do EEG ou distorção cognitiva[37,38]. Além disso, esses protocolos já foram testados em mais de 2.000-3.000 sujeitos, sem descrição de efeitos adversos sérios, exceto leve prurido na área do eletrodo, raramente cefaleia, fadiga ou náuseas[39]. A ETCC é possivelmente segura para protocolos prolongados, porque a estimulação de até 50 minutos não causou nenhum efeito cognitivo ou distúrbio emocional em sujeitos saudáveis[9].

Embora a técnica seja segura, os sujeitos devem ser informados sobre possíveis efeitos adversos como: cefaleia, vertigem, náuseas, sensação de prurido e irritação na área dos eletrodos[39], especialmente se usados eletrodos sobre a mastoide para produzir estimulação galvânica do sistema vestibular, os quais podem induzir náuseas[40]. A ETCC não causa crise convulsiva nem reduz o limiar convulsivo em animais[40], também não acarreta risco em sujeitos saudáveis. No entanto, isto pode não ser verdadeiro para epilépticos. De acordo com recomendações de um conjunto de estudos de diversos autores que constituem

34 Conceitos Gerais

um consenso sobre a técnica[9], recomenda-se que, ao utilizar protocolos com estímulos mais intensos do que aqueles de uso corrente, realizem-se a monitoração com testes cognitivos, EEG, ressonância magnética funcional, marcadores de dano reuronal, questionários de efeitos adversos e sintomas clínicos.

SEGURANÇA DA EMTr

A EMTr tem sido amplamente utilizada para avaliar as projeções corticoespinais. A segurança e a tolerabilidade foram recentemente revisadas por Loo et al.[41]. Na revisão, constatou-se que a EMTr é um tratamento seguro, destituído de efeitos adversos graves. Na revisão de todos os estudos, 16 pacientes apresentaram convulsões (efeito adverso mais grave). Muitos desses pacientes apresentavam doenças neurológicas que estavam associadas a aumento do limiar convulsivo ou os parâmetros utilizados estavam fora dos recomendados pelos protocolos de segurança (*guidelines* de segurança). Não foram observadas alterações cognitivas, em alguns estudos houve até melhora no desempenho neuropsicológico. Com relação aos problemas auditivos, tem sido mostrado que pode causar aumento no limiar auditivo, por esta razão se recomenda o uso de tampões auriculares. Os efeitos adversos mais frequentes foram cefaleia responsiva devido a analgésicos e dor facial devido à contratura muscular. O risco de reações maníacas e hipomaníacas não foi confirmado em meta-análise, a incidência nos que receberam EMTr foi (0,84%) comparada aos que receberam *sham* (0,73%)[42]. Ressalta-se que 9 dos 13 que apresentaram mania e hipomania eram bipolares.

A segurança da EMTr contínua é suportada por meta-análise[43-45]. Protocolos com frequência de estimulação menor ou igual a 1Hz são considerados de baixa frequência. Essa estimulação é aplicada em pulsos continuamente, em que protocolos rápidos usam frequência igual ou maior a 5Hz aplicada por curtos períodos, separados por períodos de não estimulação. Em todos os estudos de EMTr, novos protocolos devem incluir cuidadosa monitaração motora, sensorial e da função cognitiva, antes, durante e após intervenção.

A intensidade de corrente na bobina dos estimuladores é 1,5 e 2 Tesla (T) com taxa de mudança de 170A/ls[46]. Essa corrente induz campos elétricos no córtex de até 150V/m que ativam neurônios 1,5 a 3cm do escalpo. Esse padrão de estimulação é alcançado usando bobinas-padrões. Com o uso de bobinas em forma de 8 conseguem-se estímulos mais focais que atingem áreas corticais mais profundas. Estímulos com intensidade abaixo de 120% do limiar motor não induzem ativação direta e a maior profundidade alcançada é 2cm do escalpo[47-49]. Estudo que comparou os campos de distribuição da EMTr em sujeitos saudáveis com o de pacientes com acidente vascular cerebral, atrofia ou tumor[50] observou que, na vigência dessas doenças, a EMTr induziu correntes significativamente alteradas em regiões próximas à zona com alteração tecidual. A distribuição da corrente de densidade foi modificada, alterando a população de elementos neurais estimulados. Estudos de EMTr em pacientes com doenças variadas têm provado remarcada segurança da técnica quando os protocolos seguem as recomendações dos *guidelines* elaborados por concenso apresentados nas tabelas I-2 e I-3.

TABELA I-2 – Duração máxima segura da sequência de estímulos únicos da EMTr (expressa em segundos). Segurança definida como ausência de apreensão, propagação da excitação ou atividade EMG (eletromiográfica) pós-descarga. Números precedidos por > foram longamente testados. Dados obtidos por consenso[13].

Frequência (Hz)	Intensidade (% da LM)				
	90%	100%	110%	120%	130%
1	> 1.800[a]	> 1.800	> 1.800	> 360	> 50
5	> 10	> 10	> 10	> 10	> 10
10	> 5	> 5	> 5	4,2	2,9
20	2,05	2,05	1,6	1,0	0,55
25	1,28	1,28	0,84	0,4	0,24

LM = limiar motor.
[a] No Japão, até 5.000 pulsos têm sido aplicados sem problemas de segurança (comunicação de Y. Ugawa).

TABELA I-3 – Protocolo para sujeitos saudáveis elaborado em consenso. *Theta-burst transcranial* (TBS) (pulsos bifásicos) e *quadruple-pulse stimulation (QPS)* (pulsos monofásicos). Nenhum efeito colateral maior foi relatado, exceto reações vagais após estimulação do córtex pré-frontal[13].

	Sequência de pulsos	Total de pulsos	Intensidade	Sítio de estimulação
"Padrão" de cTBS (segundo Huang et al., 2005)	3-50Hz, repetidos em 5Hz	600 (40s)	80% dos ativos LM	Córtex motor, PFC
Silvanto et al., 2007	8-40Hz, repetidos a cada 1,8s	200	60% da capacidade máxima do estimulador	Córtex visual
Nyffeler et al., 2006[a]	3-30Hz, repetidos em 10Hz	200	80% de repouso LM	Supraorbital
Protocolo de iTBS padrão (segundo Huang et al., 2005)	3-50Hz, repetidos em 5Hz por 2s	600	80% dos ativos LM	Córtex motor, PFC
QPS (segundo Hamda et al., 2008)	4 (ISI variando de 1,5ms, 1,25s), repetido a cada 5s	1.440	90% dos ativos LM	Córtex motor

[a] Também repetiu TBS na mesma sessão (5, 15, 60, 75min).
[b] 2.000 máximo de pulso total número por dia, intensidade mais alta utilizada em repouso LM (Y. Ugawa, comunicação pessoal).
LM = limiar motor; PFC = córtex pré-frontal (Grossheinrich et al., 2009).

O aquecimento do tecido cerebral com um único pulso de EMTr é muito pequeno. Estima-se que seja menor que 0,1°C[51]. No entanto, a alta perfusão cerebral protege contra a lesão tecidual[52]. Placas de titânio tendem a aquecer pouco devido à baixa condutividade[53], enquanto implantes cerebrais como clipes de aneurismas e eletrodos de estimulação podem absorver calor e danificar o tecido cerebral[54]. Os implantes cocleares apresentam magneto sob o escalpo que pode ser deslocado ou os pulsos da EMTr podem danificar o circuito interno do implante coclear. Apesar dessas recomendações, a EMTr pode ser segura se aplicada a pacientes com estimuladores implantados no sistema nervoso central ou periférico, quando a bobina da EMTr não estiver próxima ao gerador interno do pulso. No entanto, é preciso obter informações detalhadas da distância que a bobina deve ficar do eletrodo para não danificá-lo, bem como a influência do formato da bobina e da sua angulação na aplicação. A EMTr somente deve ser feita em pacientes com estimuladores implantáveis se houver razões médicas ou científicas que justifiquem. No entanto, a EMTr é segura em indivíduos com sistema de estimulação vagal[55], marca-passo cardíaco e estimuladores espinais.

Sujeitos expostos ao campo magnético em sessões simples não correm risco pelo fato de o tempo de exposição ser curto. No entanto, não é conhecido se alta intensidade e a estimulação pulsada da EMTr têm o mesmo efeito na exposição contínua, de baixa intensidade e ocupacional[56]. A *International Commission on Non-Ionizing Radiation Protection* (ver ICNIRP, 2003) propôs protocolos sobre exposição ocupacional. No entanto, exposição ocupacional ao campo magnético em unidades de ressonância magnética[57] demonstraram que os valores de exposição foram 100 vezes inferiores aos limites de exposição[58] (Quadro I-4).

EFEITOS ADVERSOS DA EMTr

Os efeitos adversos associados à EMTr estão sumarizados no quadro I-5. Para evitar danos auditivos, recomenda-se: 1. usar protetores auriculares; 2. realizar avaliação auditiva naqueles que se queixarem de perda auditiva; 3. naqueles com conhecida perda auditiva induzida pelo ruído ou em uso concomitante de fármacos ototóxicos (aminoglicosídeos, cisplatina), o uso da EMTr deveria ser realizado em caso de favorável relação risco-benefício; 4. indivíduos com implante coclear não deveriam receber EMTr.

O registro eletroencefalográfico (EEG) da atividade cortical imediatamente antes, durante e após o EMTr pode permitir mudanças técnicas e a tomada de algumas precauções[59-62]. Há considerável número de publicações que combinam a EMTr e o EEG. Em revisão que constitui o protocolo para uso da EMTr, que incluiu 85 estudos em mais de 1.000 voluntários nos últimos 19 anos, os estudos que examinaram anormalidades epileptiformes durante e após EMTr em sujeitos saudáveis e pacientes estão apresentados na tabela I-4.

Embora a indução de convulsão seja o mais agudo e grave efeito adverso à EMTr, vários casos de convulsões acidentais com a EMTr antecederam à definição dos limites

Segurança no Uso da Neuromodulação 37

QUADRO I-4 – Sumário de segurança dos métodos de neuromodulação[10].

Método	Mecanismo de ação	Eficácia	Segurança	Método de aplicação
Eletroconvulsoterapia (ECT)	Estímulo elétrico potente para induzir convulsões terapêuticas e aumento da atividade cortical geral	Várias MA mostraram que é altamente efetiva para diversos TDM, TDM psicótico, depressão refratária e TDM com ideação suicida. Várias MA demonstraram que esta é superior ao ECT simulado e aos antidepressivos	Taxas de mortalidade muito baixas, mas cuidado com pacientes com doença cardiovascular. Efeitos colaterais a curto prazo é cefaleia e mialgia. A longo prazo, é possível prejuízo cognitivo, especialmente em subgrupo de pacientes com alguns métodos de aplicação	Pulso *vs.* onda sinoidal Uni *vs.* bilateral Bifrontal *vs.* bitemporal 2 *vs.* 3 vezes/semana
Estimulação magnética transcraniana repetitiva (EMTr)	Uso de indução eletromagnética para concentrar corrente induzida no cérebro; EMTr modula a excitabilidade cortical a longo prazo	MA recente mostrou que é tão efetivo quanto drogas antidepressivas no tratamento do TDM e depressão refratária (comparação indireta). Um ECR mostrou que a EMTr e a venlafaxina tem eficácia similar. Uma análise de subgrupo sugere que a EMTr aumentou a eficácia em pacientes com depressão refratária	Convulsões induzidas são os eventos adversos mais graves, mas somente 16 casos foram relatados até agora. Efeitos colaterais comuns incluem cefaleia e dor facial. Nenhum prejuízo cognitivo foi relatado	Alta *vs.* alta frequência à esquerda *vs.* estimulação CDLPF à direita 80-120% (LM) 10-30 sessões
Estimulação transcraniana de corrente contínua (ETCC)	Correntes diretas fracas são aplicadas no cérebro via eletrodos no couro cabeludo de maneira simples e indolor; deslocando-se para cima ou para baixo a excitabilidade cortical de acordo com a polaridade da corrente	Resultados mistos até o momento (por exemplo, na depressão maior: um positivo e um ECR negativo, dois estudos abertos)	Nenhum evento adverso sério. Efeitos colaterais comuns incluem irritação de pele, comichão, formigamento no local da estimulação	Área alvo: CDLPF esquerdo Referência: CDLPF direito ou área supraorbital direita 1-2mA/15-30min 5-10 sessões
Estimulação do nervo vago (FNV)	Eletrodos conectados no nervo vago esquerdo geram impulsos que são transmitidos para áreas subcorticais	Somente um ECR, com resultados inconclusivos. Ensaios abertos mostram resultados favoráveis. FDA aprovou para pacientes que falharam mais de 4 tratamentos antidepressivos	Riscos comuns de cirurgia de cabeça e pescoço. Relatos de hipotonia transitória. Nenhum prejuízo congitivo foi relatado	Parâmetros de estimulação são ajustados individualmente

MA = meta-análise; TDM = transtorno depressivo maior; ECR = estudo clinico randomizado. Eficácia refere-se à depressão maior.

QUADRO I-5 – Potenciais efeitos adversos à EMTr. Houve consenso para este quadro[13].

Efeitos adversos	EMT de pulso único	EMT de pulso pareado	EMTr de baixa frequência	EMTr de alta frequência	Theta burst
Indução de convulsão	Rara	Não relatada	Rara (geralmente efeito protetor)	Possível (1,4% de risco bruto estimado em pacientes epilépticos; menos de 1% em normais)	Possível (convulsão em um sujeito normal durante cTBS)
Indução transitória de hipomania aguda	Não	Não	Rara	Possível seguindo estimulação pré-frontal esquerda	Não relatada
Síncope	Possível como um epifenômeno (isto é, não relacionado diretamente aos efeitos cerebrais)				Possível
Cefaleia transitória, dor local, dor cervical, dor em dentes, parestesia	Possíveis	Provavelmente possíveis, mas não relatadas	Frequentes	Frequentes	Possíveis
Alterações transitórias da audição	Possíveis	Provavelmente possíveis, mas não relatadas	Possíveis	Possíveis	Não relatadas
Modificações cognitivas/ neuropsicológicas transitórias	Não relatadas	Não relatadas	De forma geral desprezíveis	De forma geral desprezíveis	Prejuízo transitório da memória de trabalho
Queimaduras dos eletrodos no escalpo	Não	Não	Não relatadas	Ocasionalmente relatadas	Não relatadas, mas provavelmente possíveis
Correntes induzidas em circuitos elétricos	Teoricamente possíveis, mas disfunção descrita apenas se EMT é aplicada com grande proximidade a aparelhos elétricos (marca-passos, estimuladores cerebrais, bombas, linhas intrcardíacas, implantes cocleares)				
Modificações estruturais cerebrais	Não relatadas	Não relatadas	Inconsistentes	Inconsistentes	Não relatadas
Histotoxicidade	Não	Não	Inconsistente	Inconsistente	Não relatada
Outros efeitos biológicos transitórios	Não relatados	Não relatados	Não relatados	Modificações transitórias dos níveis séricos de hormônios	Não relatados

TABELA I-4 – Inspeção de EEG para anormalidades epileptiformes durante ou após EMTr em paciente e sujeitos saudáveis[13].

Autores	Sujeitos	Parâmetros da EMTr	Aferição do EEG	Momento do EEG	Achados com potencial preocupação de segurança	Duração dos pós-efeitos
Loo et al., 2001	N = 18 depressão	10 dias de 10Hz/30 × 5s sequência: 25s ITI FLPFC/110% LM	Inspeção visual do EEG em vigília	Antes e após EMTr	**Sim**: menores, anormalidades potencialmente epileptiformes em 1 paciente (na ausência de convulsão)	Não verificado
Boutros et al., 2001	N = 5 depressão	Máx. 10 dias de 5-20Hz/máx. 20 × 2s: 58s ITI DLPFC/80-100% LM	Inspeção visual do EEG em vigília	Antes e após EMTr	**Não**: apesar de anormalidades ao EEG de entrada sem alteração	
Boutros et al. (2000)	N = 14 depressão	10 dias de 20Hz/20 × 2s sequência: 58s ITI	Inspeção visual do EEG em vigília	Antes, durante e após EMTr	**Sim**: 1 caso com raras ondas lentas transitórias durante EMTr	Sem pós-efeitos
	N = 7 esquizofrenia	4 sessões de 1Hz/4:6: 12: 16min córtex temporal	Inspeção visual do EEG em vigília	Antes, durante e após EMTr	**Não** (sem alteração)	Sem pós-efeitos
	N = 5 TOC	5 dias de 20Hz/30 × 2s sequência: 58s ITI DLPFC/80% LM	Inspeção visual do EEG em vigília	Antes, durante e após EMTr	**Sim**: 1 caso com aumento de atividade teta durante EMTr	Sem pós-efeitos
Fregni et al., 2006	N = 15 AVC	5 dias de 1Hz/20min hemisfério não afetado 100% LM	Inspeção visual do EEG em vigília	Durante e 2h após o tratamento	**Não** (sem alteração)	Sem pós-efeitos
Cantello et al., 2007	N = 43 epilepsia	5 dias de 0,3Hz/55,5min vértex/100% LM	Inspeção visual semiquantitativa do EEG em vigília	Antes e após EMTr	**Não**: diminuição nas pontas interictais em 1/3 dos pacientes	

TABELA I-4 – Continuação.

Autores	Sujeitos	Parâmetros da EMTr	Aferição do EEG	Momento do EEG	Achados com potencial preocupação de segurança	Duração dos pós-efeitos
Joo et al., 2007	N = 35 epilepsia	5 dias de 0,5Hz/50-100min foco ou vértex/100%rLM	Inspeção visual do EEG em vigília	Antes e após tratamento	**Não**: diminuição das pontas interictais	Não verificado
Conte et al., 2007	N = 1 epilepsia	Diferentes sessões de 5Hz/2s sequências vértex/120% LM	Duração de picos e ondas	Durante com EMTr	**Não**: diminuição na duração das descargas	Sem pós-efeitos
Fregni et al., 2006	N = 21 epilepsia	5 dias de 1Hz/20min	Inspeção visual do EEG em vigília	Antes e após EMTr	**Não**: diminuição nas descargas epileptiformes	Até 30 dias, *washed out* aos 60 dias
Fregni et al., 2005	N = 8 epilepsia	1 sessão de 0,5Hz/20 min Foco/65% máx.	Inspeção visual do EEG em vigília	Antes e após tratamento	**Não**: diminuição nas descargas epileptiformes	Pelo menos 30 dias
Misawa et al., 2005	N = 1 epilepsia	1 sessão de 0,5Hz/3,3min foco/90% LM	Inspeção visual do EEG em vigília	Durante EMTr	**Não**: modificação significativa no EEG com abolição da epilepsia	2 meses
Rossi et al., 2004	N = 1 epilepsia	1 sessão de 1Hz/10min foco/90% LM	Média de pontas	Antes e após EMTr	**Não**: redução na amplitude das pontas	Não verificado
Menkes e Gruenthal, 2000	N = 1 epilepsia	4 × 2 dias de 0,5Hz/3,3min foco/95% LM	Inspeção visual do EEG em vigília	antes e após EMTr	**Não**: redução nas pontas interictais	Não verificado
Schulze-Bonhage et al., 1999	N = 21 epilepsia	4 estímulos em 20/50//100/500Hz M1/120-150% LM	Inspeção visual do EEG em vigília	Durante EMTr	**Não**: sem casos de pós-descargas claramente atribuíveis à EMTr/atividade interictal não alterada	Sem pós-efeitos

Jennum et al., 1994	N = 10 epilepsia	1 sessão de 30Hz/8 × 1s sequências: 60s ITI temporal e frontal/120% LM	Inspeção visual do EEG em vigília	Antes, durante e após EMTr	**Não:** menos atividade epileptiforme durante EMTr	Recuperação após 10min
Steinhoff et al., 1993	N = 19 epilepsia	50Hz/2 × 1s sequência: 60s ITI frontal/120% LM	Inspeção visual do EEG em vigília	Durante EMTr	**Não:** menos atividade epileptiforme durante EMTr	
Hufnagel e Elger (1991)	N = 48 epilepsia	0,3-0,1Hz única ou baixa frequência (< 0,3Hz)	Inspeção visual do EEG em vigília	Durante EMTr	**Sim/não:** melhora e supressão da atividade epileptiforme	
Dhuna et al., 1991	N = 8 epilepsia	1 sessão 0,25Hz/2 × 3,3min sequência DLPFC/110% LM	Eletrodos subdurais e inspeção visual do EEG em vigília	Durante EMTr	**Não:** 7 pacientes: sem modificações no EEG **Sim:** 1 paciente: indução de convulsão com 100% da intensidade de saída	Sem pós-efeitos
Kanno et al., 2001	N = 1 paciente	1 sessão 0,25Hz/2 × 3min sequência DLPFC/110% LM	Inspeção visual do EEG em vigília	Durante EMTr	**Sim:** potencial atividade epileptiforme (ondas lentas focais, sem convulsão)	Sem pós-efeitos
Huber et al., 2007	N = 10 saudáveis	5 sessões de 5Hz/6 × 10s sequência: 5s ITI M1/90% LM	Inspeção visual do EEG em vigília	Durante EMTr	**Não** (sem anormalidades)	Sem pós-efeitos
Jahanshahi et al., 1997	N = 6 saudáveis	2 sessões de 20Hz/50 × 0,2s:3s ITI	Inspeção visual do EEG em vigília	Antes e após EMTr	**Não** (sem anormalidades)	Sem pós-efeitos
Wassermannn et al.,1996	N = 10 saudáveis	M1/105-110% LM 1 sessão de 1Hz/máx. 5min	Inspeção visual do EEG em vigília	Antes e após EMTr	**Não** (sem anormalidades)	Sem pós-efeitos
	N = 10 saudáveis	6 posições no escalpo/125% LM 1 sessão de 20Hz/10 × 2s sequência: 58s ITI	Inspeção visual do EEG em vigília	Antes e após EMTr	**Não** (sem anormalidades)	Sem pós-efeitos

42 Conceitos Gerais

de segurança. Considerando o grande número de sujeitos e pacientes que têm sido submetidos à EMTr desde 1998, até o momento pequeno número de convulsões pode estar associado ao risco imposto à EMTr. As convulsões induzidas pela EMTr podem ocorrer quando os pulsos são de alta frequência e curto o intervalo de tempo entre as sequências de estímulos. A EMTr pode induzir convulsões durante dois períodos distintos: 1. durante ou imediatamente após a EMTr; e 2. durante e após a modulação da excitabilidade cortical. Em revisão sistemática até dezembro de 2008, foram identificados 16 casos de convulsão relacionados à EMTr, dos quais 7 aconteceram antes dos protocolos de segurança e 9 nos anos subsequentes. Outro estudo que avaliou convulsões em epilépticos (n = 152) submetidos à EMTr a 1Hz ou menor frequência em zona cortical evidenciou o potencial inibitório da EMTr de baixa frequência para reduzir a frequência de convulsões[63-69].

Embora as reações adversas à EMTr sejam de baixa gravidade, além das convulsões outros potenciais efeitos adversos devem ser monitorados, tais como: síncope[70], dor local, cefaleia e desconforto[71-72]. Em meta-análise sobre o uso da EMTr no tratamento da depressão[44], aproximadamente 28% dos pacientes apresentaram cefaleia, 39% dor ou desconforto comparada às taxas de 16% e 15% no tratamento *sham*, respectivamente. A sensação cutânea causada quando a EMTr estimula o escalpo produz contrações musculares em face e pescoço que podem ser desconfortáveis ou dolorosas. No entanto, menos de 2% dos pacientes descontinuam o tratamento pela dor.

Os efeitos da EMTr sobre a cognição observados em meta-análise com grande número de sujeitos e pacientes (n = 3.000)[73] foram transitórios (cansaço excessivo, dificuldade de concentração e de memória). Outra revisão de ensaios clínicos controlados com *sham* em pacientes com depressão maior (n = 1.200), em 12 estudos houve relato de alterações cognitivas. Em três deles, pelo menos um teste da bateria de avaliação cognitiva estava alterado. No entanto, outros encontraram melhora da função cognitiva[74]. Adicionalmente, um ensaio clínico multicêntrico avaliou o efeito da EMTr de 120% do LM, 10Hz, 3.000 pulsos em 325 pacientes deprimidos. A função cognitiva foi avaliada usando pelo menos três testes, minimental, exame de recordação seletiva de Buschke e avaliação autobiográfica. Os autores não verificaram nenhuma alteração cognitiva[75]. Embora haja evidências inequívocas que os efeitos sobre a cognição pareçam ser mínimos, recomenda-se a avaliação desses aspectos nos protocolos com EMTr.

PARÂMETROS DE ESTIMULAÇÃO

O planejamento dos parâmetros de neuromodulação com a EMTr envolvem a frequência dos disparos, intensidade, frequência das sessões e duração do tratamento. De acordo com o acúmulo de evidências para o uso de EMTr para o tratamento da depressão maior, o hemisfério a ser estimulado é o esquerdo (DLPFC), com frequência alta[76], e para baixa frequência o hemisfério direito (DLPFC)[77-79]. Baixas frequências parecem ser mais bem toleradas e um interessante recurso em casos selecionados. Protocolos de muita baixa frequência de disparos usam 1Hz ou menos, enquanto os de alta frequência variam de 5 a 20Hz[80,81], sendo 10Hz a frequência que parece mais favorável de acordo com estudos recentes[82-85]. A intensidade do estímulo (indexada como limiar motor) pode variar de 80-120%, e a tendência dos estudos mais recentes é usar intensidades > 100%, quando comparado ao primeiro estudo que usou intensidade < 100%[76]. Usualmente as aplicações são diárias (exemplo, cinco sessões por semana), embora existam estudos que usam protocolos diferentes, com aplicações duas a três vezes na semana[86]. Existem estudos que apontam melhores respostas e maior período entre as recaídas[76,87,88], com grande número de sessões. O número das sessões varia de 10 a 30, e o período, de 2 a 6 semanas, sendo que as sessões não são usualmente aplicadas aos finais de semana. Os parâmetros definidos em consenso estão apresentados na tabela I-5.

CONTRAINDICAÇÕES

São contraindicações à EMTr a presença de metais como clipe de aneurisma, prótese coclear, geradores implantáveis ou de infusão de medicamentos ou condições que aumentam o risco de induzir crises epilépticas devido ao padrão de estimulação. Também está contraindicado o uso de protocolos com frequências que excedam os limites recomendados, câncer, infecções, lesões metabólicas cerebrais mesmo sem história de convulsões, etilismo, uso de drogas que baixam o limiar convulsivo, gravidez. O consenso sobre uso de EMTr recomenda que se aplique um questionário padrão para avaliar fatores que rastreiam pacientes com risco, por meio das seguintes questões[13].

1. Você tem epilepsia ou teve convulsão?
2. Você teve desmaio ou síncope? Se sim, descrever a ocasião.
3. Teve traumatismo craniano grave (seguido de perda de consciência)?
4. Tem problema de audição ou zumbido nas orelhas?
5. Está grávida ou tem a chance de estar?
6. Tem algo metálico no cérebro/crânio (exceto titânio)? (exemplo, clipes, placas etc.).
7. Tem implante coclear?
8. Tem neuroestimulador implantável (exemplo, epidural, subdural)
9. Tem marca-passo cardíaco ou outro metal no corpo?
10. Tem algum dispositivo de infusão no corpo?
11. Está tomando algum remédio? (Por favor liste)
12. Teve alguma cirurgia na medula?
13. Tem válvula de derivação ventriculoperitoneal?
14. Já realizou EMTr?
15. Nunca foi submetido(a) à EMTr?

Repostas afirmativas das questões de 1 a 13 não representam contraindicações absolutas à EMTr, o risco-benefício deveria ser balanceado pelo responsável pela indicação.

TABELA I-5 – Recomendações de segurança para intervalos entre as sequências de 10 estímulos para frequências < 20Hz. A duração máxima de pulsos à sequência de EMTr de acordo com a intensidade do estímulo. Não exceder os limites indicados na parte B da tabela. Esses limites foram estabelecidos em consenso[13].

Intervalo entre sequências de estimulação (ms)	Intensidade dos estímulos (% do LM)			
	100%	105%	110%	120%
Parte A				
5.000	Seguro	Seguro	Seguro	Dados insuficientes
1.000	Inseguro (EMG propagação após 3 sequências)	Não seguro*	Não seguro (EMG, propagação após 2 sequências)	Inseguro (EMG, propagação após 2 sequências)
250	Não seguro*	Não seguro*	Não seguro (EMG, propagação após 2 sequências)	Inseguro (EMG propagação após 3 sequências)
Frequência (Hz)	100%		110%		120%		130%	
	Duração (s)/pulsos		Duração (s)/pulsos		Duração (s)/pulsos		Duração (s)/pulsos	
Parte B								
1	> 270	> 270	> 270	> 270	> 180	> 180	50	50
5	10	50	10	50	10	50	10	50
10	5	50	5	50	3,2	32	2,2	22
20	1,5	30	1,2	24	0,8	16	0,4	8
25	1,0	25	0,7	17	0,3	7	0,2	5

*Estes parâmetros de estímulo são considerados não seguros porque eventos adversos ocorreram com estímulos de menor intensidade ou maior intervalo intersequência, mas é importante mencionar que com esses parâmetros não foram observados efeitos adversos.

CONSIDERAÇÕES FINAIS

A partir das informações levantadas nessa extensa revisão, é possível concluir que a ETCC e a EMTr são técnicas de neuromodulação não invasivas com largo limite de segurança, desde que respeitados os limites preconizados nos consensos e protocolos de *segurança*. Trata-se de técnicas com amplo espectro de aplicação em doenças no campo da neurociência – englobando transtornos psiquiátricos, doenças neurológicas e condições dolorosas agudas e crônicas. Os parâmetros devem ser estabelecidos de acordo com a condição e objetivos a serem alcançados. No entanto, parâmetros relacionados à segurança devem ser avaliados em todos os protocolos a se utilizarem destas técnicas, tanto no cenário clínico quanto no de pesquisa.

REFERÊNCIAS BIBLIOGRÁFICAS

1. Cerletti U, Bini L. Un nuovo metodo di shockterapia: l'elettroshock, Bollettino ed Atti della Reale Accademia Medica di Roma 1938; 16:136-138.
2. Bini L. Experimental researches on epileptic attacks induced by the electric current. Am J Psychiatry 1938;94(Suppl):S172-S174.
3. Kennedy SH, Milev R, Giacobbe P, et al. Canadian Network for Mood and Anxiety Treatments (CANMAT) clinical guidelines for the management of major depressive disorder in adults. IV. Neurostimulation therapies. J Affect Disord 2009;117:44-53.
4. Fleck MP, Berlim MT, Lafer B, Sougey EB, Del Porto JA, Brasil MA, et al. Review of the guidelines of the Brazilian Medical Association for the treatment of depression (Complete version). Rev Bras Psiquiatr 2009;31(Suppl 1):S7-17.
5. Small JG, Milstein V, Miller MJ, et al. Clinical, neuropsychological, and EEG evidence for mechanisms of action of ECT. Convuls Ther 1988;4:280-291.
6. Staton RD, Enderle JD, Gerst JW. The electroencephalographic pattern during electroconvulsive therapy: V. Observations on the origins of phase III delta energy and the mechanism of action of ECT. Clin Electroencephalogr 1988;19:176-198.
7. Nitsche MA, Paulus W. Excitability changes induced in the human motor cortex by weak transcranial direct current stimulation. J Physiol 2000;527:633-639.
8. Nitsche MA, Seeber A, Frommann K, et al. Modulating parameters of excitability during and after transcranial direct current stimulation of the human motor cortex. J Physiol 2005;568:291-303.
9. Nitsche MA, Cohen LG, Wassermann EM, et al. Transcranial direct current stimulation: state of the art 2008. Brain Stimulat 2008;1:206-223.
10. Brunoni AR, Teng CT, Correa C, Imamura M, Brasil-Neto JP, Boechat R, et al. Neuromodulation approaches for the treatment of major depression – Challenges and recommendations from a working group meeting. Arq Neuropsiquiatr 2010;68(3):433-451.
11. Fregni F, Pascual-Leone A. Technology insight: noninvasive brain stimulation in neurology-perspectives on the therapeutic potential of rTMS and tDCS. Nat Clin Pract Neurol 2007; 3:383-393.
12. Ilic TV, Ziemann U. Exploring motor cortical plasticity using transcranial magnetic stimulation in humans. Ann N Y Acad Sci 2005;1048: 175-184.
13. Rossi S, Hallett M, Rossini, PM, Pascual-Leone A. Safety, ethical considerations, and application guidelines for the use of transcranial magnetic stimulation in clinical practice and research. Clin Neurophysiol 2009;120:2008-2039.
14. Lamberg L. Interest surging in electroconvulsive and other brain stimulation therapies. JAMA 2007;298:1147-1149.
15. Schultz D. Approval Letter: VNS therapy system – P970003s050. Rockville: Food and Drug Administration; 2005; Available from:

http://www.fda.gov/cdrh/PDF/p970003s050a.pdf.

16. Marangell LB, Martinez M, Jurdi RA, Zboyan H. Neurostimulation therapies in depression: a review of new modalities. Acta Psychiatr Scand 2007;116:174-181.

17. Dubois FS, Foley JO. Quantitative studies of the vagus nerve in cat. I. The ratio of sensory and motor studies. J Comp Neurol 1937;67:49-67.

18. Drevets W. Neuroimaging studies of mood disorders. Biol Psychiatry 2000;48:813-829.

19. George MS, Lisanby SH, Rush AJ, et al. Vagus nerve stimulation: a new tool for brain research and therapy. Biol Psychiatry 2000;47:287-295.

20. Van Bockstaele EJ, Peoples J, Valentino RJ, AE. Bennett Research Award. Anatomic basis for differential regulation of the rostrolateral peri-locus coeruleus region by limbic afferents. Biol Psychiatry 1999;46:1352-1363.

21. Nitsche MA, Nitsche MS, Klein CC, et al. Level of action of cathodal DC polarisation induced inhibition of the human motor cortex. Clin Neurophysiol 2003;114:600-604.

22. Nitsche MA, Paulus W. Sustained excitability elevations induced by transcranial DC motor cortex stimulation in humans. Neurology 2001;57:1899-1901.

23. Fregni F, Boggio PS, Nitsche M, et al. Anodal transcranial direct current stimulation of prefrontal cortex enhances working memory. Exp Brain Res 2005;166:23-30.

24. Sundaram A, Stock V, Cruciani RA, Knotkova H. Safety of transcranial direct current stimulation (tDCS) in protocolos involving human subjects. In: Sundaram A, Stock V, Cruciani RA, Knotkova H (eds). Pain brain stimulation in the treatment of pain. New York: Nova Science Publishers, Inc. 2010.

25. Accornero N, Li Voti P, La Riccia M, Gregori B. Visual evoked potentials modulation during direct current cortical polarization. Exp Brain Res 2007;178(2):261-266.

26. Terney D, Bergmann I, Poreisz C, Chaieb L, Boros K, Nitsche MA, et al. Pergolide increases the efficacy of cathodal direct current stimulation to reduce the amplitude of laser-evoked potentials in humans. J Pain Symptom Manage 2008;36(1):79-91.

27. Vines BW, Nair DG, Schlaug G. Contralateral and ipsilateral motor effects after transcranial direct current stimulation. Neuroreport 2006;24;17(6):671-674.

28. Agnew WF, McCreery DB. Considerations for safety in the use of extracranial stimulation for motor evoked potentials. Neurosurgery 1987;20(1):143-147.

29. McCreery DB, Agnew WF, Yuen TG, Bullara L. Charge density and charge per phase as cofactors in neural injury induced by electrical stimulation. IEEE Trans Biomed Eng 1990;37:996-1001.

30. Yuen TG, Agnew WF, Bullara LA, Jacques S, McCreery DB. Histological evaluation of neural damage from electrical stimulation: considerations for the selection of parameters for clinical application. Neurosurgery 1981;9(3):292-299.

31. Dundas JE, Thickbroom GW, Mastaglia FL. Perception of comfort during transcranial DC stimulation: effect of NaCl solution concentration applied to sponge electrodes. Clin Neurophysiol 2007;118(5):1166-1170.

32. Fregni F, Boggio PS, Lima MC, et al. A sham-controlled, phase II trial of transcranial direct current stimulation for the treatment of central pain in traumatic spinal cord injury. Pain 2006;122:197-209.

33. Boggio PS, Rigonatti SP, Ribeiro RB, et al. A randomized, doubleblind clinical trial on the efficacy of cortical direct current stimulation for the treatment of major depression. Int J Neuropsychopharmacol 2008;11:249-254.

34. Rush S, Driscoll DA. Current distribution in the brain from surface electrodes. Anaest Analg Curr Res 1968;47:717-723.

35. Bindman LJ, Lippold OCJ, Redfearn JWT. The action of brief polarizing currents on the cerebral cortex of the rat (1) during current flow and (2) in the production of long-lasting after-effects. J Physiol 1964;172:369-382.

36. Steinhoff BJ, Tumani H, Otto M, et al. Cisternal S100 protein and neuron-specific enolase are elevated and site-specific markers in intractable temporal lobe epilepsy. Epilepsy Res 1999;36:75-82.

37. Nitsche MA, Jaussi W, Liebetanz D, et al. Consolidation of human motor cortical neuroplasticity by D-cycloserine. Neuropsychopharmacology 2004;29:1573-1578.

38. Iyer MB, Mattu U, Grafman J, et al. Safety and cognitive effect of frontal DC brain polarization in healthy individuals. Neurology 2005;64:872-875.

39. Poreisz C, Boros K, Antal A, Paulus W. Safety aspects of transcranial direct current stimulation concerning healthy subjects and patients. Brain Res Bull 2007;72:208-214.

40. Fitzpatrick RC, Day BL. Probing the human vestibular system with galvanic stimulation. J Appl Physiol 2004;96:2301-2316.

41. Loo CK, Sachdev PS, Haindl W, Wen W, Mitchell PB, Croker VM, Malhi GS. High (15 Hz) and low (1 Hz) frequency transcranial magnetic stimulation have different acute effects on regional cerebral blood flow in depressed patients. Psychol Med 2003;33(6):997-1006.

42. Xia G, Gajwani P, Muzina DJ, et al. Treatment-emergent mania in unipolar and bipolar depression: focus on repetitive transcranial magnetic stimulation. Int J Neuropsychopharmacol 2008;11:119-130.

43. Machii K, Cohen D, Ramos-Estebanez C, Pascual-Leone A. Safety of rTMS to non-motor cortical areas in healthy participants and patients. Clin Neurophysiol 2006;117(2):455-471.

44. Loo CK, McFarquhar TF, Mitchell PB. A review of the safety of repetitive transcranial magnetic stimulation as a clinical treatment for depression. Int J Neuropsychopharmacol 2008;11(1):131-147.

45. Janicak PG, O'Reardon JP, Sampson SM, Husain MM, Lisanby SH, Rado JT, et al. Transcranial magnetic stimulation in the treatment of major depressive disorder: a comprehensive summary of safety experience from acute exposure, extended exposure, and during reintroduction treatment. J Clin Psychiatry 2008;69(2):222-232.

46. Thielscher A, Kammer T. Linking physics with physiology in TMS: a sphere field model to determine the cortical stimulation site in TMS. Neuroimage 2002;17(3):1117-1130.

47. Roth Y, Zangen A, Hallet M. A coil design for transcranial magnetic stimulation of deep brain regions. J Clin Neurophysiol 2002;19:361-370.

48. Roth Y, Amir A, Levkovitz Y, Zangen A. Three-dimensional distribution of the electric field induced in the brain by transcranial magnetic stimulation using figure 8 and depp H-coils. J Clin Neurophysiol 2007;24:31-38.

49. Zangen A, Roth Y, Voller B, Hallet M. Transcranial magnetic stimulation of deep brain regions: evidence for efficacy of the H-coil. Clin Neurophysiol 2005;116:775-779.

50. Wagner T, Fregni F, Eden U, Ramos-Estebanez C, Grodzinsky A, Zahn M, et al. Transcranial magnetic stimulation and stroke: a computer-based human model study. Neuroimage 2006; 30:857-870.

51. Wagner T, Eden U, Fregni F, Valero-Cabre A, Ramos-Estebanez C, Pronio-Stelluto V, et al. Transcranial magnetic stimulation and brain atrophy: a computer-based human brain model study. Exp Brain Res 2008;186:539-50-53.

52. Brix G, Seebass M, Hellwig G, Griebel J. Estimation of heat transfer and temperature rise in partial-body regions during MR procedures: an analytical approach with respect to safety considerations. Magn Reson Imag 2002;20:65-76.

53. Rotenberg A, Harrington MG, Birnbaum DS, Madsen JR, Glass IE, Jensen FE, Pascual-Leone A. Minimal heating of titanium skull plates during 1 Hz repetitive transcranial magnetic stimulation. Clin Neurophysiol 2007; 118(11):2536-2538.

54. Matsumi N, Matsumoto K, Mishima N, Moriyama E, Furuta T, Nishimoto A, et al. Thermal damage threshold of brain tissue: histological study of heated normal monkey brains. Neurola Medico-Chirurgica 1994;34: 209-215.

55. Schrader LM, Stern JM, Fields TA, Nuwer MR, Wilson CL. A lack of effect from transcranial magnetic stimulation (TMS) on the vagus nerve stimulator (VNS). Clin Neurophysiol 2005;116:2501-2504.

56. Gandhi OP. Electromagnetic fields: human safety issues. Annu Rev Biomed Eng 2002;4: 211-234.

57. Riches SF, Collins DJ, Scuffham JW, Leach MO. EU Directive 2004/40: Field measurements of a 1.5 T clinical MR scanner. Br J Radiol 2007;80:483-487.

58. Bradley JK, Nyekiova M, Price DL, Lopez LD, Crawley T. Occupational exposure to static and time-varying gradient magnetic fields in MR units. J Magn Reson Imag 2007;26:1204-1209.

59. Ilmoniemi RJ, Virtanen J, Ruohonen J, Karhu J, Aronen HJ, Näätänen R, et al. Neuronal responses to magnetic stimulation reveal cortical reactivity and connectivity. Neuroreport 1997;8:3537-3540.

60. Bonato C, Miniussi C, Rossini PM. Transcranial magnetic stimulation and cortical evoked potentials: a TMS/EEG co-registration study. Clin Neurophysiol 2006;117:1699-1707.

61. Thut G, Ives JR, Kampmann F, Pastor MA, Pascual-Leone A. A new device and protocol for combining TMS and online recordings of EEG and evoked potentials. J Neurosci Methods 2005;141:207-217.

62. Morbidi F, Garulli A, Prattichizzo D, Rizzo C, Manganotti P, Rossi S. Off-line removal of TMS-induced artifacts on human electroencephalography by Kalman filter. J Neurosci Methods 2007;162:293-302.

63. Theodore WH, Hunter K, Chen R, Vega-Bermudez F, Boroojerdi B, Reeves-Tyer P, et al. Transcranial magnetic stimulation for the treatment of seizures: a controlled study. Neurology 2002;59:560-562.

64. Tergau F, Neumann D, Rosenow F, Nitsche MA, Paulus W, Steinhoff B. Can epilepsies be improved by repetitive transcranial magnetic stimulation? Interim analysis of a controlled study. Clin Neurophysiol 2003(Suppl. 56):400-405.

65. Fregni F, Boggio PS, Valle AC, Rocha RR, Duarte J, Ferreira MJ, et al. A Shamcontrolled trial of a 5-day course of repetitive transcranial magnetic stimulation of the unaffected hemisphere in stroke patients. Stroke 2006a; 37:2115-2122.

66. Fregni F, Otachi PT, Do Valle A, Boggio PS, Thut G, Rigonatti SP, et al. A randomized clinical trial of repetitive transcranial magnetic stimulation in patients with refractory epilepsy. Ann Neurol 2006b;60:447-455.

67. Cantello R, Rossi S, Varrasi C, Ulivelli M, Civardi C, Bartalini S, et al. Slow repetitive TMS for drug-resistant epilepsy: clinical and EEG findings of a placebocontrolled trial. Epilepsia 2007;48:366-374.

68. Joo EY, Han SJ, Chung SH, Cho JW, Seo DW, Hong SB. Antiepileptic effects of lowfrequency repetitive transcranial magnetic stimulation by different stimulation durations and locations. Clin Neurophysiol 2007;118:702-708.

69. Santiago-Rodríguez E, Cárdenas-Morales L, Harmony T, Fernández-Bouzas A, Porras-Kattz E, Hernández A. Repetitive transcranial magnetic stimulation decreases the number of seizures in patients with focal neocortical epilepsy. Seizure 2008;17:677-683.

70. Grossheinrich N, Rau A, Pogarell O, Hennig-Fast K, Reinl M, Karch S, et al. Theta burst stimulation of the prefrontal cortex: safety and impact on cognition, mood, and resting electroencephalogram. Biol Psychiatry 2009; 65(9):778-784.

71. Magistris MR, Rösler KM, Truffert A, Myers JP. Transcranial stimulation excites virtually all motor neurons supplying the target muscle. A demonstration and a method improving the study of motor evoked potentials. Brain 1998; 121:437-450.

72. Magistris MR, Rösler KM, Truffert A, Landis T, Hess CW. A clinical study of motor evoked potentials using a triple stimulation technique. Brain 1999;122:265-279.

73. Machii K, Cohen D, Ramos-Estebanez C, Pascual-Leone A. Safety of rTMS to nonmotor cortical areas in healthy participants and patients. Clin Neurophysiol 2006;117(2):455-471.

74. Loo CK, McFarquhar TF, Mitchell PB. A review of the safety of repetitive transcranial magnetic stimulation as a clinical treatment for depression. Int J Neuropsychopharmacol 2008;11(1):131-147.

75. Janicak PG, O'Reardon JP, Sampson SM, Husain MM, Lisanby SH, Rado JT, et al. Transcranial magnetic stimulation in the treatment of major depressive disorder: a comprehensive summary of safety experience from acute exposure, extended exposure, and during reintroduction treatment. J Clin Psychiatry 2008;69(2):222-232.

76. Schutter DJ. Antidepressant efficacy of high-frequency transcranial magnetic stimulation over the left dorsolateral prefrontal cortex in double-blind sham-controlled designs: a meta-analysis. Psychol Med 2009;39:65-75.

77. Hoppner J, Schulz M, Irmisch G, et al. Antidepressant efficacy of two different rTMS procedures. High frequency over left versus low frequency over right prefrontal cortex

compared with sham stimulation. Eur Arch Psychiatry Clin Neurosci 2003;253:103-109.

78. Kauffmann CD, Cheema MA, Miller BE. Slow right prefrontal transcranial magnetic stimulation as a treatment for medication-resistant depression: a double-blind, placebo-controlled study. Depress Anxiety 2004;19:59-62.

79. Fitzgerald PB, Benitez J, de Castella A, et al. A randomized, controlled trial of sequential bilateral repetitive transcranial magnetic stimulation for treatment-resistant depression. Am J Psychiatry 2006;163:88-94.

80. Nahas Z, Kozel FA, Li X, et al. Left prefrontal transcranial magnetic stimulation (TMS) treatment of depression in bipolar affective disorder: a pilot study of acute safety and efficacy. Bipolar Disord 2003;5:40-47.

81. Mosimann UP, Schmitt W, Greenberg BD, et al. Repetitive transcranial magnetic stimulation: a putative add-on treatment for major depression in elderly patients. Psychiatry Res 2004;126:123-133.

82. O'Reardon JP, Cristancho P, Pilania P, et al. Patients with a major depressive episode responding to treatment with repetitive transcranial magnetic stimulation (rTMS) are resistant to the effects of rapid tryptophan depletion. Depress Anxiety 2007;24:537-544.

83. Herwig U, Fallgatter AJ, Hoppner J, et al. Antidepressant effects of augmentative transcranial magnetic stimulation: randomised multicentre trial. Br J Psychiatry 2007;191:441-448.

84. Loo CK, Mitchell PB, McFarquhar TF, et al. A sham-controlled trial of the efficacy and safety of twice-daily rTMS in major depression. Psychol Med 2007;37:341-349.

85. Mogg A, Pluck G, Eranti SV, et al. A randomized controlled trial with 4-month follow-up of adjunctive repetitive transcranial magnetic stimulation of the left prefrontal cortex for depression. Psychol Med 2008;38:323-333.

86. Brunoni A, Fregni F. Improving the design of non-invasive brain stimulation trials. Int J Methods Psychiatr Res In press., 2011-05-31.

87. Lisanby SH, Husain MM, Rosenquist PB, et al. Daily left prefrontal repetitive transcranial magnetic stimulation in the acute treatment of major depression: clinical predictors of outcome in a multisite, randomized controlled clinical trial. Neuropsychopharmacology 2009;34:522-534.

88. Cohen RB, Boggio PS, Fregni F. Risk factors for relapse after remission with repetitive transcranial magnetic stimulation for the treatment of depression. Depress Anxiety 2009;26: 682-688.

SEÇÃO II

PRINCÍPIOS BÁSICOS DAS TÉCNICAS DE NEUROMODULAÇÃO

4

ESTIMULAÇÃO MAGNÉTICA TRANSCRANIANA

Joaquim Pereira Brasil-Neto
Raphael Boechat Barros

ASPECTOS HISTÓRICOS

Para entendermos os primeiros estudos com estimulação magnética transcraniana (EMT) é interessante conhecermos o contexto em que estavam inseridos. No final do século XIX e início do século XX, o mundo passava por grandes transformações, a industrialização era forte e algumas fontes de energia surgiam de forma bastante inovadora e cada vez mais presentes no cotidiano. Em 1880, Thomas Alva Edson apresenta a primeira lâmpada incandescente utilizando corrente elétrica contínua. A energia elétrica nos centros urbanos parecia revolucionar alguns hábitos, o que gerava grande satisfação, mas também apreensão. Como ocorre hoje em dia, utilizando preocupações acerca de campos magnéticos emitidos por aparelhos celulares e antenas de transmissão, naquela época existia grande temor pela sociedade em relação aos possíveis efeitos nocivos à saúde das pessoas que estavam expostas aos campos magnéticos gerados pelas redes de produção e transmissão de energia elétrica. Particularmente preocupantes eram os relatos de alterações visuais transitórias (fosfenos) em indivíduos nas proximidades de fontes de corrente elétrica de alta tensão. Por esse motivo foram realizados, inicialmente, estudos em que indivíduos voluntários eram colocados com a cabeça dentro de grandes bobinas para se avaliar possíveis efeitos deletérios do campo magnético, especialmente sobre a função visual (estudos sobre os "magnetofosfenos")[1].

O primeiro pesquisador dos efeitos do eletromagnetismo sobre o sistema nervoso central foi D'Arsonval, físico e médico. No final de um trabalho em 1896, intitulado "Aparelho para medir correntes alternadas de todas as frequências", ele escreveu: "Em uma comunicação verbal, feita há mais ou menos um mês à Sociedade, eu anunciei que um campo magnético alternante com uma intensidade de 110 volts, 30 ampères e com uma frequência de 30 ciclos por segundo produz, quando se coloca a cabeça dentro da bobina, fosfenos e vertigem, e em algumas pessoas, síncope". Não se sabe exatamente porque D'Arsonval conduziu esse experimento, mas acredita-se que ele pretendia esclarecer o fenômeno dos "magnetofosfenos"[1]. Ele é lembrado por haver desenvolvido o galvanômetro com Deprez em 1882. Com Bernard, ele usou um termoacoplador para demonstrar que o sangue venoso é mais quente do que o arterial, *apud* Brasil-Neto[2].

Provavelmente por ter sido escrito em francês, o trabalho de D'Arsonval não foi lido por muitos. Sem saber da existência desse trabalho, Beer, em 1902, relatou uma sensação de luz cintilante (fosfenos) produzida por um campo magnético aplicado à cabeça[1].

Sylvanus P. Thompson, em 1910, também desconhecendo o trabalho de D'Arsonval, construiu uma grande bobina de 32 espiras (com 9 polegadas de diâmetro e 8 polegadas de comprimento) e aplicou 800A de corrente a ela (Fig. II-1). O indivíduo voluntário colocava sua cabeça na bobina e relatava a percepção de "uma iluminação tênue e inconstante, sem cor ou de coloração avermelhada", sendo mais brilhante nos campos periféricos. O efeito poderia ser percebido com os olhos abertos e à luz do dia. Alguns voluntários relataram estranha sensação de paladar[1].

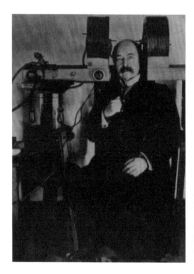

FIGURA II-1 – Sylvanus P. Thompson e seu primitivo estimulador magnético. http://scholarpedia.org/article/Transcranial magnetic stimulation

Knight Dunlap não estava convencido de que o experimento de Thompson era válido. Esse autor achava que esse fenômeno era de natureza psicológica, decidindo comparar, de forma controlada, a descarga da bobina aplicada sobre uma resistência. Todos os voluntários submetidos à estimulação real relataram sensação de luminosidade. Nenhum dos indivíduos submetidos à estimulação falsa (*sham*) apresentou essa sensação. Quando a frequência da corrente era de 25Hz, os voluntários relataram que todo o campo visual era iluminado[1].

Magnussun e Stevens publicaram em 1911 e 1914 dois artigos em que descreveram a construção de duas bobinas com sessões transversas elípticas, que podiam ser utilizadas individualmente ou agregadas coaxialmente. Correntes diretas e alternadas foram passadas através das bobinas em torno da cabeça dos voluntários. De modo nada surpreendente, nenhuma sensação foi percebida quando se passava corrente direta, entretanto, quando a corrente direta era iniciada ou desligada, sensações eram experimentadas. Com corrente alternada aplicada ao redor da cabeça, a frequência de piscamento da imagem parecia seguir a frequência da corrente, sendo mais brilhante a 20-30Hz[1].

Mais de três décadas se passaram antes que a pesquisa com EMT fosse reiniciada. Nessa época já se sabia que sensações visuais podiam ser produzidas por estimulação da retina, dos nervos óptico e do córtex occipital[2].

Em 1946, Walsh realizou um experimento com bobina com cerne de ferro, posicionada adjacente ao olho, e a energizou com uma corrente alternada com frequência variando de 5 a 90Hz. Com um fluxo constante de corrente alternada, a sensação visual desapareceu em poucos segundos, e mais rapidamente quando a frequência era alta e a intensidade baixa. A sensação visual poderia ser prolongada movendo os olhos. A recuperação em geral ocorria em menos de 1 minuto. Barlow et al., em 1947, ampliaram as observações de Walsh demonstrando que, quando a corrente aumentava, a luminosidade ocupava áreas maiores do campo visual[1].

Kolin et al., para demonstrar que um campo magnético alternante poderia estimular nervos, construíram uma bobina de estimulação circundando uma barra magneticamente permeável. Eles isolaram o polo de seu eletromagneto com plástico. Obtiveram uma preparação de nervo ciático e gastrocnêmico de rã e enrolaram o nervo ciático ao redor do polo isolado. Intensa contração do músculo gastrocnêmio foi obtida com corrente de 60 a 1.000Hz aplicada à bobina. Para completar a investigação, mergulharam a preparação nervo-músculo em placa de Petri cheia de solução salina. A placa foi colocada sobre o polo magnético e corrente alternada foi aplicada à bobina, resultando em contração tetânica. Esse experimento forneceu provas conclusivas de que o campo magnético pode induzir corrente suficiente em volume condutor para estimular o nervo motor[1].

A era moderna da estimulação magnética foi inaugurada por Bickford e Fremming em 1965, os quais foram capazes de provocar contrações do músculo esquelético em rãs, coelhos e voluntários humanos utilizando um campo magnético em pulsos. Nos seis voluntários humanos, contrações musculares foram obtidas nos músculos inervados pelos nervos ulnar, peroneiro e ciático. A duração do pulso era de aproximadamente 300 microssegundos, e a intensidade do pulso, de 20.000 a 30.000G[1].

Em 12 de fevereiro de 1985, Anthony Barker, chefe de um departamento em Sheffield (Inglaterra), e Reza Jalinous, então estudante de graduação, pesquisavam o uso da estimulação magnética periférica, por ser menos dolorosa do que a elétrica. No transcurso desses experimentos, demonstraram, aplicando estimulação magnética ao crânio de Merton, pesquisador do Hospital for Mental Diseases de Londres, que era possível estimular o córtex motor humano sem causar dor ou desconforto. Eles posicionaram uma bobina sobre o escalpo suprajacente ao córtex motor e registraram potenciais de ação sobre o abdutor do dedo mínimo contralateral. Essa demonstração causou considerável interesse científico e os primeiros estimuladores desenhados para uso clínico de rotina foram construídos na Universidade de Sheffield para cinco grupos no Reino Unido e Estados Unidos, que desejavam avaliar a técnica. No início dos anos 1990, no último século, apenas um grupo nos EUA e outro na Inglaterra estudavam essa técnica[2-4].

MECANISMOS DE FUNCIONAMENTO E AÇÃO

Equipamentos – o aparelho de EMT é composto por uma unidade fixa e uma móvel. A unidade fixa contém um ou mais capacitores de armazenamento, um alternador de carga e circuitos para modelar a forma do pulso e a recuperação de energia, além do painel de controle. A parte móvel é composta pela bobina e pelo cabo que a conecta à parte fixa. É necessário que o aparelho contenha capacitores com grande capacidade de armazenamento e sistema eficiente de transmissão para a bobina. Existem dois tipos de bobinas usualmente utilizadas: em forma de 8 ou também chamada borboleta e a bobina circular (Fig. II-2). A bobina em forma de 8 é a mais focal, enquanto a circular é a mais utilizada quando se deseja estimular uma área maior[5]. Outras bobinas como a bobina em H e a em cone vêm sendo testadas para aumentar a profundidade de estimulação.

Quando a energia elétrica, que está armazenada nos capacitores, é liberada, ela gera corrente elétrica, que passa rapidamente pela bobina, configurando um pulso, o qual deve ser de alta intensidade e de breve duração. Em relação ao tipo de pulso, existem três diferentes: monofásico, bifásico e polifásico. O pulso monofásico é o ideal para aplicações do tipo pulso simples, sendo o bifásico melhor para pulsos repetitivos[6]. A duração do pulso monofásico é de cerca de 600ms, e do bifásico, de 200-300ms. A energia dispensada na bobina[5] é de cerca de 500J, suficiente para arremessar um peso de 1kg à altura de 50m. A bobina deve estar posicionada paralelamente ao crânio do indivíduo (Fig. II-3), assim, no momento do disparo, surge um campo magnético perpendicularmente à bobina, que usualmente é da ordem de 1,5 a 2T (40.000 vezes o campo magnético da terra e aproximadamente da mesma intensidade do campo magnético estático produzido por um aparelho de ressonância magnética)[7], o qual irá atravessar o escalpe e o crânio atingindo o tecido cortical. É importante notar que a variação em relação ao tempo do campo magnético é mais importante do que a intensidade *per se*[8].

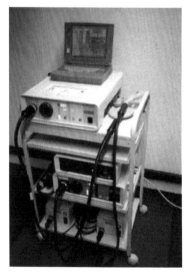

FIGURA II-2 – Aparelho de EMT e duas bobinas disponíveis.

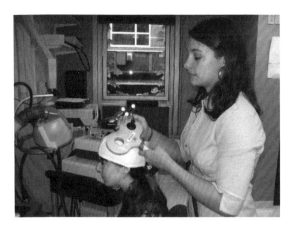

FIGURA II-3 – Demonstração de uma aplicação de EMT.

Embora não seja consenso, com pequenas diferenças baseadas em modelos matemáticos, pode-se dizer que esse campo magnético alcança uma profundidade[9] de 2 a 3cm. Para bobinas em forma de 8, a 0,5cm abaixo da bobina, a área estimulada é de 7 x 6cm e a 2cm abaixo é de 3 x 4cm, o que dá uma ideia tridimensional de um cone com seu ápice para baixo. Esse campo eletromagnético, através da indução de cargas elétricas no parênquima cerebral (indução eletromagnética – lei de Faraday), transforma-se em campo elétrico no córtex com sentido oposto ao produzido na bobina e paralelo a ela[10]. Por isso, a EMT atinge preferencialmente neurônios dispostos horizontalmente, usualmente os interneurônios da substância cinzenta[3,5]. A estimulação elétrica cerebral, de forma diferente, produz corrente elétrica transversal, estimulando diretamente os neurônios piramidais na substância branca (dispostos verticalmente). Podemos observar esta diferença através do tempo de latência dos potenciais motores evocados (MEP), que é cerca de 2ms maior com a EMT em relação à estimulação elétrica[5]. A força do campo elétrico, na prática, deve ser de 100mV/mm para estimulação suficiente do córtex motor e consequente contração muscular[6], induzindo corrente elétrica no tecido cerebral[8] de cerca de 10mA/cm^2. É importante reafirmar que os efeitos obtidos com o uso da EMT não são devidos ao campo magnético, mas sim ao campo elétrico que leva à despolarização do neurônio, movimentando a carga através da membrana neuronal excitável, o que acaba por criar um potencial transmembrana que, se de intensidade suficiente, causa despolarização e inicia o potencial de ação que se propaga pelo nervo. A EMT não envolve passagem direta da corrente elétrica pelo corpo celular como na estimulação elétrica, entretanto a nível celular os mecanismos de estimulação são os mesmos. Em outras palavras, a estimulação magnética deve ser imaginada como estimulação elétrica sem eletrodos[9]. Os efeitos da EMT não são apenas na área cortical atingida diretamente pelo campo magnético, mas uma série de circuitos e conexões cerebrais se encarregam de levá-lo a áreas distantes do cérebro[11].

A EMT pode ser de pulsos únicos ou repetitivos; nesse último caso, são emitidos vários pulsos seguidamente de acordo com frequência determinada, passando a ser denominada estimulação magnética transcraniana repetitiva (EMTr). Em relação ao número de pulsos repetitivos por unidade de tempo, existem dois tipos de EMTr: baixa frequência ($\leq 1Hz$) e alta frequência ($> 1Hz$)[7], com efeitos opostos. O uso da EMTr de alta frequência aumenta o fluxo sanguíneo cerebral na área, medido através de PET, com consequente aumento da atividade cerebral. A EMTr de baixa frequência, por outro lado, diminui a atividade cerebral[12].

Durante a aplicação, o ângulo da bobina é um parâmetro importante. Por exemplo, para a estimulação do córtex motor primário, ela deve ser posicionada em um ângulo de 45° em relação ao plano parassagital para se obter a maior intensidade da corrente elétrica induzida no córtex cerebral[13].

TÉCNICAS DE NEUROIMAGEM NO ESTUDO DOS EFEITOS DA EMTr

Em contraste com o rápido crescimento da literatura sobre os efeitos clínicos da EMTr, ainda são relativamente poucos os estudos sobre os mecanismos neurobiológicos envolvidos[14].

Estudos com indivíduos saudáveis durante ou imediatamente após a aplicação da EMT, envolvendo ressonância magnética funcional, tomografia por emissão de pósitrons (PET) e tomografia por emissão de fóton único (SPECT), têm demonstrado que ela é capaz de produzir mudanças na atividade tanto em regiões corticais abaixo da bobina, como em outras regiões corticais e subcorticais[11].

O primeiro estudo que envolveu mensuração dos efeitos da EMTr, através do PET, foi conduzido por George et al.[15], sugerindo que após 2 semanas de tratamento diário de EMTr ocorreria aumento do metabolismo cerebral em algumas áreas. Teneback et al.[16] demonstraram, utilizando o SPECT, que os pacientes deprimidos que responderam ao tratamento de 10 dias de EMTr, comparados aos não respondedores, apresentaram aumento na atividade no lobo frontal inferior, bem como áreas do sistema límbico.

A maioria dos estudos de neuroimagem que envolvem a aplicação de EMTr em pacientes deprimidos demonstram os resultados após algumas semanas da aplicação, os quais tendem a sugerir ativação frontal bilateral em regiões límbicas e paralímbicas[14].

Loo et al.[17], utilizando o SPECT, demonstraram que EMTr a 1Hz aplicada sobre o córtex pré-frontal leva a aumento imediato do fluxo sanguíneo cerebral no cíngulo anterior direito, córtex parietal bilateral e ínsula, além do cerebelo esquerdo.

Li et al.[14], utilizando EMTr a 1Hz sobre o córtex pré-frontal dorsolateral esquerdo, observaram, através da ressonância magnética funcional, aumento imediato da atividade no local da aplicação, bem como em conexões límbicas: córtex pré-frontal medial bilateral, córtex frontal orbital direito, hipocampo esquerdo, núcleo mediodorsal do tálamo, putâmen bilateral, ínsula bilateral e giro temporal bilateral. Estas informações sugerem que não apenas o córtex pré-frontal estaria envolvido na resposta terapêutica de pacientes deprimidos à EMTr, mas sim nas regiões límbicas, que sabidamente estão relacionadas com a depressão e também podem ter seu funcionamento alterado. Embora a maioria dos estudos sugiram ativação local no momento da aplicação da EMTr, alguns poucos demonstram resultados diferentes, e isso pode ser explicado pela diferença nas populações e parâmetros utilizados[14].

A resultados menos conclusivos chegaram Nadeau et al.[18], estudando o fluxo sanguíneo, através do SPECT, em pacientes deprimidos antes e após aplicação de EMTr: eles observaram diferentes padrões de atividade cerebral mensuráveis pelo fluxo sanguíneo na depressão, bem como diferentes respostas ao tratamento. Os autores concluem afirmando que podem existir mais de um estado de depressão ou a depressão pode estar relacionada com mais de um modelo neurofisiológico, com grande variedade interpessoal de acordo com as vivências pessoais.

EMTr: PLASTICIDADE NEURONAL, NEUROTRANSMISSORES E EFEITOS A LONGO PRAZO

A reorganização funcional de conexões sensoriais e motoras em adultos está largamente documentada. Tem sido demonstrado que neurônios de área cortical podem assumir propriedades dos neurônios de outra, usualmente adjacente. Estudos com PET mostraram que, em pacientes com braços amputados, a atividade sensório-motora cortical durante os movimentos dos ombros está aumentada, sugerindo que os músculos do ombro tiveram sua representação aumentada. O mecanismo mais comum de plasticidade sináptica foi descrito inicialmente no hipocampo e é chamado LTP (*long term potentiation*). A definição de LTP originalmente proposta por Bliss e Lomo[20] em 1973 é um persistente (horas) aumento do potencial excitatório pós-sináptico, seguindo breve estímulo de alta frequência (tetânico) através de vias aferentes. Estudos de LTP no neocórtex têm demonstrado mais complexidade do que aqueles no hipocampo, além disso tipos celulares e vias aferentes são muito menos entendidos do que no hipocampo, o que torna a interpretação dos resultados mais difícil. Entretanto, está tornando-se cada vez mais evidente que a LTP de transmissões excitatórias pode ocorrer amplamente por todo o sistema nervoso central, sugerindo que mecanismos similares ao LTP devem estar envolvidos na formação de representações e armazenamento de informação para outras funções cognitivas além da memória[19].

Tendo em vista os mecanismos que aumentam a eficácia das conexões entre as sinapses, para evitar saturação deve existir um mecanismo que diminua essa eficácia. Na ausência de repetição, a LTP entra em um período de decadência passiva por dias. A LTD (*long-term depression*) está correlacionada com diminuição prolongada, dependente do uso, na força sináptica, em sinapses excitatórias. Propostos como mecanismos recíprocos, LTP e LTD têm sido consideradas tendo a mesma localização[19].

Tanto LTP quando LTD são mecanismos de plasticidade neuronal observados em conexões excitatórias, que usam o glutamato como transmissor. É importante também considerar impulsos inibitórios, já que 25% de todos os neurônios do neocórtex e aproximadamente 20% de todas as sinapses são supostamente GABAérgicas (inibitórias). A plasticidade inibitória é muito menos conhecida devido às dificuldades de realização de experimentos com essas conexões. Foi demonstrada plasticidade uso-dependente na expressão do GABA e seu receptor no córtex visual de macacos. Um período de 4 dias de privação visual levou à redução cortical de GABA e seus receptores. Essa redução foi reversível quando do o estímulo foi restaurado. Esses resultados implicam que experiências sensoriais atividade-dependentes podem levar a modificações a longo prazo também na transmissão inibitória[19].

Alguns estudos avaliaram o potencial da EMTr para modular a excitabilidade cortical. Pascual-Leone et al.[20], aplicando frequências de 1, 3, 5, 10, 20 e 25Hz, demonstraram que, quanto maior a frequência da EMTr, maior seria o aumento da excitabilidade cortical, mensurado por elevação da amplitude do potencial evocado motor (MEP) e da probabilidade de se produzir MEPs em músculos alvos com EMT de pulso único, em intensidade que tinha sido sublimiar antes da estimulação. Por outro lado, Chen et al.[21], estimulando o córtex motor esquerdo de pacientes saudáveis a 0,9Hz (baixa frequência), durante 15 minutos, demonstraram diminuição média na amplitude do MEP comparada com antes da estimulação. Esse efeito permaneceu durante 15 minutos após o término da estimulação. Também investigaram se a modulação da excitabilidade cortical com EMTr (10Hz, 1Hz e estimulação falsa) em indivíduos normais, antes da realização de tarefas que mensuram o tempo de reação, influenciaria o aprendizado motor. Como resultado, eles verificaram que o tempo de reação com a aplicação de EMTr a 10Hz era significativamente menor do que com a aplicação a 1Hz ou estimulação falsa sobre o córtex motor. Pascual-Leone et al.[19,20] demonstraram que, quando a EMTr é aplicada sobre uma área, a excitabilidade cortical pode ser alterada e mantida, sendo dependente dos parâmetros da estimulação, principalmente a frequência e a intensidade. O local exato no sistema motor em que a alteração na excitabilidade ocorre ainda não é certo, podendo resultar de diminuição da eficácia das sinapses corticocorticais ou em alteração na excitabilidade do neurônio pós-sináptico corticoespinal. Chen et al.[21] sugerem que a explicação para os mecanismos ligados à manutenção da mudança na excitabilidade motora é a que a EMTr pode induzir a LTP ou LTD em sinapses corticais, embora ainda não se tenha evidência disso, mas já se tem bons motivos para supor que a EMTr tenha efeitos na plasticidade sináptica e pesquisas futuras devem ajudar a elucidar os mecanismos moleculares da EMTr[19]. A estimulação de baixa frequência estaria associada a mecanismos de LTD, e a de alta, à LTP[22].

Aplicada em áreas não motoras corticais, a EMTr costuma exercer efeitos modulatórios sobre a excitabilidade cortical, que são similares àqueles verificados nas áreas motoras[21]. A EMTr tem sido demonstrada como indutora de efeitos de longa duração em vários processos cognitivos, incluindo desempenho motor e memória. Em um estudo em ratos, Levkovitz et al. forneceram evidências de que a EMTr induz alterações sinápticas que duram por semanas após o término da estimulação[19].

A EMTr de baixa frequência está associada à diminuição da excitabilidade cortical[21]. Supondo que essa diminuição da excitabilidade cortical possa ser por mecanismos de LTD, em recente estudo, Iyer et al.[23] conduziram nova forma de aplicação de EMTr: é sabido que, in vitro, podem-se aumentar os efeitos de LTD com pré-estimulação de alta frequência (fenômeno também chamado de modulação homeostática), então eles compararam dois grupos de voluntários saudáveis, um com pré-estimulação de 6Hz (alta frequência) antes da estimulação de 1Hz (baixa frequência) e outro com estimulação falsa antes da estimulação de 1Hz. Nos 60 minutos seguintes à estimulação, foi medido, a cada 10 segundos, o potencial evocado motor, que demonstrou aumento significativamente maior da depressão cortical decorrente da EMTr a 1Hz no grupo que teve a pré-estimulação de alta frequência, comparado com o grupo da pré-estimulação falsa. Os autores concluem sugerindo que esse modelo deva ser testado em aplicações clínicas.

Para se estabelecer que a EMTr pode modular o aprendizado e a memória, as mudanças sinápticas e celulares ocasionadas pelo procedimento devem estar associadas com as alterações comportamentais causadas por esse. Por outro lado, as modificações no comportamento devem ser demonstradas como dependentes das modificações celulares. Por exemplo, estimulações no córtex motor devem ser demonstradas por modulação na resposta motora. Muito do que já se pesquisou sobre plasticidade sináptica envolve o hipocampo, estrutura que em humanos e mamíferos é sabidamente crítica na formação de certos tipos de memória. Por causa disso, o hipocampo também deve ser importante local para os estudos que investiguem a hipótese da estimulação por EMTr induzir LTP e LTD[19].

Outro mecanismo proposto para explicar os efeitos persistentes da EMTr é a indução gênica[24]. Os genes c-fos e c-jun são, provavelmente, os de expressão imediata mais estudados. Sua expressão é rotineiramente usada como marcador de atividade cerebral. Eles são induzidos rápida e transitoriamente em resposta a estímulos à célula. Em ratos foi demonstrado que a ECS (*electrical cortical stimulation* – estimulação elétrica cortical), um modelo animal bem estabelecido para a ECT (eletroconvulsoterapia), induz a aumento rápido na expressão de c-fos RNAm no cérebro, principalmente no hipocampo e no córtex. A EMTr também induz a aumento na expressão de c-fos RNAm em áreas restritas, principalmente no núcleo talâmico paraventricular, cíngulo e região frontal[25]. Inicialmente foi demonstrado não haver aumento na expressão de *brain-derived nerve growth factor* (fator de crescimento neuronal de origem cerebral) (BDNF) RNAm, mas, posteriormente, um outro grupo de pesquisadores, com tratamento mais longo, perceberam aumento significativo de BDNF RNAm no hipocampo e córtex parietal e piriforme[24].

Alguns autores pesquisam as alterações de neurotransmissores com a estimulação repetitiva do córtex pré-frontal, usualmente utilizada nos estudos que envolvem depressão. Estudos realizados em ratos demonstraram aumento na liberação de dopamina no hipocampo, estriado e *nucleus accumbens*, sendo nesta região acompanhado por aumento de glutamato extracelular. Aumento gradual do metabólito de serotonina, ácido-5-hidroxi-indalacético (5-HIAA), ocorreu no *nucleus accumbens* após estimulação frontal a 2Hz. Enquanto o aumento de dopamina se deu apenas no período de estimulação, o de serotonina durou por mais de 60 minutos após o estímulo. Achados demonstraram aumento no número de receptores 5-HT$_{1A}$ em diferentes regiões frontais e *downregulation* de 5-HT$_{2A}$ em córtex frontal e estriado. Ao contrário do que ocorre com a ECT (eletroconvulsoterapia), não houve aumento na liberação de noradrenalina no hipocampo ou de ácido homovanílico e acetilcolina no *nucleus accumbens*[26].

SEGURANÇA

Ver capítulo Segurança do uso de neuromodulação para mais detalhes. O efeito colateral mais comum é a cefaleia, que costuma ser transitória e cede com analgésicos comuns. Também pode ocorrer tensão muscular em musculatura próxima à aplicação e na nuca[27].

Diversos estudos com ratos, utilizando um número de pulsos e intensidade de campo magnético maiores do que os utilizados habitualmente em seres humanos falharam em demonstrar qualquer efeito colateral grave, alterações histológicas ou da barreira hematoencefálica com o uso da EMTr. Dois pacientes epilépticos que seriam operados receberam, no lobo temporal, estímulos a 50Hz com densidade de corrente muito acima da que os aparelhos usuais utilizados nas pesquisas com EMTr produzem, antes da ressecção. À microscopia, nenhuma lesão histológica foi demonstrada[27].

Dezesseis casos de crises convulsivas foram descritos na literatura médica com o uso da EMTr, sendo que nenhum desses indivíduos apresentou sequelas e na maioria o EEG retornou ao normal em 1 a 2 dias. A maior parte das crises foram desencadeadas com EMTr de alta frequência. Não há descrição da EMTr piorando a epilepsia, pelo contrário, estudos com EMTr de baixa frequência em epilépticos têm demonstrado potencial terapêutico dessa técnica[28-30].

Após a aplicação de EMTr em animais, esses desenvolveram aumento permanente no limiar auditivo[27]. Em humanos, entretanto, Pascual-Leone et al.[31] demonstraram não haver perda auditiva após a aplicação de EMTr.

Aumento no número de linfócitos foi observado após a EMT de pulso único, entretanto esse aumento terminava em 48 horas e era comparável ao que ocorre no ciclo menstrual e ritmo circadiano normal[27].

Pascual-Leone et al. mensuraram os níveis séricos de prolactina, hormônio estimulante da tireoide, hormônio luteinizante, hormônio folículo-estimulante e hormônio adrenocorticotrófico, não observando alterações após a aplicação de EMTr[31].

Em relação aos possíveis efeitos na cognição, Pascual-Leone et al.[31] aplicaram bateria de testes cognitivos em nove voluntários antes e após a aplicação de EMTr com diversas intensidades e frequências, não observando nenhum prejuízo cognitivo ou alteração no exame clínico-neurológico.

Uma força-tarefa da Organização Mundial da Saúde, em 1987, relatou que não existem evidências de efeitos adversos na saúde humana em decorrência à exposição a curto prazo a campos magnéticos estáticos com intensidade de até 2T. O campo magnético produzido pela EMT (intensidade de 1,5 a 2T) é de pulsos breves e não há razão para se supor que os efeitos magnéticos devam ser maiores com esse tipo de campo magnético (pulsado) do que com um campo estático[32].

REFERÊNCIAS BIBLIOGRÁFICAS

1. Boechat-Barros R, Brasil-Neto JP. Aspectos da história e evolução da estimulação magnética transcraniana. J Bras Psiquiatria 2004;53:198-202.

2. Brasil-Neto JP. Estudos de fisiologia e plasticidade do córtex motor humano com a técnica de estimulação magnética transcraniana. Tese (Doutorado em Ciências) – Instituto de Biofísica Carlos Chagas Filho, Universidade Federal do Rio de Janeiro. Rio de Janeiro; 1996.

3. Barker AT, Jalinous R, Freeston IL. Noninvasive magnetic stimulation of human motor cortex. Lancet 1985;2(i):1106-1107.

4. Mills KR. Magnetic stimulation of the human nervous system. 1ª ed. New York: Oxford University Press; 1999. 352p.

5. Ruohonen J. Background physics for magnetic stimulation. In: Paulus W, Tergau F, NitschE MA, Rothwell JC, Ziemann U, Hallett M. Transcranial magnetic stimulation and transcranial direct current stimulation – Pro-

ceedings of the Second International Magnetic Stimulation (TMS) and Transcranial Direct Current Stimulation (tDCS) Symposium, Göttingen, Germany, 11-14 June 2003. Amsterdam: Elsevier Science; 2003. p.3-12.

6. Ruohonen J, Ilmoniemi RJ. Physical principels for transcranial magnetic stimulation. In: Pascual-Leone A, Nick J, Davey NA, Rothwell J, Wassermann EM, Puri BK. Handbook of transcranial magnetic stimulation. New York: Oxford University Press; 2002. p.18-29.

7. Wassermann EM. Risk and safety of repetitive transcranial magnetic stimulation: report and suggested guidelines from the International Workshop on the Safety of repetitive Transcranial Magnetic Stimulation. Eletroencephal Clin Neurophysiol 1998;108:1-16.

8. Jalinous R. Principles of magnetic stimulation design. In: Pascual-Leone A, Davey NJ, Rothwell J, Wassermann EM, Puri BK. Handbook of transcranial magnetic stimulation. New York: Oxford University press; 2002. p.30-38.

9. Bohning DE. Introduction and overview of TMS physics. In: George MS, Belmarker RH. Transcranial magnetic stimulation in neuropsychiatry. Washington: American Psychiatric Press; 2000. p.13-36.

10. Walsh V, Pascual-Leone A. Transcranial magnetic stimulation: a neurochronometrics of mind. Cambridge: The MIT Press; 2003. p.229.

11. Keck ME. RTMS as a treatment strategy in psychiatric disorders – neurobiological concepts. In: Paulus W, Tergau F, Nitsche MA, Rothwell JC, Ziemann U, Hallett M. Transcranial magnetic stimulation and transcranial direct current stimulation – Proceedings of the Second International Magnetic Stimulation (TMS) and Transcranial Direct Current Stimulation (tDCS) Symposium, Göttingen, Germany, 11-14 June 2003. Amsterdam: Elsevier Science; 2003. p.100-116.

12. Speer AM, Kimbrell TA, Wassermann EM, Drepella J, Willis MW, Herscovitch P, Post RM. Oppositive effects of high and low frequency rTMS on regional brain activity in depressed patients. Biol Psychiatry 2000;48: 1133-1141.

13. Fregni F. Comparação entre a resposta antidepressiva à terapia farmacológica e à estimulação magnética transcraniana de repetição em pacientes com doença de Parkinson. 2004. 189f. Tese (Doutorado em Ciências) – Faculdade de Medicina, Universidade de São Paulo, São Paulo, 2004.

14. Li X, Nahas Z, Kozel FA, Anderson B, Bohning DE, Geroge MS. Acute left prefrontal transcranial magnetic stimulation in depressed patients is associated with immediately increase activity in prefrontal cortical as well as subcortical regions. Biol Psychiatry 2004;55: 882-890.

15. George MS, Wassermann EM, Willians WA. Daily repetitive transcranial magnetic stimulation (rTMS) improves mood in depression. Neuroreport 1995;6:1853-1856.

16. Teneback CC, Nahas Z, Speer AM, Molloy M, Stallings LE, Spicer KM, et al. Changes in prefrontal cortex and paralimbic activity in depression following two weeks of daily left prefrontal TMS. J Neuropsychiat Clin Neurosc 1999;11(4):426-435.

17. Loo C, Mitchell P, Sachdev P, Mcdarmont B, Parker G, Gandevia S. Double-blind controlled investigation of transcranial magnetic stimulation for the treatment of resistant major depression. Am J Psychiat 1999;156(6):946-948.

18. Nadeau SE, Mccoy KJ, Crucian GP, Greer RA, Rossi F, Bowers DE, et al. Cerebral blood flow changes in depressed patients after treatment with repetitive transcranial magnetic stimulation: evidence of individual variability. Neuropsychiat Neuropsychol Behav Neurol 2002;15(3):59-75.

19. Lappin JM, Ebmeier KP. Transcranial magnetic stimulation in psychiatric disorders: does TMS affect cortical function by long-term potentialization? In Pascual-Leone A, Davey NJ, Rothwell J, Wassermann EM, Puri BK. Handbook of transcranial magnetic stimulation. New york: Oxford University Press; 2002. p.361-375.

20. Pascual-Leone A, Tormos JM, Keenan J, Tarazona F, Cancte C, Catala MD. Study and modulation of human cortical excitability with transcranial magnetic stimulation. J Clin Neurophysiol 1998;15(4):333-343.

21. Chen RR, Classen J, Gerloff C, Celnik P, Wassermann EM, Hallett M, Cohen LG. Depression of motor cortex excitability by low-frequency transcranial magnetic stimulation. Neurology 1997;48(5):1398-1403.

22. George MS. Stimulating the brain. Scient Am 2003;289(3):66-73.
23. Iyer MB, Schleper N, Wassermann EM. Priming stimulation enhances the depressant effect of low-frequency repetitive transcranial magnetic stimulation. J Neurosci 2003;23(34): 10867-10872.
24. Wassermann EM, Lisanby SH. Therapeutic application of repetitive magnetic stimulation: a review. Clin Neurophysiol 2001;112:1367-1377.
25. Schlapfer TE, Rupp F. Effects of repetitive transcranial magnitec stimulation on immediate early gene expression. In: Pascual-Leone A, Davey NJ, Rothwell J, Wassermann EM, Puri BK. Handbook of transcranial magnetic stimulation. New York: Oxford University Press; 2002. p.3-17.
26. Padberg F, Goldstein-Muller B, Zwanzger P, Möller H. Prefrontal cortex stimulation as antidepressant treatment: mode of action and clinical effectiveness of rTMS. In: Paulus W, Tergau F, Nitsche MA, Rothwell JC, Ziemann U, Hallett M. Transcranial magnetic stimulation and transcranial direct current stimulation – Proceedings of the Second International Magnetic Stimulation (TMS) and Transcranial Direct Current Stimulation (tDCS) Symposium, Göttingen, Germany, 11-14 June 2003. Amsterdam: Elsevier Science; 2003. p.406-432.
27. Wassermann EM. Safety and side effects of transcranial magnetic stimulation and repetitive transcranial magnetic stimulation. In:

Pascual-Leone A, Davey NJ, Rothwell J, Wassermann EM, Puri BK. Handbook of transcranial magnetic stimulation. New York: Oxford University Press; 2002. p.39-49.
28. Fregni F, Otachi PT, Do Valle A, Boggio PS, Thut G, Rigonatti SP, Pascual-Leone A, Valente KD. A randomized clinical trial of repetitive transcranial magnetic stimulation in patients with refractory epilepsy. Ann Neurol 2006;60(4):447-455.
29. Brasil-Neto JP, Araújo DP, Teixeira WA, Araújo VP, Boechat-Barros R. Experimental therapy of epilepsy with transcranial magnetic stimulation – lack of additional benefit with prolonged treatment. Arq Neuro-Psiquiatria 2004;62(1):21-25.
30. Brunoni AR, Teng CT, Correa C, Imamura M, Brasil-Neto JP, Boechat R, Rosa M, Caramelli P, Cohen R, Del Porto JA, Boggio PS, Fregni F. Neuromodulation approaches for the treatment of major depression: challenges and recommendations from a working group meeting. Arq Neuro-Psiquiatr. 2010; 68(3):433-451.
31. Pascual-Leone A, Houser CM, Reese K, Shotland LI, Grafman J, Sato S, Valls-Sole J, Brasil-Neto JP, Wassermann EM, Cohen LG, Hallett M. Safety of rapid-rate transcranial magnetic stimulation in normal volunteers. Electroencephal Clin Neurophysiol 1992;89(2):120-130.
32. Mills KR. Magnetic stimulation of the human nervous system. 1st ed. New York: Oxford University Press; 1999. 352p.

5

ESTIMULAÇÃO TRANSCRANIANA POR CORRENTE CONTÍNUA

André Russowsky Brunoni
Fernando Santos Pinheiro
Paulo Sérgio Boggio

A estimulação transcraniana por corrente contínua (ETCC) é uma técnica de estimulação cerebral não invasiva que se baseia na alteração do potencial de repouso da membrana neuronal para induzir alterações da excitabilidade cortical[1,2]. São necessários dois eletrodos, ânodo e cátodo, que, dispostos em diferentes montagens, criam um fluxo de corrente elétrica contínua de baixa intensidade que atinge uma região específica do córtex cerebral, modulando-a de acordo com a polaridade: a estimulação anódica induz despolarização da membrana neuronal – facilitando, portanto, o disparo neuronal –, enquanto a estimulação catódica tem efeito oposto em função de hiperpolarização da membrana neuronal[3-8].

Como descrito no capítulo História da Neuromodulação, a aplicação terapêutica de corrente elétrica na Medicina, por exemplo, para o tratamento de epilepsia ou cefaleia já fora descrita desde a época do Império Romano[9]. Walsh (1773) conduziu diversas investigações sobre a aplicação de eletricidade em sistemas biológicos, mas grande mudança começa a ocorrer após os trabalhos de Galvani (1791), que culminaram com Volta (1800), desenvolvendo a pilha voltaica, e com Giovani Aldini (sobrinho de Galvani), com a aplicação de corrente elétrica em pacientes com quadro de melancolia. No século passado, o uso de corrente contínua de baixa intensidade pode ser visto em alguns trabalhos sobre depressão, mas foi na última década que a ETCC passou a ser investigada por meio de protocolos experimentais bem estabelecidos e com isso passou a receber grande foco de atenção em pesquisa clínica. Nesses experimentos recentes, a técnica foi revisitada e teve comprovada sua função modulatória na excitabilidade do córtex cerebral de maneira focal e relacionada à polaridade aplicada[3,4,9-11].

Dentre as vantagens do uso da ETCC na prática clínica, destacam-se: baixo custo, poucos efeitos colaterais, geralmente benignos, alta tolerabilidade e potencial eficácia em diversas especialidades médicas, tais como neurologia, psiquiatria e reabilitação física, assim como em reabilitação neuropsicológica. Além do potencial terapêutico, a ETCC é ferramenta interessante nas Neurociências, pois, como será visto, possibilita o estabelecimento de relações entre atividade motora, sensorial e cognitiva e áreas corticais estimuladas ou inibidas[5-8,12-19]. Com isso, a ETCC conquistou espaço tanto em centros de pesquisa básica quanto aplicada. A figura II-4 apresenta o aumento de artigos científicos publicados em ETCC; pode-se verificar que a quantidade de artigos publicados a seu respeito duplicou na última década.

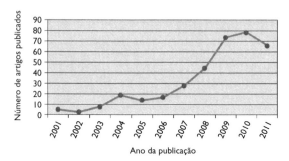

FIGURA II-4 – Publicação de artigos de ETCC no período de 2001-2011. *Até o mês de Maio.

MECANISMOS DE AÇÃO

Os efeitos da ETCC podem ser, em um primeiro momento, divididos em função do momento de aplicação da corrente. Durante o período de aplicação da corrente elétrica se observam efeitos essencialmente neuromodulatórios. Após cessada a aplicação da ETCC, seus efeitos são essencialmente neuroplásticos.

Na primeira fase (neuromodulação propriamente dita) o efeito da ETCC está relacionado à modulação do potencial de repouso da membrana neuronal. Tal efeito já havia sido descrito nos anos 1950 em estudos com estimulação elétrica aplicada em tecido cerebral de animais de diferentes espécies. Goldring e O'Leary (1950) apresentaram resultados de diversos experimentos realizados com coelhos. Em um desses experimentos, os autores investigaram os efeitos da polarização superficial positiva no potencial de ação. Os autores verificaram que a polarização positiva aplicada na superfície do córtex resultou no desenvolvimento de descargas paroxísticas. Também verificaram que a intensidade da corrente necessária para isso variava de experimento para experimento, sendo encontrada no geral com correntes variando entre 1 e 3mA após a polarização de 20-30 segundos. Também observaram duração do efeito após o término da estimulação variando de 1 a 2 minutos. Nos casos em que a corrente foi de 0,1-0,5mA, nenhuma mudança foi observada.

Terzuolo e Bullock (1956) investigaram os efeitos da aplicação de corrente elétrica na modulação do disparo neuronal. Com essa finalidade, os autores mediram os efeitos de estimulação catódica e anódica de células nervosas em crustáceos *Cambarus clarkii* e

Panulirus interruptus. Os autores verificaram aumento no disparo espontâneo após a estimulação com corrente anódica e redução após a catódica. Em um artigo de 1964, Purpura e McMurtry (1964) apresentaram resultados obtidos em um estudo com gatos. Os autores observaram em células do trato piramidal os efeitos no disparo espontâneo após a aplicação de corrente contínua anódica ou catódica. A densidade de corrente aplicada variou de 30 a 400µA/mm^2. Não foi observada atividade convulsiva. Os autores verificaram aumento da atividade neuronal espontânea após a passagem de corrente anódica e redução após a catódica. Nas situações em que havia ausência de atividade espontânea, foi verificado que a estimulação anódica iniciou descargas fixas de frequência entre 10 e 30Hz.

Essas atividades cessaram quando a estimulação foi interrompida. No caso dos períodos de atividade espontânea de baixa frequência, a estimulação catódica abruptamente silenciou a atividade. Essa atividade reapareceu aproximadamente com a mesma frequência após a interrupção da estimulação com cátodo.

Os autores verificaram que a estimulação anódica produz despolarização do corpo celular de neurônios piramidais; já a estimulação catódica gerou resultados opostos, produzindo hiperpolarização. A despolarização produzida pela polarização positiva inicia disparo ou aumenta as descargas espontâneas das células piramidais. Além disso, a estimulação anódica inicia oscilações de membrana relativamente de alta frequência e baixa amplitude durante a despolarização.

Na fase moderna e atual da ETCC, tais observações passaram a ser investigadas em estudos com seres humanos, nos quais passou a ser aplicada concomitantemente com drogas bloqueadoras dos canais de sódio e cálcio, assim como drogas agonistas e antagonistas de receptores N-metil D-aspartato (NMDA). No caso do uso de ETCC e drogas pós-sinápticas bloqueadoras dos canais de sódio e cálcio, observou-se inibição dos efeitos da estimulação anódica, enquanto bloqueadores pós-sinápticos dos receptores glutamatérgicos do tipo NMDA ou moduladores alostéricos (agonistas) de receptores do ácido gama-aminobutírico (GABA) não interferiram nesse processo, demonstrando que o efeito agudo, periestimulatório, varia de acordo com o estado de polarização da membrana neuronal[20].

Por outro lado, no período pós-estimulatório as sinapses GABAérgicas e glutamatérgicas são fundamentais na indução de neuroplasticidade relacionada à ETCC. Além disso, outros neurotransmissores, como acetilcolina e serotonina, também exercem papel modulatório nesse período[21]. Estudos subsequentes observaram que o efeito de longa duração da ETCC também depende de síntese proteica e alterações dos níveis de cálcio e AMP cíclico[22-24].

Supõem-se que os mecanismos de ação responsáveis pelos efeitos duradouros da ETCC sejam similares à potenciação a longo prazo (LTP), forma de neuroplasticidade em que há, essencialmente, facilitação da transmissão sináptica[6,25,26]. Estudos farmacológicos demonstraram que a ETCC também atua no ambiente sináptico, alterando a atividade GABAérgica e glutamatérgica[7,29]. Por exemplo, em um desses estudos, a administração de dextrometorfana, antagonista do receptor NMDA, causou supressão dos efeitos de ambos os tipos de estimulação (anódica e catódica), enquanto o uso de D-ciclosserina, um agonista do NMDA, potencializou de maneira seletiva a plasticidade facilitatória após a estimulação. Resultados semelhantes foram demonstrados com GABA-agonistas, como os benzodiazepínicos, os quais aboliram os efeitos excitatórios da ETCC[30], sugerindo o papel-chave de ambos na plasticidade induzida por corrente contínua.

A atividade GABAérgica também mostrou influência na estimulação neuronal[29,31]. Acredita-se que um ambiente onde a atividade dos receptores GABAérgicos esteja inibida a ativação dos receptores glutamatérgicos (NMDA) ocorra de forma mais efetiva. A ativação de receptores NMDA resultaria, portanto, no aumento da concentração intracelular de cálcio no neurônio pós-sináptico. Diferentes níveis de ativação de receptores NMDA resultam em vários níveis de influxo de cálcio. Dessa forma, pequeno influxo de cálcio pós-sináptico leva à LTD, enquanto influxo mais expressivo de cálcio pós-sináptico acarretaria LTP[32].

Os efeitos da ETCC podem não estar unicamente relacionados com alterações no potencial de membrana neuronal. Por exemplo, alguns estudos sugerem que a ETCC pode alterar a conformação das proteínas transmembrana, o que seria induzido pela exposição ao campo elétrico[26].

Devido a isso, publicações mais recentes costumam inferir efeito químico e não químico integrado: aumento da produção de proteínas, aumento do nível intracelular de cálcio e expressão gênica precoce durante e após ETCC[21]. Também vale citar os efeitos extraneuronais causados por essa técnica no sistema nervoso central, como vasodilatação e elevação na temperatura, dentro dos limites fisiológicos[33].

Portanto, diferentemente de outras técnicas de estimulação não invasiva, notadamente a estimulação magnética transcraniana (EMT), a ETCC não deflagra diretamente potenciais de ação, mas altera o ambiente da rede neuronal, diminuindo ou aumentando a suscetibilidade de disparo do neurônio ou sua resposta diante de impulsos sinápticos aferentes[34-37]. Assim sendo, os mecanismos de ação dessa técnica baseiam-se não apenas em fatores neuronais sinápticos e não sinápticos, mas também em outros componentes do sistema nervoso central.

Além disso, é igualmente importante mencionarmos o efeito da corrente elétrica nas áreas corticais adjacentes e distantes da região-alvo estimulada. Apesar de a ETCC se dar superficialmente com os eletrodos posicionados no escalpe e com isso tendo como alvo inicial o córtex cerebral, é sabido que o campo elétrico criado também atinge estruturas cerebrais mais profundas[3].

ASPECTOS TÉCNICOS

O equipamento que gera a corrente contínua é constituído basicamente por quatro componentes principais: eletrodos (ânodo e cátodo), amperímetro (medidor de intensidade de corrente elétrica), potenciômetro (resistor variável que controla a tensão entre os eletrodos permitindo com isso a manipulação da intensidade da corrente aplicada) e um jogo de baterias. A figura II-5 demonstra esquematicamente o circuito básico do equipamento.

Considerando o uso em pesquisa, alguns aparelhos de ETCC permitem realizar dois tipos de estimulação: ativa ou *sham* (simulada). Na estimulação ativa, a intensidade da

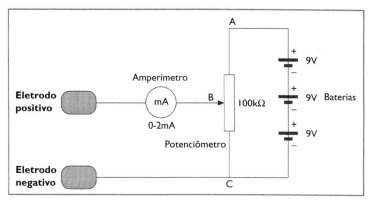

FIGURA II-5 – Circuito básico de um aparelho de ETCC, que é basicamente formado por um gerador, um amperímetro, um potenciômetro e dois eletrodos (fonte: engenheiro Sérgio Américo Boggio).

corrente é elevada gradativamente (rampa de subida) a taxa de aproximadamente 100μA/s até atingir a intensidade desejada, a qual permanece constante até o final da sessão, quando também é diminuída gradativamente (rampa de descida). Já com relação à estimulação simulada, realiza-se a rampa de subida até atingir a intensidade de corrente desejada, mas em seguida a corrente é gradativamente reduzida; o aparelho então é desligado. Com esse procedimento, os efeitos iniciais de formigamento leve na área onde o eletrodo está posicionado é percebido pelo voluntário, porém não há estimulação ativa propriamente dita.

De acordo com estudos de neuromodulação, aproximadamente 50% da corrente elétrica aplicada atinge o cérebro após sofrer dispersão ao atravessar a pele, a calota craniana e o espaço do liquor cefalorraquidiano (LCR)[38,39]. Os parâmetros de estimulação da ETCC podem ser ajustados em relação a: 1. posicionamento e tamanho dos eletrodos; 2. intensidade da corrente elétrica; 3. duração da estimulação; 4. número total de sessões; e 5. intervalo entre elas. A combinação de tais elementos resulta em variadas cargas de corrente atingindo a área-alvo, gerando efeitos fisiológicos distintos.

POSICIONAMENTO E TAMANHO DOS ELETRODOS

Embora o campo elétrico criado pela estimulação não seja restrito a uma área cortical específica, o posicionamento de cada eletrodo é fundamental para aumentar a focalidade da corrente elétrica em dada região. Costuma-se orientar o posicionamento dos eletrodos baseado no sistema 10 x 20 da classificação internacional de EEG, para melhor definir a área cortical a receber a corrente. Em termos de nomenclatura das montagens, os termos "unipolar" e "bipolar" são comumente usados e referem-se à posição do eletrodo de referência, que pode ser extracefálica ou cefálica, respectivamente. Na montagem "bipolar", ambos os eletrodos se encontram, portanto, sobre a área cefálica. Tal condição pode gerar conflito devido ao fato de o eletrodo de referência não ser na verdade totalmente livre de efeitos estimulatórios sob a região à qual se localiza. Por outro lado, no caso do posicionamento extracefálico, isso pode implicar aumento da intensidade de corrente a ser aplicada e na diminuição da sua carga total e atingindo o alvo, devido ao desvio de corrente (*shunt*) através da pele ou liquor[40,41]. Os eletrodos mais utilizados são de 25 ou 35cm^2, embora os menores possam ser empregados na tentativa de focalizar a modulação da excitabilidade cortical a uma área mais delimitada, enquanto o aumento da área do eletrodo reduz a densidade da corrente e, portanto, sua eficácia, proporcionando redução do efeito modulatório[42]. Essa é uma estratégia interessante para reduzir o efeito do eletrodo de referência.

INTENSIDADE DA CORRENTE ELÉTRICA

Apesar de alguns estudos demonstrarem que o aumento da intensidade da corrente se relaciona com efeitos mais robustos, isso também pode ocorrer para efeitos adversos, especialmente desconforto abaixo do eletrodo. Além disso, redes neuronais mais centrais podem ser estimuladas, já que quanto maior a corrente maior a profundidade da estimulação[43]. Por isso, a intensidade máxima da corrente utilizada é geralmente de 2mA, sendo que sua densidade no córtex varia entre 0,28 e 0,80A/m^2 [12,13].

DURAÇÃO DA ESTIMULAÇÃO

Como correntes mais altas são limitadas por percepção e desconforto da estimulação, uma alternativa para prolongar os efeitos pós-estimulatórios da ETCC seria o aumento do tempo de sessão. Aqui também é possível observar relação direta entre tempo de estimulação e duração dos efeitos pós-estimulatórios. Experimentos com animais observaram que 5-30 minutos de estimulação causaram aumento da excitabilidade cortical durante horas[1,2,34,44,45]. Em humanos, 13 minutos de ETCC resultou em hiperexcitabilidade de até 150% em relação ao estado pré-ETCC, sustentada por até 90 minutos após cessada a estimulação. Devido à técnica de a ETCC não implicar disparo neuronal direto, a duração da estimulação apenas se torna uma questão de segurança quando a intensidade da corrente se aproxima do limiar de disparo neuronal[14,46].

NÚMERO TOTAL DE SESSÕES

O número total de sessões é um importante aspecto a ser considerado quando se cria um protocolo. Isso porque sessões sucessivas de ETCC podem ter efeito cumulativo, associadas a maior magnitude e duração dos efeitos comportamentais. No entanto, o número necessário e/ou máximo de sessões ainda não foi estabelecido.

INTERVALO ENTRE AS SESSÕES

Finalmente, o intervalo de tempo entre duas sessões pode interferir no resultado final. Um estudo recente demonstrou que, quando uma sessão extra de ETCC é aplicada durante o período de 1 hora após a primeira sessão, os efeitos duraram por mais tempo (120 minutos), se comparados ao efeito de apenas uma sessão ou de duas sessões de ETCC consecutivas (sem intervalo), enquanto uma sessão extra de ETCC aplicada além desse período (por exemplo, após 3 horas) não interferiu no efeito da primeira sessão[47]. Porém, se um dado experimento não tem como objetivo o efeito prolongado das sessões de ETCC, então o intervalo entre cada estimulação deve ser suficientemente longo para prevenir efeitos cumulativos (sugere-se que para sessões de ETCC que geraram efeitos prolongados, de 1 hora ou mais, um intervalo de 48 horas a 1 semana seja respeitado), evitando-se, assim, o efeito *carry-over*[10,12,48].

Além dos recursos metodológicos (relacionados ao uso do aparelho), diversos fatores fisiológicos também podem alterar a dosagem total da corrente que atinge o córtex cerebral, como, por exemplo, resistência da calota craniana, estruturas intracranianas (vasos sanguíneos, LCR e meninges), tecido cerebral, dentre outros. Além disso, defeitos ósseos, lesões cerebrais e outras condições não fisiológicas também influenciam a quantidade de corrente elétrica no córtex.

Finalmente, outras variáveis podem interagir com a estimulação e, com isso, interferindo nos resultados finais. Um estudo demonstrou que contrações musculares prolongadas relacionadas à área motora sendo estimulada, ou até mesmo atividades cognitivas sem relação a esta área, aboliram os efeitos da ETCC aplicada em M1[49]. Além disto, também é fundamental controlar o uso de substâncias psicoativas, desde cafeína a medicamentos diversos (benzodiazepínicos, anticonvulsivantes, antidepressivos, relaxantes musculares etc.). Idade, gênero e tagabismo também são fatores a serem considerados, pois podem influenciar na neuromodulação da ETCC[50-52].

PARÂMETROS DE SEGURANÇA

A técnica de ETCC tem sido utilizada em diversos estudos clínicos na última década e até o momento nenhum efeito adverso grave foi relatado. Como já citado anteriormente, a dose (amperagem) de estimulação administrada em cada sessão exerce papel fundamental no que diz respeito aos parâmetros de segurança de aplicação dessa técnica. Deve-se considerar também o tamanho e o posicionamento dos eletrodos, a duração, a intensidade, a densidade da corrente (i/A [mA/cm^2]) e a carga total aplicada ((i/A).t) ao se avaliar os aspectos de segurança. É importante relembrar que a ETCC, ao contrário de outros tipos de estimulação cerebral, não induz disparo neuronal de forma direta. Ainda, é improvável que os parâmetros normalmente utilizados na ETCC atinjam níveis de excitotoxicidade, mesmo quando a sessão estimulatória seja longa[53]. Finalmente, mesmo efeitos colaterais benignos são bem tolerados com a ETCC[54,55].

Em estudos com animais, correntes com densidade inferior a 25mA/cm^2 não induzem lesões no tecido cerebral, mesmo quando aplicadas por várias horas[56]. Nos protocolos atuais de ETCC, o valor da carga de corrente varia de 0,02857 (para i = 1mA e eletrodo de 35cm^2) a 0,05714C/m^2 (para i = 2mA e eletrodo de 35cm^2), em outras palavras, muito abaixo dos valores relacionados a potenciais efeitos adversos. No entanto, há alguns relatos de irritação dermatológica quando são aplicadas densidades de corrente em torno de 0,6mA/cm^2 por diversas sessões[53].

72 Princípios Básicos das Técnicas de Neuromodulação

A carga total aplicada por sessão também deve ser considerada, sendo que estudos em animais demonstraram lesão no tecido cerebral a partir de 216C/cm^2. Deve-se lembrar, contudo, que a carga total aplicada em uma sessão de estimulação típica (por exemplo, 30 minutos, 2mA e eletrodo = 35cm^2) seria de 0,103C/cm^2, valor 2.100 vezes menor do que aquele relacionado à lesão cerebral em ratos[57].

Pelo acima oposto, pode-se concluir que os efeitos nocivos da ETCC ao cérebro são mínimos[17]. Além disso, diversos experimentos que estudaram os potenciais efeitos danosos da ETCC, por exemplo, por meio de eletroencefalografia (EEG)[57,58], medições da temperatura cutânea e ressonância magnética[59], e níveis de enolase (marcador biológico de morte neuronal) no sangue[10,11], não demonstraram efeitos nocivos da técnica[55].

Com relação aos efeitos colaterais mais comumente descritos, destacam-se sensação de formigamento (75%), coceira (30%), desconforto (35%) e cefaleia (11,8%) (Tabela II-1)[60]. É interessante citar que tais sintomas também foram similarmente descritos no grupo placebo[58]. Uma maneira utilizada para diminuir o desconforto durante a estimulação é utilizar solução de cloreto de sódio na concentração entre 15 a 140mM, a qual também é ideal para reduzir a resistência e melhorar a homogeneidade do campo elétrico abaixo dos eletrodos[61] (Tabela II-1).

TABELA II-I – Frequência de efeitos colaterais em 117 (grupo ativo) e 82 (grupo placebo) experimentos. Consideramos a presença de efeitos colaterais em estudo que os reportaram em pelo menos um participante[60].

Sintomas	Ativo	Placebo
Coceira	46 (39,3%)	27 (32,9%)
Formigamento	26 (22,2%)	15 (18,3%)
Cefaleia	17 (14,8%)	13 (16,2%)
Queimação	10 (8,7%)	8 (10%)
Desconforto	12 (10,4%)	11 (13,4%)
Total (estudos)	117	82

CONSIDERAÇÕES FINAIS

Este capítulo teve a finalidade de introduzir conceitos básicos sobre a ETCC. Particularmente, teve como foco a apresentação de aspectos técnicos como parâmetros de estimulação, equipamentos empregados, segurança da aplicação e efeitos adversos. Além disso, foram discutidos aspectos básicos relacionados aos mecanismos de ação da ETCC.

Em função de todas as características apresentadas, aliadas a simplicidade e baixo custo da técnica, na última década a ETCC vem sendo empregada em diversas frentes de investigação. Diferentes estudos utilizam a ETCC na compreensão de funções visuais, motoras e cognitivas. Muitos têm empregado a ETCC como ferramenta de reabilitação de funções cognitivas ou como estratégia de tratamento de pacientes com transtornos de humor. Este livro apresenta a aplicação de ETCC nesses diferentes contextos.

REFERÊNCIAS BIBLIOGRÁFICAS

1. Bindman LJ, Lippold OC, JW. Redfearn, Long-lasting changes in the level of the electrical activity of the cerebral cortex produced bypolarizing currents. Nature 1962;196:584-585.
2. Purpura DP, McMurtry JG. Intracellular activities and evoked potential changes during polarization of motor cortex. J Neurophysiol 1965;28:166-185.
3. Priori A, et al. Polarization of the human motor cortex through the scalp. Neuroreport 1998; 9(10):2257-2260.
4. Nitsche MA, Paulus W. Excitability changes induced in the human motor cortex by weak transcranial direct current stimulation. J Physiol 2000;527(Pt 3):633-639.
5. Fritsch B, et al. Direct current stimulation promotes BDNF-dependent synaptic plasticity: potential implications for motor learning. Neuron 2010;66(2):198-204.
6. Nitsche MA, et al. Modulation of cortical excitability by weak direct current stimulation--technical safety and functional aspects. Suppl Clin Neurophysiol 2003;56:255-276.
7. Nitsche MA, et al. Modulating parameters of excitability during and after transcranial direct current stimulation of the human motor cortex. J Physiol 2005;568(Pt 1):291-303.
8. Kuo MF, Paulus W, Nitsche MA. Boosting focally-induced brain plasticity by dopamine. Cerebral Cortex 2008;18(3):648-651.
9. Priori A. Brain polarization in humans: a reappraisal of an old tool for prolonged non-invasive modulation of brain excitability. Clin Neurophysiol 2003;114(4):589-595.
10. Nitsche MA, Paulus W. Sustained excitability elevations induced by transcranial DC motor cortex stimulation in humans. Neurology 2001; 57(10):1899-1901.
11. Nitsche MA, et al. Level of action of cathodal DC polarisation induced inhibition of the human motor cortex. Clin Neurophysiol 2003;114(4):600-604.
12. Wagner T, et al. Transcranial direct current stimulation: a computer-based human model study. Neuroimage 2007;35(3):1113-1124.
13. Miranda PC, Lomarev M,Hallett M. Modeling the current distribution during transcranial direct current stimulation. Clin Neurophysiol 2006;117(7):1623-1629.

14. Bikson M, Datta A, Elwassif M. Establishing safety limits for transcranial direct current stimulation. Clin Neurophysiol 2009;120(6): 1033-1034.
15. Datta A,Bikson M,Fregni F. Transcranial direct current stimulation in patients with skull defects and skull plates: high-resolution computational FEM study of factors altering cortical current flow. Neuroimage 2010;52(4):1268-1278.
16. Boggio PS, et al. Hand function improvement with low-frequency repetitive transcranial magnetic stimulation of the unaffected hemisphere in a severe case of stroke. Am J Phys Med Rehabil/Assoc Acad Physiatr 2006;85(11): 927-930.
17. Iyer MB, et al. Safety and cognitive effect of frontal DC brain polarization in healthy individuals. Neurology 2005;64(5):872-875.
18. Fecteau S, et al. Activation of prefrontal cortex by transcranial direct current stimulation reduces appetite for risk during ambiguous decision making. J Neurosc Official J Socr Neuroscl 2007;27(23):6212-6218.
19. Fregni F, et al. Anodal transcranial direct current stimulation of prefrontal cortex enhances working memory. Experimental brain research. Experimentelle Hirnforschung. Exp Cerebrale 2005;166(1):23-30.
20. Islam N, et al. c-Fos expression mediated by N-methyl-D-aspartate receptors following anodal polarization in the rat brain. Exp Neurol 1995;133(1):25-31.
21. Stagg CJ, Nitsche MA.Physiological basis of transcranial direct current stimulation. Neuroscientist 2011;17(1):37-53.
22. Islam N, et al. Increase in the calcium level following anodal polarization in the rat brain. Brain Res 1995;684(2):206-208.
23. Hattori Y, Moriwaki A, Hori Y.Biphasic effects of polarizing current on adenosine-sensitive generation of cyclic AMP in rat cerebral cortex. Neurosci Lett 1990;116(3):320-324.
24. Gartside IB. Mechanisms of sustained increases of firing rate of neurones in the rat cerebral cortex after polarization: role of protein synthesis. Nature 1968;220(5165):383-384.
25. Cooke SF, Bliss TV. Plasticity in the human central nervous system. Brain 2006;129(Pt 7): 1659-1673.

26. Ardolino G, et al. Non-synaptic mechanisms underlie the after-effects of cathodal transcutaneous direct current stimulation of the human brain. J Physiol 2005;568(Pt 2):653-663.
27. Liebetanz D, et al. Pharmacological approach to the mechanisms of transcranial DC-stimulation-induced after-effects of human motor cortex excitability. Brain 2002;125(Pt 10): 2238-2247.
28. Nitsche MA, et al. Pharmacological modulation of cortical excitability shifts induced by transcranial direct current stimulation in humans. J Physiol 2003;553(Pt 1):293-301.
29. Stagg CJ, et al. Polarity-sensitive modulation of cortical neurotransmitters by transcranial stimulation. J Neurosci 2009;29(16):5202-5206.
30. Trepel C, Racine RJ. GABAergic modulation of neocortical long-term potentiation in the freely moving rat. Synapse 2000;35(2):120-128.
31. Moriwaki A. Polarizing currents increase noradrenaline-elicited accumulation of cyclic AMP in rat cerebral cortex. Brain Res 1991; 544(2):248-252.
32. Lisman JE. Three Ca2+ levels affect plasticity differently: the LTP zone, the LTD zone and no man's land. J Physiol 2001;532(Pt 2):285.
33. Merzagora AC, et al. Prefrontal hemodynamic changes produced by anodal direct current stimulation. Neuroimage 2010;49(3):2304-2310.
34. Creutzfeldt OD, Fromm GH, Kapp H. Influence of transcortical d-c currents on cortical neuronal activity. Exp Neurol 1962;5:436-452.
35. Jefferys JG. Influence of electric fields on the excitability of granule cells in guinea-pig hippocampal slices. J Physiol 1981;319:143-152.
36. Bikson M, et al. Effects of uniform extracellular DC electric fields on excitability in rat hippocampal slices in vitro. J Physiol 2004; 557(Pt 1):175-190.
37. Bindman LJ, Lippold OC, Redfearn JW. The Action of Brief Polarizing Currents on the Cerebral Cortex of the Rat (1) during Current Flow and (2) in the Production of Long-Lasting after-Effects. J Physiol 1964;172:369-382.
38. Rush S, Driscoll DA. Current distribution in the brain from surface electrodes. Anesth Analg 1968;47(6):717-723.

39. Dymond AM, Coger RW, Serafetinides EA. Intracerebral current levels in man during electrosleep therapy. Biol Psychiatry 1975;10(1): 101-104.
40. Moliadze V, Antal A, Paulus W. Electrode-distance dependent after-effects of transcranial direct and random noise stimulation with extracephalic reference electrodes. Clin Neurophysiol 2010;121(12):2165-2171.
41. Mahmoudi H, et al. Transcranial direct current stimulation: electrode montage in stroke. Disabil Rehabil 2011;33:1383-1388.
42. Nitsche MA, et al. Shaping the effects of transcranial direct current stimulation of the human motor cortex. J Neurophysiol 2007;97(4): 3109-3117.
43. Creutzfeldt OD, Fromm GH, Kapp H. Influence of transcortical d-c currents on cortical neuronal activity. Exp Neurol 1962;5:436-452.
44. Eccles JC, Kostyuk PG, Schmidt RF. The effect of electric polarization of the spinal cord on central afferent fibres and on their excitatory synaptic action. J Physiol 1962;162:138-150.
45. Terzuolo CA, Bullock TH. Measurement of Imposed Voltage Gradient Adequate to Modulate Neuronal Firing. Proc Natl Acad Sci USA 1956;42(9):687-694.
46. Liebetanz D, et al. Safety limits of cathodal transcranial direct current stimulation in rats. Clin Neurophysiol 2009;120(6):1161-1167.
47. Monte-Silva K, et al. Shaping the optimal repetition interval for cathodal transcranial direct current stimulation (tDCS). J Neurophysiol 2010;103(4):1735-1740.
48. Liebetanz D, Nitsche MA, Paulus W. Pharmacology of transcranial direct current stimulation: missing effect of riluzole. Suppl Clin Neurophysiol 2003;56:282-287.
49. Antal A, et al. Towards unravelling task-related modulations of neuroplastic changes induced in the human motor cortex. Eur J Neurosci 2007;26(9):2687-2691.
50. Chaieb L, Antal A, Paulus W. Gender-specific modulation of short-term neuroplasticity in the visual cortex induced by transcranial direct current stimulation. Vis Neurosci 2008;25(1): 77-81.
51. Ferri R, et al. Age-related changes of cortical excitability in subjects with sleep-enhanced centrotemporal spikes: a somatosensory evo-

ked potential study. Clin Neurophysiol 2000; 111(4):591-599.

52. Lang N, et al. Cortical hypoexcitability in chronic smokers? A transcranial magnetic stimulation study. Neuropsychopharmacology 2008;33(10):2517-2523.

53. Nitsche MA, et al. Transcranial direct current stimulation: State of the art 2008. Brain Stimul 2008;1(3):206-223.

54. Gandiga PC, Hummel FC, Cohen LG. Transcranial DC stimulation (tDCS): a tool for double-blind sham-controlled clinical studies in brain stimulation. Clin Neurophysiol 2006; 117(4):845-850.

55. Nitsche MA, et al. Safety criteria for transcranial direct current stimulation (tDCS) in humans. Clin Neurophysiol 2003;114(11): 2220-2222.

56. McCreery DB, et al. Charge density and charge per phase as cofactors in neural injury induced by electrical stimulation. IEEE Trans Biomed Eng 1990;37(10):996-1001.

57. Yuen TG, et al. Histological evaluation of neural damage from electrical stimulation: considerations for the selection of parameters for clinical application. Neurosurgery 1981; 9(3):292-299.

58. Tadini L, et al. Cognitive mood, and electroencephalographic effects of noninvasive cortical stimulation with weak electrical currents. J ECT 2011;27:134-140.

59. Nitsche MA, et al. MRI study of human brain exposed to weak direct current stimulation of the frontal cortex. Clin Neurophysiol 2004; 115(10):2419-2423.

60. Brunoni AR, Andrea T, Benbel B, Volz MS, Rizzena BG, Fragni F. A systematic review on negating and assessment of adress efects associated with transcanal direct currente stimulation. Int J Neuropsychal Pharmacol 2011;14: 1133-1145.

61. Dundas JE, Thickbroom GW, Mastaglia FL. Perception of comfort during transcranial DC stimulation: effect of NaCl solution concentration applied to sponge electrodes. Clin Neurophysiol 2007;118(5):1166-1170.

6

ESTIMULAÇÃO TRANSCRANIANA POR CORRENTE ALTERNADA

Manuella Batista de Oliveira
Felipe Fregni

Atualmente, as duas técnicas de estimulação cerebral não invasiva com correntes de baixa intensidade (correntes com intensidade igual ou menor que 2mA) mais usadas são a estimulação transcraniana com corrente alternada (ETCA) e a estimulação transcraniana com corrente contínua (ETCC). Embora estejamos na era da tecnologia avançada e a estimulação cerebral esteja sendo usada por mais de um século para o tratamento de distúrbios neuropsiquiátricos, pouco é conhecido sobre os mecanismos subjacentes ao uso da estimulação cerebral como tratamento para esses distúrbios ou ainda seus efeitos sobre diferentes ações fisiológicas, tais como aprendizado motor, processo de tomada de decisão, dentre outros. Com relação à estimulação transcraniana com correntes de baixa intensidade, a ETCC oferece um método eficiente de modulação da excitabilidade cortical, bem como uma maneira de orientar o comportamento humano[1,2]. Nos últimos cinco anos, vários ensaios clínicos têm demonstrado efeitos clinicamente significativos do uso da ETCC, entretanto menos esforço tem sido dedicado à descrição dos efeitos clínicos da ETCA. Os tópicos subsequentes descrevem aspectos históricos, mecanismos de ação, bem como aplicações desta técnica – ETCA.

ASPECTOS HISTÓRICOS

O interesse na estimulação elétrica tem crescido exponencialmente ao longo destas últimas duas décadas. Este interesse é direcionado especialmente à aplicação destas técnicas de neuromodulação para o tratamento de distúrbios neuropsiquiátricos. A utilização destas técnicas se dá por meio de modalidades de estimulação invasiva e não invasiva (ver Capítulo Aspectos históricos para informação adicional).

A estimulação profunda (ou invasiva) é feita com o uso de eletrodos implantados ao cérebro e pode propocionar efeitos mais focais sobre as estruturas em diferentes níveis corticais e até subcorticais. Entretanto, o implante de eletrodos requer procedimentos

Estimulação Transcraniana por Corrente Alternada **77**

cirúrgicos; geralmente são procedimentos de elevado custo e considerável risco. Nesse contexto, a estimulação transcraniana (ou seja, não invasiva) traz à comunidade médica e científica uma maneira mais segura e promissora de modular a atividade cerebral e, ainda, é de baixo custo. Por exemplo, o uso da estimulação com correntes de baixa intensidade teve suas origens no final do século XVIII com os estudos da corrente galvânica aplicada a humanos e animais. Por volta do século XX, em meados de 1930, o uso da estimulação de baixa intensidade com corrente contínua foi parcialmente substituído por métodos mais agressivos, quando Lucino Bini e Ugo Cerletti da Universidade de Roma propuseram o método da terapia eletroconvulsiva (TEC), que utiliza a estimulação transcraniana com corrente de intensidade elevada. Embora a TEC esteja associada a efeitos colaterais significativos, essa terapia ainda hoje é um dos melhores tratamentos para certos casos de depressão refratários a outros tratamentos. Em meados de 1938 e 1945, o uso da TEC levou ao interesse no uso da corrente alternada (CA) de baixa intensidade com a publicação do estudo pioneiro no campo, também conhecido como *electrosleep*[3]. Desde então, alguns outros estudos têm descrito os efeitos da CA de baixa intensidade sobre a atividade cerebral. Em 1963, Limoge descreveu os parâmetros de CA de baixa intensidade pela primeira vez, também conhecidos como "correntes Limoge". Atualmente, esse é um dos métodos usados na aplicação da estimulação elétrica transcutânea. Essas "correntes Limoge" são capazes de reduzir a quantidade de narcóticos e neurolépticos utilizados para manter a anestesia durante procedimento cirúrgico[4]. Além desse estudo, outros achados demonstram os efeitos da ETCA, estimulação com CA de baixa intensidade, sobre a atividade cerebral. Outros métodos comerciais de aplicação de estimulação transcraniana com CA têm difundido-se rapidamente entre clínicos, por exemplo o *Alpha-Stim, Fisher Wallace Cranial Stimulator, Transair Stimulator*, entre outros. Apesar dos avanços neste campo de pesquisa, os mecanismos de ação da ETCA ainda permanecem pouco esclarecidos, bem como as diferenças dos efeitos clínicos entre os diversos métodos de estimulação com correntes alternadas.

Estudos recentes mostram que a ETCA modifica a excitabilidade cortical motora de forma significativa, e esses efeitos dependem dos parâmetros de estimulação[5]. Apesar de haver um número grande de estudos mostrando evidência clínica e neurofisiológica que a ETCA pode ser efetiva, três importantes desafios ainda limitam a indicação dessa técnica na prática clínica. Estes três importantes desafios são: a) o fato de que os mecanismos de ação ainda não estão completamente esclarecidos; b) a focalidade; e c) a intensidade baixa da corrente aplicada. Por outro lado, a ETCA apresenta a vantagem do baixo custo e da fácil aplicação. Por se tratar de uma técnica que utiliza estímulos subliminares e não requer nenhum procedimento cirúrgico para sua aplicação, a ETCA torna-se uma opção mais segura e prática.

MÉTODOS DE APLICAÇÃO

A estimulação neural com corrente pulsada e alternada pode ser obtida, por exemplo, com a estimulação profunda cerebral, estimulação nervosa periférica transcutânea, estimulação do nervo vago, estimulação magnética transcraniana (quando usados pulsos bifásicos), estimulação eletroconvulsiva e, finalmente, estimulação transcraniana com corrente alternada (ETCA). O interesse clínico e experimental dessa última técnica aumentou após a descrição na literatura dos efeitos benéficos da estimulação transcraniana com corrente contínua de baixa intensidade (ETCC), pois modelamentos de correntes elétricas mostraram que uma quantidade significativa de corrente elétrica chega ao córtex cerebral[6] e que baixas intensidades podem ter efeito modulador significativo[5]. A aplicação da corrente alternada pode ser realizada com o uso de diferentes métodos. Esses métodos possuem certas diferenças em relação aos parâmetros de estimulação. Existem várias denominações para a aplicação de ETCA. Uma delas é chamada de estimulação transcutânea craniana por corrente elétrica (ou em inglês TCES – *transcutaneous cranial electrical stimulation*) e muito testado nas décadas de 1960 e 1970[4]. Nesse caso, os protocolos de estimulação com correntes Limoge são utilizados, nos quais três eletrodos colocados cutaneamente são empregados: um negativo (cátodo), colocado entre as sobrancelhas, e dois positivos (ânodos), colocados na região retromastóidea. Este tipo de estimulação possui voltagem de 30 a 35V e intensidade média de corrente em torno de 2mA, seguindo o protocolo de aplicação das correntes Limoge[4]. Esse protocolo tem sido testado para dor crônica e distúrbios do sono. Alguns protocolos têm sido chamados de ETCA (estimulação transcraniana com CA de baixa intensidade). Nesse protocolo, grupos de pesquisa têm utilizado uma montagem de eletrodos semelhante àquela utilizada para aplicação da ETCC. Essa montagem consiste em dois eletrodos feitos de borracha e envolvidos por esponjas umedecidas com solução salina. Os eletrodos (25 a 35cm^2), por sua vez, são conectados a um aparelho e afixados ao escalpo com o uso de faixas elásticas. Atualmente, há alguns aparelhos comercialmente disponíveis para aplicação da ETCA, alguns deles requerem apenas duas pilhas AA e geram uma corrente alternada continuamente liberada a uma frequência fixa de 15Hz (*Fisher Wallace Cranial Stimulator*). Porém ainda não está claro a melhor frequência de estimulação. O eletrodo de estimulação é colocado sobre a área-alvo, enquanto o eletrodo de referência é colocado sobre a área supraorbital contralateral, conforme apresentado na figura II-6. A ETCA é aplicada geralmente durante 5 a 20 minutos, com intensidade de corrente de 400μA a 1mA e frequências de 1, 10, 15, 30 e 45Hz. Atualmente, há evidências de que a ETCA é capaz de melhorar o aprendizado motor[7], reduzir o grau de ansiedade em pacientes com diagnóstico do distúrbio de ansiedade generalizada[8] e inibir a excitabilidade do córtex motor[5]. O quadro II-1 apresenta algumas das publicações obtidas com os efeitos da ETCA.

MECANISMOS ASSOCIADOS AOS EFEITOS

Os três principais desafios enfrentados atualmente para o uso clínico dessa técnica são: a) o fato de que os mecanismos de ação ainda não estão completamente esclarecidos; b) a focalidade; e c) a baixa intensidade da corrente aplicada, conforme descrito no item Aspectos históricos. Além destes três desafios, no passado, também se questionava a quantidade de corrente que realmente penetrava o escalpo e alcançava o cérebro. Atualmente, modelos matemáticos comprovam que uma pequena fração da corrente alternada penetra o escalpo, atingindo até regiões subcorticais, como o tálamo[9]. O próximo passo então tornou-se comprovar o quanto essa pequena intensidade de corrente seria capaz de

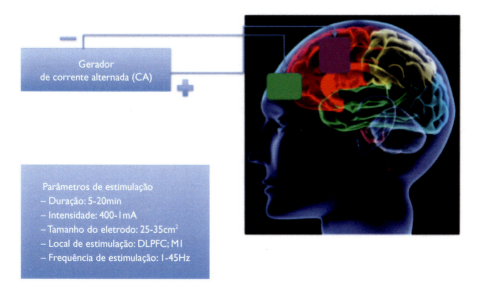

FIGURA II-6 – Principais características da ETCA. Montagem de eletrodos para estimulação do córtex motor primário (M1). Eletrodo lilás (ânodo ou cátodo) colocado sobre M1, e eletrodo verde (ânodo ou cátodo), sobre a região supraorbital.

alterar a atividade cerebral. Por exemplo, a estimulação supralimiar com CA utilizada para terapia eletroconvulsiva parece provocar mudanças na atividade neuronal e induzir potenciação a longo prazo (LTP) e depressão a longo prazo (LTD), do termo da língua inglesa *long-term potentiation* e *long-term depression*, indicativos de aumento na excitabilidade e redução a longa duração, respectivamente. Esse aumento ou redução são dependentes da alteração na atividade sináptica. Por outro lado, esses mecanismos ainda não estão claros para correntes de baixa intensidade e outros mecanismos como ação direta no potencial de membrana são possíveis. Além da investigação da relação entre os efeitos da ETCA e a modulação da atividade sináptica, outros achados demonstram que a ETCA produz alterações na atividade eletroencefalográfica. Por exemplo, a ETCA parece alterar padrões eletroencefalográficos através de estados mais relaxados, já que a ETCA pode provocar aumento na atividade da frequência alfa quando comparada às demais frequências[10]. Entretanto, tal afirmação deve ser analisada com muita cautela, visto que essas alterações dependem dos parâmetros de estimulação, assim como da montagem dos eletrodos.

Além desses mecanismos citados anteriormente, algumas evidências na literatura correlacionam os efeitos da estimulação com CA e a liberação de neurotransmissores, como serotonina, dopamina, endorfina, norepinefrina. Contudo, até o momento não há dados suficientes para confirmar essa correlação, ou seja, seria inadequado afirmar que tais alterações sejam devido à origem central, uma vez que as mudanças nas concentrações de neurotransmissores podem ser provocadas por um efeito periférico não específico.

QUADRO II-I – Sumário dos estudos recentes de tACS.

Autores	Ano	n	Localização dos eletrodos	Intensidade de corrente	Frequência	Duração de sessão	Tratamento/duração	Resultados
Kanai et al.[13]	2008	8	Córtex occipital e vértex	250µA até 1.500µA	5-30Hz	60-90min	5-10s por ensaio, cada um separado por 30s	Indução de fosfenas: 20Hz mais efetivo na luz e 10Hz no escuro
Antal et al.[7]	2008	36	Membro inferior esquerdo	400µA	1, 10, 30 e 45Hz	5-10min	–	Nenhuma interação, exceto pela melhora na tarefa de aprendizado motor implícito com a frequência de 10Hz
Tan et al.[17]	2006	40	Lóbulo da orelha	100µA	–	60min/dia	21 dias	Nenhuma diferença significativa entre os grupos, entretanto uma diferença significativa na mudança da dor entre os dois grupos
Scherder et al.[15]	2006	20	Lóbulo da orelha	10-600µA	100Hz	30min/dia	5 dias/semana por 6 semanas	Nenhuma interação entre os níveis de cortisol ou atividade rítmica no repouso
Capel et al.[11]	2003	30	Lóbulo da orelha	Pulsos com amplitude positiva de 12µA	50Hz	53min 2 vezes/dia	4 dias	Redução significativa nos níveis de dor quando comparados ao placebo
Gabis et al.[12]	2003	20	Mastoides	4mA (sham 0,75mA)	77Hz	30min/dia	8 dias	Nenhuma diferença significativa entre tratamento e níveis da dor, entretanto diferença significativa nos níveis de β-endorfina
Lichtbrown et al.[14]	2001	60	Lóbulo da orelha	100µA	0,5Hz	60min/dia	3 semanas	Melhora significativa dos portadores de fibromialgia, quando comparados ao placebo
Schroeder et al.[10]	2001	20	Lóbulo da orelha	10-100µA	0,5 e 100Hz	20min/sessão	3 sessões (sham 0,5-100Hz)	0,5 e 100Hz causou redução na frequência média do ritmo alfa, quando comparado ao placebo
Southworth et al.[16]	1999	52	Região temporal	–	15KHz	20min	1 sessão	O nível de atenção melhorou significativamente em comparação com o placebo
Zaghi et al.[5]	2010	11	Córtex motor primário	Densidade de corrente (0,80A/m²)	15Hz	20min	2 sessões	ETCA (15Hz) causou padrão de inibição da excitabilidade cortical

CONSIDERAÇÕES FINAIS E PERSPECTIVAS

Nas últimas duas décadas, o interesse pelo uso de técnicas de neuromodulação para o tratamento de doenças neuropsiquiátricas, tais como depressão, ansiedade crônica, dentre outras, tem crescido. Embora as correntes elétricas para neuromodulação sejam estudadas há mais de um século, a comunidade médica e científica ainda enfrenta certos obstáculos para sua compreensão, assim como aplicação clínica dessas técnicas. Dentre esses obstáculos, este capítulo apresentou as limitações no conhecimento da estrutura mecanicística da ETCA; mais especificamente, o problema com a focalidade e as correntes de baixa intensidade utilizadas, quando comparadas às outras técnicas atualmente disponíveis. Apesar da carência de conhecimento em relação aos mecanismos, os problemas com a focalidade da técnica, bem como a baixa intensidade da corrente aplicada, muitos ensaios clínicos e experimentais apresentam resultados promissores ao uso dessa técnica de neuromodulação. Além disso, quando comparada às demais técnicas para estimulação elétrica, a ETCA é prática, de baixo custo e relativamente segura, haja vista que até o momento a literatura não apresenta nenhum achado da ocorrência de convulsões (como pode acontecer com EMT) ou eletrólise e lesão por aquecimento (como pode acontecer com ETCC) ou demais efeitos adversos graves após a aplicação da ETCA. Dentre outros dados descritos ao longo do capítulo, estes tornam a ETCA uma técnica sedutora para clínicos em busca de novos tratamentos de distúrbios neuropsiquiátricos, mas também no campo experimental andando à procura dos porquês dos dados efeitos neuromodulatórios sobre a excitabilidade cortical encontrados após o uso da ETCA.

REFERÊNCIAS BIBLIOGRÁFICAS

1. Boggio PS, Bermpohl F, Vergara AO, Muniz AL, Nahas FH, Leme PB, et al. Go-no-go task performance improvement after anodal transcranial DC stimulation of the left dorsolateral prefrontal cortex in major depression. J Affect Disord 2007;101(1-3):91-98.

2. Fregni F, Orsati F, Pedrosa W, Fecteau S, Tome FA, Nitsche MA, et al. Transcranial direct current stimulation of the prefrontal cortex modulates the desire for specific foods. Appetite 2008;51(1):34-41.

3. Anan'ev MG, Golubeva IV, Gurova EV, Kashchevskaia LA, Levitskaia LA, Khudyi IuB[Preliminary data on experimental electro narcosis induced with the apparatus of the Scientific and Research Institute for Experimental Surgical Apparatus and Instruments]. Eksp Khirurgiia. 1957;2(4):3-7.

4. Limoge A, Robert C, Stanley TH. Transcutaneous cranial electrical stimulation (TCES): a review 1998. Neurosci Biobehav Rev 1999; 23(4):529-538.

5. Zaghi S, de Freitas Rezende L, de Oliveira LM, El-Nazer R, Menning S, Tadini L, Fregni F. Inhibition of motor cortex excitability with 15Hz transcranial alternating current stimulation (tACS). Neurosci Lett 2010;479(3):211-214.

6. Wagner T, Fregni F, Fecteau S, Grodzinsky A, Zahn M, Pascual-Leone A. Transcranial direct current stimulation: a computer-based human model study. Neuroimage 2007;35(3):1113-1124.

7. Antal A, Boros K, Poreisz C, Chaieb L, Terney D, Paulus W. Comparatively weak after-effects of transcranial alternating current stimulation (tACS) on cortical excitability in humans. Brain Stimul 2008;1(2):97-105.

8. Bystritsky A, Kerwin L, Feusner J. A pilot study of cranial electrotherapy stimulation for generalized anxiety disorder. J Clin Psychiatry 2008; 69(3):412-417.

9. Ferdjallah M, Bostick FX Jr, Barr RE. Potential and current density distributions of cranial electrotherapy stimulation (CES) in a four-

concentric-spheres model. IEEE Trans Biomed Eng 1996;43(9):939-943.

10. Schroeder MJ, Barr RE. Quantitative analysis of the electroencephalogram during cranial electrotherapy stimulation. Clin Neurophysiol 2001;112(11):2075-2083.

11. Capel ID, Dorrell HM, Spencer EP, Davis MW. The amelioration of the suffering associated with spinal cord injury with superception transcranial electrical stimulation. Spinal Cord 2003;41(2):109-117.

12. Gabis L, Shklar B, Geva D. Immediate influence of transcranial electrostimulation on pain and beta-endorphin blood levels: an active placebo-controlled study. Am J Phys Med Rehabil 2003;82(2):81-85.

13. Kanai R, Chaieb L, Antal A, Walsh V, Paulus W. 2008. Frequency-dependent electrical stimulation of the visual cortex. Curr Biol 2008; 18:1839-1843.

14. Lichtbroun AS, Raicer MM, Smith RB. The treatment of fibromyalgia with cranial electrotherapy stimulation. J Clin Rheumatol 2001; 7(2):72-78.

15. Scherder E, Knol D, van Tol MJ, van Someren E, Deijen JB, Swaab D, et al. Effects of high-frequency cranial electrostimulation on the rest-activity rhythm and salivary cortisol in Alzheimer's disease: a pilot study. Dement Geriatr Cogn Disord 2006;22(4):267-272.

16. Southworth S. A study of the effects of cranial electrical stimulation on attention and concentration. Integr Physiol Behav Sci 1999; 34(1):43-53.

17. Tan G, Rintala DH, Thornby JI, Yang J, Wade W, Vasilev C. Using crania electrotherapy stimulation to treat pain associated with spinal cord injury. J Rehabil Res Dev 2006;43(4):461-474.

7

TÉCNICAS DE NEUROMODULAÇÃO INVASIVA

Claudio Fernandes Corrêa

A neuromodulação é uma tecnologia nova, que utiliza efeitos de inibição, estimulação ou modificação para regular a atividade elétrica e química do sistema nervoso central, periférico ou autônomo. É um procedimento não destrutivo que permite modificar funções do sistema nervoso de modo reversível e ajustável[1].

TÉCNICAS DE NEUROMODULAÇÃO INVASIVA

As técnicas de neuromodulação invasiva vêm sendo utilizadas há mais de 50 anos e atualmente muitas modalidades estão disponíveis para o tratamento de distúrbios do movimento, como doença de Parkinson, tremor essencial e distonias, epilepsia, dor crônica, distúrbios psiquiátricos, entre outros. Norman Shealy foi pioneiro no conceito de estimulação da medula espinal (EME) na década de 1960 e, baseado nos princípios deste conceito, outras técnicas de neuroestimulação foram desenvolvidas e têm-se mostrado extremamente úteis nos últimos anos[2]. As principais modalidades de neuromodulação invasiva disponíveis são: EME, estimulação cerebral profunda (ECP), estimulação do nervo vago (ENV) e estimulação periférica.

ESTIMULAÇÃO DA MEDULA ESPINAL

A EME é um método efetivo para algumas condições neuropáticas resistentes ao tratamento com a vantagem de ser minimamente invasiva, ser um método reversível e provocar poucos efeitos adversos comparados à farmacoterapia crônica[3]. É um método simples e seguro, com raras complicações[4].

É indicada para tratar especialmente a dor por desaferentação e, menos frequentemente, a nociceptiva quando o tratamento conservador foi ineficaz. É recomendada nos casos de neuralgia pós-herpética, dor secundária à avulsão de raízes, neuropatia periférica dolorosa por diferentes causas, síndromes dolorosas com componentes neurovege-

84 Princípios Básicos das Técnicas de Neuromodulação

tativos, síndromes pós-laminectomia, entre outros casos, tendo como principais indicações a dor neuropática relacionada à síndrome pós-laminectomia e síndrome da dor regional complexa[5].

Os primeiros implantes de eletrodos na medula espinal para o alívio da dor foram realizados por laminectomia[6]. Inicialmente, eletrodos uni e bipolares eram implantados no espaço subaracnóideo, depois passaram a ser implantados no compartimento subdural e atualmente são implantados no espaço epidural[4]. Atualmente, os eletrodos são quadripolares, com oito ou 16 polos e na maioria das vezes são implantados por meio de técnicas percutâneas, principalmente por sua simplicidade e segurança[4]. A implantação definitiva dos neuroestimuladores deve ser precedida por uma fase de teste percutâneo, na qual a terminação ativa do eletrodo é posicionada sobre a medula espinal, no local indicado pela topografia da dor. Esta técnica é realizada sob anestesia local e a posição ideal do eletrodo é aquela em que a mínima estimulação provoca parestesia na área afetada pela dor. O efeito da estimulação deve ser observado e anotado pelo paciente durante uma ou duas semanas[4].

A implantação do eletrodo via procedimento aberto deve ser realizada sob anestesia geral, em decúbito ventral ou lateral. Após preparar e abrir as camadas superficiais, o processo espinal relacionado à vértebra localizada dois segmentos acima da área da dor é removido, e o espaço epidural que abrigará o eletrodo, dissecado. O eletrodo é fixado com fio mononáilon 4-0 e as conexões distais são exteriorizadas. Os pacientes são mantidos em repouso no primeiro dia de pós-operatório. A estimulação da medula espinal é realizada por um gerador externo durante 1 hora, quatro vezes por dia, usando os mesmos parâmetros do método percutâneo[4].

Se a estimulação provoca melhora importante durante o período de testes, as conexões externas dos eletrodos são retiradas. Usando um cabo próprio, os eletrodos são conectados ao gerador de pulso implantado no tecido subcutâneo do tórax anterior ao abdome. Os parâmetros geralmente utilizados são de 130Hz durante 60 segundos cada um ou 10 minutos, de acordo com as necessidades individuais. A intensidade necessária é a que provoca parestesia tolerável no segmento afetado pela dor. Os eletrodos são removidos quando a estimulação elétrica não beneficiou o paciente na fase de testes[4].

Revisão da literatura mostrou que o custo-efetividade da EME, a longo prazo, é bom, mesmo considerando que os custos iniciais são maiores do que os de outros tratamentos[5]. A EME foi fortemente recomendada para pacientes com dor lombar pós-cirúrgica e síndrome dolorosa regional complexa, com evidência de moderada a leve para uso clínico a longo prazo[5].

Racional fisiopatológico e mecanismos de ação

Experimentos desenvolvidos em modelos animais demonstraram os efeitos da EME na dor neuropática. Segundo esse modelo, a ativação dos cornos dorsais estabelece contato com múltiplos neurônios, entre os quais uma cadeia dinâmica de neurônios e interneurônios GABAérgicos. A estimulação induz a liberação de ácido gama-aminobutírico (GABA) que se liga preferencialmente aos receptores $GABA_B$ e resulta em diminuição da liberação de glutamato. Efeitos adicionais envolvem a liberação aumentada de acetilcolina que se liga aos receptores muscarínicos (M4) e à adenosina, que se liga a receptores A1. Outro mecanismo importante é a ativação do controle descendente das vias serotoninérgica e noradrenérgica originadas nos centros cerebrais supraespinais[3].

Resultados clínicos (revisão de literatura)

Estudo que avaliou a aplicação dessa técnica para uma série de condições dolorosas mostrou que quando a dor neuropática é intensa, como em pacientes com lesão do cone medular, lesão da cauda equina, lesão transversal total da medula espinal, avulsão de raízes e dor no membro fantasma, os resultados obtidos com a EME não foram satisfatórios. Por outro lado, esse método ofereceu alívio da dor em 64% dos pacientes nos quais a função sensitiva foi parcialmente preservada, como em pacientes com mielopatia, síndrome dolorosa regional complexa tipo I e fibrose epidural[4].

A EME foi utilizada para tratar um paciente de 68 anos que apresentava dor persistente três anos após a cirurgia de prótese total de joelho. O paciente já havia sido tratado com medicação e bloqueios nervosos sem sucesso e manteve melhora na dor e na funcionalidade um ano após implante do eletrodo. Os autores concluíram que a EME pode ser uma opção viável no tratamento da dor de joelho refratária após o implante de prótese total de joelho para os pacientes que não respondem ao tratamento conservador[7].

Segurança e tolerabilidade

Cerca de 34% dos pacientes podem experimentar algum efeito adverso da EME[5], sendo os mais comuns a migração ou fratura do eletrodo e a infecção[5]. Outras complicações que podem ocorrer são: eletrodos aderidos, punção do saco dural e hematoma[8].

ESTIMULAÇÃO CEREBRAL PROFUNDA

Racional fisiopatológico e mecanismos de ação

A ECP tem-se mostrado um procedimento seguro e eficaz para o tratamento de uma variedade de distúrbios neurológicos e psiquiátricos refratários a outros tratamentos, com a vantagem de ser uma técnica de neuromodulação ajustável, não destrutiva e reversível[9-11]. A ECP promove a estimulação elétrica de núcleos cerebrais subcorticais específicos e foi usada inicialmente para modular a atividade cerebral na doença de Parkinson avançada, permitindo aos pacientes recuperar algum grau de controle motor[12,13]. Atualmente, a ECP vem sendo utilizada para o tratamento da depressão, transtornos obsessivos compulsivos, dependência química, obesidade, entre outros. O uso da ECP para distúrbios psiquiátricos surgiu a partir da observação de que pacientes com doença de Parkinson com co-morbidades psiquiátricas apresentavam melhora após a aplicação dessa técnica[12].

Na ECP uma corrente elétrica (130-180Hz) é aplicada a partes específicas do cérebro via eletrodos implantados[14,15]. A estimulação de alta frequência no alvo de cirurgias ablativas produz efeitos clínicos similares à ablação, com a vantagem de ter efeitos reversíveis quando cessa a estimulação[16]. Os alvos mais frequentes da estimulação cerebral são duas estruturas nos gânglios basais, o globo pálido e os núcleos subtalâmicos[17]. Os riscos dessa técnica são: hemorragia, acidente vascular cerebral (AVC), convulsões e infecção[10].

86 Princípios Básicos das Técnicas de Neuromodulação

Resultados clínicos (revisão de literatura)

Doença de Parkinson

A ECP foi desenvolvida inicialmente para tratar pacientes com doença de Parkinson e atualmente é a intervenção cirúrgica de escolha quando as complicações motoras dessa doença não são controladas com as medicações. Os candidatos ideais são os pacientes com sintomas motores flutuantes, que apresentam muitos efeitos adversos da medicação, com poucas comorbidades e sem transtornos cognitivos ou comportamentais. O risco relativamente baixo e os benefícios significativos do procedimento devem ser cuidadosamente avaliados para cada paciente. A maioria dos pacientes que passam por esse procedimento apresenta melhora significativa nas atividades de vida diária e na qualidade de vida[18].

A ECP tem várias vantagens em relação à cirurgia ablativa. Pode ser bilateral, causa menos dano cerebral, é reversível e pode ser modificada pela escolha do eletrodo a ser ativado, além de ajustes de intensidade, duração e frequência da estimulação. Assim como nos procedimentos ablativos, podem ocorrer complicações operatórias em pequena porcentagem dos casos. Dentre as poucas desvantagens desse método estão as horas necessárias para ajustar os parâmetros, falha do método, necessidade de trocar o gerador, potencial de infecção e exteriorização do dispositivo pela pele[18].

Tremor essencial

O tremor essencial é o distúrbio de movimento mais comum e o mais frequente em pessoas com 65 anos de idade ou mais. Pode-se desenvolver em qualquer fase da vida e agrava-se com o avanço da idade[1,12,19]. É caracterizado por movimentos rítmicos e involuntários que afetam frequentemente os braços, a cabeça e a voz, podendo ainda afetar o tronco e as pernas[1,12].

Estudos indicam que pacientes com tremor essencial apresentam hiperatividade cerebelar e que essa condição está relacionada à intenção do movimento de origem cerebelar[20]. Uma característica marcante do tremor essencial é que quando ele acomete as mãos, ambas são afetadas na mesma intensidade[1].

A presença do tremor pode causar dificuldades nas atividades de vida diária, pois interfere em atividades que exigem controle motor fino (comer, beber, escrever), prejudicando a qualidade de vida dos pacientes[1,19].

A ECP é o tratamento de escolha para tratar o tremor essencial, tendo sido usada e aprovada amplamente. O procedimento envolve a implantação de um eletrodo em uma estrutura-alvo, geralmente o núcleo subtalâmico, o globo pálido interno ou o núcleo ventral intermediário do tálamo[1]. O núcleo ventral intermediário do tálamo é a principal área-alvo para o tratamento do tremor essencial, por ser considerada uma área segura e efetiva para pacientes refratários ao tratamento farmacológico[1]. Há também estudos não controlados, sugerindo que a região abaixo do núcleo ventral intermediário do tálamo pode ser uma localização melhor para a estimulação desses pacientes[19].

A efetividade da ECP é o resultado da interrupção da oscilação anormal de um grupo de células ou de um circuito que dá origem ao tremor. A seleção dos pacientes é muito importante para o sucesso do tratamento. A avaliação pré-operatória inclui o diagnóstico preciso do tipo de tremor e as chances de sucesso da implantação. É importante analisar a resposta do paciente aos tratamentos prévios, os potenciais efeitos da ECP na qualidade de vida do paciente e o risco cirúrgico[1].

As vantagens da ECP no tratamento do tremor essencial incluem a reversibilidade do procedimento, o fato de provocar menos lesão ao tecido cerebral quando comparado a outros métodos, além de permitir a modificação dos parâmetros de estimulação, o que melhora os sintomas e reduz os efeitos colaterais. As desvantagens são o custo elevado, o risco de infecção e troca das baterias a cada cinco anos aproximadamente[1].

Revisão da literatura que analisou a resposta de 430 pacientes que receberam ECP para tratar o tremor essencial mostrou melhora significativa dos sintomas com eventos adversos mínimos (parestesias, disartrias e cefaleia), controlados com a modificação dos parâmetros de estimulação. Os autores concluíram que há evidências de que a ECP é um tratamento seguro e efetivo para o tremor essencial[21].

Pesquisa que analisou a otimização dos parâmetros de estimulação na melhora clínica da supressão do tremor e avaliou se esse efeito poderia ser sustentado a longo prazo mostrou que pacientes estimulados no núcleo ventral intermediário apresentaram melhora significativa dos sintomas, mas os efeitos não se mantiveram em seguimento de 10 semanas. Os pacientes desenvolveram tolerância, que pode ser explicada pelo fato de que mudanças agudas nos parâmetros de estimulação levam a distúrbios imediatos na rede neural patológica do tremor essencial, resultando em sua supressão. Após determinado período, no entanto, a rede neural parece adaptar-se a essa interferência, resultando em habituação clínica, com subsequente aumento do tremor. Os autores sugerem que a alternância dos parâmetros de estimulação pode ser o modo mais eficaz de tratamento[22].

Distonias

A distonia é um distúrbio do movimento caracterizado pela contração muscular sustentada, que geralmente produz movimentos repetitivos e de torção ou posturas anormais[23,24]. Pode ser classificada de acordo com a idade de início dos sintomas, a distribuição anatômica dos músculos afetados (focal, segmentar, generalizada ou hemidistonia) e a etiologia (primária, secundária, entre outras)[23,24]. O tratamento farmacológico da distonia geralmente é insatisfatório e várias opções cirúrgicas têm sido investigadas, como cirurgia estereotáxica funcional, desnervação periférica e miectomia. A ECP tem sido usada por mais de uma década para tratar a distonia e oferece muitas vantagens em relação a cirurgias ablativas, tornando-se rapidamente o principal método cirúrgico no tratamento da distonia[24].

A seleção dos pacientes para a ECP deve considerar pacientes que apresentem incapacidade significativa e que não tenham obtido sucesso em outros tratamentos, incluindo injeção de toxina botulínica. É importante investigar também as causas secundárias da doença, pois algumas condições respondem bem ao tratamento convencional e o prognóstico parece variar de acordo com a etiologia. Vários centros de pesquisa fazem rastreamento dos pacientes para identificar a mutação DYT1, pois muitos estudos indicam que os pacientes com essa mutação têm melhor prognóstico. A relação entre prognóstico e idade no momento da cirurgia mostra que os mais jovens apresentam melhor resposta clínica pós-operatória[24].

Os efeitos adversos mais comuns da ECP em pacientes com distonia são disartria, diminuição do volume da fala, disestesias e contrações motoras, dependendo do alvo da estimulação. Esses efeitos, no entanto, são reversíveis com mudanças nos parâmetros de estimulação[24].

A uso da ECP bilateral no globo pálido foi testado em 10 pacientes com distonia cervical grave e os resultados mostraram melhora significativa dos sintomas, da incapacidade e da dor um ano após o procedimento. Os pacientes também apresentaram melhora significativa na saúde geral, na funcionalidade física e na depressão. As complicações observadas foram moderadas e reversíveis em quatro pacientes. Esses resultados confirmaram a eficácia e a segurança da ECP para o tratamento de pacientes com distonia cervical grave refratários a outras terapias[25].

A resposta dos pacientes com distonia à ECP é bastante variável. Estudo que analisou a resposta de pacientes com vários tipos de distonia concluiu que pacientes com formas primárias de distonia, distonia mioclônica, subtipos de distonia heredodegenerativa e distonia tardia apresentaram melhora média maior que 50% na gravidade da distonia após a ECP. Entre os pacientes com distonia primária generalizada a curta duração dos sintomas, menor gravidade dos sintomas e DTY1 positivo foram fatores independentemente associados à melhora significativa após o procedimento. Pacientes com outras formas de distonia, como secundária e heredodegenerativa, apresentam respostas variadas à ECP, tornando a predição da resposta desses pacientes mais difícil[23].

Pesquisa que teve como objetivo relatar o desfecho a longo prazo da ECP bilateral no globo pálido interno (GPi) para o tratamento da distonia cervical em 10 pacientes mostrou que eles apresentaram melhora significativa (68%). Em quatro pacientes não se observou associação entre a gravidade da postura e a melhora da dor. A estimulação bipolar com pulsos elevados e amplitudes largas produziu excelentes resultados em relação à vida útil da bateria[26].

Estudo que acompanhou 10 pacientes após estimulação pálida ou talâmica durante 10 anos mostrou que os pacientes apresentaram melhora estável. Após nove anos de estimulação talâmica crônica ocorreu discreta redução da eficácia, que foi recuperada quando o alvo da estimulação foi modificado para a região do globo pálido, mostrando que a ECP mantém a melhora sintomática e funcional a longo prazo na maioria dos pacientes com distonia[27].

Depressão

Embora a ECP ainda seja considerada uma técnica recente no tratamento da depressão, tem-se mostrado um tratamento promissor no alívio dos sintomas em casos graves e refratários, oferecendo esperança a esses pacientes. Assim como na doença de Parkinson, a ECP pode ser um tratamento seguro, efetivo e eticamente justificável para tratar a depressão[13].

Cerca de 20% dos pacientes que sofrem de depressão são refratários a todos os tratamentos disponíveis. O uso da ECP no tratamento da depressão refratária dá suporte ao conceito de que a depressão é um distúrbio complexo, que envolve mais do que a alteração em um neurotransmissor ou distúrbio em localização anatômica no cérebro. A neuroimagem funcional é um método que contribui para elucidar as áreas envolvidas na depressão e as respostas à terapia[28].

A observação de que a atividade da região do cíngulo está aumentada em pacientes refratários ao tratamento e que esta atividade diminui com diferentes tratamentos, como antidepressivos, eletroconvulsoterapia, estimulação magnética transcraniana e cirurgias ablativas, sugere que essa área desempenha papel importante no controle da depressão[29]. Estudos que analisaram a resposta à ECP de frequência alta aplicada à área subcalosa do giro do cíngulo mostraram boa resposta e boa tolerância ao tratamento, com manutenção dos benefícios em um ano de seguimento para pacientes refratários aos tratamentos convencionais[29,30].

Outras áreas também foram exploradas para a aplicação da ECP no tratamento da depressão. Estudo que investigou o uso da ECP na cápsula ventral/*ventral striatum* para o tratamento de depressão refratária mostrou que 15 pacientes com depressão refratária grave que receberam estimulação contínua e foram acompanhados por até quatro anos apresentaram melhora significativa nos sintomas depressivos e na funcionalidade. A ECP foi bem tolerada pelos pacientes e os autores concluíram que essa técnica beneficiou pacientes altamente refratários ao tratamento convencional[31].

Transtorno obsessivo compulsivo

O transtorno obsessivo compulsivo (TOC) é um distúrbio psiquiátrico no qual pensamentos ou impulsos intrusivos geram ansiedade que só é aliviada por meio de comportamentos repetitivos ou compulsões[9]. Os pacientes que sofrem de TOC apresentam prejuízos nas funcionalidades social, cognitiva e interpessoal[32].

A ECP tem sido uma opção de tratamento para pacientes com TOC que apresentam sintomas graves, crônicos e resistentes a várias modalidades de tratamento[30]. As evidências sugerem que a estrutura-alvo da ECP mais efetiva para pacientes com TOC é o *nucleus accumbens*, mas outras áreas estão sendo estudadas, como a cápsula interna e menos frequentemente o núcleo caudado, núcleos subtalâmicos e tálamo dorsomedial[10].

Os mecanismos pelos quais a ECP alivia os sintomas do TOC não são bem conhecidos. Uma das possibilidades é a alteração do equilíbrio entre as influências corticais e subcorticais no comportamento[9]. Outra hipótese é de que o *nucleus accumbens* funcione como uma estrutura de revezamento entre o complexo amigdaloide e outras estruturas como o tálamo dorsomedial, gânglio basal, áreas dopaminérgicas mesolímbicas e córtex pré-frontal. Aparentemente, um distúrbio da modulação da produção neural do complexo amigdaloide ocorre nos pacientes com TOC, e a reorganização provocada pela estimulação elétrica de alta frequência no *nucleus accumbens* explicaria a efetividade desse método[10]. Alguns autores observaram também a diminuição do metabolismo frontal em exames de tomografia por emissão de pósitrons (PET) durante a ECP em pacientes com TOC[10].

A compulsividade está relacionada ao sistema de reforço cerebral, no qual estão envolvidas projeções da dopamina na área ventral do tegmento para o *nucleus accumbens* e partes do lobo frontal, sendo o reforço químico ou comportamental. Evidências sugerem hiperatividade dopaminérgica em pacientes com TOC com aumento da atividade dopaminérgica no *nucleus accumbens*, que seria afetado pela ECP nessa região[33].

Estudo que analisou a aplicação da ECP no *nucleus accumbens* em dois pacientes com TOC crônico e resistente ao tratamento mostrou que eles apresentaram melhora na fun-

90 Princípios Básicos das Técnicas de Neuromodulação

cionalidade, redução dos sintomas compulsivos e depressivos, sem eventos adversos. Os parâmetros elétricos utilizados para atingir os efeitos terapêuticos foram acima de 5 volts, mantendo constantes os demais parâmetros em 130Hz e 90μs a duração do impulso, sugerindo a necessidade de um campo elétrico maior do que o obtido nos núcleos de estimulação subtalâmica para a doença de Parkinson[32].

Dependência de drogas

O vício é um transtorno psiquiátrico grave com grande impacto individual e socioeconômico[34,35]. Várias teorias foram propostas nas últimas décadas para explicar a origem do vício e do comportamento de dependência. O vício começa, na maioria das vezes, com o uso social de uma substância, que se torna uma compulsão e finalmente dependência e síndrome de abstinência[34].

O *nucleus accumbens* tem um papel central na patogênese da dependência às drogas. É uma estrutura cerebral que pertence ao sistema mesolímbico dopaminérgico, localiza-se próximo ao hipocampo e está ligada à sensação de prazer. Muitos autores acreditam que a desregulação do sistema de recompensa cerebral contribui para o desenvolvimento do vício, tornando o *nucleus accumbens* uma estrutura atrativa para a ECP[15].

Estudos com exames de imagem têm mostrado que com o uso de uma substância psicoativa ocorre liberação de dopamina no *nucleus accumbens*, provocando a sensação de "estar alto". Com o aumento da liberação de dopamina no *nucleus accumbens* a inibição da produção neuronal é reduzida, causando a ativação do sistema de recompensa. A sensação de bem-estar produzida pela ativação desse sistema pode ser considerada reforço positivo. O reforço negativo envolve a evitação dos sintomas de abstinência, que ocorrem com a interrupção do uso da substância. Em indivíduos viciados tanto o reforço positivo como negativo envolvem a interrupção do sistema de recompensa pelo uso repetido da substância[34,36].

Intervenções psicoterapêuticas e farmacológicas para o tratamento da dependência não apresentam grandes taxas de sucesso, com recaídas ocorrendo em cerca de 80% dos pacientes com dependência alcoólica grave[33]. Novas opções de tratamento para o vício têm sido propostas com base no pressuposto de que a dependência de drogas está relacionada a mau funcionamento de uma região anatômica específica do cérebro[34].

O tratamento neurocirúrgico da dependência teve início nos anos 1960, com a leucotomia (lesão no córtex frontal), utilizada para tratar pacientes com depressão, que demonstrou aliviar a dependência de álcool e barbitúricos. Nos anos 1970, a hipotalamotomia gradualmente substituiu a leucotomia no tratamento neurocirúrgico da dependência, baseado em modelos animais e observações clínicas. Ainda na década de 1970, a cingulotomia foi testada para abolir a dependência às drogas. No final da década de 1990, cirurgiões russos realizaram criocingulotomias bilaterais. O procedimento consistia em congelar parte do cérebro usando técnicas estereotáxicas para cortar o giro do cíngulo no sistema límbico bilateral por meio de uma pequena perfuração no crânio. Recentemente, procedimentos neurocirúrgicos foram utilizados para tratar a dependência à heroína pela ablação do *nucleus accumbens* bilateralmente[35]. A ECP tem sido utilizada também para tratar transtornos de humor. Relato de caso mostrou que a ECP do *nucleus accumbens* bilateral aliviou a dependência ao álcool de uma paciente que sofria de agorafobia, sugerindo que essa técnica também poderia ser utilizada no tratamento da dependência de drogas[38].

Estudo que avaliou a resposta de três pacientes dependentes de álcool à ECP no *nucleus accumbens* mostrou que, apesar de esses pacientes apresentarem a dependência há muitos anos e terem experimentado repetidas falhas nos tratamentos, a ECP foi eficaz. Os três pacientes mostraram redução importante da necessidade do álcool e foram capazes de manter a abstinência por longos períodos[35].

Pesquisa que explorou a ECP em ratos mostrou que o *nucleus accumbens* desempenha papel central nas propriedades de recompensa e vício do abuso de drogas em geral e em especial do álcool. A ECP reduziu significativamente o consumo de álcool em ratos dependentes de modo agudo e após período de abstinência forçada. Os autores concluíram que a ECP do *nucleus accumbens* deve ser um tratamento efetivo na redução do consumo de álcool em pacientes que abusam do álcool e não respondem a outras formas de terapia[15].

Revisão da literatura concluiu que o *nucleus accumbens* parece ser o melhor alvo para o alívio do vício, mas apenas estudos que analisaram pacientes com dependência como comorbidade foram analisados. É importante ampliar a pesquisa sobre a aplicação da ECP no tratamento da dependência de drogas para compreender melhor o mecanismo de ação, definir a melhor estrutura-alvo e os procedimentos de segurança que devem ser adotados. É necessário, no entanto, expandir o conhecimento sobre os circuitos neuronais responsáveis pelos transtornos comportamentais relacionados ao vício, para que no futuro a ECP se torne uma opção segura de tratamento para pacientes que sofrem de dependência química[34].

Obesidade

A obesidade é uma doença crônica com importante envolvimento neuropsiquiátrico. Os centros do apetite e da saciedade no cérebro estão relacionados à sensação de reforço associada à ingestão de alimentos, fatores intimamente ligados à fisiopatologia da obesidade. Com base nesse conceito, a obesidade tem sido proposta como um distúrbio mental e alguns estudos têm explorado o uso da ECP para o tratamento da obesidade[39]. Os centros do apetite e saciedade do cérebro são o hipotálamo lateral e o hipotálamo ventromedial, respectivamente. A literatura tem confirmado essas regiões como foco da ECP para diminuir o apetite e perder peso. Regiões do circuito de reforço cerebral, como o nucleus accumbens, são alternativas promissoras da ECP para o controle da obesidade. Com a ECP é possível modular a sensação de reforço e as preferências da dieta pela interação dos sistemas implicados nas propriedades de reforço da alimentação[39].

Revisão da literatura que comparou a cirurgia bariátrica à ECP no tratamento da obesidade mórbida concluiu que, para ser equivalente à cirurgia bariátrica, a eficácia da ECP deve ser de 83%. Porém, esse estudo não leva em consideração a alta taxa de complicações (33,4%) comparado à ECP (19,4%). Esses resultados estimulam o desenvolvimento de novas pesquisas sobre o papel da ECP no tratamento da obesidade[40].

Dor crônica

Apesar dos avanços da farmacoterapia nas últimas décadas, os procedimentos neurocirúrgicos estão entre as boas opções de tratamento para a dor crônica[4]. A estimulação

Princípios Básicos das Técnicas de Neuromodulação

do córtex motor tem-se mostrado grande promessa no tratamento de algumas das mais refratárias condições dolorosas, tais como dor pós-acidente vascular cerebral (AVC), neuropatia trigeminal, neuralgia pós-herpética e outros tipos de dor por desaferentação[2].

A ECP é um método efetivo para a dor crônica, que não responde a outros tratamentos, com poucos efeitos adversos e bons resultados a longo prazo para 50 a 80% dos pacientes. A seleção adequada dos pacientes é fundamental. A ECP geralmente é indicada para pacientes com dor intensa, que apresentem alguma incapacidade relacionada à dor, que já tenham sido submetidos a tratamentos convencionais e a procedimentos menos invasivos. As indicações mais comuns da ECP são: dor neuropática facial, cefaleia em salvas, dor do membro fantasma, dor central pós-AVC, dor relacionada à lesão da medula espinal, dor lombar pós-cirúrgica e dor na esclerose múltipla[41].

Todos os pacientes considerados para a neuromodulação devem ser submetidos à avaliação psicológica e psiquiátrica. Pacientes psicologicamente instáveis, que apresentem problemas psicossociais importantes ou com psicopatologias graves, devem ser excluídos[41].

Estudo com a ECP no tratamento de vários tipos de dor crônica mostrou que eletrodos implantados no tálamo somatossensorial e na substância cinzenta periventricular apresentaram bons resultados em pacientes com dor lombar e em membros inferiores, beneficiou relativamente pacientes com dor neuropática de origem periférica e teve baixa taxa de resposta em pacientes com síndromes dolorosas centrais[42].

Cefaleia

Revisão da literatura que avaliou o uso da ECP na cefaleia em salvas (*cluster headache*) concluiu que a ativação dos neurônios hipotalâmicos posteriores tem papel importante na fisiopatologia da cefaleia e que a estimulação hipotalâmica pode inibir esta ativação, melhorar ou eliminar a cefaleia crônica intratável e outras cefaleias trigeminais autonômicas. Os resultados de diversos estudos mostraram que a maioria dos pacientes obteve redução importante e estável da dor e muitos ficaram sem dor com o uso dessa técnica. Os achados indicaram também que a estimulação hipotalâmica exerce efeitos na modulação da atividade dos núcleos caudais trigeminais, que, por outro lado, controlam os reflexos trigeminais – possível causa das cefaleias em salvas[43].

Dor neuropática

Pesquisa que avaliou os resultados a longo prazo da ECP no tratamento da dor neuropática utilizando eletrodos implantados no núcleo talâmico ventrocaudal e substância cinzenta periaquedutal/periventricular mostrou eficácia relativamente baixa dessa técnica no tratamento da dor neuropática[44].

Impulsos agressivos e síndromes dolorosas

A ECP do hipotálamo posterior (pHyp) foi avaliada quanto às indicações e aos principais resultados no tratamento de síndromes dolorosas graves da face e de comportamentos perturbadores e agressivos associados à epilepsia e inteligência abaixo da média. Séries clínicas que utilizaram o implante estereotáxico de eletrodos cerebrais profundos no hipotálamo posterior foram analisadas e a porcentagem de pacientes com dor crônica que responderam à ECP foi de 50% em todas as séries analisadas. A taxa de resposta para a cefaleia neuralgiforme foi de 100%. A taxa de resposta da neuropatia trigeminal (NT) refratária foi de 0% e a de resposta da NT refratária relacionada à esclerose múltipla foi de 100%. A taxa de resposta para os pacientes com comportamento agressivo e retardo mental foi de 75%. Os autores concluíram que, em pacientes selecionados, a ECP do hipotálamo posterior pode ser considerada um procedimento efetivo para o tratamento das cefaleias autonômicas trigeminais refratárias, comportamento agressivo e NT relacionada à esclerose múltipla[11].

ESTIMULAÇÃO DO NERVO VAGO

Racional fisiopatológico e mecanismos de ação

A estimulação do nervo vago (ENV) é uma técnica relativamente nova, desenvolvida na década de 1990, que foi aprovada pelo *Food and Drug Administration* (FDA) em 1997, para o tratamento de epilepsia refratária à medicação. Em 2005, o uso dessa técnica foi aprovado também como tratamento adjuvante para a depressão[45]. Outras possíveis aplicações da ENV estão em investigação: distúrbios alimentares, distúrbios neuropsiquiátricos, síndromes dolorosas crônicas e Alzheimer[45,46]. A ENV tem o potencial de modular e restaurar a função normal em muitas regiões cerebrais envolvidas na modulação da dor, no humor e no comportamento[47]. Essa técnica utiliza um eletrodo ligado a um marca-passo implantado no lado esquerdo do tórax, conectado ao nervo vago, na região cervical. Embora o mecanismo de ação não esteja bem claro, sabe-se que impulsos do nervo vago são transmitidos às seguintes regiões: lócus cerúleo, núcleos da rafe e núcleo do trato solitário, que então se projetam para outras regiões do cérebro afetando o sistema límbico. A ENV é, portanto, o método menos focal de estimulação elétrica[17].

A ENV provoca aumento na atividade sináptica no tálamo e nas vias de projeções talamocorticais, que resulta em estimulação aumentada, com possível diminuição da sincronicidade da atividade sináptica nas regiões corticais. Além disso, provoca aumento intermitente da atividade sináptica nos componentes do sistema autonômico central (ínsula e hipotálamo) e diminuição transitória da atividade sináptica nos componentes do sistema límbico (amígdala e hipocampo). Ocorre ainda liberação aumentada intermitente de noradrenalina e serotonina em várias regiões cerebrais inervadas diretamente pelo nervo vago ou indiretamente pelo núcleo do trato solitário[46].

Resultados clínicos (revisão de literatura)

A ENV tem mostrado boa resposta em pacientes com epilepsia farmacorresistente. Os pacientes submetidos a essa técnica apresentam redução na frequência e duração das convulsões e melhora na qualidade de vida. Os efeitos adversos são leves, bem tolerados e na maioria dos casos facilmente resolvidos com ajustes nos parâmetros de estimulação[48]. Melhores resultados foram observados em pacientes com epilepsia não focal e síndrome de Lennox-Gastaut[49].

Série de casos que avaliou a aplicação da ENV para pacientes com cefaleia crônica, enxaqueca e depressão mostrou boa resposta, sugerindo que a ENV pode ser uma alternativa válida para o tratamento dessa condição incapacitante[47].

Estudo que avaliou a eficácia e a segurança da estimulação do nervo vago em 74 pacientes com depressão resistente ao tratamento mostrou que, após dois anos de seguimento, 38,9% dos pacientes apresentaram remissão total dos sintomas depressivos, e 53,1%, redução de 50% ou mais nos escores de depressão comparados aos escores iniciais[50].

A ENV, realizada em geral a partir de um eletrodo implantado do lado esquerdo do tórax, foi testada também com implantação do eletrodo no lado direito, para pacientes que apresentavam epilepsia refratária e tinham algum impedimento para a implantação no lado esquerdo do tórax. Apesar de serem apenas dois casos analisados, os autores concluíram que a implantação do lado direito pode ser uma alternativa para reduzir a atividade das convulsões em pacientes com contraindicações para a implantação do eletrodo do lado esquerdo do tórax[51].

Segurança e tolerabilidade

As possíveis complicações da ENV são: bradicardia, arritmias, dispneia, rouquidão, alterações da voz e tosse[45].

CONSIDERAÇÕES FINAIS

A neuroestimulação invasiva é o método terapêutico com baixa morbiletalidade comprovada. Nas doenças psiquiátricas, na presença de movimentos involuntários, na dor crônica, especialmente a neuropática, no tratamento da depressão, da obesidade e na anorexia nervosa, na síndrome de adição e na epilepsia revela-se indicação terapêutica eficaz. Estudos neurofisiológicos, de imagem e desenvolvimento de equipamentos de maior durabilidade seguramente farão desta uma técnica de amplo uso.

REFERÊNCIAS BIBLIOGRÁFICAS

1. Figueiredo D, Figueiredo D. Deep brain stimulation for non-Parkinson's disease tremor. In: Cukiert A (org). Neuromodulation. São Paulo: Alaúde Editorial; 2010. p.230-235.
2. Osenbach RK. Neurostimulation for the treatment of chronic pain. Neurosurg Focus 2006; 21(6):1.
3. Linderoth B, Meyerson BA. Spinal cord stimulation: exploration of the physiological basis a widely used therapy. Anesthesiology 2010;113(6):1265-1267.
4. Corrêa CF. Spinal cord stimulation (SCS) in painful neuropathy. In: Cukiert A (org). Neuromodulation. São Paulo: Alaúde Editorial; 2010. p. 67-105.

5. Manchikant L, Boswell MV, Singh V, Benyamin RM, Fellows B, Abdi S, et al. Comprehensive evidence-based guidelines for interventional techniques in the management of chronic spinal pain. Pain Physician 2009;12(4):699-802.
6. Shealy CN, Mortimer JT, Reswick JB. Electrical inhibition of pain by stimulation of the dorsal columns: preliminary clinical report. Anesth Analg 1967;46(4):489-491.
7. Lowry AM, Simopoulos TT. Spinal cord stimulation for the treatment of chronic knee pain following total knee replacement. Pain Physician 2010;13:251-256.
8. Zan E, Kurt KN, Yousem DM, Christo PJ. Spinal cord stimulators: typical positioning

and postsurgical complications. AJR Am J Roentgenol 2011;196(2):437-445.

9. Mian MK, Campos M, Sheth SA, Eskandar EN. Deep brain stimulation for obsessive-compulsive disorder: past, present, and future. Neurosurg Focus 2010;29(2):E10:1-9.

10. Bear RE, Fitzgerald P, Rosenfeld JV, Bittar RG. Neurosurgery for obsessive-compulsive disorder: comtemporary approaches. J Clin Neurosci 2010;17(1):1-5.

11. Franzini A, Messina G, Cordella R, Manas C, Broggi G. Deep brain stimulation of the posteromedial hypothalamus: indications, long-term results, and neurophysiological considerations. Neurosurg Focus 2010;29(2):E13.

12. Shah RS, Chang SY, Min HK, Cho ZH, Blaha CD, Lee KH. Deep brain stimulation: technology at the cutting edge. J Clin Neurol 2010; 6(4):167-182.

13. Glannon W. Deep-brain stimulation for depression. HEC Forum 2008;20(4):325-335.

14. Yu H, Neimat IS. The treatment of movement disorders by deep brain stimulation. Neurotherapeutics 2008;5(1):26-36.

15. Henderson MB, Green AI, Bradford PS, Chau DT, Roberts DW, Leiter JC. Deep brain stimulation of the nucleus accumbens reduces alcohol intake in alcohol-preferring rats. Neurosurg Focus 2010;29(2):E12:1-7.

16. Hassler R, Riechert T, Mundinger F, Umbach W, Ganglberger JA. Physiological observations in stereotaxic operations in extrapyramidal motor disturbances. Brain 1960;83:337-350.

17. Brunoni AR, Teng CT, Corrêa C, Imamura M, Brasil-Neto JP, Boechart R, et al. Neuromodulation approaches for the treatment of major depression: challenges and recommendations from a working group meeting. Arq Neuropsiquiatr 2010;68(3):433-451.

18. Oliveira JO Jr. Deep brain stimulation for Parkinson´s disease. In: Cukiert A (org). Neuromodulation. São Paulo: Alaúde Editorial; 2010. p.168-192.

19. Deuschl G, Raethjen J, Hellriegel H, Elble R. Treatment of patients with essential tremor. Lancet Neurol 2011;10(2):148-161.

20. Boecker H, Wills AJ, Ceballos-Baumann A, Samuel M, Thompson PD, Findley LJ, Brooks DJ. The effect of ethanol on alcohol-responsive essential tremor: a positron emission tomography study. Ann Neurol 1996;39(5):650-658.

21. Flora ED, Perera CL, Cameron AL, Maddern GJ. Deep brain stimulation for essential tremor: a systematic review. Mov Disord 2010; 25(11):1550-1559.

22. Barbe MT, Liebhart L, Runge M, Pauls KAM, Wojtecki L, Schnitzler A, et al. Deep brain stimulation in the nucleus ventralis intermedius in patients with essential tremor: habituation of tremor suppression. J Neurol 2011; 258(3):434-439.

23. Andrews C, Aviles-Olmos I, Hariz M, Foltynie T. Which patients with dystonia benefit from deep brain stimulation? A metaregression of individual patient outcomes. J Neurol Neurosurg Psychiatry 2010;81(12):1383-1389.

24. Hamani C, Moro E. Deep brain stimulation for treatment of dystonia. In: Cukiert A (org). Neuromodulation. São Paulo: Alaúde Editorial; 2010. p.242-51.

25. Kiss ZH, Doig-Beyaert K, Eliasziw M, Tsui J, Haffenden A, Suchowersky O. The Canadian multicentre study of deep brain stimulation for cervical dystonia. Brain 2007;130(11):2879-2886.

26. Cacciola F, Farah JO, Eldridge PR, Byrne P, Varma TK. Bilateral deep brain stimulation for cervical dystonia: long term outcome in a series of 10 patients. Neurosurgery 2010;67(4): 957-963.

27. Loher TJ, Capelle HH, Kaelin-Lang A, Weber S, Weigel R, Burgunder JM, Krauss JK. Deep brain stimulation for dystonia: outcome at long-term follow-up. J Neurol 2008;255(6): 881-884.

28. Abosch A, Cosgrove GR. Biological basis for the surgical treatment of depression. Neurosurg Focus 2008;25(1):E2.

29. Mayberg HS, Lozano AM, Voon V, McNeely HE, Seminowicz D, Hamani C, et al. Deep brain stimulation for treatment-resistant depression. Neuron 2005;45(5):651-660.

30. Lozano AM, Mayberg HS, Giacobbe P, Hamani C, Craddock RC, Kennedy SH. Subcallosal cingulate gyrus deep brain stimulation for treatment-resistant depression. Biol Psychiatry 2008;64(6):461-467.

31. Malone DA Jr, Dougherty DD, Rezai AR, Carpenter LL, Friehs GM, Eskandar EM, et al. Deep brain stimulation of the ventral capsule/ventral striatum for treatment-resistant depression. Biol Psychiatry 2009;65(4):267-275.

32. Franzini A, Messina G, Gambini O, Muffatti R, Scarone S, Cordella R, Broggi G. Deep brain stimulation of the nucleus accumbens in obsessive compulsive disorder: clinical, surgical and electrophysiological considerations in two consecutive patients. Neurol Sci 2010;31(3):353-359.

33. Mantione M, van de Brink W, Schuurman PR, Denys D. Smoking cessation and weight loss after chronic deep brain stimulation of the nucleus accumbens: therapeutic and research implications: case report. Neurosurgery 2010; 66(1):E218.

34. Stelten BM, Noblesse LH, Ackermans L, Temel Y, Visser-Vandewalle V. The neurosurgical treatment of addiction. Neurosurg Focus 2008;25(1):E5:1-5.

35. Heinze HJ, Heldmann M, Voges J, Hinrichs H, Marco-Pallares J, Hopf JM, et al. Counteracting incentive sensitization in severe alcohol dependence using deep brain stimulation of the nucleus accumbens: clinical and basic science aspects. Front Hum Neurosci 2009;3: 1-11.

36. Koob GF. The neurobiology of addiction: a neuroadaptional view relevant for diagnosis. Addiction 2006;101(Suppl 1):23-30.

37. Lu L, Wang X, Kosten TR. Stereotactic neurosurgical treatment of drug addiction. Am J Drug Alcohol Abuse 2009;35(6):391-393.

38. Kuhn J, Lenarts D, Huff W, Lee S, Koulousakis A, Klosterkoetter J, Sturm V. Remission of alcohol dependency following deep brain stimulation of the nucleos accumbens: valuable therapeutic implications? J Neurol Neurosurg Psychiatry 2007;78(10):1152-1153.

39. Halpern CH, Wolf JA, Bale TL, Stunkard AJ, Danish SF, Grossman M, et al. Deep brain stimulation in the treatment of obesity. J Neurosurg 2008;109(4):625-634.

40. Pisapia JM, Halpern CH, Williams NN, Wadden TA, Baltuch GH, Stein SC. Deep brain stimulation compared with bariatric surgery for the treatment of morbid obesity: a decision analysis study. Neurosurg Focus 2010;29(2): E15.

41. Pereira LCM, Araújo VP. Deep brain stimulation for pain. In: Cukiert A (org). Neuromodulation. São Paulo: Alaúde Editorial; 2010. p.119-139.

42. Rasche D, Rinaldi PC, Young RF, Tronnier VM. Deep brain stimulation for the treatment of various chronic pain syndromes. Neurosurg Focus 2006;21(6):E8.

43. Leoni M. Deep brain stimulation in headache. Lancet Neurol 2006;5(10):873-877.

44. Hamani C, Schwalb JM, Rezai AR, Dostrovsky JO, Davis KD, Lozano AM. Deep brain stimulation for chronic neuropathic pain: long-term outcome and the incidence of insertional effect. Pain 2006;125(1-2):188-196.

45. Fahy BG. Intraoperative and perioperative complications with a vagus nerve stimulation device. J Clin Anesth 2010;22(3):213-222.

46. Beekwilder JP, Beems T. Overview of the clinical applications of vagus nerve stimulation. J Clin Neurophysiol 2010;27(2): 130-138.

47. Cecchini AP, Mea E, Tullo V, Curone M, Franzini A, Broggi G, et al. Vagus nerve stimulation in drug-resistant daily chronic migraine with depression: preliminary data. Neurol Sci 2009;30(Suppl 1):S101-104.

48. Franzoni E, Gentile V, Colonnelli MC, Brunetto D, Cecconi I, Iero L, et al. VNS in drug resistant epilepsy: preliminary report on a small group of patients. Ital J Pediatr 2010;36: 30.

49. Muller K, Fabó D, Entz L, Kelemen A, Halász P, Rásonyi G, Eröss L. Outcome of vagus nerve stimulation for epilepsy in Budapest. Epilepsia 2010;51(Suppl 3):98-101.

50. Bajbouj M, Merkl A, Schlaepfer TE, Frick C, Zobel A, Maier W, et al. Two-year outcome of vagus nerve stimulation in treatment-resistant depression. J Clin Psychopharmacol 2010; 30(3):273-281.

51. Navas M, Navarrete EG, Pascual JM, Carrasco R, Núnes JA, Shakur SF, et al. Treatment of refractory epilepsy in adult patients with right-sided vagus nerve stimulation. Epilepsy Res 2010;90(1-2):1-7.

8

ESTIMULAÇÃO NERVOSA PERIFÉRICA

Adriana Bastos Conforto

Há mais de 2.000 anos, os efeitos biológicos de estímulos elétricos têm sido investigados com finalidades que vão da analgesia ao tratamento da epilepsia[1]. A descrição da "eletricidade animal" por Luigi Galvani no século XVIII, após a observação da contração de músculos de uma rã em decorrência da estimulação elétrica do nervo ciático, representou um passo fundamental na compreensão da fisiologia neuromuscular[2]. Na década de 1960, Wall e Sweet mostraram que a estimulação elétrica periférica poderia levar à analgesia, fomentando o interesse pela estimulação elétrica transcutânea de nervos (TENS, *transcutaneous electrical nerve stimulation*)[3].

O termo TENS tem sido utilizado, nas últimas décadas, para designar intervenções muito diferentes entre si, que apresentam em comum a passagem de corrente elétrica através da pele[4]. Vários parâmetros de corrente elétrica (tipo, largura de pulso, frequência, intensidade) têm sido empregados em paradigmas que vão da estimulação de áreas relativamente extensas da pele[5-7], de pontos de acupuntura[8], de nervos sensitivos ou mistos[9-13], até a excitação combinada de nervos e músculos[14]. Além disso, a estimulação periférica é utilizada em protocolos de estimulação elétrica funcional (FES, *functional electrical stimulation*) com intensidades de corrente maiores que o limiar de despolarização de axônios motores, promovendo a condução de potenciais de ação até a junção neuromuscular e, em última análise, contração muscular. A estimulação sensitiva da pele e a contração de músculos da mão podem ser realizadas simultaneamente[15,16], assim como a estimulação simultânea aferente e eferente da faringe[17,18]. Finalmente, vários grupos têm estimulado eletricamente pontos musculares[19] em estreita relação temporal, ou alternado pulsos elétricos em nervos[20-23] com estimulação magnética transcraniana para modular a excitabilidade do córtex motor pela associação de estímulos centrais e periféricos.

Obviamente, quando técnicas heterogêneas com efeitos fisiológicos diversos são avaliadas em conjunto, resultados conflitantes sobre mudanças em excitabilidade cortical ou em desempenho motor são obtidos[24]. Neste capítulo, abordaremos a estimulação elétrica repetitiva periférica, modalidade específica da neuromodulação administrada para estimular preferencialmente fibras nervosas responsáveis pela transmissão de informação somatossensitiva de segmentos corporais ao sistema nervoso central. Quando parâmetros particulares da estimulação elétrica repetitiva periférica são utilizados para alcançar essa meta, a intervenção pode modular a excitabilidade do córtex motor em indivíduos saudáveis e em doentes, melhorar o desempenho motor ou potencializar os efeitos de treino em pacientes com paresia do membro superior após acidente vascular cerebral (AVC) ou lesões medulares.

BASES ANATÔMICAS E FUNCIONAIS DA ESTIMULAÇÃO SOMATOSSENSITIVA

No córtex cerebral, informações somatossensitivas atingem as áreas 3a, 3b, 1 e 2 de Brodmann[25]. Áreas sensitivas secundárias incluem as áreas 5 (lóbulo parietal superior, provavelmente envolvido na exploração tátil e na manipulação do espaço extrapessoal), 7a (movimentos oculares) e 7b (movimento corporal, incluindo movimentos guiados pela visão), 43 (provavelmente aferentes vestibulares), 39 e 40 (incluindo os giros supramarginal e angular, envolvidos em capacidades linguísticas e simbólicas). Áreas sensitivas primárias e secundárias apresentam fortes conexões entre si, e com o córtex motor [25,26].

A estimulação de aferentes cutâneos, musculares e articulares está associada à excitação de neurônios do córtex motor em diferentes espécies de mamíferos[27]. Em 1939, Adrian e Moruzzi registraram descargas no trato corticospinal em resposta à estimulação periférica[28]. Sabe-se que o córtex motor recebe aferências somatossensitivas principalmente de partes distais dos membros[26]. Em macacos, metade dos neurônios do giro pré-central recebe informações relacionadas a aferências periféricas: 30% respondem à estimulação de receptores cutâneos; 60%, a receptores profundos; e 10%, a ambos[29]. Além disso, existe certa relação somatotópica entre aferências e eferências: mais da metade dos neurônios do córtex motor que respondem à estimulação aferente o faz em resposta à estimulação de um pequeno segmento corporal. Uma zona eferente do córtex motor recebe aferências de várias modalidades da pele em volta de um músculo-alvo, mas principalmente da pele adjacente ao músculo[25,26].

A dificuldade na execução de movimentos finos dos dedos, quando se usa uma luva espessa de borracha, é uma experiência corriqueira que exemplifica a importância da informação somatossensitiva para o desempenho motor. Pacientes com neuropatias periféricas e comprometimento grave de fibras aferentes grossas ou lesões cordonais posteriores frequentemente apresentam ataxia sensitiva[30-32]. Portanto, a integração sensitivo-motora é essencial para o controle motor adequado.

A capacidade de reorganização, ou plasticidade, é uma característica do córtex cerebral. Experiências desempenham papel essencial na moldagem de conexões corticais. Além disso, lesões centrais ou periféricas são capazes de modificar mapas sensitivos e/ou motores de representação cortical[33-41]. Em humanos, o bloqueio anestésico do braço leva a aumento da excitabilidade cortical e/ou da área de representação cortical de músculos da mão[42-43].

Se por um lado a diminuição da transmissão de informação aferente prejudica o controle motor, por outro a estimulação aferente durante o ato motor pode modificar a organização topográfica de mapas de representação no córtex sensitivo primário. A representação sensitiva de um segmento corporal utilizado em uma tarefa sensitivo-motora aumenta, por exemplo, com o treino dessa tarefa[44].

Em macacos submetidos a lesões do córtex somatossensitivo, há dificuldade no aprendizado de nova tarefa motora[45]. Foi proposto que a ativação repetitiva de aferentes somatossensitivos durante a prática de uma tarefa motora aumente a eficácia de sinapses no córtex motor primário relacionadas aos movimentos envolvidos na tarefa, por meio de "desmascaramento" de circuitos latentes, ou de mecanismos de potenciação a longo prazo (LTP)[46-48].

Foi postulado que o uso de corrente elétrica para estimular fibras aferentes poderia ter efeitos moduladores sobre o córtex sensitivo-motor, semelhantes aos do treino motor. Essa hipótese forneceu a base teórica para o uso da estimulação repetitiva de nervos para aumentar a excitabilidade ou a atividade do córtex motor, melhorar o desempenho de pacientes com déficits motores ou aumentar a eficácia de programas de treino motor.

Na estimulação elétrica repetitiva periférica, que tem por objetivo a excitação de fibras somatossensitivas, dois eletrodos de superfície são posicionados sobre a pele, na topografia do nervo a ser estimulado (Fig. II-7). À medida que a corrente elétrica flui entre o cátodo (polo negativo) e o ânodo (polo positivo), cargas negativas acumulam-se sob o cátodo, despolarizando o nervo. A hiperpolarização da fibra abaixo do ânodo inibe a propagação do estímulo distalmente, ao longo do axônio. Para estimulação de fibras nervosas aferentes, portanto, o cátodo é posicionado proximalmente em relação ao ânodo[4].

Erlanger e Blair, estudando nervos ciáticos de sapos, foram os primeiros a demonstrar que o limiar de excitação de fibras sensitivas é mais baixo que o de fibras motoras quando estímulos de longa duração são utilizados, e que o oposto ocorre com durações mais curtas[49]. Durações de estímulo inferiores a 0,2 milissegundos não são ideais para o regis-

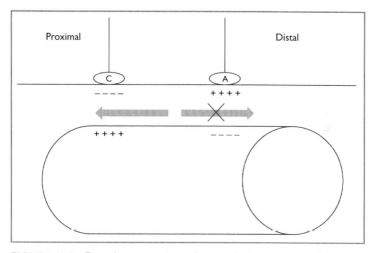

FIGURA II-7 – Desenho esquemático da estimulação elétrica periférica para excitação preferencial de axônio aferente. Dois eletrodos de superfície são posicionados sobre a pele, na topografia do nervo a ser estimulado. À medida que a corrente elétrica flui entre o cátodo (C, polo negativo, proximal) e o ânodo (A, polo positivo, distal), cargas negativas acumulam-se sob o cátodo, despolarizando o axônio. A hiperpolarização da fibra abaixo do ânodo inibe a propagação do estímulo distalmente, ao longo do axônio.

tro de reflexos H no nervo mediano ou no nervo tibial após estimulação elétrica percutânea com eletrodos de superfície porque, nesse caso, fibras motoras são frequentemente ativadas antes ou simultaneamente ao reflexo H. Em humanos saudáveis, Panizza et al.[50] variaram as durações de pulsos quadrados de corrente elétrica entre 0,05 e 1 milissegundo para estimulação dos nervos mediano, ulnar e tibial com eletrodos de superfície. Para estímulos elétricos de menor duração (0,1 milissegundo), o limiar para fibras motoras é menor do que para fibras sensitivas. Para estímulos de duração mais longa (1 milissegundo), o limiar de fibras sensitivas é mais baixo.

Os limiares de excitação de fibras sensitivas também são diferentes. Fibras nervosas de diâmetro largo, como as Aα e Aβ, apresentam maior velocidade de condução e inervam fibras musculares esqueléticas extrafusais e mecanorreceptores cutâneos, relacionados à sensibilidade somatossensitiva. Fibras Aδ e C têm menores diâmetros, velocidades de condução mais baixas e estão relacionadas à dor e à temperatura. Fibras Aα e Aβ podem ser ativadas por estímulos elétricos de menor intensidade do que fibras Aδ e C. Durações de pulso entre 10 e 1.000μs permitem a maior separação (e sensibilidade) entre as amplitudes de pulsos necessárias para ativar seletivamente aferentes de diâmetro maior, menor, e eferentes motores. Quanto maior a duração do pulso e maior a frequência de pulsos, menor a amplitude de corrente necessária para excitar uma fibra nervosa. Quando a duração do pulso é aumentada, intensidades menores de estimulação levam à ativação de fibras de menor diâmetro[4].

A estimulação elétrica de nervos ativa aferentes musculares, de órgãos tendinosos de Golgi e aferentes cutâneos[51]. Impulsos aferentes sincronizados atingem, em última instância, a representação do segmento corporal estimulado no córtex somatossensitivo primário[51-53]. A estimulação nervosa periférica promove aumento no tamanho de campos receptores de neurônios do córtex sensitivo primário de gatos[54]. As primeiras mudanças nos campos receptores são notadas após 1 a 2 horas de estimulação. O tamanho dos campos receptores continua aumentando durante várias horas de estimulação e estabiliza-se posteriormente. Mecanismos semelhantes à potenciação a longo prazo têm sido aventados como possíveis responsáveis pelos efeitos da estimulação elétrica repetitiva periférica, com o fortalecimento de conexões entre neurônios relacionados à representação cortical do segmento inervado.

Em animais, a investigação do efeito da estimulação de aferentes periféricos é em geral realizada de forma invasiva por meio de registros neurofisiológicos corticais, sob anestesia. Um método não invasivo que pode ser utilizado com objetivos semelhantes é a estimulação magnética transcraniana, que permitiu o avanço na compreensão dos efeitos da estimulação nervosa periférica repetitiva em humanos.

ESTIMULAÇÃO NERVOSA PERIFÉRICA REPETITIVA E MODULAÇÃO DA EXCITABILIDADE/ATIVIDADE DO CÓRTEX MOTOR EM INDIVÍDUOS SAUDÁVEIS

Ridding et al. demonstraram, utilizando estimulação magnética transcraniana, que a estimulação repetitiva do nervo ulnar durante 2 horas a uma intensidade maior que a necessária para evocação de parestesias na região do nervo (acima do limiar sensitivo, ou intensidade *supraliminar*) associava-se a aumento de excitabilidade corticomotora[55]. Foram utilizados parâmetros de estimulação que ativam preferencialmente fibras aferentes em um nervo misto (padrão pulsado, com ondas quadradas de 1 milissegundo)[50,55,56]. Em cada envelope, pulsos foram administrados a uma frequência de 10Hz, durante 500 milissegundos, alternados com 500 milissegundos de ausência de estimulação. A frequência dos envelopes foi, portanto, de 1Hz. Os participantes foram orientados a não realizar contração muscular ativa durante as intervenções. O objetivo da intervenção era aumentar a informação aferente proveniente do membro superior, de forma padronizada.

Realizando medidas de excitabilidade cortical com estimulação magnética transcraniana, antes e após estimulação elétrica do nervo ulnar com este paradigma (Quadro II-2), Ridding et al. verificaram aumento nas áreas de potenciais evocados motores dos múscu-

QUADRO II-2 – Estudos que utilizaram a estimulação elétrica repetitiva de nervos do membro superior durante 2 horas em indivíduos saudáveis.

Primeiro autor	Ano	Nervo(s)	Intensidade	Comparação	Resultados
Ridding	2000	Ulnar	M	Não	↑ Área de potenciais evocados motores nos músculos PID e ADM
Ridding	2001	Ulnar e radial	3LS	Ausência de estimulação	↑ Área de potenciais evocados motores e ↑ área de mapas motores do músculo PID
Mc Kay	2002	Ulnar e radial	3LS	Ausência de estimulação	↑ Amplitudes de potenciais evocados motores do músculo PID (pico 45-60 minutos após o início da estimulação)
Kaelin-Lang	2002	Ulnar	P	Ausência de estimulação	↑ Amplitudes de potenciais evocados motores no músculo ADM
Charlton	2003	Ulnar e radial	M	Pontos motores; estimulação *dual*	Variáveis entre indivíduos: ↑↓ = amplitudes de potenciais evocados motores dos músculos PID, ADM e ACP
Wu	2005	Mediano	P	Ausência de estimulação; estimulação cutânea	↑ Sinal (ressonância funcional) no córtex motor, sensitivo e no córtex pré-motor, em tarefa de movimentos do polegar; mudança de posição da área de representação do polegar

Estimulação pulsada. Em cada envelope, estímulos de duração de 1 milissegundo foram administrados na frequência de 10Hz. Os envelopes foram administrados a uma frequência de 1Hz.
M = intensidade suficiente para produzir contrações em músculos na região do nervo estimulado; P = intensidade acima do limiar sensitivo (LS = intensidade mínima para evocar parestesias) na região do nervo estimulado, na ausência de contração muscular visível, com evocação de potenciais de unidade motora com amplitudes menores que 100μV; 3LS = intensidade equivalente a 300% do limiar sensitivo, evocando pequena resposta motora; estimulação *dual* = estimulação periférica intercalada com estimulação magnética transcraniana; PID = primeiro interósseo dorsal; ADM = abdutor do dedo mínimo; ACP = abdutor curto do polegar.

los primeiro interósseo dorsal e abdutor do dedo mínimo, durante até 15 minutos após a intervenção. Esse aumento não necessariamente indicaria alteração na excitabilidade cortical – mudanças na excitabilidade na medula espinal, por exemplo, poderiam justificar o resultado. Porém, não houve diferenças significativas em amplitudes de ondas M, nem em amplitudes, áreas ou persistência de ondas F após o procedimento, aumentando a probabilidade de um efeito supraspinal. Além disso, a ausência de alterações em amplitudes de potenciais evocados por estimulação elétrica direta do tronco encefálico após a estimulação repetitiva do nervo ulnar sugeriu que estruturas supratentoriais (tálamo e/ou córtex) estivessem envolvidas no fenômeno[55]. Efeitos inespecíficos não puderam ser excluídos, pela ausência de um grupo controle no estudo. De forma semelhante, outra pesquisa do mesmo grupo mostrou aumento na área de potenciais evocados motores e de mapas motores do músculo primeiro interósseo dorsal, após estimulação dos nervos ulnar e radial (Quadro II-2, Fig. II-8)[57].

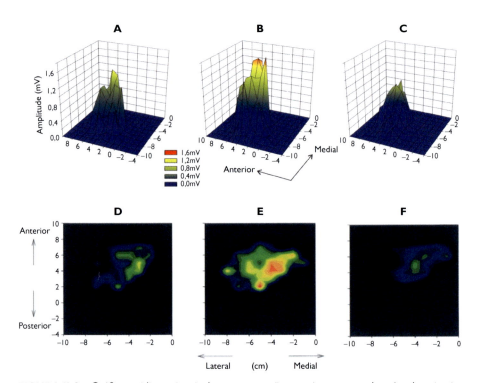

FIGURA II-8 – Gráficos tridimensionais de representações corticomotoras do músculo primeiro interósseo dorsal em um paciente: **A)** Antes da estimulação elétrica repetitiva dos nervos ulnar e radial, durante 2 horas. **B)** Imediatamente após a estimulação. **C)** Vinte e quatro horas depois. Os mapas representam amplitudes de potenciais evocados motores, obtidos por estimulação magnética transcraniana, com a bobina apoiada em diferentes pontos da cabeça, identificados em uma rede de coordenadas em direção anteroposterior e medialateral. A coordenada (0,0) corresponde ao vértex[57].

Outros investigadores usaram diferentes parâmetros de estimulação, com frequências maiores de pulsos administradas em padrão pulsado ou contínuo[13,58]. Considerando que as características da estimulação elétrica são importantes na seleção de fibras nervosas de um axônio e, consequentemente, dos efeitos fisiológicos da intervenção, nos restringiremos aos estudos que utilizaram o paradigma de tipo de pulso/frequência descrito por Ridding et al.[55]. Todos os trabalhos comentados ao longo deste capítulo utilizaram parâmetros semelhantes, exceto pela intensidade de estimulação. Alguns investigadores utilizaram intensidades capazes de estimular axônios responsáveis pela inervação motora e, dessa forma, levaram a contrações musculares visíveis, enquanto outros priorizaram o estímulo de fibras aferentes, com mínima estimulação motora (Quadro II-2).

Kaelin-Lang et al. avaliaram, também em indivíduos saudáveis, outras medidas de excitabilidade cortical, como a inibição e a facilitação intracorticais, antes e depois da estimulação repetitiva do nervo ulnar durante 2 horas[59]. Efeitos da estimulação *supraliminar* foram comparados à ausência de estimulação. Adicionalmente, para compreender melhor os sistemas de neurotransmissores envolvidos no fenômeno de neuromodulação do córtex motor através da estimulação periférica, foi investigada a influência da administração de um agonista GABAérgicos (lorazepam) e de um antagonista de receptores glutamatérgicos do tipo N-metil-D-aspartato (dextrometorfano) sobre as medidas de excitabilidade avaliadas antes e após as intervenções. Não foram encontradas diferenças significativas em limiar motor, inibição intracortical ou facilitação intracortical após a intervenção controle ou a estimulação *supraliminar*. Foi notado aumento nas amplitudes de potenciais motores evocados por estimulação magnética transcraniana no músculo abdutor do dedo mínimo após a intervenção *supraliminar*, durante até 20 minutos. Esse fenômeno foi bloqueado por lorazepam, mas não foi influenciado pelo uso de dextrometorfano. Após a intervenção controle, não houve mudanças significativas em nenhuma das medidas de estimulação magnética transcraniana. Amplitudes de potenciais evocados por estimulação direta do tronco encefálico e amplitudes de potenciais evocados somatossensitivos de curta latência não sofreram alterações significativas. Esses resultados indicaram que mecanismos GABAérgicos sejam importantes para a mediação do efeito neuromodulador, provavelmente em um nível supraspinal.

A investigação detalhada da evolução temporal do efeito da estimulação repetitiva periférica *supraliminar* dos nervos radial e ulnar foi realizada por McKay et al.[60]. Foi relatado aumento progressivo de amplitudes de potenciais motores evocados por estimulação magnética transcraniana no músculo primeiro interósseo dorsal ao longo do tempo, sendo atingido um platô cerca de 1 hora após o início da estimulação periférica.

Além da estimulação magnética transcraniana, uma outra técnica, a ressonância magnética funcional, foi utilizada para compreender os mecanismos subjacentes aos efeitos da estimulação elétrica repetitiva periférica. Com a ressonância magnética funcional, podem ser construídos mapas de atividade baseados na resposta hemodinâmica encefálica durante a execução de tarefas, comparados a mapas obtidos em repouso[61]. Wu et al. avaliaram mapas de ativação cortical, antes e após três intervenções realizadas em dias diferentes: 2 horas de estimulação *supraliminar* do nervo mediano, 2 horas de estimulação cutânea do ombro e 2 horas de ausência de estimulação[62]. Após a estimulação *supralimi-*

nar, comparada às duas outras condições, houve aumento da intensidade de sinal e do número de *voxels* ativados no córtex motor primário, no córtex sensitivo primário e, em menor grau, no córtex pré-motor.

Em suma, diversos estudos demonstraram mudanças em excitabilidade ou atividade do córtex motor, após estimulação elétrica repetitiva periférica em indivíduos saudáveis (Quadro II-2). Esses resultados levaram à ideia de utilizar essa intervenção para melhorar o desempenho motor em pacientes com déficits motores, por exemplo após AVC. O AVC é uma doença particularmente importante devido a sua prevalência e incidência, além de seu impacto sobre a incapacidade de indivíduos adultos em todo o mundo[63,64]. Os primeiros estudos foram realizados em pacientes na fase crônica pós-AVC.

ESTIMULAÇÃO NERVOSA PERIFÉRICA REPETITIVA EM PACIENTES COM ACIDENTE VASCULAR CEREBRAL

FASE CRÔNICA

O movimento de pinça polegar-indicador é importante para a execução de atividades de vida diária. O nervo mediano é responsável pela inervação dos músculos envolvidos nesse movimento[65]. Por esse motivo, e considerando as evidências de uma relação somato-tópica entre o segmento corporal submetido à estimulação elétrica repetitiva periférica aferente e o efeito da estimulação sobre o controle motor em humanos[59], o nervo mediano foi escolhido como alvo da estimulação elétrica repetitiva periférica no primeiro estudo dessa intervenção em pacientes com AVC. Os resultados deste estudo, e de outras pesquisas realizadas em pacientes com AVC, são apresentados resumidamente no quadro II-3.

Após uma sessão de estimulação elétrica repetitiva *supraliminar* do nervo mediano durante 2 horas foi descrito aumento de cerca de 5% da força do movimento de pinça polegar-indicador em pacientes hemiparéticos, na fase crônica (mais de um ano) após AVC, comparada à sessão na qual a intensidade de estimulação foi mantida imediatamente abaixo do limiar sensitivo, ou seja, estimulação *subliminar*[66].

Também em pacientes com AVC na fase crônica a estimulação dos nervos mediano, radial e/ou ulnar foi associada à melhora em desempenho no teste de Jebsen-Taylor[67,68]. Esse teste é um instrumento de avaliação funcional da destreza do membro superior, que mede o tempo necessário para a execução de tarefas comumente realizadas na vida diária[69]. A melhora significativa em desempenho no teste após uma sessão de estimulação *supraliminar* contrastou com a ausência de mudanças significantes após duas outras intervenções: estimulação dos nervos sural, fibular e tibial, no membro inferior parético; ausência de estimulação. Adicionalmente, foi constatada melhora significtiva na velocidade de movimentos realizados com o dedo indicador e com a mão submetidos a análise cinemática, bem como na qualidade da preensão da mão parética após sessão de estimulação *supraliminar* do nervo mediano, comparada à sessão de ausência de estimulação[70].

Além da melhora no desempenho motor, foi investigado o efeito da estimulação repetitiva periférica sobre o treino motor[71]. Inicialmente, a questão foi abordada em um paradigma de plasticidade uso-dependente, no qual a estimulação magnética transcrania-

Estimulação Nervosa Periférica 105

QUADRO 11-3 – Estudos que utilizaram uma sessão de estimulação elétrica repetitiva de nervos do membro superior durante 2 horas em pacientes com acidente vascular cerebral.

Primeiro autor	Ano	Nervo(s)	Intensidade	Comparação	Resultados
Conforto	2002	Mediano	P	Intensidade abaixo do limiar sensitivo	↑ Força do movimento de pinça
Sawaki	2006	Ulnar, mediano e radial	P	Ausência de estimulação; estimulação de nervos da perna	↑ Plasticidade uso-dependente
Wu	2006	Ulnar, mediano e radial	P	Ausência de estimulação; estimulação de nervos da perna	↑ Desempenho TJT
Celnik	2007	Ulnar e mediano	P	Estimulação assíncrona dos nervos; ausência de estimulação	↑ Desempenho TJT ↓ Inibição intracortical no hemisfério afetado
Conforto	2007	Mediano	P	Intensidade abaixo do limiar sensitivo	↑ Desempenho TJT e ↑ efeitos do treino motor
Conforto	2008	Mediano	P	Intensidade abaixo do limiar sensitivo	Ausência de alterações de excitabilidade no hemisfério não afetado
Klaiput	2008	Ulnar e mediano	P	Intensidade do limiar sensitivo	↑ Força do movimento de pinça
Koesler	2009	Mediano	P*	Ausência de estimulação	↑ Frequência e propriedades cinemáticas de movimentos da mão parética
Celnik	2009	Ulnar e mediano	P**	Estimulação de nervos da perna	↑ Desempenho em tarefa de pressionar teclas

Estimulação pulsada. Em cada envelope, estímulos de duração de 1 milissegundo foram administrados na frequência de 10Hz.

Os envelopes foram administrados a uma frequência de 1Hz.

P = intensidade acima do limiar sensitivo (intensidade mínima para evocar parestesias) na região do nervo estimulado, na ausência de contração muscular visível, com evocação de potenciais de unidade motora com amplitudes menores que 100μ.

*Intensidade ajustada para 60% acima do limiar sensitivo.

TJT = teste de Jebsen-Taylor.

**Associada ou não à estimulação transcraniana por corrente contínua durante 30 minutos.

na é empregada para evocar movimentos do polegar. É determinada a direção predominante dos movimentos evocados, com a bobina colocada em posição específica sobre a cabeça. Em seguida, o paciente é treinado a realizar o movimento na direção contrária, durante 30 minutos. Em geral, a direção do movimento evocado pela estimulação magnética após o treino passa a se assemelhar à direção do movimento treinado e não do movimento evocado antes do treino. Essa mudança na direção do movimento associada ao treino é considerada evidência de plasticidade uso-dependente. Quando pacientes com AVC na fase crônica foram submetidos à estimulação repetitiva *supraliminar* dos nervos mediano, radial e ulnar durante 2 horas, notou-se potencialização dos efeitos do treino sobre a plasticidade uso-dependente, tendo como comparação a ausência de estimulação ou a estimulação dos nervos tibial, fibular superficial e sural[71]. Esses dados aumentaram o interesse pelo uso da estimulação elétrica repetitiva periférica em associação temporal estreita ao treino motor, para aumentar os efeitos do treino. Essa hipótese foi testada em pacientes com AVC treinados a realizar tarefas do teste de Jebsen-Taylor. Cada paciente foi submetido à estimulação *supraliminar* ou *subliminar*, em dias diferentes. O desempenho no teste de Jebsen-Taylor foi avaliado antes e imediatamente após a estimulação. Em seguida, os pacientes foram treinados a realizar as tarefas do teste e seu desempenho foi reavaliado após o treino[72]. A melhora no desempenho após a estimulação, antes do treino, assim como após o treino foi significativamente maior na sessão de estimulação *supraliminar*, comparada à *subliminar*. Um mês após a última sessão, a melhora no desempenho motor manteve-se nos pacientes submetidos à intervenção *supraliminar* na segunda sessão, mas não nos submetidos à intervenção *subliminar*. Esses resultados sugeriram que uma sessão de estimulação elétrica repetitiva periférica *supraliminar* associada a treino motor poderia levar a aumento no desempenho nas tarefas testadas, com duração mínima de um mês.

Celnik et al.[67] investigaram não apenas os efeitos da estimulação magnética sobre o desempenho motor em pacientes hemiparéticos, mas também os mecanismos neurofisiológicos subjacentes a esses efeitos, utilizando estimulação magnética transcraniana. Foi constatada diminuição na inibição intracortical no córtex motor ipsilateral ao AVC após estimulação *supraliminar*, síncrona, dos nervos ulnar e mediano, com os mesmos parâmetros de frequência e intensidade dos estudos anteriores[55,59,66], comparados à ausência de estimulação ou à estimulação assíncrona desses nervos.

Por outro lado, não foram notadas mudanças na excitabilidade do córtex motor do hemisfério não afetado pelo AVC, sugerindo que os efeitos dessa intervenção dependam da integridade de regiões não lesadas no hemisfério ipsilateral ao AVC e não de regiões homólogas no hemisfério contralateral[73]. A estimulação ou desinibição de regiões íntegras do hemisfério ipsilateral ao AVC é um alvo crucial de terapias de neuromodulação, uma vez que diversos estudos sugerem que, em muitos pacientes, a reorganização no hemisfério ipsilateral à lesão seja mais relevante para a recuperação motora do que aumentos em atividade no hemisfério contralateral[74-77].

Em vários dos estudos citados, desenhos cruzados foram empregados: os efeitos de sessões únicas de estimulação elétrica repetitiva *supraliminar* de nervos do membro superior parético foram comparados a efeitos de estimulação *subliminar* de nervos do membro superior, a estimulação *supraliminar* de nervos do membro inferior ou a ausência de estimulação. A *estimulação subliminar*, ou mantida na intensidade do limiar sensitivo, muitas vezes foi utilizada como intervenção "controle", pela dificuldade de mascaramento da intervenção. Em um estudo cruzado, se a intervenção controle é a ausência de estimulação, pode ser relativamente simples para um sujeito saudável/paciente presumir a hipótese do estudo e/ou perceber diferenças entre as intervenções. O mascaramento dos sujeitos submetidos ao tratamento é realmente um desafio para intervenções de neuromodulação periférica.

Até o momento, a maioria dos estudos teve por objetivo testar hipóteses. Não foram aplicados desenhos experimentais mais próximos da prática clínica, com a administração de várias sessões de tratamento. Em todos eles, intensidades *maiores* de estimulação foram associadas a maior benefício motor, que intensidades *menores*.

Wilson et al. contribuíram para o entendimento de mecanismos subjacentes à estimulação elétrica repetitiva periférica ao administrar várias sessões dessa intervenção ao longo de duas semanas a quatro pacientes na fase crônica pós-AVC[78]. Antes e após a intervenção, os pacientes foram submetidos à magnetoeletrencefalografia. Houve diminuição da amplitude de sincronizações relacionadas a eventos na banda beta em ambos os giros pré--centrais. Houve também diminuição de amplitudes de sincronizações relacionadas a eventos na banda gama em maior escala no hemisfério afetado pelo AVC e no grupo submetido à estimulação *supraliminar* do que no submetido à intervenção *subliminar*. Os pacientes apresentaram melhora no desempenho motor, que se correlacionou significativamente com as alterações magnetoencefalográficas após a terapia. Esses dados adicionaram evidências sobre os efeitos da estimulação elétrica repetitiva periférica do membro superior, primordialmente sobre o hemisfério afetado (contralateral ao membro estimulado).

FASE SUBAGUDA

Há um número menor de trabalhos que investigaram os efeitos da estimulação repetitiva periférica em fase mais precoce pós-AVC em relação aos que avaliaram essa intervenção na fase crônica. Em pacientes hemiparéticos pós-AVC, a maior parte da recuperação motora ocorre nos primeiros meses após a lesão. Nos primeiros 30 dias, a magnitude da melhora é maior[77]. Considerando os resultados obtidos pelo uso da estimulação elétrica repetitiva periférica em pacientes na fase crônica, surgiu a ideia de empregar a estimulação elétrica repetitiva periférica nas primeiras semanas após o AVC para potencializar efeitos da reabilitação motora em hemiparéticos nessa fase.

Klaiput e Kitisomprayoonkul aleatorizaram pacientes nos primeiros seis meses pós--AVC, para a aplicação de uma sessão de estimulação *supraliminar,* ou *na intensidade do limiar sensitivo,* dos nervos ulnar e mediano. A força do movimento de pinça da mão parética foi medida antes e após cada intervenção. A melhora na força foi maior no grupo que recebeu a estimulação *supraliminar*[79].

Utilizando um paradigma experimental mais próximo da prática clínica, Conforto et al. aleatorizaram 22 pacientes nos primeiros dois meses pós-AVC, para tratamento com 2 horas de estimulação repetitiva do nervo mediano *supralimina*r ou *subliminar*, seguida de treinamento motor do membro superior parético e fisioterapia[80]. Cada paciente recebeu 12 sessões de tratamento ao longo de um mês. Diferentemente do descrito após sessão de tratamento em pacientes na fase crônica ou na fase subaguda, houve maior melhora em desempenho no teste de Jebsen-Taylor, no grupo submetido à estimulação *subliminar*.

O nível de excitabilidade basal do córtex cerebral influencia os efeitos de intervenções de neuromodulação[81,82]. Assim, as consequências de uma intervenção podem ser diferentes em diversas fases após o AVC, dependendo do estado de inibição ou desinibição cortical. No AVC, a lesão em si, assim como mecanismos de recuperação e reorganização operando em diversas fases após a lesão estão associados a estados de hiper ou hipoexcitabilidade, ao longo do tempo. É possível que várias sessões de estimulação *supraliminar*, em fase relativamente precoce após a lesão, leve a aumento excessivo da excitabilidade cortical, menos eficaz para potencializar mecanismos de plasticidade adaptativa que a estimulação realizada a uma intensidade mais baixa. O impacto de doses maiores de informação aferente e de treino motor em fase mais precoce após o AVC foi avaliado também no estudo VECTORS (*Very Early Constraint-Induced Movement During Stroke Rehabilitation*)[83]. Nesse trabalho, pacientes submetidos a uma intensidade maior de terapia de contenção induzida em fase precoce após o AVC apresentaram menores ganhos no desempenho motor do que aqueles submetidos a uma intensidade menor de tratamento.

Resultados obtidos em um modelo de morte celular apontaram na direção da hipótese de que a estimulação "excessiva" possa não ser benéfica, quando aplicada precocemente após o AVC. Davis et al. descreveram um efeito neuroprotetor da estimulação aferente por deflexão repetitiva de vibrissas em ratos em um modelo de infarto encefálico por oclusão da artéria cerebral média[84]. O efeito neuroprotetor foi influenciado significativamente pela dose de estimulação e pela fase após o AVC na qual a intervenção foi aplicada. Esses dados enfatizam o impacto de manipular a informação aferente em momentos específicos após a instalação de lesão vascular encefálica. A importância da quantidade/momento de terapias de neuromodulação sobre a plasticidade cortical pós-AVC é uma questão que merece exploração adicional.

COMBINAÇÃO DE ESTIMULAÇÃO CENTRAL E PERIFÉRICA EM PACIENTES COM AVC

Uma estratégia promissora é a combinação da estimulação elétrica periférica a outras modalidades de neuromodulação, como a estimulação transcraniana por corrente contínua. Em pacientes com AVC na fase crônica, a combinação de estimulação transcraniana por corrente contínua ativa à estimulação *supraliminar* dos nervos mediano e ulnar foi mais eficaz para potencializar os efeitos do treino motor, que cada uma das intervenções administrada isoladamente[85]. Estudos futuros deverão avaliar os efeitos da combinação dessas intervenções em diversas fases após o AVC.

ESTIMULAÇÃO NERVOSA PERIFÉRICA REPETITIVA E DESEMPENHO MOTOR DE PACIENTES COM LESÕES MEDULARES

Também na lesão medular, há indicações de que a estimulação periférica possa trazer benefícios. Em pacientes com lesões medulares cervicais incompletas na fase crônica, 15 sessões de estimulação repetitiva do nervo mediano durante 2 horas tiveram efeitos benéficos sobre a função do membro superior[86]. A melhora na realização das atividades de vida diária e na força do movimento de pinça foi maior em um grupo de pacientes submetidos à estimulação periférica combinada a treino motor que em um grupo submetido a treino motor, sem estimulação. Não foram observadas mudanças relevantes na excitabilidade cortical utilizando estimulação magnética transcraniana.

Em outro estudo, 24 pacientes foram aleatorizados para três tipos de tratamento administrados ao longo de 15 sessões: estimulação periférica repetitiva do nervo mediano combinada a treino motor, treino motor sem estimulação periférica e estimulação periférica sem treino motor[87]. O grupo de pacientes tratado com a combinação das duas intervenções e o grupo submetido apenas à estimulação periférica apresentaram maiores ganhos em desempenho no teste de Jebsen-Taylor e na força de pinça da mão estimulada.

Embora os mecanismos subjacentes a esses resultados não sejam totalmente esclarecidos, podem envolver a modulação da circuitaria medular pela maior atividade do córtex somatossensitivo após a estimulação periférica[88]. Esta hipótese é apoiada por observações realizadas por meio de mapeamento cerebral com eletroencefalograma e de estimulação magnética transcraniana[89-91]. Estes trabalhos sugeriram que neurônios do córtex sensitivo, cujos axônios fazem parte do trato corticospinal, podem ter papel relevante na recuperação funcional após lesões medulares incompletas. Os efeitos benéficos da estimulação periférica podem estar relacionados, ao menos em parte, à modulação da atividade desses neurônios.

ESTIMULAÇÃO NERVOSA PERIFÉRICA REPETITIVA EM ANIMAIS

Em paralelo a investigações em seres humanos, Luft et al. avaliaram a excitabilidade cortical por meio do registro de potenciais evocados motores no músculo gastrocnêmio por estimulação magnética transcraniana em ratos[92]. Potenciais evocados motores foram registrados também por estimulação da medula cervical. Os registros foram feitos antes e depois de 2 horas de estimulação repetitiva do nervo ciático em um grupo experimental, e antes e depois de 2 horas de ausência de estimulação em um grupo controle. Foi demonstrado aumento na amplitude de potenciais evocados motores registrados por estimulação magnética transcraniana do córtex motor contralateral. Não houve mudanças significativas nas amplitudes de potenciais evocados pela estimulação medular, sugerindo mediação supraspinal do fenômeno. Esses resultados corroboraram as descrições de modulação da excitabilidade cortical em humanos.

SEGURANÇA

De forma geral, a estimulação elétrica transcutânea de nervos é contraindicada em pacientes com marca-passo, cardiopatia grave, lesões cutâneas, epilepsia ou gestantes[4,93-95]. Irritação cutânea reversível pode ocorrer pela aplicação de eletrodos ou gel. Com o paradigma de estimulação elétrica repetitiva periférica, não foram descritas crises epilépticas ou outros eventos adversos graves em indivíduos saudáveis ou não. Foi descrita apenas dermatite de contato leve, que regrediu após a troca de eletrodos de estimulação[80].

CONSIDERAÇÕES FINAIS

Nervos representam uma porta periférica para a modulação do sistema nervoso central. A informação somatossensitiva que chega ao córtex motor pode ser manipulada pela estimulação elétrica de axônios aferentes em nervos. Essa intervenção pode fortalecer interações sensitivo-motoras, relevantes fisiologicamente.

Princípios Básicos das Técnicas de Neuromodulação

A investigação sistemática do impacto de diferentes parâmetros de estimulação elétrica periférica sobre os parâmetros neurofisiológicos e sobre o desempenho motor é uma linha de pesquisa ainda relativamente pouco explorada. Da mesma forma, faltam estudos que apliquem os parâmetros utilizados com sucesso nos membros superiores e inferiores para melhorar o desempenho motor de pacientes hemi, mono ou tetraparéticos.

A duração da intervenção (2 horas) é fator limitante para a aplicabilidade prática da intervenção, porém a associação com técnicas de neuromodulação central traz perspectivas animadoras sobre a possibilidade de redução do tempo de tratamento e/ou potencialização mútua de efeitos benéficos. Mais estudos são necessários para a investigação do impacto clínico de diversas sessões de estimulação elétrica repetitiva periférica em diferentes doses e fases após lesões do sistema nervoso central. A relativa simplicidade da administração da estimulação elétrica repetitiva periférica e seu perfil de segurança favorável estimulam o interesse por seus efeitos na reabilitação motora de pacientes com lesões neurológicas.

REFERÊNCIAS BIBLIOGRÁFICAS

1. Kellaway P. The part played by the electric fish in the early history of bioelectricity and electrotherapy. The William Osler Medal essay. Bull Hist Med 1946;20:112-137.
2. Green RM. Commentary on the effect of electricity on muscular motion. Tradução de: Galvani L. De Viribus Electricitatis In Motu Musculari Commentarius (1791). Cambridge, Massachusetts: Elizabeth Licht; 1953.
3. Wall PD, Sweet EH. Temporary abolition of pain in man. Science 1967;155:108-109.
4. Kitchen S. Eletroterapia prática baseada em evidências. São Paulo: Manole; 2003.
5. Boggio PS, Amancio EJ, Correa CF, et al. Transcranial DC stimulation coupled with TENS for the treatment of chronic pain – a preliminary study. Clin J Pain 2009;25:691-695.
6. Mima T, Ogaa T, Rothwell J, et al. Short-term high-frequency transcutaneous electrical nerve stimulation decreases human motor cortex excitability. Neurosci Lett 2004;355:85-88.
7. Eek E, Engardt M. Assessment of the perceptual threshold of touch (PTT) with high-frequency transcutaneous electric nerve stimulation (Hf/TENS) in elderly patients with stroke: a reliability study. Clin Rehabil 2003;17: 825-834.
8. Ng SSM, Hui-Chan CWY. Transcutaneous electrical nerve stimulation combined with task-related training improves lower limb functions in subjects with chronic stroke. Stroke 2007;38;2953-2959.
9. Sonde L, Gip C, Fernaeus SE, Nilsson CG, Viitanen M. Stimulation with low frequency (1.7Hz) transcutaneous electric nerve stimulation (low-TENS) increases motor function of the post-stroke paretic arm. Scand J Rehabil Med 1998;30:95-99.
10. Khaslavskaia S, Sinkjaer T. Motor cortex excitability following repetitive electrical stimulation of the common peroneal nerve depends on voluntary drive. Exp Brain Res 2005;162: 497-502.
11. Knash ME, Kido A, Gorassini M, Ming Chan K, Stein RB. Electrical stimulation of the human common peroneal nerve elicits lasting facilitation of cortical motor evoked potentials. Exp Brain Res 2003;153:366-377.
12. Murakami T, Sakuma K, Nomura T, Nakashima K. Short interval intracortical inhibition is modulated by high frequency peripheral mixed nerve stimulation. Neurosci Lett 2007;420:72-75.
13. Fernandez-Del-Olmo M, Alvarez-Sauco M, Koch G, et al. How repeatable are the physiological effects of TENS? Neurophysiol Clin 2008;119:1834-1839.
14. Tekeolu Y, Adak B, Goksoy T. Effects of transcutaneous electrical nerve stimulation (TENS)

on Barthel Activities of Daily Living (ADL) index score following stroke. Clin Rehabil 1998;12:277-280.

15. Peckham PH, Knutson JS. Functional electrical stimulation for neuromuscular applications. Annu Rev Biomed Engl 2005;7:327-360.

16. Dimitrijevic MM, Soroker N. Mesh glove.2. Modulation of residual upper limb motor control after stroke with whole-hand electric stimulation. Scand J Rehabil Med 1994;26:187-190.

17. Fraser C, Power M, Hamdy S, et al. Driving plasticity in human motor cortex is associated with improved motor function after brain injury. Neuron 2002; 34:831-840.

18. Hamdy S, Rothwell JC, Aziz Q, Singh KD, Thompson DG. Long-term reorganization of human motor cortex driven by short-term sensory stimulation. Nat Neurosci 1998;1:64-68.

19. Ridding MC. Changes in motor cortical excitability induced by paired associative stimulation. Clin Neurophysiol 2003;114:1437-1444.

20. Stefan K, Kunesch E, Cohen LG, Benecke R, Classen J. Induction of plasticity in the human motor cortex by paired associative stimulation. Brain 2000;123:572-584.

21. Uy J, Ridding MC, Hillier S, Thompson PD, Miles TS. Does induction of plastic change in motorcortex improve leg function after stroke? Neurology 2003;61:982-984.

22. Quartarone A, Rizzo V, Bagnato S, et al. Rapid-rate paired associative stimulation of the mediannerve and motor cortex can produce long-lasting changesin motor cortical excitability in humans. J Physiol 2006;575.2:657-670.

23. Jayaram G, Stinear JW. Contralesional paired associative stimulation increases paretic lower limb motor excitability post-stroke. Exp Brain Res 2008;185:563-570.

24. Chipchase LS, Schabrun SM, Hodges PW. Peripheral electrical stimulation to induce cortical plasticity: A systematic review of stimulus parameters. Clin Neurophysiol 2011; 122:456-463.

25. Kandel ER, Schwartz JH, Jessell TM. Principles of neural science. USA: McGraw-Hill; 2000.

26. Asanuma H. Functional role of sensory inputs to the motor cortex. Prog Neurobiol 1981;16:241-262.

27. Woolsey CN. Patterns of localization in sensory and motor areas of the cerebral cortex. Milbank Symposium: The Biology of Mental Health and Disease. New York: Hoeber;1952. p. 193-206.

28. Adrian EG, Moruzzi G. Impulses in the pyramidal tract. J Physiol Lond 1939;97:153-199.

29. Rosén I, Asanuma H. Peripheral afferent inputs to the forelimb area of the monkey motor cortex: input-output relations. Exp Brain Res 1972;14:257-273.

30. Rothwell JC, Traub MM, Day BL, Obeso JA, Thomas PK, Marsden CD. Manual motor performance in a deafferented man. Brain 1982;105:515-542.

31. Sanes JN, Mauritz KH, Evarts EV, Dalakas MC, Chu A. Motor deficits in patients with large-fiber sensory neuropathy. Proc Natl Acad Sci USA 1984;81:979-982.

32. Gentilucci M, Toni I, Daprati E, Gangitano M. Tactile input of the hand and the control of reaching to grasp movements. Exp Brain Res 1997;114:130-137.

33. Xerri C, Merzenich MM, Peterson BE, Jenkins W. Plasticity of primary somatosensory cortex paralleling sensorimotor skill recovery from stroke in adult monkeys. J Neurophysiol 1998;79:2119-2148.

34. Salinas E, Abbott LF. Transfer of coded information from sensory to motor networks. J Neurosci 1995;15:6461-6474.

35. Kleim JA, Jones TA. Principles of experience-dependent neural plasticity: implications for rehabilitation after brain damage. J Speech Lang Hear Res 2008;51:S225-239.

36. Nicolelis MAL, Lin RCS, Chapin JK. Neonatal whisker removal reduces the discrimination of tactile stimuli by thalamic ensembles in adult rats. J Neurophysiol 1997;78:1691-1706.

37. Nudo RJ, Wise BM, SiFuentes F, Milliken GW. Neural substrates for the effects of rehabilitative training on motor recovery after ischemic infarct. Science 1996;272:1791-1794.

38. Nudo RJ, Friel KM, Delia SW. Role of sensory deficits in motor impairments after injury to primary motor cortex. Neuropharmacology 2000;39:733-742.

39. Nudo RJ. Adaptive plasticity in motor cortex: implications for rehabilitation after brain injury. J Rehabil Med 2003;41(Suppl):7-10.
40. Kaas JH. Plasticity of sensory and motor maps in adult mammals. Annu Rev Neurosci 1991; 14:137-167.
41. Wu CW, Kaas JH. Reorganization in primary motor cortex of primates with long-standing therapeutic amputations. J Neurosci 1999;19: 7679-7697.
42. Brasil-Neto JP, Valls-Sole J, Pascual-Leone A, et al. Rapid modulation of human cortical motor outputs following ischaemic nerve block. Brain 1993;116:511-525.
43. Ziemann U, Corwell B, Cohen LG. Modulation of plasticity in human motor cortex after forearm ischemic nerve block. J Neurosci 1998; 18:1115-1123.
44. Karni A, Meyer G, Jezzard P, Adams MM, Turner R, Ungerleider LG. Functional MRI evidence for adult motor cortex plasticity during motor skill learning. Nature 1995;377:155-158.
45. Pavlides C, Miyashita E, Asanuma H. Projection from the sensory to the motor cortex is important in learning motor skills in the monkey. J Neurophysiol 1993;70:733-741.
46. Jacobs KM, Donoghue JP. Reshaping the cortical motor map by unmasking latent intracortical connections. Science 1991;251:944-947.
47. Abraham WC, Logan B, Greenwood JM, Dragunow M. Induction and experience-dependent consolidation of stable long-term potentiation lasting months in the hippocampus. J Neurosci 2002;22:9626-9634.
48. Cooke SF, Bliss TVP. Plasticity in the human central nervous system. Brain 2006;129:1659-1673.
49. Erlanger J, Blair EA. Comparative observations on motor and sensory fibers with special reference to repetitiousness. Am J Physiol 1938;121: 431-553.
50. Panizza M, Nilsson J, Roth BJ, Basser PJ, Hallett M. Relevance of stimulus duration for activation of motor and sensory fibers: implications for the study of H-reflexes and magnetic stimulation. Electroencephal Clin Neurophysiol 1992;85:22-29.
51. Kimura J. Electrodiagnosis in diseases of nerve and muscle: principles and practice. New York: Oxford Univ Press; 2001.

52. Backes WH, Mess WH, van Kranen-Mastenbroek V, Reulen JP. Somatosensory cortex responses to median nerve stimulation: fMRI effects of current amplitude and selective attention. Clin Neurophysiol 2000;111:1738-1744.
53. Hashimoto I, Kimura T, Iguchi Y, Takino R, Sekihara K. Dynamic activation of distinct cytoarchitectonic areas of the human SI cortex after median nerve stimulation. NeuroReport 2001;12:1891-1897.
54. Recanzone GH, Allard TT, Jenkins WM, Merzenich MM. Receptive-field changes induced by peripheral nerve stimulation in SI of adult cats. J Neurophysiol 1990;63:1213-1225.
55. Ridding MC, Brouwer B, Miles TS, Pitcher JB, Thompson PD. Changes in muscle responses to stimulation of the motor cortex induced by peripheral nerve stimulation in human subjects. Exp Brain Res 2000;131:135-143.
56. Panizza M, Nilsson J, Roth, BJ, Rothwell J, Hallett M. The time constants of motor and sensory peripheral nerve fibers measured with the method of latent addition. Electroencephalogr Clin Neurophysiol 1994;93:147-154.
57. Ridding MC, McKay DR, Thompson PD, Miles TS. Changes in corticomotor representations induced by prolonged peripheral nerve in humans. Clin Neurophys 2001;112:1461-1469.
58. Knash ME, Kido A, Gorassini M, Chan KM, Stein RB. Electrical stimulation of the human common peroneal nerve elicits lasting facilitation of cortical motor-evoked potentials. Exp Brain Res 2003;153:366-377.
59. Kaelin-Lang A, Luft AR, Sawaki L, et al. Modulation of human corticomotor excitability by somatosensory input. J Physiol 2002; 540:623-633.
60. McKay D, Brooker R, Giacomin P, Ridding M, Miles T. Time course of induction of increased human motor cortex excitability by nerve stimulation. Neuroreport 2002;13:1271-1273.
61. Logothetis N, Pauls J, Augath M, Trinath T, Oeltermann A. Neurophysiological investigation of the basis of the fMRI-signal. Nature 2001;412:150-157.
62. Wu CW, van Gelderen P, Hanakawa T, Yaseen Z, Cohen LG. Enduring representational

plasticity after somatosensory stimulation. Neuroimage 2005;27:872-884.

63. Feigin VL, Lawes CM, Bennett DA, Barker-Collo SL, Parag V. Worldwide stroke incidence and early case fatality reported in 56 population-based studies: a systematic review. Lancet Neurol 2009;8:355-369.

64. Langhorne P, Coupar F, Pollock A. Motor recovery after stroke: a systematic review. Lancet Neurol 2009;8:741-754.

65. Haerer AF. De Jong´s The neurological examination. 5th ed. USA: J.B. Lippincott Company; 1992.

66. Conforto AB, Kaelin-Lang A, Cohen LG. Increase in hand muscle strength of stroke patients after somatosensory stimulation. Ann Neurol 2002;51:122-125.

67. Celnik P, Hummel F, Harris-Love M, Wolk R, Cohen LG. Somatosensory stimulation enhances the effects of training functional hand tasks in patients with chronic stroke. Arch Phys Med Rehabil 2007;88:1369-1376.

68. Wu CW, Seo HJ, Cohen LG. Influence of electric somatosensory stimulation on paretic-hand function in chronic stroke. Arch Phys Med Rehabil 2006;87:351-357.

69. Jebsen R, Taylor N, Trieschmann RB, Trotter MJ, Howard LA. An objective and standardized test of hand function. Arch Phys Med Rehabil 1969; 50:311-319.

70. Koesler IB, Dafotakis M, Ameli M, Fink GR, Nowak DA. Electrical somatosensory stimulation improves movement kinematics of the affected hand following stroke. J Neurol Neurosurg Psychiatry 2009;80:614-619.

71. Sawaki L, Wu CW, Kaelin-Lang A, Cohen LG. Effects of somatosensory stimulation on use-dependent plasticity in chronic stroke. Stroke 2006;37:246-247.

72. Conforto AB, Cohen LG, dos Santos RL, Scaff M, Marie SK. Effects of somatosensory stimulation on motor function in chronic cortico-subcortical strokes. J Neurol 2007;254:333-339.

73. Conforto AB, dos Santos RL, Farias SN, Marie SK, Mangini N, Cohen LG. Effects of somatosensory stimulation on the excitability of the unaffected hemisphere in chronic stroke patients. Clinics (Sao Paulo) 2008;63:735-740.

74. Calautti C, Baron JC. Functional neuroimaging studies of motor recovery after stroke in adults. Stroke 2003;34:1553-1566.

75. Ward NS, Cohen LG. Mechanisms underlying recovery of motor function after stroke. Arch Neurol 2004;61:1844-1848.

76. Cramer SC. Repairing the human brain after stroke: I. Mechanisms of spontaneous recovery. Ann Neurol 2008;63:272-287.

77. Cramer SC. Repairing the human brain after stroke. II. Restorative therapies. Ann Neurol 2008;63:549-560.

78. Wilson TW, Fleischer A, Archer D, Hayasaka S, Sawaki L. Oscillatory MEG motor activity reflects therapy-related plasticity in stroke patients. Neurorehabil Neural Repair 2011;25: 188-193.

79. Klaiput A, Kitisomprayoonkul W. Increased pinch strength in acute and subacute stroke patients after simultaneous median and ulnar sensory stimulation. Neurorehabil Neural Repair 2009;23:351-356.

80. Conforto AB, Ferreiro KN, Tomasi C, et al. Effects of somatosensory stimulation on motor function after subacute stroke. Neurorehabil Neural Repair 2010;24:263-272.

81. Cattaneo Z, Rota F, Vecchi T, Silvanto J. Using state-dependency of transcranial magnetic stimulation (TMS) to investigate letter selectivity in the left posterior parietal cortex: a comparison of TMS-priming and TMS-adaptation paradigms. Eur J Neurosci 2008;28:1924-1929.

82. Silvanto J, Muggleton N, Walsh V. State-dependency in brain stimulation studies of perception and cognition. Trends Cogn Sci 2008;12:447-454.

83. Dromerick AW, Lang CE, Birkenmeier RL, et al. Very Early Contraint – Induced Movement During Stroke Rehabilitation (VECTORS): A single – center RCT. Neurology 2009;73: 195-201.

84. Davis MF, Lay CC, Chen-Bee CH, Frostig RD. Amount but not pattern of protective sensory stimulation alters recovery after permanent middle cerebral artery occlusion. Stroke 2011;42:792-798.

85. Celnik P, Paik NJ, Vandermeeren Y, Dimyan M, Cohen LG. Effects of combined peripheral nerve stimulation and brain polarization on performance of a motor sequence task after chronic stroke. Stroke 2009;40:1764-1771.

86. Beekhuizen KS, Field-fote EC. Massed practice versus massed practice with stimulation: effects on upper extremity function and cortical plasticity in individuals with incomplete cervical spinal cord injury. Neurorehabil Neural Repair 2005;19:33-45.

87. Beekhuizen KS, Field-fote EC. Sensory stimulation augments the effects of massed practice training in persons with tetraplegia. Arch Phys Med Rehabil 2008;89:602-608.

88. Beekhuizen KS. New perspectives on improving upper extremity function after spinal cord injury. J Neurol Phys Ther 2008;29:157-162.

89. Green JB, Sora E, Bialy Y, Ricamoto A, Thatcher RW. Cortical sensorimotor reorganization after spinal cord injury: an electroencephalographic study. Neurology 1998;50:1115-1121.

90. Levy Jr WJ, Amassian VE, Traad M, Cadwell J. Focal magnetic coil stimulation reveals motor cortical system reorganized in humans after traumatic quadriplegia. Brain Res 1990;510:130-134.

91. Cohen LG, Topka H, Cole RA, Hallett M. Leg paresthesias induced by magnetic brain stimulation in patients with thoracic spinal cord injury. Neurology 1991;41:1283-1288.

92. Luft AR, Kaelin-Lang A, Hauser T, et al. Modulation of rodent cortical motor excitability by somatosensory input. Exp Brain Res 2002;142:562-569.

93. Rosted P. Repetitive epileptic fits – a possible adverse effect after transcutaneous electrical nerve stimulation (TENS) in a post-stroke patient. Acupunct Med 2001;19:46-49.

94. Scherder E, Van Someren E, Swaab D. Epilepsy: a possible contraindication for transcutaneous electrical nerve stimulation. J Pain Symptom Manage 1999;17:152-153.

95. Chen D, Philip M, Philip PA, Monga TN. Cardiac pacemaker inhibition by transcutaneous electrical nerve stimulation. Arch Phys Med Rehabil 1990;71:27-30.

SEÇÃO III

NEUROLOGIA E NEUROMODULAÇÃO

9

DOENÇA DE PARKINSON

Priscilla Fiorelli
Felipe Fregni

O processo de envelhecimento populacional é uma realidade cada vez mais evidente e seu impacto na área da saúde é bastante significativo, principalmente devido ao aumento da demanda de cuidados aos idosos. Algumas doenças neurodegenerativas apresentam prevalência elevada em idades avançadas, como, por exemplo, a doença de Parkinson (DP), que apresenta incidência de 1:300 entre a faixa etária de 60-69 anos, tendo esse número aumentado em três vezes entre a faixa etária de 70-79 anos[1].

Apesar de existirem vários tratamentos farmacológicos efetivos para DP, drogas dopaminérgicas têm efeitos indesejados, como discinesia tardia e fenômeno de flutuação motora; por isso, pesquisas têm sido realizadas para investigar novos tratamentos terapêuticos, a fim de aliviar os sintomas e retardar a progressão da doença[1]. A estimulação cerebral não invasiva tem-se mostrado útil na melhora sintomática de alguns sintomas da DP.

TRATAMENTO

A doença de Parkinson idiopática é um distúrbio neurodegenerativo progressivo que afeta principalmente idosos, como mencionado anteriormente. Os sintomas dessa doença são predominantemente motores e incluem acinesia, rigidez e tremor; entretanto, existem outros sinais e sintomas que também podem estar presentes, como distúrbios da fala, depressão, distúrbios do sono, entre outros. Todos esses possíveis sintomas precisam ser considerados quando um paciente está em tratamento[1].

A farmacoterapia é a primeira opção para pacientes com DP, no entanto, além de provocar efeitos adversos, não melhora todos os sintomas da doença, especialmente nos casos mais avançados. Um exemplo de medicação é a levodopa e outras medicações dopaminérgicas que restabelecem a excitabilidade cortical, recuperando a atividade das vias inibitórias e ajudando na regulação do sistema motor[1-5]. Apesar de ser considerada a mais eficaz, pode piorar a condição motora quando usada regularmente, por induzir uma modificação na modulação de receptores celulares causando o fenômeno de flutuação motora, que pode ter consequências importantes na qualidade de vida de pacientes com DP[1].

118 Neurologia e Neuromodulação

Nesse contexto, há um interesse aumentado nos tratamentos não farmacológicos, como a estimulação cerebral não invasiva, que tem sido estudada principalmente no tratamento dos distúrbios do movimento. De fato, a estimulação não invasiva segue o caminho da estimulação cerebral invasiva como a estimulação cerebral profunda (ECP), que tem mostrado eficácia terapêutica e é aprovada para o uso clínico no tratamento da DP. Entre as técnicas de estimulação não invasivas, a estimulação magnética transcraniana tem revelado melhores resultados. Porém, ainda não foram estabelecidos os parâmetros ideais (padrão e taxa de estimulação, intensidade de estimulação, duração do estímulo e periodicidade em que estímulo deve ser feito)[2].

ESTIMULAÇÃO MAGNÉTICA TRANSCRANIANA

Estimulação magnética transcraniana (EMT) é uma técnica não invasiva que tem sido estudada como nova ferramenta terapêutica para doenças neurológicas, incluindo distúrbios do movimento, como na doença de Parkinson. Essa técnica consiste na indução de uma corrente elétrica dentro do cérebro através de um campo magnético gerado por bobina posicionada na cabeça do paciente[4]. A EMT é usada para estimular o córtex, avaliar a função, a fisiologia e as vias corticais e, com base em estudos recentes, para modular a plasticidade cortical. Estudos demonstraram que esta modulação pode durar além do período de estimulação[6,7] e ter efeitos terapêuticos[8,9].

Os mecanismos terapêuticos da EMT na DP ainda não estão totalmente esclarecidos. Como a corrente induzida pela EMT não consegue atingir áreas profundas como os gânglios da base, seus efeitos na DP têm que ser analisados no contexto de mudanças na excitabilidade cortical. Uma hipótese é que a EMT tenha um efeito através de redes neurais, ou seja, alterando secundariamente a atividade nos gânglios da base. Desse modo, é possível que a EMT altere a atividade em áreas corticais do cérebro que estão intimamente ligadas ao corpo estriado e ao núcleo subtalâmico por meio das vias glutamatérgicas corticossubcorticais, aumentando a liberação de dopamina nos gânglios da base. Alternativamente, a estimulação direcionada para as regiões corticais pode compensar a atividade anormal no córtex associada com a doença de Parkinson e com isso restabelecer a função do córtex motor primário e da via corticospinal[1].

Existem alguns estudos clínicos iniciais na literatura que investigaram a estimulação magnética transcraniana repetitiva (EMTr) como um tratamento dos sintomas da DP. Em meta-análise em 2005, Fregni et al. mostraram que a EMTr pode produzir efeitos estatisticamente significativos na função motora em pacientes com DP. Contudo, os resultados não foram unânimes em todos os ensaios, talvez por causa das diferentes técnicas utilizadas e, além disso, a magnitude do efeito foi pequena[3]. Por isso, ainda são necessários estudos adicionais de longa duração desse novo tratamento para definir o benefício clínico para os pacientes.

TRATAMENTO DO DISTÚRBIO MOTOR

Na doença de Parkinson há redução na liberação dopaminérgica (secundária à perda neuronal, principalmente na substância negra). Essa alteração leva à redução na excitabilidade das vias inibitórias, resultando em dificuldade no controle e início do movimento[1,2].

O uso de medicamentos dopaminérgicos para o tratamento crônico da DP causa, em aproximadamente 40% dos pacientes, discinesia induzida por L-dopa (LID)[10]. Estimulação crônica e não fisiológica[11] (uso de levodopa) pode induzir modificações pós-sinápticas em receptores glutamatérgicos (NMDA e AMPA), causando disparos de potencial de ação e padrões motores aberrantes – uma forma patológica de plasticidade sináptica estriatal relacionada à função anormal dos receptores NMDA –, podendo causar o desenvolvimento desses padrões anormais, levando à LID[12]. Por isso, apesar de as medicações dopaminérgicas terem um papel fundamental na terapêutica da DP, é importante explorar novos tratamentos não farmacológicos para o tratamento do distúrbio motor na DP.

EMTr NO TRATAMENTO DOS SINTOMAS MOTORES NA DP – ESTIMULAÇÃO DO CÓRTEX MOTOR PRIMÁRIO (M1)

Estudos investigaram os efeitos da modulação do córtex motor primário com EMT. A EMT pode modular a excitabilidade cortical de forma significativa e, devido às alterações da excitabilidade cortical na DP, a estimulação nessa região do córtex pode aumentar a inibição intracortical. Sendo assim, a EMT repetitiva tem sido testada como ferramenta alternativa para o tratamento da doença de Parkinson[13,14]. Os resultados do uso da EMTr dependem de diversos fatores, incluindo os parâmetros de estimulação (frequência, intensidade, número de blocos de estímulo, intervalos entre os estímulos, número total de pulsos, número de sessões) e o perfil dos pacientes (idade, tempo de duração da DP, gravidade dos sintomas, estado *on* ou *off* de medicação para DP)[15].

Para mostrar os resultados recentes de estudos relevantes sobre o uso de EMT na DP, escolhemos oito artigos importantes, relevantes e recentes (publicados após a meta-análise de Fregni et al[3]). Esses estudos avaliaram os efeitos da EMT sobre o córtex motor primário (M1). Os estudos foram controlados, sendo por placebo (*sham*) ou controles saudáveis pareados, e tinham um número limitado de pacientes... A maioria dos estudos avaliou os pacientes nos estados *on/off*[12,15-18], sendo *on* o paciente que estava tomando a medicação dopaminérgica e foi avaliado quando a concentração plasmática da droga estava mais alta e *off* o paciente que estava há, pelo menos, 12 horas sem a medicação dopaminérgica quando submetido à EMT. Alguns desses estudos usaram a estimulação associativa pareada (PAS em inglês – *paired associative stimulation*), uma técnica que combina EMT de pulso simples (EMTps) e estimulação elétrica do nervo, para modular a plasticidade cerebral, e em um desses estudos foi utilizado EMTr (repetitivo) depois de pré-condicionar com estimulação transcraniana por corrente contínua (ETCC)[19].

Alguns estudos investigaram o impacto da EMT na plasticidade cortical para tentar entender os parâmetros ótimos de estimulação. Esse foi o caso dos estudos que utilizaram a estimulação associativa pareada no qual a EMT é aplicada com baixa frequência (0,01 a 0,2Hz), com intensidade de 130% do limiar motor[12,16] ou o suficiente para gerar um potencial motor evocado (MEP) de 1mV[17], o qual, juntamente com o nervo mediano contralateral à aplicação da EMT, é estimulado.

Em resumo, apesar de alguns estudos mostrarem alterações neurofisiológicas e motoras significativas em pacientes com DP, os resultados ainda são bem variáveis, sendo alguns desses estudos negativos. No entanto, devido ao pequeno número de participantes e à falta de padronização dos parâmetros utilizados, é difícil ter uma conclusão sobre os melhores parâmetros de EMT na doença de Parkinson. Alguns resultados são discutidos a seguir com mais detalhes.

Em um desses estudos, a ETCC (estimulação transcraniana por corrente contínua) foi usada para potencializar os efeitos da estimulação magnética transcraniana (EMT), seguindo os princípios de que essa combinação poderia tornar os efeitos da EMT mais potentes. Nesse estudo de Gruner et al., a frequência de 1Hz EMTr foi aplicada sobre o córtex motor primário com pré-condicionamento por ETCC anodal, catodal ou placebo. A ETCC não foi efetiva para aumentar os efeitos da EMT, porém esta, por si própria, diminuiu os sintomas de bradicinesia (movimentos dos dedos, da mão e de apontar, mas não os movimentos de alcançar para agarrar) da mão contralateral ao estímulo por, pelo menos, 30 minutos[20].

Uma questão importante explorada no estudo de Ueki et al. foi o estado da flutuação motora mais efetiva para induzir plasticidade motora com a EMT (ou seja, se no estado *off* ou *on*). Nesse estudo, os autores usaram EMT do tipo estimulação pareada associativa para induzir plasticidade motora. O aumento da plasticidade motora induzida pela EMT como pulso associativo pareado foi observado apenas no estado *on*. Esses resultados levam a se especular se a EMT deve ser combinada com a farmacoterapia na DP[18].

O artigo subsequente de Morgante et al. confirmou esses resultados, mostrando que a EMT com o protocolo de estimulação pareada associativa apenas consegue modular a plasticidade cortical quando os pacientes estão no estado *on* e apenas naqueles sem discinesia[21]. E, finalmente, o estudo de Bagnato et al. também confirmou esses resultados ao mostrar, usando a EMT com pulso pareado associativo, que a plasticidade cortical é normalizada com a terapia dopaminérgica[19].

Porém, os resultados não são tão simples, pois em um estudo, os efeitos da EMTr de alta frequência sobre o córtex motor primário, Fierro et al. mostraram que o restabelecimento da excitabilidade cortical só foi observado quando se realizou a estimulação durante o período *off*[12]. Porém, nesses dois estudos, deve ser apontado que os parâmetros de avaliação foram baseados na excitabilidade cortical em vez de parâmetros clínicos de função motora; dessa forma, não é possível afirmar se esses resultados podem ser aplicados clinicamente.

Apesar de alguns resultados encorajadores, outros estudos não mostraram diferenças significativas entre o grupo placebo e o grupo real quando a EMTr com frequência baixa (1Hz) foi usada para a estimulação do córtex motor primário. Esse foi o caso do estudo de Filipovic et al., que não encontraram resultados significativos quando estudaram os efeitos de 4 dias consecutivos de EMTr sobre o córtex motor primário com avaliação realizada no período *off*[22]. Em seu estudo, Arias et al., usando uma bobina circular sobre o vértex com frequência baixa de estimulação (1Hz a 90% do limiar motor), não encontraram diferenças entre o grupo placebo e ativo realizando avaliações no período *on* e *off*[23] (Quadro III-1).

Por outro lado, Khedr et al. mostraram em um estudo com 51 pacientes não medicados que seis sessões consecutivas de EMTr a 25Hz têm efeito de melhora motora signi-

QUADRO III -I – Comparação entre variáveis da EMT nos estudos analisados em relação à estimulação de áreas motoras primárias.

Referência	Pacientes	Média de idade	Tempo de doença (anos)	Tratamento concomitante	Tipo de EMT	Frequência	Intensidade
Fierro B et al., 2008[12]	14	69,9	3-14	On e off	EMTr	10Hz	90% MT
Morgante F et al., 2006[21]	16	50-80	6-20	On e off	EMT-PAS	0,01Hz	130% rMT
Bagnato S et al., 2006[19]	16	42-73	7,9 ± 4,2	On e off	EMT-PAS	0,05Hz	130% rMT
Ueki Y et al., 006[18]	18	65,1	2-10	On e off	EMT-PAS	0,2Hz	MEP 1mV
Filipovic S et al., 2010[22]	10	64,5	–	On e off	EMTr	1Hz	90% rMT
Grüner U et al., 2010[20]	15	69	5 ± 3	On	EMTr	1Hz	90 rMT

ficativa e maior que o grupo placebo e o grupo controle com 10Hz e que os efeitos duraram até um mês após o término da estimulação[24]. Portanto, a frequência da EMTr tem um papel importante no efeito terapêutico da EMTr, sendo que altas frequências sobre M1 podem ter melhor efeito terapêutico.

EMTr NO TRATAMENTO DOS SINTOMAS MOTORES NA DP – ÁREAS MOTORAS NÃO PRIMÁRIAS

Devido aos resultados heterogêneos encontrados após a estimulação do córtex motor primário, outras localizações cerebrais foram investigadas e mostraram resultados positivos no tratamento do distúrbio motor da DP. Algumas áreas cerebrais, tais como área motora suplementar (AMS) e área pré-motora dorsal (PMd), que participaram em diferentes etapas do processo do movimento, foram testadas como alvos de tratamento com a EMTr.

A AMS executa uma função complexa na regulação motora (planejamento e processamento)[25] e alguns estudos mostraram que pacientes com DP têm prejuízo no funcionamento dessa área[26-28] devido à diminuição do *feedback* positivo eferente oriundo do *loop* motor basal do gânglio talamocortical[28-30]. A AMS também contribui para o tempo do ajuste postural antecipatório durante o início do passo[31], gerando movimentos voluntários multissegmentares[25]. A melhora do desempenho nessa área tem o potencial de diminuir o risco de quedas[31]. A AMS está associada à discinesia induzida por L-dopa, de acordo com estudos de neuroimagem que revelaram aumento da ativação desta área nesses casos[32].

Discinesia induzida por L-dopa afeta até 80% dos pacientes tratados a longo prazo[33,34]. Uma revisão recente mostrou a participação da AMS no sequenciamento do movimento da coordenação bimanual[35].

Há dois estudos interessantes que fizeram um ensaio clínico com a estimulação da área motora suplementar com EMTr de baixa frequência (1Hz). Brusa et al. utilizaram uma bobina em forma de 8, 90% do limiar motor de repouso (LMR), 900 pulsos/sessão, e concluíram que 1Hz EMTr é seguro e transitoriamente efetivo para o controle de discinesia induzida por L-dopa em pacientes com DP avançada[36]. O outro estudo de Jacobs et al. comparou EMT de AMS e EMT do córtex pré-frontal dorsolateral (CPFDL) usando 1Hz, bobina em forma de 8, 80% LMR e 1.800 pulsos/sessão. Os autores mostraram que a EMTr aplicada sobre a AMS transitoriamente diminuiu a duração dos ajustes posturais antecipatórios, enquanto a EMTr aplicada sobre o CPFDL não exerce nenhum efeito terapêutico[31].

Outros três estudos utilizaram EMTr de alta frequência sobre a área motora suplementar. Dois estudos de Hamada et al utilizaram 5Hz[37,38], sendo que Boylan et al. utilizaram 10Hz[39]. Hamada et al. utilizaram uma bobina em forma de 8 em 99 pacientes, 110% do limiar motor ativo (LMA), 1.000 estímulos/sessão e no primeiro estudo eles encontraram modesta, mas significativa, melhora nos sintomas motores quando a AMS foi estimulada[38]. O segundo estudo (uma subanálise do estudo original[38]) encontrou melhora significativa na bradicinesia[37]. Boylan et al., entretanto, utilizaram uma bobina em forma de 8, 110% do LMR, 2.000 pulsos/sessão, e encontraram piora no desempenho motor no desenho de espiral com EMTr ativa[39]. Esses resultados discrepantes podem ser devidos ao número pequeno de sujeitos no estudo de Boylan et al. e nas tarefas empregadas para avaliação dos resultados.

O córtex pré-frontal dorsolateral (CPFDL) é outra área que vem sendo testada para o tratamento da doença de Parkinson. Um estudo recente mostrou liberação de dopamina no núcleo caudado associado com a EMTr dessa região[40]. A área pré-motora dorsal (PMd), como discutido por Chouinard et al., é também importante na seleção de resposta baseada em pistas arbitrárias e no controle do movimento dos braços[35].

Del Olmo et al. estimularam o CPFDL com uma bobina em forma de 8, 10Hz, 90% LMR, 450 pulsos/sessão, e não encontraram efeito significativo nas funções motoras ou *status* motor clínico. A melhora no desempenho de testes motores pode ser atribuída aos efeitos da prática[41]. Baumer et al. estimularam a PMd com uma bobina em formato de 8, 1Hz, 80% do LMA, 1.200 pulsos/sessão. Nesse estudo eles compararam DBS, L-dopa e EMTr e concluíram que L-dopa e DBS, mas não a EMT do PMd, melhoraram os sintomas motores em pacientes com DP avançada[42].

Finalmente, Lomarev et al. utilizaram 25Hz[43] sobre 4 alvos corticais (M1 esquerdo e direito e CPFDL esquerdo e direito) com parâmetros de 100% do LM, 300 pulsos/sessão. Os autores encontraram melhora cumulativa na marcha e bradicinesia das extremidades superiores aparentemente como consequência de EMTr real em pacientes com DP em uso de medicação dopaminérgica[43].

Em suma, apesar dos resultados iniciais negativos, a estimulação da AMS e potencialmente do CPFDL pela técnica de EMTr parece ser alvo relevante de estimulação para se alcançar melhora motora, como foi evidenciado em alguns estudos. Entretanto, como quando usando M1 como alvo de estimulação, os resultados ainda são heterogêneos (Quadro III-2).

QUADRO III-2 – Comparação entre variáveis da EMT nos estudos analisados em relação à estimulação de áreas motoras não primárias.

Referência	Pacientes	Média de idade (anos)	Tempo de doença (anos)	Tratamento concomitante	Frequência	Intensidade	Localização do estímulo
Baumer et al., 2009[42]	10	58-65	10,7	Sim	1Hz	80% LM	Pm
Hamada et al., 2009[37]	99	65,3	8,1	Sim	5Hz	110% LM	SMA
Boylan et al., 2000[39]	10	63,5	8,6	Sim	10Hz	110% LM	SMA
Brusa et al., 2006[36]	10	61	12,4	Sim	1HZ	90% LM	SMA
Hamada et al., 2008[38]	99	65,3	8,1	Sim	5Hz	110% LM	SMA
del Olmo et al., 2006[41]	13	61,7		Sim	10HZ	90% LM	CPFDL
Lomarev et al., 2006[43]	18	63	13,8	Sim	25HZ	100% LM	MI/ CPFDL
Jacobs et al., 2009[31]	16	62		Não	1Hz	80% LM	SMA/ CPFDL

TRATAMENTO DE OUTROS SINTOMAS

Como mencionado anteriormente, os pacientes com doença de Parkinson podem ter outros sintomas além dos motores, tais como depressão, prejuízo cognitivo, alterações clínicas, problemas de fala e distúrbios do sono.

Considerando os distúrbios psiquiátricos, a depressão é o mais comum nos pacientes com DP, estando presente em quase metade destes[44,45]. O tratamento da depressão nesses pacientes é muito importante, não só por causa da doença em si, mas também devido ao impacto na qualidade de vida, já que pode afetar diversos aspectos na DP: sintomatologia motora, sono e cognição[46]. O tratamento mais eficaz conhecido para depressão em pacientes com DP atualmente é o farmacológico[47], entretanto, cerca de um terço dos pacientes são resistentes às drogas utilizadas[48], além de as drogas antidepressivas poderem ter um efeito motor deletério. Nesse contexto, é importante procurar alternativas de tratamento que possam beneficiar esse tipo de paciente.

A estimulação magnética transcraniana repetida pode ter um efeito antidepressivo em pacientes com depressão maior, como mostrado em vários estudos. Os mecanismos da ação antidepressiva da EMT ainda não são conhecidos. Algumas hipóteses é que a EMTr pode causar alterações no cérebro por meio da estimulação do sistema serotoninérgico e do aumento do nível de monoaminas[49,50]. O método mais promissor de EMTr para tratar depressão é a estimulação da área pré-frontal, em particular o córtex pré-frontal dorsolateral esquerdo (CPFDL)[51,52] usando uma frequência de alta intensidade.

Há alguns artigos importantes sobre depressão e doença de Parkinson[53-55]. Nesses estudos foram feitas análises do efeito da estimulação da área pré-frontal para o tratamento da depressão em pacientes com DP. Dragasevic et al.[53] usaram os dois lados da área pré-frontal como alvos de estimulação, e outros, somente o lado esquerdo do CPFDL. As avaliações dos pacientes foram realizadas em aproximadamente um ou dois meses. Somente o artigo de Fregni et al.[54] foi realizado com o controle de EMT na forma de placebo (porém em associação com fluoxetina), os outros eram estudos sem grupo controle. Esse artigo também teve maior número de pacientes participando[42], em comparação aos outros (10 no de Dragasevic et al.[53] e 14 no de Epstein et al.[55]). A média de idade era entre 59,9 e 66 anos. Somente Epstein et al. testaram o estado *off*, os outros apenas avaliaram o estado *on*. No estudo de Dragaseric et al.[53] foi usada baixa frequência de EMTr, os outros dois estudos usaram alta frequência. Todos usaram intensidade de 110% do LM. Fregni et al.[54] tiveram a maior quantidade de pulsos (3.000), entretanto Epstein et al.[55] fizeram mais sessões. Fregni et al.[54] usaram a bobina em forma de 8, e outros, a bobina circular. Os métodos utilizados na avaliação foram escalas para depressão e para doença de Parkinson.

Com base nesses estudos, a EMTr pode ser uma alternativa de tratamento de depressão em pacientes com DP, especialmente naqueles resistentes a drogas, apesar de os parâmetros de estimulação ainda precisarem ser bem estabelecidos. O objetivo é evitar piora motora e de fato a estimulação do CPFDL pode induzir a melhora dos sintomas motores. O artigo de Dragasevic et al.[53] demonstrou que a EMTr com baixa frequência tem modestos benefícios motores e de melhora do humor, contudo, esse estudo foi não controlado. Fregni et al.[54] ofereceram mais informação sobre este aspecto, pois era um estudo duplo-cego, controlado com placebo e randomizado, que comparou EMTr e tratamento com fluoxetina, uma droga bem estabelecida no tratamento da depressão. Nesse artigo, os resultados mostraram que a EMTr em alta frequência tem praticamente os mesmos efeitos que a fluoxetina no tratamento de depressão em pacientes com DP. Esse artigo é importante porque, apesar dos resultados similares na depressão, a EMTr é mais tolerável que a fluoxetina, devido aos menores efeitos colaterais na DP, apesar de ainda ser um método de tratamento mais caro.

No estudo de Epstein et al.[55], os pacientes tiveram melhora de maior magnitude nas escalas de humor e ansiedade, o que persistiu por 6 semanas. Outras melhorias foram evidenciadas, como motora e cognitiva, o que não foi constatado no estudo de Fregni et al., e não se obteve melhora na qualidade de vida. Os resultados desses dois artigos foram semelhantes e, para melhor comparação, seria necessário um grupo sem medicação, entretanto, isso não seria possível por razões éticas. Concluindo, a EMTr pode ser usada no tratamento de depressão em pacientes com DP, e os resultados preliminares mostram que a alta frequência pode ser mais benéfica. Entretanto, são necessários mais estudos para estabelecer os melhores parâmetros de EMTr e a eficácia a longo prazo.

Outro problema frequente em pacientes com DP é o prejuízo cognitivo que, apesar de ter grande impacto na vida destes pacientes[56], pode ser muitas vezes não diagnosticado de maneira precisa. Não existe nenhum tratamento eficaz no tratamento dessa condição até o momento[57], o que torna a procura para novas técnicas ainda mais importante, principalmente com tratamentos com poucos efeitos colaterais.

Devido a hipóteses de que há uma correlação entre prejuízo cognitivo e depressão, então foi aventada a possibilidade de o tratamento antidepressivo com EMT sobre o CPFDL ter um efeito benéfico sobre a cognição; contudo, essa relação ainda não foi confirmada[58]. O CPFDL é uma área importante relacionada com os processos de cognição executiva e com o controle do comportamento motor[59,60]. Além disso, outras áreas, como o córtex pré-motor dorsal (PMd), estão associadas com os comandos motores[61] e também com as tarefas cognitivas[62]. Existem dois artigos interessantes que abordam esse assunto[63,64]. Cada um estudou uma hipótese para aprimorar a cognição quando esta está prejudicada em pacientes com DP. Boggio et al.[63] estimularam somente o lado esquerdo do CPFDL, enquanto Sedláčková et al.[64] estimularam também o lado esquerdo do córtex pré--motor e a área occipital (controle), além do CPFDL. Ambos eram estudos controlados no estado *on*. No estudo de Boggio et al. havia mais pacientes (25 contra 10 do outro estudo). Os parâmetros de EMTr foram similares: alta frequência, 110% do LM, bobina em forma de 8, mas Boggio et al. fizeram um número superior de sessões e pulsos. As áreas cognitivas estudadas foram: executiva, visuoespacial, memória de trabalho e raciocínio no estudo de Boggio et al. e tempo de reação e exame neurológico no de Sedláčková et al.

Em ambos os estudos, o impacto sobre a cognição foi pequena. No estudo de Boggio et al. houve pequena melhora em alguns aspectos da cognição, que foi similar ao grupo que recebeu fluoxetina, e no estudo de Sedláčková et al. não houve melhora significativa da cognição. Boggio et al. evidenciaram melhora significativa da depressão, apesar de não ter relação direta com a cognição. Isso pode significar que a depressão e o prejuízo da cognição são distúrbios que envolvem redes neurais independentes.

Outra condição existente em pacientes com DP é a disartria, mas somente 3 a 4% dos pacientes com DP recebem terapia adequada para a fala[65]. Existem alguns tratamentos efetivos, farmacológicos e cirúrgicos; contudo, existem alguns efeitos adversos controversos[66]. Ramig et al. desenvolveram um tratamento benéfico para a fala[67,68] que mostrou melhoras significativas nesses pacientes. Baseado nessas pesquisas, alguns autores desenvolveram um estudo com EMTr e disartria em pacientes com DP.

Dois artigos podem ser citados investigando o uso da EMT no distúrbio da fala: Hartelius et al.[69] e Dias et al.[70]. Ambos são estudos controlados e estimularam uma área motora específica (mão ou boca). Eles estudaram a aplicação de altas frequências de EMTr em paciente no estado *on*, com uma bobina em forma de 8. Hartelius et al.[69] demonstraram que não há diferença significativa entre nenhuma das condições nas avaliações de fonação da vogal, taxas de diadococinesia ou inteligibilidade. Além disso, a análise acústica mostrou apenas um efeito placebo. Dias et al. não mostraram efeitos significativos em medidas objetivas (frequência e intensidade da voz) quando houve a estimulação do CPFDL. Contudo, quando se estimulou a área motora da mão, os resultados nesses aspectos mostraram alguma melhora. Em conclusão, ainda não é possível determinar se a EMTr pode ter um papel terapêutico sobre a fala em pacientes com DP. Estudos futuros devem, entretanto, focar a estimulação no córtex motor primário.

Pacientes com DP geralmente apresentam problemas de sono com consequente diminuição do tempo, da eficiência e aumento da fragmentação do sono[71]. Esses problemas são muito prevalentes, afetando quase 2/3 dos pacientes[72]. A estrutura do sono pode ser afetada

126 Neurologia e Neuromodulação

QUADRO III-3 – Comparação entre variáveis da EMT nos estudos analisados em relação à estimulação de áreas relacionadas a sintomas não motores.

Referência	Pacientes	Média de idade (anos)	Tempo de doença (anos)	Trata-mento conco-mitante	Frequência	Intensidade	Localização do estímulo
Boggio et al., 2005[63]	25	65,2	6,7	Sim	15Hz	110% LM	CPFDL E
Sedlachova et al., 2009[64]	10	63,7	7,8	Sim	10Hz	100% LM	Occipital esquerdo/ CPFDL E
Dragaseric et al., 2002[53]	10	59,9	–	Sim	0,5Hz	110% LM	Área pré-frontal bilateral
Fregni et al., 2004[54]	42	65,3-66	8,5	Sim	15Hz	110% LM	CPFDL E
Epstein et al., 2007[55]	14	62	–	Sim/Não	10Hz	110% LM	CPFDL E
Van Dijk et al., 2009[77]	21	56,9-64,7	8,3-9,0	Sim	5Hz	80% LM	Córtex motor primário e córtex parietal
Hartellius et al., 2010[69]	10	57	3,6	Sim	10Hz	90% LM	Área da mão
Dias et al., 2006[70]	30	65,1	4,38-8,80	Sim	15Hz/5Hz	110%/ 90% LM	Área da boca/ CPFDL E

em participantes saudáveis pela EMTr quando esta é aplicada antes de dormir ou durante o sono[73-76]. Devido a essas evidências, Van Dijk et al. fizeram um estudo utilizando EMTr sobre o córtex motor primário e parietal durante 10 dias, 5Hz, 80% do LMR e 500 pulsos/ sessão, bobina em forma de 8. Eles demonstraram que o distúrbio de sono característico dos pacientes com DP pode ser parcialmente revertido pela aplicação bilateral de EMTr sobre o córtex parietal (mas não sobre o motor) e o efeito dessa estimulação na fragmentação e eficiência do sono foi mantida por alguns dias após a estimulação[77] (Quadro III-3).

Esses resultados mostram melhora a curto prazo no sono dos pacientes com DP, no entanto, mais estudos são necessários para validar a eficácia desse tratamento e para encontrar parâmetros que permitam melhora a longo prazo.

OUTRAS FORMAS DE ESTIMULAÇÃO NÃO INVASIVA

Devido a alguns estudos clínicos de EMT com resultados positivos, outras técnicas de estimulação cerebral não invasiva, como a ETCC, foram estudadas. A ETCC pode estimular o cérebro através do couro cabeludo com baixos níveis de corrente elétrica direta[2]. Este método tem a vantagem de ser menos caro que a EMTr, além de proporcionar uma condição de placebo mais favorável, aparentemente ter efeitos modulatórios mais longos e ser mais fácil de usar. Alguns estudos já mostraram que essa técnica é eficiente na modulação de algumas áreas, como no córtex motor e visual, entre outros[78,79].

Existem poucos estudos que avaliaram a ETCC como tratamento na doença de Parkinson. Um estudo de Fregni et al.[80] abordou os efeitos de ETCC na função motora e na estimulação da área cortical em parkinsonianos. Foram estudados 17 pacientes entre 45 e 79 anos com DP idiopática. Foi um estudo duplo-cego, com três tipos de condições de estimulação: um com o ânodo no córtex motor primário, outro com o cátodo neste local, e o outro com o ânodo no córtex pré-frontal dorsolateral. Além disso, foi feita a avaliação das características do potencial motor evocado (MEP).

Os resultados deste estudo mostraram que a estimulação do M1 com ânodo com uma sessão única apresentou melhora de curto prazo significativa na função motora, com relação ao tempo de reação e na escala de UPDRS, em comparação com o placebo. Além disso, os efeitos são específicos da polaridade e lugar de estimulação da ETCC, pois a estimulação M1 catódica e CPFDL anódica tiveram pouca melhora na função motora que não foi superior ao placebo.

Outro estudo randomizado, duplo-cego, controlado com placebo, teve o objetivo principal de determinar a eficácia da estimulação anódica do córtex pré-frontal e córtex motor na melhoria das alterações de marcha e da discinesia. O estudo foi realizado com os pacientes no estado *on*. A ETCC foi aplicada em 8 sessões em dias alternados, durante 20 minutos. A avaliação dos pacientes foi feita antes do início do tratamento, tanto no estado *on* quanto no estado *off*; foram avaliados ainda 24 horas depois da última sessão de ETCC, 1 e 3 meses depois. Para avaliar os efeitos na marcha, foi medido o tempo para caminhar 10 metros e o tempo para iniciar o movimento. A bradicinesia foi avaliada nas mãos e nos braços, com sequência de movimentos predeterminada. Os resultados mostraram melhora da marcha e bradicinesia significativa no grupo que recebeu ETCC ativa, porém não houve mudança na escala UPDRS e no tempo de reação para uma tarefa[81].

Outros sintomas da doença de Parkinson (DP) também foram explorados com a ETCC, por exemplo, o declínio cognitivo, particularmente a memória de trabalho. Diante disso, Boggio et al.[82] fez um estudo sobre o uso de ETCC na memória de trabalho com 18 pacientes (6 mulheres e 12 homens). Os pacientes fizeram um teste de memória de trabalho com o paradigma de *n-back* durante ETCC ativa sobre o córtex pré-frontal dorsolateral esquerdo (CPFDL E), sobre o córtex motor primário (controle ativo) e placebo, com intensidade de 1 e 2mA. Os resultados encontrados mostraram melhora significativa na memória de trabalho após aplicação de ETCC ativa com intensidade de 2mA sobre o CPFDL E. A aplicação sobre outras áreas, intensidade de 1mA e placebo não resultaram em melhora da memória de trabalho.

Em conclusão, os autores acreditam que a ETCC pode ter um efeito benéfico sobre a memória de trabalho em pacientes com DP, dependendo da intensidade e do local de aplicação. Neste caso, o que se mostrou mais favorável é a utilização de 2mA sobre o CPFDL E. Eles acreditam que os efeitos encontrados se devem ao aumento da excitabilidade local no CPFDL E e afirmam que mais estudos são necessários para avaliar a durabilidade deste efeito com aplicações repetidas de ETCC.

Neurologia e Neuromodulação

Assim, apesar de o número de estudos ainda ser pequeno, a ETCC também pode ser uma alternativa no tratamento da doença de Parkinson e deve ser mais estudada. A simplicidade e os efeitos significativos dessa técnica sobre a excitabilidade cortical podem vir a ser uma técnica útil na terapêutica da DP.

CONSIDERAÇÕES FINAIS

O tratamento terapêutico na doença de Parkinson, por meio da estimulação cerebral não invasiva, está sendo estudado em ritmo acelerado, uma vez que pode trazer benefícios em alguns aspectos em relação aos outros tipos de tratamentos como os farmacológicos. A neuromodulação com estimulação cerebral não invasiva provoca menos efeitos adversos e principalmente não está associada à indução de discinesia tardia. Um ponto benéfico é que a estimulação cerebral não invasiva mostrou resultados significativos não apenas nos sintomas motores da DP, mas também nos sintomas não motores como no humor, cognição, fala e sono. Porém, os resultados ainda são heterogêneos e ainda não dá para se concluir se a estimulação cerebral não invasiva é uma técnica eficaz no tratamento da DP ou ainda os parâmetros ótimos de tratamento. Estudos futuros, elucidando os mecanismos de ação dessas técnicas na fisiopatologia da DP, bem como estudos clínicos com amostras populacionais maiores, irão ajudar a esclarecer o papel da EMT no tratamento da DP.

REFERÊNCIAS BIBLIOGRÁFICAS

1. Tugwell C. Parkinson's disease in focus. Pharmaceutical Press; 2008.
2. Wassermann E. Oxford handbook of transcranial stimulation. Oxford: Oxford University Press; 2008.
3. Fregni F, Simon DK, Wu A, Pascual-Leone A. Non-invasive brain stimulation for Parkinson's disease: a systematic review and meta-analysis of the literature. J Neurol Neurosurg Psychiatry 2005;76:1614-1623.
4. Ridding MC, Inzelberg R, Rothwell JC. Changes in excitability of motor cortical circuitry in patients with Parkinson's disease. Ann Neurol 1995;37:181-188.
5. Pierantozzi M, Palmieri MG, Marciani MG, Bernardi G, Giacomini P, Stanzione P. Effect of apomorphine on cortical inhibition in Parkinson's disease patients: a transcranial magnetic stimulation study. Exp Brain Res 2001;141:52-62.
6. Pierantozzi M, Palmieri MG, Mazzone P, et al. Deep brain stimulation of both subthalamic nucleus and internal globus pallidus restores intracortical inhibition in Parkinson's

disease paralleling apomorphine effects: a paired magnetic stimulation study. Clin Neurophysiol 2002;113:108-113.
7. Priori A, Berardelli A, Inghilleri M, Accornero N, Manfredi M. Motor cortical inhibition and the dopaminergic system. Pharmacological changes in the silent period after transcranial brain stimulation in normal subjects, patients with Parkinson's disease and drug-induced parkinsonism. Brain 1994;117:317-323.
8. Lefaucheur JP, Drouot X, Von Raison F, Menard-Lefaucheur I, Cesaro P, Nguyen JP. Improvement of motor performance and modulation of cortical excitability by repetitive transcranial magnetic stimulation of the motor cortex in Parkinson's disease. Clin Neurophysiol 2004;115:2530-2541.
9. Pascual-Leone A, Valls-Sole' J, Wassermann EM, Hallett M. Responses to rapid-rate transcranial magnetic stimulation of the human motor cortex. Brain 1994;117:847-858.
10. Siebner HR, Rossmeier C, Mentschel C, Peinemann A, Conrad B. Short-term motor improvement after sub-threshold 5-Hz re-

petitive transcranial magnetic stimulation of the primary motor hand area in Parkinson's disease. J Neurol Sci 2000;178:91-94.

11. Pascual-Leone A, Valls-Sole´ J, Brasil-Neto JP, Cammarota A, Grafman J, Hallett M. Akinesia in Parkinson's disease. II. Effects of subthreshold repetitive transcranial motor cortex stimulation. Neurology 1994;44:892-898.

12. Fierro B, Brighina F, D'Amelio M, Daniele O, Lupo I, Ragonese P, Palermo A, Savettieri G. Motor intracortical inhibition in PD: L-DOPA modulation of high-frequency rTMS effects. Exp Brain Res 2008;184:521-528.

13. Chen R, Classen J, Gerloff C, Celnik P,Wassermann EM, Hallett M, Cohen LG. Depression of motor cortex excitability by low-frequency transcranial magnetic stimulation. Neurology 1997;48:1938-1403.

14. Pascual-Leone A, Rubino B, Pallardo´ F, Catala´ D. Rapid-rate transcranial magnetic stimulation of left dorsolateral prefrontal cortex in drug-resistant depression. Lancet 1996;347:233-237.

15. Siebner HR, Toromos JM, Ceballos-Baumann AO, Auer C, Catala MD, Conrad B, Pascual-Leone A. Low-frequency repetitive transcranial magnetic stimulation of the motor cortex in writer's cramp. Neurology 1999;52:529-537.

16. Parent A, Hazrati LN. Functional anatomy of the basal ganglia. I. The corticobasal ganglia-thalamo-cortical loop. Brain Res Rev 1995;20: 91-127.

17. Raymond LA, Blackstone CD, Huganir RL. Phosphorylation of amino acid neurotransmitter receptors in synaptic plasticity. Trends Neurosci 1993;16:147-153.

18. Ueki Y, Mima T, Kotb MA, Sawada H, Saiki H, Ikeda A, et al. Altered plasticity of the human motor cortex in Parkinson's disease. Ann Neurol 2006;59:60-71.

19. Bagnato S, Agostino R, Modugno N, Quartarone A, Berardelli A. Plasticity of the motor cortex in Parkinson's disease patients on and off therapy. Mov Disord 2006;21:639-645.

20. Grüner U, Eggers C, Ameli M, Sarfeld AS, Fink GR, Nowak DA. 1Hz rTMS preconditioned by tDCS over the primary motor cortex in Parkinson's disease: effects on bradykinesia of arm and hand. J Neural Transm 2010;117: 207-216.

21. Morgante F, Espay AJ, Gunraj C, Lang AE, Chen R. Motor cortex plasticity in Parkinson's disease and levodopa-induced dyskinesias. Brain 2006;129:1059-1069.

22. Filipovi SR, Rothwell JC, Bhatia K. Low-frequency repetitive transcranial magnetic stimulation and off-phase motor symptoms in Parkinson's disease. J Neurol Sci 2010;291: 1-4.

23. Arias P, Vivas J, Grieve KL, Cudeiro J. Controlled trial on the effect of 10 days low-frequency repetitive transcranial magnetic stimulation (rTMS) on motor signs in Parkinson's disease. Mov Disord 2010;25(12):1830-1838.

24. Khedr EM, Rothwell JC, Shawky OA, Ahmed MA, Hamdy A. Effect of daily repetitive transcranial magnetic stimulation on motor performance in Parkinson's disease. Mov Disord 2006;21(12):2201-2205.

25. Nachev P, Kennard C, Husain M. Functional role of the supplementary and presupplementary motor areas. Nat Rev Neurosci 2008;9: 856-869.

26. Alexander GE, Delong MR, Strick PL. Parallel organization of functionally segregated circuits linking basal ganglia and cortex. Annu Rev Neurosci 1986;9:357-381.

27. DeLong MR. Primate models of movement disorders of basal ganglia origin. Trends Neurosci 1990;13:281-285.

28. Jenkins IH, Fernandez W, Playford ED, Lees AJ, Frackowiak RSJ, Passingham RE, et al. Impaired activation of the supplementary motor area in Parkinson's disease is reversed when bradykinesia is treated with apomorphine. Ann Neurol 1992;32:749-757.

29. Rascol O, Sabatini U, Fabre N, et al. The ipsilateral cerebellar hemisphere is overactive during hand movements in akinetic parkinsonian patients. Brain 1997;120:103-110.

30. Playford ED, Jenkins IH, Passingham RE, Nutr J, Frackowiak RSJ, Brooks DJ. Impaired mesial frontal and putamen activation in Parkinson's disease: a positron emission tomography study. Ann Neurol 1992;32:151-161.

31. Jacobs JV, Lou JS, Kraakevikb JA, Horakb FB. The supplementary motor area contributes to the timing of the anticipatory postural adjustment during step initiation in participants with and without Parkinson's disease. Neuroscience 2009;164:877-885.

32. Brooks DJ, Piccini P, Turjanski N, Samuel M. Neuroimaging of dyskinesia. Ann Neurol 2000; 47:154-158.

33. Fahn S. The spectrum of levodopa-induced dyskinesias. Ann Neurol 2000;47:2-11.

34. Rascol O, Brooks DJ, Korczyn AD, De Deyn PP, Clarke CE, Lang AE. A five-year study of the incidence of dyskinesia in patients with early Parkinson's disease who were treated with ropinirole or levodopa. N Engl J Med 2000;342: 1484-1491.

35. Chouinard PA, Paus T. What have We Learned from "Perturbing" the Human Cortical Motor System with Transcranial Magnetic Stimulation? Front Hum Neurosci 2010;4(173): 1-12.

36. Brusa L, Versace V, Koch G, Iani C, Stanzione P, Bernardi G, Centonze D. Low frequency rTMS of the SMA transiently ameliorates peak-dose LID in Parkinson's disease. Clin Neurophysiol 2006;117(9):1917-1921.

37. Hamada M, Ugawa Y, Tsuji S. Effectiveness of rTMS on Parkinson's Disease Study Group, Japan, High-frequency rTMS over the supplementary motor area improves bradykinesia in Parkinson's disease: subanalysis of double-blind sham-controlled study. J Neurol Sci 2009; 287(1-2):143-146.

38. Hamada M, Ugawa Y, Tsuji S. Effectiveness of rTMS on Parkinson's Disease Study Group, Japan. High-frequency rTMS over the supplementary motor area for treatment of Parkinson's disease. Mov Disord 2008;23(11):1524-1531.

39. Boylan LS, Pullman SL, Lisanby SH, Spicknall KE, Sackeim HA. Repetitive transcranial magnetic stimulation to SMA worsens complex movements in Parkinson's disease. Clin Neurophysiol 2001;112(2):259-264.

40. Strafella AP, Paus T, Barrett J, Dagher A. Repetitive transcranial magnetic stimulation of the human prefrontal cortex induces dopamine release in the caudate nucleus. J Neurosci 2001;21(15):RC157.

41. del Olmo MF, Bello O, Cudeiro J. Transcranial magnetic stimulation over dorsolateral prefrontal cortex in Parkinson's disease. Clin Neurophysiol 2007;118(1):131-139.

42. Bäumer T, Hidding U, Hamel W, Buhmann C, Moll CK, Gerloff C, Orth M, Siebner HR, Munchau A. Effects of DBS, premotor rTMS,

and levodopa on motor function and silent period in advanced Parkinson's disease. Mov Disord 2009;24(5):672-676.

43. Lomarev MP, Kanchana S, Bara-Jimenez W, Iyer M, Wassermann EM, Hallett M. Placebo-controlled study of rTMS for the treatment of Parkinson's disease. Mov Disord 2006;21(3): 325-331.

44. Cummings JL. Depression and Parkinson's disease. Am J Psychiatry 1992;149:443-454.

45. Tandberg ELarsen J, Aarsland D, Cummings J. The occurrence of depression in Parkinson's disease. A community-based study. Arch Neurol 1996;53:175-179.

46. Melamed E. Neuro behavioral abnormalities in Parkinson's disease. [book auth.] Koller WC Watts RL. Movement disorders: neurologic principles and practice. New York: McGraw-Hill; 1997. p. 257-262.

47. Tom T, Cummings JL. Depression in Parkinson's disease: pharmacological characteristics and treatment. Drugs Aging 1998;12:55-74.

48. MyoshiK, Sato M, Takauchi S. Affective symptoms and hallucinations in Parkinson's disease. Annual Report of Research Committee of CNS Degenerative Disease. Ministry of Health and Welfare of Japan; 1984. p. 328-334.

49. Gur E, Lerer B, Dremencov E, et al. Chronic repetitive transcranial magnetic stimulation induces subsensitivity of presynaptic serotonergic autoreceptor activity in rat brain. Neuroreport 2000;11:2925-2929.

50. Ben-Shachar D, Belmaker R, Grisaru N, et al. Transcranial magnetic stimulation induces alterations in brain monoamines. J Neural Transm 1997;104:191-197.

51. Berman R, Narasimhan M, Sanacora G, Miano AP, Hofman RE, Hu XS, et al. A randomized clinical trial of repetitive transcranial magnetic stimulation in the treatment of major depression. Biol Psychiatry 2000;47: 332-337.

52. Epstein C, Figiel GS, MacDonald WM, Amazon-Leece J, Figiel L. Rapid-rate Transcranial magnetic stimulation in young and middle-aged refractory depressed patients. Psychiatr Ann 1998;28:36-39.

53. Dragasevic N, Potrebić A, Damjanović A, Stefanova E, Kostić VS. Therapeutic efficacy of bilateral prefrontal slow repetitive transcra-

53. nial magnetic stimulation in depressed patients with Parkinson's disease: an open study. Mov Disord 2002;17(3):528-532.

54. Fregni F, Santos CM, Myczkowski ML, Rigolino R, Gallucci-Neto J, Barbosa ER, et al. Repetitive transcranial magnetic stimulation is as effective as fluoxetine in the treatment of depression in patients with Parkinson's disease. J Neurol Neurosurg Psychiatry 2004;75(8): 1171-1174.

55. Epstein CM, Evatt ML, Funk A, Girard-Siqueira L, Lupei N, Slaughter L, et al. An open study of repetitive transcranial magnetic stimulation in treatment-resistant depression with Parkinson's disease. Clin Neurophysiol 2007;118(10):2189-2194.

56. Schrag A, Jahanshahi M, Quinn N. What contributes to quality of life in patients with Parkinson's disease? J Neurol Neurosurg Psychiatry 2000;69:308-312.

57. Olanow CW, Watts RL, Koller WC. An algorithm (decision tree) for the management of Parkinson's disease. Treatment guidelines. Neurology 2001;56:S1-S88.

58. Doraiswamy P, Krishnan K, Oxman T, et al. Does antidepressant therapy improve cognition in elderly depressed patients? J Gerontol A Biol Sci Med Sci 2003;58:M1137-M1144.

59. Cropley V L, Fujita M, Innis R B, Nathan P J. Molecular imaging of the dopaminergic system and its association with human cognitive function. Biol Psychiatry 2006;59(10):898-907.

60. Hoshi E. Functional specialization within the dorsolateral prefrontal cortex: a review of anatomical and physiological studies of non-human primates. Neurosci Res 2006;54:73-84.

61. Halsband U, Passingham RE. Premotor cortex and the conditions for movement in monkey (Macaca fascicularis). Behav Brain Res 1985;18:269-277.

62. Marois R, Larson J M, Chun M M, Shima D. Response-specific sources of dual-task interference in human pre-motor cortex. Psychol Res 2006;70:436-447.

63. Boggio PS, Fregni F, Bermpohl F, Mansur CG, Rosa M, Rumi DO, et al. Effect of repetitive TMS and fluoxetine on cognitive function in patients with Parkinson's disease and concurrent depression. Mov Disord 2005;20(9):1178-1184.

64. Sedlácková S, Rektorová I, Srovnalová H, Rektor I. Effect of high frequency repetitive transcranial magnetic stimulation on reaction time, clinical features and cognitive functions in patients with Parkinson's disease. J Neural Transm 2009;116(9):1093-1101.

65. Logemann J A, Fisher H B, Boshes B, Blonsky E R. Frequency and cooccurrence of vocal tract dysfunctions in the speech of a large sample of Parkinson patients. J Speech Hear Disord 1978;43:47-57.

66. M, Goberman A. Correlation between acoustic speech characteristics and non-speech motor performance in Parkinson disease. Med Sci Monit 2005;11:109-116.

67. Ramig L O, Countryman S, Thompson L L, Horii Y. Comparison of two forms of intensive speech treatment for Parkinson disease. J Speech Hear Res 1995;38:1232-1251.

68. Ramig L O, Countryman S, O'Brien C, Hoehn M, Thompson L. Intensive speech treatment for patients with Parkinson's disease: shortand long-term comparison of two techniques. Neurology 1996;47:1496-1504.

69. Hartelius L, Svantesson P, Hedlund A, Holmberg B, Revesz D, Thorlin T. Short-term effects of repetitive transcranial magnetic stimulation on speech and voice in individuals with Parkinson's disease. Folia Phoniatr Logop 2010; 62:104-109.

70. Dias AE, Barbosa ER, Coracini K, Maia F, Marcolin MA, Fregni F. Effects of repetitive transcranial magnetic stimulation on voice and speech in Parkinson's disease. Acta Neurol Scand 2006;113(2):92-99.

71. Garcia-Borreguero D, Larrosa O, Bravo M. Parkinson's disease and sleep. Sleep Med Rev 2003;7:115-129.

72. Tandberg E, Larsen JP, Karlsen K. A community-based study of sleep disorders in patients with Parkinson's disease. Mov Disord 1998;13: 895-899.

73. Cohrs S, Tergau F, Riech S, et al. High-frequency repetitive transcranial magnetic stimulation delays rapid eye movement sleep. Neuroreport 1998;9:3439-3443.

74. Graf T, Engeler J, Achermann P, et al. High frequency repetitive transcranial magnetic stimulation (rTMS) of the left dorsolateral cortex: EEG topography during waking and subsequent sleep. Psychiatry Res 2001;107:1-9.

75. Huber R, Esser SK, Ferrarelli F, et al. TMS-induced cortical potentiation during wakefulness locally increases slow wave activity during sleep. PLoS ONE 2007;2:276.

76. Massimini M, Ferrarelli F, Esser SK, et al. Triggering sleep slow waves by transcranial magnetic stimulation. Proc Natl Acad Sci USA 2007;104:8496-8501.

77. Van Dijk KD, Møst EI, van Someren EJ, Berendse HW, van der Werf YD. Beneficial effect of transcranial magnetic stimulation on sleep in Parkinson's disease. Mov Disord 2009; 24(6):878-884.

78. Nitsche MA, Paulus W. Sustained excitability elevations induced by transcranial DC motor cortex stimulation in humans. Neurology 2001;57:1899-1901.

79. Antal A, Nitsche MA, Paulus W. External modulation of visual perception in humans. Neuroreport 2001;12:3553-3555.

80. Fregni F, Boggio PS, Santos MC, Lima M, Vieira AL, Rigonatti SP, et al. Noninvasive Cortical Stimulation With Transcranial Direct Current Stimulation in Parkinson's Disease. Mov Disord 2006;21(10):1693-1702.

81. Benninger DH, Lomarev M, Lopez G, Wassermann EM, Li X, Considine E, Hallett M. Transcranial direct current stimulation for the treatment of Parkinson's disease. J Neurol Neurosurg Psychiatry. 2010 Oct;81(10):1105-11. Erratum in: J Neurol Neurosurg Psychiatry 2011;82(3):354.

82. Boggio PS, Ferrucci R, Rigonatti SP, Covre P, Nitsche M, Pascual-Leone A, Fregni F. Effects of transcranial direct current stimulation on working memory in patients with Parkinson's disease. Brain Res Rev 2007;56(2):346-361.

10

EPILEPSIA

Angela Cristina Valle
Sigride Thome-Souza

A epilepsia é uma das afecções neurológicas mais comum na população geral, com prevalência aproximada de 5-10 casos por 1.000, considerando-se as epilepsias ativas com crises recentes e incidência bastante variável (50 a 120 casos por 100.000 pessoas por ano) nos diferentes países[1-3]. Trata-se de uma condição crônica grave de aspectos fisiopatológicos heterogêneos, caracterizada por crises epilépticas que recorrem na ausência de condição toxicometabólica ou febril. As crises epilépticas são eventos clínicos que refletem disfunção temporária de um conjunto de neurônios de parte do encéfalo (crises focais) ou envolvendo simultaneamente os dois hemisférios cerebrais (crises generalizadas)[2].

A grande maioria das pessoas com epilepsia, quando tratadas de forma adequada, apresenta controle total ou quase total de suas crises. No entanto, apesar do contínuo progresso na produção de novos fármacos, uma porcentagem significativa, aproximadamente 30% dos pacientes, não responde de forma satisfatória às terapias medicamentosas, evoluindo para um complicado quadro refratário às drogas antiepilépticas (DAE)[3]. Ademais, alguns estudos têm mostrado que pelo menos um terço dos pacientes tratados apresenta pelo menos um tipo de efeito adverso, com prejuízos significativos a sua qualidade de vida, em consequência do uso de DAE[3-6].

O tratamento cirúrgico é, comumente, a melhor alternativa para o controle de crises epilépticas refratárias às DAE, sendo indicado, principalmente, para os casos em que as crises são de origem focal ou quando uma zona epileptogênica (definida como o volume cerebral que pode ser removido sem grande comprometimento neurológico motor e cognitivo) é identificada na avaliação pré-cirúrgica. Resultados satisfatórios e relativo êxito no controle das crises têm sido obtidos na maioria das vezes, entretanto, uma proporção considerável de pacientes com epilepsia parcial refratária não é elegível para as cirurgias de ressecção, seja porque a zona ictal está localizada em áreas eloquentes do córtex cerebral, seja porque as crises são de origem multifocal, bilateral ou generalizada[7].

O contínuo agravamento das condições epilépticas, devido à recorrência das crises, contribui para a incapacitação global progressiva do paciente, impossibilitando sua plena integração social. Portanto, há necessidade premente para o desenvolvimento de terapias alternativas eficazes que apresentem respostas clínicas adequadas e com o mínimo de efeitos adversos para o controle de crises epilépticas não responsivas à medicação clássica usual ou que não são passíveis de controle pelos métodos cirúrgicos padrões.

Nesse contexto, a neuromodulação tem-se destacado como uma modalidade terapêutica bastante promissora para o tratamento das afecções neuropsiquiátricas, com crescente relevância no tratamento das condições epilépticas demonstrada pelo expressivo número de estudos clínicos e experimentais publicados nos últimos anos[8,9-19].

O termo neuromodulação é abrangente, mas comumente se refere a um conjunto de técnicas e métodos de estimulação elétrica cerebral com a finalidade de alterar de forma temporária e reversível a excitabilidade neuronal.

Embora a neuroestimulação tenha sido introduzida só recentemente como tratamento alternativo para as condições refratárias, a aplicação de correntes elétricas no sistema nervoso com fins terapêuticos data de épocas bastante remotas. As primeiras observações sistemáticas de que se tem conhecimento datam do início da era cristã, quando o médico romano Scribonius Largus, em 46 d.C., descreveu as propriedades benéficas da aplicação do peixe-elétrico (*Torpedo marmorata*) para o alívio de cefaleias refratárias. Anos depois, em 76 a.C., o médico grego Dioscorides relatou a importância da "terapia do peixe-torpedo" para tratar várias doenças, incluindo depressão. De especial interesse foram os relatos do médico mulçumano Ibn-Sidah (século XI), nos quais ele cita claramente o "alívio" de crises epilépticas após o uso do peixe-torpedo, que era comumente sobreposto à região supraorbital dos pacientes, onde era deixado por determinado intervalo de tempo[20].

Avanços mais significativos na terapia elétrica ocorreram na era pré-moderna. A invenção do "Gerador eletrostático" e do "Leyden jar" (primeira pilha), em 1745, que propiciaram maior controle das correntes elétricas, contribuindo para abordagens experimentais mais precisas, e a publicação das observações de Galvani (1791), onde ele reportava que a aplicação controlada de correntes elétricas em músculos de pernas de rã, *in vitro,* desencadeava contrações musculares equivalentes à intensidade dos estímulos[21], foram decisivas para nortear os estudos de Duchenne, considerado o pai da eletroterapia, sobre o uso da eletricidade na medicina durante o século XIX. Dentre inúmeras contribuições importantes, Duchenne descreveu os benefícios do uso de corrente farádica (pulsos alternantes e assimétricos), a qual previne o aquecimento e suprime os efeitos deletérios das reações eletrolíticas, em vez de corrente galvânica (corrente contínua) entre os polos positivo (ânodo) e o negativo (cátodo) do eletrodo. Outra importante contribuição foi a substituição dos eletrodos convencionais por pequenas almofadas umedecidas com uma solução condutora reduzindo acentuadamente o desconforto aos pacientes[22].

Entre o final do século XIX e meados do século XX, inúmeros ensaios clínicos e experimentais com o propósito de se descrever os efeitos da estimulação elétrica nas crises epilépticas foram elaborados, porém os achados iniciais eram insatisfatórios e controversos. Estudos mais controlados e com maior rigor científico foram realizados por Cooke e Snider em 1955. Esses autores demonstraram que a estimulação elétrica da região anterior do córtex cerebelar reduzia de forma significativa a atividade epileptiforme no hipocampo de gatos[23]. Os resultados encorajadores levaram Irving Cooper et al. a idealizar e, posteriormente, realizar as primeiras cirurgias de implante de eletrodos para estimulação crônica do lobo anterior do cerebelo de pacientes com epilepsia refratária[24]. Os resultados foram bastante satisfatórios e inauguraram a era moderna de estudos de estimulação elétrica cerebral profunda em epilepsia. Neste estudo, aberto e não controlado, os autores mostraram que as crises eram modificadas ou inibidas em 10 dos 15 pacientes e não apresentaram nenhum efeito adverso[25-27].

Atualmente, várias outras estruturas no sistema nervoso central têm sido elegidas para a estimulação como prováveis alvos para o controle de crises epilépticas refratárias, entre elas o córtex cerebral, o hipocampo, o sistema nigroestriatal, os núcleos talâmicos; também, no sistema nervoso periférico, estimulação dos nervos vago e do trigêmeo. Recentemente, outras técnicas não invasivas, tais como a estimulação magnética transcraniana (do inglês, TMS, *transcranial magnetic stimulation*) e a estimulação transcraniana por corrente contínua (do inglês, tDCS, *trancranial direct current stimulation*) têm atraído a atenção como potenciais métodos de neuroestimulação para o tratamento das condições epilépticas[9-10,14-15].

MECANISMOS BÁSICOS DA NEUROESTIMULAÇÃO

Os estudos pioneiros de Cooke e Snider (1955) e Cooper (1973) despertaram crescente interesse no desenvolvimento de protocolos para estimulação neural. A eficiência de cada método é avaliada por sua capacidade em equilibrar a atividade neuronal exacerbada, reduzindo ou suprimindo os disparos neuronais ou, ainda, interferindo na atividade sincronizada de determinada população neuronal, características de atividade epileptogênica.

Os mecanismos da neuroestimulação podem ser mais facilmente compreendidos se forem separados em seus dois sistemas fundamentais, o *biológico,* que compreende a fisiologia da membrana neuronal e suas variações (potencial de membrana; *peps*, potencial excitatório pós-sináptico; *pips*, potencial inibitório pós-sináptico e potencial de ação), e o *físico*, que consiste na interface dos eletrodos e parâmetros de estímulo e protocolos de estimulação.

FISIOLOGIA DA MEMBRANA NEURONAL

Na condição de repouso, as membranas dos neurônios apresentam uma diferença de potencial, que varia entre –60 e –100 milivolts (mV), derivado da separação de cargas iônicas entre os meios intra e extracelular. Portanto, o potencial de membrana, ou potencial de repouso, é o resultado das propriedades biofísicas da membrana que possibilitam a passagem e a distribuição de íons positivos e negativos ao longo das bicamadas lipídicas. O alinhamento das cargas negativas (intracelular) e positivas (extracelular) ocorre apenas na superfície da membrana, transformando-a em um dielétrico e atribuindo-lhe propriedades de um capacitor. Redução no valor do V_m, decorrente do influxo de cargas positivas para o interior do neurônio, tornando-o menos negativo, denomina-se despolarização, enquanto a elevação do valor de V_m, tornando-o mais negativo, denomina-se hiperpolarização. Estes dois fenômenos, despolarização e hiperpolarização, constituem-se nos principais mecanismos eletrofisiológicos da sinalização neuronal. A despolarização generalizada da membrana resulta na geração de um potencial de ação (PA), responsável pelo fluxo da informação dentro do circuito neural, enquanto a hiperpolarização aumenta o limiar de disparo neuronal, impedindo a geração e propagação do PA.

Em uma condição experimental, ao se aplicar pulso elétrico excitatório, de determinada intensidade e duração, na membrana do neurônio, levará à alterações nos valores de V_m, produzindo um efeito despolarizante local e reduzindo o limiar da membrana que poderá resultar ou não em PA. As alterações na membrana são proporcionais à carga aplicada e o resultado final é o aumento da excitabilidade neuronal. Após a retirada do estímulo, V_m tende a retornar aos valores iniciais de repouso. Esse processo, no entanto, é lento e ocorre de forma exponencial à cessação do estímulo, devido à diminuição na velocidade de escoamento das correntes elétricas remanescentes no interior do neurônio. Efeito oposto é observado se o estímulo aplicado for inibitório, resultando em hiperpolarização local, impedindo a geração de PAs e consequente diminuição da excitabilidade.

PARÂMETROS DO ESTÍMULO E ELETRODOS

Para que a estimulação elétrica seja eficaz, é necessário que os parâmetros fundamentais sejam ajustados adequadamente. A estimulação elétrica pode ser monofásica ou bifásica e é convencionalmente realizada com a aplicação de pulsos retangulares entre dois eletrodos. O eletrodo que se torna negativo é chamado cátodo, e o que se torna positivo, ânodo. O pulso de estimulação é descrito como bifásico, ou de polaridade alternante quando um pulso anódico idêntico ocorre em seguida a um pulso catódico, ou vice-versa[28]. Como a excitação normalmente ocorre durante a primeira fase do pulso, a designação do cátodo e do ânodo é feita de acordo com a polaridade da primeira fase do estímulo bifásico. Para um pulso retangular, a intensidade da corrente (I) e a duração do pulso (D), medidos em miliamperes (mA) e milissegundos (ms), respectivamente, consistem nos parâmetros fundamentais para a estimulação. A carga (C), medida em Coulombs, é o resultado da multiplicação da intensidade da corrente pela duração do pulso e correlacionada com a área abaixo do pulso, dessa forma quanto maior o tamanho do eletrodo, menor a densidade de cargas por fase do pulso[29]. Normalmente, a estimulação bifásica é mais segura do que a monofásica, visto que as lesões teciduais, decorrentes das reações eletroquímicas, são praticamente inexistentes. Não obstante, os efeitos parecem ser menores, comparados à estimulação monofásica. Como a exposição prolongada do tecido neuronal aos estímulos, comumente, resulta em sérias e irreversíveis lesões na região de contato do eletrodo com o tecido, os estímulos de pulsos bifásicos com carga balanceada são preferencialmente utilizados nos protocolos de estimulação (principalmente com técnicas de estimulação invasiva)[28,30]. Existe larga variedade de ondas de pulsos com carga balanceada, mas, geralmente, utilizam-se aquelas em que o fluxo de cargas durante a primeira fase é igual em magnitude, porém oposta em direção ao fluxo de carga na segunda fase, resultando em transferência equilibrada de cargas tendendo a zero durante cada impulso.

Protocolos de estimulação

Diferentes protocolos de estimulação elétrica têm apresentado efeitos antiepilépticos significativos e êxito considerável no controle das crises, entre eles:

Estimulação elétrica com alta frequência (do inglês, *high frequency stimulation*, HFS, ≥ 50Hz) – é o protocolo mais comum e extensivamente utilizado para a estimulação de regiões corticais, de estruturas subcorticais, e estimulação dos nervos cranianos[31-36] com o uso de técnicas de estimulação invasiva. O provável mecanismo pelo qual a estimulação com alta frequência resulta em inibição e consequente supressão das crises é explicado pela apropriada analogia da formação de uma "lesão virtual" no tecido estimulado, decorrente do efluxo aumentado de potássio, resultando no bloqueio da despolarização[37]. Embora os efeitos inibitórios locais tenham sido comprovados, tanto em estudos clínicos como experimentais[38,39], os mecanismos celulares subjacentes aos efeitos da inibição da atividade neuronal por alta frequência não estão completamente esclarecidos.

Estimulação elétrica com baixa frequência (do inglês, *low frequency stimulation*, LFS) – estimulação elétrica com baixas frequências, utilizando geralmente técnicas de estimulação não invasiva, geralmente leva à redução da excitabilidade neuronal no córtex e no hipocampo, diminuindo a ocorrência de crises epilépticas[9,40,41]. Os mecanismos de ação são equivalentes ao fenômeno de membrana denominado *long-term depression* (LTD), o qual resulta da diminuição da força sináptica dos neurônios dentro do circuito neural. A LTD é um fenômeno de plasticidade neuronal e foi observada pela primeira vez em preparações *in vitro* de hipocampo, nas quais a estimulação ortodrômica de baixa frequência (≤ 1Hz) gerava diminuição prolongada na atividade das conexões sinápticas excitatórias[42]. Além de áreas hipocampais, a LTD foi observada também no córtex cerebral e em algumas outras regiões no sistema nervoso[43-44]. Protocolos utilizando baixas frequências têm mostrado resultados satisfatórios no controle de crises epilépticas. Schrader et al. mostraram redução acentuada na frequência de crises, estimulando, diariamente, por 30 minutos com frequências baixas (0,5Hz e 2-4mA) as regiões cerebrais de provável início ictal em pacientes com *status epilepticus*[45]. Em 2006, Fregni t al. demonstraram que, estimulando o foco epiléptico com estimulação magnética transcraniana de baixa frequência (1Hz), ocorria diminuição das crises[14].

Estimulação com corrente contínua – foi demonstrado que a aplicação de estímulos de baixa amplitude, menores que o limiar de disparo de um potencial de ação, com o uso de uma técnica de estimulação não invasiva (estimulação transcraniana de corrente contínua – ETCC) provoca hiperpolarização (de acordo com a polaridade de estimulação) da membrana neuronal, reduzindo sua excitabilidade. Diferentemente das demais formas de estimulação, a corrente contínua é uma técnica neuromodulatória. Os mecanismos pelos quais a corrente contínua bloqueia a ocorrência de crises, particularmente, na região cortical estimulada pelo cátodo, não foram elucidados até o momento, mas provavelmente envolvem a polarização da membrana neuronal por meio de estímulos abaixo do limiar de disparo do PA (estímulos de baixíssima magnitude, na ordem de μV)[46]. A despeito dos aparentes efeitos antiepilépticos demonstrados experimentalmente, a estimulação de corrente contínua apresenta certo grau de limitação para sua utilização. Entre as desvantagens está o fato de sua eficácia depender da orientação dos neurônios em relação ao eletrodo e, dessa forma, o campo elétrico pode ter efeitos tanto excitatórios como inibitórios, dependendo da localização do neurônio[47,48].

Estimulação via sistema *closed-loop* – consiste na técnica mais recente e, aparentemente, bastante promissora de estimulação cerebral em epilepsia. Ela tem apresentado efeitos significativos no bloqueio das crises epilépticas, antes mesmo de elas se manifestarem. *Closed-loop*, ou estimulação responsiva, utiliza uma interessante estratégia para a interrupção da crise, a qual consiste em liberar os pulsos de estimulação elétrica à medida que uma atividade epileptiforme é detectada no eletroencefalograma, continuamente registrado[49]. Atualmente, dispositivos com eletroencefalogramas acoplados a estimuladores com alta especificidade de estimulação estão sendo utilizados em alguns ensaios clínicos[50]. Tanto técnicas invasivas como não invasivas podem ser utilizadas com esse modo de estimulação; porém técnicas não invasivas ainda foram pouco testadas com esse sistema de estimulação.

NEUROESTIMULAÇÃO PARA O CONTROLE DE CRISES EPILÉPTICAS

Desde o estabelecimento da terapia elétrica em meados do século XIX por Duchenne (1855) e os importantes achados experimentais e clínicos do início do século XX, grande variedade de técnicas de estimulação cerebral tem sido avaliada quanto a seu potencial terapêutico para o controle das epilepsias refratárias às terapias convencionais.

As modalidades de estimulação invasivas, tais como cerebral profunda, direta do neocórtex, cerebelo e hipocampo e dos nervos cranianos (nervo vago e trigêmeo), têm ganhado notório reconhecimento ao longo das últimas décadas devido, particularmente, ao expressivo número de publicações de ensaios clínicos e experimentais, destacando seus efeitos benéficos na prevenção ou controle das crises[17]. Embora haja consenso entre os epileptologistas quanto à eficiência desses métodos, os mecanismos neurais subjacentes a cada um deles continuam sendo importante questão a ser investigada.

Mais recentemente, os métodos não invasivos de estimulação, principalmente a estimulação magnética transcraniana (EMT) e a estimulação transcraniana por corrente contínua (ETCC), têm apresentado resultados promissores no tratamento de algumas condições epilépticas[9-10,13-15,51-54].

ESTIMULAÇÃO MAGNÉTICA TRANSCRANIANA (EMT)

EMT é um método não invasivo de estimulação cortical, no qual correntes elétricas de pequena magnitude são induzidas no córtex cerebral, por meio de um forte campo magnético gerado por neuroestimulador. Trata-se de uma técnica de eficácia comprovada no tratamento da depressão e no controle de algumas outras afecções neuropsiquiátricas, porém sua aplicação em epilepsia foi motivo de certa apreensão nas fases iniciais dos estudos, devido, principalmente, à pequena margem que separava os prováveis efeitos terapêuticos do risco de indução de crises epilépticas. Tais questionamentos foram abandonados após a demonstração categórica de que o uso da EMT com pulsos unitários ou pareados, dentro de limites bem estabelecidos e com parâmetros adequados de intensidade e frequência, era seguro e não apresentava nenhum efeito epileptogênico[8,51,55]. Ao contrário, protocolos bem controlados apresentaram evidências de que a aplicação de EMT repetitiva de baixa frequência ($\leq$ 1Hz) leva à redução acentuada na excitabilidade cortical[13,52-54,56]. De fato, em experimentos com modelos animais de epilepsia induzida por pentilenotetrazol (PTZ), a aplicação de EMTr de baixa frequência (0,5Hz) apresentou efeito anticonvulsivante significativo[57], enquanto o oposto foi observado com EMTr de alta frequência[58]. Equivalente efeito supressor por EMTr foi observado em modelo de epilepsia induzida por ácido caínico[18]. Em humanos, a EMT (incluindo a utilização do pulso único e pareado) foi utilizada, inicialmente, em pacientes com epilepsia para sondar a excitabilidade cortical nas diferentes síndromes epilépticas, identificar os efeitos cerebrais excitatórios e inibitórios das várias drogas antiepilépticas[59] e na localização pré-operatória de zona epileptogênica[60].

Nos anos 1990, Tergau et al., baseados na hipótese de que a EMT com frequência igual ou menor a 1Hz poderia induzir LTD e, portanto, reduzir a excitabilidade cortical na região do foco epiléptico, iniciaram o primeiro estudo para avaliar os efeitos da EMTr de baixa frequência em pacientes com crises epilépticas refratárias[9]. Nesse estudo, os autores descreveram que 8 dos 9 pacientes apresentaram melhora da condição epiléptica, com redução aproximada de 39% na frequência das crises após a aplicação da EMT (0,33Hz). Embora este tenha sido um estudo aberto, não controlado, os resultados, bastante satisfatórios, incentivaram a elaboração de novas investigações sobre o uso de ETMr em epilepsia.

Desde então, muitos estudos abertos, não controlados têm sido realizados em várias formas de epilepsia focal[54]. A tabela III-1 apresenta um sumário dos estudos (abertos) entre 1999 e 2007.

Nos estudos acima, a frequência do estímulo variou entre 0,3 e 1Hz, com intensidade de 120 a 90% do limiar motor, sendo na sua maioria de 90%. É importante notar que houve melhora do número de crises epilépticas e da atividade epileptiforme nesses pacientes, que na sua maioria eram refratários e sem aparente indicação cirúrgica apesar da focalidade. Devido a sua potencial indução do fenômeno LTD-*like* com consequente reversão do estado de hiperexcitabilidade do foco epiléptico, observa-se, na maioria das vezes, uma resposta satisfatória, embora de curta duração.

Recentemente, três estudos controlados com placebo foram realizados com a finalidade de avaliar os efeitos da EMTr. Os resultados, no entanto, foram discordantes. Dois deles mostraram que a EMTr não apresentava efeito significativo no controle das crises epilépticas[61,62]. O terceiro estudo, conduzido em pacientes com displasia cortical, apresentou diminuição significativa na frequência das crises no grupo tratado comparado ao placebo[15] (Fig. III-1).

Não obstante, a potencial capacidade da EMTr de baixa frequência em reduzir a excitabilidade cortical, os resultados apresentados até o momento ainda são pouco conclusivos e, portanto, mais experimentos animais e ensaios clínicos são necessários para a

TABELA III-1 – Sumário dos estudos de EMT em epilepsia refratária.

Autor	N° indivíduos	Síndrome epiléptica	Frequência de crises pré-EMT	Crises epilépticas pós-EMT	Atividade epileptiforme
Cantello, 2007[61]	43	Focal (41)/Generalizada (2)	9,1 ± 2,2/semana	Sem mudança	Redução
Fregni, 2006[14]	12	Focal (DDC)	13,6 ± 10,1/28 dias	Redução	Redução
Theodore, 2000[62]	12	Focal	3,4 ± 1,2/semana	Tendência à redução	Sem relato
Joo, 2007[63]	35	Focal/multifocal/não localizada	9,9 ± 10,1/semana (não localizada)/7 ± 9,6/semana focal)	Tendência à redução	Redução
Tergau, 2003[64]	17	Focal (13)/multifocal (2)/ generalizada (2)	5,0 (1,7-227,5), 0,33Hz 6,7 (1,2-350), 1Hz	Redução (somente a 0,33Hz)	Sem relato
Daniele, 2003[65]	4	Focal/multifocal	19/mês focal 36/mês multifocal	Redução (foco único)	Sem relato
Fregni 2005[66]	8	Focal/multifocal DDC	4,6/semana (3-6,2)	Redução (por 1 mês)	Redução (por 1 mês)
Kinoshita 2005[54]	7	Focal	16,5 ± 5,2/semana	Redução	Sem relato
Tergau, 1999[9]	9	Focal	10,3 ± 6,6/semana	Redução	Sem relato
Brasil- Neto, 2004[67]	5	Focal	1,4 + 0,09/dia	Redução	Sem relato
Misawa, 2005[68]	1	Epilepsia parcial contínua	Epilepsia parcial contínua	Redução (por 2 meses)	Sem relato
Rossi, 2004[69]	1	Epilepsia parcial contínua	Epilepsia parcial contínua	Redução	Redução
Menkes, 2000[70]	1	Epilepsia extratemporal	37/mês	Redução	Redução

DDC = Distúrbio de desenvolvimento cortical.

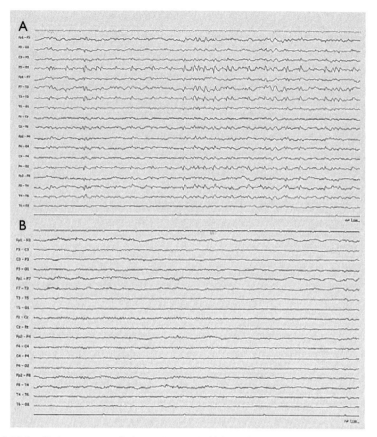

FIGURA III-1 – Paciente com polimicrogiria occipital bilateral, com importante melhora da atividade epileptiforme que se apresentava quase contínua nos quadrantes posteriores. A) Eletroencefalograma pré-EMT. B) Eletroencefalograma pós-EMT.

melhor compreensão dos efeitos e dos mecanismos antiepileptogênicos dessa técnica. Ensaios clínicos futuros devem ser bem planejados, pois estudos negativos apresentavam variabilidade e heterogeneidade aumentada, o que reduziu a força estatística desses estudos.

ESTIMULAÇÃO TRANSCRANIANA POR CORRENTE CONTÍNUA

É outra técnica de estimulação cerebral não invasiva que tem despertado crescente interessante como modalidade terapêutica para o controle da epilepsia refratária.

Embora o emprego da ETCC com fins terapêuticos seja relativamente recente, os estudos iniciais de suas propriedades neuromodulatórias datam do início dos anos 1950, com expressiva publicação demonstrando seus efeitos na excitabilidade cortical[71-74]. Os mecanismos de ação não estão completamente elucidados, mas sabe-se que, durante um protocolo de ETCC, uma corrente elétrica de pequena magnitude ($\leq 2mA$) flui, transcranialmente, entre dois eletrodos posicionados no escalpo do indivíduo, aumentando ou diminuindo a excitabilidade cortical, de acordo com a polaridade do campo elétrico. A modulação do potencial de membrana com estimulação catódica resulta na hiperpolarização, enquanto a estimulação anódica induz a despolarização do neurônio. Essas mudanças no potencial de membrana, por conseguinte, levam a alterações no padrão de disparo de potenciais de ação (PA) do neurônio[10,75,76]. Estudos neurofisiológicos, animais e humanos, têm, igualmente, demonstrado que a ETCC catódica produz redução significativa da excitabilidade cortical nas áreas motora e visual[10,14,75-78]. Os efeitos da ETCC são estáveis, podendo perdurar por mais de 60 minutos após a cessação do estímulo, e envolvem mecanismos de plasticidade neuronal, tais como LTP e LTD, dependentes da ativação de receptores do tipo NMDA[10,79].

O fato de a ETCC produzir efeitos equivalente à LTD levou a se cogitar a hipótese de que a estimulação catódica, com o posicionamento do eletrodo cátodo sobre o foco epiléptico, pudesse reduzir o estado de hiperexcitabilidade local e, consequentemente, diminuir ou suprimir a atividade epileptogênica. Baseando-se nessa proposição, considerável número de protocolos animais e, mais recentemente, alguns ensaios clínicos têm sido elaborados a fim de se testar a ETCC nas condições epilépticas refratárias[11,14,77,78,80]. Resultados favoráveis foram obtidos a partir dos primeiros estudos animais. Liebetanz et al., utilizando modelo de crises parciais em ratos, demonstraram que o limiar para indução de crises epilépticas aumentava, proporcionalmente, a duração do estímulo catódico e com eficácia equivalente as drogas antiepilépticas utilizadas[69]. Em modelos *in vitro*, observou-se efeito acentuado da ETCC na depressão alastrante cortical, demonstrado pelo aumento significativo na velocidade do fenômeno após a estimulação ETCC[81,82].

Poucos ensaios clínicos foram realizados até o momento. Fregni et al., em estudo realizado com pacientes com displasia cortical, relataram que a ETCC catódica foi efetiva na redução das descargas epilépticas avaliada nos eletroencefalogramas desses pacientes e que os efeitos perduraram por vários dias[14]. Mais recentemente, Valle et al. observaram redução significativa na ocorrência de descargas epilépticas no videoeletroencefalograma de pacientes com epilepsia primária generalizada e corroborada na análise espectral dos sinais (Fig. III-2). A análise de variância do *power spectrum* mostrou diferença acentuada, com diminuição significativa nas bandas de frequência do delta e teta, imediatamente, 15 e 30 minutos após ETCC em um paciente, enquanto no outro a diferença significativa nas bandas delta e teta foi observada somente nos primeiros minutos após a ETCC, demonstrando efeito significativo na redução das descargas epilépticas em ambos os pacientes, porém por mecanismos provavelmente distintos para cada caso.

O número reduzido de publicações não tem permitido, ainda, um consenso sobre os efeitos da ETCC no controle de crises epilépticas, mas sua inegável e intrigante potencialidade antiepileptogênica têm sido constantes incentivos para a elaboração de novos e mais controlados protocolos experimentais. Um dos pontos vantajosos no uso de uma técnica não estimulatória como a ETCC (em contraste com a EMT) é o fato de essa técnica ter mostrado ser relativamente segura, pois não foi capaz de induzir aumento de descargas epileptogênicas quando usada a estimulação anódica, a qual aumenta a excitabilidade cortical[14].

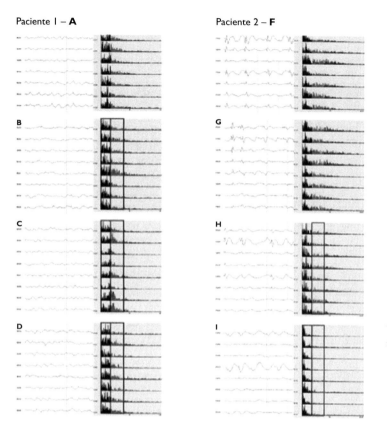

FIGURA III-2 – Pacientes 1 (A-E) e paciente 2 (F-J) – VEEG e respectivos *power espectrum* de intervalos pré-tDCS (A, F), imediatamente (B, G), 15 (C, H), 30 (D, I) e 60 (E, J) minutos após tDCS. Paciente 1 apresentou signiticativa diminuição no *power espectrum* na banda de frequência delta imediatamente, bem como 15 e 30 minutos pós-tDCS (F 4,28 = 3,41, p = 0,021). Não houve diferença significativa 60 minutos pós-tDCS em comparação com pré-tDCS. Efeito similar foi observado na banda de frequência teta (F 4,28 = 8,38, p = 0,10). Paciente 2 mostrou diferença significativa na banda da frequência delta apenas 30 minutos pós-tDCS (F 4,28 = 2,85, p = 0,042) e da frequencia teta 15 e 30 minutos pós-tDCS. VEEG mostagem: P07-O1; F3-C3; C3-P3; P3-O1; F4-C4; C4-P4; P4-O2 e P8-O2 (Valle et al., dados não publicados.

CONSIDERAÇÕES FINAIS

O papel da neuromodulação com a estimulação elétrica no tratamento das condições neurológicas tem evoluído continuamente ao longo dos últimos anos. Existe atualmente grande variedade de abordagens com estimulação elétrica cerebral para o controle de crises epilépticas refratárias, entre elas a estimulação cerebral profunda, cujo mecanismo consiste no bloqueio, por meio de uma "lesão virtual", de estruturas-alvo dentro de um determinado circuito neural epileptogênico. Entre os vários núcleos subcorticais mais comumente estudados estão os núcleos talâmicos (anterior, centromediano e parafascicular) e núcleos do sistema nigroestriatal (caudado, subtalâmico e *pars reticulata* da substância negra), os quais fazem parte de circuitos hodológicos sabidamente envolvidos em processos epilépticos. Também a estimulação *direta* do córtex cerebral, do hipocampo e do cerebelo, assim como dos nervos vago e trigêmeo, tem sido extensivamente usada em numerosos protocolos e com relativo sucesso. No entanto, essas técnicas invasivas possuem algumas desvantagens quanto a sua aplicação. São procedimentos invasivos e, portanto, devem ser realizados em ambientes hospitalares adequados. Não obstante, os eletrodos e estimuladores necessitam de constantes ajustes e manutenção frequente, o que acarreta em vários retornos ao médico e acentuado desconforto aos pacientes. Mais promissores têm sido os resultados dos sistemas *closed-loop*. Nessa técnica, os pulsos de estimulação elétrica são liberados de acordo com a eminência de um evento epileptogênico, detectado no eletroencefalograma, continuamente registrado, o que atribui inquestionável vantagem ao método. No entanto, por se tratar de uma técnica muito recente, vários ajustes ainda são necessários, especialmente no aparelho, uma vez que o paciente terá que carregá-lo por tempo indeterminado. Ademais, como toda técnica nova, deve ser avaliada por estudos mais apurados para seu estabelecimento.

De particular interessante são os métodos de estimulação cerebral não invasivos. Tanto a EMTr quanto ETCC têm recebido especial atenção quanto a seu potencial antiepiléptico. Estes dois métodos apresentam grandes vantagens para os pacientes, pois, além de não necessitarem de abordagens cirúrgicas, são de fácil aplicação. Outra vantagem incontestável desses métodos é a quase inexistência de efeitos adversos, proporcionando melhor qualidade de vida ao paciente. Não obstante, há poucos ensaios clínicos, e inúmeras variáveis utilizadas nos protocolos de EMTr e ETCC, tais como intensidade de correntes elétricas, duração dos estímulos, número de sessões, bem como intervalos entre as sessões, precisam ser testadas de forma mais apurada para a otimização dos métodos.

Finalmente, até o momento, não se pode afirmar de forma definitiva a eficácia e os mecanismos celulares precisos subjacentes a cada uma das técnicas neuromodulatorias. Dessa forma, estudos translacionais e clínicos tornam-se imprescindíveis para o melhor entendimento dos vários métodos, assim como abordagens mais precisas e, talvez, individualizadas. Tomados em conjunto, os dados até o momento sugerem fortemente que a neuroestimulação pode ser uma ferramenta terapêutica promissora em epilepsia. No entanto, em que medida e de que forma será aplicada aos pacientes com epilepsia será determinado por estudos futuros.

REFERÊNCIAS BIBLIOGRÁFICAS

1. www.who.int
2. Fernandes JG, Sander JWAS. Epidemiologia da epilepsia. In: Da Costa J, Palmini A, Yacubian EM, Cavalheiro EA (eds). Fundamentos neurobiológicos das epilepsias. São Paulo: Lemos; 1998. p.5-30.
3. Sander JWAS. Some aspects of prognosis in the epilepsies: a review. Epilepsia 1993;34: 1007-1116.
4. Brodie MJ, Dichter MA. Antiepileptic drugs. N Engl J Med 1996;18;334(3):168-175.
5. Aiken SP, Brown WM. Treatment of epilepsy: existing therapies and future developments. Front Biosci 2000;5:E124-152.
6. Morrell MJ. Epilepsy in women. Am Fam Physician, 2002;66(8):1489-1494.
7. Kwan P, Brodie M. Early identification of refractory epilepsy. N Engl J Med 2000;342:314-319.
8. Pascual-Leone A, Houser CM, Reese K, Shotland LI, Grafman J, Sato S, et al. Safety and rapid-rate transcranial magnetic stimulation in normal volunteers. Electroencephalogr Clin Neurophysiol 1993;89:120-130.
9. Tergau F, Naumann U, Paulus W, Steinhoff BJ. Low-frequency repetitive transcranial magnetic stimulation improves intractable epilepsy. Lancet 1999;353:2209.
10. Liebetanz D, Nitsche MA, Tergau F, Paulus W. Pharmacological approach to the mechanisms of trancranial DC-stimulation-induced after-effects of human motor cortex excitability. Brain 2002;125:2238-2247.
11. Nitsche MA, Paulus W. Sustained excitability elevations induced by transcranial DC motor cortex stimulation in humans. Neurology 2001; 57:1899-1901.
12. Nitsche MA, Fricke K, Henschke U, et al. Pharmacological modulation of cortical excitability shifts induced by transcranial direct current stimulation in humans. J Physiol 2003;553:293 301.
13. Tassinari CA, Cincotta M, Zaccara G, Michelucci R. Transcranial magnetic stimulation and epilepsy. Clin Neurophysiol 2003;114:777-798.
14. Fregni F, Otachi P, do Valle A, et al. A randomized clinical trial of repetitive transcranial magnetic stimulation in patients with refractory epilepsy. Ann Neurol 2006;60:447-455.
15. Fregni F, Thome-Souza S, Bermpohl F, et al. Antiepileptic effects of repetitive transcranial magnetic stimulation in patients with cortical malformations: an EEG and clinical study. Stereotact Funct Neurosurg 2005;83: 57-62.
16. Valle AC, Dionisio K, Pitskel NB, Pascual-Leone A, Orsati F, Ferrreira MJL, et al. Low and high frequency repetitive transcranial magnetic stimulation for the treatment of spasticity. Develop Med Child Neurol 2007; 7(49):534-538.
17. Valle AC, Chamma MT, Oliveira L, Rotenberg A. Neuromodulation in epilepsy: anatomy and physiology. In: Cukiert A (ed). Neuromodulation. Alaude; 2010.
18. Rotenberg A, Muller P, Birnbaum D, Harrington M, Riviello JJ, Pascual-Leone A, Jensen FE. Seizure suppression by EEG-guided repetitive transcranial magnetic stimulation in the rat. Clin Neurophysiol 2008;119: 2697-2702.
19. Cukiert A, Burattini JA, Cukiert CM, Argentoni-Baldochi M, Baise-Zung C, Forster CR, Mello VA. Centro-median stimulation yields additional seizure frequency and attention improvement in patients previously submitted to callosotomy. Seizure 2009;18(8):588-592.
20. Kellaway P. The part played by electric fish in the early history of bioelectricity and electrotherapy. Bull Hist Med 1946;20:112-137.
21. Licht S. History of electrotherapy. In Licht S (ed). Therapeutic electricity and ultraviolet radiation. New Haven: Elizabeth Licht; 1959. p.1-69.
22. Duchenne GB. De l'Electrisation localisee. Paris: Bailliere et Fils; 1855.
23. Cooke PM, Snider RS. Some cerebellar influences on electrically induced cerebral seizures. Epilepsia 1955;4:19-28.
24. Cooper IS, Amin I, Gilman S. The effect of chronic cerebellar stimulation upon epilepsy in man. Trans Am Neurol Assoc 1973;98:192-196.
25. Cooper IS. Effect of chronic stimulation of the anterior cerebellum on neurological disease. Lancet 1973;1:206.
26. Cooper IS, Amin I, Riklan M, Waltz JM, Poon TP. Chronic cerebellar stimulation in epilepsy. Clinical and anatomical studies. Arch Neurol 1976;33:559-570.

27. Cooper I. Cerebellar stimulation in man. New York: Raven Press; 1978.

28. Lilly JC, Hughes JR, Alvord EC, Galkin TW. Brief, non injurious electrical waveform for stimulation of the brain. Science 1955;121: 468-469.

29. Jayakar P. Physiological principles of electrical stimulation. In: Devinsky O, Beric A, Dogali M (eds). Electrical and magnetic stimulation of the brain and spinal cord. New York: Raven Press;1993. p.17-27.

30. Lilly JC, Austin GM, Chambers WW. Threshold movements produced by excitation of cerebral cortex and efferent fibers with some parametric regions of rectangular current pulses (cats and monkeys). J Neurophysiol 1952;15:319-341.

31. Velasco M, Velasco F, Velasco AL, Boleaga B, Jimenez F, Brito F, Marquez I. Subacute electrical stimulation of the hippocampus block intactable temporal lobe seizures and paroxysmal EEG activities. Epilepsia 2000;41:158-169.

32. Jensen AL, Durand DM. Suppression of axonal conduction by sinusoidal stimulation in rat hippocampus in vitro. J Neural Engl 2007; 4:1-16.

33. Lian J, Bikson M, Sciortino C, Stacey WC, Durand DM. Local suppression of epileptiform activity by electrical stimulation in rat hippocampus in vitro. J Physiol 2003;547: 427-434.

34. Vonck K, Boon P, Achten E, De Reuck J, Caemaert J. Long-term amygdalohippocampal stimulation for refractory temporal lobe epilepsy. Ann Neurol 2002;52:556-565.

35. Andrade DM, Zumsteg D, Hamani C, Hodaie M, Sarkissian S, Lozano AM, Wennberg RA. Long-term follow-up of patients with thalamic deep brain stimulation for epilepsy. Neurology 2006;66(10):1571-1573.

36. Lim SN, Lee ST, Tsai YT, Chen IA, Tu PH, Chen JL, et al. Electrical stimulation of the anterior nucleus of the thalamus for intractable epilepsy: a long term follow-up study. Epilepsia 2007;48:342-347.

37. Bikson M, Lian J, Hahn PJ, Stacey WC, Sciortino C, Durand DM. Supression of epileptiform activity with high frequency sinousoidal fields. J Physiol 2001;531:181-192.

38. Benazzouz A, Piallat P, Pollak P, Benabid A. Responses of substantia nigra pars reticulate and globu pallidus complex to high frequency stimulation of the subthalamic nucleus in rats: electrophysiological data. Neurosci Lett 1995; 189:77-80.

39. Vercueil L, Benazzouz A, Deransart C, Bressand K, Marescaux C, Depaulis A, Benabid AL. High-frequency stimulation of the subthalamic nucleus suppresses absence seizures in the rat: Compararison with neurotoxic lesions. Epilepsy Res 1998;31:39-46.

40. Durand DM. Ictal patterns in animals models of epilepsy. J Clin Neurophysiol 1993;10: 181-297.

41. Jerger K, Schiff SJ. Periodic pacing of an invitro epileptic focus. J Neurophysiol 1995;73: 876-879.

42. Christie BR, Kerr DS, Abraham WC. Flip side of synaptic plasticity: long-term depression mechanisms in the hippocampus. Hippocampus 1994;4:127-135.

43. Feldman DE. Synaptic mechanisms for plasticity in neocortex. Annu Rev Neurosci 2009;32: 33-44.

44. Di Lazzaro V, Dileone M, Profice P, Pilato F, Oliviero A, Mazzone P, et al. LTD-like plasticity induced by paired associative stimulation: direct evidence in humans. Exp Brain Res 2009; 194(4):661-664.

45. Schrader LM, Stern JM, Wilson CL, Fields TA, Salamon N, Nuwer MR, et al. Low frequency electrical stimulation through subdural electrodes in a case of refractory status epilepticus. Clin Neurophysiol 2006;117:781-788.

46. Kayyali HA, Durand D. Effects of applied currents on epileptiform bursts in vitro. Exp Neurol 1991;113:249-254.

47. Bikson M, Inoue M, Akiyama H, Deans JK, Fox JE, Miyakawa H, Jefferys JG. Effects of uniform extracellular DC electric fields on excitability in rat hippocampal slices in vitro. J Physiol 2004;557(Pt 1):175-190.

48. Sunderam S, Gluckman B, Reato D, Bikson M. Toward rational design of electrical stimulation strategies for epilepsy control. Epilepsy Behav 2010;17:6-22.

49. Osorio I, Frei MG, Giftakis J, Peters T, Ingram J, Turnbull M, et al. Performance reassessment of a real-time seizure-detection algorithm on long ECoG series. Epilepsia 2002;43(12):1522-1535.

50. Sun FT, Morrel MJ, Wharen RE Jr. Responsive cortical stimulation for the treatment of epilepsy. Neurotherapeutics 2008;5:68-74.
51. Wassermann EM. Risk and safety of repetitive transcranial magnetic stimulation: report and suggested guidelines from the International Workshop on the Safety of Repetitive Transcranial Magnetic Stimulation, June 5-7, 1996. Electroencephalogr Clin Neurophysiol 1998; 108:1-16.
52. Wassermann EM, Lisanby SH. Therapeutic application of repetitive transcranial magnetic stimulation: a review. Clin Neurophysiol 2001;112:1367-1377.
53. Kobayashi M, Pascual-Leone A. Transcranial magnetic stimulation in neurology. Lancet Neurol 2003;2:145-156.
54. Kimiskidis VK. Transcranial magnetic stimulation for drug-resistant epilepsies: rationale and clinical experience. Eur Neurol 2010;63: 205-210.
55. Ziemann U, Steinhoff BJ, Tergau F, Paulus W. Transcranial magnetic stimulation: its current role in epilepsy research. Epilepsy Res 1998; 30:11-30.
56. Chen R, Classen J, Gerloff C, Celnik P, Wassermann EM, Hallet M, Cohen LG. Depression of motor cortex excitability by low-frequency transcranial magnetic stimulation. Neurology 1997;48:1398-1403.
57. Akamatsu N, Fueta Y, Endo Y, Matsunaga K, Uozumi T, Tsuji S. Decreased susceptibility to pentylenetetrazole-inducded seizures after low frequency transcranial magnetic stimulation in the rat. Neurosci Lett 2001;310:153-156.
58. Jennum P, Klitgaard H. Repetitive transcranial magnetic stimulations of the rat. Effect of acute and chronic stimulations on pentylenetetrazole-induced clonic seizures. Epilepsy Res 1996;23:115-122.
59. Ziemann U. Evaluation of epilepsy and anticonvulsants. In: Hallett M, Chokroverty A (cds). Magnetic stimulation in clinical neurophysiology. 2nd ed. Elsevier Butterworth-Heinemann; 2005. p. 253-270.
60. Theodore W. Transcranial magnetic stimulation in epilepsy. Epilepsy Curr 2003;3:191-197.
61. Cantello R, Rossi S, Varrasi C, et al. Slow repetitive TMS for drug-resistant epilepsy: clinical and EEG findings of a placebo-controlled trial. Epilepsia 2007;48:366-374.
62. Theodore WH, Hunter K, Chen R, et al. Transcranial magnetic stimulation for the treatment of seizures: a controlled study. Neurology 2002;59:560-562.
63. Joo EY, Han SJ, Chung SH, et al: Antiepileptic effects of low-frequency repetitive transcranial magnetic stimulation by different stimulation durations and locations. Clin Neurophysiol 2007;118:702-708.
64. Tergau F, Neumann D, Rosenow F, et al. Can epilepsies be improved by repetitive transcranial magnetic stimulation? Interim analysis of a controlled study. Clin Neurophysiol 2003; 6(Suppl):400-405.
65. Daniele O, Brighina F, Piazza A, et al. Low frequency transcranial magnetic stimulationin patients with cortical dysplasia. A preliminary study. J Neurol 2003;250:761-762.
66. Kinoshita M, Ikeda A, Begum T, et al. Low frequency repetitive transcranial magnetic stimulation for seizure suppression in patients with extratemporal lobe epilepsy: a pilot study. Seizure 2005;14:387-392.
67. Brasil-Neto JP, de Araujo DP, Teixeira WA, et al. Experimental therapy of epilepsy by transcranial magnetic stimulation. Arq Neuropsiquiatr 2004;62:21-25.
68. Misawa S, Kuwabara S, Shibuya K, et al. Lowfrequency transcranial magnetic stimulation for epilepsia partialis continua. J Neurol Sci 2005;234:37-39.
69. Rossi S, Ulivelli M, Bartalini S, et al. Reduction of cortical myoclonus-related epileptic activity following slow-frequency rTMS. Neuroreport 2004;15:293-296.
70. Menkes DL, Gruenthal M. Slow-frequency repetitive transcranial magnetic stimulation in a patient with focal cortical dysplasia. Epilepsia 2000;41:240-242.
71. The effects of polarizing currents on cell potentials and their significance in the interpretation of central nervous system activity, EEG Clin. Neurophysiol 1950;2:389-400.
72. Terzuolo CA, Bullock TH. Measurement of imposed voltage gradient adequate to modulate neuronal firing. Proceedings of the National Academy of Sciences of the USA 1956;42:687-694.
73. Purpura DP, Mc Murtry JC. Intracellular activities and evoked potential changes during

polarization of motor cortex. J Neurophysiol 1965;28:166-185.

74. Bindman LJ, Lippold OCJ, Redfear JWT. The prolonged after-action of polarizing currents on the sensory cerebral cortex. J Physiol (London), 1962b;162:45p.

75. Bindman LJ, Lippold OC, Redfearn JW. The action of brief polarizing currents on the cerebral cortex of the rat (1) during current flow and (2) in the production of long-lasting after-effects. J Physiol 1964;172:369-382.

76. Gorman AL. Differential patterns of activation of the pyramidal system elicited by surface anodal and cathodal cortical stimulation. J. Neurophysiol 1966;29:547-564.

77. Liebetanz D, Klinker F, Hering D, et al. Anticonvulsant effects of transcranial direct-current stimulation (tDCS) in the rat cortical ramp model of focal epilepsy. Epilepsia 2006; 47:1216-1224.

78. Williams JA, Fregni F. Transcranial direct current stimulation. In: Swartz CM. (ed). Electroconvulsive and neuromodulation therapies. Cambridge University Press; 2009.

79. Kirkwood A, Dudek SM, Gold JT, Aizenman CD, Bear MF. Common forms of synaptic plasticity in the hippocampus and neocortex in vitro. Science 1993;260:1518-1521.

80. Nitsche MA, Liebetanz D, Lang N, Antal A, Tergau F, Paulus W. Safety criteria for transcranial direct current stimulation (tDCS) in humans. Clin Neurophysiol 2003c;114:2220-2222.

81. Fregni F. Lasting accelerative effects of 1Hz and 20 Hz electrical stimulation on cortical spreading depression: relevance for clinical applications of brain stimulation. Eur J Neurosci 2005;21:2278-2284.

82. Fregni F, Liebetanz D, Monte-Silva KK, Oliveira MB, Santos AA, Nitsche AM. Effects of transcranial direct current stimulation coupled with repetitive electrical stimulation on cortical spreading depression. Exp Neurol 2007;204:462-466.

11

DISTONIA

Guilherme Muzy
Felipe Fregni

A distonia é caracterizada como uma síndrome clínica na qual há contrações involuntárias e sustentadas da musculatura afetada, resultando em posturas anormais ou movimentos repetitivos[1]. Nos EUA, estima-se que 30 em 100.000 pessoas apresentem a forma focal da doença[2], enquanto na Europa o número é de 15,2 em 100.000 para sua apresentação primária[3]. Uma característica importante é a contração tanto dos músculos agonistas como antagonistas, descrita por Herz em 1944[4], o que leva ao aparecimento das posturas anormais[5]. A distonia pode aparecer como flexão ou extensão excessiva da mão, inversão do pé, flexão lateral ou retroflexão da cabeça, flexões e rotações excessivas da coluna e contração forçada dos músculos orbiculares dos olhos, sendo que também pode aparecer quando o indivíduo executa tarefas específicas, como é o caso dos músicos e escritores[6].

Como outras síndromes neurológicas, os sintomas variam tanto em complexidade como em gravidade, sendo comum que pacientes apresentem flutuações marcantes, passando a apresentar tanto melhora como piora do quadro. É classificada como primária (ou idiopática) ou secundária[7]. O diagnóstico da distonia é feito com base na apresentação clínica do paciente, sendo que ainda não há exames de laboratório ou de imagem que contribuam para o diagnóstico. Dessa forma, a investigação clínica é feita com base em três parâmetros: distribuição corporal (áreas envolvidas), idade de aparecimento dos sintomas e etiologia.

A distonia generalizada tem sua forma mais pronunciada na distonia de torção idiopática, posteriormente associada a mutações no gene DYT, foi inicialmente descrita por Oppenheim em 1911[8] e ocorre como manifestações de outras doenças como dano cerebral por hipóxia durante a gestação ou no período neonatal, kernicterus, doença de Hallervorden-Spatz, doença de Huntington, degeneração hepatolenticular de Wilson, doença de Parkinson, calcificação estriatopalidodental, doenças de tireoide e exposição a fármacos neurolépticos.

A causa mais frequente de distonia aguda generalizada é a exposição às drogas neurolépticas como fenotiazina e metoclopramida. Nestes casos, a característica mais marcante é o aparecimento de exuberante extensão do pescoço, arqueamento das costas, rotação interna dos braços e extensão dos cotovelos e pulsos. Em adição, drogas como L-dopa, bloqueadores de canais de cálcio, anticonvulsionantes e ansiolíticos também podem induzir o aparecimento de crises distônicas.

As características clínicas da distonia de torção idiopática são bem definidas: as primeiras manifestações são geralmente sutis e podem passar despercebidas. As contrações são intermitentes e ocorrem geralmente após atividade da musculatura envolvida. Os pacientes com esta síndrome são geralmente crianças de 6 a 14 anos de idade, sendo que o início das crises ocorre predominantemente durante a infância. Incialmente, o quadro apresenta-se como inversão de um dos pés seguida de extensão da perna, resultando na grande maioria das vezes em posicionamento anormal e desconfortável. Outra característica que pode surgir é a retração de um dos ombros. Conforme o quadro progride, há envolvimento da musculatura paravertebral e espinal, resultando em movimentos espasmódicos de torção. Gradualmente, os espasmos tornam-se mais frequentes até que atinjam continuidade, deformando a posição corporal do paciente. É observado que quadros de ansiedade pioram a apresentação da distonia, enquanto o sono parece abolir a movimentação anormal. Contudo, com a progressão do quadro, nem mesmo durante o sono as contrações cessam. Outros aspectos clínicos importantes são a normalidade dos reflexos tendíneos, ausência de ataxia, de alterações sensoriais, de crises convulsivas e de demência[9].

Clinicamente, as formas mais observadas são aquelas mais focais e fragmentadas no que diz respeito à extensão corporal envolvida. Mais precisamente, as formas mais observadas ocorrem como espasmos da musculatura orbicular dos olhos ou da musculatura mandibular, da língua, dos músculos do pescoço, da mão (câimbra do escritor) ou pés.

As formas focais da distonia, em contraste com as formas generalizadas, são caracterizadas por espasmos ou contrações que podem ser intermitentes, de curta duração ou de longa duração. Quando limitadas aos músculos do pescoço, há predomínio da apresentação unilateral, com rotação e extensão parcial do pescoço ou então hiperextensão por participação concomitante dos músculos da região posterior cervical ou da região anterior. No caso da distonia da musculatura orbicular do olho, há fechamento forçado dos olhos e contração dos músculos da boca e do maxilar, podendo levar à abertura ou fechamento da cavidade oral e retração ou protrusão da língua. Nesta última condição, pode haver participação da musculatura da laringe, o que resulta em alterações na voz do paciente, sendo mais observado aumento pronunciado do timbre e tensão na voz, como ocorre em situações de ansiedade.

A fisiopatologia da distonia, seja focal ou localizada, ainda não é bem conhecida. Embora nos casos de distonia associados com doenças como a síndrome de Hallervorden-Spatz, doenças de Wilson e quadros de hipóxia neonatal seja possível encontrar lesões nos núcleos da base, o mesmo não ocorre nas formas hereditárias e idiopáticas da distonia. Desde 1989, quando uma mutação no gene DYT1 foi descrita ligando um fator genético ao quadro clínico da distonia, novas pesquisas com outros genes e a elaboração de estudos que buscam a correlação entre mutações genéticas e a sintomatologia apresentada por pacientes com distonia se iniciaram. Atualmente, há mais de 12 *loci* gênicos ligados à distonia e esse número continua crescendo. Contudo, embora haja conhecimento de algumas mutações apresentadas por pacientes com distonia, a causa primária da doença ainda deve ser identificada. No contexto atual, sabe-se que os genes DYT1, DYT6, DYT7 e DYT13[10] estão relacionados aos quadros de distonia em que não há outra síndrome presente. Embora se saiba que os genes mutados podem estar presentes, os mecanismos pelos quais causam o aparecimento da síndrome são ainda elusivos e carecem de elucidações.

O gene DYT1 foi o primeiro a ser descrito e relacionado à distonia. Este gene codifica a proteína torsin-A, expressa em todo o sistema nervoso central. A mutação deste gene está correlacionada ao aparecimento da distonia ainda na infância, iniciando-se primeiramente com episódios de contrações dos membros e frequentemente há envolvimento de outros grupos musculares. Embora o mecanismo exato pelo qual mutações na torsin-A causem a distonia não estejam completamente desvendados, teoriza-se que pode haver uma alteração na resposta celular ao estresse, o que levaria a alterações estruturais em outras proteínas importantes para o funcionamento normal dos neurônios. Vale ressaltar que não foram encontrados sinais de degeneração neuronal em indivíduos que apresentam essa mutação[11].

Estudos recentes usando estimulação magnética transcraniana (EMT) como método de investigação da excitabilidade e plasticidade do córtex motor mostraram achados interessantes em pacientes com distonia. Pacientes com distonia primária, quando comparados com controles, apresentam redução da excitabilidade de circuitos inibitórios juntamente com uma plasticidade induzida por estimulação cortical aumentada[12]. De fato, alterações genéticas encontradas na distonia parecem levar a uma disfunção da modulação sináptica com aumento da potenciação sináptica e diminuição de processos inibitórios. Nesse contexto, ferramentas que possam modular a plasticidade sináptica como a estimulação cerebral não invasiva podem ser úteis no tratamento dessa condição.

TRATAMENTOS FARMACOLÓGICOS

As formas de abordagem terapêutica da distonia têm evoluído com o passar do tempo e conforme novos estudos são publicados, os quais contribuem para o melhor entendimento da fisiopatologia da doença. Entretanto, a escolha de qual esquema terapêutico utilizar depende principalmente do diagnóstico clínico da distonia. Isso ocorre devido ao fato de que ela pode ser primária (idiopática) ou secundária. Neste último caso, é observado que o tratamento da doença de base pode ser suficiente para eliminar os sintomas de distonia. Infelizmente, o mesmo não ocorre nas formas primárias da distonia, nas quais os tratamentos farmacológicos atuais atuam apenas no alívio dos sintomas.

De forma geral, o tratamento da distonia pode ser realizado de diferentes maneiras: injeção de toxina botulínica, farmacoterapia oral e intratecal, fisioterapia, tratamento cirúrgico e terapias de suporte. Atualmente, preconiza-se a combinação das diferentes terapias para melhor controle da sintomatologia apresentada pelo paciente. É comum, portanto, o uso de farmacoterapia para aliviar possíveis sintomas que não tenham sido eliminados com injeções de toxina botulínica, bem como a aplicação concomitante de fisioterapia para que o paciente possa reaprender posturas normais e recuperar controle motor das áreas afetadas. As principais drogas utilizadas no tratamento da distonia são:

152 Neurologia e Neuromodulação

levodopa (incluindo agonistas dopaminérgicos), anticolinérgicos, benzodiazepínicos e injeção de toxina botulínica. Porém, esses tratamentos estão associados a efeitos adversos, tempo relativamente curto de ação e tolerância. As opções cirúrgicas, por serem compostas de técnicas onde haverá lesões estruturais em componentes do sistema nervoso central, devem ser utilizadas em última instância e analisadas com bastante cuidado, visto que os resultados são incertos. Com as recentes pesquisas no campo da neuromodulação e os diversos resultados favoráveis encontrados com o uso de técnicas não invasivas, as opções de tratamento vêm crescendo rapidamente, o que fornece um novo panorama para o tratamento eficaz da distonia com poucas reações adversas.

USO DA ESTIMULAÇÃO MAGNÉTICA TRANSCRANIANA NA DISTONIA

A maior parte dos estudos investigando o uso de estimulação magnética transcraniana (EMT) e estimulação transcraniana por corrente continua (ETCC) investigou os mecanismos neurais associados à distonia e apenas alguns poucos investigaram os efeitos clínicos da EMT e ETCC na distonia. Neste item revisaremos os resultados clínicos do uso da EMT na distonia, e no item seguinte, os resultados clínicos preliminares com ETCC.

Um dos primeiros artigos publicado nesse campo foi um relato de caso de um paciente com distonia cervical primária, no qual se usou um protocolo de ETMr para tratamento[13]. Neste caso, o paciente de 37 anos apresentava distonia cervical e câimbras do escritor na mão direita há 2 anos. A distonia cervical apresentava-se na forma de espasmos e movimentos involuntários, hipertrofia do músculo esternocleidomastóideo direito, sem rotação da cabeça, e que apresentava piora quando o paciente era posicionado em decúbito dorsal e lateral. Exames de eletromiografia indicavam a presença de cocontração do músculo trapézio e, quando em decúbito dorsal, a presença de descargas rítmicas e alternadas (3Hz) de ambos os músculos esternocleidomastóideos, com maior atividade do direito. Uma ressonância magnética indicou ausência de outros achados anormais. O paciente não usava medicação por cinco meses.

O protocolo de estimulação de EMT repetitiva (EMTr) utilizado foi o descrito por Lefaucheur et al.[14], utilizando os seguintes parâmetros: posicionamento do aparelho sobre o córtex pré-motor, com 1.200 pulsos com intensidade de 90% do limiar motor do paciente estudado. O tratamento foi realizado durante 5 dias consecutivos com sessões de 20 minutos de duração. Adicionalmente, não foram relatados efeitos adversos decorrentes do protocolo.

O paciente foi avaliado antes e depois da administração do protocolo por meio da escala de Burke, Fahn e Marsden (BFM)[15], sendo que a eficácia do tratamento foi avaliada por uma escala global de melhora na movimentação. De acordo com os autores, houve melhora significativa do quadro que se manteve durante 4 meses após a última sessão do protocolo. Já na primeira semana, o paciente relatou a ausência de movimentos distônicos enquanto permanecia em decúbito lateral, com redução na frequência de espasmo cervical e melhora substancial na qualidade do sono. Clinicamente, notou-se diminuição da hipertrofia do músculo esternocleidomastóideo após um mês da última sessão do protocolo. Houve também redução no valor absoluto da escala BFM do paciente, de 9 para 4, já no quinto dia do protocolo, sendo que este valor se manteve inalterado durante 4 meses. De acordo com a escala global utilizada neste estudo, o paciente obteve um valor de 3, o que se traduz por melhora moderada tanto na função quanto na gravidade do quadro. Entretanto, os autores relatam que o quadro da câimbra da mão direita não se alterou.

Na discussão que se segue no artigo, os autores abordam criticamente os resultados, indicando que a redução na escala BFM não foi significativa devido à ausência de alterações no quadro da câimbra na mão direita apresentada pelo paciente. Entretanto, quando os resultados são analisados separadamente para o quadro de distonia cervical e para a câimbra na mão direita, há redução de 50% na escala para a distonia cervical apresentada para o paciente. Estes resultados estão de acordo com o descrito por Burke et al., uma vez que a escala foi criada primariamente para a avaliação de distonias primárias focais.

Uma questão importante levantada por este relato de caso diz respeito ao efeito bilateral que a estimulação unilateral por EMTr induziu no paciente. De acordo com autores que realizaram estudos com PET *scan* e de neurofisiologia, respectivamente, sabe-se que a aplicação unilateral de EMTr induz efeitos bilaterais devido à conectividade entre as áreas estimuladas e seus respectivos pontos no hemisfério contralateral. É ainda mostrado que, por meio da manutenção do protocolo, os efeitos podem prolongar-se, tornando assim a EMTr uma ferramenta terapêutica interessante para a prática clínica, conforme a literatura obtém mais dados que suportam os efeitos terapêuticos.

Outra importante questão abordada por este relato de caso é a ausência de efeitos observáveis na mão direita do paciente que sofria de câimbras. Contudo, isso pode ser explicado como sendo resultado do local no córtex pré-motor onde foi realizada a estimulação. De fato, movimentos distais são responsabilidade das áreas mais ventrais e laterais do córtex pré-motor, enquanto movimentos proximais são processados nas áreas mais dorsais do córtex pré-motor, que foi o alvo de estimulação no paciente relatado por este artigo[13].

Este estudo traz evidências das possíveis aplicações clínicas da EMTr para o tratamento da distonia. Contudo, há ressalvas, visto que este é apenas o relato de um caso isolado, no qual interferências, como o efeito placebo, não podem ser descartadas. Dessa forma, é importante ressaltar a necessidade de estudos com elevado número de pacientes, para que sejam comparados os efeitos das estimulações por EMTr e efeitos da estimulação *sham* (também chamada de controle, no qual os pacientes não são submetidos a protocolos de fato, mas sim apenas a situações que mimetizam um protocolo sem que o paciente saiba se está sendo submetido à EMTr de fato ou não).

A EMT (por meio de medidas de pulso simples e pulso pareado) também pode ser usada para investigar os mecanismos de neuroplasticidade associados com a distonia focal, como mostrado no artigo de Rosenkranz[16]. Nesse artigo, os autores abordam a distonia focal que se apresenta nas mãos, especialmente relacionada com atividades que requerem extenso treinamento motor, como é o caso de alguns músicos profissionais como pianistas, que compõem o grupo estudado neste artigo.

Neste artigo, seis sujeitos sem treinamento musical, oito pianistas profissionais que não apresentavam distonia e oito pianistas que apresentavam distonia focal na mão foram analisados. É importante ressaltar o cuidado neste estudo com relação aos sintomas exibidos pelos pianistas com distonia. Neste grupo, todos apresentavam sintomas de distonia em seus dedos médios da mão direita, e estes sintomas ocorriam durante a atividade específica de se tocar uma escala musical descendente. Em adição, nenhum dos pacientes estudados havia recebido injeções de toxina botulínica nos braços ou nas mãos.

O estudo é baseado na premissa de que intenso treinamento motor, como o requerido por pianistas profissionais, induz mudanças tanto funcionais quanto estruturais no cérebro[17,18]. Tal treinamento intensivo também está relacionado com a gênese da distonia[19] – de fato, existe alta prevalência de distonia em músicos profissionais, que chega a ser de 1%[20] e constitui causa importante de debilitação e, em casos graves, leva ao término prematuro da carreira destes pacientes[21].

O parâmetro mais importante abordado pelos autores nesse artigo foi a investigação da organização sensório-motora (SM) com o uso da estimulação magnética transcraniana. Nesse estudo, portanto, a reorganização SM foi estudada por meio de estímulos proprioceptivos e elaborada pelos autores em 2003[22] com base em estudos realizados com seres humanos durante atividades que envolviam aprendizado motor. De forma simplificada, pequenos períodos de vibração muscular afetam a plasticidade cortical motora, o que pode ser evidenciado por meio de parâmetros pesquisados com a EMT de pulso simples e pareado como através de potenciais evocados motores (PEM) e inibição intracortical de curta duração (ICCD). Os autores, portanto, buscaram identificar como um protocolo de treinamento proprioceptivo poderia modificar a reorganização SM, a fim de restaurar a níveis normais a SMO de pacientes com distonia focal nas mãos.

Estudos anteriores suportam a hipótese de disfunção da reorganização SM em músicos profissionais que sofrem de distonia em comparação com controles. Nos indivíduos não músicos normais, há redução importante da inibição intracortical referente ao músculo utilizado para tocar uma tecla, enquanto este mesmo parâmetro se apresenta elevado nas projeções para os músculos que estão ao redor do músculo utilizado. Este padrão mostra-se menos diferenciado em músicos profissionais, ou seja, há menor diferença entre os valores de inibição intracortical entre todos os músculos envolvidos, sejam eles utilizados ou não. Porém, as diferença nos valores de inibição intracortical ainda estão presentes, embora sejam consideravelmente menores. Já nos músicos com distonia, o padrão nos níveis de inibição intracortical observado nos dois outros grupos se apresenta abolido[23], sugerindo que um mecanismo pelo qual o extenso treinamento ao qual estes indivíduos foram submetidos, aliado a outros fatores, induz reorganização SM extensa e que está associado ao quadro de distonia.

O experimento conduzido pelos autores desse estudo consiste em um teste de desempenho ao piano. Os indivíduos deveriam realizar um exercício para os 5 dedos da mão direita, que consistia de uma sequência de 5 notas que deveria ser repetida por 10 ciclos seguindo o compasso de um metrônomo ajustado a 200bpm, com uma nota sendo tocada a cada batimento. Foi utilizado um aparelho MIDI, que simula um piano. Os níveis de amplitude do som produzido (*pianissimo* ou *mezzoforte*) foram registrados, bem como a medida da integração das notas (notas separadas ou *staccato* e notas conectadas ou legato). Os indivíduos sem treinamento musical tiveram de 10 a 15 minutos para se familiarizarem com o equipamento utilizado, até que seu desempenho no teste fosse estável. Aos outros dois grupos foi dado tempo apenas para que se familiarizassem com aquele equipamento em particular. Além das medidas já descritas, o tempo em que cada tecla permanecia pressionada também foi medido e usado como parâmetro para inferir o desempenho individual no teste. A avaliação clínica do controle motor de todos os indivíduos foi realizada antes e depois de cada sessão do teste de desempenho ao piano com base nas escalas de BFM e *Tubiana-Chamagne Scale* (TCS)[24].

O treinamento proprioceptivo consistia na aplicação de estímulos vibratórios em 3 músculos da mão direita com o uso de estimuladores mecânicos eletromagnéticos em sequências randomizadas. Eles são utilizados porque vibrações de pequena amplitude produzem efeitos que simulam o de uma contração muscular[25,26]. Os estimuladores foram posicionados no abdutor do dedo mínimo (ABM), no abdutor curto do polegar (ACP) e no primeiro interósseo dorsal (PID), enquanto o antebraço do paciente permanecia pronado e apoiado no braço de uma cadeira. Este protocolo inteiro teve duração de 15 minutos e cada ciclo de estimulação durava 4 segundos, sendo 2 segundos de estímulo e 2 segundos de intervalo. Durante as sessões, os pacientes deviam focar sua atenção nos músculos estimulados e deviam ser capazes de perceber mudanças sutis na frequência de vibração, visto que em 75% dos protocolos a frequência de vibração foi mudada de 80 para 67,5, 72,5 ou 77,5Hz durante os últimos 300ms do período de estimulação. Durante o período de intervalo, os indivíduos deviam responder se houve ou não mudança na frequência de vibração.

Para medir a influência do treinamento proprioceptivo por meio das mudanças na reorganização SM, os autores utilizaram EMT posicionado sobre o córtex motor primário (M1) para se obter MEPs no abdutor curto do polegar, para que fosse feita a mensuração da ICCD nos pacientes. Este parâmetro é importante, visto que mudanças em suas características estão relacionadas com períodos de inibição cortical mediados por receptores $GABA_A$[27], o que se traduz por possíveis alterações nesse circuito neuronal[28].

Tendo em mente as apresentações clínicas da distonia focal e as relações entre a reorganização SM e ICCD, observou-se que em indivíduos sem treinamento musical a estimulação por vibração de um músculo facilita com que este seja recrutado e utilizado por diminuir a ICCD referente a ele. Em contrapartida, há aumento da ICCD para outros músculos da mão[23]. Já nos pianistas profissionais sem distonia, observou-se que a reorganização cortical SM é menos diferenciada, então a estimulação por vibração de músculo facilita não só seu recrutamento, mas também o recrutamento de outros músculos que estejam funcionalmente relacionados, como é caso dos envolvidos ACP e PID. Acredita-se que este fato permita aos pianistas realizar os movimentos precisos e com extrema fluidez que lhes são necessários enquanto tocam virtuosamente o piano, pois possibilita o rápido recrutamento e mudança da excitabilidade entre ativação cortical de músculos correspondentes ao ato de tocar piano. No caso da distonia, por outro lado, ocorre a perda dessa diferenciação da ativação SM entre os músculos representados em M1, com redução da ICCD para todos os músculos da mão quando há estimulação por vibração nos músculos estudados. Embora esses achados sugiram o mecanismo pelo qual a distonia se instala no paciente, o artigo tem o cuidado de ressaltar que não é possível definir, com este experimento, se a mudança no padrão de ativação SM é o que desencadeia a distonia ou se, por causa do aparecimento da distonia, há diminuição da mudança na organização SM. Qualquer que seja o caso, é importante ressaltar a relevância da interação entre a organização SM e controle motor, independente se esta é causa ou uma forma de adaptação.

Os resultados encontrados pelos autores mostram que o treinamento proprioceptivo surtiu efeitos principalmente nos pacientes com distonia, com melhora significativa dos escores BFM e TCS e com duração dos efeitos durante até 24 horas. O mecanismo de ação esboçado é de que o treinamento proprioceptivo fornece os estímulos necessários para que a organização SM adquira um padrão mais diferenciado, passando a diferenciar o padrão de inibição cortical motora entre músculos envolvidos e não envolvidos em uma tarefa motora. Interessante que, nesse experimento, a organização SM foi modificada a ponto de apresentar-se similar ao padrão encontrado nos músicos profissionais sem distonia. Nos dois outros grupos, o treinamento não mostrou efeito, sendo interessante ressaltar que, embora a organização SM de músicos sem distonia seja menos diferenciada do que a de não músicos, o treinamento proprioceptivo não alterou este padrão. Portanto, como conclusão final desse estudo, que pode ser relevante para o uso de estimulação cerebral não invasiva em distonia, é o fato de que músicos apresentam uma adaptação neuroplástica em circuitos neuronais motoras e sensoriais, entretanto, em músicos com distonia, essa resposta é anormal e exagerada. Nesse contexto, a estimulação cerebral não invasiva, além de ser uma ferramenta útil no monitoramento desses pacientes, pode ser utilizada para inibir essa plasticidade aumentada em pacientes com distonia.

Em um estudo subsequente explorando o uso da EMTr na modulação dessa plasticidade disfuncional no córtex sensorial e motor, os autores analisaram os efeitos da EMTr com 5Hz (frequência que geralmente leva a aumento da excitabilidade cortical) sobre o córtex somatossensorial primário (S1), juntamente com a utilização da ressonância magnética funcional (RMf). A hipótese dos autores foi que alterações na plasticidade cortical levam a uma hiperatividade do córtex motor[29]. Tendo em vista as alterações que podem estar presentes, os autores procuraram, por meio do uso da EMTr, aumentar a excitabilidade do córtex S1 para que isto se traduzisse em melhora na percepção tátil e consequentemente em modulação do córtex motor.

Para este estudo, foram selecionados 5 pacientes, com idade média de 59 anos, variando entre 43 e 80 anos. Todos apresentavam distonia focal na mão direita, com duração média de 9 anos, variando entre 5 e 21 anos. As distonias de causa secundária foram excluídas por meio da realização de diversos exames de laboratório para as causas já conhecidas, e os pacientes foram classificados de acordo com a escala utilizada por Wissel et al[30], em que obtiveram resultados que variaram de 4 a 8 pontos, em uma escala de 0-28 pontos. Em adição, os pacientes não estavam usando drogas neuroepilépticas, não apresentavam outras doenças psiquiátricas ou neurológicas, nem outras causas de redução da sensibilidade tátil, como *diabetes mellitus* e/ou síndrome do túnel do carpo e nenhum dos pacientes usou tratamento com toxina botulínica 4 meses antes do início do estudo. Para comparação, o grupo controle era constituído de 5 indivíduos, com idade média de 34 anos, variando de 31 a 46 anos. Estes indivíduos não tinham histórico familiar de doenças neurodegenerativas.

O teste de sensibilidade elaborado foi o mesmo utilizado por Pleger et al.[31] e consistia na aplicação de dois estímulos, separados por intervalos variáveis de 2 a 4 segundos. A frequência da estimulação variava de 20 a 36Hz, mas a diferença entre as frequências não era maior que 7Hz. Ao término de cada par de estímulos, os indivíduos eram questionados quanto à frequência dos estímulos.

O protocolo de EMTr utilizado consistia na estimulação de S1 com 25 sequências de pulsos, sendo que cada sequência era composta por 50 pulsos únicos, com intensidade de 90% do limiar motor e frequência de 5Hz, com duração de 10 segundos e intervalo de 2 segundos entre cada sequência. Cada indivíduo recebeu 5 sequências de estimulação como as descritas, sendo que cada era separada por 1 minuto antes do início da próxima. O posicionamento do aparelho de EMTr era feito com cápsulas de vitamina E, sendo que estas eram usadas para se dirigir o aparelho de RMf para que os exames fossem feitos logo após ao protocolo de EMTr. Dessa forma, o protocolo inteiro consistia na realização do teste de sensibilidade, seguido de aplicação da EMTr. Ao término, o teste de sensibilidade era repetido enquanto o paciente era examinado com RMf.

Por meio da análise dos dados obtidos, observou-se que a RMf indicava que os pacientes apresentavam maior atividade do globo pálido em comparação com o grupo controle durante a realização do teste de sensibilidade. Estes dados estão de acordo com os descritos por Peller et al.[32]. Neste aspecto, acredita-se que isso ocorre como um mecanismo compensatório que resulta na ineficiência do processamento sensitivo. Ainda de acordo com a literatura revisada, este dado é condizente, visto os resultados encontrados por Abbruzzese et al.[33]. Em relação aos dados funcionais, não foram observadas alterações na percepção da sensibilidade nos pacientes. Entretanto, o grupo controle mostrou alteração significativa, com melhora dos resultados no teste de percepção.

Os achados encontrados pelos autores sugerem a participação de S1 na distonia, apontando que há um processamento sensorial anormal nessa doença. Dessa forma, novos estudos utilizando a EMTr podem apontar o envolvimento de outras áreas corticais na fisiopatologia da distonia que podem ser usadas como alvos de tratamento com estimulação cerebral não invasiva.

Outros estudos apontam a ideia de que a EMTr pode diminuir a plasticidade excessiva observada em pacientes com distonia. No estudo realizado por Huang et al., mostrou-se que a aplicação de EMTr com frequência de 1Hz no córtex pré-motor levou à diminuição da inibição, como demonstrado por inibição recíproca[34].

USO DA ESTIMULAÇÃO TRANSCRANIANA POR CORRENTE CONTÍNUA NA DISTONIA

Devido aos resultados promissores da ETCC em modular a neuroplasticidade neuronal e alguns resultados positivos da aplicação da EMTr em pacientes com distonia, o próximo passo foi testar os efeitos da ETCC no alívio dos sintomas da distonia. No artigo publicado por Benninger et al.[35], os autores estudaram os possíveis efeitos terapêuticos da ETCC catodal (c-ETCC) na distonia focal das mãos. Tendo em mente as alterações já discutidas sobre as alterações presentes no córtex cerebral de pacientes com distonia, os autores procuraram uma ferramenta capaz de modular a inibição deficitária no córtex desses pacientes. Com base na literatura disponível, sabe-se que a c-ETCC exerce efeitos inibitórios no córtex cerebral[36,37], portanto a hipótese é que a c-tDCS poderia atuar compensando o déficit inibitório que ocorre no córtex motor de pacientes com distonia. Este conceito é reforçado tendo em vista que a EMTr com frequências menores que 1Hz exercem efeitos inibitórios[38,39] similares aos da c-ETCC, embora seus mecanismos de ação sejam diferentes.

No estudo, os autores utilizaram o seguinte protocolo de estimulação, aplicado em 3 dias com intervalo de 24 horas entre uma aplicação e outra. O cátodo foi posicionado sobre M1 contralateral à mão afetada, enquanto o ânodo foi colocado na região do osso mastoide contralateral ao cátodo. É importante ressaltar que o artigo trabalhou apenas com pacientes com distonia focal unilateral, então cada paciente teve o posicionamento dos eletrodos individualizado de acordo com qual das mãos se apresentava afetada. A corrente utilizada foi de 2mA, com eletrodos de 9cm^2, resultando em densidade de corrente de 0,22mA/cm^2, com tempo total de aplicação de 20 minutos. Seis pacientes receberam estimulação ativa, enquanto outros 6 passaram pelo protocolo *sham*, que consistia em estimulação com 1mA com o cátodo e o ânodo posicionados na região supraorbital dos pacientes, o que permite gerar a mesma sensação de formigamento que ocorre durante a estimulação por ETCC, mas não apresenta efeitos, visto que os eletrodos estão posicionados de maneira que não há corrente atuando no córtex M1.

Após cada aplicação, os pacientes, utilizando um computador com tela *touch screen*, escreviam durante 20 segundos, enquanto um programa especializado, utilizado por Zeuner et al.[40] como protocolo de treinamento semelhante ao treinamento proprioceptivo descrito anteriormente, calculava a velocidade de movimentação da caneta e sua orientação no plano. Concomitantemente, um dos pesquisadores avaliava os pacientes com base em duas escalas, ADDS e WCRS, sendo que a primeira mede o nível de funcionalidade normal da mão em várias tarefas[41], enquanto a última infere o quanto a distonia interfere na escrita[42].

Os resultados obtidos não foram os esperados. O uso da c-ETCC não mostrou melhora nos parâmetros avaliados, o que está de acordo com outro artigo publicado pelos mesmos autores[43], no qual também foi estudado o uso da c-ETCC em pacientes com distonia focal nas mãos. Embora semelhantes, o artigo analisado procurou estudar se a repetição dos protocolos de estimulação em comparação com apenas uma aplicação de ETCC surtiria efeito. Com isso, demonstrou-se que a ETCC da forma aplicada (ETCC catódica no córtex motor primário) parece não exercer possíveis efeitos terapêuticos benéficos aos pacientes. Entretanto, os autores ressaltam que talvez novos protocolos, com maior número de sessões de ETCC, possam induzir efeitos, sugerindo que, como a ETCC é uma técnica segura e fácil de se utilizar[44], a utilização de aparelhos de corrente contínua portáteis seria uma solução interessante para que se prolonguem as sessões de estimulação. Por fim, os autores finalizam o artigo apontando que, embora a c-ETCC em seus dois estudos não tenha obtido resultados benéficos, a utilização da ETCC anodal (a-ETCC) é uma alternativa que deve ser explorada. Além disso, uma das grandes vantagens da ETCC é a associação dessa técnica com terapias comportamentais, como reabilitação sensorial, para que haja direcionamento maior das mudanças plásticas na distonia e consequente redução dos sintomas dessa doença.

CONSIDERAÇÕES FINAIS

As técnicas de estimulação cerebral não invasivas têm mostrado um efeito significativo na modulação da plasticidade cerebral. Devido a estudos recentes mostrando que indivíduos com distonia têm neuroplasticidade alterada, sugerindo facilitação global da plasticidade neuronal, protocolos com estimulação cerebral não invasiva podem ter um papel benéfico na modulação da reorganização cortical nessa condição. Entretanto, ainda não se sabe os parâmetros ótimos de estimulação cerebral não invasiva, bem como o melhor momento de se aplicar estimulação cerebral e se deve ser associada a outras terapias de reabilitação. Apesar de os resultados de os estudos preliminares ainda serem heterogêneos e com resultados ainda limitados, os efeitos da estimulação cerebral não invasiva na modulação plástica, juntamente com a fisiopatologia da distonia, suportam a continuidade dessa investigação para que no futuro seja possível determinar o papel da EMTr e ETCC no tratamento da distonia. Finalmente, a EMT pode também ter um papel fundamental na monitorização das alterações corticais associadas com a distonia e é de fato o campo mais explorado no uso da estimulação cerebral não invasiva na distonia.

REFERÊNCIAS BIBLIOGRÁFICAS

1. Jankovic J, Fahn S. Dystonic disorders. In: Jankovic J, Tolosa E (eds). Parkinson's disease and movement disorders. 4th ed. Philadelphia, PA: Lippincott Williams & Wilkins, 2002. p. 331-357.
2. Nutt JG, Muenter MD, Melton LJ, et al. Epidemiology of dystonia in Rochester, Minnesota. Adv Neurol 1988;50:361-365.
3. Epidemiological Study of Dystonia in Europe (ESDE) Collaborative Group. Sex-related influences on the frequency and age of onset of primary dystonia. Neurology 1999;53:1871-1873.
4. Herz F. Historical review: analysis of dystonic symptoms and physiologic mechanisms involved. Arch Neurol Psychiatry 1944;51:305-318.
5. Vidailhet M, Grabli D, et al. Pathophysiology of dystonia. Curr Opin Neurol 2009;22(4):406-413.
6. Hallett M. Pathophysiology of writer's cramp. Human Mov Sci 2006;25:454-463.
7. Fahn S, Bressman SB, Marsden CD. Classification of dystonia. Adv Neurol 1998;78:1-10.
8. Oppenheim H. Uber eine eigenartige Krampfkrankheit des kindlichen und jugendlichen Alters (Dysbasia lordotica progressiva, Dystonia musculorum deformans). Neurol Centrabl 1911;30:1090-1107.
9. Zeman W. Pathology of the torsion dystonias (dystonia musculorum deformans). Neurology 1970;20:79-88.
10. Klein C, Ozelius LJ. Dystonia: clinical features, genetics, and treatment. Curr Opin Neurol 2002;15:491-497.
11. Hewett J, Gonzalez-Agosti C, Slater D, et al. Mutant torsinA, responsible for early-onset torsion dystonia, forms membrane inclusions in cultured neural cells. Hum Mol Genet 2000; 9:1403-1413.
12. Quartarone A, Pisani A. Abnormal plasticity in dystonia: disruption of synaptic homeostasis. Neurobiol Dis 2011;42(2):162-170.

13. Allam N, Brasil-Neto JP, et al. Relief of primary cervical dystonia symptoms by low frequency transcranial magnetic stimulation of the premotor córtex: case report. Arq Neuropsiquiatr 2007;65(3A):697-699.
14. Lefaucheur JP, Fenelon G, Menard-Lefaucheur I, Wendling S, Nguyen JP. Low-frequency repetitive TMS of premotor córtex can reduce painful axial spasms in generalized secondary dystonia: a pilot study of three patients. Neurophysiol Clin 2004;34:141-145.
15. Burke RE, Fahn S, Marsden CD, Bressman SB, Moskowitz C, Friedman J. Validity and reliability of a rating scale for the primary torsion dystonias. Neurology 1985;35:73-77.
16. Rosenkranz K, Butler K, et al. Regaining motor control in musician's dystonia by restoring sensorimotor organization. J Neurosci 2009; 29(46):14627-14636.
17. Kleim JA, Hogg TM, Vandenberg PM, Cooper NR, Bruneau R, Remple M. Cortical synaptogenesis and motor map reorganization occur during late, but not early, phase of motor skill learning. J Neurosci 2004;24:628-633.
18. Rosenkranz K, Kacar A, Rothwell J. Differential modulation of motor cortical plasticity and excitability in early and late phases of human motor learning. J Neurosci 2007b;27:12058-12066.
19. Byl NN, Merzenich MM, Jenkins WM. A primate genesis model of focal dystonia and repetitive strain injury: I. Learning-induced dedifferentiation of the representation of the hand in the primary somatosensory cortex in adult monkeys. Neurology 1996;47:508-520.
20. Altenmuller E. Focal dystonia: advances in brain imaging and understanding of fine motor control in musicians. Hand Clin 2003;19: 523-538.
21. Altenmuller E, Jabusch HC. Focal dystonia in musicians: phenomenology, pathophysiology and triggering factors. Eur J Neurol 2010;17 (Suppl 1):31-36.
22. Rosenkranz K, Rothwell JC. Differential effect of muscle vibration on intracortical inhibitory circuits in humans. J Physiol 2003;551:649-660.
23. Rosenkranz K, Williamon A, Butler K, Cordivari C, Lees AJ, Rothwell JC. Pathophysiological differences between musician's dystonia and writer's cramp. Brain 2005;128:918-931.
24. Tubiana R, Chamagne P. Les affections professionelles du member supe´rieur chez les musicians. Bull Acad Natl Med 1993;177:203-216.
25. Albert F, Bergenheim M, Ribot-Ciscar E, Roll JP. The Ia afferent feedback of a given movement evokes the illusion of the same movement when returned to the subject via muscle tendon vibration. Exp Brain Res 2006;172:163-174.
26. Roll JP, Albert F, Thyrion C, Ribot-Ciscar E, Bergenheim M, Mattei B. Inducing any virtual two-dimensional movement in humans by applying muscle tendon vibration. J Neurophysiol 2009;101:816-823.
27. Muller-Dahlhaus JFM, Liu Y, Ziemann U. Inhibitory circuits and the nature of their interaction in the human motor cortex: a pharmacological TMS study. J Physiol 2008;586: 495-514.
28. Di Lazzaro V, Restuccia D, Oliviero A, Profice P, Ferrara L, Insola A, et al. Magnetic transcranial stimulation at intensities below active motor threshold activates intracortical inhibitory circuits. Exp Brain Res 1998;119:265-268.
29. Hallett M. Pathophysiology of dystonia. J Neural Trans Suppl 2006;70:485-488.
30. Wissel J, Kabus C, Wenzel R, et al. Botulinum toxin in writer's cramp: objective response evaluation in 31 patients. J Neurol Neurosurg Psychiatry 1996;61:172-175.
31. Pleger B, Blankenburg F, Bestmann S, et al. Repetitive transcranial magnetic stimulation-induced changes in sensorimotor coupling parallel improvements of somatosensation in humans. J Neurosci 2006;26:1945-1952.
32. Peller M, Zeuner KE, Munchau A, et al. The basal ganglia are hyperactive during the discrimination of tactile stimuli in writer's cramp. Brain 2006;129:2697-2708.
33. Abbruzzese G, Marchese R, Buccolieri A, et al. Abnormalities of sensorimotor integration in focal dystonia: a transcranial agnetic stimulation study. Brain 2001;124:537-545.
34. Huang YZ, Edwards MJ, Bhatia KP, Rothwell JC. One-Hz repetitive transcranial magnetic stimulation of the premotor cortex alters reciprocal inhibition in DYT1 dystonia. Mov Disord 2004;19(1):54-59.
35. Benninger DH, Lomarev M, Lopez G, Pal N, Luckenbaugh DA, Hallett M. Transcranial direct current stimulation for the treatment of

focal hand dystonia. Mov Disord 2011;9:1698-1702.

36. Nitsche MA, Paulus W. Excitability changes induced in the human motor cortex by weak transcranial direct current stimulation. J Physiol 2000;527:633-639.

37. Priori A, Berardelli A, Rona S, Accornero N, Manfredi M. Polarization of the human motor cortex through the scalp. Neuroreport 1998;9:2257-2260.

38. Siebner HR, Tormos JM, Ceballos-Baumann AO, et al. Low-frequency repetitive transcranial magnetic stimulation of the motor cortex in writer's cramp. Neurology 1999;52:529-537.

39. Murase N, Rothwell JC, Kaji R, et al. Subthreshold low-frequency repetitive transcranial magnetic stimulation over the premotor cortex modulates writer's cramp. Brain 2005; 128:104-115.

40. Zeuner KE, Shill HA, Sohn YH, et al. Motor training as treatment in focal hand dystonia. Mov Disord 2005;20:335-341.

41. Fahn S. Assessment of primary dystonia. In: Munsat TL, ed. Quantification of neurologic deficit. Stoneham, MA: Butterworths 1989. p. 241-270.

42. Wissel J, Kabus C, Wenzel R, et al. Botulinum toxin in writer's cramp: objective response evaluation in 31 patients. J Neurol Neurosurg Psychiatry 1996;61:172-175.

43. Buttkus F, Weidenmuller M, Schneider S, et al. Failure of cathodal direct current stimulation to improve fine motor control in musician's dystonia. Mov Disord 2010;25:389-394.

44. Utz KS, Dimova V, et al. Electrified minds: transcranial direct current stimulation (tDCS) and galvanic vestibular stimulation (GVS) as methods of non-invasive brain stimulation in neuropsychology – a review of current data and future implications. Neuropsychologia 2010;48(10):2789-2810.

12

DISTÚRBIOS COGNITIVOS

Ana Carolina Rodrigues
Paulo Caramelli

Distúrbios cognitivos podem ser considerados uma das maiores causas de incapacidade na população geral, exercendo impacto negativo significativo na qualidade de vida dos indivíduos afetados e de suas famílias, além de representar relevante questão de debate no âmbito de políticas de saúde pública. A demência vascular, por exemplo, é considerada a segunda forma mais comum de demência, logo após a doença de Alzheimer, com prevalência de 2,6% em indivíduos com idade superior a 65 anos, de acordo com dados de estudos europeus[1,2]. O comprometimento cognitivo vascular, que compreende algum grau de déficit desde o prejuízo de uma função cognitiva específica até a demência vascular[3-5], é considerado a forma mais comum de disfunção cognitiva[6], afetando aproximadamente 5% dos indivíduos acima de 65 anos[7].

Estudos mostram que, de modo geral, a prevalência de demência dobra a cada cinco anos de aumento da idade a partir dos 60 anos, indo de 3% aos 70 anos para 20-30% aos 85 anos[8,9]. Na Europa, estima-se prevalência uniforme de 6% de demência em pessoas com idade igual ou superior a 65 anos[9]. O estudo de Herrera et al.[10], realizado no Brasil, demonstrou prevalência de 7,1% de demência e de 4,9% de doença de Alzheimer em indivíduos nesta faixa etária.

Em relação à heminegligência espacial, dados mostram que o distúrbio atinge entre 40 e 81% dos pacientes com lesão no lobo parietal direito, permanecendo em aproximadamente um terço deles[11]. Quanto à afasia, há estimativas da existência de cerca de 80.000 novos casos decorrentes de acidente vascular cerebral a cada ano[12], sendo que o comprometimento da comunicação tende a persistir em 50-60% dos casos[13,14]. Nesse contexto, a reabilitação cognitiva, aplicada a diferentes tipos de disfunções, torna-se especialmente importante e promissora na prática clínica[15].

Com o desenvolvimento das neurociências cognitivas, a combinação de diferentes metodologias tem possibilitado o surgimento de uma nova abordagem interdisciplinar no contexto da reabilitação. Como apontado por Miniussi et al.[15], o sistema nervoso central responde dinamicamente a déficits cognitivos, degenerativos ou decorrentes de lesão, o que explica, como observado na prática clínica, o fato de, ao menos em alguns casos, funções perdidas ou prejudicadas poderem ser parcial ou totalmente recuperadas. Estudos de neuroimagem funcional demonstram a existência de reorganização cortical após intervenções específicas de reabilitação[16-18] e várias pesquisas indicam que técnicas de estimulação cerebral podem ser capazes de beneficiar o desempenho cognitivo de indivíduos que apresentam distúrbios como afasia, transtornos de memória, disfunções executivas, heminegligência e demência, como será abordado adiante.

A estimulação magnética transcraniana (EMT), conforme detalhado no Capítulo EMT, consiste em uma técnica não invasiva de estimulação do cérebro, baseada na aplicação de um campo magnético focal externamente ao escalpo, capaz de influenciar a atividade cortical. A aplicação de EMT pode ocorrer tanto durante o desempenho de uma tarefa quanto anteriormente a sua execução. De acordo com Miniussi et al.[15], os efeitos da EMT são particularmente importantes em dois aspectos, uma vez que podem confirmar o princípio de que a região cerebral estimulada é parte de um circuito neural crítico para o desempenho da tarefa que está sendo investigada, além de apresentarem, de fato, potencial para o tratamento de distúrbios cognitivos. Embora a maior parte destes efeitos seja transitória, a utilização de EMT concomitantemente a processos de aprendizagem pode perpetuar os resultados, mesmo após o fim da estimulação[19,20]. A modificação da excitabilidade cortical é capaz de promover reorganização adaptativa ou interromper reorganização mal adaptativa, induzindo um novo balanço no sistema e beneficiando a recuperação comportamental[15].

Contudo, é preciso considerar a complexidade dos efeitos da EMT. As modificações comportamentais observadas refletem alterações na atividade cortical, as quais são dependentes de diferentes variáveis relacionadas à estimulação, como frequência, duração, intensidade e local. Além disso, é válido lembrar que o cérebro não reage passivamente à estimulação cortical, mas responde de acordo com seu estado de ativação[15]. Das variáveis mencionadas, a frequência da estimulação é considerada um determinante crítico na modificação da resposta cortical. Em geral, acredita-se que altas frequências (> 5Hz) produzem efeitos excitatórios, e baixas frequências ($\leq$ 1Hz), efeitos inibitórios[21]. Entretanto, vários estudos têm demonstrado que ambos os tipos de estimulação podem ter efeitos positivos similares em determinadas condições patológicas, dependendo do local estimulado[22]. Segundo Murase et al.[23], um fator crucial subjacente a tais observações pode ser o desequilíbrio no funcionamento dos hemisférios afetado *versus* não afetado. Quando aplicada sobre o hemisfério afetado, a EMT de alta frequência poderia contribuir para o restabelecimento de suas funções, enquanto a EMT de baixa frequência seria eficaz somente após estimulação do hemisfério não afetado, uma vez que reduziria sua hiperativação. Um estudo de revisão relacionado à aplicação de EMT em áreas não motoras revelou que efeitos adversos são infrequentes e, geralmente, leves[24].

A estimulação transcraniana por corrente contínua (ETCC), conforme detalhado no Capítulo 5, também é uma técnica não invasiva de estimulação cerebral, baseada na aplicação, por meio de eletrodos posicionados no escalpo, de correntes elétricas contínuas e de baixa intensidade durante um período que geralmente varia entre 5 e 30 minutos, de modo a influenciar a atividade cortical. Os efeitos da ETCC são altamente dependentes da polaridade dos eletrodos, sendo que as correntes elétricas podem hiperpolarizar ou despolarizar neurônios[25]. As principais vantagens da ETCC, em relação à EMT, são a simplicidade e o menor custo do procedimento, o fato de ser indolor e o de permitir a indução de efeitos em direções claramente opostas (facilitação, via estimulação anódica, ou inibição, via estimulação catódica) em diferentes partes do cérebro[15]. Além disso, a ETCC é uma técnica adequada para a utilização simultânea a treinamento cognitivo, tendo em vista que envolve menor sensibilidade no escalpo, o que reduz a possibilidade de efeitos atencionais inespecíficos. A principal limitação da ETCC, porém, é o fato de ser menos focal em relação à EMT, não permitindo localizar áreas específicas e mapear funções cognitivas com grande precisão[15].

NEUROMODULAÇÃO E DISTÚRBIOS COGNITIVOS

NEUROMODULAÇÃO E AFASIA

A afasia persistente é uma consequência comum e frequentemente devastadora de acidentes vasculares cerebrais no hemisfério dominante, para a qual a eficácia de intervenções clínicas é limitada[26]. Estudos têm demonstrado que a aplicação de EMT de baixa frequência (1Hz) sobre o giro frontal inferior direito possibilita benefícios duradouros na capacidade de nomeação em pacientes com afasia não fluente/global crônica, resultante de acidente vascular no hemisfério esquerdo[27-29]. Na avaliação de um indivíduo com afasia não fluente crônica, Hamilton et al.[30] utilizaram 10 sessões de EMT de baixa frequência (1Hz) e sugeriram que a manipulação do córtex intato em pacientes afásicos pode resultar, inclusive, em benefícios que vão além da capacidade de nomeação, envolvendo outros aspectos da produção da linguagem, como a fala proposicional. Tem sido proposto que alguns dos déficits crônicos que acompanham acidentes vasculares cerebrais lateralizados podem estar relacionados à ruptura dos circuitos mutuamente inibitórios existentes entre os hemisférios cerebrais[31]. De acordo com esse modelo, lesões unilaterais podem levar à redução dos impulsos inibitórios do hemisfério lesionado em direção ao hemisfério intato. Tal ausência de inibição, por sua vez, pode resultar no aumento de impulsos inibitórios na direção oposta, exacerbando os déficits inicialmente causados pela lesão. O modelo justifica, portanto, a utilização de EMT com efeitos inibitórios sobre o hemisfério intato, para tratar uma variedade de sintomas associados a lesões unilaterais, como afasia e heminegligência[30].

É interessante notar, contudo, que Martin et al.[29], ao investigarem a aplicação de 10 sessões de EMT de baixa frequência (1Hz) no hemisfério intato de dois pacientes com afasia não fluente crônica, verificaram que apenas um deles respondeu positivamente à estimulação, apresentando melhora na capacidade de nomeação e na fala proposicional. Segundo os autores, diferenças na distribuição da lesão podem ter contribuído para as diferenças na resposta à EMT. Outros pesquisadores, como Winhuisen et al.[32], têm sugerido, por outro lado, que o papel funcional do hemisfério direito na recuperação da linguagem pode diferir entre os indivíduos.

Naeser et al.[33], também em estudo de caso, investigaram um paciente com afasia não fluente crônica submetido a duas modalidades de tratamento: pressão de ar positiva contínua (*continuous positive airway pressure* – CPAP), uma vez que apresentava apneia do sono, e EMT de baixa frequência (1Hz) aplicada sobre o giro frontal inferior direito. Os tratamentos foram iniciados, respectivamente, um e dois anos após a lesão, sendo que os resultados mostraram melhora de diferentes aspectos da linguagem após cada uma das intervenções (dois e cinco meses após CPAP; três e seis meses e 2,4 anos após EMT). Segundo os autores, alguns aspectos da linguagem apresentaram desenvolvimento similar entre os tratamentos, enquanto outros foram especificamente relacionados a determinada modalidade. Os pesquisadores ressaltam, contudo, que a contribuição relativa da EMT para a recuperação da linguagem não é totalmente clara, uma vez que o paciente continuou a utilizar CPAP, na maior parte das noites, ao longo do tratamento com EMT. É possível que tenha havido uma contribuição sinérgica a partir dos dois tipos de intervenção[33].

Baker et al.[34] investigaram a utilização de ETCC em pacientes com afasia fluente e não fluente. Como apontam os autores, em uma revisão de estudos de neuroimagem funcional em pacientes afásicos submetidos a tratamento, foram apresentadas evidências de associação entre ativação do córtex frontal esquerdo e melhora da produção da fala[35]. Outro estudo revelou associação entre o aumento da atividade cortical em áreas preservadas do hemisfério esquerdo, particularmente do córtex frontal, e maior capacidade de nomeação em pacientes com afasia[36]. Investigações prévias têm sugerido que a ETCC pode modular o desempenho linguístico tanto em indivíduos saudáveis quanto em pacientes com doenças neurológicas, sendo que os resultados indicam melhora do processamento da linguagem após aplicação de ETCC anódica sobre o hemisfério esquerdo[37-39]. Baker et al.[34] verificaram que, após aplicação de cinco sessões de ETCC anódica (intensidade de 1mA) sobre o córtex frontal esquerdo, concomitantemente à realização de tratamento para anomia, os pacientes exibiram maior acurácia em tarefas de nomeação, ao contrário do observado após aplicação, nos mesmos indivíduos, de estimulação placebo juntamente com a intervenção comportamental. Segundo os pesquisadores, os pacientes que apresentaram melhora mais significativa foram aqueles que apresentavam áreas perilesionais mais próximas ao local da estimulação, sendo que, em geral, os efeitos persistiram por, pelo menos, uma semana após o tratamento. O estudo sugere, portanto, que regiões preservadas no hemisfério esquerdo são importantes para a recuperação de quadros afásicos. Entretanto, como se trata de pesquisa exploratória, estudos envolvendo maior número de pacientes são necessários para avaliação consistente do potencial terapêutico da ETCC no tratamento deste distúrbio.

NEUROMODULAÇÃO E TRANSTORNOS DE MEMÓRIA

Existem evidências que indicam efeitos positivos de técnicas não invasivas de estimulação cerebral em pacientes com transtornos de memória. Solé-Padullés et al.[40], em estudo duplo-cego e controlado com estimulação placebo, investigaram 39 idosos não dementes com comprometimento leve de memória e verificaram que, após aplicação de EMT de alta frequência (5Hz) sobre o córtex pré-frontal, houve aumento da acurácia em uma tarefa de memória associativa baseada em rostos e nomes. Além disso, o efeito comportamental foi acompanhado por alterações no padrão de ativação do córtex, verificado por ressonância magnética funcional, com maior ativação do córtex pré-frontal direito e de regiões corticais posteriores bilaterais. Como apontam os autores, evidências[41,42] sugerem que o efeito cognitivo observado poderia ser mediado principalmente por recrutamento adicional de regiões pré-frontais do hemisfério direito, como, de fato, foi verificado no estudo. Assim, os dados obtidos podem refletir o potencial da EMT em recrutar circuitos neurais compensatórios.

Boggio et al.[43] sugeriram benefícios da aplicação de EMT na capacidade de memória operacional em indivíduos com doença de Parkinson, possivelmente devido à modulação da atividade dopaminérgica. Em pesquisa posterior[44], os mesmos autores verificaram que, nesses indivíduos, a aplicação de ETCC anódica (intensidade de 2mA) sobre o córtex pré-frontal dorsolateral esquerdo também resultou em melhor desempenho em tarefa de memória operacional, especificamente em relação à acurácia. Este efeito não foi observado após aplicação de estimulação placebo e também de estimulação anódica do córtex motor primário. É possível que o aumento da atividade do córtex pré-frontal resulte em maior liberação de dopamina, a qual possui importante papel na formação desse tipo de memória. De fato, alguns estudos têm mostrado tal efeito após aplicação de EMT de alta frequência sobre o córtex pré-frontal[45,46]. A partir de seus resultados e de dados de estudos prévios[47-49], Boggio et al.[44] concluem que a alteração na excitabilidade pré-frontal a uma intensidade de 2mA é capaz de influenciar a capacidade de memória operacional sem gerar efeitos adversos, resultando em melhora comportamental.

Em outra investigação, Boggio et al.[50] avaliaram o efeito da aplicação de ETCC anódica (intensidade de 2mA) na capacidade de memória em indivíduos com doença de Alzheimer e verificaram melhor desempenho em uma tarefa de memória de reconhecimento visual após estimulação do córtex pré-frontal dorsolateral esquerdo e do córtex temporal esquerdo, o que não foi demonstrado após estimulação placebo. Contudo, o mesmo efeito positivo não foi observado em um teste de memória operacional (*Digit Span*), o que, segundo os pesquisadores, pode ser atribuído à menor sensibilidade do teste aos efeitos da ETCC, uma vez que estudos anteriores já demonstraram resultados positivos desta técnica de estimulação em outra tarefa de memória operacional em indivíduos saudáveis[25] e em pacientes com doença de Parkinson[44], como foi mencionado anteriormente. Boggio et al.[50] ressaltam que o efeito na capacidade de memória de reconhecimento visual não pode ser atribuído à melhora da capacidade atencional, tendo em vista que não foi observada diferença significativa no desempenho no teste de *Stroop*, utilizado para avaliação da atenção seletiva, após a estimulação cortical. Entretanto, como afirmam os pesquisadores, não houve avaliação quanto à duração do benefício relatado.

Alguns estudos têm utilizado a técnica de EMT, em outra abordagem, para obter informações sobre o funcionamento de alguns circuitos colinérgicos no córtex. O substrato neuroquímico específico subjacente à amnésia em pacientes com a síndrome de Wernicke-Korsakoff, por exemplo, ainda é pouco conhecido, embora déficits de memória sejam frequentemente associados à disfunção em neurônios do sistema colinérgico. Nardone et al.[51] investigaram a inibição aferente de curta latência (*short latency afferent inhi-*

bition – SAI), um dos parâmetros da EMT, em pacientes com a referida síndrome. Tendo em vista a existência de evidências indicando que a SAI é normal nas formas de demência em que não há déficit colinérgico[52] e que drogas estimulantes da transmissão colinérgica são capazes de aumentar a SAI[53], é possível considerar este parâmetro como parte de uma estratégia não invasiva para avaliação da atividade colinérgica central. Nardone et al.[51] verificaram que pacientes com a síndrome de Wernicke-Korsakoff, os quais possuíam comprometimento grave de memória, apresentaram grau reduzido de SAI em relação ao grupo controle. Contudo, não foram observadas correlações significativas entre os valores de SAI e o desempenho dos indivíduos em testes de memória. Assim, o estudo fornece evidências fisiológicas de envolvimento colinérgico na síndrome de Wernicke-Korsakoff, embora não tenha havido indícios de correlação entre o marcador da atividade colinérgica central e o déficit de memória. Segundo os autores, os resultados sugerem que a disfunção colinérgica não é suficiente para explicar a amnésia persistente observada na síndrome em questão, a qual, provavelmente, envolve múltiplas anormalidades neuroquímicas.

NEUROMODULAÇÃO E DISFUNÇÕES EXECUTIVAS

Pacientes com acometimento dos lobos frontais, como esquizofrenia, depressão e lesões focais, comumente apresentam prejuízos em funções executivas. O desempenho destes pacientes no teste da torre de Londres (*Tower of London* – TOL), amplamente utilizado para avaliação da capacidade de planejamento[54], difere daquele observado em indivíduos saudáveis e relaciona-se a dados de estudos de neuroimagem que apontam o córtex pré-frontal dorsolateral como a estrutura crítica para a realização da referida tarefa[55,56]. Dockery et al.[57], em estudo controlado com estimulação placebo, investigaram os efeitos da aplicação de ETCC anódica e catódica (intensidade de 1mA) sobre o córtex pré-frontal dorsolateral esquerdo, na capacidade de planejamento, avaliada pelo teste TOL, em indivíduos saudáveis. A principal descoberta do estudo foi uma dissociação entre a polaridade da estimulação e a fase do treinamento cognitivo. Durante as fases iniciais de aquisição e consolidação, foi verificado melhor desempenho no teste após a estimulação catódica. Por outro lado, a estimulação anódica beneficiou o desempenho quando aplicada nas últimas fases do treinamento. Os resultados indicam, portanto, que ambos os tipos de estimulação podem ser capazes de influenciar positivamente a capacidade de planejamento e que a ETCC possui efeitos específicos de acordo com a fase do treinamento cognitivo. Segundo os pesquisadores, a estimulação catódica pode exercer efeito benéfico por meio da redução de ruído da atividade neural, facilitando a aquisição de novas tarefas, ao passo que a estimulação anódica pode possibilitar aumento da eficácia das conexões neurais já estabelecidas. O estudo também revelou persistência dos benefícios cognitivos após 6 e 12 meses. Assim, os dados sugerem que um protocolo adequado de ETCC pode facilitar a aquisição e retenção a longo prazo de capacidades de planejamento específicas, abrindo novas perspectivas para o tratamento de pacientes com comprometimento dos lobos frontais.

Rektorova et al.[58] investigaram o efeito da aplicação de uma sessão de EMT de alta frequência (10Hz) sobre o córtex pré-frontal dorsolateral esquerdo de pacientes com lesão cerebrovascular, não dementes, que apresentavam disfunção executiva leve. Os resultados mostraram benefício da estimulação, ao contrário do observado após aplicação de EMT sobre o córtex motor esquerdo, no desempenho no teste de *Stroop*, o qual requer interferência proativa e habilidade em inibir respostas habituais, componentes importantes do processamento executivo[59]. Como foi mencionado, o córtex pré-frontal dorsolateral, juntamente com estruturas subcorticais associadas, possui papel essencial na mediação de funções executivas. Porém, como ressaltam os autores, os mecanismos neurais subjacentes aos efeitos benéficos da EMT ainda não são bem conhecidos.

Moser et al.[60], ao examinarem pacientes com depressão refratária, verificaram que a aplicação de cinco sessões de EMT de alta frequência (20Hz) sobre a porção anterior do giro frontal médio esquerdo foi associada a melhor desempenho no teste das trilhas B, utilizado para avaliação da função executiva, ao contrário do observado após aplicação de estimulação placebo. Não houve, porém, influência da EMT em outras funções cognitivas, como linguagem, memória verbal e capacidades visoespaciais, provavelmente pelo fato de envolverem regiões corticais que não foram alvo direto da estimulação, bem como na depressão. Segundo os autores, os resultados sugerem efeitos benéficos da EMT no processamento executivo, independente de sua possível influência no funcionamento cognitivo geral e na depressão.

NEUROMODULAÇÃO E HEMINEGLIGÊNCIA

A heminegligência espacial refere-se ao prejuízo da capacidade de explorar ou reagir a estímulos apresentados no lado contralesional, que não pode ser atribuído a déficits sensoriais ou motores primários. Várias evidências indicam o giro supramarginal direito como uma das regiões corticais críticas nos casos de heminegligência[61,62]. Embora os mecanismos patológicos exatos subjacentes às principais manifestações da síndrome negligencial ainda sejam desconhecidos, há consenso quanto à consideração da heminegligência espacial como um déficit cognitivo de ordem superior, que afeta a representação espacial e múltiplos componentes da atenção orientada espacialmente[63]. A maior parte das terapias comportamentais utilizadas no tratamento do distúrbio tem como objetivo influenciar e expandir as representações internas relacionadas ao lado negligenciado[64,65]. Entretanto, embora tais técnicas possam levar à melhora comportamental em condições particulares, nem sempre é possível verificar generalização dos resultados para diversas situações de vida diária[63].

Assim como o discutido em relação à afasia, é possível sugerir que o desequilíbrio entre a atividade dos hemisférios cerebrais nos pacientes com heminegligência poderia ser temporariamente reduzido por meio da influência da EMT de baixa frequência, portanto com efeitos inibitórios, sobre o hemisfério cerebral intato. Vuilleumier et al.[66] observaram que, em humanos, uma segunda lesão natural no hemisfério oposto ao inicialmente lesionado é capaz de atenuar a heminegligência, descoberta bastante consistente com a perspectiva do desequilíbrio na atividade dos hemisférios cerebrais. Shindo et al.[67], ao avaliarem dois pacientes com grave heminegligência espacial à esquerda, verificaram que a aplicação de seis sessões de EMT de baixa frequência (0,9Hz) sobre o córtex parietal posterior esquerdo foi associada à redução do grau de heminegligência, benefício que persistiu por seis semanas. De forma semelhante, Brighina et al.[68] observaram efeitos positivos de sete sessões de EMT de baixa frequência (1Hz) sobre a mesma região cortical em três indivíduos com o distúrbio, sendo que os benefícios persistiram durante 15 dias.

Song et al.[69] avaliaram 14 pacientes, divididos em dois grupos: sete indivíduos submetidos à aplicação de EMT de baixa frequência (0,5Hz), duas vezes ao dia durante duas semanas, sobre o córtex parietal posterior esquerdo, e sete indivíduos não submetidos à estimulação. Ambos os grupos receberam tratamento de reabilitação cognitiva tradicional. Os pesquisadores verificaram melhora da heminegligência espacial à esquerda no grupo sujeito à aplicação de EMT, ao contrário do grupo controle. Em uma investigação similar, Lim et al.[70] compararam sete pacientes com heminegligência espacial à esquerda submetidos a 10 sessões de EMT de baixa frequência (1Hz) sobre o córtex parietal esquerdo, seguidas por terapia comportamental, com sete pacientes sujeitos apenas à última. Os dados mostraram melhores resultados no primeiro grupo de pacientes em relação ao segundo. Entretanto, é preciso considerar que uma das limitações dos estudos mencionados[69,70] consiste no fato de não terem envolvido aplicação de estimulação placebo no grupo controle, a fim de descartar a possibilidade de efeito placebo.

Como apontam Lim et al.[70], as evidências sugerem que a EMT possui potencial terapêutico para o tratamento de pacientes com heminegligência espacial, podendo atuar como estratégia adjuvante no processo de reabilitação cognitiva destes indivíduos, embora ainda sejam necessários estudos mais amplos e controlados que possam subsidiar a utilização desta técnica na prática clínica.

NEUROMODULAÇÃO E DEMÊNCIA

A excitabilidade do córtex motor, que pode ser avaliada por meio da EMT, está frequentemente aumentada em pacientes com doença de Alzheimer, possivelmente como consequência de disfunções neuronais em diferentes níveis corticais e espinais[71-73]. Com a utilização de EMT, Liepert et al.[74] verificaram associação entre redução da inibição intracortical e gravidade da demência relacionada à doença de Alzheimer. De forma semelhante, Alagona et al.[72] observaram correlação entre aumento da excitabilidade do córtex motor, avaliada por diferentes variáveis, e gravidade do déficit cognitivo nestes pacientes. Por outro lado, Olazarán et al.[75] não detectaram alterações na excitabilidade do córtex motor em indivíduos com comprometimento cognitivo leve que, posteriormente, desenvolveram doença de Alzheimer. A técnica de EMT já foi proposta como uma possível ferramenta para o diagnóstico precoce da doença[76], embora os dados ainda sejam controversos[77,78]. É possível que, futuramente, a EMT possa tornar-se um parâmetro útil, juntamente com dados clínicos, neuropsicológicos, neuropatológicos e de neuroimagem, para investigação dos diferentes estágios da doença de Alzheimer. Além disso, o aumento da excitabilidade cortical pode representar um ponto-chave para a compreensão dos mecanismos fisiopatológicos da doença, com possíveis implicações para a terapia farmacológica[72].

A técnica de EMT também tem sido utilizada na investigação da excitabilidade do córtex motor em pacientes com demência vascular, embora ainda existam poucos estudos com esta abordagem. Em recente revisão, Pennisi et al.[79] mencionam que a maior parte destas investigações apontam para um aumento da excitabilidade cortical, assim como no caso de pacientes com doença de Alzheimer, provavelmente relacionado a prejuízo da integridade da substância branca, resultando em degeneração de neurônios corticais e subcorticais. A similaridade neurofisiológica, avaliada por EMT, entre demência vascular e doença de Alzheimer apoia a hipótese de que as duas desordens frequentemente coexistem na forma de demência mista[79]. Contudo, até o momento não existem trabalhos relacionados à aplicação de EMT em estágios iniciais de demência vascular, assim como evidências de correlação entre a excitabilidade cortical e o desempenho cognitivo. São necessários, portanto, mais estudos envolvendo EMT para a compreensão do impacto de lesões vasculares subcorticais na excitabilidade cortical e do papel exercido por diferentes neurotransmissores em pacientes com demência vascular.

Em relação à perspectiva terapêutica, há evidências indicando benefícios cognitivos da técnica de EMT em pacientes com doença de Alzheimer. Cotelli et al.[80], em investigação controlada com estimulação placebo, verificaram que a aplicação de EMT de alta frequência (20Hz) sobre os córtices pré-frontais dorsolaterais direito e esquerdo durante testes de nomeação resultou em aumento da acurácia na tarefa de nomeação de ações, mas não de objetos, em pacientes com doença de Alzheimer. É interessante observar que, enquanto este efeito da EMT em indivíduos normais é limitado à estimulação do hemisfério esquerdo[81], em pacientes com a doença ocorre facilitação bilateral, o que pode ser atribuído à existência de mecanismos compensatórios baseados no recrutamento de recursos no hemisfério direito para auxiliar o desempenho na tarefa de nomeação[80]. Tem sido demonstrado que, nos estágios iniciais da demência, os cérebros dos pacientes com doença de Alzheimer retêm um grau significativo de plasticidade funcional[82,83].

Em um estudo posterior, Cotelli et al.[84] realizaram investigação similar, porém abordando diferentes estágios de declínio cognitivo. Os resultados mostraram que, após aplicação de EMT de alta frequência (20Hz) sobre os córtices pré-frontais dorsolaterais direito e esquerdo durante testes de nomeação, foi verificada maior acurácia na tarefa de nomeação de ações em pacientes com doença de Alzheimer em grau leve. Por outro lado, foi observada maior acurácia nesta e na tarefa de nomeação de objetos em pacientes em grau moderado a grave. Portanto, os dados indicam que a aplicação de EMT sobre o córtex pré-frontal dorsolateral é capaz de beneficiar a capacidade de nomeação mesmo em estágios mais avançados de declínio cognitivo e que, além disso, nestes o efeito não é específico para a nomeação de ações, como no caso dos estágios iniciais. De acordo com Cotelli et al.[84], tais resultados sugerem que a ausência de efeitos na nomeação de objetos verificada no estudo anterior[80] pode ser explicada pela existência de um efeito-teto, sendo que, quando há prejuízo desta capacidade nos estágios mais avançados da doença, pode haver real contribuição da EMT. Como apontam os pesquisadores, vários trabalhos têm demonstrado que o déficit na capacidade de nomeação em pacientes com doença de Alzheimer reflete prejuízo no acesso ao conhecimento semântico, mais do que propriamente perda de representações semânticas[85]. Assim, a melhora cognitiva observada após estimulação do córtex pré-frontal dorsolateral pode refletir uma facilitação dos processos de recuperação lexical[86]. Contudo, estudos envolvendo condições nas quais as representações semânticas são consideradas comprometidas, como, por exemplo, a demência semântica, são necessários para investigação da hipótese de um efeito específico da EMT em déficits de acesso a informações[87].

CONSIDERAÇÕES FINAIS

Os efeitos das técnicas de neuromodulação aqui abordadas (EMT e ETCC) podem ser associados tanto a alterações diretas da atividade de áreas imediatamente subjacentes ao local de estimulação quanto a alterações da conexão de redes neurais[15]. É preciso lembrar que existem diferenças entre os efeitos induzidos por estes dois tipos de técnica, as quais devem ser consideradas para interpretação dos resultados da estimulação cerebral. Além disso, como foi mencionado, vários estudos sugerem que, no caso de distúrbios cognitivos associados a lesões unilaterais, diferentes protocolos de estimulação podem ser igualmente efetivos. Assim, a aplicação de EMT/ETCC pode possibilitar tanto regulação para cima, no hemisfério lesionado, quanto para baixo, no hemisfério intato, da excitabilidade cortical.

Também é importante considerar, como apontam Miniussi et al.[15], que o objetivo do tratamento de distúrbios cognitivos por meio de técnicas de neuromodulação não deve ser restaurar a funcionalidade de componentes lesados, mas explorar as capacidades preservadas de modo a compensar o déficit. Em vez de simples estimulação cerebral, intervenções futuras poderão incluir a combinação de EMT/ETCC com treinamento cognitivo específico, assim como no paradigma utilizado para melhorar o desempenho motor em pacientes com hemiplegia[31,88,89]. Deve-se ressaltar que os protocolos de estimulação cerebral podem ser considerados como opções terapêuticas adicionais, e não como propostas de substituição de tratamentos convencionais.

Como discutido previamente, as alterações corticais induzidas por técnicas de estimulação são dependentes de diversas variáveis técnicas. Embora alguns destes parâmetros encontrem relativo consenso na comunidade científica, outros ainda constituem objeto de debate. Além disso, é possível que parâmetros capazes de propiciar determinados resultados em sistemas normais possam levar a resultados opostos em sistemas patológicos[15]. Também é preciso salientar a necessidade de avaliação cuidadosa dos riscos da EMT, cuja dosagem deve estar de acordo com as diretrizes de segurança[90], principalmente no caso de pacientes propensos a convulsões. Em relação à ETCC, tal avaliação também é válida, embora não existam evidências de efeitos colaterais com a utilização de parâmetros de estimulação já estabelecidos[39,91,92].

Além de seu potencial terapêutico, é necessário reconhecer a contribuição das técnicas de EMT e ETCC para a compreensão dos mecanismos fisiopatológicos de diferentes distúrbios, assim como para a investigação de ferramentas diagnósticas, como foi exemplificado em relação à síndrome de Wernicke-Korsakoff[51], à doença de Alzheimer[72,74,75] e à demência vascular[79].

Em resumo, é possível assumir que as técnicas de EMT e ETCC, ao estimularem, de forma exógena, processos neuroplásticos, podem potencializar mecanismos endógenos, influenciando positivamente diversas funções cognitivas. Como mencionam Miniussi et al.[15], considerando o potencial terapêutico destas intervenções, são necessários estudos envolvendo populações maiores, períodos de tratamento mais longos, assim como combinação de diferentes estratégias. A estimulação cerebral constitui, sem dúvida, tema instigante e promissor para a pesquisa na área de reabilitação cognitiva.

REFERÊNCIAS BIBLIOGRÁFICAS

1. Fratiglioni L, Laurer LJ, Andersen K, Breteler MM, Copeland JR, Dartigues JF, et al. Incidence of dementia and major subtypes in Europe: a collaborative study of population base cohorts. Neurology 2000;54:S10-S15.
2. Lobo A, Launer LJ, Fratiglioni L, Andersen K, Di Carlo A, Breteler MM, et al. Neurologic diseases in the elderly research group: prevalence of dementia and major subtypes in Europe: a collaborative study of population-based cohorts. Neurology 2000;54:S4-S9.
3. Hachinski V. Vascular dementia: a radical redefinition. Dementia 1994;5:130-132.
4. Bowler JV. The concept of vascular cognitive impairment. J Neurol Sci 2002;203-204: 11-15.
5. O'Brien JT, Erkinjuntti T, Reisberg B, Roman G, Sawada T, Pantoni L, et al. Vascular cognitive impairment. Lancet Neurology 2003;2: 89-98.
6. Roman GC. Vascular dementia may be the most common form of dementia in the elderly. J Neurol Sci 2002;203-204:7-10.
7. Moorhouse P, Rockwood K. Vascular cognitive impairment: current concepts and clinical developments. Lancet Neurol 2008;7:246-255.
8. Hoffman A, Rocca WA, Brayne C, et al. The prevalence of dementia in Europe: a collaborative study of 1980-1990 findings. Eurodem research group. Int J Epidemiol 1991;20:736-748.
9. Rocca WA, Hoffman A, Brayne C, Breteler MM, Clarke M, Copeland JR, et al. Frequency and distribution of Alzheimer's disease in Europe: a collaborative study of 1980-1990 prevalence findings. Eurodem research group. Ann Neurol 1991;30:381-390.
10. Herrera E Jr, Caramelli P, Nitrini R. Estudo epidemiológico populacional de demência na cidade de Catanduva, Estado de São Paulo, Brasil. Rev Psiquiatr Clín. 1998;25:70-73.
11. Arene NU, Hillis AE. Rehabilitation of unilateral spatial neglect and neuroimaging. Eur Medicophysica 2007;43:255-269.
12. Post-stroke rehabilitation. Clinical Practice Guideline. Aspen Publications; Gaithersburg, MD: 1996.
13. Kertesz A. Neurobiological aspects of recovery from aphasia in stroke. Int Rehabil Med 1984; 6:122-127.
14. Kertesz A, McCabe P. Recovery patterns and prognosis in aphasia. Brain 1977;100:1-18.
15. Miniussi C, Cappa SF, Cohen LG, Floel A, Fregni F, Nitsche MA, et al. Efficacy of repetitive transcranial magnetic stimulation/transcranial direct current stimulation in cognitive neurorehabilitation. Brain Stimul 2008; 1:326-336.
16. Shaywitz SE, Shaywitz BA, Fulbright RK, et al. Neural systems for compensation and persistence: young adult outcome of childhood reading disability. Biol Psychiatry 2003;54: 25-33.
17. Strangman G, O'Neil-Pirozzi TM, Burke D, et al. Functional neuroimaging and cognitive rehabilitation for people with traumatic brain injury. Am J Physical Med Rehabil 2005;84: 62-75.
18. Musso M, Weiller C, Kiebel S, et al. Training-induced brain plasticity in aphasia. Brain 1999; 122:1781-1790.
19. Pascual-Leone A. Disrupting the brain to guide plasticity and improve behavior. Prog Brain Res 2006;157:315-329.
20. Rossi S, Rossini PM, TMS in cognitive plasticity and the potential for rehabilitation. Trends Cog Sci 2004;8:273-279.
21. Maeda F, Keenan JP, Tormos JM, Topka H, Pascual-Leone A. Interindividual variability of the modulatory effects of repetitive transcranial magnetic stimulation on cortical excitability. Exp Brain Res 2000;133:425-430.
22. Fitzgerald PB, Brown TL, Marston NA, et al. Transcranial magnetic stimulation in the treat-

ment of depression: a double-blind, placebo-controlled trial. Arch Gen Psychiatry 2003;60: 1002-1008.

23. Murase N, Duque J, Mazzocchio R, Cohen LG. Influence of interhemispheric interactions on motor function in chronic stroke. Ann Neurol 2004;55:400-409.

24. Machii K, Cohen D, Ramos-Estebanez C, Pascual-Leone A. Safety of rTMS to non-motor cortical areas in healthy participants and patients. Clin Neurophysiol 2006;117:455-471.

25. Fregni F, Boggio PS, Nitsche M, Bermpohl F, Antal A, Feredoes E, et al. Anodal transcranial direct current stimulation of prefrontal cortex enhances working memory. Exp Brain Res 2005;166:23-30.

26. Lincoln NB, McGuirk E, Mulley GP, Lendrem W, Jones AC, Mitchell JR. Effectiveness of speech therapy for aphasic stroke patients: a randomized controlled trial. Lancet 1984;1: 1197-1200.

27. Naeser MA, Martin PI, Nicholas M, Baker EH, Seekins H, Helm-Estabrooks M, et al. Improved naming after TMS treatments in a chronic, global aphasia patient – case report. Neurocase 2005;11:182-193.

28. Naeser MA, Martin PI, Nicholas M, Baker EH, Seekins H, Kobayashi M, et al. Improved picture naming in chronic aphasia after TMS to part of right Broca's area: an open protocol study. Brain Lang 2005;93:95-105.

29. Martin PI, Naeser MA, Ho M, Doron KW, Kurland J, Kaplan J, et al. Overt naming fMRI pre- and post- TMS: two nonfluent aphasia patients, with and without improved naming post- TMS. Brain Lang 2009;111:20-35.

30. Hamilton RH, Sanders L, Benson J, Faseyitan O, Norise C, Naeser M, et al. Stimulating conversation: enhancement of elicited propositional speech in a patient with chronic nonfluent aphasia following transcranial magnetic stimulation. Brain Lang 2010;113:45-50.

31. Fregni F, Pascual-Leone A. Technology insight: noninvasive brain stimulation in neurology-perspectives on the therapeutic potential of rTMS and tDCS. Nature Clin Pract Neurol 2007;3:383-393.

32. Winhuisen L, Thiel A, Schumacher B, Kessler J, Rudolf J, Haupt WF, Heiss WD. The right inferior frontal gyrus and poststroke aphasia:

a follow-up investigation. Stroke 2007;38: 1286-1292.

33. Naeser MA, Martin PI, Lundgren K, Klein R, Kaplan J, Treglia E, et al. Improved language in a chronic nonfluent aphasia patient following treatment with CPAP and TMS. Cog Behav Neurol 2010;23:29-38.

34. Baker JM, Rorden C, Fridriksson J. Using transcranial direct current stimulation to treat stroke patients with aphasia. Stroke 2010;41: 1229-1236.

35. Crinion JT, Leff AP. Recovery and treatment of aphasia after stroke: functional imaging studies. Curr Opin Neurol 2007;20:667-673.

36. Fridriksson J, Bonilha L, Baker JM, Moser D, Rorden C. Activity in preserved left hemisphere regions predicts anomia severity in aphasia. Cerebral Cortex 2010;20:1013-1019.

37. Flöel A, Rösser N, Michka O, Knecht S, Breitenstein C. Non-invasive brain stimulation improves language learning. J Cog Neurosci 2008;20:1415-1422.

38. Hesse S, Werner C, Schonhardt EM, Bardeleben A, Jenrich W, Kirker SG. Combined transcranial direct current stimulation and robot-assisted arm training in subacute stroke patients: a pilot study. Rest Neurol Neurosci 2007;25:9-15.

39. Iyer MB, Mattu U, Grafman J, Lomarev M, Sato S, Wasserman EM. Safety and cognitive effect of frontal DC brain polarization in healthy individuals. Neurology 2005;64:872-875.

40. Solé-Padullés C, Bartres-Faz D, Junque C, Clemente IC, Molinuevo JL, Bargallo N, et al. Repetitive transcranial magnetic stimulation effects on brain function and cognition among elders with memory dysfunction: a randomized sham controlled study. Cerebral Cortex 2006;16:1487-1493.

41. Golby AJ, Poldrack, RA, Brewer JB, Spencer D, Desmond JE, Aron AP, Gabrieli JD. Material-specific lateralization in the medial temporal lobe and prefrontal cortex during memory encoding. Brain 2001;124:1841-1854.

42. Gutchess AH, Welsh RC, Hedden T, Bangert A, Minear M, Liu LL, Park DC. Aging and the neural correlates of successful picture encoding: frontal activations compensate for decreased medial-temporal activity. J Cog Neurosci 2005;17:84-96.

43. Boggio PS, Fregni F, Bermpohl F, Mansur CG, Rosa M, Rumi DO, et al. Effect of repetitive TMS and fluoxetine on cognitive function in patients with Parkinson's disease and concurrent depression. Mov Disorders 2005;20:1178-1184.

44. Boggio PS, Ferrucci R, Rigonatti SP, Covre P, Nitsche M, Pascual-Leone A, Fregni F. Effects of transcranial direct current stimulation on working memory in patients with Parkinson's disease. J Neurol Sci 2006;249:31-38.

45. Strafella AP, Paus T, Barrett J, Dagher A. Repetitive transcranial magnetic stimulation of the human prefrontal cortex induces dopamine release in the caudate nucleus. J Neurosci 2001; 21:RC157.

46. Keck ME, Sillaber I, Ebner K, Welt T, Toschi N, Kaehler St, et al. Acute transcranial magnetic stimulation of frontal brain regions selectively modulates the release vasopressin, biogenic amines and amino acids in the rat brain. Eur J Neurosci 2000;12:3713-3720.

47. Bindman LJ, Lippold OC, Redfearn JW. The action of brief polarizing currents on the cerebral cortex of the rat (1) during current flow and (2) in the production of long-lasting after-effects. J Physiol 1964;172:369-382.

48. Nitsche MA, Liebetanz D, Antal A, Lang N, Tergau F, Paulus W. Modulation of cortical excitability by weak direct current stimulation - technical, safety and functional aspects. Suppl Clin Neurophysiol 2003;56:255-276.

49. Priori A. Brain polarization in humans: a reappraisal of an old tool for prolonged non-invasive modulation of brain excitability. Clin Neurophysiol 2003;114:589-595.

50. Boggio PS, Khoury LP, Martins DCS, Martins OEMS, Macedo EC, Fregni F. Temporal cortex direct current stimulation enhances performance on a visual recognition memory task in Alzheimer disease. J Neurol Neurosurg Psychiatry 2009;80:444-447.

51. Nardone R, Bergmann J, De Blasi P, Kronbichler M, Kraus J, Caleri F, et al. Cholinergic dysfunction and amnesia in patients with Wernicke-Korsakoff syndrome:a transcranial magnetic stimulation study. J Neural Transmi 2010;117:385-391.

52. Di Lazzaro V, Pilato F, Dileone M, Saturno E, Oliviero A, Marra C, et al. In vivo cholinergic circuit evaluation in frontotemporal and Alzheimer dementias. Neurology 2006;66:1111-1113.

53. Di Lazzaro V, Oliviero A, Pilato F, Saturno E, Dileone M, Marra C, et al. Neurophysiological predictors of long term response to AChE inhibitors in AD patients. J Neurol Neurosurg Psychiatry 2005;76:1064-1069.

54. Shallice T. Specific impairments in training. Philosophical Transactions of the Royal Society of London B. Biol Sci 1982;298:199-209.

55. Lazeron RH, Rombouts SA, Scheltens P, Polman CH, Barkhof F. An fRMI study of planning-related brain activity in patients with moderately advanced multiple sclerosis. Multiple Sclerosis 2004;10:549-555.

56. Rasser PE, Johnston P, Lagopoulos J, Ward PB, Schall U, Thienel R, et al. Functional MRI BOLD response to Tower of London performance of first-episode schizophrenia patients using cortical pattern matching. Neuroimage 2005;26:941-951.

57. Dockery CA, Hueckel-Weng R, Birbaumer N, Plewnia C. Enhancement of planning ability by transcranial direct current stimulation. J Neurosci 2009;29:7271-7277.

58. Rektorova I, Megova S, Rektor BI. Cognitive functioning after repetitive transcranial magnetic stimulation in patients with cerebrovascular disease without dementia: a pilot study of seven patients. J Neurol Sci 2005;229-230:157-161.

59. Jahanshahi M, Ardouin CMA, Brown RG, Rothwell JC, Obeso J, Albanese A, et al. The impact of deep brain stimulation on executive function in Parkinson's disease. Brain 2000; 123:1142-1154.

60. Moser DJ, Jorge RE, Manes F, Paradiso S, Benjamin ML, Robinson RG. Improved executive functioning following repetitive transcranial magnetic stimulation. Neurology 2002; 58:1288-1290.

61. Vallar G, Perani D. The anatomy of unilateral neglect after right hemisphere stroke lesions. A clinical CT/scan correlation study in man. Neuropsychologia 1986;24:609-622.

62. Leibovitch FS, Black SE, Caldwell CB. Brain-behaviour correlations in hemispatial neglect using CT and SPECT: the Sunnybrook Stroke Study. Neurology 1998;50:901-908.

63. Fierro B, Brighina F, Bisiach E. Improving neglect by TMS. Behav Neurol 2006;17:169-176.

64. Bowen A, Lincoln NB, Dewey ME. Spatial neglect: is rehabilitation effective? Stroke 2002; 33:2728-2729.
65. Pierce SR, Buxbaum LJ. Treatments of unilateral neglect: a review. Arch Physi Medi Rehabil 2002;83:256-268.
66. Vuilleumier P, Hester D, Assal G, Regli F. Unilateral spatial neglect recovery after sequential strokes. Neurology 1996;46:184-189.
67. Shindo K, Sugiyama K, Huabao L, Nishijima K, Kondo T, Izumi S-I. Long-term effect of low frequency repetitive transcranial magnetic stimulation over the unaffected posterior parietal cortex in patients with unilateral spatial neglect. J Rehabil Med 2006;38:65-67.
68. Brighina F, Bisiach E, Oliveri M, Piazza A, La Bua V, Daniele O, Fierro B. 1 Hz repetitive transcranial magnetic stimulation of the unaffected hemisphere ameliorates contralesional visuospatial neglect in humans. Neurosci Letters 2003;336:131-133.
69. Song W, Du B, Xu Q, Hu J, Wang M, Luo Y. Low-frequency transcranial magnetic stimulation for visual spatial neglect: a pilot study. J Rehabil Med 2009;41:162-165.
70. Lim JY, Kang EK, Paik N-J. Repetitive transcranial magnetic stimulation for hemispatial neglect in patients after stroke: an open-label pilot study. J Rehabil Med 2010;42:447-452.
71. De Carvalho M, De Mendonça A, Miranda PC, Garcia C, Luís ML. Magnetic stimulation in Alzheimer's disease. J Neurol 1997;244:304-307.
72. Alagona G, Bella R, Ferri R, Carnemolla A, Pappalardo A, Costanzo E, Pennisi G. Transcranial magnetic stimulation in Alzheimer disease: motor cortex excitability and cognitive severity. Neurosci Letters 2001;314:57-60.
73. Ferreri F, Pauri F, Pasqualetti P, Fini R, Dal Forno G, Rossini PM. Motor cortex excitability in Alzheimer's disease: a transcranial magnetic stimulation study. Ann Neurol 2003; 53:102-108.
74. Liepert J, Bär KJ, Meske U, Weiller C. Motor cortex disinhibition in Alzheimer's disease. Clin Neurophysiol 2001;112:1436-1441.
75. Olazarán J, Prieto J, Cruz I, Esteban A. Cortical excitability in very mild Alzheimer's disease: a long term follow-up study. J Neurol 2010;257: 2078-2085.
76. Pierantozzi M, Panella M, Palmieria MG, Kocha G, Giordano A, Marciania MG, et al. Different TMS patterns of intracortical inhibition in early onset Alzheimer dementia and frontotemporal dementia. Clin Neurophysiol 2004;115:2410-2418.
77. Pepin JL, Bogacz D, de Pasqua V, Delwaide PJ. Motor córtex inhibition is not impaired in patients with Alzheimer's disease: evidence from paired transcranial magnetic stimulation. J Neurol Sci 1999;170:119-123.
78. Di Lazzaro V, Oliviero A, Pilato F, Saturno E, Dileone M, Marra C, et al. Motor cortex hiperexcitability to transcranial magnetic stimulation in Alzheimer's disease. J Neurol Neurosurg Psychiatry 2004;75:555-559.
79. Pennisi G, Ferri R, Cantone M, Lanza G, Pennisi M, Vinciguerra L, et al. A review of transcranial magnetic stimulation in vascular dementia. Dementia Geriatr Cog Disord 2011; 31:71-80.
80. Cotelli M, Manenti R, Cappa SF, Geroldi C, Zanetti O, Rossini PM, Miniussi C. Effect of transcranial magnetic stimulation on action naming in patients with Alzheimer disease. Arch Neurol 2006;63:1602-1604.
81. Cappa SF, Sandrini M, Rossini PM, et al. The role of the left frontal lobe in action naming: rTMS evidence. Neurology 2002;59:720-723.
82. Backman L, Andersson JL, Nyberg L, et al. Brain regions associated with episodic retrieval in normal aging and Alzheimer's disease. Neurology 1999;52:1861-1870.
83. Becker JT, Mintun MA, Aleva K, et al. Compensatory reallocation of brain resources supporting verbal episodic memory in Alzheimer's disease. Neurology 1996;46:692-700.
84. Cotelli M, Manenti R, Cappa SF, Zanetti O, Miniussi C. Transcranial magnetic stimulation improves naming in Alzheimer disease patients at different stages of cognitive decline. Eur J Neurol 2008;15:1286-1292.
85. Paus T, Jech R, Thompson CJ, et al. Transcranial magnetic stimulation during positron emission tomography: a new method for studying connectivity of the human cerebral cortex. J Neurosci 1997;17:3178-3184.
86. Jefferies E, Baker SS, Doran M, Ralph MA. Refractory effects in stroke aphasia: a consequence of poor semantic control. Neuropsychologia 2007;45:1065-1079.

87. Deleon J, Gottesman RF, Kleinman JT, et al. Neural regions essential for distinct cognitive processes underlying picture naming. Brain 2007;130:1408-1422.

88. Hummel FC, Cohen LG. Non-invasive brain stimulation: a new strategy to improve neuro-rehabilitation after stroke? Lancet Neurol 2006; 5:708-712.

89. Talelli P, Rothwell J. Does brain stimulation after stroke have a future? Curr Opin Neurol 2006;19:543-550.

90. Wassermann EM. Risk and safety of repetitive transcranial magnetic stimulation: report and suggested guidelines from the International Workshop on the Safety of Repetitive Transcranial Magnetic Stimulation, June 5-7, 1996. Electroencephalogr Clin Neurophysiol 1998; 108:1-16.

91. Gandiga PC, Hummel FC, Cohen LG. Transcranial DC stimulation (tDCS): a tool for double-bilnd sham-controlled clinical studies in brain stimulation. Clin Neurophysiol 2006; 117:845-850.

92. Poreisz C, Boros K, Antal A, Paulus W. Safety aspects of transcranial direct current stimulation concerning healthy subjects and patients. Brain Res Bull 2007;72:208-214.

13

DOR AGUDA

Igor Carmo Borges
Dafne Carvalho Andrade
Felipe Fregni

A dor, em sua forma aguda, desempenha funções vitais de proteção, sinalizando lesões teciduais em curso ou em potencial. Atua assim como um sintoma útil na clínica médica, chamando a atenção para possível comprometimento da homeostasia corporal e indicando a existência de possíveis doenças subjacentes. Entretanto, essa função tem implicação negativa para o paciente, visto que a sensação dolorosa, por definição, é desagradável. Sendo assim, a medicina tem empregado cada vez mais esforços para lidar com a atenuação ou extinção de tal sensação.

Desde a teoria das comportas na modulação da dor, proposta por Melzack e Wall[1], o cérebro é visto como capaz de selecionar, filtrar e modular os sinais do estímulo doloroso. Pode-se ainda ser dito que a contribuição mais significativa dessa teoria é a demonstração de que os mecanismos da dor não podem ser explicados sem que sejam envolvidos componentes do sistema nervoso central (SNC), com destaque para o papel ativo que o cérebro desempenha nesse processo. As vias da dor também passaram a ser compreendidas não mais apenas como meras vias de transmissão de estímulos nociceptivos, sendo então reconhecidas como locais onde interações do tipo inibição e facilitação também ocorrem. Como consequência, as estratégias analgésicas de interrupção anatômica das vias nociceptivas ascendentes passaram a ser substituídas ou complementadas por métodos de modulação desses sinais aferentes[2].

É nesse cenário que técnicas de cerebral não invasiva (ECNI), ditadamente estimulação magnética transcraniana (EMT) e estimulação transcraniana por corrente contínua (ETCC), figuram como possíveis armas terapêuticas no controle da dor. Já há estudos explorando a interação dessas técnicas com diferentes componentes do processamento da dor, porém a eficácia e os mecanismos desse efeito na dor aguda ainda estão por ser mais bem caracterizados.

MECANISMOS E RACIONAL PARA USO DA NEUROMODULAÇÃO NO SEU TRATAMENTO

DOR: A EXPERIÊNCIA PESSOAL E O PROCESSAMENTO NOCICEPTIVO

A dor é uma experiência subjetiva por natureza. Tal dimensão pode ser percebida na conceituação de dor pela *International Association for the Study of Pain* (IASP), segundo a qual se trata de "uma experiência sensorial e emocional desagradável associada à lesão tecidual real ou potencial, ou descrita nos termos de tal situação"[3]. Esta definição relativiza a associação entre a lesão tecidual (fator objetivo) e a experiência da dor (fator subjetivo). A observação de que a sensação dolorosa é composta por diversos fatores, entre eles aspectos emocionais e cognitivos[4], em que são consideradas as experiências e memórias do indivíduo, ainda reforça esse aspecto.

Os mecanismos neurofisiológicos de tal subjetividade são explicados pela interação dos diversos elementos envolvidos na percepção e modulação da dor. Por mais que um estímulo nociceptivo seja gerado por uma lesão tecidual qualquer, esse sinal receberá importante modulação no seu trajeto em direção às estruturas supraespinais, onde ganhará consciência e será finalmente percebido como dor (Fig. III-3). Ao chegar em tais estruturas supraespinais, também tem-se que levar em conta o estado de excitabilidade das regiões cerebrais responsáveis pela percepção da dor. Uma pessoa com dor crônica, por exemplo, certamente não processará o estímulo nociceptivo de dor aguda, do mesmo modo que uma pessoa sem essa condição. Como mencionado anteriormente, a interpretação pela consciência é ainda dependente de fatores emocionais e cognitivos, singulares para cada indivíduo, adicionando mais um fator de subjetividade a esse fenômeno.

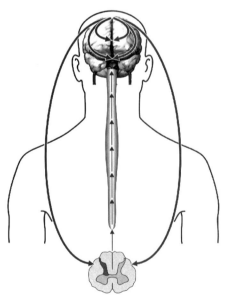

FIGURA III-3 – Ilustração do trajeto e das influências modulatórias do sinal nociceptivo no sistema nervoso central. Setas pretas: modulação inibitória; setas cinzas: modulação facilitatória.

Desse modo, percebe-se que a dor é uma sensação subjetiva por excelência, sendo única para cada indivíduo e ainda variando em momentos distintos. Também pode ser notado que não necessariamente existe relação linear entre um estímulo nociceptivo e percepção dolorosa.

VIAS NOCICEPTIVAS ASCENDENTES

Existe considerável volume de estudos abordando o percurso do sinal nociceptivo desde a origem periférica do estímulo até a percepção da dor pelas estruturas supraespinais. De modo geral, o potencial de ação gerado no nociceptor de um neurônio de primeira ordem inicialmente propaga o impulso para o neurônio de segunda ordem, no corno dorsal da medula espinal. Nesse local, já existem mecanismos de regulação do sinal nociceptivo, que posteriormente ascende para estruturas supraespinais por diferentes vias, sendo a maior parte conduzida para o tálamo pelo trato espinotalâmico contralateral (cerca de 90%). As outras duas principais projeções são para estruturas no tronco encefálico, pelos tratos espinorreticular e espinomesencefálico[5].

As projeções talâmicas podem ainda ser divididas entre as que fazem sinapses com núcleos talâmicos mediais e laterais, dando origem às vias medial e lateral da dor, respectivamente[6,7]. As projeções mediais (fibras C, predominantemente) são consideradas tendo velocidade de condução mais lenta e relacionadas à menor noção espacial da dor. As projeções laterais (fibras Aδ, predominantemente), por sua vez, têm velocidade de condução aumentada e transmitem informações para áreas corticais capazes de localizar somatotopicamente o local doloroso. Porém, a distinção mais importante entre a ativação dessas duas vias está nas suas repercussões corticais e subcorticais, interagindo com diferentes regiões envolvidas na percepção e modulação da dor. A via medial da dor é classicamente relacionada ao processamento de informações referentes ao componente afetivo-motivacional da dor (sistema medial da dor), enquanto a via lateral é relacionada ao componente sensitivo-discriminatório (sistema lateral da dor). Um estudo recente demonstrou que o acionamento de fibras C, da via medial, está particularmente relacionado à ativação do córtex cingular anterior, enquanto o acionamento de fibras Aδ, da via lateral, está associado à ativação do córtex somatossensorial primário[8]. A significância de cada um desses elementos no contexto da neuromodulação será discutida a seguir.

PERCEPÇÃO DA DOR: COMPONENTES DA SENSAÇÃO DOLOROSA

A dor é largamente reconhecida como sendo uma experiência multidimensional. A qualidade, a intensidade e as características espaciais e temporais são referentes ao componente sensitivo-discriminativo da dor, enquanto a dimensão afetivo-motivacional refere-se à impressão negativa da experiência dolorosa e o comportamento aversivo associado. A dimensão afetiva ainda pode ser destrinchada em um componente de reação emocional imediato (por exemplo, desconforto) e uma reação emocional mais complexa (por exemplo, sofrimento, depressão e ansiedade) que envolve funções cognitivas superiores, como a memória e a representação mental[9-11].

Por meio de diferentes intervenções, alguns estudos têm demonstrado variações independentes das dimensões afetiva e sensitiva da dor, pela mensuração de componentes destas por escalas analógicas visuais (EAV)[4]. Um desses experimentos, por exemplo, comparou os componentes da experiência dolorosa diante de quatro estímulos diferentes (contato com altas temperaturas, baixas temperaturas, choque elétrico e teste do exercício isquêmico) e constatou que o contato com baixas temperaturas (pelo teste do *cold-pressor pain*) e o teste do exercício isquêmico desencadeiam mais o componente afetivo, e o contato com altas temperaturas, mais o componente sensitivo da dor[12].

Outro par de experimentos fortaleceu a evidência da individualidade dos componentes da dor[9]. Indivíduos submetidos à dor por imersão da mão em água quente receberam sugestão hipnótica para modular componentes afetivos e sensitivos dessa experiência dolorosa. Os resultados mostraram modulação significativa dos dois componentes, sugerindo, ainda, uma relação causal do componente sensitivo afetando o componente afetivo da dor. Outros estudos, inclusive, já sugeriram tal relação, em que fatores psicológicos podem, seletivamente, influenciar o componente afetivo da dor ou o componente afetivo secundariamente a alterações no componente sensitivo[13-14].

A compreensão de uma relativa independência desses elementos é importante, pois o componente sensitivo e o afetivo podem ser avaliados e variar de forma distinta, o que se traduz em ativação de vias nociceptivas e processamento cerebral igualmente distinto. No contexto da neuromodulação, é possível envisionar uma modulação diferencial desses dois componentes.

ATIVIDADE CEREBRAL E COMPONENTES SENSITIVO-DISCRIMINATÓRIO E AFETIVO-MOTIVACIONAL DA DOR

A interação entre as dimensões da dor tem sido explicada pelo processamento em série e em paralelo das informações nociceptivas nos circuitos cerebrais[4,10]. Projeções espinais que vão diretamente para o tálamo medial e indiretamente (mas algumas também de forma direta) para a amígdala, hipotálamo, formação reticular e estruturas corticais do sistema límbico proveem aferência nociceptiva para regiões predominantemente envolvidas com funções afetivas, além de outras funções como vigília e regulação corporal. A ativação dessas áreas dar-se-ia nos momentos iniciais do processo álgico, desencadeando medo, comportamento defensivo e respostas autonômicas de forma automática, com um mínimo de envolvimento cognitivo. Respostas emocionais mais complexas estariam relacionadas a uma ativação subsequente de áreas do córtex pré-frontal[7,15-17].

Em contraposição, o grupo de projeções espinais para o tálamo lateral tem conexões importantes com o córtex somatossensorial primário (S1) e secundário (S2), relacionados à percepção da intensidade e qualidade da dor. Essa região somatossensorial, por sua vez, projeta informações para o córtex parietal posterior. Nessa estrutura, ocorre a integração da informação nociceptiva com outras modalidades sensitivas e demais fatores contextuais, havendo também o processamento cognitivo dessas informações. O córtex parietal posterior ainda manda projeções para as mesmas estruturas límbicas corticais e subcorticais que recebem aferência espinal pelas vias ascendentes da dor (córtex cingular anterior, ínsula e amígdala). Esse circuito envolvendo o tálamo lateral dá origem aos elementos fundamentais da dimensão sensitivo-discriminativa da dor[7,15-17].

Desse modo, pelo que aqui foi exposto, pode-se constatar que há convergência dos sinais nociceptivos que chegam diretamente às regiões "afetivas" e dos que primeiramente passam pelas regiões "sensitivas" para depois também influenciarem as regiões "afetivas". Logo, nota-se a existência de um circuito em paralelo transmitindo informações afetivas e sensitivas da dor e um circuito em série transmitindo informações que primeiro passam por áreas sensitivas e depois chegam a áreas afetivas. Esse mecanismo explica como componentes sensitivos da dor podem estabelecer relação causal com componentes afetivos, assim como o modo pelo qual os componentes cognitivos podem influenciar a dimensão afetiva da dor.

Apesar dessa divisão em áreas associadas a componentes afetivos ou sensitivos da dor, deve-se manter em mente que essas mesmas estruturas também podem estar relacionadas a mecanismos de modulação descendente do estímulo nociceptivo. Isso significa que a intervenção em algumas dessas regiões tipicamente relacionadas à percepção de um aspecto da dor, o componente afetivo, por exemplo, pode interferir com a modulação do componente sensitivo também.

REDES NEURAIS SUPRAESPINAIS DA DOR

A percepção dolorosa é submetida a extenso processamento supraespinal. As estruturas de tal região têm sido cada vez mais reconhecidas como fatores importantes no processo de percepção e modulação da experiência dolorosa. Com base no modelo de processamento do estímulo doloroso supracitado, pode-se ter uma noção de quais são essas estruturas, delimitando a chamada *neuromatriz* da dor[18]. Contudo, a literatura nem sempre converge na identificação dos componentes dessa *neuromatriz*, o que pode estar relacionado tanto à diversidade de técnicas utilizadas na avaliação da atividade neural, como a variáveis clínicas e experimentais que influenciam a dor nos indivíduos estudados. Para então adequar o conceito de *neuromatriz* da dor, considerando a variabilidade de ativação cerebral, é necessário compreendê-la como um substrato neuroanatômico que pode desempenhar um papel mais ou menos ativo no processamento da dor[19]. A variabilidade desse padrão de ativação depende do conjunto de fatores que influenciam a informação dolorosa e é a integração da atividade nessas estruturas que determina a sensação dolorosa[20].

Uma abordagem interessante para delimitar a neuromatriz da dor no homem é o uso de técnicas de neuroimagem em situações clínicas e experimentais de dor aguda. Recente meta-análise analisou estudos que utilizavam tomografia computadorizada por emissão de prótons, ressonância magnética funcional, eletroencefalografia ou magnetoencefalografia para avaliar as áreas cerebrais ativadas durante a percepção da dor aguda[21]. Demonstrou-se que as regiões mais comumente reportadas por esses estudos foram o córtex somatossensorial primário e secundário, ínsula, córtex cingular anterior (CCA), córtex pré-frontal e tálamo. Estudos de neuroimagem avaliando o efeito de analgesia farmacologicamente induzida também mostraram alteração de atividade cerebral associada à atenuação da dor predominantemente nessas áreas[22-27].

Pode ser notado que há menor número de áreas cerebrais apontadas pelos estudos de neuroimagem do que as áreas sugeridas pelo modelo de processamento em série e em paralelo da dor. Contudo, é importante que seja lembrado que, assim como em todo teste estatístico, um resultado negativo não significa que não há atividade associada à dor naquela região neural específica, apenas que não houve detecção de atividade utilizando critérios estatísticos que tendem a apontar muito mais resultados falso-negativos do que falso-positivos. Ou seja, o resultado dos estudos não invalida o modelo de processamento neural da dor sugerido, apenas serve como reforço para algumas de suas características.

MODULAÇÃO DESCENDENTE DA DOR

Os componentes sensitivos e afetivos da percepção dolorosa são o resultado da interação entre os estímulos nociceptivos ascendentes e as influências descendentes provenientes de estruturas supraespinais. Como ambas as vias descendentes, pró-nociceptivas e antinociceptivas, são ativadas no momento da dor aguda, o balanço dessa dinâmica de inibição e facilitação permite a alteração do estímulo doloroso de acordo com as condições comportamentais, emocionais e patológicas do indivíduo.

A existência desse balanço começou a ser desvendada em estudos com ratos, quando foi demonstrado que a manipulação de uma estrutura denominada medula rostroventromedial (RVM) podia inibir ou facilitar a resposta nociceptiva. Zhuo e Gebhart mostraram que diferentes parâmetros de estimulação elétrica e química (glutamato) na RVM poderiam levar a efeitos pró e antinociceptivos nos ratos[28]. Fields et al. ainda demonstraram que há basicamente três tipos de neurônios na RVM: células *on*, relacionadas ao processo de facilitação da dor (pró-nocicepção), células *off*, relacionadas ao processo de inibição da dor (antinocicepção) e células neutras[29]. Os resultados desses trabalhos complementaram o modelo de modulação central *(top-down)* da dor, que antes era considerado ser composto somente por influências antinociceptivas. Também foram importantes ao demonstrarem que algumas estruturas estão envolvidas tanto com processos facilitadores como inibidores da dor.

INFLUÊNCIAS ANTINOCICEPTIVAS DESCENDENTES

Desde 1906 já foi demonstrado, por meio dos trabalhos de Sherrington, que o cérebro pode modular o processamento espinal da dor pela influência tonicamente inibitória[30]. Porém somente a partir dos estudos de Reynolds foi possível melhor identificação das áreas cerebrais envolvidas nesse processo. Relatou-se a possibilidade de realização de procedimentos cirúrgicos em ratos sem o uso de anestésicos, caso fosse efetuada estimulação elétrica focal na substância cinzenta periaquedutal (SCP) dos animais[31]. Seguindo-se aos relatos de Reynolds, estudos demonstraram que a microinjeção de opioides na SCP replicavam os efeitos analgésicos da estimulação elétrica. Esses achados foram marcantes para o desenvolvimento da ideia de um controle antinociceptivo descendente, que passou a ser representado por um sistema opioide analgésico endógeno. Posteriormente, outros estudos eletrofisiológicos, anatômicos e farmacológicos também encontraram efeitos antinociceptivos com a estimulação de diversas áreas cerebrais, incluindo córtex somatossensorial, tálamo e hipotálamo, e outras estruturas no tronco encefálico. Ainda foi sugerido que a RVM representasse um relé comum para essas influências inibitórias descendentes[32].

ANALGESIA POR PLACEBO COMO MODELO DE INFLUÊNCIA ANTINOCICEPTIVA

Um interessante modelo para avaliar a atuação do sistema antinociceptivo no homem é por meio de estudos investigando a analgesia por placebo. O sistema opioide endógeno é criticamente importante para esse fenômeno e a atuação desse sistema tem sido demonstrada pela habilidade da naloxona, um bloqueador do receptor μ-opioide, em antagonizar o efeito da analgesia por placebo[33,34]. O envolvimento do sistema opioide também foi documentado pela tomografia por emissão de pósitrons, a qual tem sido usada para visualizar áreas de ativação do receptor μ-opioide relacionadas ao fenômeno de analgesia por placebo[25,35,36]. As áreas do SNC que têm demonstrado ativação desse receptor são o CCA, córtex pré-frontal dorsolateral (CPFDL), córtex orbitofrontal, ínsula, *nucleus accumbens* (NA), tálamo, amígdala e SCP. Esses estudos ainda têm correlacionado a atividade opioide em áreas cerebrais específicas com a variação de alguns componentes da dor. Algumas dessas correlações são a intensidade da dor e as áreas CCA, ínsula e NA, o desconforto da dor e o CCA, redução nos componentes sensoriais do questionário de dor de McGill com as regiões CCA e ínsula e diminuição dos componentes afetivos e emocionais da dor com o NA[37]. Esses resultados sugerem que o sistema opioide analgésico endógeno compreende vasta rede neural envolvida na modulação inibitória da dor.

INFLUÊNCIAS PRÓ-NOCICEPTIVAS DESCENDENTES

Até os anos 1990, o foco de investigação da modulação descendente da dor restringia-se ao estudo do sistema analgésico opioide endógeno. Gebhart et al. começaram então a demonstrar a existência de estruturas supraespinais envolvidas na facilitação da dor[32]. A RVM foi uma das primeiras estruturas identificadas como pertencente a esse sistema facilitador e a investigação de algumas de suas conexões cerebrais identificou outras estruturas com função semelhante.

Foi demonstrado que a estimulação do CCA está associada a respostas pró-nociceptivas em ratos e que o bloqueio concomitante da atividade em RVM impede tal efeito facilitador[38]. Isso mostra que o CCA desempenha papel importante na facilitação da dor e expõe o papel de relé da RVM na modulação *top-down* da dor.

Outro estudo ainda demonstrou que a estimulação do córtex pré-frontal foi associada a aumento da atividade das células *on* na RVM[39]. Hutchison et al. efetuaram diferentes períodos de estimulação elétrica no córtex orbital ventrolateral de ratos e registraram a atividade individual de células *on* e *off* na RVM. Revelou-se que alguns períodos de estimulação foram associados à ativação de células *on*, desativação de células *off* e respostas pró-nociceptivas. Esses resultados favorecem a noção de que o córtex pré-frontal está relacionado ao controle do sistema facilitador da dor e esse achado pode ser útil no uso da neuromodulação no controle da dor aguda.

O hipotálamo também foi associado a esse sistema facilitador. Heinricher et al. efetuaram a microinjeção de PGE_2 na região pré-óptica do hipotálamo de ratos e notaram o desenvolvimento de hiperalgesia, ativação de células *on* e desativação de células *off* na RVM[40]. Vale ressaltar que o processo de hiperalgesia tem sido relacionado a uma consequência do sistema de facilitação da dor. Martenson e Heinricher também encontraram ativação de células *on* da RVM e hiperalgesia após estimulação do núcleo dorsomedial do hipotálamo de ratos[41].

Semelhante ao que ocorre no sistema opioide analgésico endógeno, também foi demonstrado que a RVM é um relé comum das influências descendentes facilitadoras[42-44]. Ainda mais, algumas das conexões cranianas da RVM que haviam sido identificadas como ativas no processo de inibição da dor também foram encontradas como importantes na facilitação da dor. Apesar dessas semelhanças, essas duas vias modulatórias podem ser anatômica e farmacologicamente distinguíveis. Influências descendentes inibitórias ficam confinadas ao funículo dorsolateral, enquanto as facilitatórias descem a medula espinal pelos funículos anterior e lateral[32]. Farmacologicamente, os receptores que mediam os efeitos inibidores e facilitadores no processamento da nocicepção pelos neurônios e interneurônios do corno dorsal da medula espinal também podem ser distinguidos.

A sobreposição de funções facilitadoras e inibidoras em algumas regiões cerebrais é importante para enfatizar o papel modulador que essas estruturas da "neuromatriz da dor" desempenham no processamento do sinal nociceptivo, em vez de tentar correlacionar determinada estrutura a uma função em isolado (Fig. III-4).

Por fim, o importante efeito modulatório que estruturas supraespinais têm demonstrado no processamento da dor abre margem para intervenções em estruturas cerebrais visando ao controle da dor aguda.

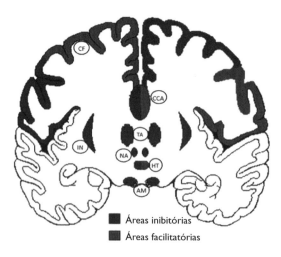

FIGURA III-4 – Representação das áreas cerebrais envolvidas na modulação do sinal nociceptivo. Nota-se que algumas áreas são envolvidas tanto com o processo de facilitação como de inibição da dor. CF = córtex frontal; CCA = córtex cingular anterior; TA = tálamo; IN = ínsula; NA = *nucleus accumbens*; HT = hipotálamo; AM = amígdala.

ESTIMULAÇÃO MAGNÉTICA TRANSCRANIANA

O uso da EMT para controlar a dor foi inicialmente baseado nos bons resultados que a estimulação elétrica do córtex motor por eletrodos epidurais estava demonstrando no cenário da dor crônica de difícil tratamento[45-47]. Apesar de se tratar de duas técnicas diferentes, o potencial da EMT de alterar a excitabilidade do córtex motor[48] e de modular o processamento da informação sensorial[49] encorajou a investigação da possibilidade de a estimulação magnética obter resultados similares na modulação da informação nociceptiva, só que de forma não invasiva. Estudos de neuroimagem ainda têm demonstrado que a estimulação epidural do córtex motor envolve alterações hemodinâmicas em regiões corticais (como CCA, córtex orbitofrontal e pré-frontal e tálamo) e subcorticais (SCP) envolvidas na percepção e modulação da dor[45,50]. Alterações semelhantes na atividade cortical e subcortical têm sido relatadas por estudos de neuroimagem com o uso da EMT sobre o córtex motor[51-53], o que reforça a possibilidade de modulação do processamento da dor com a aplicação desta técnica. No entanto, foi somente após os primeiros resultados positivos com o uso da EMT no manejo da dor crônica que se aumentou o interesse do seu uso na dor aguda. Tal abordagem teria a dupla finalidade de elucidar os mecanismos pelo qual a técnica modula a informação nociceptiva em geral e ainda expandir o uso clínico da estimulação magnética.

Tendo em vista a dificuldade de avaliar a dor aguda em situação real, a maior parte dos trabalhos avaliando a EMT neste quadro usa modelos experimentais, em sua maioria por meio de estimulação dolorosa com laser, estimulação elétrica, injeções intradérmicas ou aplicação tópica de capsaicina e estimulação térmica. Em concordância, existem apenas dois estudos relatando a aplicação da EMT em um quadro real de dor aguda até o momento, sendo um deles a replicação do estudo original. Assim, a investigação da aplicabilidade da EMT em quadros reais de dor aguda faz-se necessária, de modo a fornecer evidências mais consistentes que embasem o uso da EMT na prática clínica para este fim. Apesar de existirem tratamentos satisfatórios para dor aguda, os tratamentos farmacológicos estão geralmente associados a efeitos adversos que limitam sua aplicabilidade. Nesse contexto, a EMT pode ter um papel fundamental no manejo dessa condição.

RACIONAL FISIOPATOLÓGICO E POSSÍVEIS MECANISMOS DE AÇÃO

A explicação para o efeito analgésico da EMT aplicada sobre as duas principais áreas estudadas, o córtex motor primário (M1) e o córtex pré-frontal dorsolateral (CPFDL), envolve a alteração da atividade em regiões corticais e subcorticais responsáveis pela percepção e/ou modulação da dor. Mais especificamente, tem-se postulado que o efeito neuromodulatório da EMTr alteraria a excitabilidade das áreas cerebrais relacionadas com o sistema medial da dor e com o sistema inibitório descendente da dor (Fig. III-5).

Diversos estudos já abordaram os efeitos da estimulação cerebral não invasiva sobre a dor aguda, em especial a estimulação magnética transcraniana repetitiva (EMTr). No entanto, vale ressaltar a significante gama de fatores que podem interferir no efeito da EMT nesses experimentos e, consequentemente, na variabilidade dos resultados desses

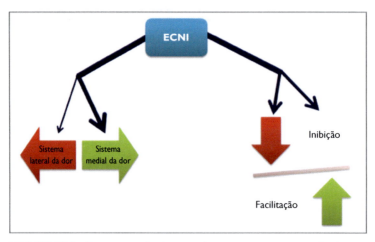

FIGURA III-5 – Representação do mecanismo proposto para a analgesia causada pelas técnicas de estimulação cerebral não invasiva, incluindo a estimulação magnética transcraniana. A estimulação provavelmente interage de modo mais consistente com o sistema medial da dor e faz o balanço inibição/facilitação tender para a inibição da dor.

estudos. Entre esses fatores, destacamos aqui: os diferentes modos de incitação da dor aguda e, por isso, na fibra nervosa a conduzir o impulso doloroso; fatores diversos que podem alterar a excitabilidade prévia das regiões corticais envolvidas, o que é motivo importante da variabilidade do resultado da EMT entre os indivíduos; e diferentes parâmetros de estimulação empregados.

Dentre os estudos que buscaram avaliar os mecanismos de ação da EMTr em um quadro de dor aguda, destaca-se um que utilizou tomografia computadorizada por emissão de fóton único (TCEFU) para avaliar as áreas corticais associadas à sensação dolorosa. Os participantes foram submetidos a duas situações distintas: injeção intradérmica de capsaicina no antebraço direito com posterior aplicação de 2 minutos de EMTr na frequência de 1Hz sobre o M1 esquerdo; ou injeção intradérmica de capsaicina e uma condição controle para a EMTr[54]. Um minuto após o fim da EMTr, tendo-se registrado o efeito analgésico da estimulação ativa, foi efetuada a injeção do contraste específico para a realização do TCEFU. Comparada ao controle, a TCEFU demonstrou diminuição relativa no fluxo sanguíneo cerebral regional (FSCr) no córtex pré-frontal medial (CPFM) direito e aumento relativo do FSCr no córtex do cíngulo anterior (CCA) direito e no córtex pré-motor esquerdo no grupo que recebeu EMT[54]. A redução do FSCr no CPFM também apresentou correlação significativa com a diminuição da dor referida, o que pode ser explicado por um efeito da EMTr sobre M1 de diminuir a excitabilidade de áreas corticais envolvidas na percepção de componentes do sistema medial da dor, no caso o CPFM. Também poderia estar relacionado a um efeito da EMTr de interferir com o processamento de estímulos conduzidos pela via medial da dor através da ativação da modulação descendente da dor. Por sua vez, o CCA demonstrou aumento do FSCr após a intervenção, que foi positivamente associado à diminuição da dor e provavelmente representa outro mecanismo de ação analgésica. Essa região cortical tem demonstrado participação importante no sistema de analgesia endógena e sua ativação tem sido sistematicamente registrada em estudos que avaliaram a ativação cerebral associada à EMTr sobre M1. Logo, pode-se sugerir que ao menos parte do efeito analgésico da EMTr dá-se pela estimulação (aumento da excitabilidade) do CCA e consequente ativação de vias inibitórias descendentes da dor. Reforçando essa suspeita, a ativação do CCA também tem sido associada ao efeito analgésico da estimulação elétrica do córtex motor por eletrodos epidurais[45,55,56]. O que foi interessante nesse estudo é o fato de a dor ter sido modulada com frequência baixa (1Hz) de EMT. Em dor crônica, frequências baixas não conseguem induzir efeitos analgésicos.

Outro estudo mostrou evidências de que o efeito analgésico da EMTr sobre M1 envolve a modulação do sistema opioide[57]. Três grupos de 12 indivíduos saudáveis foram submetidos a uma das seguintes situações: EMTr a 10Hz sobre M1, EMTr a 10Hz sobre o CPFDL ou a condição placebo. Cada participante foi submetido a duas sessões de estimulação, uma sob efeito de naloxona, um antagonista opioide e outra com administração de solução salina, como controle. Antes e após cada estimulação, foi verificado o limiar para dor associado ao frio e a intensidade da dor desencadeada por estímulos térmicos frios (5, 10 e 15ºC). Verificou-se que o efeito analgésico da estimulação de M1 foi abolido com a administração de naloxona, sugerindo que a ativação do sistema opioide analgésico endógeno seja crucial para esse efeito. Esse sistema opioide, como previamente mencionado, é componente importante da modulação descendente inibitória da dor. O efeito analgésico da estimulação do CPFDL não foi alterado pela administração de naloxona, o que sugere um mecanismo alternativo de antinocicepção. Provavelmente, a atenuação da dor por este parâmetro de estimulação está mais relacionada à diminuição da excitabilidade de regiões corticais envolvidas na percepção da dor ou à interação com um componente não opioide do sistema inibitório descendente da dor.

Outra consideração importante sobre a interação da EMTr com o processamento da dor é referente ao tipo de estímulo nociceptivo em questão e, portanto, do tipo de fibra aferente estimulada. A informação nociceptiva carreada por fibras tipo C tem, sistematicamente, mostrado boa resposta analgésica à EMTr, em oposição à carreada por fibras tipo Aδ, que demonstrou resultados limitados[58-60]. Tal diferença de efeito se supõe estar associada às diferentes representações corticais das duas fibras, de modo que fibras tipo C (via medial da dor) estariam mais relacionadas a regiões cerebrais engajadas na percepção de componentes afetivo-motivacionais da dor, e as fibras tipo Aδ (via lateral da dor), com componentes sensitivo-discriminatórios, como previamente mencionado. As situações nas quais a informação nociceptiva seja mediada somente por fibras tipo C, como a dor elicitada pela capsaicina, terão melhor previsibilidade do efeito analgésico da EMT, em contraposição à dor mediada por fibras tipo Aδ, a qual é elicitada por laser ou estímulo elétrico. Convém mencionar que o aumento da dor referida foi pequeno e não trouxe maiores repercussões aos participantes.

EVIDÊNCIAS CLÍNICAS

Modelos experimentais

Os resultados obtidos com o uso de EMT em quadros experimentais de dor aguda são variáveis, de acordo com os motivos previamente explicitados. Citaremos aqui os principais estudos envolvendo cada tipo de estimulação dolorosa. A tabela III-2 expõe os parâmetros de estimulação, o modelo de indução da dor e o resultado da intervenção desses estudos.

TABELA III-2 – Estudos avaliando o efeito da EMT na dor aguda.

Autor/Ano	Modelo	Parâmetros	Área	Resultado
Tamura et al., 2004	Capsaicina	1Hz, 130% LM, 300 pulsos	M1 esquerdo	Redução da dor
Fierro et al., 2010	Capsaicina	5Hz, 90% LM, 1.800 pulsos	CPFDL esquerdo	Redução da dor
Brighina et al., 2011	Capsaicina	5Hz, 90% LM, 1.800 pulsos	CPFDL esquerdo CPFDL direito	Redução da dor Sem efeito
Tamura et al., 2004	Laser	1Hz, 90% LM, 600 pulsos	M1 esquerdo	Aumento da dor; aumento dos componentes N2 e P2 do PEL
Poreiz et al., 2008	Laser	cTBS, 50Hz/5Hz, 80% LM, 600 pulsos	M1 esquerdo	Redução da dor
Poreiz et al., 2008	Laser	cTBS/iTBS/imTBS 50Hz/5Hz, 80% LM, 600 pulsos	S1 esquerdo	Sem efeitos na sensação de dor Redução do componente N2 do PEL
Lefaucher et al., 2010	Laser	10Hz, 90% LM, 2.000 pulsos	M1 esquerdo ou direito	Redução da dor Redução do componente N2 e da razão N2/P2 do PEL
De Tommaso et al., 2010	Laser	5Hz, 90% LM, 1.800 pulsos	M1 esquerdo	Sem efeitos na sensação de dor
Borckardt et al., 2004	Dor pós-cirúrgica	10Hz, 100% LM, 4.000 pulsos	CPFDL esquerdo	Redução do uso de morfina e dos índices de dor
Borckardt et al., 2006	Dor pós-cirúrgica	10Hz, 100% LM, 4.000 pulsos	CPFDL esquerdo	Redução do uso de morfina e dos índices de dor
Summers et al., 2004	Frio/calor	1Hz, 95% LM, 500 pulsos 20Hz, 95% LM, 500 pulsos	M1 esquerdo	Redução do limiar da dor associada ao frio somente com 20Hz

Tamura et al. realizaram um dos mais importantes estudos utilizando o modelo experimental da capsaicina[54]. Neste trabalho, realizou-se a aplicação de EMTr na frequência de 1Hz sobre o M1 esquerdo, e os efeitos desse procedimento foram comparados com aqueles da estimulação placebo e do grupo controle (curso natural da dor aguda). Sete pacientes foram submetidos às três condições experimentais, separadas por intervalos de duas semanas, e a avaliação subjetiva da dor aguda foi realizada via escala analógica visual (EAV). Os resultados mostraram que a EMTr sobre o córtex motor mostrou recuperação mais rápida da dor quando comparado com as outras condições controles. Estudos sub-

Autor/Ano	Modelo	Parâmetros	Área	Resultado
Graff-Guerrero et al., 2005	Frio/calor	1Hz, 100% LM, 900 pulsos	M1 direito	Sem efeitos
			M1 esquerdo	Sem efeitos
			CPFDL direito	Aumento do limiar de tolerância à dor associada ao frio
			CPFDL esquerdo	Sem efeitos
Borckardt et al., 2007	Frio/calor	10Hz, 100% LM, 300 pulsos	Córtex pré-frontal esquerdo	Aumento do limiar da dor induzida por calor
Nahmias et al., 2009	Frio/calor	10Hz, 80% LM, 1.500 pulsos	M1 ou CPFDL direitos	Redução do limiar da dor associada ao frio
Valmunen et al., 2009	Frio/calor	10Hz, 90% LM, 500 pulsos	M1 direito	Sem efeitos
			S1 direito	Sem efeitos
			S2 direito	Aumento do limiar da dor associada ao calor
			CPFDL direito	Aumento do limiar da dor associada ao calor
De Andrade et al., 2011	Frio/calor	10Hz, 80% LM, 1.500 pulsos	M1 ou CPFDL direitos	Redução do limiar da dor associada ao frio
Yoo et al., 2006	Estímulo elétrico	10Hz, 90% LM, 900 pulsos	M1 esquerdo	Redução do limiar de tolerância
			CPFDL esquerdo	Aumento do limiar de detecção e tolerância
Mylius et al., 2006	Estímulo elétrico	EMT com pulso pareado	Córtex pré-rontal medial	Aumento da dor
Mylius et al., 2007	Estímulo elétrico	10Hz, 80% LM, 1.000 pulsos	M1 dominante	Aumento do desconforto da sensação dolorosa
Kodama et al., 2009	Estímulo elétrico	0,9Hz, 90% LM, 500 pulsos	M1 direito	Aumento do limiar para a percepção da corrente associada à dor rápida e lenta

LM = limiar motor; M1 = córtex motor primário; CPFDL = córtex pré-frontal dorsolateral; PEL = potenciais evocados pelo laser.

sequentes avaliaram o efeito da EMTr de alta frequência no córtex pré-frontal dorsolateral (CPFDL) sobre a sensação dolorosa induzida por capsaicina. Estes trabalhos revelaram o efeito analgésico da EMTr sobre o CPFDL esquerdo, tanto sobre a dor induzida na mão direita[61] quanto na esquerda[61,62]. Desse modo, existe concordância na literatura com relação aos efeitos analgésicos da EMTr no modelo experimental da dor induzida por capsaicina (mediada por fibras C).

Os trabalhos que abordaram os efeitos da EMTr na dor induzida por laser (principalmente conduzida pelas fibras Aδ), no entanto, não apresentaram resultados semelhantes ao modelo anterior. Inicialmente, Tamura et al. avaliaram a atuação da estimulação do M1 esquerdo com ETMr na frequência de 1Hz sobre a sensação subjetiva de dor e os potenciais evocados pelo laser (PEL)[58]. De modo geral, os componentes do PEL associados com a dor comumente pesquisados são aqueles com curta latência: o N2 (associado com os componentes sensório-discriminativos da dor) e o P2 (associado com os componentes cognitivos, afetivos e atencionais)[63]. Ao contrário do que havia sido demonstrado até o momento, a EMTr, de fato, agravou a sensação subjetiva da dor e aumentou a amplitude dos componentes N2 e P2 do PEL, sendo que foi encontrada correlação positiva significativa entre estes achados. Nesse caso, um dos fatores importantes pode ter sido a frequência baixa de estimulação (1Hz), como comentado anteriormente, e essa frequência de estimulação está associada a aumento da dor em indivíduos com dor crônica.

De fato, um estudo avaliando os efeitos da estimulação do M1 esquerdo com EMTr na frequência de 5Hz não mostrou nenhuma alteração significativa na dor induzida por laser e promoveu uma diminuição nas amplitudes dos PEL em pacientes com enxaqueca e em indivíduos sadios (nestes últimos, no entanto, este efeito não foi significativo comparado ao placebo)[64]. Além disso, outros trabalhos já demonstraram efeito analgésico da EMTr com diferentes parâmetros de estimulação sobre a dor aguda induzida por laser[63,65,66], assim como a atenuação do componente N2 do PEL[63,65]. Desse modo, há ainda grande variabilidade dos efeitos da EMTr sobre o modelo experimental de dor induzida por laser, o que dificulta o esclarecimento do racional fisiopatológico subjacente a este achado.

O efeito da EMTr também foi avaliado em condições experimentais de dor desencadeada por estímulos térmicos. A aplicação de EMT de alta frequência (20Hz) sobre o M1 esquerdo produziu redução no limiar da dor associada ao frio, o que não foi demonstrado para utilização de EMT de baixa frequência (1Hz)[67]. Outro estudo investigou o efeito da EMTr de baixa frequência (1Hz) aplicada a diversas áreas (vértice e CPFDL e M1 direito ou esquerdo) sobre o limiar e tolerância à dor associada ao frio e ao calor[68]. No entanto, a analgesia foi apenas demonstrada durante EMTr aplicada sobre o CPFDL direito, aumentando a tolerância à dor associada ao frio[68]. Nahmias et al. também investigaram o efeito da EMTr, neste caso de alta frequência (10Hz), sobre a dor associada tanto ao frio como ao calor. Assim, foi realizada a estimulação do CPFDL e de M1 direitos, e a sensação de dor foi avaliada em ambas as mãos e no pé esquerdo. Este estudo demonstrou que a EMTr tanto de M1 quanto do CPFDL diminuiu significativamente o limiar da dor associada ao frio em todos os membros avaliados, sendo que a magnitude dessa diminuição foi igual entre os três membros e entre M1 e CPFDL. Contudo, nenhum efeito foi observado para o limiar da dor associada ao calor[69]. A semelhança da magnitude do efeito analgésico da EMTr sobre o M1 ou CPFDL foi corroborado em um estudo recente, utilizando os mesmos parâmetros de estimulação do estudo anterior, só que desta vez com resultados referentes ao limiar da dor ao frio e à intensidade da dor desencadeada por determinadas intensidades de estímulo (15, 10 e 5ºC)[57]. Observa-se, então, que a EMT de alta frequência sobre o M1 direito ou esquerdo atenua a dor associada ao frio, o que não tem sido observado com baixa frequência de estimulação. Já a EMT sobre o CPFDL, de alta ou baixa frequência, também atenuaria a dor associada ao frio, só que a EMT de baixa frequência apenas teria função analgésica quando aplicada ao CPFDL direito.

Até o momento, apenas dois estudos mostraram efeito analgésico significativo sobre a dor associada ao calor. Um desses estudos avaliou o efeito de EMTr aplicada por neuronavegação em diversas áreas (M1, CPFDL, S1 e S2), também com 10Hz de frequência, sobre a dor associada a sensações térmicas na face[70]. Assim, o limiar para a dor associada ao calor foi aumentado quando aplicada EMTr sobre o córtex somatossensorial secundário (S2) e sobre o CPFDL (neste último, apenas 45 minutos após o fim da sessão). Também foi notado efeito na dor associada ao frio após a estimulação de S2, mas apenas em pacientes do sexo masculino e após 120 minutos do fim da sessão. O segundo estudo demonstrou aumento do limiar da dor associada ao calor por meio da aplicação de EMT com frequência de 10Hz sobre o CPFDL esquerdo[71]. Contudo, os estudos de Nahmias et al. e de Graff-Guerrero et al., previamente citados, não mostraram alteração do limiar da dor associada ao calor após estimulação de M1 e do CPFDL, com 10Hz de estimulação (lado direito) no primeiro estudo e 1Hz (lados direito e esquerdo) no segundo. Logo, sugere-se que a EMTr atenue a dor relacionada ao calor quando aplicada especificamente ao CPFDL esquerdo com frequência de 10Hz ou quando aplicada a S2 a 10Hz.

Para finalizar, também já foi utilizado o modelo experimental de dor provocada por corrente elétrica, com o qual se obtiveram resultados positivos para a aplicação de EMTr a 0,9 e 10Hz sobre o M1 direito e esquerdo[72,73]. No entanto, outro trabalho utilizando EMTr com frequência de 10Hz sobre o M1 dominante mostrou aumento na sensação de desconforto produzida pelo estímulo doloroso, embora o limiar da dor e o reflexo nociceptivo de flexão não tenham sido modificados[60]. Finalmente, o aumento da dor induzida pelo estímulo elétrico também foi demonstrada com a aplicação de EMT com pulso pareado sobre o córtex frontal medial[59].

Como os estudos apresentam alguns resultados heterogêneos, ainda não é possível afirmar com precisão os melhores parâmetros de estimulação para modular a dor aguda experimental. Apesar de as áreas de M1 e DLPFC serem alvos efetivos no uso da EMT para o controle da dor, ainda não estão definidos os melhores parâmetros de estimulação no controle da dor aguda experimental. Ainda é importante comentar que a dor aguda experimental pode não ter a ativação das mesmas redes neurais associadas à dor aguda clínica

Estudos clínicos

A EMTr já foi utilizada com resultados positivos em pacientes que realizaram cirurgia gástrica. Em estudo original e sua réplica, 40 pacientes foram randomizados para receber estimulação placebo ou EMTr na frequência de 10Hz durante 20 minutos sobre o CPFDL esquerdo. Assim, uma única sessão de estimulação reduziu significativamente o uso pós-operatório controlado pelo paciente em uso de morfina, 40% no estudo original

192 Neurologia e Neuromodulação

e 35% na réplica. Além disso, os pacientes que receberam EMTr também reportaram menores índices da dor em geral e em seu pior momento, avaliado via EAV. Também foi relatado que o humor no seu pior momento foi significativamente melhor nos pacientes submetidos à EMTr, comparado ao placebo[74,75]. Desse modo, os resultados iniciais da aplicação da EMTr na clínica como método analgésico para dor aguda foram animadores, encorajando a realização de novos estudos sobre a eficácia da EMTr na prática clínica do dia a dia.

Segurança e tolerabilidade

Os estudos realizados em condições experimentais controladas não reportaram efeitos adversos importantes da EMTr, sendo que apenas alguns pacientes tiveram reações menores, como cefaleia leve. Nos dois estudos clínicos realizados, 18% dos pacientes do grupo ativo reportaram náuseas, enquanto 17% do grupo placebo o fizeram. Além disso, 27% dos pacientes do grupo ativo tiveram a ocorrência de cefaleia durante a permanência no hospital, enquanto apenas 11% dos pacientes do grupo placebo apresentaram essa mesma queixa. No entanto, não houve nenhum relato de cefaleia intensa.

ESTIMULAÇÃO TRANSCRANIANA POR CORRENTE CONTÍNUA

A ETCC ainda se encontra em estágio inicial com relação a seu uso em pacientes com dor aguda. Poucos estudos foram realizados até o momento, com apenas um deles abordando um cenário clínico. Além disso, os modelos experimentais exploraram poucos parâmetros de estimulação e usando apenas alguns tipos de estímulos dolorosos. Estes dois aspectos têm mostrado importante influência na analgesia promovida pela EMT e podem ter influência semelhante no efeito da ETCC. Apesar desses fatores, esses trabalhos pioneiros estão aos poucos desvendando os efeitos antinociceptivos da ETCC, ajudando a desenvolver o tratamento e a investigação dos mecanismos da dor aguda.

RACIONAL FISIOPATOLÓGICO E POSSÍVEIS MECANISMOS DE AÇÃO

Existem escassos elementos sobre o efeito analgésico da ETCC no cenário da dor aguda. Por isso, pouco pode ser dito dos mecanismos desse efeito. Pode-se apenas estipular que a neuromodulação ocasionada por esta técnica altera a excitabilidade de redes neurais envolvidas com processos de percepção e/ou modulação da dor, de forma parecida ao mecanismo geral de analgesia da EMT. Porém, vale ressaltar que, apesar de a ETCC e a EMT poderem levar ao fenômeno de neuromodulação, elas representam duas técnicas distintas e interagem com o tecido neural de forma diferente. Logo, acredita-se que também haja diferença na alteração das regiões cerebrais relacionadas ao efeito analgésico de cada uma.

EVIDÊNCIAS CLÍNICAS

Modelos experimentais

O uso de ETCC na dor aguda foi inicialmente abordado em 2008, por meio da avaliação dos efeitos da ETCC anodal ou catodal aplicada sobre S1 em modelo de dor induzida por laser. Além disso, foram também avaliados os componentes N1, N2 e P2 dos PEL. A ETCC foi aplicada por 15 minutos com uma corrente de 1mA, e realizou-se a estimulação com laser no dorso de ambas as mãos. Neste protocolo, apenas a ETCC catodal produziu redução da sensação subjetiva da dor, que foi restrita à mão contralateral à ETCC; verificou-se também diminuição na amplitude do componente N2[76].

Em trabalho mais abrangente, avaliou-se o efeito da ETCC anodal sobre M1, CPFDL ou córtex occipital, comparado ao placebo. A sensação de dor neste protocolo foi induzida por estímulo elétrico, avaliando-se o limiar da dor, sendo a ETCC aplicada por meio de corrente de 2mA durante 5 minutos. A estimulação anodal de M1 produziu aumento no limiar da dor de 8,3%, enquanto a estimulação do CPFDL aumentou o limiar em 10%; a estimulação do córtex occipital ou placebo não produziu nenhum efeito significativo[77]. O efeito da estimulação anodal de M1, no entanto, tem-se mostrado bastante contraditório nos estudos subsequentes usando outros estímulos de indução de dor aguda, sendo comparável ao placebo, ou aumentando indicadores associados à dor aguda, como será exposto. A estimulação catodal sobre M1, por outro lado, tem alguns resultados positivos.

A analgesia promovida pela ETCC sobre M1 (1mA por 15 minutos) foi novamente testada em trabalho envolvendo a estimulação catodal, anodal e placebo de sujeitos saudáveis. Nesse estudo, apenas a estimulação catodal foi significativamente associada a aumento no limiar da dor por estímulo mecânico[78].

Estudos eletrofisiológicos têm também corroborado o potencial analgésico da ETCC catodal, comparado à anodal. Já foi relatado que a ETCC catodal a 1mA sobre M1 promoveu redução importante dos componentes N2 e P2 dos PEL em comparação ao placebo e à estimulação anodal, além de reduzir a percepção de dor leve induzida por laser na mão contralateral[79]. Outro estudo demonstrou a redução da amplitude dos potenciais evocados relacionados à dor após a estimulação catodal de M1, enquanto a ETCC anodal aumentou este mesmo parâmetro (ambas a 1mA). Neste trabalho, no entanto, estas alterações eletrofisiológicas não se refletiram na sensação subjetiva de dor, de modo que não foram reportadas alterações significativas de acordo com a escala verbal utilizada[80]. Finalmente, estes efeitos eletrofisiológicos e analgésicos da ETCC catodal sobre M1 são aparentemente aumentados pela administração de pergolida, um agonista do receptor D2[81]. A tabela III-3 expõe os parâmetros de estimulação e os resultados dos estudos avaliando a ação da ETCC em modelos experimentais de dor aguda.

Estudos clínicos

A ETCC anodal sobre o CPFDL mostrou efeito analgésico após a realização de procedimento endoscópico em uma publicação recente[82]. O estudo envolveu 19 pacientes que foram submetidos ao procedimento de colangiopancreatografia retrógrada endoscópica (CPRE) para a investigação de dor no quadrante superior direito do abdome. Estes receberam a estimulação placebo ou ETCC por 20 minutos, a 2mA, com o ânodo posicionado sobre o CPFDL esquerdo, e o cátodo, sobre a representação do intestino no córtex somatossensorial contralateral. Como resultado, a estimulação ativa foi associada a uso de hidromorfona autoadministrada 22% menor do que a situação placebo. Este foi o primeiro estudo investigando a ação analgésica da ETCC em um cenário clínico de dor aguda.

194 Neurologia e Neuromodulação

TABELA III-3 – Estudos avaliando o efeito da EMT na dor aguda.

Autor	Corrente/duração	Eletrodos	Montagem	Resultados
Antal et al., 2008	1mA/15min	5 × 7cm	Cátodo sobre S1 esquerdo/ânodo supraorbital direito	Redução da dor e da amplitude do componente N2
			Ânodo sobre S1 esquerdo/cátodo supraorbital direito	Sem efeitos
Boggio et al., 2008	2mA/5min	5 × 7cm	Ânodo sobre M1/cátodo sobre a área supraorbital	Aumento do limiar da dor
			Ânodo sobre CPFDL/cátodo sobre a área supraorbital	Aumento do limiar da dor
			Ânodo em região occipital/cátodo sobre a área supraorbital	Sem efeitos
Terney et al., 2008	1mA/15min	5 × 7cm	Cátodo sobre M1 esquerdo/cátodo supraorbital direito	Redução da dor; redução do componente N2
Csifcsak et al., 2009	1mA/10min	5 × 7cm	Cátodo sobre M1 esquerdo/ânodo supraorbital direito	Redução da dor leve; redução dos componentes N2 e P2
			Ânodo sobre M1 esquerdo/cátodo supraorbital direito	Sem efeitos na sensação dolorosa
Bachmann et al., 2010	1mA/15min	–	Cátodo sobre M1 esquerdo/ânodo supraorbital direito	Aumento do limiar de detecção da dor mecânica
			Ânodo sobre M1 esquerdo/cátodo supraorbital direito	Sem efeitos
Hansen et al., 2011	1mA/20min	4 × 4cm (ativo) 5 × 10cm (referência)	Cátodo sobre M1 esquerdo/ânodo supraorbital direito	Redução da amplitude do PERD
			Ânodo sobre M1 esquerdo/cátodo supraorbital direito	Aumento da amplitude do PERD
Borckardt et al., 2011	2mA/20min	4 × 4cm	Ânodo sobre CPFDL esquerdo/cátodo sobre a representação do intestino no córtex somatossensorial	Redução do uso de analgésicos

S1 = córtex somatossensorial primário; M1 = córtex motor primário; CPFDL = córtex pré-frontal dorsolateral; PERD = potenciais evocados relacionados à dor.

SEGURANÇA E TOLERABILIDADE

Os indivíduos submetidos à ETCC toleraram bem o procedimento, sendo relatados apenas efeitos adversos leves. Entre eles, foram relatados formigamento e queimação na região dos eletrodos, e um paciente apresentou cefaleia após a ETCC na região occipital.

CONSIDERAÇÕES FINAIS

O uso de técnicas de estimulação cerebral não invasiva tem colaborado de forma significativa para o desenvolvimento da neurociência nas últimas décadas. A dor, que tem importância clínica imensurável, ainda aproveitou pouco dessa tecnologia. Apesar de a maioria dos estudos nessa área de modulação de dor ter-se concentrado em dor crônica, principalmente pela ideia da modulação da plasticidade mal adaptativa na dor crônica, a modulação da dor aguda pode ter efeitos em redes neurais similares e inclusive ter efeito benéfico, prevenindo o desenvolvimento de quadros de dor crônica. Adicionalmente, a estimulação cerebral não invasiva pode também ter efeito em quadros nos quais o componente de dor aguda se mistura com o componente crônico, como em dor oncológica. Como ainda o número de estudos nessa área é limitado, mais estudos contribuirão para melhor compreensão da fisiopatologia da dor aguda e possivelmente delimitarão os melhores parâmetros de estimulação da EMT e da ETCC para suas aplicações clínicas.

REFERÊNCIAS BIBLIOGRÁFICAS

1. Melzack R, Wall PD. Pain mechanisms: a new theory. Science 1965;150:971-979.
2. Melzack R. Pain-an overview. Acta Anaesthesiol Scand 1999;43:880-884.
3. Bogduk HMAN (ed). Classification of chronic Pain. Seattle: ASP Press; 1994.
4. Price DD. Psychological and neural mechanisms of the affective dimension of pain. Science 2000;288:1769-1772.
5. Jones AKP. Pain, its perception, and pain imaging in IASP Newsletter. Inter Assoc Study Pain; 1997.
6. Albe-Fessard D, Berkley KJ, Kruger L, Ralston HJ 3rd, Willis WD Jr. Diencephalic mechanisms of pain sensation. Brain Res 1985;356: 217-296.
7. Brooks J, Tracey I. From nociception to pain perception: imaging the spinal and supraspinal pathways. J Anat 2005;207:19-33.
8. Ploner M, Gross J, Timmermann L, Schnitzler A. Cortical representation of first and second pain sensation in humans. Proc Natl Acad Sci USA 2002;99:12444-12448.
9. Rainville P, Carrier B, Hofbauer RK, Bushnell MC, Duncan GH. Dissociation of sensory and affective dimensions of pain using hypnotic modulation. Pain 1999;82:159-171.
10. Price DD. Central neural mechanisms that interrelate sensory and affective dimensions of pain. Mol Interv 2002;2:392-403.

11. Fernandez E, Turk DC. Sensory and affective components of pain: separation and synthesis. Psychol Bull 1992;112:205-217.
12. Rainville P, Feine JS, Bushnell MC, Duncan GH. A psychophysical comparison of sensory and affective responses to four modalities of experimental pain. Somatosens Mot Res 1992; 9:265-277.
13. Price DDHS, Baker C. Sensory-affective relationships among different types of clinical and experimental pain. Pain 1987;28:297-307.
14. Price DD (ed). Psychological mechanisms of pain and analgesia. Seattle: IASP Press; 1999.
15. Ohara PT, Vit JP, Jasmin L. Cortical modulation of pain. Cell Mol Life Sci 2005;62:44-52.
16. Treede RD, Kenshalo DR, Gracely RH, Jones AK. The cortical representation of pain. Pain 1999;79:105-111.
17. Neugebauer V, Galhardo V, Maione S, Mackey SC. Forebrain pain mechanisms. Brain Res Rev 2009;60:226-242.
18. Melzack R. From the gate to the neuromatrix. Pain 1999;(Suppl)):S121-126.
19. Tracey I. Nociceptive processing in the human brain. Curr Opin Neurobiol 2005;15:478-487.
20. Tracey I, Mantyh PW. The cerebral signature for pain perception and its modulation. Neuron 2007;55:377-391.
21. Apkarian AV, Bushnell MC, Treede RD, Zubieta JK. Human brain mechanisms of pain

perception and regulation in health and disease. Eur J Pain 2005;9:463-484.

22. Casey KL, et al. Selective opiate modulation of nociceptive processing in the human brain. J Neurophysiol 2000;84:525-533.

23. Geha PY, et al. Brain activity for spontaneous pain of postherpetic neuralgia and its modulation by lidocaine patch therapy. Pain 2007;128: 88-100.

24. Rogers R, Wise RG, Painter DJ, Longe SE, Tracey I. An investigation to dissociate the analgesic and anesthetic properties of ketamine using functional magnetic resonance imaging. Anesthesiology 2004;100:292-301.

25. Wagner KJ, et al. Imaging human cerebral pain modulation by dose-dependent opioid analgesia: a positron emission tomography activation study using remifentanil. Anesthesiology 2007;106:548-556.

26. Wise RG, et al. Combining fMRI with a pharmacokinetic model to determine which brain areas activated by painful stimulation are specifically modulated by remifentanil. Neuroimage 2002;16:999-1014.

27. Wise RG, Williams P, Tracey I. Using fMRI to quantify the time dependence of remifentanil analgesia in the human brain. Neuropsychopharmacology 2004;29:626-635.

28. Zhuo M, Gebhart GF. Biphasic modulation of spinal nociceptive transmission from the medullary raphe nuclei in the rat. J Neurophysiol 1997;78:746-758.

29. Fields HL, Heinricher MM, Mason P. Neurotransmitters in nociceptive modulatory circuits. Annu Rev Neurosci 1991;14:219-245.

30. Sherrington C (ed). The integrative action of the nervous system. Oxford: Oxford University Press; 1906.

31. Reynolds DV. Surgery in the rat during electrical analgesia induced by focal brain stimulation. Science 1969;164:444-445.

32. Gebhart GF. Descending modulation of pain. Neurosci Biobehav Rev 2004;27:729-737.

33. Levine JD, Gordon NC, Fields HL. The mechanism of placebo analgesia. Lancet 1978; 2:654-657.

34. Amanzio M, Benedetti F. Neuropharmacological dissection of placebo analgesia: expectation-activated opioid systems versus conditioning-activated specific subsystems. J Neurosci 1999;19:484-494.

35. Zubieta JK, et al. Placebo effects mediated by endogenous opioid activity on mu-opioid receptors. J Neurosci 2005;25:7754-7762.

36. Petrovic P, Kalso E, Petersson KM, Ingvar M. Placebo and opioid analgesia – imaging a shared neuronal network. Science 2002;295: 1737-1740.

37. Zubieta JK, Stohler CS. Neurobiological mechanisms of placebo responses. Ann N Y Acad Sci 2009;1156:198-210.

38. Calejesan AA, Kim SJ, Zhuo M. Descending facilitatory modulation of a behavioral nociceptive response by stimulation in the adult rat anterior cingulate cortex. Eur J Pain 2000; 4:83-96.

39. Hutchison WD, Harfa L, Dostrovsky JO. Ventrolateral orbital cortex and periaqueductal gray stimulation-induced effects on on- and off-cells in the rostral ventromedial medulla in the rat. Neuroscience 1996;70:391-407.

40. Heinricher MM, Neubert MJ, Martenson ME, Goncalves L. Prostaglandin E2 in the medial preoptic area produces hyperalgesia and activates pain-modulating circuitry in the rostral ventromedial medulla. Neuroscience 2004; 128:389-398.

41. Martenson ME, Cetas JS, Heinricher MM. A possible neural basis for stress-induced hyperalgesia. Pain 2009;142:236-244.

42. Heinricher MM, Roychowdhury SM. Reflex-related activation of putative pain facilitating neurons in rostral ventromedial medulla requires excitatory amino acid transmission. Neuroscience 1997;78:1159-1165.

43. Urban MO, Coutinho SV, Gebhart GF. Involvement of excitatory amino acid receptors and nitric oxide in the rostral ventromedial medulla in modulating secondary hyperalgesia produced by mustard oil. Pain 1999;81:45-55.

44. Urban MO, Gebhart GF. Supraspinal contributions to hyperalgesia. Proc Natl Acad Sci USA 1999;96:7687-7692.

45. Garcia-Larrea L, et al. Electrical stimulation of motor cortex for pain control: a combined PET-scan and electrophysiological study. Pain 1999;83:259-273.

46. Tsubokawa T, Katayama Y, Yamamoto T, Hirayama T, Koyama S. Chronic motor cortex stimulation for the treatment of central pain. Acta Neurochir Suppl (Wien) 1991;52:137-139.

47. Tsubokawa T, Katayama Y, Yamamoto T, Hirayama T, Koyama S. Chronic motor cortex stimulation in patients with thalamic pain. J Neurosurg 1993:78:393-401.

48. Chen R, et al. Depression of motor cortex excitability by low-frequency transcranial magnetic stimulation. Neurology 1997;48: 1398-1403.

49. Tsuji T, Rothwell JC. Long lasting effects of rTMS and associated peripheral sensory input on MEPs, SEPs and transcortical reflex excitability in humans. J Physiol 2002;540:367-376.

50. Peyron R, Faillenot I, Mertens P, Laurent B, Garcia-Larrea L. Motor cortex stimulation in neuropathic pain. Correlations between analgesic effect and hemodynamic changes in the brain. A PET study. Neuroimage 2007;34:310-321.

51. Bestmann S, Baudewig J, Siebner HR, Rothwell JC, Frahm J. Functional MRI of the immediate impact of transcranial magnetic stimulation on cortical and subcortical motor circuits. Eur J Neurosci 2004;19:1950-1962.

52. Bestmann S, Baudewig J, Siebner HR, Rothwell JC, Frahm J. BOLD MRI responses to repetitive TMS over human dorsal premotor cortex. Neuroimage 2005;28:22-29.

53. Bohning DE, et al. BOLD-f MRI response to single-pulse transcranial magnetic stimulation (TMS). J Magn Reson Imaging 2000;11:569-574.

54. Tamura Y, et al. Effects of 1-Hz repetitive transcranial magnetic stimulation on acute pain induced by capsaicin. Pain 2004;107:107-115.

55. Garcia-Larrea L, et al. Positron emission tomography during motor cortex stimulation for pain control. Stereotact Funct Neurosurg 1997;68:141-148.

56. Peyron R, et al. Electrical stimulation of precentral cortical area in the treatment of central pain: electrophysiological and PET study. Pain 1995;62:275-286.

57. de Andrade DC, Mhalla A, Adam F, Texeira MJ, Bouhassira D. Neuropharmacological basis of rTMS-induced analgesia: the role of endogenous opioids. Pain 2011;52:320-326.

58. Tamura Y, et al. Facilitation of A[delta]-fiber-mediated acute pain by repetitive transcranial magnetic stimulation. Neurology 2004;62: 2176-2181.

59. Mylius V, et al. Modulation of electrically induced pain by paired pulse transcranial magnetic stimulation of the medial frontal cortex. Clin Neurophysiol 2006;117:1814-1820.

60. Mylius V, et al. High-frequency rTMS of the motor cortex does not influence the nociceptive flexion reflex but increases the unpleasantness of electrically induced pain. Neurosci Lett 2007;415:49-54.

61. Fierro B, et al. Repetitive transcranial magnetic stimulation (rTMS) of the dorsolateral prefrontal cortex (DLPFC) during capsaicin-induced pain: modulatory effects on motor cortex excitability. Exp Brain Res 2010;203:31-38.

62. Brighina F, et al. Modulation of pain perception by transcranial magnetic stimulation of left prefrontal cortex. J Headache Pain 2011.

63. Poreisz C, et al. Attenuation of N2 amplitude of laser-evoked potentials by theta burst stimulation of primary somatosensory cortex. Exp Brain Res 2008;185:611-621.

64. de Tommaso M, et al. Effects of high-frequency repetitive transcranial magnetic stimulation of primary motor cortex on laser-evoked potentials in migraine. J Headache Pain 2010;11: 505-512.

65. Lefaucheur JP, et al. Motor cortex rTMS reduces acute pain provoked by laser stimulation in patients with chronic neuropathic pain. Clin Neurophysiol 2010;121:895-901.

66. Poreisz C, et al. Theta burst stimulation of the motor cortex reduces laser-evoked pain perception. Neuroreport 2008;19:193-196.

67. Summers J, Johnson S, Pridmore S, Oberoi G. Changes to cold detection and pain thresholds following low and high frequency transcranial magnetic stimulation of the motor cortex. Neurosci Lett 2004;368:197-200.

68. Graff-Guerrero A, et al. Repetitive transcranial magnetic stimulation of dorsolateral prefrontal cortex increases tolerance to human experimental pain. Brain Res Cogn Brain Res 2005;25:153-160.

69. Nahmias F, Debes C, de Andrade DC, Mhalla A, Bouhassira D. Diffuse analgesic effects of unilateral repetitive transcranial magnetic stimulation (rTMS) in healthy volunteers. Pain 2009;147:224-232.

70. Valmunen T, et al. Modulation of facial sensitivity by navigated rTMS in healthy subjects. Pain 2009;142:149-158.

71. Borckardt JJ, et al. Fifteen minutes of left prefrontal repetitive transcranial magnetic stimulation acutely increases thermal pain thresholds in healthy adults. Pain Res Manag 2007;12:287-290.

72. Kodama M, Aono K, Masakado Y. Changes in sensory functions after low-frequency repetitive transcranial magnetic stimulation over the motor cortex. Tokai J Exp Clin Med 2009; 34:122-129.

73. Yoo WK, et al. Dissociable modulating effect of repetitive transcranial magnetic stimulation on sensory and pain perception. Neuroreport 2006;17:141-144.

74. Borckardt JJ, et al. Significant analgesic effects of one session of postoperative left prefrontal cortex repetitive transcranial magnetic stimulation: a replication study. Brain Stimul 2008;1:122-127.

75. Borckardt JJ, et al. Postoperative left prefrontal repetitive transcranial magnetic stimulation reduces patient-controlled analgesia use. Anesthesiology 2006;105:557-562.

76. Antal A, et al. Transcranial direct current stimulation over somatosensory cortex decreases experimentally induced acute pain perception. Clin J Pain 2008;24:56-63.

77. Boggio PS, Zaghi S, Lopes M, Fregni F. Modulatory effects of anodal transcranial direct current stimulation on perception and pain thresholds in healthy volunteers. Eur J Neurol 2008;15:1124-1130.

78. Bachmann CG, et al. Transcranial direct current stimulation of the motor cortex induces distinct changes in thermal and mechanical sensory percepts. Clin Neurophysiol 121: 2083-2089.

79. Csifcsak G, et al. Modulatory effects of transcranial direct current stimulation on laser-evoked potentials. Pain Med 2009;10:122-132.

80. Hansen N, et al. Modulation of human trigeminal and extracranial nociceptive processing by transcranial direct current stimulation of the motor cortex. Cephalalgia 31:661-670.

81. Terney D, et al. Pergolide increases the efficacy of cathodal direct current stimulation to reduce the amplitude of laser-evoked potentials in humans. J Pain Symptom Manage 2008;36: 79-91.

82. Borckardt JJ, et al. Feasibility, safety, and effectiveness of transcranial direct current stimulation for decreasing post-ERCP pain: a randomized, sham-controlled, pilot study. Gastrointest Endosc 2011.

14

DOR CRÔNICA

Mariana Mendonça
Felipe Fregni

A dor crônica é definida pela Associação Internacional para o Estudo da Dor como "uma experiência sensorial e emocional desagradável, associada a uma lesão tecidual atual, ou potencial, ou descrita em tais termos". Ou seja, caracteriza-se por um fenômeno complexo envolvendo tecidos biológicos, fatores psicológicos, culturais e hábitos de vida. Devido a essa complexidade, dor crônica é considerada multidimensional, pois seu aparecimento e manutenção podem estar relacionados a qualquer um desses componentes.

Diferentemente da dor crônica, o episódio agudo de dor é um processo fisiológico do corpo humano que indica ameaças externas ao corpo. Dessa forma, aprendemos a nos defender de possíveis lesões e que a dor nos alerta de que algo não está em bom funcionamento no corpo. A cronificação da dor diferencia-se desse quadro pelo seu padrão não funcional na maioria dos casos, não sendo, portanto, mais uma reação adaptativa de alerta, e sim um quadro disfuncional.

A cronificação da dor pode ocorrer por diversos meios, seja por lesões físicas (como traumatismos ou infecções), seja psicológicas (como quadros depressivos). Sobretudo, seja qual for o antecedente, sua instalação se dá devido a mecanismos de neuroplasticidade, nesse caso não funcional, chamada de plasticidade mal adaptativa. A perpetuação da dor desencadeará processos relacionados ao aprendizado, levando o indivíduo a "memorizar" a sensação dolorosa, mesmo quando não há mais o estímulo externo. Esses processos e os sintomas associados ao quadro de dor crônica tornam seu tratamento um grande desafio para os profissionais da área de saúde. Para se obter resultado positivo em seu tratamento, é necessário modular todas as dimensões envolvidas no processamento da dor, incluindo reaprendizado funcional.

Cerca de 30 a 40% da população mundial sofre de dor. Nos EUA, a prevalência de dor crônica na população é de 30%[1], já no Brasil, poucos estudos de prevalência foram feitos em âmbito nacional, mas em Salvador há prevalência de 41,4% de presença de dor crônica na população[2]. Esses dados demonstram a grande necessidade de desenvolvimento de tratamentos mais eficazes para portadores de síndromes dolorosas crônicas.

As técnicas atuais de neuromodulação visam gerar diretamente esse processo de modulação central da dor. Com a utilização de campos elétricos de baixa intensidade, essas técnicas modificam a excitabilidade cortical em áreas específicas do cérebro. No contexto da dor crônica, essas técnicas visam modular áreas relacionadas ao controle da dor e, por sua vez, promover modificações plásticas para atingir um resultado positivo e definitivo no alívio da dor. Neste capítulo iremos abordar as técnicas de neuromodulação utilizadas para o tratamento da dor crônica, seus mecanismos de ação e resultados da literatura encontrados até o momento.

MECANISMOS NEURAIS ASSOCIADOS

Existem diversas síndromes de dor crônica descritas na literatura. Essas síndromes variam a depender da estrutura acometida e sintomas secundários associados. Porém, em todos os casos, para entender o fenômeno doloroso é preciso conhecer os mecanismos periféricos e centrais do processamento de estímulos nocivos. A percepção dolorosa por um estímulo externo se dá inicialmente pela ativação de fibras nervosas finas, A delta e fibras C[3,4]. Essas fibras são responsáveis por transmitir a sensação de dor periférica para o sistema nervoso central (SNC). A ativação dessas fibras ocorre a partir de um estímulo externo de alta intensidade (seja químico, seja mecânico ou térmico), que leva também à lesão tecidual, que desencadeará um processo inflamatório e consequente liberação de substâncias químicas. Esse processo inicial é chamado sensibilização periférica. Logo após a lesão tecidual, enzimas do meio intracelular degradam ácidos graxos em substâncias como as cininas e, posteriormente, em bradicinina. Esses eventos atuam na alteração da permeabilidade capilar, aumentando a resposta inflamatória à lesão. A etapa seguinte do processo de sensibilização periférica se dá pela diminuição do limiar de excitabilidade da célula, ou seja, o local lesado torna-se mais sensível a um novo estímulo. Isso ocorre como forma de proteção ao local lesado. Essa diminuição do limiar da dor devido à liberação de ácido araquidônico, um ácido graxo essencial, da família dos ômega-6, e seus metabólitos como a prostaglandina, os tromboxanos e os leucotrienos, atuando na membrana celular com consequente aumento da excitabilidade das células. Por fim, em consequência da liberação de mediadores como potássio, peptídios como a substância P, histamina, cinina e serotonina, a célula torna-se mais vulnerável a estímulos dolorosos, exarcerbando a percepção da dor, um fenômeno conhecido como hiperalgesia[5-7]. A hiperalgesia pode ser classificada de duas formas: a primária e a secundária. A primeira refere-se ao aumento de resposta ao estímulo no local da lesão, e a segunda, ao fenômeno da "mancha de óleo", que acontece quando há extensão da percepção dolorosa para áreas adjacentes, pelo espalhamento de substâncias como a histamina, ativando as terminações nervosas vizinhas. Esses processos estão associados tanto com quadros de dor aguda como com quadros de dor crônica.

A cronificação da dor, ou seja, o processo de plasticidade envolvendo a "memorização da dor", está relacionada também a eventos associados com a sensibilização central. A sensibilização central é responsável pelo aumento da resposta de dor, amplificação e facilitação dos campos receptivos neuronais e prolongamento da sensação dolorosa. Esses fenômenos ocorrem basicamente pela manutenção do estímulo doloroso e pode-se dizer que é um processo de aprendizado não funcional, o que gera a sensação de dor mesmo em situações em que o estímulo nocivo foi retirado. De forma didática, podemos dividir esse evento em cinco etapas. A etapa 1 ocorre devido à liberação de substâncias químicas pela inflamação periférica. Substâncias como o peptídio geneticamente relacionado à calcitonina (CGRP) e à substância P ativam receptores do tipo metabotrópicos, ou seja, receptores específicos que atuam através de segundos mensageiros. A ativação desses receptores permite o influxo de cálcio na célula. A etapa 2 é caracterizada pela consequência da ativação desses receptores e influxo do cálcio. Essa ativação resulta na liberação de óxido nítrico e prostaglandinas. Essas substâncias na fenda sináptica induzem uma liberação maior de glutamato, aspartato e CGRP. A etapa 3 ocorre pela ativação de receptores ionotrópicos e do receptor NMDA. A ativação do receptor NMDA pelo glutamato promove liberação do íon magnésio do interior do receptor, que resulta em aumento do influxo de cálcio na célula. O NMDA é um receptor relacionado ao aprendizado, por sua característica de manutenção do tempo de um estímulo. Nesse caso, a ativação de receptores NMDA prolonga o estímulo doloroso. A próxima etapa ocorre em situações em que existe estimulação aferente repetitiva de baixa frequência, o que pode resultar em um fenômeno conhecido como *wind up*, que exerce um papel de bloqueio do retorno do íon magnésio para o receptor NMDA, pela liberação de neurotransmissores excitatórios no corno dorsal da medula espinal, mantendo o prolongamento do estímulo doloroso[3,6,8,9]. Por fim, a manutenção do estímulo da dor e o constante influxo de cálcio na célula ativa a transcrição de proto-oncogenes, resultando em alteração fenotípica da célula com aumento do campo receptivo e exacerbação do estímulo doloroso[10] (Quadro III-4).

Essas alterações devem consideradas mudanças plásticas permanentes no SNC e não apenas um estado funcional alterado. Esses eventos induzem mudanças em centros superiores que prejudicam a interpretação da dor em seus diversos aspectos, levando a uma reorganização estrutural. Muitos estudos foram desenvolvidos para compreender o funcionamento do córtex cerebral de portadores de síndromes crônicas e, apesar de entender que existem muitos fatores que podem ser responsáveis pelas mudanças plásticas e que essas mudanças podem ocorrer de diferentes maneiras em cada indivíduo e circunstâncias, alguns padrões similares são observados. Morfologicamente, observam-se alterações em regiões envolvidas no processamento da dor em diferentes condições, como dores neuropática, lombar, fantasma e facial e fibromialgia. Essas regiões apresentam diminuição da densidade da substância cinzenta (córtex cerebral), especificamente no córtex cingulado[11-17],

QUADRO III-4 – Processo de sensibilização central.	
Evolução temporal	**Processo**
Etapa I	Inflamação periférica. Aumento do influxo de cálcio na célula
Etapa II	Aumento da liberação de neurotransmissores excitatórios na fenda
Etapa III	Ativação de receptores ionotrópicos e receptor NMDA
Etapa IV	Fenômeno de *wind up*
Etapa V	Alteração fenotípica (plasticidade mal adaptativa)

córtex insular[16-18], córtex pré-frontal[12,16], tálamo[19-21], córtex motor[14,17,22,23], tronco cerebral[18,24], córtex pré-frontal dorsolateral (DLPFC)[14,18,19,24] e córtex somatossensorial[17,24]. Uma revisão demonstra que a região mais acometida (com maior diminuição da densidade de substância cinzenta) é o córtex cingulado[25]. Sabe-se que o processo de aprendizado que ocorre nas síndromes dolorosas geram essas alterações plásticas, porém muita discussão ainda existe com relação à caracterização dessas modificações. Não se sabe se essas mudanças estão relacionadas à neurodegeneração ou ao encolhimento tecidual e ainda se seriam causa ou consequência de um quadro de dor mais agravado nesses pacientes. Além das características anatomofuncionais, muitos estudos demonstram modificações metabólicas e de excitabilidade em portadores de síndromes álgicas, e novamente essas modificações tendem a seguir um padrão semelhante nas diferentes síndromes. Estudos utilizando estimulação magnética transcraniana (EMT) para avaliar a excitabilidade cortical demonstram que há aumento do potencial evocado motor, diminuição dos períodos silentes e inibição intracortical, sugerindo aumento de excitabilidade cortical ou redução de mecanismos inibitórios[26,27]. De fato, por meio de magnetoencefalografia foi possível observar aumento da reatividade cortical comprovando os achados anteriores[28]. Outros estudos demonstram ainda que há redução da inibição e facilitação intracortical, o que significa diminuição da capacidade de modulação intracortical, tanto para mecanismos GABAérgicos quanto glutamatérgicos[29]. As alterações funcionais também se apresentam nas mesmas regiões relacionadas à neuromatriz da dor. Ocorre diminuição do fluxo sanguíneo cerebral regional em áreas como o córtex cingulado anterior, tálamo, córtex pré-frontal e ínsula observada em modelos de dor neuropática animal e em humanos[30,31]. Estudos realizados com tomografia por emissão de pósitrons (PET) observaram que há redução de receptores opioidérgicos em regiões como o córtex pré-frontal, ACC, ínsula, córtex parietal associativo e tálamo[31]. Além disso, foi observado por meio de ressonância magnética por espectroscopia que há diminuição de N-acetil-aspartato (NAA), um marcador de integridade neuronal, no tálamo e DLPFC, em síndromes neuropáticas e em dor lombar crônica, sugerindo diminuição da atividade nessas áreas ou neurodegeneração[32].

A reorganização cortical também é uma consequência de todas as alterações que ocorrem em portadores de síndromes crônicas. Por exemplo, pacientes com dor lombar crônica podem apresentar aumento da área representacional dessa região e naqueles com dor fantasma apresentam mudanças na representação de áreas adjacentes à região amputada. As principais alterações ocorrem no córtex somatossensorial primário[33,34]. Além disso, pacientes com dor crônica apresentam mudanças no controle motor em diferentes níveis do sistema nervoso. Essas mudanças levam a padrões de ativação muscular alterados com redistribuição da atividade dos músculos da área de dor. Isso ocorre como mecanismo de proteção e compensação que leva a movimentos disfuncionais e mudanças de excitabilidade cortical. Observou-se, em modelo de dor lombar experimental, alteração da representação e ativação muscular, o qual foi avaliado por EMT. Ocorreram diminuição dos potenciais evocados motores (PEMs) da musculatura profunda (transverso do abdome) e aumento dos PEMs da musculatura superficial[35]. Um outro estudo[36], utilizando EMT para o tratamento de pacientes com dor crônica em diferentes regiões, demonstrou melhora da dor após estimulação em áreas diferentes da região comprometida (por exemplo, melhora da dor facial quando estimulada a região da mão, ou vice-versa), sugerindo reorganização cortical que deve ser considerada para o tratamento com EMT.

TRATAMENTOS FÍSICOS E FARMACOLÓGICOS

A abordagem terapêutica de pacientes com dor crônica deve sempre considerar a necessidade de retreinar o indivíduo em um modelo de vida que o leve a modificar o padrão de ativação cognitiva para estados não associados à dor. O problema é que atualmente não existe um único tratamento que efetivamente leve à cura da dor crônica. O padrão multidimensional dessa doença dificulta a utilização de uma única intervenção, pois geralmente as técnicas de tratamento são voltadas para um único aspecto da dor. As formas terapêuticas atuais são voltadas para o tratamento dos sintomas, ou seja, da consequência, e não para a causa da dor, e por isso os resultados muitas vezes são limitados e não levam à uma resposta prolongada. O tratamento mais próximo do ideal, portanto, deve utilizar uma abordagem multidisciplinar e educativa para poder influenciar o maior número de fatores associados à dor.

A dimensão da dor, que possui o maior foco de tratamento é a sensório-discriminativa. Muitos estudos foram desenvolvidos voltados para a melhora física desses pacientes. A terapia manual, que possui o objetivo de harmonizar as articulações, reduzindo as compensações corporais que levam à dor, demonstrou efeitos positivos e duradouros na redução da dor em diferentes síndromes[37-39]. A prática de exercícios físicos, em diferentes modalidades, também demonstrou efeitos benéficos para esses pacientes, seja de maneira isométrica e resistiva, como o método pilates[40], seja de maneira aeróbica[41-44]. Esses exercícios melhoram tanto a condição postural, proprioceptiva e cardiovascular desses indivíduos, como leva à liberação de endorfinas que atuam também na melhora dos sintomas da dor e associados como humor e sono. A melhora do controle motor, com exercícios voltados para ativação de musculatura estabilizadora[45,46], também é uma opção para auxiliar no tratamento de portadores de dores crônicas. Outros tratamentos também demonstram resultados positivos para a dor como a acupuntura[47-50], meditação[51] e a prática mental[52].

O tratamento farmacológico para dor crônica, por outro lado, apesar dos efeitos benéficos, ainda é limitado e está associado a efeitos adversos sistêmicos. Uma das principais desvantagens do tratamento farmacológico é sua ação difusa no SNC, não permitindo a modificação focal da atividade cerebral. A escolha da melhor droga ainda é feita de maneira empírica. O tratamento não pode ser predito pela sintomatologia do paciente, pois essa pode estar associada a mecanismos desencadeadores e tempo de evolução da doença que são distintos de um indivíduo para o outro. Segundo a Organização Mundial da Saúde (OMS), os objetivos são obter um resultado com menos efeitos adversos associados e prevenir o aparecimento de tolerância. A forma farmacológica de tratamento mais branda envolve o uso de analgésicos periféricos, como antagonistas de H_1, inibidores da COX e bloqueadores de nociceptores. Essas drogas possuem ação ao nível periférico e medular[53]. Existem ainda os fármacos não opioides de ação no receptor NMDA. Os antagonistas de NMDA (como dextrometorfano, amantadina, memantina e metadona) possuem papel importante na plasticidade cerebral, porém alguns efeitos adversos indesejados como disforia e alucinações podem ocorrer. Antidepressivos em baixas dosagem também podem surgir como opção terapêutica para a dor crônica. Os analgésicos de ação opioidérgica (como morfina, codeína, metadona, meperidina e fentanil) geralmente agem nos receptores μ-opioides, visto que essas drogas causam menor ocorrência de efeitos adversos. Essas substâncias atuam tanto na diminuição da excitabilidade celular como na liberação de neurotransmissores. As substâncias de ação opioide são as drogas com maior ocorrência de tolerância farmacológica. A tolerância a opioides ocorre quando há uso prolongado dessa medicação, levando à dessensibilização dos receptores e alteração do AMPc. Com isso, ocorrem diminuição dos efeitos analgésicos e dependência. Por isso, independente da droga utilizada, é importante considerar a resposta do paciente para se chegar a uma dosagem ideal para aumentar a eficácia do tratamento. É essencial o acompanhamento contínuo do paciente para evitar o aparecimento de tolerância ou dependência ao fármaco utilizado. Portanto, o uso de tratamentos não farmacológicos nesse contexto de tolerância, efeitos difusos e adversos das drogas analgésicas é importante ser explorado.

Com base nos resultados dos diversos estudos para o tratamento da dor crônica, podemos concluir que há necessidade de utilização de diferentes modalidades terapêuticas para se conseguir um efeito mais preciso e duradouro da sintomatologia desses pacientes. Isso é possível com a abordagem multidisciplinar das síndromes dolorosas. Essa abordagem integra o conhecimento de diferentes áreas de saúde, levando à terapêutica em uma mesma direção, que pode então integrar todas as dimensões da dor[54-56]. Além disso, deve-se utilizar sempre um modelo de terapia educacional focando o objetivo do tratamento para o paciente, para aumentar sua aderência, além de enfatizar o reaprendizado funcional diário[57].

ESTIMULAÇÃO MAGNÉTICA TRANSCRANIANA

As técnicas de neuromodulação são úteis para agir diretamente em regiões do cérebro com disfunção secundária às alterações mal adaptativas das síndromes de dor crônica. Com isso, é possível induzir uma modulação central guiando o retorno aos padrões funcionais da excitabilidade cortical. Lembrar que, concomitantemente a essas mudanças, é necessária a estimulação de uma mudança comportamental para fortalecer as conexões neuronais específicas, levando a um resultado mais efetivo.

A EMT possui a característica de poder aumentar ou diminuir o nível de excitabilidade cortical, a depender do seu parâmetro de estimulação. Portanto, sua utilização baseia-se no objetivo de intensificar a ativação de áreas cerebrais que demonstram um padrão de redução dessa atividade, ou de inibir áreas cerebrais em hiperatividade. O desafio é então encontrar a região que possua maior influência na neuromatriz da dor e que se obtenha melhor resultado da estimulação nos sintomas álgicos. Certamente a otimização do tratamento seria possível com mapeamento individual de cada paciente, porém, para tanto, devemos ter conhecimento dos parâmetros que definitivamente levam à mudança positiva.

Há muitos anos utiliza-se a estimulação invasiva intracraniana com diversos alvos corticais para o tratamento da dor crônica. Inicialmente, o tálamo era a região de maior foco de estimulação para o tratamento da dor[58-61], porém esse alvo produzia efeitos analgésicos parciais e não demonstrava resultados efetivos a longo prazo[62]. O córtex motor, então, passou a ser uma outra região para implantação de eletrodos. Em 1991, Tsubokawa et al.[63] realizaram uma pesquisa em animais avaliando diferentes locais de estimulação para o tratamento da dor, observando que o córtex motor aparecia como a região de melhor resultado. Iniciaram então a implantação de eletrodos nesta região, observando resultados positivos em todos os pacientes. A plausibilidade desta técnica recai tanto nas conexões entre o tálamo e córtex motor, quanto na possibilidade de aumentar a excitabilidade do córtex motor favorecendo a melhora do controle motor.

Existem alguns estudos que confirmam a ativação secundária do tálamo (que é uma estrutura relacionada à aferência e à modulação descendente da dor, e também ligada a outras estruturas desse sistema, como estruturas límbicas e medula rostroventromedial) a partir de uma estimulação do córtex motor[64-66]. Esse protocolo leva à melhora dos efeitos analgésicos de forma multidimensional, já que foi demonstrado que a estimulação epidural do córtex motor inicialmente resulta em alterações da atividade no tálamo motor (tálamo lateral, mais relacionado a aspectos discriminativos da dor), sendo então transmitida ao tálamo sensorial (núcleo medial, região relacionada a aspectos emocionais da dor) e a alterações em outras estruturas relacionadas, tais como áreas subtalâmicas e giro do cíngulo[65,66]. Além disso, a estimulação do córtex motor pode melhorar o controle motor desses pacientes e por conseguinte seus sintomas. Nesse aspecto, a ativação secundária do tálamo (que também faz parte da organização de movimentos) pode indicar que há ativação do sistema de controle do movimento ou sua ativação pode beneficiar o aspecto do controle motor. Utilizando EMT, além do tálamo, outros locais relacionados ao processamento e à modulação da dor podem ser ativados por meio da estimulação do córtex motor como o córtex cingulado, córtex pré-frontal e orbitofrontal e *estriatum*[67-69]. Além disso, sabe-se que há o envolvimento da modulação da dor por liberação de opioides endógenos, como observado por meio da injeção de naloxona (antagonista de receptores opioidérgicos) inibindo os efeitos analgésicos da EMTr[70].

A partir desses achados, foram desenvolvidas técnicas de estimulação cortical não invasiva como a EMT, passando a manter o foco da estimulação do córtex motor para pacientes com dor crônica. Muitos estudos confirmaram que essa região é uma peça-chave no tratamento desses pacientes[27,71-83]. Porém, alguns estudos foram desenvolvidos estimulando outras regiões como o córtex pré-frontal dorsolateral e córtex parietal, encontrando resultados positivos, porém sem homogeneidade de resultados e de parâmetros de estimulação[84-87]. O primeiro estudo que avaliou o efeito da EMT aplicada no córtex motor para o tratamento da dor utilizou uma frequência de 10Hz em uma amostra de pacientes com dor neurogênica[71]. Os resultados indicaram melhora a curto prazo dos sintomas álgicos. O próximo passo foi então encontrar o melhor parâmetro de estimulação para o tratamento da dor crônica. A maioria das pesquisas que se seguiram manteve os padrões de estimulação, utilizando altas frequências (entre 5 e 10Hz) e avaliando seu efeito em diferentes síndromes. Pleger et al.[74] avaliaram o efeito de uma aplicação de EMTr

(10Hz 110% LM) em pacientes com síndrome dolorosa regional complexa (SDRC). Houve melhora da intensidade da dor após 30 segundos do início da estimulação, com analgesia por até 45 minutos após o período de estimulação[74]. Outro estudo também avaliou os efeitos da EMTr no córtex motor (10Hz, 110% LM, 2.500 pulsos) durante 10 dias, encontrando efeitos analgésicos de até 50,9%[82]. Em pacientes com dor por desaferentação, a EMTr (5Hz, 90% LM) foi testada em quatro áreas distintas: giro pós-central (S1), córtex motor primário (M1), área pré-motora e região motora suplementar (SMA). Foram encontrados resultados significativos no alívio da dor apenas com a estimulação do córtex motor[75]. A EMTr no córtex motor (10Hz, 90% LM, 1.200 pulsos) também demonstrou efeitos positivos para pacientes com dor neuropática comparados a um grupo placebo e grupo de EMTr de 1Hz. Esses protocolos demonstraram melhora da intensidade e limiar térmico de dor[27,79,80]. Saitoh et al.[88] avaliaram diferentes parâmetros de estimulação para pacientes com dor pós-lesão medular. Nessa pesquisa os pacientes foram estimulados com 1Hz, 5Hz e 10Hz (90% LM, 500 pulsos), demonstrando que apenas os grupos com frequências de 5 e 10Hz obtiveram resultados significativamente positivos, sendo o grupo de 10Hz com melhores resultados do que o grupo de 5Hz[88]. Por fim, a estimulação de alta frequência também foi utilizada em pacientes com fibromialgia utilizando protocolos mais longos. Passard et al.[78] utilizaram EMTr (10Hz, 80% LM, 2.000 pulsos) por 10 dias, observando melhora da intensidade da dor, qualidade de vida e aspectos emocionais do questionário de dor McGill. Recentemente, um protocolo com duas fases de estimulação, de indução e de manutenção, foi utilizado para o tratamento de pacientes fibromiálgicos. Foi utilizado EMTr (10Hz, 80% LM, 1.500 pulsos) por cinco dias consecutivos, seguido por uma fase de manutenção (uma vez por semana durante três semanas, três sessões uma vez a cada 15 dias seguidas de três sessões uma vez por mês), totalizando 21 semanas de tratamento. Observou-se melhora da dor desde o 5º dia até a 25ª semana, sugerindo melhora da modulação intracortical[83].

Estudos utilizando outros parâmetros de estimulação não evidenciaram resultados positivos, ou até mesmo relatando piora do quadro da dor, como no caso da utilização de frequências inibitórias[89]. O uso de frequências inibitórias demonstra ser efetivo apenas para o tratamento da enxaqueca; uma das razões dessa diferença pode ser os mecanismos associados com a enxaqueca serem diferentes comparados a outras síndromes de dor crônica. Lipton et al.[90], que utilizaram EMT de pulsos únicos para o tratamento da enxaqueca, mostraram aumento do tempo de analgesia entre as crises desses pacientes. Além desse estudo, Teepker et al.[91] também demonstraram que a aplicação de EMTr de 1Hz levou à diminuição do número de crises de enxaqueca (Tabela III-4).

Com base nesses estudos, a EMT tem demonstrado eficácia para o tratamento de síndromes de dor crônica, com boa tolerância dos pacientes sem efeitos adversos significativos datados na literatura. Recente meta-análise em estudos utilizando EMT para o tratamento da dor crônica mostrou efeitos adversos leves na maioria dos casos com o uso da EMT. O aparecimento de cefaleia foi o efeito adverso mais observado dentro dos estudos, seguido de cansaço, náuseas e zumbido, relatados também por grupos de estimulação placebo[92]. Nenhum dos sintomas teve longa duração ou interferiram nos achados

TABELA III-4 – Estudos realizados com EMT para o tratamento da dor crônica.

Autores	Frequência	Intensidade	N° de pulsos	Área estimulada	Síndrome dolorosa	N° de sessões	Resultados
Lefaucheur et al., 2001	5 ou 10Hz	80% LM	1.000	M1	AVC talâmico, neuropatia (trigêmeo)	1	Melhora da dor com 10Hz
Lefaucheur et al., 2001	5 ou 10Hz	80% LM	1.000	M1	Dor neurogênica	1	Melhora da dor com 10Hz
Pleger et al., 2004	10Hz	110%		M1	SDRC	1	Melhora da dor até 45min pós-estimulação
Lefaucheur et al., 2004	10Hz	80%	2.000	M1	Dor neurogênica	1	Melhora na intensidade
Hirayama et al., 2006	5Hz		2.500	M1, S1, preM, SMA	Dor por desaferentação	1	Melhora da dor com estimulação do M1
Lefaucheur et al., 2006	10Hz	90%	2.000	M1	Neuropática	1	Melhora na intensidade
Lefaucheur et al., 2006	10Hz	90%	1.200	M1	Neuropática	1	Melhora na intensidade
Johson et al., 2006	20Hz	95%	500	M1	Dor crônica	1	Melhora do limiar sensorial e mecânico
Defrin et al., 2007	5Hz	115%	500	M1	Dor após lesão medular	10	Melhora nos grupos placebo e ativo
Saitoh et al., 2007	1, 5 e 10Hz	80%	2.000	M1	Fibromialgia	1	Melhora da dor com estimulação de 5 e 10Hz
Passard et al., 2007	10Hz	80%	2.000	M1	Fibromialgia	10	Melhora na intensidade e qualidade de vida
Lefaucheur et al., 2008	1 e 10Hz	90%	1.200	M1	Neuropática	1	Melhora da dor com 10Hz
Kang et al., 2009	10Hz	80%	1.000	M1	Neuropática	5	Melhora não significativa
Picarelli et al., 2010	10Hz	100%	2.500	M1	SDRC	10	Melhora da dor de 50,9%
Mhalla et al., 2011	10Hz	80%	1.500	M1	Fibromialgia	14	Melhora da dor de até 25 semanas
Teepker et al., 2009	1Hz	Visual LM	1.000	Vértex	Enxaqueca	1	Diminuição no número de crises
Lipton et al., 2010	Single-pulse	0,9 T	2	Occipital	Enxaqueca	1	Aumento do tempo de analgesia entre as crises

das pesquisas. Essa meta-análise observou que os estudos envolvendo EMT demonstram efeito benéfico da estimulação de alta frequência a curto prazo, porém sem atingir o limiar para significância clínica mínima, e que o uso de baixa frequência não é indicado para o tratamento da dor crônica[92].

ESTIMULAÇÃO TRANSCRANIANA POR CORRENTE CONTÍNUA (ETCC) NO TRATAMENTO DA DOR CRÔNICA

O uso da ETCC como forma de neuromodulação iniciou-se após o desenvolvimento de outras técnicas como a EMT, porém, apesar de poucos estudos, pode-se observar grande potencial do seu uso para o tratamento da dor. O racional dessa técnica baseia-se nos mesmos princípios da estimulação magnética. O objetivo é influenciar regiões relacionadas à neuromatriz da dor para alterar o estado disfuncional da atividade cerebral. Por isso, a ETCC tem como base o mesmo objetivo de modulação da excitabilidade do córtex motor primário. O desafio da ETCC é descobrir o melhor posicionamento de eletrodos para efetivamente estimular, seja excitando, seja inibindo o alvo cortical exato. Como a ETCC possui a característica de, durante uma única aplicação, ter eletrodos com funções diferentes (ânodo excitando e cátodo inibindo), é necessário entender exatamente qual o melhor local para aumentar a excitabilidade cortical ou para diminuí-la. Definitivamente, o córtex motor é uma região-alvo do eletrodo anodal[93-102], porém o eletrodo catodal precisa ser posicionado em uma região levando-se em consideração seus efeitos polares e o direcionamento do fluxo de corrente, visto que a mudança em seu posicionamento na cabeça modifica o percurso do fluxo de corrente. Com relação aos efeitos inibitórios do eletrodo catodal, algumas alternativas podem ser propostas, como o aumento do tamanho desse eletrodo, diminuindo assim sua focalização. Uma outra opção seria o uso de eletrodos extracefálicos, porém muito cuidado deve ser tomado pela escolha da utilização dessa montagem. Deve-se levar em consideração que a corrente direta no sistema nervoso periférico possui efeito oposto (ou seja, gerando excitação com estimulação catodal e inibição com estimulação anodal), podendo influenciar outras estruturas como plexos e medula, nos quais os efeitos analgésicos da aplicação dessa corrente ainda não estão elucidados, e mais importante, há a possibilidade de modificar o fluxo de corrente alterando o alvo cortical desejado. De fato, uma pesquisa avaliou os efeitos da montagem extracefálica (com um eletrodo sob a região cervicotorácica), por meio de imagem computacional de ressonância magnética derivada de um modelo de elementos finitos, em duas regiões mais utilizadas nos protocolos de ETCC para o tratamento da dor, o córtex motor primário e o córtex pré-frontal. O modelo computacional demonstrou que o fluxo de corrente não atingiu de fato o córtex motor, o que não levou a efeitos analgésicos, porém atingiu o córtex pré-frontal, levando a efeitos analgésicos[102].

O primeiro estudo utilizando a ETTC para o tratamento da dor avaliou os efeitos da estimulação em pacientes com dor crônica pós-lesão medular. Foi utilizado ETCC placebo ou ativo, posicionando o ânodo sobre o córtex motor primário e o cátodo na região supraorbital contralateral, a uma intensidade de 2mA por 20 minutos, durante cinco dias consecutivos. Houve melhora significativa da dor após a estimulação anódica ativa do córtex motor, mas não após a estimulação placebo. Além disso, houve efeito analgésico cumulativo durante a estimulação que se manteve por até duas semanas após o final do estudo[93]. Após este estudo, outros pesquisadores mantiveram o uso destes parâmetros para o tratamento de diferentes síndromes de dor. Fregni et al.[94] utilizaram ETCC em pacientes com fibromialgia a uma intensidade de 2mA por 20 minutos durante cinco dias em três grupos: estimulação anodal do córtex motor, DLPFC (posicionando o eletrodo catodal sob a região supraorbital contralateral) e estimulação placebo. Observou-se melhora da dor por até três semanas após o término do período de estimulação[94]. Outros estudos adicionaram novos achados associados à melhora da dor em pacientes com essa mesma doença. Seguindo o mesmo protocolo, observou-se que há melhora da dor e da eficiência do sono (avaliado por meio de polissonografia) quando estimulado M1, sem resultados para a estimulação do DLPFC[95]. Valle et al.[98] demonstraram que há melhora da dor e qualidade de vida tanto para a estimulação em M1 quanto para a estimulação no DLPFC quando utilizado um protocolo de estimulação de 10 dias[98]. O efeito da ETCC sobre o córtex motor (com eletrodo anodal) foi avaliado em diferentes síndromes álgicas utilizando intensidade de 1mA. Após cinco semanas de estimulação houve melhora da dor por até quatro semanas após o tratamento[99]. A estimulação com 1mA também se mostrou eficaz no tratamento de pacientes com dor pélvica crônica em um protocolo de estimulação de dois dias[97]. Mori et al.[100] também constataram os efeitos analgésicos da estimulação anodal sobre o córtex motor em pacientes com dor neuropática portadores de esclerose múltipla (Tabela III-5).

Uma vantagem da utilização da ETCC é que esta técnica é considerada segura, de fácil aplicação e mais eficaz, quando comparada a outras técnicas de neuromodulação[103]. Por utilizar aparelhos portáteis, o manuseio dos pacientes torna-se mais fácil e possibilita a associação com outras técnicas como fisioterapia e outras formas de estimulação. A associação com outras terapias possibilita maior ativação cortical com maior especificidade neuronal, ajudando também na reeducação desses pacientes. Técnicas associadas ao uso da ETCC já foram relatadas na literatura. Boggio et al.[96] realizaram uma pesquisa em pacientes com dor neurogênica associando o uso de ETCC (2mA, 30 minutos em M1) e TENS (4Hz, 150µs por 30 minutos na área de dor) divididos em três grupos: ETCC apenas, ETCC associado a TENS e grupo placebo. Houve melhora significativa da intensidade de dor nos grupos ETCC + TENS e ETCC, com melhor resposta do grupo ETCC + TENS[96]. A melhora da dor nesse caso pode estar associada ao aumento da resposta aferente, e pelo efeito sinérgico de modulação ascendente e descendente. Outra pesquisa avaliou os efeitos da ETCC associada à técnica de ilusão visual, na qual o paciente assiste a realização de um movimento, nesse caso, o movimento de marcha (apenas dos membros inferiores). Houve melhora da dor nestes pacientes, mantendo o quadro de analgesia durante até 12 semanas[101]. É comprovado que a observação de movimentos aumenta a excitabilidade cortical, melhora o controle motor e pode ajudar na redução da dor[104,105] e, nesse caso, a associação de técnicas pode ter levado a uma ativação de redes neuronais específicas relacionadas ao movimento, melhorando o quadro de dor.

Em meta-análise foi constatado que há efeito de superioridade dos grupos ativos de estimulação com corrente direta sobre o córtex motor, comparado com o grupo placebo,

TABELA III-5 – Estudos realizados com ETCC para o tratamento da dor crônica.

Autores	Área estimulada	Intensidade	Tempo de estimulação	Nº de sessões	Síndrome dolorosa	Resultados
Fregni et al., 2006	Ânodo M1/cátodo SO	2mA	20min	5	Dor pós-lesão medular	Melhora da dor gradual por até 2 semanas após estimulação
Fregni et al., 2006	Ânodo M1/cátodo SO	2mA	20min	5	Fibromialgia	Melhora da dor por até 3 semanas após estimulação
Roizemblatt et al., 2007	Ânodo M1/cátodo SO	2mA	20min	5	Fibromialgia	Melhora da dor e sono (polissonografia)
Valle et al., 2009	Ânodo M1, DLPFC/ cátodo SO	2mA	20min	10	Fibromialgia	Melhora da dor com estimulação em M1 e DLPFC, porém com manutenção de analgesia de 60 dias apenas no grupo M1
Fenton et al., 2009	Ânodo M1/cátodo SO	2mA	10min	2	Dor pélvica	Melhora da dor comparada ao grupo placebo
Boggio et al., 2009	Ânodo M1/cátodo SO – associado a TENS ou não	2mA	30min	1	Dor neurogênica	Melhora nos grupos ETCC e ETCC + TENS
Antal et al., 2010	Ânodo M1/cátodo SO	1mA	20min	5	Várias síndromes	Melhora de até 4 semanas após a estimulação
Mori et al., 2010	Ânodo M1/cátodo SO	2mA	20min	5	Neuropática (esclerose múltipla)	Melhora da dor e qualidade de vida
Soler et al., 2010	Ânodo M1/cátodo SO – associado ou não a IV	2mA	20min	10	Dor pós-lesão medular	Melhora da dor no grupo ETCC + IV
Mendonca et al., 2011	Montagem extracefálica (região cervicotorácica) – ânodo M1, SO/ cátodo M1, SO	2mA	20min	1	Fibromialgia	Melhora da dor com fluxo de corrente no CPF (ânodo e cátodo)

SO = supraorbital; CPF = córtex pré-frontal.

porém com poucos estudos realizados na área, não foi possível afirmar nenhuma conclusão sólida ou realizar o cálculo do tamanho do efeito[92]. Esses dados demonstram a grande necessidade de realização de novas pesquisas envolvendo o uso da ETCC no tratamento da dor, em diferentes síndromes álgicas envolvendo amostras de grande porte. Não foram relatados efeitos adversos significativos ou prolongados após o uso da ETCC. Apenas episódios de dor de cabeça após a estimulação, sensação de queimação, formigamento e dor no pescoço[92]. Nenhum caso de lesão de pele para o nosso conhecimento foi relatado até hoje em estudos envolvendo tratamento da dor crônica.

OUTRAS FORMAS DE ESTIMULAÇÃO NÃO INVASIVA

Existem outras formas de neuromodulação não invasiva menos conhecidas, ou menos desenvolvidas, que podem promover modulação da dor. Uma delas é a estimulação elétrica craniana (EEC), uma forma de estimulação que utiliza corrente alternada de diferentes frequências – de 0,5, 1,5 e 100Hz – através de eletrodos posicionados nos lobos das orelhas. O mecanismo por trás dessa modalidade de estimulação transcraniana ainda não está totalmente elucidado, porém alguns dados foram relatados na literatura. O uso da EEC pode gerar estabilização homeostática e liberação de neurotransmissores como serotonina, noradrenalina e β-endorfina[106,107], além de favorecer a melhora de sintomas associados à dor crônica como humor e ansiedade[108]. Alguns estudos foram desenvolvidos em diferentes síndromes dolorosas, porém com parâmetros de estimulação diferentes, o que dificulta a conclusão sobre a efetividade da técnica[92]. Tan et al.[109] utilizaram EEC a uma intensidade de 100 a 500μA durante 1 hora por 21 dias, relatando melhora da dor em pacientes pós-lesão medular. EEC também foi utilizada no tratamento de outras síndromes dolorosas como fibromialgia e enxaqueca, com melhora do quadro de dor[110]. Gabis et al.[111] utilizaram a estimulação elétrica transcraniana aplicada através de três eletrodos: um eletrodo entre as sobrancelhas e dois sob o processo mastoide. Utilizando uma frequência de 77Hz, 3,3ms de largura de pulso a uma intensidade confortável de até 4mA durante 30 minutos, esses autores relataram melhora da dor de até 3 meses após o período de estimulação[111]. Devido à falta de padronização de parâmetros, ainda é necessário o desenvolvimento de pesquisas envolvendo esse tipo de estimulação transcraniana, e avaliação dos possíveis mecanismos de ação envolvendo pesquisas com exames de imagem ou modelos computacionais relatando direcionamento do fluxo de corrente.

Outra forma de estimulação se baseia na aplicação da combinação de correntes alternadas e diretas (CD-CA) durante a mesma estimulação. Esse método, estimulação elétrica transcraniana (EET), foi desenvolvido há algumas décadas[112,113], retornando seu uso de forma mais apurada nos últimos anos. A EET utiliza três eletrodos posicionados da seguinte maneira: um eletrodo catodal entre as sobrancelhas e dois eletrodos anodais na região retromastoide. Nekhendzy et al.[114] avaliaram o efeito desse tipo de estimulação em ratos com diversas frequências de estimulação em diferentes locais. Observaram que a EET CD-CA de 60Hz a uma intensidade de 2,25mA gerou maior efeito analgésico nos limiares térmicos dos animais[114]. Posteriormente, realizou-se essa estimulação em humanos

Neurologia e Neuromodulação

avaliando os efeitos de EET CD-CA de 60Hz e 100Hz a uma intensidade confortável de até 5mA. Houve melhora dos limiares mecânico e térmicos em lesões UVB[115]. Supõe-se que esse tipo de à estimulação influencia mecanismos centrais e atua em nociceptores primários, levando ativação do sistema modulatório descendente.

CONSIDERAÇÕES FINAIS

Atualmente, o tratamento das síndromes de dor crônica envolve grande variedade de técnicas, porém ainda limitado na eliminação completa dos sintomas e das crises. As técnicas de neuromodulação estão desenvolvendo-se para promover mudança no padrão cortical desses pacientes e retorno da ativação normal de centros de processamento de dor. Atualmente, o desenvolvimento de pesquisa dentro da área de neuromodulação não invasiva demonstra melhora importante nas variáveis de dor com poucos efeitos adversos, lembrando que também são eficazes para o tratamento de sintomas frequentemente associados à dor crônica como ansiedade, depressão e distúrbios do sono. Além disso, as técnicas de neuromodulação não invasiva apresentam vantagens comparadas a outras técnicas de neuromodulação e a outras terapêuticas, por possuir um efeito focado, permitindo a associação com outras formas de tratamento, além de promover alterações plásticas no córtex cerebral que levam a resultados clínicos mesmo após o término do tratamento.

Ainda há necessidade de maior entendimento dos mecanismos de ação analgésicos dessas técnicas para que, a partir dessas informações, seja possível determinar melhor os parâmetros de estimulação mais efetivos, incluindo os melhores locais de estimulação, para potencializar os resultados. Além disso, o desenvolvimento de pesquisas de grande porte, com maior número de indivíduos envolvidos, poderia aumentar a evidência de eficácia clínica e a generalização dos resultados. Além disso, são importantes estudos que tenham como objetivo investigar os efeitos da estimulação cerebral não invasiva em síndromes álgicas específicas.

Finalmente, concluimos que há grande potencial da utilização dessas técnicas no tratamento de pacientes com dor crônica, no que diz respeito à eficácia e à acessibilidade de tratamento, visto que, com o desenvolvimento da técnica e maior disponibilidade de aparelhos, não é necessário internamento de pacientes com fácil manutenção do tratamento. É necessário, porém, maior atenção quanto à utilização e ao desenvolvimento de protocolos, associando sempre que possível o tratamento com neuromodulação a tratamentos farmacológicos e físicos para aumentar a especificidade de ativação neuronal e resposta clínica.

REFERÊNCIAS BIBLIOGRÁFICAS

1. Johannes CB, Le TK, et al. The prevalence of chronic pain in United States adults: results of an internet-based survey. J Pain 2010;11(11): 1230-1239.
2. Sa KN, Baptista AF, et al. Chronic pain and gender in Salvador population, Brazil. Pain 2008;139(3):498-506.
3. Staud R. Evidence for shared pain mechanisms in osteoarthritis. Low back pain, and fibromyalgia. Curr Rheumatol Rep.
4. Mendell LM. Physiological properties of unmyelinated fiber projection to the spinal cord. Exp Neurol 1966;16:316-332.
5. Woolf CJ. Recvent advances in the pathophysiology of acute pain. Br J Anaesth 1989; 63:139-146.
6. Rocha APC, Kraychete DC, et al. Dor: aspectos atuais da sensibilização periférica e central. Rev Bras Anestesiol 2007;1(57):94-105.
7. Kindler LL, Bennett RM, Jones KD. Central sensitivity syndromes: mounting pathophysiologic evidence to link fibromyalgia with other common chronic pain disorders. Pain Manag Nurs 2011;(12)1:15-24.
8. Dickenson AH. Recent advnces en the physilogy and pharmacology of pain: plasticity and its implications for clinical analgesia. J Psychopharm 1991;5:342-351.
9. Tuchman M, Barrett JA, Donevan S, Hedberg TG, Taylor CP. Central sensitization and Ca (V)α$_2$δ ligands in chronic pain syndromes: pathologic processes and pharmacologic effect. J Pain 2010;12:1241-1249.
10. Sandkuhler J. Learning and memory in pain pathways. Pain 2000;88:113-118.
11. de Tommaso M, Losito L, et al. Changes in cortical processing of pain in chronic migraine. Headache 2005;45(9):1208-1218.
12. Kuchinad A, Schweinhardt P, et al. Accelerated brain gray matter loss in fibromyalgia patients: premature aging of the brain? J Neurosci 2007;27(15):4004-4007.
13. Buckalew N, Haut MW, et al. Chronic pain is associated with brain volume loss in older adults: preliminary evidence. Pain Med 2008; 9(2):240-248.
14. DaSilva AF, Becerra L, et al. Colocalized structural and functional changes in the cortex of patients with trigeminal neuropathic pain. PLoS One 2008;3(10):e3396.

15. Valfre W, Rainero I, et al. Voxel-based morphometry reveals gray matter abnormalities in migraine. Headache 2008;48(1):109-117.
16. Valet M, Gundel H, et al. Patients with pain disorder show gray-matter loss in pain-processing structures: a voxel-based morphometric study. Psychosom Med 2009;71(1):49-56.
17. Schmidt-Wilcke T, Hierlmeier S, et al. Altered regional brain morphology in patients with chronic facial pain. Headache 2010;50(8): 1278-1285.
18. Rodriguez-Raecke R, Niemeier A, et al. Brain gray matter decrease in chronic pain is the consequence and not the cause of pain. J Neurosci 2009;29(44):13746-13750.
19. Apkarian AV, Sosa Y, et al. Chronic back pain is associated with decreased prefrontal and thalamic gray matter density. J Neurosci 2004; 24(46):10410-10415.
20. Draganski B, Moser T, et al. Decrease of thalamic gray matter following limb amputation. Neuroimage 2006;31(3):951-957.
21. Younger JW, Shen YF, et al. Chronic myofascial temporomandibular pain is associated with neural abnormalities in the trigeminal and limbic systems. Pain 2010;149(2):222-228.
22. Wrigley PJ, Gustin SM, et al. Anatomical changes in human motor cortex and motor pathways following complete thoracic spinal cord injury. Cereb Cortex 2009;19(1):224-232.
23. Seminowicz DA, Labus JS, et al. Regional gray matter density changes in brains of patients with irritable bowel syndrome. Gastroenterology 2010;139(1):48-57.
24. Schmidt-Wilcke T, Leinisch E, et al. Affective components and intensity of pain correlate with structural differences in gray matter in chronic back pain patients. Pain 2006;125(1-2):89-97.
25. May A. Structural brain imaging: a window into chronic pain. Neuroscientist 2011;17(2): 209-220.
26. Strutton PH, Theodorou S, et al. Corticospinal excitability in patients with chronic low back pain. J Spinal Disord Tech 2005;18(5): 420-424.
27. Lefaucheur JP, Drouot X, et al. Motor cortex rTMS restores defective intracortical inhibition in chronic neuropathic pain. Neurology 2006;67(9):1568-1574.

28. Kirveskari E, Vartiainen NV, et al. Motor cortex dysfunction in complex regional pain syndrome. Clin Neurophysiol 2010;121(7): 1085-1091.
29. Mhalla A, de Andrade DC, et al. Alteration of cortical excitability in patients with fibromyalgia. Pain 2010;149(3):495-500.
30. Porro CA. Functional imaging and pain: behavior, perception, and modulation. Neuroscientist 2003;9(5):354-369.
31. Seifert F, Maihofner C. Central mechanisms of experimental and chronic neuropathic pain: findings from functional imaging studies. Cell Mol Life Sci 2009;66(3):375-390.
32. May A. Chronic pain may change the structure of the brain. Pain 2008;137(1):7-15.
33. Flor H, Diers M. Sensorimotor training and cortical reorganization. NeuroRehabilitation 2009;25(1):19-27.
34. Wiech K, Tracey I. The influence of negative emotions on pain: behavioral effects and neural mechanisms. Neuroimage 2009;47(3):987-994.
35. Tsao H, Tucker KJ, et al. Changes in excitability of corticomotor inputs to the trunk muscles during experimentally-induced acute low back pain. Neuroscience 2011;181:127-133.
36. Lefaucheur JP. The use of repetitive transcranial magnetic stimulation (rTMS) in chronic neuropathic pain. Neurophysiol Clin 2006;36 (3):117-124.
37. Bokarius AV, Bokarius V. Evidence-based review of manual therapy efficacy in treatment of chronic musculoskeletal pain. Pain Pract 2010;10(5):451-458.
38. D'Sylva J, Miller J, et al. Manual therapy with or without physical medicine modalities for neck pain: a systematic review. Man Ther 2010; 15(5):415-433.
39. Smith C, Grimmer-Somers K. The treatment effect of exercise programmes for chronic low back pain. J Eval Clin Pract 2010;16(3):484-491.
40. Lim EC, Poh RL, et al.. Effects of Pilates-based exercises on pain and disability in individuals with persistent nonspecific low back pain: a systematic review with meta-analysis. J Orthop Sports Phys Ther 2011;41(2):70-80.
41. Hoffman MD, Shepanski MA, et al. Intensity and duration threshold for aerobic exercise-induced analgesia to pressure pain. Arch Phys Med Rehabil 2004;85(7):1183-1187.
42. Bruce B, Fries JF, et al. Aerobic exercise and its impact on musculoskeletal pain in older adults: a 14 year prospective, longitudinal study. Arthritis Res Ther 2005;7(6):R1263-1270.
43. Stephens S, Feldman BM, et al. Feasibility and effectiveness of an aerobic exercise program in children with fibromyalgia: results of a randomized controlled pilot trial. Arthritis Rheum 2008;59(10):1399-1406.
44. Goldenberg DL. Using multidisciplinary care to treat fibromyalgia. J Clin Psychiatry 2009; 70(5):e13.
45. Franca FR, Burke TN, et al. Segmental stabilization and muscular strengthening in chronic low back pain: a comparative study. Clinics (Sao Paulo) 2010;65(10):1013-1017.
46. Unsgaard-Tondel M, Fladmark AM, et al. Motor control exercises, sling exercises, and general exercises for patients with chronic low back pain: a randomized controlled trial with 1-year follow-up. Phys Ther 2010;90(10):1426-1440.
47. Targino RA, Imamura M, et al. Pain treatment with acupuncture for patients with fibromyalgia. Curr Pain Headache Rep 2002;6(5):379-383.
48. Ga H, Choi HJ, et al. Acupuncture needling versus lidocaine injection of trigger points in myofascial pain syndrome in elderly patients – a randomised trial. Acupunct Med 2007; 25(4):130-136.
49. Targino RA, Imamura M, et al. A randomized controlled trial of acupuncture added to usual treatment for fibromyalgia. J Rehabil Med 2008;40(7):582-588.
50. Matsubara T, Arai YC, et al. Comparative effects of acupressure at local and distal acupuncture points on pain conditions and autonomic function in females with chronic neck pain. Evid Based Complement Alternat Med 2011.
51. Orme-Johnson DW, Schneider RH, et al. Neuroimaging of meditation's effect on brain reactivity to pain. Neuroreport 2006;17(12): 1359-1363.
52. Turk DC, Swanson KS, et al. Psychological approaches in the treatment of chronic pain patients--when pills, scalpels, and needles are not enough. Can J Psychiatry 2008;53(4):213-223.

53. Malmberg AB, Yaksh TL. Hyperalgesia mediated by spinal glutamate or substance P receptor blocked by spinal cyclooxygenase inhibition. Science 1992;257(5074):1276-1279.

54. Karjalainen K, Malmivaara A, et al. Multidisciplinary biopsychosocial rehabilitation for neck and shoulder pain among working age adults. Cochrane Database Syst Rev(3): CD002194. 2000.

55. Lang E, Liebig Z, et al. Multidisciplinary rehabilitation versus usual care for chronic low back pain in the community: effects on quality of life. Spine J 2003;3(4):270-276.

56. Kaapa EH, Frantsi K, et al. Multidisciplinary group rehabilitation versus individual physiotherapy for chronic nonspecific low back pain: a randomized trial. Spine (Phila Pa 1976) 2006; 31(4):371-376.

57. Moore JE, Von Korff M, et al. A randomized trial of a cognitive-behavioral program for enhancing back pain self care in a primary care setting. Pain 2000;88(2):145-153.

58. Mundinger F, Salomao JF. Deep brain stimulation in mesencephalic lemniscus medialis for chronic pain. Acta Neurochir Suppl (Wien) 1980;30:245-258.

59. Ray CD, Burton CV. Deep brain stimulation for severe, chronic pain. Acta Neurochir Suppl (Wien) 1980;30:289-293.

60. Schvarcz JR. Chronic self-stimulation of the medial posterior inferior thalamus for the alleviation of deafferentation pain. Acta Neurochir Suppl (Wien) 1980;30:295-301.

61. Boivie J, Meyerson BA. A correlative anatomical and clinical study of pain suppression by deep brain stimulation. Pain 1982;13(2):113-126.

62. Coffey RJ. Deep brain stimulation for chronic pain: results of two multicenter trials and a structured review. Pain Med 2001;2(3):183-192.

63. Tsubokawa T, Katayama Y, et al. Chronic motor cortex stimulation for the treatment of central pain. Acta Neurochir Suppl (Wien) 1991;52:137-139.

64. Peyron R, Garcia-Larrea L, et al. Electrical stimulation of precentral cortical area in the treatment of central pain: electrophysiological and PET study. Pain 1995;62(3):275-286.

65. Garcia-Larrea L, Peyron R, et al. Positron emission tomography during motor cortex stimulation for pain control. Stereotact Funct Neurosurg 1997;68(1-4 Pt 1):141-148.

66. Garcia-Larrea L, Peyron R, et al. Electrical stimulation of motor cortex for pain control: a combined PET-scan and electrophysiological study. Pain 1999;83(2):259-273.

67. Chouinard PA, Van Der Werf YD, et al. Modulating neural networks with transcranial magnetic stimulation applied over the dorsal premotor and primary motor cortices. J Neurophysiol 2003;90(2):1071-1083.

68. Bestmann S, Baudewig J, et al. Functional MRI of the immediate impact of transcranial magnetic stimulation on cortical and subcortical motor circuits. Eur J Neurosci 2004; 19(7):1950-1962.

69. Yoo WK, You SH, et al. High frequency rTMS modulation of the sensorimotor networks: behavioral changes and fMRI correlates. Neuroimage 2008;39(4):1886-1895.

70. de Andrade DC, Mhalla A, et al. Neuropharmacological basis of rTMS-induced analgesia: the role of endogenous opioids. Pain 2011;152 (2):320-326.

71. Lefaucheur JP, Drouot X, et al. Pain relief induced by repetitive transcranial magnetic stimulation of precentral cortex. Neuroreport 2001;12(13):2963-2965.

72. Lefaucheur JP, Drouot X, et al. Interventional neurophysiology for pain control: duration of pain relief following repetitive transcranial magnetic stimulation of the motor cortex. Neurophysiol Clin 2001;31(4):247-252.

73. Lefaucheur JP. Transcranial magnetic stimulation in the management of pain. Suppl Clin Neurophysiol 2004;57:737-748.

74. Pleger B, Janssen F, et al. Repetitive transcranial magnetic stimulation of the motor cortex attenuates pain perception in complex regional pain syndrome type I. Neurosci Lett 2004;356(2):87-90.

75. Hirayama A, Saitoh Y, et al. Reduction of intractable deafferentation pain by navigation-guided repetitive transcranial magnetic stimulation of the primary motor cortex. Pain 2006;122(1-2):22-27.

76. Johnson S, Summers J, et al. Changes to somatosensory detection and pain thresholds following high frequency repetitive TMS of the motor cortex in individuals suffering from chronic pain. Pain 2006;(1-2):187-192.

77. Defrin R, Grunhaus L, et 2al. The effect of a series of repetitive transcranial magnetic stimulations of the motor cortex on central pain after spinal cord injury. Arch Phys Med Rehabil 2007;88(12):1574-1580.

78. Passard A, Attal N, et al. Effects of unilateral repetitive transcranial magnetic stimulation of the motor cortex on chronic widespread pain in fibromyalgia. Brain 2007;130(Pt 10):2661-2670.

79. Saitoh Y, Yoshimine T. Stimulation of primary motor cortex for intractable deafferentation pain. Acta Neurochir Suppl 2007;97(Pt 2):51-56.

80. Lefaucheur JP. Use of repetitive transcranial magnetic stimulation in pain relief. Expert Rev Neurother 2008;8(5):799-808.

81. Kang BS, Shin HI, et al. Effect of repetitive transcranial magnetic stimulation over the hand motor cortical area on central pain after spinal cord injury. Arch Phys Med Rehabil 2009;90(10):1766-1771.

82. Picarelli H, Teixeira MJ, et al. Repetitive transcranial magnetic stimulation is efficacious as an add-on to pharmacological therapy in complex regional pain syndrome (CRPS) type I. J Pain 2010;11(11):1203-1210.

83. Mhalla A, Baudic S, et al. Long-term maintenance of the analgesic effects of transcranial magnetic stimulation in fibromyalgia. Pain 2011;152(7):1478-1485.

84. Topper R, Foltys H, et al. Repetitive transcranial magnetic stimulation of the parietal cortex transiently ameliorates phantom limb pain-like syndrome. Clin Neurophysiol 2003;114(8):1521-1530.

85. Sampson SM, Rome JD, et al. Slow-frequency rTMS reduces fibromyalgia pain. Pain Med 2006;7(2):115-118.

86. Borckardt JJ, Smith AR, et al. A pilot study investigating the effects of fast left prefrontal rTMS on chronic neuropathic pain. Pain Med 2009;10(5):840-849.

87. Sampson SM, Kung S, et al. The use of slow-frequency prefrontal repetitive transcranial magnetic stimulation in refractory neuropathic pain. J ECT 2011;27(1):33-37.

88. Saitoh Y, Hirayama A, et al. Reduction of intractable deafferentation pain due to spinal cord or peripheral lesion by high-frequency repetitive transcranial magnetic stimulation of the primary motor cortex. J Neurosurg 2007; 107(3):555-559.

89. Andre-Obadia N, Peyron R, et al. Transcranial magnetic stimulation for pain control. Double-blind study of different frequencies against placebo, and correlation with motor cortex stimulation efficacy. Clin Neurophysiol 2006;117(7):1536-1544.

90. Lipton RB, Dodick DW, et al. Single-pulse transcranial magnetic stimulation for acute treatment of migraine with aura: a randomised, double-blind, parallel-group, sham-controlled trial. Lancet Neurol 2010;9(4):373-380.

91. Teepker M, Hotzel J, et al. Low-frequency rTMS of the vertex in the prophylactic treatment of migraine. Cephalalgia 2010;30(2):137-144.

92. O'Connell NE, Wand BM, et al. Non-invasive brain stimulation techniques for chronic pain. A report of a Cochrane systematic review and meta-analysis. Eur J Phys Rehabil Med 2011; 47(2):309-326.

93. Fregni F, Boggio PS, et al. A sham-controlled, phase II trial of transcranial direct current stimulation for the treatment of central pain in traumatic spinal cord injury. Pain 2006;122 (1-2):197-209.

94. Fregni F, Gimenes R, et al. A randomized, sham-controlled, proof of principle study of transcranial direct current stimulation for the treatment of pain in fibromyalgia. Arthritis Rheum 2006;54(12):3988-3998.

95. Roizenblatt S, Fregni F, et al. Site-specific effects of transcranial direct current stimulation on sleep and pain in fibromyalgia: a randomized, sham-controlled study. Pain Pract 2007; 7(4):297-306.

96. Boggio PS, Amancio EJ, et al. Transcranial DC stimulation coupled with TENS for the treatment of chronic pain: a preliminary study. Clin J Pain 2009;25(8):691-695.

97. Fenton BW, Palmieri PA, et al. A preliminary study of transcranial direct current stimulation for the treatment of refractory chronic pelvic pain. Brain Stimul 2009;2(2):103-107.

98. Valle A, Roizenblatt S, et al. Efficacy of anodal transcranial direct current stimulation (tDCS) for the treatment of fibromyalgia: results of a randomized, sham-controlled longitudinal clinical trial. J Pain Manag 2009; 2(3):353-361.

99. Antal A, Terney D, et al. Anodal transcranial direct current stimulation of the motor cortex ameliorates chronic pain and reduces short intracortical inhibition. J Pain Symptom Manage 2010;39(5):890-903.

100. Mori F, Codeca C, et al. Effects of anodal transcranial direct current stimulation on chronic neuropathic pain in patients with multiple sclerosis. J Pain 2010;11(5):436-442.

101. Soler MD, Kumru H, et al. Effectiveness of transcranial direct current stimulation and visual illusion on neuropathic pain in spinal cord injury. Brain 2010;133(9):2565-2577.

102. Mendonca ME, Santana MB, et al. Transcranial DC stimulation in fibromyalgia: optimized cortical target supported by high-resolution computational models. J Pain 2011;12(5):610-617.

103. Lefaucheur JP. New insights into the therapeutic potential of non-invasive transcranial cortical stimulation in chronic neuropathic pain. Pain 2006;122(1-2):11-13.

104. Ramachandran VS, Altschuler EL. The use of visual feedback, in particular mirror visual feedback, in restoring brain function. Brain 2009;132(Pt 7):1693-1710.

105. Ramachandran VS, Brang D. Sensations evoked in patients with amputation from watching an individual whose corresponding intact limb is being touched. Arch Neurol 2009;66(10):1281-1284.

106. Lebedev VP, Savchenko AB, et al. [Transcranial electroanalgesia in rats: an optimal regimen of electrical stimuli]. Fiziol Zh SSSR Im I M Sechenova 1988;74(8):1094-1101.

107. Gabis L, Shklar B, et al. Immediate influence of transcranial electrostimulation on pain and beta-endorphin blood levels: an active placebo-controlled study. Am J Phys Med Rehabil 2003;82(2):81-85.

108. Kirsch DL, Smith RB. The use of cranial electrotherapy stimulation in the management of chronic pain: a review. NeuroRehabilitation 2000;14(2):85-94.

109. Tan G, Rintala DH, et al. Using cranial electrotherapy stimulation to treat pain associated with spinal cord injury. J Rehabil Res Dev 2006;43(4):461-474.

110. Lichtbroun AS, Raicer MM, et al. The treatment of fibromyalgia with cranial electrotherapy stimulation. J Clin Rheumatol 2001;7(2):72-78.

111. Gabis L, Shklar B, et al. Pain reduction using transcranial electrostimulation: a double blind "active placebo" controlled trial. J Rehabil Med 2009;41(4):256-261.

112. Lebedev VP, Savchenko AB, et al. [The opiate mechanism of transcranial electroanalgesia in rats and mice]. Fiziol Zh SSSR Im I M Sechenova 1988;74(9):1249-1256.

113. Limoge A, Robert C, et al. Transcutaneous cranial electrical stimulation (TCES): a review 1998. Neurosci Biobehav Rev 1999;23(4):529-538.

114. Nekhendzy V, Fender CP, et al. The antinociceptive effect of transcranial electrostimulation with combined direct and alternating current in freely moving rats. Anesth Analg 2004;98(3):730-737.

115. Nekhendzy V, Lemmens HJ, et al. The analgesic and antihyperalgesic effects of transcranial electrostimulation with combined direct and alternating current in healthy volunteers. Anesth Analg 2010;111(5):1301-1307.

15

TINNITUS

Renata de Almeida Marcondes
Tanit Sanches

Tinnitus é a percepção de um som na ausência de um estímulo auditivo externo[1]. Nos últimos anos, ele tem sido associado a uma reorganização neuronal com aumento da atividade no córtex temporoparietal. A estimulação magnética transcraniana (EMT), quando aplicada especialmente na região temporoparietal, é capaz de modular o *tinnitus*, reforçando o envolvimento do sistema nervoso central na sua fisiopatologia e abrindo novas perspectivas de tratamento.

ASPECTOS EPIDEMIOLÓGICOS E CLÍNICOS

O *tinnitus* é um sintoma bastante frequente, que acomete aproximadamente 15% da população[1]. Em 20% dos casos, o *tinnitus* provoca repercussões importantes na vida do paciente, podendo causar distúrbios do sono, da concentração e do equilíbrio emocional[1,2]. Sua etiologia é frequentemente multifatorial[3,4]. Cerca de 85% dos casos têm algum grau de perda auditiva associada. O tratamento deve ser personalizado para cada caso[5] e pode ser baseado no uso de medicamentos, na correção de distúrbios metabólicos ou hormonais, no uso de prótese auditiva ou na estimulação sonora. Apesar das várias possibilidades terapêuticas, nenhum tratamento isolado mostrou-se comprovadamente eficaz para a maioria dos pacientes.

A etiopatogenia do *tinnitus* ainda é desconhecida. Algumas teorias procuram explicar o *tinnitus* a partir da disfunção em áreas do sistema nervoso periférico (cóclea e nervo auditivo)[6,7], tais como dano desproporcional de células ciliadas externas e internas, alteração da concentração de cálcio na endolinfa, aumento da atividade espontânea do VIII par craniano por liberação de neurotransmissores das células ciliadas, entre outras[8].

Contudo, teorias mais modernas sugerem que também haja disfunção do sistema nervoso central (SNC) no *tinnitus*. Isto é corroborado por alguns estudos, tais como os de Lockwood et al.[9] e Muhlnickel et al.[10], que utilizaram, respectivamente, tomografia por emissão de pósitrons (PET) e magnetoencefalografia em pacientes com *tinnitus*, observando que a função cortical correspondente também se encontrava alterada. O modelo utilizado para explicar o envolvimento do SNC é análogo à percepção sensorial alterada de um membro amputado ("membro fantasma")[11]. No caso do *tinnitus*, lesões na via auditiva periférica levariam a uma redução das aferências no SNC e consequentemente redução dos estímulos eferentes inibitórios dos centros superiores sobre as células ciliadas. Isto porque o SNC está constantemente sujeito a alterações funcionais através da neuroplasticidade neuronal: quando há uma deaferentação periférica, a representação cortical desta área fica alterada e há reorganização neuroplástica tanto desta área quanto de áreas corticais vizinhas, afetando toda a tonotopia (mapa auditivo representado no córtex auditivo primário). Dessa maneira, a deaferentação auditiva periférica poderia levar a percepções auditivas anômalas, tais como o *tinnitus*[9,10,12] e aumento da percepção sonora[13-15]. Essa teoria poderia explicar a persistência do *tinnitus* em pacientes submetidos à ressecção do VIII par craniano[15] ou sua prevalência em populações de mais idade.

OPÇÕES FARMACOLÓGICAS

Inicialmente, é fundamental a investigação dos fatores causais, que incluem alterações metabólicas (alteração de colesterol, triglicérides, glicemia, hormônios tiroidianos), pesquisa de hábitos alimentares (abuso de cafeína, consumo abusivo de doces, períodos de jejum prolongado), pesquisa de perda auditiva e hipersensibilidade auditiva associadas (corrigidas com próteses auditivas se for o caso e TRT – *tinnitus retraining therapy*), pesquisa de fatores cervicais relacionados ao *tinnitus* (dores, presença de pontos-gatilhos), pesquisa de disfunções de articulação temporomandibular e bruxismo, além da pesquisa de fatores emocionais desencadeantes e/ou relacionados ao *tinnitus* (padrões ansiosos e/ou depressivos). Só com este racional é possível obter resultados mais satisfatórios.

O tratamento do *tinnitus* é multidisciplinar e pode envolver otorrinolaringologistas, psiquiatras, fonoaudiólogos, fisioterapeutas, odontólogos e psicólogos.

As opções farmacológicas envolvem o uso de drogas com ação local ou central. As medicações com ação local que podem apresentar algum benefício são: vasodilatadores (extrato de *gingko biloba* 761, pentoxifilina), bloqueadores de canal de cálcio (flunarizina, cinarizina), antagonistas de receptor H_1 (beta-histina) e zinco. A ação no sistema nervoso central pode ser obtida com benzodiazepínicos (clonazepam), anticonvulsivantes (carbamazepina, gabapentina), antidepressivos (inibidores seletivos de recaptação de serotonina ou duais) e agonistas dopaminérgicos (bupropiona).

ESTIMULAÇÃO MAGNÉTICA TRANSCRANIANA

RACIONAL FISIOPATOLÓGICO E POSSÍVEIS MECANISMOS DE AÇÃO

O *tinnitus* tem sido relacionado a aumento da atividade na região temporoparietal esquerda, além de outras áreas relacionadas ao sistema límbico, demonstrado por exames de neuroimagem. Sataloff et al.[16] investigaram as alterações neurológicas funcionais em pacientes com *tinnitus* por meio de SPECT em 191 pacientes com alterações neurotológicas. Considerando apenas o *tinnitus* como sintoma, os autores encontraram alteração do SPECT em 92% dos pacientes. Shulman et al.[17] realizaram SPECT em 52 pacientes com *tinnitus* e observaram alteração do fluxo sanguíneo em 90% dos casos, descrita como uma assimetria em lobo temporal medial direito e esquerdo (fluxo em região esquerda maior do que na região direita), principalmente na região do complexo amígdala- -hipocampo, uma área relacionada à audição e à memória, além de ser uma área de integração entre percepção sensorial e afetiva. A alteração da atividade cortical neste local pode estar relacionada a alterações afetivas presentes em pacientes com *tinnitus*. Foram descritas também alterações de fluxo em regiões frontal e parietal. Farhadi et al.[18] estudaram 56 pacientes com *tinnitus* por meio de SPECT associado à ressonância magnética e observaram atividade neuronal aumentada em regiões temporal medial, temporal inferior e temporoparietal.

Arnold et al.[19] foram os pioneiros a investigar as alterações corticais em pacientes com *tinnitus* utilizando PET. Avaliaram 11 pacientes com *tinnitus* e observaram aumento da atividade em lobo temporal esquerdo (área correspondente à área 41 de Brodmann). Mirz et al.[20], Anderson et al.[21] e Johnsrude et al.[22] realizaram posteriormente alguns estudos com PET em pacientes com *tinnitus* e observaram concordância entre os achados relacionados ao lobo temporal, mostrando aumento de atividade em lobo temporal esquerdo, principalmente na área relacionada ao córtex auditivo primário. Eicchammer et al.[23] concluem, por meio de PET, que as áreas corticais ativadas em pacientes com *tinnitus* são tanto aquelas envolvidas na percepção e processamentos auditivos, como aquelas envolvidas em processos emocionais. Lanting et al.[24] também concluem que a atividade central relacionada ao *tinnitus* não está restrita apenas a regiões associadas ao sistema auditivo, mas também em regiões frontal, sistema límbico e cerebelo, áreas relacionadas ao sistema auditivo e à percepção do *tinnitus*. Finalmente, Langguth et al.[25] observaram ativação cortical em região temporal esquerda em 85% dos pacientes com *tinnitus*, independente da lateralidade.

Alguns estudos mais recentes, utilizando a ressonância magnética (RM) funcional, destacam o comprometimento de áreas corticais relacionadas a circuitos emocionais ativadas em pacientes com *tinnitus*[26-28]. Lanting et al.[26] observaram hiperatividade na região do colículo inferior através da RM funcional em 10 pacientes com *tinnitus* unilateral. Leaver et al.[27], em um estudo com RM funcional, observaram hiperatividade no córtex auditivo e em regiões relacionadas ao sistema límbico como *nucleus accumbens* e córtex pré-frontal, reforçando a interação do sistema auditivo com o sistema límbico na patogênese do *tinnitus*. Wunderlich et al.[28], também com RM funcional, associaram o *tinnitus* à hiperatividade nas seguintes regiões: frontal, putâmen e ínsula do hemisfério esquerdo.

Estes estudos reforçam a teoria do envolvimento de áreas corticais, predominantemente no córtex esquerdo, além daquelas relacionadas ao sistema límbico em pacientes com *tinnitus*.

RESULTADOS CLÍNICOS

Plewnia et al.[29] foram os primeiros autores a realizar EMT em pacientes com *tinnitus*. Para avaliar qual a localização mais efetiva para sua aplicação nestes pacientes, eles estimularam oito regiões da calota craniana e quatro posições controle (Fig. III-6), utilizando EMT de alta frequência (10Hz, 3 segundos) em 14 pacientes com *tinnitus* há mais de um ano. Obtiveram redução significativa do *tinnitus* em 8/14 pacientes quando estimulados nas regiões temporal e temporoparietal esquerdas.

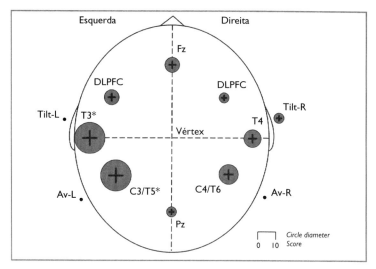

FIGURA III-6 – Esquema das áreas estimuladas: regiões temporal direita (T4), temporal esquerda (T3), temporoparietal direita (C4-T6), temporoparietal esquerda (C3-T5), mediofrontal (Fz), mediopariental (Pz), pré-frontal direita (DLPFC D) e pré-frontal esquerda (DLPFC E). As regiões marcadas com círculo maior e hachurado (T3 e C5-T3), respectivamente, temporal esquerda e temporoparietal E, foram as que apresentaram melhor resposta à estimulação[29].

Langguth et al.[30] avaliaram o efeito da EMT em um paciente com *tinnitus* há oito anos e disacusia neurossensorial moderada em altas frequências. Os autores realizaram PET e observaram aumento da atividade metabólica no córtex auditivo primário esquerdo, área correspondente ao giro temporal superior esquerdo. No estudo piloto, o paciente foi estimulado por cinco dias. Após esta estimulação inicial, houve piora do *tinnitus* nos dois primeiros dias, com subsequente melhora significativa, que persistiu por quatro semanas. Foi realizada também, no mesmo paciente, uma estimulação mais prolongada (quatro semanas consecutivas) com 1Hz de intensidade de 110% do limiar motor. Após esta segunda estimulação, ocorreu abolição do *tinnitus* na terceira semana após a estimulação. Os autores sugerem que a estimulação repetitiva pode afetar outras áreas corticais funcionalmente conectadas ao córtex auditivo primário, explicando assim a redução mais significativa e prolongada do *tinnitus*, além de induzir plasticidade na área estimulada. Concluem, então, que esta estimulação em baixa frequência foi eficaz em reduzir a percepção do *tinnitus*.

Eichhammer et al.[31] realizaram um estudo *crossover* duplo-cego em três pacientes com *tinnitus* e perda auditiva. Aplicaram a EMT repetitiva (EMTr) por cinco dias (1Hz, 110% do limiar motor) guiada por neuronavegador, de acordo com a região de maior metabolismo cerebral, obtida pela realização de PET. Dos três pacientes, dois apresentaram hiperatividade no córtex auditivo primário esquerdo. O primeiro paciente apresentou piora do *tinnitus* no início da estimulação, mas depois apresentou redução por até sete dias do fim da EMT, efeito não observado após a utilização da EMT placebo. O segundo paciente apresentou abolição do *tinnitus* após a primeira sessão de estimulação ativa, que se manteve por até sete dias do fim da estimulação. Após a estimulação placebo, também obteve melhora do *tinnitus*, porém menos acentuada do que após a estimulação ativa. O terceiro paciente estudado apresentou melhora discreta do *tinnitus,* tanto durante a estimulação ativa quanto após a estimulação placebo.

De Ridder et al.[32] aplicaram EMT em 114 pacientes com *tinnitus* unilateral. O local da estimulação foi no córtex auditivo contralateral ao lado do *tinnitus*. As frequências utilizadas foram: 1, 3, 5, 10 e 20Hz (90% do limiar motor), cada estimulação com 200 pulsos, o suficiente para provocar melhora do *tinnitus* por alguns segundos. Os autores dividiram os resultados em três faixas de supressão do *tinnitus*: 0 a 19%, 20 a 79% e 80 a 100%. Observaram que a melhora do *tinnitus* é influenciada pelo seu tempo de existência: quanto mais crônico, maior a probabilidade de melhorar com a estimulação em frequências menores, e quanto mais recente, melhor a resposta à estimulação em frequências maiores.

Kleinjung et al.[33] realizaram um estudo em 14 pacientes com *tinnitus*, sendo que cinco apresentavam audiometria normal. Todos foram submetidos a PET e apresentaram hiperatividade no córtex auditivo (12 do lado esquerdo e 2 do lado direito). A estimulação foi orientada por neuronavegação no local de máxima atividade metabólica demonstrada pelo PET. A frequência utilizada foi de 1Hz, 110% do limiar motor, 2.000 estímulos por dia durante cinco dias consecutivos. Os pacientes apresentaram melhora significativa do *tinnitus* após a estimulação ativa (11/14 pacientes), o que não foi observado após a estimulação placebo. A melhora sustentou-se por até seis meses após o tratamento em oito pacientes.

Fregni et al.[34] aplicaram EMT em sete pacientes com *tinnitus* usando 10Hz, 120% do limiar motor, em um ciclo de três segundos (30 pulsos). Houve melhora do *tinnitus* em três dos sete pacientes quando aplicada na região temporoparietal esquerda.

Folmer et al.[35] realizaram estudo *crossover* com EMT ativa e placebo na frequência de 10Hz (100% do limiar motor) em cinco ciclos de seis segundos (150 pulsos) durante 5 minutos no córtex temporal direito e esquerdo de 15 pacientes. Seis deles apresentaram redução do *tinnitus* após a estimulação ativa (cinco após EMT do lado esquerdo e um após EMT do lado direito). Dois pacientes responderam após a estimulação placebo.

Londero et al.[36] aplicaram EMT lenta (1Hz, 120% do limiar motor) em 13 pacientes com *tinnitus* unilateral (dez com *tinnitus* do lado esquerdo e três do lado direito). A EMT foi aplicada no córtex auditivo contralateral ao *tinnitus*, área determinada por meio de ressonância magnética funcional. Realizaram uma sessão de 20 minutos (1.200 pulsos) e utilizaram como controle a aplicação da EMT na região occipital. Cinco de 13 pacientes responderam à EMT na região temporal (efeito durou de 2 a 10 dias) e 2 de 13 responderam à estimulação na posição controle.

Langguth et al.[37] realizaram EMT em 28 pacientes no córtex auditivo primário esquerdo, frequência de 1 Hz, 110% do limiar motor, por 10 dias consecutivos, 33 minutos por dia (2.000 pulsos). Não foi utilizada estimulação controle. Observaram melhora significativa do *tinnitus* mantida até 13 semanas (período em que o grupo foi acompanhado).

Richter et al.[38] avaliaram um paciente com *tinnitus* e perda auditiva. Aplicaram EMT de 1 Hz, 110% do limiar motor, durante cinco dias consecutivos (30 minutos, 1.800 pulsos). Utilizaram PET antes e dois dias após o término da estimulação. A melhora mais importante do *tinnitus* ocorreu após o término da EMT e persistiu por até 4 semanas. O PET realizado após a estimulação não mostrou alteração em relação ao exame inicial.

Kleinjung et al.[39] avaliaram 45 pacientes com *tinnitus*, realizando 10 sessões de EMT lenta (1 Hz, 110% do limiar motor) no córtex auditivo primário esquerdo (sistema de neuronavegação). Não foi avaliado um grupo controle. De 45 pacientes, 18 apresentaram boa resposta. Os autores concluíram que quanto menor o tempo de *tinnitus* e perda auditiva, melhor foi a resposta à EMT.

Plewnia et al.[40] avaliaram seis pacientes com *tinnitus* por meio de um estudo *crossover* durante 14 dias (14 dias de EMT ativa e 14 dias de EMT placebo). A área de aplicação da EMT foi a de maior ativação cortical, determinada pelo PET. Os autores observaram melhora do *tinnitus* em cinco de seis pacientes. O grau de resposta à estimulação foi diretamente proporcional à atividade da região anterior do giro do cíngulo.

Smith et al.[41] obtiveram resultados diferentes. Realizaram EMT com 1 Hz de frequência, ativa ou placebo, em quatro pacientes durante cinco dias consecutivos (estudo *crossover*). Realizaram PET antes e imediatamente após o tratamento. Todos os pacientes responderam bem à estimulação ativa. A melhora persistiu durante todo o período de acompanhamento de quatro semanas. Todos os pacientes apresentaram redução da assimetria no córtex auditivo após a EMT.

Plewnia et al.[42] estudaram nove pacientes com *tinnitus* e perda auditiva. Inicialmente foi realizado PET guiando a área de estimulação de EMT. Em relação ao resultado de PET, observou-se aumento do fluxo no lobo temporal médio e inferior esquerdo, assim como no lobo temporoparietal direito e região posterior do giro do cíngulo. A estimulação realizada foi de 1 Hz durante 5, 15 e 30 minutos na área de máxima ativação pelo PET. Os autores observaram que o grau de melhora do *tinnitus* foi diretamente proporcional à duração da estimulação.

Langguth et al.[25], em um estudo com 20 pacientes, observaram que a redução do *tinnitus* após a estimulação foi diretamente proporcional ao grau de ativação prévia na região temporal, dados obtidos pelo PET. Não correlacionaram a melhora clínica com a duração ou intensidade do *tinnitus*.

Langguth et al.[43] realizaram EMT em um estudo *crossover* em 10 pacientes, aplicando 5 sessões com frequência de 1 Hz. Foram avaliados parâmetros de excitabilidade cortical (limiar motor, inibição intracortical, facilitação intracortical e período de latência cortical). A melhora clínica do *tinnitus* foi associada a aumento da inibição intracortical, da facilitação intracortical e prolongamento do período de latência cortical. Os resultados sugerem que variações individuais da excitabilidade cortical podem correlacionar-se com a resposta à EMT. Concluem também que a EMT de baixa frequência pode provocar efeitos depressivos a longo prazo, resultando em melhora da função inibitória subcortical.

Kleinjung et al.[44] postularam que a ativação de receptores dopaminérgicos poderia aumentar o efeito supressor da EMT de baixa frequência em pacientes com *tinnitus* submetidos a tratamento. Utilizaram a levodopa[44] (precursor dopaminérgico) e a bupropiona[45] antes da aplicação de EMT de baixa frequência em 16 pacientes. Os resultados foram comparados ao grupo que só recebeu EMT. Os dois grupos tiveram redução do *tinnitus* após 10 dias de tratamento, independente da utilização da levodopa ou bubropiona. O uso destas medicações não interferiu na melhora do *tinnitus* após a estimulação.

Khedr et al.[46] avaliaram o efeito a longo prazo da estimulação. Dividiram um grupo de 66 pacientes em 4 subgrupos, que receberam estimulação a 1Hz, 10Hz, 25Hz e placebo. Foram submetidos a 10 dias consecutivos de estimulação na região temporoparietal esquerda. A avaliação foi realizada através do THI (*tinnitus handicap inventory*). Após um ano, o *tinnitus* estava ausente em uma das orelhas de 10 pacientes. Destes, um recebeu estimulação a 1Hz, 4 pacientes receberam EMT de 10Hz e 5 pacientes EMT de 25Hz. Concluem que os resultados a longo prazo, foram mais significativos nos grupos que receberam estimulação de 10 e 25Hz.

Marcondes et al.[47] também avaliaram o efeito a longo prazo da EMT em 20 pacientes com *tinnitus* e audição normal, divididos em dois grupos. Um deles recebeu EMT com frequência de 1Hz durante cinco dias consecutivos, 110% do limiar motor, na região temporoparietal esquerda. O outro grupo recebeu a EMT placebo sob as mesmas condições. Os pacientes foram submetidos a SPECT antes e 14 dias após o tratamento. Observou-se melhora do *tinnitus* no grupo que recebeu a EMT quando comparado com o grupo placebo, a qual persistiu por até 6 meses de seguimento (Fig. III-7). A redução do *tinnitus* foi acompanhada pela diminuição da ativação na região temporal observada

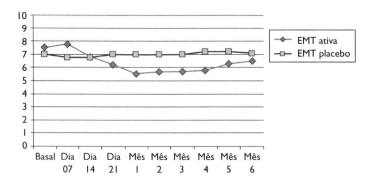

FIGURA III-7 – Média dos valores da escala numérica de incômodo do *tinnitus* de todos os pacientes de cada grupo antes e após a estimulação (dias 7, 14, 21 e meses 1, 2, 3, 4, 5, 6).

pelo SPECT. A melhora foi quantificada pela aplicação do THI. Este estudo teve a particularidade de avaliar um seleto grupo de pacientes com *tinnitus* e audiometria normal para descartar a possibilidade de a perda auditiva ser um fator de confusão na interpretação dos exames de neuroimagem, já que a deaferentação periférica resultante da perda auditiva pode, *per se*, provocar alterações neuroplásticas no córtex auditivo.

Na mesma linha, Mennemeier et al.[48] avaliaram alterações em exames de neuroimagem antes e após sessões de EMT. Aplicaram 5 sessões de EMT a 1Hz na região temporoparietal esquerda em um grupo de pacientes e os resultados foram comparados a um grupo de EMT placebo. Todos os pacientes foram submetidos a uma avaliação por neuroimagem por PET antes e depois do tratamento. Ocorreu melhora do incômodo causado pelo *tinnitus* no grupo submetido à estimulação comparada ao grupo placebo, porém a melhora não foi acompanhada de alteração significativa nos exames de neuroimagem.

Uma grande variabilidade de resposta tem sido observada em pacientes que se submetem à EMT para tratamento do *tinnitus*. Frank e al.[49] fizeram um estudo retrospectivo para tentar avaliar quais variáveis individuais influenciam a resposta ao tratamento. Avaliaram retrospectivamente um grupo de 194 pacientes submetidos a 10 sessões de EMT a 1Hz, durante 10 dias consecutivos, na região temporal esquerda. Examinaram variáveis como sexo, idade, presença de depressão, intensidade, lateralidade, tempo do *tinnitus*, e grau da perda auditiva. Observaram que os pacientes com *tinnitus* bilateral ou na orelha esquerda responderam melhor à EMT do que aqueles com *tinnitus* apenas na orelha direita. Observaram também melhora mais significativa quando o *tinnitus* tinha intensidade maior prévia à EMT. Em contrapartida, não foi observada correlação entre resposta à EMT e tempo de *tinnitus*.

Ainda avaliando quais fatores podem influenciar a resposta à EMT, Khedr et al.[50] realizaram um estudo em 62 pacientes com *tinnitus* unilateral. Os pacientes foram divididos em 4 grupos que receberam 10 sessões de EMT a 1 ou 25Hz, ipsilateral ou contralateral ao lado do *tinnitus*. Os pacientes foram submetidos ao THI, escala de Hamilton e escala de Beck para avaliação de depressão e ansiedade. Observou-se melhora significativa do *tinnitus* nos pacientes que receberam EMT a 1 ou 25Hz contralateral ao lado do *tinnitus*. Verificou-se uma correlação entre a melhora do THI e as escalas de Beck e Hamilton. Outro achado interessante foi a melhor resposta daqueles pacientes com *tinnitus* de menor duração.

Minami et al.[51], em amostra de 16 pacientes, realizaram 10 sessões de EMT a 1Hz a 110% do limiar motor. Foi observada resposta pior à EMT naqueles que tiveram *tinnitus* após um episódio de surdez súbita do que nos pacientes que perderam a audição com o decorrer da idade.

Um estudo mais recente realizado por Vanneste et al.[52] verificou a eficácia de EMT aplicada no córtex frontal de pacientes com *tinnitus*. Os autores utilizaram uma bobina tipo duplo-cone, que teria ação em estruturas corticais mais profundas. Setenta e oito pacientes receberam estimulação no córtex frontal nas frequências de 1, 3 e 5Hz. Foi observada redução da intensidade e do incômodo do *tinnitus* quando utilizadas as frequências de 1 e 3Hz. Os autores concluem que áreas fora do sistema auditivo estão relacionadas à intensidade do *tinnitus* e ao desconforto que ele provoca.

SEGURANÇA E TOLERABILIDADE

Todos os estudos demonstraram que a estimulação magnética transcraniana é segura no tratamento do *tinnitus*[29-36]. Todos os pacientes toleraram bem a estimulação.

PARÂMETROS DE ESTIMULAÇÃO

Os melhores resultados foram obtidos utilizando a estimulação de acordo com os parâmetros citados no quadro III-6.

QUADRO III-6 – Parâmetros para a utilização da estimulação.	
Local	T3-P3
Frequência	1Hz
Intensidade	110% do limiar motor
Número de sessões	5-10
Tempo de estimulação	20-30 minutos
Número de pulsos	1.200-1.800

OUTRAS FORMAS DE ESTIMULAÇÃO NÃO INVASIVA

Uma das formas de tratamento que está começando a ser utilizada em pacientes com *tinnitus* é a estimulação transcraniana por corrente contínua (ETCC), sendo que o primeiro estudo realizado foi por Fregni et al.[53], que demonstraram que a estimulação anodal aplicada no córtex temporoparietal esquerdo de pacientes com *tinnitus* apresentou o mesmo efeito supressor da EMT a 10Hz nesta mesma região.

Considerando que o cortex pré-frontal é uma área de integração de aspectos emocionais relacionados ao *tinnitus*, Vanneste et al.[54] realizaram um estudo aberto com estimulação por corrente contínua em 478 pacientes com *tinnitus*. O local da aplicação foi em córtex pré-frontal dorsolateral. Observaram melhora da intensidade do *tinnitus* e do incômodo em 29,9% dos pacientes que receberam a estimulação por corrente contínua com ânodo à direita e cátodo à esquerda. Este estudo reforça o envolvimento do córtex pré-frontal na fisiopatologia do *tinnitus*. Em um estudo de seguimento, os mesmos autores[55], avaliando por que alguns pacientes responderam bem à estimulação por corrente contínua e outros não, realizaram eletroencefalograma em todos os pacientes. Observaram que os pacientes que tiveram melhor resposta à estimulação por corrente contínua foram aqueles que apresentavam ondas tipo gama no córtex auditivo primário e secundário direitos, no hipocampo direito, na região dorsolateral do córtex pré-frontal direito e giro do cíngulo. A atividade de ondas gama no córtex auditivo estaria relacionada à intensidade do *tinnitus*, e a atividade no giro do cíngulo, ao incômodo causado pelo *tinnitus*. A presença de ondas gama no eletroencefalograma seria um fator de prognóstico de boa resposta à estimulação por corrente contínua na região frontal. Os autores concluem que todas estas áreas estariam interconectadas e envolvidas na fisiopatologia do *tinnitus*.

Garin et al.[56] realizaram a estimulação por corrente contínua em 20 pacientes com *tinnitus*. Cada paciente foi submetido a 20 minutos de estimulação com corrente ânodo, cátodo e placebo na região temporoparietal esquerda. Ocorreu redução no *tinnitus* após a estimulação com corrente ânodo.

CONSIDERAÇÕES FINAIS

A estimulação magnética transcraniana tem-se mostrado como tratamento viável e com bons resultados em pacientes com *tinnitus*. Os melhores resultados são obtidos com a estimulação repetitiva em baixa frequência em córtex temporoparietal esquerdo. Ainda existe grande variabilidade de resposta entre os pacientes, possivelmente relacionada a tempo de *tinnitus*, causa e lateralidade. Portanto, ainda são necessárias mais investigações para otimizar o resultado destes métodos em pacientes com *tinnitus*.

REFERÊNCIAS BIBLIOGRÁFICAS

1. Coelho CCB, Sanchez TG, Bento RF. Características do tinnitus em pacientes atendidos em serviço de referência. Arq Int Otorrinolaringol 2004;8(3):284-289.
2. Rizzardo R, Savastano M, Maron MB, Mangialaio M, Salvadori L. Psychological distress in patients with tinnitus. J Otolaryngol 1998; 27(1):21-25.
3. Sanchez TG, Medeiros IRT, Coelhos FC, Constantino GTL, Bento RF. Frequência de alterações da glicose, lipídeos e hormônios tireoideanos em pacientes com tinnitus. Arq Int Otorrinolaringol 2001;5(1):142-147.
4. Sanchez TG, Bento RF, Miniti A, Câmara J. Tinnitus: características e epidemiologia. Experiência do Hospital das Clínicas da Faculdade de Medicina da Universidade de São Paulo. Rev Bras de Otorrinolaringol 1997; 63(3):229-235.
5. Sanchez TG, Mak MP, Pedalini MEB, Levy CPD. Evolução do tinnitus e da audição em pacientes com audiometria normal. Arq Int Otorrinolaringol 2005;9(3):56-60.
6. Hazell JWP, Woods SM, Cooper HA, Stephens SD, Corcoran AL, Coles AA, et al. A clinical study of tinnitus maskers. Br J Audiol 1985;19: 65-146.

7. Jastreboff PJ. Phantom auditory perception (tinnitus). Mechanisms of generation and perception. Neurosci Res 1990;8:221-254.
8. Sanchez TG, Zonato AI, Bittar RSM, Bento RF. Controvérsias sobre a fisiologia do tinnitus. Arq Int Otorrinolaringol 1994;1:2-8.
9. Lockwood AH, Salvi RJ, Coad ML, Towsley ML, Wack DS, Murphy MS. The functional neuroanatomy of tinnitus/Evidence for limbic system links and neural plasticity. Neurology 1998;50:114-120.
10. Muhlnickel W, Elbert T, Taub E, Flor H. Reorganization of auditory cortex in tinnitus. Proc Natl Acad Sci USA 1998;95(17): 10340-10343.
11. Rauschecker JP. Auditory cortical plasticity. TINS 1999;22(2):74-80.
12. Lockwood AH. Tinnitus. Neurol Clin 2005; 23(3):893-900.
13. Moller A. Similarities between severe tinnitus and chronic pain. J Am Acad Audiol 2000; 11:115-124.
14. Folmer RL, Griest SE, H. MW. Chronic tinnitus as phantom auditory pain. Otolaryngol Head Neck Surg 2001;124(4):394-400.
15. Cacace AT. Expanding the biological basis of tinnitus: crossmodal origins and the role

of neuroplasticity. Hear Res 2003;175:112-132.

16. Sataloff RT, Mandel S, Eyal M, Chan P, Caputo D, Sung K. Single-photon-emission computed tomography (SPECT) in neurotologic assessment: A preliminary report. Am J Otol 1996;17(6):909-916.

17. Shulman A, Strashun AM, Afriyie M, Aronson F, Abel W, Goldstein B. SPECT Imaging of brain and tinnitus-neurotologic/neurologic implications. Int Tinnitus J 1995;1(1):13-29.

18. Farhadi M, Mahmoudian S, Saddadi F, Karimian AR, Mirzaee M, Ahmadizadeh M, et al. Functional brain abnormalities localized in 55 chronic tinnitus patients: fusion of SPECT coincidence imaging and MRI. J Cereb Blood Flow Metab 2010;30(4):864-870.

19. Arnold W, Bartenstein P, Oestreicher E, Romer W, Schwaiger M. Focal metabolic activation in the predominant left auditory cortex in patients suffering from tinnitus: a PET study with 18F deoxyglucose. ORL J Otorhinolaryngol Relat Spec 1996;58:195-199.

20. Mirz F, Gjedde A, Ishizu K, Pedersen CB. Positron emission tomography of cortical centers of tinnitus – a PET study. Hear Res 1999;134:133-144.

21. Anderson G, Lyttkens L, Hirvela C, Furmark T, Fredrikson M. Regional cerebral blood flow during tinnitus: a PET case study with lidocaine and auditory stimulation. Acta Otolaryngol 2000;120:967-972.

22. Johnsrude IS, Giraud AL, Frackowiak RSJ. Functional imaging of the auditory system: the use of positron emission tomography. Audiol Neurotol 2002;7:251-276.

23. Eichhammer P, Hajak G, Kleinjung T, Landgrebe M, Langguth B. Functional imaging of chronic tinnitus: the use of positron emission tomography. Prog Brain Res 2007;166:83-88.

24. Lanting CP, de Kleine E, van Dijk P. Neural activity underlying tinnitus generation: results from PET and fMRI. Hear Res 2009;255 (1-2):1-13.

25. Langguth B, Eichhammer P, Kreutzer A, Maenner P, Marienhagen J, Kleinjung T, et al. The impact of auditory cortex activity on characterizing and treating patients with chronic

tinnitus--first results from a PET study. Acta Otolaryngol Suppl 2006;(556):84-88.

26. Lanting CP, De Kleine E, Bartels H, Van Dijk P. Functional imaging of unilateral tinnitus using fMRI. Acta Otolaryngol. 2008;128(4): 415-441.

27. Leaver AM, Renier L, Chevillet MA, Morgan S, Kim HJ, Rauschecker JP. Dysregulation of limbic and auditory networks in tinnitus. Neuron 2011;69(1):33-43.

28. Wunderlich AP, Schönfeldt-Lecuona C, Wolf RC, Dorn K, Bachor E, Freund W. Cortical activation during a pitch discrimination task in tinnitus patients and controls--an fMRI study. Audiol Neurootol 2010;15(3):137-148.

29. Plewnia C, Bartels M, Gerloff C. Transient suppression of tinnitus by transcranial magnetic stimulation. Ann Neurol 2003;53(2):263-266.

30. Langguth B, Eichhammer P, Wiegand R, Marienhegen J, Maenner P, Jacob P, et al. Neuronavigated rTMS in a patient with chronic tinnitus. Effects of 4 weeks treatment. Neuroreport 2003;14(7):977-980.

31. Eichhammer P, Langguth B, Marienhagen J, Kleinjung T, Hajak G. Neuronavigated repetitive transcranial magnetic stimulation in patients with tinnitus: a short case series. Biol Psychiatry 2003;54(8):862-865.

32. De Ridder D, Verstraeten E, Van der Kelen K, De Mulder G, Sunaert S, Verlooy J, et al. Transcranial magnetic stimulation for tinnitus: influence of tinnitus duration on stimulation parameter choice nd maximal tinnitus suppression. Otol Neurotol 2005;26(4):616-619.

33. Kleinjung T, Eichhammer P, Langguth B, Jacob P, Marienhagen J, Hajak G, et al. Long-term effects of repetitive transcranial magnetic stimulation (rTMS) in patients with chronic tinnitus. Otolaryngol Head Neck Surg 2005;132(4):566-569.

34. Fregni F, Marcondes R, Boggio PS, Marcolin MA, Rigonatti SP, Sanchez TG, et al. Transient tinnitus suppression induced by repetitive transcranial magnetic stimulation and transcranial direct current stimulation. Eur J Neurol 2006;13(9):996-1001.

35. Folmer RL, Carroll JR, Rahim A, Shi Y, Hal Martin W. Effects of repetitive transcranial

magnetic stimulation (rTMS) on chronic tinnitus. Acta Otolaryngol Suppl 2006(556):96-101.

36. Londero A, Langguth B, De Ridder D, Bonfils P, Lefaucheur JP. Repetitive transcranial magnetic stimulation (rTMS): a new therapeutic approach in subjective tinnitus? Neurophysiol Clin 2006;36(3):145-155.

37. Langguth B, Zowe M, Landgrebe M, Sand P, Kleinjung T, Binder H, et al. Transcranial magnetic stimulation for the treatment of tinnitus: a new coil positioning method and first results. Brain Topogr 2006;18(4):241-247.

38. Richter GT, Mennemeier M, Bartel T, Chelette KC, Kimbrell T, Triggs W, et al. Repetitive transcranial magnetic stimulation for tinnitus: a case study. Laryngoscope 2006;116(10):1867-1872.

39. Kleinjung T, Steffens T, Sand P, Murthum T, Hajak G, Strutz J, et al. Which tinnitus patients benefit from transcranial magnetic stimulation? Otolaryngol Head Neck Surg 2007;137(4):589-595.

40. Plewnia C, Reimold M, Najib A, Reischl G, Plontke SK, Gerloff C. Moderate therapeutic efficacy of positron emission tomography-navigated repetitive transcranial magnetic stimulation for chronic tinnitus: a randomised, controlled pilot study. J Neurol Neurosurg Psychiatry 2007;78(2):152-156.

41. Smith JA, Mennemeier M, Bartel T, Chelette KC, Kimbrell T, Triggs W, et al. Repetitive transcranial magnetic stimulation for tinnitus: a pilot study. Laryngoscope 2007;117(3):529-534.

42. Plewnia C, Reimold M, Najib A, Brehm B, Reischl G, Plontke SK, et al. Dose-dependent attenuation of auditory phantom perception (tinnitus) by PET-guided repetitive transcranial magnetic stimulation. Hum Brain Mapp 2007;28(3):238-246.

43. Langguth B, Kleinjung T, Marienhagen J, Binder H, Sand PG, Hajak G, et al. Transcranial magnetic stimulation for the treatment of tinnitus: effects on cortical excitability. BMC Neurosci 2007;8:45.

44. Kleinjung T, Steffens T, Landgrebe M, Vielsmeier V, Frank E, Hajak G, Strutz J, Langguth B. Levodopa does not enhance the effect of low-frequency repetitive transcranial magnetic stimulation in tinnitus treatment. Otolaryngol Head Neck Surg 2009;140(1):92-95.

45. Kleinjung T, Steffens T, Landgrebe M, Vielsmeier V, Frank E, Burger J, et al. Repetitive transcranial magnetic stimulation for tinnitus treatment: no enhancement by the dopamine and noradrenaline reuptake inhibitor bupropion. Brain Stimul 2011;4(2):65-70.

46. Khedr EM, Rothwell JC, Ahmed MA, El-Atar A. Effect of daily repetitive transcranial magnetic stimulation for treatment of tinnitus: comparison of different stimulus frequencies. J Neurol Neurosurg Psychiatry 2008;79(2):212-215.

47. Marcondes RA, Sanchez TG, Kii MA, Ono CR, Buchpiguel CA, Langguth B, Marcolin MA. Repetitive transcranial magnetic stimulation improve tinnitus in normal hearing patients: a double-blind controlled, clinical and neuroimaging outcome study. Eur J Neurol 2010;17(1):38-44.

48. Mennemeier M, Chelette KC, Allen S, Bartel TB, Triggs W, Kimbrell T, et al. Variable changes in PET activity before and after rTMS treatment for tinnitus. Laryngoscope 2011;121(4):815-822.

49. Frank G, Kleinjung T, Landgrebe M, Vielsmeier V, Steffenhagen C, Burger J, et al. Left temporal low-frequency rTMS for the treatment of tinnitus: clinical predictors of treatment outcome--a retrospective study. Eur J Neurol 2010;17(7):951-956.

50. Khedr EM, Abo-Elfetoh N, Rothwell JC, El-Atar A, Sayed E, Khalifa H. Contralateral versus ipsilateral rTMS of temporoparietal cortex for the treatment of chronic unilateral tinnitus: comparative study. Eur J Neurol 2010;17(7):976-983.

51. Minami SB, Shinden S, Okamoto Y, Watada Y, Watabe T, Oishi N, et al. Repetitive transcranial magnetic stimulation (rTMS) for treatment of chronic tinnitus. Auris Nasus Larynx 2011;38(3):301-306.

52. Vanneste S, Plazier M, Van de Heyning P, De Ridder D. Repetitive transcranial magnetic stimulation frequency dependent tinnitus improvement by double cone coil prefrontal

stimulation. J Neurol Neurosurg Psychiatry 2011 Mar 22.

53. Fregni F, Marcondes R, Boggio PS, Marcolin MA, Rigonatti SP, Sanchez TG, et al. Transient tinnitus suppression induced by repetitive transcranial magnetic stimulation and transcranial direct current stimulation. Eur J Neurol 2006;13(9):996-1001.

54. Vanneste S, Plazier M, Ost J, van der Loo E, Van de Heyning P, De Ridder D. Bilateral dorsolateral prefrontal cortex modulation for tinnitus by transcranial direct current stimulation: a preliminary clinical study. Exp Brain Res 2010;202(4):779-785.

55. Vanneste S, Focquaert F, Van de Heyning P, De Ridder D. Different resting state brain activity and functional connectivity in patients who respond and not respond to bifrontal tDCS for tinnitus suppression. Exp Brain Res 2011;210(2):217-227.

56. Garin P, Gilain C, Van Damme JP, de Fays K, Jamart J, Ossemann M, Vandermeeren Y. Short- and long-lasting tinnitus relief induced by transcranial direct current stimulation. J Neurol. 2011 Apr 21.

SEÇÃO IV

PSIQUIATRIA E NEUROMODULAÇÃO

16

DEPRESSÃO MAIOR

Marco Antonio Knob Caldieraro
Marcelo T. Berlim

Os psiquiatras clínicos estão cada vez mais conscientes da necessidade de novos tratamentos para pacientes com depressão maior (DM)[1]. Estima-se que 20-40% dos pacientes não obtêm melhora suficiente após o uso de intervenções antidepressivas convencionais (incluindo medicações, psicoterapias ou ECT) ou não são capazes de tolerar seus efeitos adversos[2]. Por mais de 60 anos, a eletroconvulsoterapia (ECT) foi o único tratamento somático não farmacológico largamente utilizado nos transtornos psiquiátricos[3]. Essa situação, contudo, está alterando-se rapidamente. Como resultado do maior conhecimento sobre os circuitos cerebrais e a neurobiologia dos transtornos psiquiátricos, novas técnicas de estimulação cerebral (ou de neuromodulação) estão emergindo e mostrando-se extremamente promissoras no tratamento de vários transtornos psiquiátricos, incluindo a DM[4-6].

ASPECTOS EPIDEMIOLÓGICOS

A DM é um transtorno psiquiátrico comum, com prevalência ao longo da vida de cerca de 15% e prevalência em 12 meses de cerca de 7%[7]. Ela está associada a grande prejuízo pessoal e socioeconômico, uma vez que pacientes deprimidos apresentam limitações significativas de seu nível de atividade, qualidade de vida e bem-estar, além de fazerem maior uso de serviços de saúde[8,9]. Além disso, a DM é um transtorno crônico e recorrente. Aproximadamente 80% dos indivíduos que recebem tratamento para um episódio depressivo maior apresentarão um segundo episódio ao longo de suas vidas e cerca de 12% dos pacientes apresentam um curso crônico sem remissão de sintomas[10]. Dessa forma, a DM é considerada atualmente importante problema de saúde pública[11].

OPÇÕES FARMACOLÓGICAS

A forma de tratamento mais utilizada na DM é o uso de medicamentos antidepressivos[12]. Embora a eficácia dessas medicações não pareça ser superior à do placebo nas

234 Psiquiatria e Neuromodulação

depressões maiores leves, sua eficácia é comprovada no tratamento agudo das depressões maiores moderadas e graves[13]. Os vários antidepressivos disponíveis no mercado diferenciam-se em aspectos como mecanismo de ação, farmacocinética e perfil de efeitos adversos[12]. Entretanto, ainda é um tema controverso na literatura se existe alguma diferença de eficácia entre esses medicamentos[10]. Em muitos casos, é necessário o uso de diversos antidepressivos ou de diferentes combinações dessas medicações para se atingir a remissão dos sintomas. Além das estratégias de troca ou de combinação de antidepressivos, a potencialização do esquema terapêutico com medicações não antidepressivas (por exemplo, lítio, hormônio tireoidiano, antipsicóticos atípicos) é uma alternativa eficaz em muitos casos[1,14,15].

Apesar das diversas opções farmacológicas disponíveis atualmente, muitos pacientes (cerca de 20%) continuam sintomáticos após várias tentativas de tratamento e são classificados como apresentando DM resistente ao tratamento[16]. A ECT é a alternativa mais tradicionalmente utilizada para esses pacientes, com índices de melhora favoráveis[3]. Entretanto, a dificuldade em obter um efeito antidepressivo sustentado e os efeitos adversos cognitivos são suas principais limitações[17]. Assim, tendo em vista o impacto global da DM e as limitações terapêuticas atuais, novas opções de tratamento são claramente necessárias[18]. Nesse contexto, as modernas técnicas de neuromodulação não invasiva apresentam um potencial significativo para o tratamento da DM[19,20].

ESTIMULAÇÃO MAGNÉTICA TRANSCRANIANA REPETITIVA

RACIONAL FISIOPATOLÓGICO E MECANISMO DE AÇÃO

A estimulação magnética transcraniana repetitiva (EMTr) (do inglês *repetitive transcranial magnetic stimulation* ou *rTMS*) consiste na estimulação do córtex cerebral por sucessão de pulsos magnéticos com frequências de 1 a 50Hz, isto é, 1 a 50 pulsos por segundo[21]. A EMTr de baixa frequência (usualmente < 1Hz) inibe, em geral, a atividade cortical[22]. A estimulação de alta frequência (> 1Hz), ao contrário, tende a aumentar a excitabilidade neuronal[21]. Pulsos magnéticos são capazes de despolarizar neurônios (ou seja, desencadear potenciais de ação)[23], porém pulsos com frequências baixas não causam despolarização, os quais, porém, estimulam preferencialmente neurônios GABAérgicos, levando a efeitos inibitórios a longo prazo[6].

Estudos sugerem associação da DM com hipoexcitabilidadedo córtex pré-frontal dorsolateral (CPFDL) esquerdo e hiperexcitabilidade no CPFDL direito[6,24]. Assim, em geral, a EMTr de alta frequência é utilizada para aumentar a atividade neuronal do CPFDL esquerdo, e a EMTr de baixa frequência, para diminuir a atividade do CPFDL direito[25]. Uma das evidências mais robustas que sustentam essa abordagem provém de pacientes que sofreram acidentes vasculares cerebrais (ou AVCs, que são considerados equivalentes anatômicos da hipoexcitabilidade neuronal). Indivíduos com AVCs à esquerda desenvolvem DM em taxas muito maiores do que a população geral, enquanto aqueles com AVCs à direita apresentam sintomas maníacos em taxas muito mais altas do que a população geral[21]. Estudos de neuroimagem também demonstram que a DM pode envolver desregulação da atividade cortical, com hipoatividade no CPFDL esquerdo e hiperatividade no CPFDL direito[26,27]. Além disso, ensaios clínicos demonstram que o tratamento da DM com a EMTr está associado, em geral, com normalização da hipoexcitabilidade do CPFDL esquerdo e da hiperexcitabilidade do CPFDL direito[28]. Entretanto, ainda não existem evidências conclusivas correlacionando as alterações na excitabilidade do CPFDL com a resposta antidepressiva à EMTr[29].

O CPFDL, alvo da maioria dos estudos com a EMTr, é primariamente uma região cerebral com funções cognitivas e/ou executivas e não necessariamente de regulação afeti-va[24]. É possível que a estimulação dessa região, por exemplo, restaure o controle cogniti-vo sobre regiões límbicas ou aumente a conectividade entre áreas cognitivas e límbicas[30]. Porém, ainda não se sabe se a estimulação direta do córtex límbico pode modular o humor de forma mais efetiva e essa questão precisa ser avaliada em estudos com técnicas capazes de estimular regiões mais profundas do cérebro[31], como, por exemplo, a ainda experimen-tal EMTr profunda (ou *deep repetitive transcranial magnetic stimulation*)[32].

Em relação aos efeitos bioquímicos da EMTr, estudo recente demonstrou que esse procedimento, quando administrado em alta frequência (10-20Hz), é capaz de amplificar de forma mais efetiva os mecanismos associados à neurotransmissão inibitória mediada pelo receptor $GABA_B$, quando comparada a frequências mais baixas de estimulação[33]. Esse achado sugere que, pelo menos parte do efeito terapêutico da EMTr pode ser promovido por aumento na neurotransmissão inibitória mediada pelo sistema GABAérgico, cuja ativi-dade parece estar deficiente na DM[34] e ser reforçada pela ECT ou pelo tratamento com inibidores seletivos da recaptação da serotonina[35,36]. Também foi demonstrado que a EMTr induz a liberação de noradrenalina, serotonina e dopamina em algumas regiões do cérebro[37,38]. Há ainda relatos de que a EMTr crônica (assim como a ECT crônica) eleva os níveis do fator neurotrófico derivado do cérebro (BDNF ou *brain-derived neurotrophic factor* em inglês) e normaliza o eixo hipotálamo-hipófise-adrenal em pacientes deprimidos[6,39].

RESULTADOS CLÍNICOS

A EMTr foi aprovada no Canadá e nos Estados Unidos em 2001 e 2008, respecti-vamente, para o tratamento agudo da DM em adultos que não responderam a pelo menos um teste terapêutico com antidepressivo[17]. A DM é o transtorno psiquiátrico no qual a EMTr foi mais amplamente investigada. Os primeiros ensaios clínicos foram publicados há cerca de 15 anos, por Pascual-Leone et al.[40]. Atualmente, existem mais de 35 ensaios clínicos randomizados e ao menos 6 diferentes meta-análises acerca da eficácia da EMTr na DM[41]. A maioria das meta-análises demonstrou efeito clinicamente significativo da EMTr em pacientes deprimidos quando comparada com a EMTr simulada[42], ainda que existam controvérsias na literatura a respeito de quais seriam os melhores parâmetros técnicos a serem utilizados (por exemplo, localização da estimulação, frequência de pulsos, número de sessões)[31,43].

Até o momento, dois grandes ensaios clínicos randomizados forneceram as melhores evidências para o uso da EMTr na DM[44,45]. O primeiro estudo avaliou 301 pacientes deprimidos que não utilizavam medicação antidepressiva e demonstrou que a EMTr de alta frequência (10Hz, 120% do limiar motor, 3.000 pulsos por sessão, quatro a seis semanas) foi significativamente superior à EMTr simulada em termos das taxas de resposta e de remissão em seis semanas (23,9% *vs.* 15, 1% e 17,4% *vs.* 8,2%, respectivamente, de acordo com a escala de depressão de Hamilton – HAM-D)[44]. Nesse ensaio clínico, foram necessárias mais de duas semanas de tratamento para se evidenciar a superioridade da EMTr ativa sobre a simulada, com a diferença mais significativa sendo aparente após seis semanas. Mais recentemente, um estudo multicêntrico[45] sobre o uso da EMTr de alta frequência (10Hz, 120% do limiar motor, 3.000 pulsos por sessão, três a seis semanas) em199 pacientes deprimidos que não utilizavam medicação antidepressiva resultou em taxas de resposta e de remissão em seis semanas de, respectivamente, 15% e 14,1% para o tratamento ativo e 5% e 5,1% para o tratamento simulado (número necessário para tratar ou *number needed to treat* em inglês = 12). Embora o índice de remissão tenha sido inferior ao esperado para tratamento antidepressivo, os autores do estudo consideraram que a EMTr produziu efeitos não apenas estatisticamente mas também clinicamente significativos. Interessantemente, esse estudo utilizou a ressonância magnética para localizar o posicionamento da bobina magnética, além de um equipamento que replicava as sensações cutâneas da EMTr nos pacientes submetidos à intervenção simulada (para melhorar o cegamento). Por fim, recente meta-análise[42] demonstrou que os tamanhos de efeito (*effect sizes* em inglês) da EMTr ativa *versus* simulada aplicada sobre o CPFDL esquerdo e direito foram de, respectivamente, 0,53 (p < 0,001) e 0,82 (p < 0,001).

Vários fatores podem explicar o efeito relativamente modesto da EMTr sobre a DM, especialmente em alguns dos estudos iniciais[46]. Um deles é a região-alvo da estimulação. A maioria dos ensaios clínicos aplicou a EMTr de alta frequência sobre o CPFDL esquerdo[17], sendo as meta-análises baseadas usualmente no efeito antidepressivo sobre essa região cerebral. Porém, existem estudos mostrando resultados positivos com a utilização da EMTr de baixa frequência aplicada ao CPFDL direito[47-49], combinação simultânea de alta frequência no CPFDL esquerdo com baixa frequência no CPFDL direito e uso sequencial de baixa frequência à direita seguida de alta frequência à esquerda[47,48]. Embora embasada em estudos menores, a estimulação de baixa frequência sobre o CDLPF direito parece ser mais bem tolerada e implicar menor risco de convulsões[41]. As taxas de remissão e de resposta com a EMTr bilateral foram maiores do que aquelas observadas em estudos com estimulação unilateral[21], embora não existam ensaios clínicos randomizados comparando diretamente esses dois procedimentos. Além disso, os métodos usuais para a localização do CPFDL são ainda imprecisos. O mais utilizado é a chamada "regra dos 5 centímetros" (descrita abaixo). Entretanto, estudo recente demonstrou que em apenas 30% das pessoas esse método identifica acuradamente o CPFDL (definido como a área BA 9 de *Brodmann*). No restante, a bobina de estimulação seria posicionada em regiões mais posteriores, na maioria das vezes, sobre o córtex pré-motor[50]. Outro estudo identificou aumento da eficácia clínica da EMTr na DM quando uma técnica de neuronavegação baseada em ressonância magnética foi utilizada para localizar de forma mais específica o CPFDL[51]. Esses resultados preliminares, assim como considerações teóricas, suportam o uso de sistemas de neuronavegação combinados com ressonância magnética para a localização precisa da região-alvo da estimulação no córtex cerebral. Contudo, a maior desvantagem dessa técnica é seu custo[52].

A duração do tratamento também parece ser um fator crítico. Vários estudos, especialmente os iniciais, aplicaram a EMTr diariamente por apenas duas semanas ou menos[21]. Um estudo inicial demonstrou que a melhora clínica se intensifica, em geral, ao longo de quatro semanas nos pacientes tratados com a EMTr ativa[53]. Resultados semelhantes foram encontrados em outros estudos de seis semanas de duração[44,45,54].

Finalmente, a intensidade do estímulo pode ter sido insuficiente em muitos dos estudos (por exemplo, devido à distância entre a bobina de estimulação e o córtex), especialmente quando se considera que esse parâmetro contribui significativamente para o efeito antidepressivo da EMTr[55,56].

Ainda não existem evidências adequadas para caracterizar quais pacientes deprimidos responderiam melhor à EMTr. Maior resistência a tratamentos farmacológicos, caracterizada pela não resposta a dois ou mais antidepressivos, está associada a pior resposta à EMTr quando comparada àquela obtida em pacientes que não responderam há apenas um fármaco[57]. Preditores de desfechos clínicos positivos com a EMTr de alta frequência aplicada sobre o CPFDL esquerdo incluem menor duração do episódio depressivo atual e ausência de comorbidade com transtornos de ansiedade[57]. Idade mais jovem, não refratariedade a antidepressivos e ausência de sintomas psicóticos parecem também estar associadas com maior eficácia da EMTr[58,59]. Interessantemente, resultados preliminares sugerem que a resposta à EMTr se correlaciona com polimorfismos de genes serotoninérgicos[60]. Há também resultados preliminares mostrando que a EMTr é efetiva em diversas populações de pacientes com condições comórbidas à DM, incluindo doença de Parkinson, depressão vascular e dor crônica[17]. Por fim, um estudo aberto e uma ampla série de casos sugerem a eficácia da EMTr na DM em idosos[61,62].

Não existem evidências de que a EMTr seja superior à ECT no tratamento da DM. Na verdade, comparações sugerem eficácia semelhante[63] ou vantagem para a ECT[64,65], embora a EMTr e a ECT pareçam ser igualmente custo-efetivas[66]. A maior parte dos estudos, contudo, indica a superioridade da ECT em episódios depressivos mais graves e/ou em pacientes com sintomas psicóticos[38,67].

Alguns ensaios clínicos recentes avaliaram especificamente a eficácia da EMTr de alta frequência aplicada sobre o CPFDL esquerdo como tratamento adjunto às medicações antidepressivas. Os resultados, entretanto, ainda são controversos. O maior desses estudos não demonstrou superioridade da EMTr ativa sobre a simulada[68]. O estudo mais recente demonstrou maior eficácia do tratamento ativo com grande tamanho de efeito[69]. Os outros estudos mostraram efeito modesto[70] e início mais rápido de resposta no grupo tratado com a EMTr ativa, porém sem diferença significativa na taxa final de melhora clínica[71].

A literatura carece de evidência sobre o uso da EMTr como tratamento de manutenção da DM. Até o momento, existe apenas uma série de casos sobre o uso da EMTr sobre o CPFDL a 100% do limiar motor, aplicada uma a duas vezes por semana por até 6 anos[72].

SEGURANÇA E TOLERABILIDADE

Em geral, a EMTr é segura e bem tolerada[6]. Os efeitos adversos mais comuns são cefaleia e dor no couro cabeludo, as quais usualmente respondem ao tratamento sintomático com analgésicos e tendem a diminuir ao longo do tratamento. Além disso, a incidência de cefaleia no tratamento ativo parece ser semelhante àquela observada durante a EMTr simulada[44]. A dor no couro cabeludo é limitada ao período de estimulação e não interfere com as atividades diárias dos pacientes. Anestésicos tópicos podem ser úteis nos poucos casos em que essa dor compromete a continuidade do tratamento[2]. Devido ao risco de perda auditiva secundário aos múltiplos cliques emitidos pela bobina a cada pulso magnético, pacientes e membros da equipe médica devem utilizar protetores auriculares (capazes de suportar pelo menos 30dB) durante as sessões de tratamento[73]. A EMTr não parece estar associada com efeitos adversos cognitivos. Pelo contrário, estudos demonstraram melhora em algumas funções cognitivas com a EMTr pré-frontal[73-75]. Em um estudo que comparou diretamente a EMTr com a ECT, o desempenho cognitivo manteve-se constante ou melhorou e as queixas de memória diminuíram no grupo tratado com a EMTr[76].

O maior risco associado ao uso da EMTr é a indução inadvertida de convulsão. Entretanto, a incidência relatada desse efeito adverso é baixa. Até o momento, existem apenas 12 relatos de caso de convulsões secundárias ao tratamento da DM com a EMTr em pacientes sem doença neurológica prévia[73]. Em todos esses casos, as convulsões foram autolimitadas e sem evidência de sequelas neurológicas posteriores[2]. O risco é maior em pacientes com condições que diminuam o limiar convulsivo, como doenças neurológicas preexistentes ou privação de sono. Essas condições devem ser ativamente investigadas nos pacientes antes que eles recebam a EMTr. Algumas drogas como, por exemplo, antidepressivos tricíclicos, clorpromazina, clozapina, alguns antirretrovirais, álcool e teofilina têm potencial significativo de diminuir o limiar convulsivo e seu uso durante a EMTr pode, portanto, aumentar o risco de convulsões[73,77]. Drogas como os inibidores seletivos da recaptação da serotonina (por exemplo, fluoxetina, sertralina), inibidores da recaptação de serotonina-noradrenalina (por exemplo, venlafaxina, duloxetina), bupropiona, mirtazapina, pimozida, haloperidol, antipsicóticos atípicos, lítio, simpaticomiméticos, anticolinérgicos e alguns antibióticos também podem interferir no limiar convulsivo, embora de forma menos significativa. Ainda assim, pacientes utilizando essas medicações devem ser continuamente monitorados durante a EMTr[77]. Em geral, história pessoal de convulsões prévias é contraindicação para o uso da EMTr. Contudo, alguns estudos sugerem que a EMTr pode apresentar propriedades anticonvulsivantes quando utilizada de acordo com certos parâmetros[2]. De qualquer forma, recomenda-se que a EMTr seja administrada em centros médicos preparados para manejar convulsões e sob a supervisão direta de um médico[78]. Apesar de raras, as convulsões provavelmente seguirão ocorrendo como efeito adverso sério, mesmo quando a EMTr é utilizada dentro dos parâmetros indicados pelas diretrizes especializadas[6,41].

Efeitos adversos psiquiátricos da EMTr são incomuns. Por exemplo, existem relatos do surgimento de sintomas maníacos em pacientes sem história prévia de transtorno do humor bipolar e naqueles com DM unipolar e bipolar, além de relato do aparecimento de delírios persecutórios em um paciente com DM não psicótica[73]. Esses efeitos foram transitórios e desapareceram com a interrupção da EMTr ou responderam rapidamente ao tratamento farmacológico[73]. Piora dos sintomas depressivos e da suicidalidade são incomuns e menos frequentes do que com o tratamento simulado[2,41].

Como os campos magnéticos atenuam-se rapidamente com o aumento da distância da bobina, é pouco provável que a EMTr possa afetar o feto em gestantes[77]. Entretanto, os efeitos da EMTr no feto são desconhecidos até o momento e, por isso, não é recomendada rotineiramente durante a gestação[17]. Embora o risco seja atenuado pela distância do equipamento, deve-se considerar a possibilidade de riscos potenciais para gestantes que estejam operando o equipamento de EMTr[73]; portanto, elas devem permanecer a uma distância de pelo menos 70cm da bobina magnética[77].

Dessa forma, evidências atuais apoiam a viabilidade da EMTr como tratamento ambulatorial. A incidência de eventos adversos e as taxas de descontinuação da EMTr são, em geral, comparáveis àquelas observadas com as medicações antidepressivas[2]. Entretanto, por tratar-se de tecnologia relativamente nova, a vigilância permanente é indicada[6].

Contraindicações absolutas para a EMTr incluem a presença de materiais ferromagnéticos em qualquer lugar da cabeça (exceto na boca), como implantes cocleares, estimuladores ou eletrodos cerebrais, clipes de aneurisma e placas. Marca-passos cardíacos também são contraindicação usual para o uso da EMTr[17]. Condições que aumentam o risco de convulsões são contraindicações relativas como, por exemplo, lesões cerebrais (vasculares, traumáticas, tumorais, infecciosas ou metabólicas), uso de drogas com potencial para diminuir o limiar convulsivo, privação de sono e alcoolismo/abuso de drogas ilícitas[77].

PARÂMETROS DE ESTIMULAÇÃO

Um equipamento típico de EMTr produz um campo magnético potente (de 1, 5 a 3 Tesla) porém breve (da ordem de milissegundos)[6]. Ainda existe considerável incerteza a respeito dos parâmetros ótimos de estimulação na DM[25]. Dados preliminares sugerem que maior intensidade de estímulo e maior duração do tratamento podem levar a melhores efeitos terapêuticos[43]. A maior parte dos ensaios clínicos da EMTr na DM utilizaram um procedimento padrão para o posicionamento da bobina magnética, chamado de "regra dos 5 centímetros", no qual identifica-se com pulsos magnéticos individuais a região do escalpo que melhor estimula o músculo *abductor pollicis brevis* (responsável pela abdução do polegar) no córtex motor e, então, desloca-se a bobina 5cm na direção anterior a essa região, seguindo uma linha parassagital[17]. Dois métodos alternativos para localizar o CPFDL empregam o sistema 10-20 para eletrodos de eletroencefalografia[79] e a neuronavegação baseada em ressonância magnética[51].

A frequência do tratamento mais comumente empregada na DM envolve uma sessão de EMTr por dia, cinco dias por semana. Estudos iniciais testaram o efeito antidepressivo da EMTr por apenas duas semanas (isto é, 10 sessões), mas atualmente ela é administrada por até quatro a seis semanas (isto é, 20-30 sessões)[44,53]. Além disso, existem estudos na DM que utilizaram duas sessões de EMTr por dia[80] e até uma sessão a cada dois ou três dias[81].

A intensidade do estímulo da EMTr é baseada no limiar motor individual (*motor threshold*), que é a menor intensidade de estímulo necessária para produzir contrações musculares geralmente no polegar contralateral. O estímulo utilizado no tratamento da DM costuma variar entre 80 e 120% desse limiar motor. O equipamento de EMTr funciona em ciclos, emitindo pulsos magnéticos por alguns segundos, seguidos de um intervalo sem estimulação. Os parâmetros de EMTr de alta frequência mais utilizados na DM envolvem 4 segundos de estimulação a 10Hz, seguidos de 26 segundos de intervalo "silencioso"; esse padrão é repetido 75 vezes por sessão, resultando em 3.000 pulsos magnéticos e em duração de aproximadamente 37,5 minutos[44,45].

ESTIMULAÇÃO TRANSCRANIANA POR CORRENTE CONTÍNUA

RACIONAL FISIOPATOLÓGICO E MECANISMO DE AÇÃO

A estimulação transcraniana por corrente contínua (ETCC) (do inglês tDCS ou *trascranial direct current stimulation*) é uma técnica não invasiva de estimulação cerebral na qual correntes diretas leves (tipicamente de 1-2mA) são aplicadas via eletrodos no escalpo, para aumentar ou diminuir a excitabilidade do córtex cerebral[82-84]. Recentemente, a ETCC atraiu grande interesse pelo seu potencial terapêutico na DM[85,86].

O fluxo de corrente elétrica na ETCC é contínuo (em oposição à corrente alternada), sendo transmitido em um único sentido, de um ânodo (eletrodo positivo) para um cátodo (eletrodo negativo). A ETCC é classificada como "anódica" ou "catódica", de acordo com o eletrodo posicionado sobre a região-alvo da estimulação. Por exemplo, na ETCC pré-frontal anódica (montagem utilizada comumente para o tratamento da DM), o ânodo é posicionado sobre o CPFDL esquerdo e o cátodo geralmente acima da órbita contralateral[82]. Os primeiros estudos com a ETCC na DM, realizados nos anos 1960, buscavam estimular o tronco cerebral, devido a uma postulada implicação do sistema reticular ativador ascendente nesse transtorno. Os estudos modernos focam-se na estimulação anódica do CPFDL esquerdo, buscando aumentar a atividade do córtex pré-frontal e, consequentemente, mitigar os sintomas depressivos provavelmente secundários a essa hipoatividade[83].

Os mecanismos pelos quais a ETCC exerce seus efeitos antidepressivos ainda não estão esclarecidos[87]. A principal hipótese é a de que mudanças nas taxas de disparos neuronais espontâneos e alterações na neuroplasticidade sináptica contribuam para os efeitos intra e pós-estimulação, respectivamente[6]. Em outras palavras, a ETCC pode causar mudanças duradouras na atividade neuronal espontânea, sem induzir diretamente potenciais de ação durante o período de estimulação[88]. Diferentemente de outras técnicas de estimulação cerebral (como a EMTr), é pouco provável que a ETCC induza diretamente os disparos neuronais, uma vez que as densidades de corrente produzidas no córtex são muito inferiores ao limiar do potencial de ação dos neurônios corticais[20,43,82,88].

Os efeitos da ETCC sobre o córtex cerebral parecem depender de qual procedimento está sendo realizado (isto é, estimulação anódica ou catódica). Existem evidências consistentes de que os neurônios localizados abaixo do ânodo são excitados (ou seja, o potencial de membrana de repouso altera-se para facilitar a despolarização, aumentando a taxa de disparos neuronais)[89]. Por outro lado, os neurônios localizados abaixo do cátodo parecem ser inibidos (ou seja, o potencial de membrana de repouso torna-se hiperpolarizado, reduzindo a taxa de disparos neuronais)[83]. Entretanto, esses efeitos polaridade-

-específicos podem variar, dependendo do subtipo de neurônios corticais estimulados[90]. Por exemplo, há relatos de correntes anódicas leves inibindo a atividade neuronal, possivelmente por agirem em interneurônios inibitórios[91] ou porque alguns neurônios são modulados no sentido oposto ao usual[20]. Mecanismos propostos para a alteração nos potenciais de membrana de repouso são a indução da migração de proteínas de membrana, alterações na conformação das proteínas de membrana e alterações locais do equilíbrio acidobásico[82]. Também existem evidências de que a ETCC exerça seus efeitos por mecanismos sinápticos[83]. Embora a natureza das mudanças sinápticas não tenha sido claramente descrita, a potenciação de longo prazo (LTP) e a depressão de longo prazo (LTD) parecem estar envolvidas nesse processo[92]. Interessantemente, esses efeitos sinápticos perduram após a estimulação e são dependentes da síntese de proteínas específicas e acompanhados por modificações intracelulares nos níveis de adenosina monofosfato cíclico (AMPc) e de cálcio[88].

RESULTADOS CLÍNICOS

A ETCC é um procedimento terapêutico especialmente interessante, pois apresenta baixo custo, facilidade de uso, portabilidade, método simulado (placebo) confiável e efeitos relativamente poderosos na excitabilidade cortical[83]. Por ser capaz de modular a excitabilidade cortical de forma não invasiva, a ETCC foi inicialmente testada para o tratamento da DM refratária nos anos 1960 e 1970[83]. Embora alguns desses estudos tenham mostrado resultados positivos, os achados, em geral, foram inconsistentes e conflitantes, possivelmente devido a variações significativas na técnica/metodologia[20]. Recentemente, novas informações sobre os mecanismos de ação, efeitos e segurança/tolerabilidade da ETCC e estudos de neuroimagem levaram a refinamento dos parâmetros de estimulação, incluindo, por exemplo, o uso de eletrodos maiores, maior amplitude de corrente elétrica e sessões com duração de até 20 minutos (na tentativa de criar efeitos sustentados)[20,82].

Dois ensaios clínicos recentes, utilizando a ETCC pré-frontal esquerda, demonstraram resultados positivos na redução de sintomas depressivos[85,86]. Fregni et al.[85] avaliaram 10 pacientes (5 randomizados para a ETCC ativa e 5 para a simulada) e demonstraram redução significativa no escore da HAM-D de 69% no tratamento ativo *versus* 30% no tratamento simulado. Os parâmetros utilizados nesse estudo foram sessões de 20 minutos com 1mA administrado em 5 dias alternados. Boggio et al.[86], por sua vez, avaliaram amostra maior (n = 40) e ofereceram o dobro de sessões de ETCC (isto é, 20). Nesse estudo, que incluiu sessões de 20 minutos com 2mA administrados em 10 dias consecutivos, a ETCC ativa reduziu em 40% o escore da HAM-D *versus* 10% no tratamento simulado, sendo essa diferença mantida por pelo menos um mês após o fim do tratamento. Entretanto, um ensaio clínico posterior, utilizando os mesmos parâmetros de estimulação de Fregni et al.[85], porém com amostra maior de pacientes (n = 40), não encontrou vantagem da ETCC ativa sobre a simulada[93].

Além disso, um estudo comparando a ETCC ativa com a fluoxetina (utilizando os mesmos parâmetros de Boggio et al.[86]) demonstrou taxa de resposta final semelhante nos dois tratamentos, porém melhora mais rápida no grupo que recebeu ETCC[94]. Por fim, um ensaio aberto recente (n = 14), no qual a ETCC foi utilizada duas vezes por dia durante cinco dias consecutivos (20 minutos por sessão, 2mA), mostrou resultados positivos em pacientes internados com DM grave e refratária a tratamentos farmacológicos usuais[95].

SEGURANÇA E TOLERABILIDADE

A ETCC costuma ser bem tolerada, com poucos efeitos colaterais (em geral leves)[96,97]. Mais de 2.000-3.000 indivíduos já foram submetidos a protocolos de pesquisa/tratamento com a ETCC em laboratórios ao redor do mundo e nenhum efeito colateral grave foi observado[87]. Efeitos adversos comuns incluem cefaleia leve e prurido no local do posicionamento dos eletrodos[83]. Foram relatadas, também, lesões de pele (queimaduras superficiais) após a ETCC e, por isso, é necessário cuidado especial durante a avaliação pré-tratamento e a preparação da interface pele-eletrodos. É importante salientar que a vermelhidão frequentemente observada abaixo dos eletrodos não costuma ser sinal de lesão cutânea, mas sim de vasodilatação de origem neural[88]. Com a ETCC foram eventualmente observados breves fosfenos retinianos (isto é, "manchas luminosas" no campo de visão) quando os eletrodos eram posicionados próximos aos olhos. Por fim, existem relatos de tontura e vertigem logo após a estimulação[88].

Até o momento, não existem relatos na literatura sobre convulsões induzidas pela ETCC[82], nem de efeitos adversos cognitivos[75]. Ao contrário, há relatos de melhora cognitiva em alguns testes neuropsicológicos[98]. Entretanto, essa melhora pode ser secundária à redução dos sintomas depressivos. A segurança da ETCC também foi demonstrada por medidas comportamentais, eletroencefalográficas, concentrações de enolase neuronioespecífica e por meio de ressonância magnética[20]. Contudo, não existem na literatura estudos longitudinais robustos sobre a segurança da ETCC e, dessa forma, os riscos a longo prazo ainda não são completamente conhecidos.

PARÂMETROS DE ESTIMULAÇÃO

Os parâmetros ideais para a ETCC no tratamento da DM ainda não foram claramente estabelecidos. Os protocolos aplicados atualmente utilizam eletrodos medindo de 25 a 35cm^2, amplitude de corrente elétrica de 1 a 2mA e sessões de estimulação com duração de 10 a 20 minutos administradas por até três semanas[83,88]. A ETCC deve ser executada por um estimulador que emita correntes constantes. Na maioria dos estudos publicados, a densidade da corrente elétrica[84] varia, usualmente, entre 0,029 e 0,08 mA/cm^2. No início e no fim de cada sessão, recomendam-se, respectivamente, a elevação e a redução gradual da corrente elétrica para evitar sensações desconfortáveis no escalpo. O contato entre os eletrodos e o escalpo pode ser feito por esponjas embebidas em água ou em solução salina, ou ainda por gel específico para eletrodos[88,95].

Embora ainda não esteja claro quais áreas cerebrais devem ser alvos diretos da ETCC para atingir melhor eficácia antidepressiva[20], a estimulação anódica do CPFDL esquerdo tem sido a montagem mais utilizada na literatura[82].

OUTRAS FORMAS DE ESTIMULAÇÃO NA DM

ESTIMULAÇÃO MAGNÉTICA TRANSCRANIANA REPETITIVA PROFUNDA (EMTr PROFUNDA)

Os métodos convencionais de EMTr não são capazes de ativar regiões cerebrais profundas de forma efetiva, pois o campo elétrico induzido diminui rapidamente com a profundidade da estrutura-alvo[6,99]. A estimulação direta de regiões mais profundas do cérebro só é atingível às expensas da indução de grande intensidade de estímulo através de regiões mais superficiais do córtex, o que pode causar convulsões e/ou outros efeitos indesejados[100-103]. O CPFDL, atingível pela EMTr convencional, é uma região cerebral primariamente relacionada com funções cognitivas e/ou executivas e não necessariamente com a regulação afetiva[31]. Dessa forma, a estimulação direta de regiões cerebrais mais profundas, como, por exemplo, a via mesolímbica dopaminérgica (composta pelo *nucleus accumbens* e pela área tegumentar ventral), poderia ser estratégia mais eficaz para o tratamento da DM; contudo, a EMTr padrão não é capaz de afetar diretamente essas regiões[104].

Bobinas magnéticas de EMTr com maior diâmetro apresentam menor decaimento do campo elétrico em profundidade, mas são menos focais. Bobinas em forma de H, por sua vez, foram desenvolvidas para produzir estimulação efetiva de regiões neuronais mais profundas através da indução de um somatório espacial de campos elétricos induzidos e da redução da atenuação dos campos elétricos em função da distância, porém com redução da focalidade[99,105]. Estudos iniciais mostraram que, em indivíduos saudáveis, as bobinas em forma de H são bem toleradas e não produzem efeitos adversos significativos[106]. Um ensaio randomizado recente testou a eficácia da EMTr profunda em pacientes deprimidos que não haviam respondido a pelo menos dois antidepressivos (n = 65). Foram testadas quatro configurações de tratamento, sendo que todas resultaram em melhora dos sintomas depressivos, especialmente nos grupos que receberam maior intensidade de estímulo. Assim, a EMTr profunda apresenta potencial terapêutico na DM[104,107], mas ainda precisa ser avaliada em ensaios clínicos adicionais.

TERAPIA MAGNÉTICA CONVULSIVA (TMC)

A TMC é um método que utiliza a EMTr em doses consideravelmente elevadas e com parâmetros convulsiogênicos, a fim de induzir convulsões terapêuticas sob anestesia geral, no mesmo ambiente da ECT[41]. A esperança inicial dos pesquisadores que desenvolveram essa técnica foi de que a TMC apresentaria muitas vantagens sobre a ECT[108]. Estudos iniciais em animais confirmaram essa expectativa demonstrando, por exemplo, que, em comparação com a ECT, a TMC induzia convulsões espacialmente mais precisas, menos suscetíveis à impedância dos tecidos superficiais e com maior controle da distribuição espacial intracerebral e da propagação para estruturas cerebrais profundas[109]. Em 2000, o método foi testado pela primeira vez em um estudo piloto e mostrou-se capaz de induzir de forma confiável convulsões em humanos[108]. Até o momento, existem apenas

244 Psiquiatria e Neuromodulação

dois estudos comparando a TMC com a ECT, ambos com 10 pacientes em cada grupo. Os resultados demonstraram que a TMC apresenta eficácia antidepressiva comparável à da ECT. Contudo, o pequeno tamanho amostral é certamente uma limitação significativa desses estudos. Os efeitos colaterais e os riscos da TMC parecem ser semelhantes aos da ECT, porém com menor incidência de efeitos adversos cognitivos e menor tempo de recuperação completa após a convulsão[110-112]. Assim, embora os resultados iniciais da TMC sejam promissores, ainda não existem evidências significativas para recomendar o uso clínico dessa técnica na DM[41].

REFERÊNCIAS BIBLIOGRÁFICAS

1. Berlim MT, Fleck MP, Turecki G. Current trends in the assessment and somatic treatment of resistant/refractory major depression: an overview. Ann Med 2008;40(2):149-159.
2. Janicak PG, O'Reardon JP, Sampson SM, Husain MM, Lisanby SH, Rado JT, et al. Transcranial magnetic stimulation in the treatment of major depressive disorder: a comprehensive summary of safety experience from acute exposure, extended exposure, and during reintroduction treatment. J Clin Psychiatry 2008;69(2):222-232.
3. Lisanby SH. Electroconvulsive therapy for depression. N Engl J Med 2007;357(19):1939-1945.
4. George MS, Nahas Z, Lomarov M, Bohning DE, Kellner C. How knowledge of regional brain dysfunction in depression will enable new somatic treatments in the next millennivs. CNS Spectr 1999;4(7):53-61.
5. Marangell LB, Martinez M, Jurdi RA, Zboyan H. Neurostimulation therapies in depression: a review of new modalities. Acta Psychiatr Scand 2007;116(3):174-181.
6. George MS, Aston-Jones G. Noninvasive techniques for probing neurocircuitry and treating illness: vagus nerve stimulation (VNS), transcranial magnetic stimulation (TMS) and transcranial direct current stimulation (tDCS). Neuropsychopharmacology 2010;35(1):301-316.
7. Kessler RC, Berglund P, Demler O, Jin R, Koretz D, Merikangas KR, et al. The epidemiology of major depressive disorder: results from the National Comorbidity Survey Replication (NCS-R). JAMA 2003;289(23):3095-3105.
8. Ebmeier KP, Donaghey C, Steele JD. Recent developments and current controversies in depression. Lancet 2006;367(9505):153-167.

9. Berlim MT, Mattevi BS, Fleck MP. Depression and quality of life among depressed Brazilian outpatients. Psychiatr Serv 2003;54(2):254.
10. Fleck MP, Berlim MT, Lafer B, Sougey EB, Del Porto JA, Brasil MA, et al. [Review of the guidelines of the Brazilian Medical Association for the treatment of depression (Complete version)]. Rev Bras Psiquiatr 2009;31(Suppl 1): S7-17.
11. Andrews G. Should depression be managed as a chronic disease? BMJ 2001;322(7283):419-421.
12. Mann JJ. The medical management of depression. N Engl J Med 2005;353(17):1819-1834.
13. Bauer M, Bschor T, Pfennig A, Whybrow PC, Angst J, Versiani M, et al. World Federation of Societies of Biological Psychiatry (WFSBP) Guidelines for Biological Treatment of Unipolar Depressive Disorders in Primary Care. World J Biol Psychiatry 2007;8(2):67-104.
14. Spanemberg L, Caldieraro MAK, Vares EA, Fleck MPdA. Depressão maior e distimia. In: Cordioli AV (ed). Psicofármacos: consulta rápida. 4ª ed. Porto Alegre: Artmed; 2011. p.399-412.
15. Dupuy JM, Ostacher MJ, Huffman J, Perlis RH, Nierenberg AA. A critical review of pharmacotherapy for major depressive disorder. The international journal of neuropsychopharmacology/official scientific journal of the Collegium Internationale Neuropsychopharmacologicum (CINP). 2011;24:1-15.
16. Berlim MT, Turecki G. Definition, assessment, and staging of treatment-resistant refractory major depression: a review of current concepts and methods. Can J Psychiatry. [Review] 2007;52(1):46-54.
17. Kennedy SH, Milev R, Giacobbe P, Ramasubbu R, Lam RW, Parikh SV, et al. Canadian

Network for Mood and Anxiety Treatments (CANMAT) Clinical guidelines for the management of major depressive disorder in adults. IV. Neurostimulation therapies. J Affect Disord 2009;117(Suppl 1):S44-53.

18. Nierenberg AA, Katz J, Fava M. A critical overview of the pharmacologic management of treatment-resistant depression. Psychiatr Clin North Am 2007;30(1):13-29.

19. Fitzgerald PB, Daskalakis ZJ. A practical guide to the use of repetitive transcranial magnetic stimulation in the treatment of depression. Brain Stim 2011;23:1-10.

20. Nitsche MA, Boggio PS, Fregni F, Pascual-Leone A. Treatment of depression with transcranial direct current stimulation (tDCS): a review. Exp Neurol 2009;219(1):14-19.

21. Daskalakis ZJ, Levinson AJ, Fitzgerald PB. Repetitive transcranial magnetic stimulation for major depressive disorder: a review. Can J Psychiatry 2008;53(9):555-566.

22. Hallett M. Transcranial magnetic stimulation: a primer. Neuron 2007;55(2):187-199.

23. Hoogendam JM, Ramakers GMJ, Di Lazzaro V. Physiology of repetitive transcranial magnetic stimulation of the hvs.an brain. Brain Stimulation 2010;3(2):95-118.

24. Fitzgerald PB, Oxley TJ, Laird AR, Kulkarni J, Egan GF, Daskalakis ZJ. An analysis of functional neuroimaging studies of dorsolateral prefrontal cortical activity in depression. Psychiatry Res 2006;148(1):33-45.

25. Ridding MC, Rothwell JC. Is there a future for therapeutic use of transcranial magnetic stimulation? Nat Rev Neurosci 2007;8(7):559-567.

26. Baxter LR, Jr., Schwartz JM, Phelps ME, Mazziotta JC, Guze BH, Selin CE, et al. Reduction of prefrontal cortex glucose metabolism common to three types of depression. Arch Gen Psychiatry 1989;46(3):243-250.

27. Abou-Saleh MT, Al Suhaili AR, Karim L, Prais V, Hamdi E. Single photon emission tomography with 99m Tc-HMPAO in Arab patients with depression. J Affect Disord 1999;55(2-3):115-123.

28. Kimbrell TA, Little JT, Dunn RT, Frye MA, Greenberg BD, Wassermann EM, et al. Frequency dependence of antidepressant response to left prefrontal repetitive transcranial magnetic stimulation (rTMS) as a function of baseline cerebral glucose metabolism. Biol Psychiatry 1999;46(12):1603-1613.

29. Reithler J, Peters JC, Sack AT. Multimodal transcranial magnetic stimulation: using concurrent neuroimaging to reveal the neural network dynamics of noninvasive brain stimulation. Prog Neurobiol 2011;25:1-17.

30. Koenigs M, Grafman J. The functional neuroanatomy of depression: distinct roles for ventromedial and dorsolateral prefrontal cortex. Behav Brain Res 2009;201(2):239-243.

31. Fitzgerald PB. Repetitive transcranial magnetic stimulation treatment for depression: lots of promise but still lots of questions. Brain Stimul 2009;2(4):185-187.

32. Levkovitz Y, Harel EV, Roth Y, Braw Y, Most D, Katz LN, et al. Deep transcranial magnetic stimulation over the prefrontal cortex: evaluation of antidepressant and cognitive effects in depressive patients. Brain Stimulation 2010;4(2):188-200.

33. Daskalakis ZJ, Moller B, Christensen BK, Fitzgerald PB, Gunraj C, Chen R. The effects of repetitive transcranial magnetic stimulation on cortical inhibition in healthy human subjects. Exp Brain Res 2006;174(3):403-412.

34. Sanacora G, Mason GF, Rothman DL, Behar KL, Hyder F, Petroff OA, et al. Reduced cortical gamma-aminobutyric acid levels in depressed patients determined by proton magnetic resonance spectroscopy. Arch Gen Psychiatry 1999;56(11):1043-1047.

35. Sanacora G, Mason GF, Rothman DL, Hyder F, Ciarcia JJ, Ostroff RB, et al. Increased cortical GABA concentrations in depressed patients receiving ECT. Am J Psychiatry 2003; 160(3):577-579.

36. Sanacora G, Mason GF, Rothman DL, Krystal JH. Increased occipital cortex GABA concentrations in depressed patients after therapy with selective serotonin reuptake inhibitors. Am J Psychiatry 2002;159(4):663-665.

37. Strafella AP, Paus T, Barrett J, Dagher A. Repetitive transcranial magnetic stimulation of the human prefrontal cortex induces dopamine release in the caudate nucleus. J Neurosci 2001; 21(15):RC157.

38. Gershon AA, Dannon PN, Grunhaus L. Transcranial magnetic stimulation in the treatment of depression. Am J Psychiatry 2003; 160(5):835-845.

39. Cheeran B, Koch G, Stagg CJ, Baig F, Teo J. Transcranial magnetic stimulation: from neurophysiology to pharmacology, molecular biology and genomics. Neuroscientist 2010;16(3): 210-221.

40. Pascual-Leone A, Rubio B, Pallardo F, Catala MD. Rapid-rate transcranial magnetic stimulation of left dorsolateral prefrontal cortex in drug-resistant depression. Lancet 1996;348 (9022):233-237.

41. Schlaepfer TE, George MS, Mayberg H. WFSBP Guidelines on Brain Stimulation Treatments in Psychiatry. World J Biol Psychiatry 2010;11(1):2-18.

42. Slotema CW, Blom JD, Hoek HW, Sommer IE. Should we expand the toolbox of psychiatric treatment methods to include Repetitive Transcranial Magnetic Stimulation (rTMS)? a meta-analysis of the efficacy of rTMS in psychiatric disorders. J Clin Psychiatry 2010;71(7): 873-874.

43. George MS, Padberg F, Schlaepfer TE, O'Reardon JP, Fitzgerald PB, Nahas ZH, et al. Controversy: repetitive transcranial magnetic stimulation or transcranial direct current stimulation shows efficacy in treating psychiatric diseases (depression, mania, schizophrenia, obsessive-complusive disorder, panic, posttraumatic stress disorder). Brain Stimul 2009;2(1):14-21.

44. O'Reardon JP, Solvason HB, Janicak PG, Sampson S, Isenberg KE, Nahas Z, et al. Efficacy and safety of transcranial magnetic stimulation in the acute treatment of major depression: a multisite randomized controlled trial. Biol Psychiatry 2007;62(11):1208-1216.

45. George MS, Lisanby SH, Avery D, McDonald WM, Durkalski V, Pavlicova M, et al. Daily left prefrontal transcranial magnetic stimulation therapy for major depressive disorder: a sham-controlled randomized trial. Arch Gen Psychiatry 2010;67(5):507-516.

46. Couturier JL. Efficacy of rapid-rate repetitive transcranial magnetic stimulation in the treatment of depression: a systematic review and meta-analysis. J Psychiatry Neurosci 2005;30(2):83-90.

47. Fitzgerald PB, Fountain S, Daskalakis ZJ. A comprehensive review of the effects of rTMS on motor cortical excitability and inhibition. Clin Neurophysiol 2006;117(12):2584-2596.

48. Fitzgerald PB, Huntsman S, Gunewardene R, Kulkarni J, Daskalakis ZJ. A randomized trial of low-frequency right-prefrontal-cortex transcranial magnetic stimulation as augmentation in treatment-resistant major depression. Int J Neuropsychopharmacol 2006;9(6):655-666.

49. Avery DH, Holtzheimer PE 3rd, Fawaz W, Russo J, Neumaier J, Dunner DL, et al. A controlled study of repetitive transcranial magnetic stimulation in medication-resistant major depression. Biol Psychiatry 2006;59(2): 187-194.

50. Herwig U, Padberg F, Unger J, Spitzer M, Schonfeldt-Lecuona C. Transcranial magnetic stimulation in therapy studies: examination of the reliability of "standard" coil positioning by neuronavigation. Biol Psychiatry 2001;50(1): 58-61.

51. Fitzgerald PB, Hoy K, McQueen S, Maller JJ, Herring S, Segrave R, et al. A randomized trial of rTMS targeted with MRI based neuronavigation in treatment-resistant depression. Neuropsychopharmacology 2009;34(5):1255-1262.

52. Schonfeldt-Lecuona C, Lefaucheur JP, Cardenas-Morales L, Wolf RC, Kammer T, Herwig U. The value of neuronavigated rTMS for the treatment of depression. Neurophysiol Clin 2010;40(1):37-43.

53. Fitzgerald PB, Brown TL, Marston NA, Daskalakis ZJ, De Castella A, Kulkarni J. Transcranial magnetic stimulation in the treatment of depression: a double-blind, placebo-controlled trial. Arch Gen Psychiatry 2003;60(10): 1002-1008.

54. Fitzgerald PB, Benitez J, de Castella A, Daskalakis ZJ, Brown TL, Kulkarni J. A randomized, controlled trial of sequential bilateral repetitive transcranial magnetic stimulation for treatment-resistant depression. Am J Psychiatry 2006;163(1):88-94.

55. Kozel FA, Nahas Z, deBrux C, Molloy M, Lorberbaum JP, Bohning D, et al. How coil-cortex distance relates to age, motor threshold, and antidepressant response to repetitive transcranial magnetic stimulation. J Neuropsychiatry Clin Neurosci 2000;12(3):376-384.

56. Herrmann LL, Ebmeier KP. Factors modifying the efficacy of transcranial magnetic stimulation in the treatment of depression: a review. J Clin Psychiatry 2006;67:1870-1876.

57. Lisanby SH, Husain MM, Rosenquist PB, Maixner D, Gutierrez R, Krystal A, et al. Daily left prefrontal repetitive transcranial magnetic stimulation in the acute treatment of major depression: clinical predictors of outcome in a multisite, randomized controlled clinical trial. Neuropsychopharmacology 2009; 34(2):522-534.
58. Holtzheimer PE, Avery D, Schlaepfer TE. Antidepressant effects of repetitive transcranial magnetic stimulation. Br J Psychiatry 2004;184:541-542.
59. Avery DH, Isenberg KE, Sampson SM, Janicak PG, Lisanby SH, Maixner DF, et al. Transcranial magnetic stimulation in the acute treatment of major depressive disorder: clinical response in an open-label extension trial. J Clin Psychiatry 2008;69(3):441-451.
60. Zanardi R, Magri L, Rossini D, Malaguti A, Giordani S, Lorenzi C, et al. Role of serotonergic gene polymorphisms on response to transcranial magnetic stimulation in depression. Eur Neuropsychopharmacol 2007;17(10): 651-657.
61. Abraham G, Milev R, Lazowski L, Jokic R, du Toit R, Lowe A. Repetitive transcranial magnetic stimulation for treatment of elderly patients with depression - an open label trial. Neuropsychiatr Dis Treat 2007;3(6):919-924.
62. Milev R, Abraham G, Hasey G, Cabaj JL. Repetitive transcranial magnetic stimulation for treatment of medication-resistant depression in older adults: a case series. J ECT 2009; 25(1):44-49.
63. Rosa MA, Gattaz WF, Pascual-Leone A, Fregni F, Rosa MO, Rumi DO, et al. Comparison of repetitive transcranial magnetic stimulation and electroconvulsive therapy in unipolar non-psychotic refractory depression: a randomized, single-blind study. Int J Neuropsychopharmacol 2006;9(6):667-676.
64. Eranti S, Mogg A, Pluck G, Landau S, Purvis R, Brown RG, et al. A randomized, controlled trial with 6-month follow-up of repetitive transcranial magnetic stimulation and electroconvulsive therapy for severe depression. Am J Psychiatry 2007;164(1):73-81.
65. Slotema CW, Blom JD, Hoek HW, Sommer IE. Should we expand the toolbox of psychiatric treatment methods to include Repetitive Transcranial Magnetic Stimulation (rTMS)?

A meta-analysis of the efficacy of rTMS in psychiatric disorders. J Clin Psychiatry 2010; 71(7):873-884.
66. Knapp M, Romeo R, Mogg A, Eranti S, Pluck G, Purvis R, et al. Cost-effectiveness of transcranial magnetic stimulation vs. electroconvulsive therapy for severe depression: a multicentre randomised controlled trial. J Affect Disord 2008;109(3):273-285.
67. Fitzgerald PB, Daskalakis ZJ. The use of repetitive transcranial magnetic stimulation and vagal nerve stimulation in the treatment of depression. Curr Opin Psychiatry 2008;21(1): 25-29.
68. Mogg A, Pluck G, Eranti SV, Landau S, Purvis R, Brown RG, et al. A randomized controlled trial with 4-month follow-up of adjunctive repetitive transcranial magnetic stimulation of the left prefrontal cortex for depression. Psychol Med 2008;38(3):323-333.
69. Ray S, Nizamie SH, Akhtar S, Praharaj SK, Mishra BR, Zia-ul-Haq M. Efficacy of adjunctive high frequency repetitive transcranial magnetic stimulation of left prefrontal cortex in depression: a randomized sham controlled study. J Affect Disord 2011;128(1-2):153-159.
70. Garcia-Toro M, Mayol A, Arnillas H, Capllonch I, Ibarra O, Crespi M, et al. Modest adjunctive benefit with transcranial magnetic stimulation in medication-resistant depression. J Affect Disord 2001;64(2-3):271-275.
71. Rossini D, Magri L, Lucca A, Giordani S, Smeraldi E, Zanardi R. Does rTMS hasten the response to escitalopram, sertraline, or venlafaxine in patients with major depressive disorder? A double-blind, randomized, sham-controlled trial. J Clin Psychiatry 2005;66(12): 1569-1575.
72. O'Reardon JP, Blumner KH, Peshek AD, Pradilla RR, Pimiento PC. Long-term maintenance therapy for major depressive disorder with rTMS. J Clin Psychiatry 2005;66(12): 1524-1528.
73. Loo CK, McFarquhar TF, Mitchell PB. A review of the safety of repetitive transcranial magnetic stimulation as a clinical treatment for depression. Int J Neuropsychopharmacol 2008;11(1):131-147.
74. Moser DJ, Jorge RE, Manes F, Paradiso S, Benjamin ML, Robinson RG. Improved executive functioning following repetitive tran-

scranial magnetic stimulation. Neurology 2002;58(8):1288-1290.

75. Hoy KE, Fitzgerald PB. Brain stimulation in psychiatry and its effects on cognition. Nat Rev Neurol 2010;6(5):267-275.

76. Schulze-Rauschenbach SC, Harms U, Schlaepfer TE, Maier W, Falkai P, Wagner M. Distinctive neurocognitive effects of repetitive transcranial magnetic stimulation and electroconvulsive therapy in major depression. Br J Psychiatry 2005;186:410-416.

77. Rossi S, Hallett M, Rossini PM, Pascual-Leone A. Safety, ethical considerations, and application guidelines for the use of transcranial magnetic stimulation in clinical practice and research. Clin Neurophysiol 2009;120(12):2008-2039.

78. Belmaker B, Fitzgerald P, George MS, Lisanby SH, Pascual-Leone A, Schlaepfer TE, et al. Managing the risks of repetitive transcranial stimulation. CNS Spectr 2003;8(7):489.

79. Herwig U, Satrapi P, Schonfeldt-Lecuona C. Using the international 10-20 EEG system for positioning of transcranial magnetic stimulation. Brain Topogr 2003;16(2):95-99.

80. Loo CK, Mitchell PB, Mcfarquhar TF, Malhi GS, Sachdev PS. A sham-controlled trial of the efficacy and safety of twice-daily rTMS in major depression. Psychol Med 2007;37(3): 341-349.

81. Schutter DJ. Antidepressant efficacy of high-frequency transcranial magnetic stimulation over the left dorsolateral prefrontal cortex in double-blind sham-controlled designs: a meta-analysis. Psychol Med 2009;39(1):65-75.

82. Arul-Anandam AP, Loo C. Transcranial direct current stimulation: a new tool for the treatment of depression? J Affect Disord 2009; 117(3):137-145.

83. Murphy DN, Boggio P, Fregni F. Transcranial direct current stimulation as a therapeutic tool for the treatment of major depression: insights from past and recent clinical studies. Curr Opin Psychiatry 2009;22(3):306-311.

84. Been G, Ngo TT, Miller SM, Fitzgerald PB. The use of tDCS and CVS as methods of non-invasive brain stimulation. Brain Res Rev 2007;56(2):346-361.

85. Fregni F, Boggio PS, Nitsche MA, Marcolin MA, Rigonatti SP, Pascual-Leone A. Treatment of major depression with transcranial direct current stimulation. Bipolar Disord 2006;8(2): 203-204.

86. Boggio PS, Rigonatti SP, Ribeiro RB, Myczkowski ML, Nitsche MA, Pascual-Leone A, et al. A randomized, double-blind clinical trial on the efficacy of cortical direct current stimulation for the treatment of major depression. Int J Neuropsychopharmacol 2008;11(2):249-254.

87. Brunoni AR, Nitsche MA, Bolognini N, Bikson M, Wagner T, Merabet L, et al. Clinical research with transcranial direct current stimulation (tDCS): Challenges and future directions. Brain Stimulation 2011;31:1-21.

88. Nitsche MA, Cohen LG, Wassermann EM, Priori A, Lang N, Antal A, et al. Transcranial direct current stimulation: State of the art 2008. Brain Stimul 2008;1(3):206-223.

89. Sparing R, Mottaghy FM. Noninvasive brain stimulation with transcranial magnetic or direct current stimulation (TMS/tDCS)-from insights into hvs.an memory to therapy of its dysfunction. Methods 2008;44(4):329-337.

90. Fregni F, Pascual-Leone A. Technology insight: noninvasive brain stimulation in neurology-perspectives on the therapeutic potential of rTMS and tDCS. Nat Clin Pract Neurol 2007; 3(7):383-393.

91. Priori A, Berardelli A, Rona S, Accornero N, Manfredi M. Polarization of the human motor cortex through the scalp. Neuroreport 1998; 9(10):2257-2260.

92. Nitsche MA, Fricke K, Henschke U, Schlitterlau A, Liebetanz D, Lang N, et al. Pharmacological modulation of cortical excitability shifts induced by transcranial direct current stimulation in humans. J Physiol 2003;553 (Pt 1):293-301.

93. Loo CK, Sachdev P, Martin D, Pigot M, Alonzo A, Malhi GS, et al. A double-blind, sham-controlled trial of transcranial direct current stimulation for the treatment of depression. Int J Neuropsychopharmacol 2010;13(1):61-69.

94. Rigonatti SP, Boggio PS, Myczkowski ML, Otta E, Fiquer JT, Ribeiro RB, et al. Transcranial direct stimulation and fluoxetine for the treatment of depression. Eur Psychiatry 2008; 23(1):74-76.

95. Ferrucci R, Bortolomasi M, Vergari M, Tadini L, Salvoro B, Giacopuzzi M, et al. Transcranial direct current stimulation in severe, drug-resistant major depression. J Affect Disord 2009;118(1-3):215-219.

96. Been G, Ngo TT, Miller SM, Fitzgerald PB. The use of tDCS and CVS as methods of non-invasive brain stimulation. Brain Res Rev 2007;56(2):346-361.

97. Poreisz C, Boros K, Antal A, Paulus W. Safety aspects of transcranial direct current stimulation concerning healthy subjects and patients. Brain Res Bull 2007;72(4-6):208-214.

98. Fregni F, Boggio PS, Nitsche MA, Rigonatti SP, Pascual-Leone A. Cognitive effects of repeated sessions of transcranial direct current stimulation in patients with depression. Depress Anxiety2006;23(8):482-484.

99. Huang YZ, Sommer M, Thickbroom G, Hamada M, Pascual-Leonne A, Paulus W, et al. Consensus: New methodologies for brain stimulation. Brain Stimul 2009;2(1):2-13.

100. Stokic DS, McKay WB, Scott L, Sherwood AM, Dimitrijevic MR. Intracortical inhibition of lower limb motor-evoked potentials after paired transcranial magnetic stimulation. Exp Brain Res 1997;117(3):437-443.

101. Terao Y, Ugawa Y, Sakai K, Uesaka Y, Kohara N, Kanazawa I. Transcranial stimulation of the leg area of the motor cortex in humans. Acta Neurol Scand 1994;89(5):378-383.

102. Terao Y, Ugawa Y, Hanajima R, Machii K, Furubayashi T, Mochizuki H, et al. Predominant activation of I1-waves from the leg motor area by transcranial magnetic stimulation. Brain Res 2000;859(1):137-146.

103. Nadeem M, Thorlin T, Gandhi OP, Persson M. Computation of electric and magnetic stimulation in human head using the 3-D impedance method. IEEE Trans Biomed Eng 2003;50(7):900-907.

104. Levkovitz Y, Harel EV, Roth Y, Braw Y, Most D, Katz LN, et al. Deep transcranial magnetic stimulation over the prefrontal cortex: evaluation of antidepressant and cognitive effects in depressive patients. Brain Stimul 2009;2(4):188-200.

105. Roth Y, Amir A, Levkovitz Y, Zangen A. Three-dimensional distribution of the electric field induced in the brain by transcranial magnetic stimulation using figure-8 and deep H-coils. J Clin Neurophysiol 2007; 24(1):31-38.

106. Levkovitz Y, Roth Y, Harel EV, Braw Y, Sheer A, Zangen A. A randomized controlled feasibility and safety study of deep transcranial magnetic stimulation. Clin Neurophysiol 2007;118(12):2730-44.

107. Isserles M, Rosenberg O, Dannon P, Levkovitz Y, Kotler M, Deutsch F, et al. Cognitive-emotional reactivation during deep transcranial magnetic stimulation over the prefrontal cortex of depressive patients affects antidepressant outcome. J Affect Disord 2011; 128(3):235-242.

108. Lisanby SH, Schlaepfer TE, Fisch HU, Sackeim HA. Magnetic seizure therapy of major depression. Arch Gen Psychiatry 2001; 58(3):303-305.

109. Lisanby SH, Moscrip T, Morales O, Luber B, Schroeder C, Sackeim HA. Neurophysiological characterization of magnetic seizure therapy (MST) in non-human primates. Suppl Clin Neurophysiol 2003;56:81-99.

110. Lisanby SH, Luber B, Schlaepfer TE, Sackeim HA. Safety and feasibility of magnetic seizure therapy (MST) in major depression: randomized within-subject comparison with electroconvulsive therapy. Neuropsychopharmacology 2003;28(10):1852-1865.

111. Kirov G, Ebmeier KP, Scott AI, Atkins M, Khalid N, Carrick L, et al. Quick recovery of orientation after magnetic seizure therapy for major depressive disorder. Br J Psychiatry 2008;193(2):152-155.

112. Kayser S, Bewernick B, Axmacher N, Schlaepfer TE. Magnetic seizure therapy of treatment-resistant depression in a patient with bipolar disorder. J ECT 2009;25(2):137-140.

17

TRANSTORNO AFETIVO BIPOLAR

Leonardo Augusto Negreiros Parente Capela Sampaio
Tamires Araujo Zanão
André Russowsky Brunoni

Os transtornos de humor são classificados em (1) depressivos, (2) bipolares, (3) devido a uma condição médica geral ou induzidos por substâncias, além dos quadros (4) sem outra especificação. Os transtornos afetivos bipolares (TAB) – foco desse capítulo – por sua vez, classificam-seem transtorno bipolar I, transtorno bipolar II e transtorno ciclotímico. A prevalência ao longo da vida varia de 0,4-1,6% para o TAB I, 0,5-1,1% para o TAB II e 0,4-1% para a ciclotimia, segundo amostras populacionais brasileiras e mundiais[1-3]. Na verdade, tais índices podem chegar a 2,4-8,3%, se consideradas as formas ampliadas do espectro bipolar, porém esses critérios precisam de validação mais consistente[1].

O TAB ocorre em episódios: depressivos, maníacos, hipomaníacos e eutimia. A partir desse padrão fásico observado, o TAB pode ser subclassificado. Por exemplo, para que seja feito o diagnóstico de transtorno bipolar I, é necessária a presença de (1) um episódio maníaco, (2) um episódio hipomaníaco precedido de episódio misto ou (3) um episódio misto precedido ou sucedido por episódio depressivo maior ou por outro episódio misto (Quadro IV-1). Quando existem concomitantemente na história um episódio hipomaníaco e um depressivo, sem episódio maníaco ou misto prévio, configura-se o diagnóstico de transtorno bipolar II. O transtorno ciclotímico é caracterizado pela presença de diversas fases distintas entre sintomas hipomaníacos e depressivos que não satisfazem os critérios para um episódio depressivo maior, com duração mínima de dois anos para adultos. Após os dois anos iniciais, a presença de outros episódios podem associar-se ao quadro clínico, permitindo outros diagnósticos concomitantes. Em todos os transtornos bipolares, os sintomas devem causar sofrimento ou prejuízo significativo. No quadro IV-2 estão apresentados esses critérios diagnósticos.

Transtorno Afetivo Bipolar 251

> **QUADRO IV-I** – Neuromodulação e o espectro bipolar.
>
> O TAB é um transtorno mental no qual a disputa entre a abordagem dimensional e a categorial é muito marcante. No TAB encontramos fases extremamente distintas e, com frequência, diametralmente opostas, muitas vezes sendo tão singulares quanto o próprio temperamento do indivíduo. Além das categorias de TAB I, II e ciclotimia do DSM-IV, descreve-se como TAB III aquele que entrou em fase maníaca após o uso de antidepressivos (com história familiar de TAB), e TAB IV, o indivíduo de temperamento hipertímico (traços hipomaníacos subliminares, em vez de episódicos) que apresenta quadros depressivos[4].
>
> A farmacoterapia usa um arsenal terapêutico que, mesmo com melhor resposta para uma fase clínica específica, propõe-se a ser estabilizante do humor.
>
> Haveria alguma técnica de EMTr com resposta semelhante? Podemos resumir o tratamento de todas essas apresentações clínicas em estimulação excitatória do DLPFC à direita e/ou inibitória à esquerda na fase aguda maníaca e o oposto na fase depressiva? Como abordar todas as formas do espectro bipolar, especialmente na fase de manutenção?
>
> Estas são questões que ainda permanecem sem respostas consistentes no momento. Alguns autores, no entanto, mostram resultados isolados e tentam levantar hipóteses para respondê-las.
>
> Zeeuwset al.[5] relatam o caso de um paciente com TAB I em episódio misto refratário a ECT bilateral, que apresentou boa resposta com EMTr de alta frequência. Esses relatos de caso, apesar de limitados para uma aplicação clínica imediata, oferecem evidências iniciais para o uso da neuromodulação no espectro bipolar.

QUADRO IV-2 – Critérios clínicos para caracterização dos episódios de humor, adaptado do DSM-IV.

	Episódio depressivo maior	Episódio maníaco	Episódio hipomaníaco
Duração mínima	2 semanas	1 semana[1]	4 dias
Sintoma obrigatório	(1) Humor deprimido ou (2) Perda do interesse ou prazer	Um período distinto de humor anormal e persistentemente elevado, expansivo ou irritável	Um período distinto de humor persistentemente elevado, expansivo ou irritável, nitidamente diferente do humor habitual não deprimido
Quantidade de sintomas necessária para o diagnóstico	5, incluindo o(s) sintoma(s) obrigatório(s)	3 (4 se o humor é apenas irritável), além do sintoma obrigatório[2]	3 (4 se o humor é apenas irritável), além do sintoma obrigatório[2]
Sintomas complementares	Humor deprimido na maior parte do dia, quase todos os dias, indicado por relato subjetivo (por exemplo, sente-se triste ou vazio) ou observação feita por terceiros (por exemplo, chora muito)[3]		

252 Psiquiatria e Neuromodulação

QUADRO IV-2 – Continuação.

	Episódio depressivo maior	Episódio maníaco	Episódio hipomaníaco
Sintomas complementares	Acentuada diminuição do interesse ou prazer em todas ou quase todas as atividades na maior parte do dia, quase todos os dias (o que é indicado por relato subjetivo ou observação feita por terceiros)	Envolvimento excessivo em atividades prazerosas com alto potencial para consequências dolorosas (por exemplo, envolvimento em surtos incontidos de compras, indiscrições sexuais ou investimentos financeiros insensatos)	
	Perda ou ganho significativo de peso sem estar em dieta (por exemplo, mais de 5% do peso corporal em 1 mês), ou diminuição ou aumento do apetite quase todos os dias[4]		
	Insônia ou hipersonia quase todos os dias	Redução da necessidade de sono (por exemplo, sente-se refeito depois de apenas 3 horas de sono)	
	Agitação ou atraso psicomotor quase todos os dias (observáveis por outros, não meramente sensações subjetivas de inquietação ou de estar mais lento)	Aumento da atividade dirigida a objetivos (socialmente, no trabalho, na escola ou sexualmente) ou agitação psicomotora	
	Fadiga ou perda de energia quase todos os dias	Mais loquaz do que o habitual ou pressão por falar	
	Sentimento de inutilidade ou culpa excessiva ou inadequada (que pode ser delirante), quase todos os dias (não meramente autorrecriminação ou culpa por estar doente)	Autoestima inflada ou grandiosidade	
	Capacidade diminuída de pensar ou concentrar-se, ou indecisão, quase todos os dias (por relato subjetivo ou observação feita por outros)	Fuga de ideias ou experiência subjetiva de que os pensamentos estão acelerados	
		Distrabilidade (isto é, a atenção é desviada com excessiva facilidade por estímulos externos insignificantes ou irrelevantes)	
	Pensamentos de morte recorrentes (não apenas medo de morrer), ideação suicida recorrente sem um plano específico, tentativa de suicídio ou plano específico para cometer suicídio		
Critérios obrigatórios	Os sintomas causam sofrimento clinicamente significativo, prejuízo no funcionamento social, ocupacional, ou exigem hospitalização, ou existem características psicóticas	O episódio está associado com inequívoca alteração no funcionamento, que não é característica do indivíduo quando assintomático	
		A perturbação do humor e a alteração no funcionamento são observáveis por terceiros	

	Episódio depressivo maior	Episódio maníaco	Episódio hipomaníaco
Critérios de exclusão	Os sintomas satisfazem os critérios para um episódio misto		
	Os sintomas são mais bem explicados por luto[5]	O episódio é suficientemente grave a ponto de causar prejuízo acentuado no funcionamento social ou ocupacional, ou de exigir hospitalização, ou apresenta características psicóticas	
	Os sintomas devem-se aos efeitos fisiológicos diretos de uma substância ou de uma condição médica geral		

[1] Qualquer duração, se hospitalização necessária.
[2] Devem estar presentes em grau significativo.
[3] Em crianças e adolescentes, pode ser humor irritável.
[4] Em crianças, considerar incapacidade de apresentar os ganhos de peso esperados.
[5] No luto, os sintomas depressivos iniciam-se após a perda de um ente querido, persistem por menos de 2 meses e não são caracterizados por acentuado prejuízo funcional, preocupação mórbida com desvalia, ideação suicida, sintomas psicóticos ou atraso psicomotor.

TRATAMENTO FARMACOLÓGICO ATUAL

O tratamento do TAB divide-se em duas etapas: o do episódio agudo maníaco, hipomaníaco, misto ou depressivo, e o de manutenção, que visa à profilaxia de novos episódios afetivos. O tratamento agudo da mania é feito com estabilizadores de humor, com ou sem antipsicóticos (bem indicados em quadros de maior agitação e agressividade, como nas manias psicóticas). Há três classes principais de estabilizadores de humor: o lítio, os anticonvulsivantes (divalproato, carbamazepina, lamotrigina) e, mais recentemente, os antipsicóticos atípicos (olanzapina, quetiapina, aripiprazol, ziprasidona)[6] (Quadro IV-3). A escolha do estabilizador do humor dependerá de sua eficácia relativa para o controle da crise e do seu perfil de efeitos adversos e farmacocinéticos. O tratamento agudo da depressão bipolar é feito com estabilizadores de humor, podendo ser associados a antidepressivos[8] – combinação que é, na verdade, um tema bastante controverso, pois alguns autores acreditam que os antidepressivos devem ser evitados, seja por não demonstrarem eficácia adicional[5], seja pelo risco de virada maníaca. Outros autores, por outro lado, defendem o uso dos antidepressivos nessa condição, principalmente nos quadros de TAB II com predomínio de depressão (e hipomanias frustras), uma vez que essas drogas são muito mais benignas, do ponto de vista metabólico/cardiovascular, do que a maioria dos estabilizadores de humor e antipsicóticos[9], o que deve ser considerado em pacientes jovens que utilizarão tal terapêutica por tempo indeterminado.

Independentemente do tipo de tratamento farmacológico empregado, contudo, limitações importantes são os efeitos colaterais das medicações, a restrição de seu uso em populações especiais como gestantes, crianças e idosos, e a latência entre o início da farmacoterapia e a observação de efeitos terapêuticos. Novas abordagens farmacológicas e não farmacológicas estão em contínuo desenvolvimento para resolver essas questões. Nesse contexto, a neuromodulação pode ser uma estratégia terapêutica promissora, sendo potencialmente tão efetiva quanto a medicação, segura para uso em populações especiais e possivelmente com menor latência para trazer efeitos terapêuticos[10].

254 Psiquiatria e Neuromodulação

QUADRO IV-3 – Recomendações de tratamento farmacológico no transtorno bipolar[6].

Fase clínica	Mania aguda	Depressão aguda[b]	Manutenção
Primeira linha	Lítio, divalproato, olanzapina, risperidona, quetiapina, quetiapina XR[a], aripiprazol, ziprasidona, lítio ou divalproato + risperidona, lítio ou divalproato + quetiapina, lítio ou divalproato + olanzapina, lítio ou divalproato + aripiprazol[a]	Lítio, lamotrigina, quetiapina, quetiapinaXR[a], lítio ou divalproato + ISRS, olanzapina + ISRS, lítio + divalproato, lítio ou divalproato + bupropiona	Lítio, lamotrigina em monoterapia (eficácia limitada para prevenir mania), divalproato, olanzapina, quetiapina[a], lítio ou divalproato + quetiapina[a], risperidona LP[a], risperidona LP adjuvante[a], aripiprazol (principalmente para prevenir mania)[a], ziprasidona adjuvante[a]
Segunda linha	Carbamazepina, ECT, lítio + divalproato, asenapina[a], lítio ordivalproato + asenapina[a], paliperidona em monoterapia[a]	Quetiapina + ISRS, divalproato[a], lítio ou divalproato + lamotrigina, modafinil adjuvante[a]	Carbamazepina, lítio + divalproato, lítio + carbamazepina, lítio ou divalproato + olanzapina, lítio + risperidona, lítio + lamotrigina, olanzapina + fluoxetina
Terceira linha	Haloperidol, clorpromazina, lítio ou divalproato + haloperidol, lítio + carbamazepina, clozapina, oxcarbazepina[a], tamoxifeno[a]	Carbamazepina, olanzapina, lítio + carbamazepina, lítio + pramipexol, lítio ou divalproato + venlafaxina, lítio + IMAO, ECT, lítio ou divalproato ou APA + ADT, lítio ou divalproato ou carbamazepina + ISRS + lamotrigina, AEP adjuvante, riluzol adjuvante, topiramato adjuvante	Fenitoína adjuvante, clozapina adjuvante, ECT adjuvante, topiramato adjuvante, ácidos graxos ômega-3 adjuvantes, oxcarbazepina adjuvante, ou gabapentina adjuvante
Não recomendado	Monoterapia com gabapentina, topiramato, lamotrigina, verapamil, tiagabina, risperidona + carbamazepina, olanzapina + carbamazepina[a]	Gabapentina em monoterapia, aripiprazol em monoterapia[a]	Flupentixol adjuvante, gabapentina em monoterapia, topiramato ou antidepressivos

[a]Recomendação nova.
[b]O manejo do episódio depressivo bipolar com antidepressivos permanece complexo. O clínico deve balancear o efeito desejado de remissão com o efeito não desejado de virada maníaca.
ISRS = inibidor seletivo da recaptação de serotonina; IMAO = inibidor da monoamina oxidase; ECT = eletroconvulsoterapia; APA = antipsicótico atípico; ADT = antidepressivo tricíclico; AEP = ácido eicosapentaenoico; LP = liberação prolongada.

FISIOPATOLOGIA E ETIOPATOGENIA

Os mecanismos etiopatogênicos e fisiopatológicos do TAB ainda não são plenamente conhecidos. Um fator importante, contudo, parece ser o genético-hereditário. Enquanto o risco de desenvolver transtorno bipolar para a população geral é de 1-2%, esse risco sobe para 9% em parentes de 1º grau de portadores de TAB. A concordância entre gêmeos homozigóticos varia de 40-45% e a herdabilidade (proporção de risco da doença na população atribuível à variação genética) pode chegar a 80-85%[11].

Do ponto de vista da neuroimagem, vários estudos indicam comprometimento de estruturas envolvidas na regulação afetiva, tais como córtex pré-frontal, giro do cíngulo anterior e amígdala. Estudos em neuropsicologia em pacientes bipolares, por sua vez, indicam déficits executivos e atencionais, corroborando o comprometimento do córtex pré-frontal[12].

ESTIMULAÇÃO MAGNÉTICA TRANSCRANIANA NO TRANSTORNO AFETIVO BIPOLAR

TÉCNICA

A estimulação magnética transcraniana (EMT) é um método de neuromodulação não invasiva que provoca despolarização do córtex cerebral através de uma corrente elétrica breve e de grande intensidade gerada por pulsos de campo magnético de alternância rápida. A EMT repetitiva (EMTr) é utilizada no tratamento de diversos transtornos neuropsiquiátricos, em duas modalidades principais: em alta frequência, em que os efeitos induzidos a longo prazo são de ativação das redes neurais e em baixa frequência, levando a efeitos inibitórios nas redes neurais moduladas.

RACIONAL FISIOPATOLÓGICO E POSSÍVEIS MECANISMOS DE AÇÃO

O racional fisiopatológico no uso da EMTr para depressão bipolar é o mesmo que o utilizado na depressão unipolar. Por exemplo, estudos com animais mostram que a EMT está relacionada a aumento de liberação prosencefálica de serotonina e com a modulação da função de seu receptor (ver capítulo Estudos em animais não humanos). Em humanos, há aumento na liberação de TSH em deprimidos estimulados com EMTr de 10Hz em córtex pré-frontal dorsolateral (CPFDL) esquerdo, quando comparados à estimulação *sham*[13]. A normalização do teste de supressão com dexametasona, alterado em pacientes deprimidos, também foi relatada após uso de EMTr[14]. Em uma abordagem anatomofuncional, entende-se que a depressão é uma condição com hipoatividade pré-frontal, mais acentuada à esquerda e, por isto, utiliza-se EMTr de alta frequência sobre essa área ou, alternativamente, EMTr de baixa frequência sobre o córtex pré-frontal direito (que promoveria a estimulação transcalosa do córtex pré-frontal esquerdo e restauraria o desbalanço inter-hemisférico observado na depressão)[10].

256 Psiquiatria e Neuromodulação

Os poucos estudos clínicos com EMT no TAB procuraram utilizar esse modelo: dessa maneira, estudos com depressão bipolar foram realizados utilizando os mesmos protocolos de estimulação de depressão unipolar, enquanto naqueles que abordaram a mania foi feita a intervenção contrária, ou seja, EMTr de baixa frequência sobre o córtex pré-frontal esquerdo ou EMTr de alta frequência sobre o córtex pré-frontal direito.

USO CLÍNICO DA EMTr NO TRATAMENTO DO TAB

EMTr na mania

Foram publicados, até o momento, 5 ensaios clínicos utilizando a EMTr (Quadro IV-4). Todos esses estudos têm em comum o tamanho pequeno da amostra e o uso concomitante de estabilizadores de humor. Ainda, a maioria dos estudos foram abertos, havendo apenas dois estudos randomizados e controlados por estimulação *sham*. Dessa maneira, os estudos realizados até o momento apresentam baixa qualidade metodológica e foram essencialmente exploratórios.

O primeiro estudo foi realizado em 1998 por Grisaru et al.[15]. Nesse estudo "parcialmente" duplo-cego (o estudo teve uma fase inicial não cegada), com estimulação de 20Hz (sequências de dois segundos de duração, 20 sequências por dia, por 10 dias seguidos), 16 pacientes em mania foram randomizados para receber estimulação no córtex pré-frontal

QUADRO IV-4 – Estudos com estimulação magnética transcraniana repetitiva no tratamento da mania aguda.

Estudos	Tamanho da amostra	Idade (anos)	Local da estimulação	Tipo de estudo	Estimulação (frequência)	Controle	Presença de medicamentos
Grisaru et al.[15], 1998	16	33	Direito/ esquerdo	Randomizado controlado	20Hz	Esquerda x direita	Sim
Kaptsan et al.[16], 2003	19	39,6	Direito	Randomizado controlado	20Hz	Ativo/ *sham*	Sim
Michael et al.[18], 2004	9	46,8	Direito	Aberto	20Hz	Sem *sham*	Sim
Saba et al.[19], 2004	5	Não disponível	Direito	Aberto	10Hz	Não *sham*	Sim
Praharaj et al.[20], 2009	41	30	Direito	Randomizado controlado	20Hz	Ativo/ *sham*	Sim

direito ou esquerdo, sendo que a estimulação à direita foi mais efetiva em diminuir os sintomas de mania (embora a estimulação à esquerda também foi eficaz). Alguns anos depois, o mesmo grupo[16] fez um estudo randomizado, duplo-cego, controlado por estimulação *sham*, com 19 pacientes em mania. Os resultados não mostraram diferença entre grupos.

Em 2004, foram publicados dois estudos abertos que utilizaram estimulação de alta frequência em córtex pré-frontal direito em oito[17] e nove[18] pacientes em mania, com resultados favoráveis para essa modalidade de intervenção.

Em 2009, Praharaj et al.[20], em um estudo randomizado, placebo-controlado, duplo-cego, estudaram a eficácia da EMTr em alta frequência (20Hz, 110% do limiar motor, 20 sequências, 10 segundos de intervalo entre as sequências) no córtex pré-frontal dorsolateral direito em 41 pacientes em mania. Houve redução dos sintomas maníacos em 72% no grupo de estimulação ativa contra 43% no grupo controle, que foi estatisticamente significativa.

EMTr na depressão bipolar

O primeiro estudo realizado unicamente com deprimidos bipolares foi realizado em 2002[21]. Esse estudo teve 20 pacientes e foi um ensaio clínico randomizado, controlado por estimulação simulada, que investigou a eficácia da EMT. Vinte pacientes foram incluídos no estudo, sendo que 10 receberam 20 sessões de EMT, e os demais, 10 sessões de EMT e 10 sessões de estimulação *sham*. Os resultados desse estudo mostraram que a EMT ativa é superior à estimulação *sham* para pacientes com TAB durante episódio depressivo.

Nahas et al.[22], em um estudo de mesmo desenho e com 23 pacientes, não demonstraram eficácia da técnica. O estudo também utilizou escalas para avaliação de mania e não mostrou indução maníaca nos pacientes. Tamas et al.[23] realizaram um pequeno estudo com cinco pacientes diagnosticados com TAB tipo I que estavam em episódio de depressão, com humor estabilizado sem uso de antidepressivos, mas com a manutenção de outros medicamentos, tais como lítio, rispiridona, valproato, entre outros. O estudo teve baixo rigor metodológico, porém foram demonstrados resultados positivos após seis semanas de seguimento. Não houve indução de mania.

A maneira como a idade, a menopausa e o gênero interferem na eficácia dos efeitos antidepressivos da EMTr foi investigada por Huang et al.[24] em 31 mulheres (14 estavam na menopausa) e 16 homens participaram, sendo que todos os sujeitos tinham diagnóstico de TAB e eram refratários para depressão e resistentes a tratamentos convencionais. O humor e os hormônios femininos foram mensurados. Embora não tenham sido encontradas diferenças significativas entre homens e mulheres antes da menopausa, mulheres pós-menopausa responderam menos ao tratamento oferecido.

Finalmente, Dell'Osso et al.[25] estudaram 11 pacientes resistentes a tratamento medicamentoso com TAB tipo I ou II durante episódio depressivo. Nesse estudo aberto, utilizou-se EMTr de baixa frequência no CPFDL direito durante três semanas. Observou-se que a técnica foi efetiva e bem tolerada pelos pacientes (Tabela IV-1).

258 Psiquiatria e Neuromodulação

TABELA IV-1 – Estudos com estimulação magnética transcraniana repetitiva no tratamento da depressão aguda.

Estudos	Tamanho da amostra	Idade (anos)	Local da estimulação	Tipo de estudo	Estimulação (Hz)	LM (%)	Controle	Uso concomitante de medicamentos
Tamas et al.[23], 2007	4	44,5	CPFDL direito	Duplo-cego, randomizado	1	95	1 sham 3 ativo	Sim
Dell'Osso et al.[25], 2009	11	54,36	CPFDL direito	Aberto	1	110	Sem sham	Sim
Nahas et al.[22], 2003	23	43	CPFDL esquerdo	Cego, randomizado	5	110	12 sham 11 ativo	Sim
Huang et al.[24], 2008	46	44	CPFDL esquerdo	Aberto	5	100	Sem sham	Sim
Dolberg et al.[21], 2002	20	54	–	Duplo-cego, randomizado	–	–	10 sham 10 ativo	–

EMTr e tratamento do TAB na fase de manutenção

Não há, no momento, estudos suficientes para indicar EMTr como terapia para a fase de manutenção. Como evidências iniciais, Michael e Erfurth estenderam o tratamento da mania aguda de 10 sessões inicialmente diárias de EMTr para mais duas semanas em um esquema de três vezes por semana e relataram redução sustentada de sintomas maníacos durante a terapia por quatro semanas[18]. Brunelin et al. obtiveram sucesso na abordagem de um paciente com transtorno bipolar refratário que teve seu esquema de manutenção substituído de ECT por EMTr[26]. Dell'Osso et al.[25] acompanharam 11 pacientes com depressão bipolar refratária à farmacoterapia, em EMTr de manutenção, e os avaliaram mensalmente com escalas para sintomas depressivos e maníaco. Após um ano, eles concluíram que a remissão dos sintomas após EMTr aguda é preditora de resposta à terapia de manutenção, assim como a ausência de resposta inicial é preditora de maus resultados a longo prazo.

SEGURANÇA E TOLERABILIDADE

Aspectos gerais de segurança da técnica de EMT já foram revistos em outros capítulos. Um risco específico do uso da EMTr nos transtornos afetivos é o de indução ou virada hipomaníaca, como observado com o uso de antidepressivos em pacientes com depressão bipolar. Em revisão sistemática sobre esse assunto, Xia et al.[28] encontraram relatos de 13 pacientes que apresentaram virada maníaca ou hipomaníaca, o que indicou risco absoluto baixo e não diferente do placebo, uma vez que foi de 0,84% para a estimulação ativa e 0,73% para estimulação *sham*. No entanto, é importante ressaltar que a maioria dos 13 pacientes que entraram em mania eram bipolares.

CUSTO-EFETIVIDADE DA INTERVENÇÃO

Os poucos estudos nesse tópico impedem que sejam realizadas análises de custo-efetividade dessa intervenção. Por outro lado, aqui devem ser considerados o custo de intervenções mais caras no tratamento de longo prazo do TAB (como antipsicóticos atípicos) *versus* protocolos clínicos de longo prazo com EMTr. Nesse contexto, uma análise de custo-efetividade com depressão refratária (que utiliza antipsicóticos atípicos semelhantes aos utilizados no TAB) considerou que a EMTr poderia ser uma técnica custo-efetiva em pacientes refratários[29]. Como os fármacos mais caros usados na depressão refratária se assemelham àqueles usados no TAB (ou seja, antipsicóticos atípicos), pode-se sugerir que a EMTr também seria menos custosa a longo prazo para aqueles pacientes que apresentaram boa resposta clínica ao procedimento.

ESTIMULAÇÃO TRANSCRANIANA POR CORRENTE CONTÍNUA E TRANSTORNO AFETIVO BIPOLAR

DESCRIÇÃO DA TÉCNICA

A estimulação transcraniana por corrente contínua (ETCC) é outro método neuromodulatório não invasivo, que consiste na aplicação de uma corrente elétrica contínua que flui entre dois eletrodos relativamente grandes (cátodo e ânodo) que são colocados sobre o escalpe. A ETCC é um dos métodos não invasivos de estimulação mais simples, necessitando apenas de um gerador capaz de fornecer um fluxo elétrico de corrente contínua, que é alimentado por baterias e eletrodos, além de ser importante que os eletrodos sejam envoltos por esponjas relativamente grandes (20-35cm^2) e utilizem solução salina para permitir a condução da corrente sem gerar ferimentos no couro cabeludo[30].

USO CLÍNICO DA ETCC NO TRATAMENTO DO TAB

Um único estudo recente[31] recrutou 31 pacientes hospitalizados, sendo 17 com transtorno depressivo maior e 14 com TAB, durante episódio depressivo. Todos os pacientes receberam cinco sessões de estimulação, sendo duas por dia, com 20 minutos cada e no mínimo 4 horas de intervalo entre elas. Os pacientes foram avaliados em quatro momentos: antes do início da aplicação da ETCC, imediatamente após as cinco sessões, uma semana após e um mês após o término das estimulações. A região cerebral estimulada foi o córtex pré-frontal dorsolateral esquerdo, com eletrodo anodal.

SEGURANÇA E TOLERABILIDADE

No único estudo realizado até o momento, não foram observados efeitos adversos. Da mesma maneira que discutido para EMT, o risco teórico da ETCC é de indução (hipo) maníaca em pacientes com transtornos afetivos. De fato, há relatos de caso em que essa situação ocorreu[32,33]. Como essa técnica ainda está em investigação, é difícil estimar qual a importância desses relatos em um contexto mais global. Portanto, é aconselhável o uso de escalas psicométricas que avaliem mania durante ensaios clínicos, bem como de entrevistas estruturadas que diagnostiquem transtornos de humor (que podem passar despercebidos em entrevistas abertas).

CUSTO-EFETIVIDADE DA INTERVENÇÃO

A ETCC, além de ter-se mostrado uma técnica eficiente e com baixos riscos, possui uma vantagem adicional em relação à EMT: o baixo custo do dispositivo e da manutenção do aparelho. Contudo, mais estudos de eficácia são necessários antes de uma análise mais detalhada de custo-efetividade.

CONSIDERAÇÕES FINAIS

O transtorno afetivo bipolar é uma condição de alta prevalência e morbidade, sendo que o tratamento farmacológico para essa condição, apesar de eficaz, apresenta diversos efeitos colaterais importantes, que levam a altas taxas de abandono do tratamento. Dessa maneira, a neuromodulação não invasiva poderia ser uma alternativa interessante para o TAB – porém, a despeito disso, poucos estudos foram realizados, especialmente nos quadros de mania. Não obstante, os estudos disponíveis indicam que a EMTr parece ser uma alternativa possível quando utilizada em alta frequência em córtex pré-frontal dorsolateral esquerdo, nos episódios depressivos agudos, e no córtex pré-frontal dorsolateral direito, nos episódios de mania aguda. Apesar de haver alguns relatos de caso utilizando a EMTr para o tratamento de manutenção de TAB, sua eficácia é ainda desconhecida para essa situação.

REFERÊNCIAS BIBLIOGRÁFICAS

1. Merikangas KR, Jin R, He J-P, Kessler RC, Lee S, Sampson NA, et al. Prevalence and correlates of bipolar spectrum disorder in the world mental health survey initiative. Arch Gen Psychiatry 2011;68(3):241-251.
2. Moreno DH, Andrade LH. The lifetime prevalence, health services utilization and risk of suicide of bipolar spectrum subjects, including subthreshold categories in the São Paulo ECA study. J Affect Disord 2005;87(2-3):231-241.
3. Waraich P, Goldner EM, Somers JM, Hsu L. Prevalence and incidence studies of mood disorders: a systematic review of the literature. Can J Psychiatry 2004;49(2):124-138.
4. Akiskal HS. The emergence of the bipolar spectrum: validation along clinical-epidemiologic and familial-genetic lines. Psychopharmacol Bull 2007;40(4):99-115.
5. Zeeuws D, De Rycker K, De Raedt R, De Beyne M, Baeken C, Vanderbruggen N. Intensive high-frequency repetitive transcranial

magnetic stimulation treatment in an electroconvulsive shock therapy-resistant bipolar I patient with mixed episode. Brain Stimul 2011;4(1):46-49.

6. Yatham LN, Kennedy SH, Schaffer A, Parikh SV, Beaulieu S, O'Donovan C et al. Canadian Network for Mood and Anxiety Treatments (CANMAT) and International Society for Bipolar Disorders (ISBD) collaborative update of CANMAT guidelines for the management of patients with bipolar disorder: update 2009.

7. Brunoni AR. Transtornos mentais comuns na prática clínica. Rev Med (São Paulo) 2008; 87(4):251-263.

8. Sachs GS, Nierenberg AA, Calabrese JR, Marangell LB, Wisniewski SR, Gyulai L, et al. Effectiveness of adjunctive antidepressant treatment for bipolar depression. N Engl J Med 2007;356(17):1711-1722.

9. Amsterdam JD, Shults J. Efficacy and safety of long-term fluoxetine versus lithium monotherapy of bipolar II disorder: a randomized, double-blind, placebo-substitution study. Am J Psychiatry 2010;167(7):792-800.

10. Brunoni AR, Teng C, Correa C, et al. Neuromodulation approaches for the treatment of major depression: challenges and recommendations from a working group meeting. Arq Neuropsychiatry 2010;3:433-451.

11. Van der Schot A, Vonk R, Brans R, et al. Influence of genes and environment on brain volumes in twin pairs concordant and discordant for bipolar disorder. Arch Gen Psychiatry 2009; 2:142-151.

12. Newberg AR, Catapano LA, Zarate CA, Manji HK. Neurobiology of bipolar disorder. Expert Rev Neurother 2008;8(1):93-110.

13. Szuba MP, O'Reardon JP, Evans DL. Physiological effects of electroconvulsive therapy and transcranial magnetic stimulation in major depression. Depress Anxiety 2000;12(3):170-177.

14. Pridmore S. Rapid transcranial magnetic stimulation and normalization of the dexamethasone suppression test. Psychiatry Clin Neurosci 1999;53(1):33-37.

15. Grisaru N, Chudakov B, Yaroslavsky Y, Belmaker RH. Transcranial magnetic stimulation in mania: a controlled study. Am J Psychiatry 1998;155(11):1608-1610.

16. Kaptsan A, Yaroslavsky Y, Applebaum J, Belmaker RH, Grisaru N. Right prefrontal TMS versus sham treatment of mania: a controlled study. Bipolar Disord 2003;5(1):36-39.

17. Saba G, Rocamora JF, Kalalou K, Benadhira R, Plaze M, Lipski H, et al. Repetitive transcranial magnetic stimulation as an add-on therapy in the treatment of mania: a case series of eight patients. Psychiatry Res 2004;128(2): 199-202.

18. Michael N, Erfurth A. Treatment of bipolar mania with right prefrontal rapid transcranial magnetic stimulation. J Affect Disord 2004; 78(3):253-257.

19. Saba G, Rocamora JF, Kalalou K, Benadhira R, Plaze M, Lipski H, Januel D. Repetitive transcranial magnetic stimulation as an add-on therapy in the treatment of mania: a case series of eight patients. Psychiatry Res 2004;128(2): 199-202.

20. Praharaj SK, Ram D, Arora M. Efficacy of high frequency (rapid) suprathreshold repetitive transcranial magnetic stimulation of right prefrontal cortex in bipolar mania: a randomized sham controlled study. J Affect Disord 2009;117(3):146-150.

21. Dolberg OT, Dannon PN, Schreiber S, Grunhaus L. Transcranial magnetic stimulation in patients with bipolar depression: a double blind, controlled study. Bipolar Disord 2002; 4(Suppl 1):94-95.

22. Nahas Z, Kozel FA, Li X, Anderson B, George MS. Left prefrontal transcranial magnetic stimulation (TMS) treatment of depression in bipolar affective disorder: a pilot study of acute safety and efficacy. Bipolar Disord 2003;5(1): 40-47.

23. Tamas RL, Menkes D, El-Mallakh RS. Stimulating research: a prospective, randomized, double-blind, sham-controlled study of slow transcranial magnetic stimulation in depressed bipolar patients. J Neuropsychiatry Clin Neurosci 2007;19(2):198-199.

24. Huang CC, Wei IH, Chou YH, Su TP. Effect of age, gender, menopausal status, and ovarian hormonal level on rTMS in treatment-resistant depression. Psychoneuroendocrinology 2008; 33(6):821-831.

25. Dell'Osso B, Mundo E, D'Urso N, Pozzoli S, Buoli M, Ciabatti M, et al. Augmentative repetitive navigated transcranial magnetic stim-

ulation (rTMS) in drug-resistant bipolar depression. Bipolar Disord 2009;11(1):76-81.

26. Brunelin J, Ben Maklouf W, Nicolas A, Saoud M, Poulet E. Successful switch to maintenance rTMS after maintenance ECT in refractory bipolar disorder. Brain Stimulation 2010;3(4): 238-239.

27. Dell'Osso B, Buoli M, Hollander E, Altamura AC. Duration of untreated illness as a predictor of treatment response and remission in obsessive-compulsive disorder. World J Biol Psychiatry 2010;11(1):59-65.

28. Xia G, Gajwani P, Muzina DJ, Kemp DE, Gao K, Ganocy SJ, et al. Treatment-emergent mania in unipolar and bipolar depression: focus on repetitive transcranial magnetic stimulation. Int J Neuropsychopharmacol 2008;11(1):119-130.

29. Simpson F, Sweetman EA, Doig GS. A systematic review of techniques and interventions for improving adherence to inclusion and exclusion criteria during enrolment into randomised controlled trials. Trials 2010;11:17.

30. Brunoni AR, Nitsche MA, Bolognini N, Bikson M, Wagner T, Merabet L, et al. Clinical research with transcranial direct current stimulation (tDCS): challenges and future directions. Brain Stimul 2011. In Press.

31. Brunoni AR, Ferrucci R, Bortolomasi M, Vergari M, Tadini L, Boggio PS, et al. Transcranial direct current stimulation (tDCS) in unipolar vs. bipolar depressive disorder. Prog Neuropsychopharmacol Biol Psychiatry 2011; 35(1):96-101.

32. Arul-Anandam AP, Loo C, Mitchell P. Induction of hypomanic episode with transcranial direct current stimulation. J ECT 2010;26(1): 68-69.

33. Baccaro A, Brunoni AR, Benseñor I, Fregni F. Hypomanic episode in unipolar depression during transcranial direct current stimulation. Acta Neuropsychiatry 2010;122:316-318.

18

ESQUIZOFRENIA

Marina Odebrecht Rosa
Guilherme Lozi Abdo
Moacyr Alexandro Rosa

A esquizofrenia é um transtorno mental que se manifesta com uma série de sinais e sintomas presentes por pelo menos seis meses[1]. É um transtorno devastador que afeta cerca de 1% da população[2] e está associado a uma disfunção sócio-ocupacional importante. Os sintomas podem ser classificados em positivos e negativos[3]. Os positivos são caracterizados por distorções do pensamento (delírios), da percepção (alucinações), da linguagem e comunicação e do comportamento. Estima-se que 50 a 70% dos pacientes apresentam alucinações auditivas e cerca de 25% são refratários ao tratamento medicamentoso convencional. Dentre esses, 40% também não respondem à clozapina e são chamados de super-refratários. Poucas opções de tratamento estão disponíveis para esses pacientes.

A estimulação magnética transcraniana (EMT) tem-se tornado importante opção de tratamento diante da falha ou resposta parcial aos antipsicóticos, sendo uma nova técnica capaz de produzir estímulos tanto excitatórios quanto inibitórios no cérebro, por meio de um método indolor, não invasivo e simples de ser aplicado. Na psiquiatria vem sendo usada desde a década de 1990 com resultados clínicos bastante interessantes[4]. Por exemplo, com a EMT foi possível, pela primeira vez, oferecer uma estimulação elétrica cerebral com um perfil benigno de efeitos colaterais. Adicionalmente, esse método apresenta a importante característica de atuar por meio da ação focal no córtex cerebral, o que não ocorre com outras terapias elétricas. Portanto, logo após a publicação dos primeiros estudos demonstrando o papel da estimulação magnética transcraniana de repetição (EMTr) na modulação da atividade cerebral, houve grande interesse no uso dessa técnica no tratamento de distúrbios psiquiátricos e neurológicos. Simultaneamente, o aumento do entendimento da fisiopatologia desses distúrbios através das novas técnicas de neuroimagem ajudou a programar e controlar o tratamento com EMT.

TRATAMENTO FARMACOLÓGICO ATUAL

O tratamento com antipsicóticos é o mais comumente utilizado na prática clínica por sua eficácia em quadros agudos e por seu papel preventivo, reduzindo comprovadamente o número e a intensidade dos surtos[5]. Seu uso torna-se, portanto, até o momento a base do tratamento de portadores de esquizofrenia, tanto na fase aguda quanto na fase de manutenção. Apesar de sua eficácia inquestionável, diversos pacientes não se beneficiam de forma satisfatória, mantendo sintomas residuais e favorecendo consequentemente o retorno precoce de uma crise psicótica. Dentre as opções disponíveis, os antipsicóticos típicos ou de primeira geração e os antipsicóticos atípicos ou de segunda geração configuram o leque terapêutico disponível. A eficácia nos sintomas positivos da esquizofrenia é o que define sua atuação terapêutica primária. A proposta para os antipsicóticos de segunda geração seria a atuação em outras esferas disfuncionais, como sintomas negativos e depressivos, porém estudos mais recentes observaram que talvez, com exceção da clozapina, não haja melhora nos sintomas negativos de forma superior aos antipsicóticos típicos.

Atualmente, os antipsicóticos atípicos são a primeira escolha no tratamento em função de menor ocorrência de sintomas extrapiramidais e maior adesão ao tratamento. A maior preocupação no que concerne o uso dos antipsicóticos de segunda geração diz respeito a seus efeitos endocrinometabólicos (ganho de peso, *diabetes mellitus*, hiperglicemia e alteração do perfil lipídico), o que exige o controle periódico com exames laboratoriais.

Instalado o episódio psicótico agudo, o antipsicótico deve ser introduzido o mais brevemente possível, uma vez que a intervenção precoce tende a diminuir a morbidade a longo prazo. Uma vez tratada a fase aguda, o planejamento terapêutico volta-se para o tratamento de manutenção, cuja principal característica diz respeito à prevenção de recidivas[5].

Considerando a cronicidade da esquizofrenia, o uso da medicação deverá ser prolongado e associado a intervenções psicossociais para a reinserção social[6].

Além da constante atenção clínica quanto à sintomatologia dos pacientes, o manejo adequado de efeitos colaterais como distonia, parkinsonismo, acatisia e discinesia é de fundamental importância para maior adesão ao tratamento[7].

Por fim, a ocorrência de síndrome neuroléptica maligna deve sempre ser considerada, principalmente se fatores de risco estiverem presentes como: a) idade mais jovem; b) episódio prévio de síndrome neuroléptica maligna; c) aumento rápido da dosagem; d) administração parenteral; e) doença afetiva ou neurológica prévia; f) uso concomitante de algumas medicações como o lítio[8,9].

Estratégias para potencializar os efeitos incluem a associação de clozapina com outros antipsicóticos, com estabilizadores de humor, com antidepressivos inibidores da recaptação da serotonina e com eletroconvulsoterapia (ECT)[10,11], apesar de as eficácias dessas estratégias serem questionadas[12-14].

ESTIMULAÇÃO MAGNÉTICA TRANSCRANIANA

PRIMEIROS ESTUDOS

A estimulação do córtex pré-frontal como forma de tratar os sintomas da esquizofrenia foi sugerido pela primeira vez em 1994[15]. A hipótese da hipofrontalidade na esquizofrenia[16,17] e o surgimento dos resultados positivos da EMTr na depressão desencadearam os trabalhos iniciais de EMTr na esquizofrenia.

Refletindo em parte os protocolos de tratamento sugeridos para depressão, os estudos para esquizofrenia eram principalmente abertos e de desenho cruzado. Muitos desses estudos realizavaram as estimulações com pulso único e não de forma repetitiva, assim como um baixo número de pulsos aplicados principalmente em córtex pré-frontal dorsolateral (CPFDL). Os resultados mostraram-se positivos para pacientes esquizofrênicos, porém estavam limitados à melhora de sintomas secundários, como ansiedade e alterações do humor.

Abarbanel et al.[18] demonstraram aumento na amplitude do limiar motor (LM) pela EMTr administrada no córtex motor, uma consideração que é consistente com as teorias da diminuição da atividade GABAérgica e aumento da excitabilidade cortical na esquizofrenia.

Geller et al.[19] estudaram 10 pacientes com depressão e 10 com esquizofrenia para verificar qualquer alteração de humor. Eles relataram melhora transitória em dois de 10 pacientes esquizofrênicos usando EMTr com estímulos de baixa frequência (0,03Hz, 15 pulsos em cada lado) que foram administrados no córtex pré-frontal bilateral.

Feinsod et al.[20] administraram, em um estudo aberto, 10 sessões realizadas em duas semanas de EMTr a 1Hz aplicadas no CPFDL direito em 10 pacientes com esquizofrenia. Sete pacientes apresentaram melhora da ansiedade e da inquietação.

O primeiro estudo randomizado, duplo-cego e controlado de EMTr em esquizofrenia foi também o primeiro a avaliar sintomas positivos e negativos[21]. A estimulação ativa e *sham* (simulada) foi aplicada em 35 pacientes. Como parâmetros, foram utilizados 1Hz, com estímulo a 110% do LM e no CPFDL direito, perfazendo um total de 1.200 pulsos. Não foi observada resposta clínica para sintomas positivos e negativos, avaliados pela escala das síndromes negativa e positiva (PANSS).

Rollnik et al.[22] descreveram diminuição significativa na pontuação da escala breve de avaliação psiquiátrica (BPRS) verificada após a aplicação de EMTr (20Hz) no CPFDL esquerdo, quando comparada com tratamento inativo durante duas semanas, em desenho cruzado, com 12 portadores de esquizofrenia. Os sintomas psicóticos melhoraram significativamente, mas sem mudança na sintomatologia depressiva.

Yu et al.[23] investigaram os efeitos da EMTr de 10Hz administrada no córtex pré--frontal esquerdo em cinco pacientes com esquizofrenia. O principal objetivo desse estudo era determinar os efeitos da EMTr nas anormalidades do P300 e nos níveis elevados de prolactina induzidos pelas medicações antipsicóticas. Normalização parcial de cada uma dessas variáveis foi detectada. Dado que o nível elevado de prolactina era relacionado ao bloqueio dopaminérgico, uma normalização parcial sugere que um mecanismo de ação da EMTr pré-frontal seja o aumento na função dopaminérgica. Esses achados foram consistentes com aqueles de um estudo mais recente em controles normais[24].

FUNDAMENTOS FISIOPATOLÓGICOS E POSSÍVEIS MECANISMOS DE AÇÃO NOS SINTOMAS POSITIVOS

Portadores de esquizofrenia parecem ter uma alteração na inibição cortical, que se correlaciona com as anormalidades GABAérgicas e dopaminérgicas. A aplicação da EMTr promove mudanças focais em parâmetros neurofisiológicos[25]. Em indivíduos saudáveis, a EMTr de baixa frequência ($\leq$ 1Hz) possui efeito inibitório na excitabilidade motora cortical, enquanto a EMTr de alta frequência (> 1Hz) reduz a inibição intracortical em voluntários normais[26].

Nos últimos anos, houve progresso bastante intenso a respeito das alterações cerebrais que ocorrem na esquizofrenia, tanto estruturais como funcionais[27]. Um dos achados mais consistentes foi a redução do lobo temporal, além de desenvolvimento inadequado de estruturas límbicas, incluindo hipocampo[28]. Essas alterações parecem correlacionar-se com aumentos na atividade metabólica de circuitos temporais esquerdos[16]. McGuire et al.[29] demonstraram que o estado alucinatório está associado com o aumento do fluxo sanguíneo na área de Broca, no giro cingulado anterior esquerdo e no lobo temporal esquerdo. Esses achados corroboram a hipótese de que as alucinações auditivas resultam de falhas na monitorização dos próprios pensamentos com a fala, os quais podem ser percebidos como originados de fora ou de outros[30].

Em alguns estudos de neuroimagem, foi detectada ativação no córtex temporoparietal esquerdo durante períodos de alucinação auditiva[31]. Silbersweig et al.[32] descreveram uma ativação regional cerebral com o uso de tomografia por emissão de pósitrons (PET) durante as alucinações auditivas em seis pacientes com esquizofrenia. A ativação do fluxo sanguíneo foi detectada no córtex de associação auditivo-linguístico temporoparietal esquerdo, bem como nas regiões talâmica, hipocampal e estriada. O córtex temporoparietal esquerdo é adjacente à área de Wernicke e ativado durante a percepção da fala[33]. Musalek et al.[34,35], utilizando tomografia computadorizada por emissão de fóton único (SPECT) durante períodos de alucinações auditivas, demonstraram que essas estão associadas com o aumento bilateral da atividade no gânglio basal e no hipocampo e com a diminuição da atividade no lobo frontal bilateralmente.

Hirayasu et al.[36] relataram redução bilateral do volume da substância cinzenta do giro de Heschl em pacientes com esquizofrenia. O giro de Heschl é uma parte do giro temporal superior, que corresponde ao córtex auditivo primário. Dierks et al.[37] demonstraram aumento da oxigenação sanguínea nível-dependente nessa área durante as alucinações. Esses resultados fornecem evidências diretas da participação da área auditiva primária nas alucinações auditivas e estabelecem novos limites para modelos fisiopatológicos. Gaser et al.[38] corroboram esse achado e Rajarethinam et al.[39] observaram que o giro temporal superior anterior esquerdo era menor em esquizofrênicos do que no grupo controle. Ainda nessa linha, Penfield e Perot[40] observaram que a estimulação dessa área produz alucinações auditivas. O córtex auditivo primário parece ser responsável pelo início da percepção auditiva e pelo processo da linguagem. A entrada auditiva externa, bem como a memória interna e a informação límbica podem atingir essa área através de conexões talâmicas[41]. A diminuição do volume do giro temporal superior médio e anterior esquerdo na esquizofrenia pode refletir disfunção específica. Perda da inibição discriminatória normal ou estimulação inadequada nessa área podem ser a causa da percepção auditiva errônea ou distúrbio no próprio monitoramento do estímulo interno, causando as alucinações auditivas[32,42].

O sistema neuronal envolvido na percepção das alucinações parece estar relacionado com a mesma modalidade cerebral específica implicada na percepção normal, incluindo a imagem mental. O aumento da atividade no córtex auditivo primário e secundário parece estar implicado na geração das alucinações auditivas. Há também a suspeita de haver aumento da atividade no corpo estriado, hipocampo, amígdala e córtex cingulado anterior, todos envolvidos na fisiopatologia das alucinações. Estudos investigando a percepção do estímulo externo das alucinações têm encontrado diminuição da ativação na entrada do processo sensório-cerebral, talvez devido à hiperatividade tônica basal[43]. Contudo, Rossell et al.[44], em estudo com amostra de 71 pacientes, observaram que não há diferença na morfologia do corpo caloso entre pacientes com esquizofrenia e controles normais.

A maioria dos modelos cognitivos de alucinações auditivas sugere que pensamentos gerados internamente são confundidos com eventos gerados externamente como consequência de disfunção no monitoramento central ou no processo de discriminação de realidade[45,46]. Essa disfunção foi chamada de "agnosia autonoética", ou inabilidade para identificar os eventos mentais autogerados[47]. Indivíduos com alucinações tendem a atribuir o material gerado internamente a outra pessoa[48].

Alguns estudos sugerem haver, em pacientes esquizofrênicos, excessiva sensibilidade ou reatividade dos sistemas de percepção da fala. Uma rede computadorizada de simulação neuronal dos processos de percepção da fala demonstrou que as alucinações auditivas poderiam surgir por perda de conectividade intrínseca dentro do módulo de memória operativa dessa rede[49]. A simulação dessa "lesão" foi motivada pela crescente evidência sugerindo a existência de conectividade cortical reduzida na esquizofrenia[50]. Com esses modelos computadorizados de simulação, os investigadores predisseram que pacientes com alucinações auditivas também experimentariam distorções perceptivas ao ouvir palavras faladas quando a claridade acústica estivesse reduzida. Esse achado foi confirmado em um estudo posterior, no qual foram comparados pacientes esquizofrênicos com alucinações auditivas ativas e sem alucinações auditivas e pacientes não esquizofrênicos que serviam de controle[51].

EFEITOS NAS ALUCINAÇÕES AUDITIVAS

Os estudos de neuroimagem de pacientes com esquizofrenia e alucinações auditivas têm detectado ativação em diferentes regiões da percepção da fala. Os efeitos da EMTr a 1Hz podem ser detectados em regiões distantes do local de aplicação presumivelmente mediados por conexões funcionais[52].

O córtex temporoparietal esquerdo troca conexões funcionais com o córtex temporal e área de Broca durante a percepção da fala. A redução das alucinações auditivas secundárias à estimulação do córtex temporoparietal esquerdo podem então refletir em efeitos propagados para essa rede de distribuição[53]. Fox et al.[54] observaram que a EMTr a 1Hz aplicada no córtex motor primário aumenta o fluxo sanguíneo no local estimulado e causa diversos efeitos distantes pela conectividade excitatória ou inibitória. Esse fenômeno implica que o efeito da EMTr pode espalhar-se para o hemisfério oposto por meio de conexões inter-hemisféricas. Os achados de Lee et al.[55] podem sugerir que o circuito auditivo responsável pelas alucinações auditivas engloba ambos os hemisférios, direito e esquerdo. De modo alternativo, a estimulação do hemisfério direito pode afetar o córtex auditivo esquerdo por meio de fibras transcalosas, da mesma forma que a estimulação de uma região cortical pode induzir um foco de espelho no hemisfério oposto[56]. Li et al.[57] demonstraram que a EMTr também causa mudanças subcorticais.

Hoffman et al.[51] realizaram um estudo duplo-cego, cruzado, em três pacientes, sendo dois esquizofrênicos e um esquizoafetivo, com alucinações auditivas persistentes. Eles utilizaram EMTr de baixa frequência (1Hz) no córtex temporoparietal esquerdo (Fig. IV-1) durante oito dias, sendo quatro com aplicações ativas e quatro com aplicações inativas, com duração média de 10 minutos (80% do LM, total de 2.880 pulsos). Os três pacientes demonstraram grande melhora na intensidade das alucinações, sendo que dois apresentaram remissão quase completa das alucinações por duas semanas.

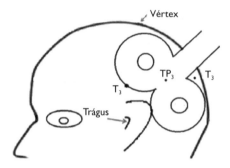

FIGURA IV-1 – Posicionamento da bobina para estimulação do córtex temporoparietal esquerdo.

Hoffman et al.[58], em estudo duplo-cego, cruzado, com 12 pacientes (oito com diagnóstico de esquizofrenia paranoide e quatro com transtorno esquizoafetivo), realizaram aplicações de EMTr a 1Hz no córtex temporoparietal esquerdo durante oito dias (quatro dias de EMT inativa e quatro de ativa), com estímulos crescentes de 4 a 16 minutos. Todos os pacientes estavam em uso de antipsicóticos e cinco em uso de estabilizadores do humor (carbamazepina e ácido valproico). As avaliações foram realizadas pela PANSS e uma escala de mudança de alucinações. Essa última escala consiste no relato descritivo das alucinações de forma individualizada. O relato inicial é graduado como nível 10; nas avaliações seguintes, a ausência total de alucinações é nível zero, 20 seria o dobro, e assim sucessivamente. Na escala de mudança de alucinações os autores encontraram uma diferença significativa entre o grupo ativo e o inativo ($p < 0,006$) e observaram uma interação entre mudança de intensidade de alucinações e drogas anticonvulsivantes, mostrando diminuição do efeito do tratamento. Não foi encontrada diferença estatística nos escores da PANSS.

Schonfeldt-Lecuona[59] relataram um estudo no qual a EMTr a 1Hz, 90% do LM, 960 pulsos por dia, em cinco dias, foi combinada com neuroimagem funcional em pacientes com alucinações auditivas. Nesse estudo, a posição da bobina foi determinada de acordo com o local de ativação cerebral pela ressonância magnética funcional (fMRI), enquanto o paciente estava engajado em uma tarefa de processamento fonológico. Com base nesses dados de fMRI, foi estimulado o córtex temporal esquerdo ou o córtex frontal esquerdo de processamento da fala. Quatro de sete pacientes experimentaram melhora das alucinações, enquanto nenhuma melhora foi observada após a comparação da estimulação inativa do córtex occipital.

Schreiber et al.[60], em relato de um caso de paciente com esquizofrenia paranoide e presença de alucinações auditivas, não observaram melhora das medidas na PANSS e na BPRS com EMTr a 10Hz no CPFDL direito. Foi realizado um estudo de neuroimagem (SPECT) que demonstrou, no SPECT basal, diminuição da perfusão das regiões cerebelar bilateral, temporal direita, inferofrontal e núcleo caudado. Os SPECT seguintes encontraram melhora na perfusão cerebral das regiões temporal, cerebelar, gânglio basal, cortical, subcortical, frontal e tálamo esquerdo.

Resultados semelhantes aos de Hoffman et al.[58] foram encontrados por d'Alfonso et al.[61], que realizaram um estudo aberto em nove pacientes com esquizofrenia e alucinações auditivas resistentes ao tratamento medicamentoso. Dos nove pacientes, um foi excluído por ter parado sua medicação e ter apresentado piora sintomática, sete estavam em uso de clozapina e um de olanzapina. A aplicação de EMTr foi de 20 minutos, de baixa frequência (1Hz), no córtex temporal esquerdo, a 80% do LM, durante 10 dias. Um paciente recebeu 50% do LM por ter apresentado dor muscular durante a aplicação. As avaliações foram realizadas pela escala de alucinação padronizada, escala para avaliar a topografia das vozes e testes neurocognitivos. Sete dos oito pacientes apresentaram melhora significativa. Esse estudo, apesar de não ser controlado, mostrou que o uso de EMTr associado à clozapina é seguro e eficaz.

Hoffman et al.[53] distribuíram aleatoriamente 24 pacientes com esquizofrenia ou transtorno esquizoafetivo que apresentavam alucinações auditivas refratárias ao tratamento medicamentoso para receber EMTr ativa ou inativa. O critério de refratariedade utilizado foi definido como ao menos dois ensaios adequados com antipsicóticos, incluindo pelo menos uma medicação atípica. Todos os pacientes continuaram em uso estável da medicação durante o estudo. O desenho do estudo foi duplo-cego, paralelo, com grupo inativo para controle. A estimulação foi feita no córtex temporoparietal esquerdo, com uma bobina em forma de 8, frequência de 1Hz, durante nove dias, com 90% do LM. No grupo inativo a bobina era inclinada a 45º do crânio. Os pacientes receberam estímulos crescentes de 8 a 16 minutos. As avaliações incluíram a escala de mudança de alucinações. Também foram utilizadas a escala de alucinações, a PANSS e a impressão clínica global (ICG). Além disso, foi realizada uma avaliação neuropsicológica. Como resultados, esses autores encontraram melhora significativa das alucinações auditivas no grupo ativo, especialmente na frequência e na influência das vozes. Houve uma diferença significativa na ICG, mas não nas medidas da PANSS para delírios, sintomas negativos ou sintomas psicopatológicos gerais. A duração dos efeitos variou muito, com 52% dos pacientes mantendo a melhora durante pelo menos 15 semanas. Além disso, todos os pacientes que relataram mais que 20% de melhora na escala de mudança de alucinação com a EMTr ativa foram acompanhados mensalmente pelo telefone durante um ano. Cinco dos 21 pacientes acompanhados durante esse período permaneceram estáveis.

Um resumo da continuação do estudo acima[62] mostra os resultados com o acréscimo de 26 pacientes (50 no total), confirmando a melhora no escore de mudança de alucinações com relação à estimulação inativa (p = 0,008) e um decréscimo na ICG (p = 0,0004), além de redução significativa na frequência das alucinações (p = 0,0014). Não houve diferença entre os grupos nos escores da PANSS.

Baseados nos estudos de Hoffman et al., Franck et al.[63] relataram o caso de um asiático de 20 anos de idade com diagnóstico de esquizofrenia que, em 2001, obedecendo a vozes de comando, matou sua mãe, acreditando que ela fosse o demônio. O paciente foi tratado com EMTr, realizada com 1 Hz, durante 10 dias, com 90% do LM. O local estimulado foi o córtex temporoparietal esquerdo. O paciente apresentou redução de 73 pontos para 31 pontos na escala de avaliação de sintomas positivos (SAPS)[64].

Schonfeldt-Lecuona et al.[59] realizaram um estudo controlado, cruzado, duplo-cego, com EMTr guiada estereotaxicamente. O sistema de neuronavegação estereotáxica permite uma localização individualizada e mais precisa da região que está sendo estimulada pela bobina. Seis pacientes (os demais não toleraram o procedimento) realizaram fMRI para identificar áreas corticais envolvidas em tarefas de processamento fonológico. Em todos os seis pacientes submetidos a fMRI foi observada hiperatividade na área de Broca. Em dois deles houve hiperatividade no córtex temporoparietal esquerdo, e em quatro, no giro temporal superior esquerdo. Foram incluídos 12 pacientes (oito internados e quatro ambulatoriais) com diagnóstico de esquizofrenia paranoide, relatando alucinações auditivas crônicas (mais de seis meses) e resistentes ao tratamento. Todos os pacientes estavam em uso estável de antipsicóticos a pelo menos seis semanas do início do tratamento com EMTr. Durante o protocolo, as medicações foram mantidas sem mudanças nas dosagens. Todos os pacientes receberam estimulações por cinco dias em diferentes regiões cerebrais, com intervalos de dois dias entre elas. A estimulação ativa foi no giro temporal superior esquerdo e na área de Broca. A estimulação considerada inativa foi na região parieto--occipital. A EMTr foi administrada com uma bobina em forma de 8, a 90% do LM, 1 Hz, por 16 minutos, durante cinco dias consecutivos para cada região. A intensidade das alucinações foi medida duas vezes por dia usando-se a escala visual analógica (EVA) e os itens da autoavaliação de Hadock (*psychotic symptom rating scales* – PSYRATS), que inclui: volume, frequência, conteúdo negativo e nível de incômodo das vozes[65]. O tratamento foi bem tolerado e nenhum efeito colateral relatado. A EMTr ativa não demonstrou redução significativa das alucinações auditivas em relação à ativa. Contudo, a redução foi maior com a estimulação no córtex temporoparietal esquerdo.

Estudos realizados na Irlanda[66], na Itália[67], na França[48,68,69], na Austrália[70], na Coreia[55], na Alemanha[71] utilizaram metodologia semelhante à de Hoffman[53], com resultados variados sobre o efeito benéfico da EMTr de baixa frequência para o tratamento de alucinações auditivas. Esses estudos são detalhados a seguir.

McIntosh et al.[66] realizaram um estudo, duplo-cego, cruzado, com 16 pacientes, sendo 11 com diagnóstico de esquizofrenia e cinco com transtorno esquizoafetivo. A EMTr foi de 1 Hz, aplicada no córtex temporoparietal esquerdo, bobina em forma de 8, a 80% do LM, com estímulos crescentes de 4 a 16 minutos, com 15 segundos de intervalo a cada minuto (no total de 40 minutos de estimulação) em quatro dias consecutivos. Após a primeira semana, os pacientes distribuídos aleatoriamente para o grupo ativo receberam tratamento inativo (bobina tangenciada a 45°) e vice-versa. A eficácia do tratamento foi medida pela PANSS, EVA e escala de mudança de alucinações[58] antes do início, nos finais da primeira e segunda semanas. Não foram encontradas diferenças significativas entre os grupos em nenhuma das avaliações acima citadas.

Chibbaro et al.[67] realizaram uma comparação duplo-cega de 16 pacientes destros, oito no grupo ativo e oito no grupo inativo (bobina tangenciada a 45°). A amostra consistia de pacientes com diagnóstico de esquizofrenia paranoide e presença de alucinações auditivas. Todos os pacientes foram tratados com antipsicóticos atípicos e apresentavam alucinações auditivas por mais de três meses, apesar do tratamento. Foi utilizada uma bobina em forma de 8, frequência de 1Hz, por 15 minutos, a 90% do LM, com aplicações no córtex temporoparietal esquerdo durante quatro sessões. O LM e o período silencioso (tempo entre estímulo e resposta eletromiográfica durante uma contração isométrica voluntária máxima) foram avaliados pela EMT de pulso único no primeiro dia e no final das sessões. Foram utilizadas a SAPS, a SANS (escala de avaliação de sintomas negativos) e uma escala composta de zero a 10 (nenhuma-baixo-moderado-intenso) para medir a intensidade das alucinações auditivas (frequência, sofrimento, crença e influência no comportamento). Durante as aplicações da EMTr, os escores da SAPS e da escala de alucinações diminuíram significativamente em ambos os grupos. Porém de duas a oito semanas após o fim do tratamento foi observada diferença significativa entre os grupos, favorecendo o grupo ativo. Não houve diferença significativa entre LM e PS entre os dois grupos e ambos permanecerem com valores inalterados.

Poulet et al.[68] selecionaram 10 pacientes destros, com diagnóstico de esquizofrenia e resistentes a antipsicóticos. O critério de resistência foi definido como, pelo menos, dois ensaios adequados com antipsicóticos típicos e atípicos durante seis semanas. Os pesquisadores aplicaram EMTr ativa e inativa por 5 dias consecutivos, com intervalo de uma semana entre eles, em desenho duplo-cego cruzado. Foi utilizada uma bobina em forma de 8, frequência de 1Hz, a 90% do LM, no córtex temporoparietal esquerdo, 10 sessões de 1.000 estímulos cada, em um total de 10.000 pulsos. Para a EMTr inativa foi utilizada uma bobina inativa (bobina própria para esse tipo de estimulação). A bobina inativa é idêntica na forma, produz som semelhante ao da bobina ativa, porém sem campo magnético. O principal instrumento de avaliação foi uma versão francesa da escala de alucinações[53]. A avaliação secundária incluiu a SAPS. Apenas um paciente teve cefaleia após o tratamento inativo. Foi observado decréscimo nos escores da escala de alucinações após o tratamento ativo (p = 0,008), que correspondeu a uma melhora média de 56% nos escores. Houve redução significativa em todos os sete itens da escala de alucinações durante as sessões da EMTr ativa. Sete pacientes tiveram resposta (diminuição de pelo menos 20% nas alucinações em relação ao basal) após três dias, após 10 dias e após um mês. Cinco pacientes permaneceram respondedores após dois meses.

Fitzgerald et al.[70] realizaram um estudo com distribuição aleatória, duplo-cego, composto de 33 pacientes com diagnóstico de esquizofrenia ou transtorno esquizoafetivo e alucinações auditivas resistentes ao tratamento convencional. Todos os pacientes falharam em responder a, no mínimo, dois ensaios adequados com antipsicóticos (pelo menos duas classes diferentes, em doses terapêuticas por no mínimo oito semanas cada). Todos os participantes apresentavam alucinações auditivas em grau moderado (mínimo de quatro) no subitem de alucinações auditivas da PANSS. A amostra foi composta de três pacientes canhotos em cada grupo. A EMTr foi aplicada no córtex temporoparietal esquerdo, durante 10 dias, com bobina em forma de 8, 1Hz, 90% do LM, por 15 minutos, com 30 segundos de intervalo na metade. O tratamento inativo foi com a bobina tangenciada a 45° do escalpe craniano. As medicações (por exemplo, lítio, valproato, inibidores seletivos da recaptação de serotonina – ISRS) foram mantidas sem mudanças nas dosagens durante todo o protocolo. As avaliações foram escala de mudança de alucinações[58], subescala de alucinações da PSYRATS, subitem de alucinações da PANSS, EVA e testes nurocognitivos. A EMTr demonstrou ser segura e nenhum efeito cognitivo foi evidenciado. A EMTr ativa não foi superior à estimulação inativa em nenhuma das avaliações. Apenas no item volume das alucinações houve redução significativa do grupo ativo em relação ao inativo.

Lee et al.[55] distribuíram aleatoriamente 39 pacientes para receber EMTr ativa ou inativa (bobina a 90° do escalpe craniano) no córtex temporoparietal esquerdo ou direito. Treze pacientes receberam estimulação ativa no córtex temporoparietal esquerdo (11 com diagnóstico de esquizofrenia paranoide e dois com esquizofrenia indiferenciada), 12 no córtex temporoparietal direito (nove com diagnóstico de esquizofrenia paranoide e três com esquizofrenia indiferenciada) e 14 (11 com diagnóstico de esquizofrenia paranoide e três com indiferenciada) receberam estimulação inativa (sendo sete à direita e sete à esquerda). A estimulação foi de 20 minutos por dia durante 10 dias, a 100% do LM, com 1Hz de frequência. Todos os pacientes eram refratários pelos critérios de Lublin (sem melhora sintomática clínica, com prejuízo nas funções sociais e na qualidade de vida apesar do uso de dois antipsicóticos típicos durante quatro semanas)[72]. Os pacientes foram avaliados pela escala de alucinações[53], pela PANSS e pela ICG. Houve melhora significativa na frequência das alucinações auditivas, nos sintomas positivos da PANSS e na ICG. A EMTr aplicada no lado direito e no lado esquerdo resultou em maior mudança na ICG de melhora quando comparada com o tratamento inativo. Os efeitos colaterais com a estimulação ativa foram cefaleia, tontura e dificuldade de concentração e desapareceram cerca de 10 minutos após o tratamento. Não houve efeitos significativos da EMTr nos escores da escala de alucinações, mas o estado global foi significativamente melhor no grupo ativo.

Saba et al.[69], em um estudo controlado, duplo-cego, pesquisaram 18 pacientes destros, com diagnóstico de esquizofrenia paranoide, todos com delírios e alucinações auditivas. Os pacientes foram distribuídos aleatoriamente a receber EMTr ativa ou inativa. A estimulação foi realizada com bobina em forma de 8, frequência de 1Hz, a 80% do LM, no córtex temporoparietal esquerdo. Foi realizada uma sessão por dia, ao longo de 10 dias, com cinco séries de 1 minuto cada e 60 segundos de intervalo entre elas. Durante todo o ensaio, os pacientes estavam medicados com antipsicóticos em dose estável. Os pacientes foram avaliados pela PANSS e ICG antes do início e após a última aplicação. Dezesseis pacientes completaram o ensaio. O tratamento foi bem tolerado e apenas dois pacientes apresentaram cefaleia transitória. Ambos os grupos mostraram padrão similar de mudança sintomatológica. A EMTr ativa falhou em mostrar superioridade em relação à EMTr inativa.

Brunelin et al.[48], em estudo duplo-cego, distribuíram aleatoriamente 24 pacientes destros para receber EMTr ativa ou inativa no córtex temporoparietal esquerdo, sendo que 14 receberam tratamento ativo e 10 inativo (com bobina inativa). Os pacientes tinham diagnóstico de esquizofrenia e apresentavam alucinações auditivas resistentes ao tratamento com antipsicóticos. O tratamento consistiu em 10 sessões de 1.000 estímulos de EMTr a 1Hz, a 90% do LM, em cinco dias consecutivos (duas sessões de 1.000 estímulos por dia). As avaliações incluíram escala de alucinações[53] e SAPS, que foram realizadas antes e depois das sessões de EMTr. Foram aplicados testes neuropsicológicos para avaliar a "agnosia autonoética"[47]. Os escores da escala de alucinações do grupo ativo melhoraram significativamente (p = 0,002). Os escores da SAPS não apresentaram melhora. Foi observada melhora da "agnosia autonoética" após a EMTr ativa (p = 0,018).

Jandl et al.[71] relataram um estudo com 16 pacientes que apresentavam alucinações auditivas. Todos os pacientes foram distribuídos aleatoriamente a receber EMTr ativa ou inativa no córtex temporoparietal esquerdo ou direito, a 1Hz, durante cinco dias, a 100% do LM, com 900 estímulos por dia e em um desenho cruzado. Foi aplicada uma escala de medida de sintomas psicóticos (alucinações-PSYRATS) durante o período de estimulação e nas quatro semanas seguintes. Realizou-se eletroencefalograma antes e depois do tratamento. A resposta ao tratamento foi observada apenas no grupo que recebeu EMTr ativa no córtex temporoparietal esquerdo. Cinco pacientes mostraram resposta após dois dias, entretanto, a média do escore de alucinações não mudou durante o tratamento. Não se observou nenhuma mudança significativa ao eletroencefalograma.

Em outro estudo de Hoffman et al.[73] trataram-se 16 pacientes com 12 a 24 sessões de EMTr a 1Hz em três a seis locais diferentes durante 16 minutos e uma aplicação inativa incluída de forma randomizada. A escolha dos alvos baseou-se nas alucinações que ocorriam durante a fMRI e os pacientes foram agrupados entre os que apresentavam alucinações contínuas ou intermitentes. O alvo mais eficaz relatado foi a região temporoparietal esquerda. Também se relataram preditores de resposta relacionados à frequência das alucinações. No grupo de alucinações intermitentes, houve correlação negativa entre a resposta de tratamento (no córtex temporoparietal) e a atividade na área de Broca esquerda e a mesma região à direita. Já no grupo de alucinações contínuas, encontrou-se correlação negativa entre a resposta de tratamento (também no córtex temporoparietal) e associada à área de Wernicke e área de Broca à direita.

Por meio de outro estudo que utilizou neuroimagem com PET também se observou que a maior atividade no giro frontal inferior esquerdo foi um mau preditor negativo de resposta à EMTr[74]. Já Fitzgerald et al.[75] aplicaram EMTr no córtex temporoparietal esquerdo e correlacionaram com fMRI. Relataram maior ativação no giro frontal inferior e junção temporoparietal durante uma atividade para ativação auditiva, apesar de as reduções na atividade terem sido encontradas em outras regiões pré-frontais, assim como no lobo parietal inferior esquerdo.

Rosa et al.[76] realizaram um estudo duplo-cego, randomizado, controlado, com 11 portadores de esquizofrenia super-refratária (presença de alucinações auditivas apesar do tratamento com clozapina por seis meses com dosagem diária mínima de 350mg). A EMTr foi realizada com bobina em forma de 8, a 90% do LM, no córtex temporoparietal es-

274 Psiquiatria e Neuromodulação

querdo, durante 16 minutos, ao longo de 10 dias e no total de 9.600 pulsos. Para o grupo inativo foi utilizada uma bobina própria para estimulação inativa. A bobina foi posicionada no ponto médio entre temporal esquerdo (T_3) e parietal esquerdo (P_3) do sistema internacional 10-20 de localização de eletrodos do eletroencefalograma. Nesse estudo foi encontrada redução significativa em algumas características das alucinações auditivas. Contudo, não foi observada melhora clínica global dos pacientes. Apesar disso, pelas características de refratariedade, o alívio parcial de algum sintoma, ainda que leve e pontual, pode ser visto como vantajoso. O tratamento foi bem tolerado, apenas um paciente apresentou dores durante as aplicações de EMTr, as quais foram transitórias. Nenhum paciente apresentou complicações convulsivas, mesmo com a clozapina (o que está de acordo com a teoria do efeito protetor da EMTr de baixa frequência).

Apesar de as meta-análises realizadas até o momento sugerirem um tamanho de efeito significativo para o uso da EMTr no tratamento das alucinações auditivas[77,78], de acordo com estudo recente, no qual três grupos foram comparados (um com estimulação guiada por ressonância funcional, o segundo com estimulação na região TP3 e o terceiro com estimulação simulada), não houve diferença entre os grupos ativos e o controle[79].

Novas abordagens para o alívio das alucinações auditivas estão sendo testadas, como o uso de bobinas com estimulação mais profunda, como a bobina H[80], e o uso de frequências combinadas, como o *theta burst*[81,82]. Os resultados positivos iniciais necessitam ser comprovados com estudos controlados.

EFEITOS NOS SINTOMAS NEGATIVOS

Andreasen et al.[83] sugeriram um desenvolvimento cortical anormal em áreas pré-frontais e no núcleo caudado para explicar os sintomas negativos na esquizofrenia. Foi observada menor ativação no CPFDL esquerdo na esquizofrenia[84] e na depressão[85]. Tais achados são inespecíficos para determinado diagnóstico[86], mas fornecem indícios fisiopatológicos sobre a síndrome. Ainda, evidenciou-se hipometabolismo no lobo pré-frontal esquerdo correlacionado com sintomas negativos[87]. A partir desse conhecimento, postulou-se que a EMTr de alta frequência, a qual aumenta a excitabilidade cortical em pessoas saudáveis, poderia reverter a hipoatividade pré-frontal em pacientes esquizofrênicos[88].

Em um primeiro estudo[89], seis pacientes com esquizofrenia crônica receberam EMTr por duas semanas, a 80% do LM (20Hz, 10 sessões, por 20 minutos). Houve declínio significativo (p < 0,05) nos escores dos sintomas negativos da PANSS. Nesse estudo, houve também tendência à melhora neuropsicológica, mas não foi detectada mudança na hipofrontalidade no SPECT.

Holi et al.[90] realizaram um estudo controlado, duplo-cego, com EMTr a 10Hz, no CPFDL, 100% do LM, 10 sessões (durante duas semanas), 20 séries de 5 segundos cada e com intervalo de meio minuto. Vinte e dois pacientes com esquizofrenia crônica foram distribuídos aleatoriamente a receber tratamento ativo ou inativo. Não foi encontrada diferença estatística entre os grupos. Por outro lado, Hajak et al.[91] estudaram 20 pacientes com esquizofrenia, que receberam EMTr bifrontal a 10Hz e 110% do LM, com estimulação ativa ou inativa em 10 dias. A aplicação bilateral permitiria a avaliação de diferenças simétricas entre os pacientes. Foram realizadas avaliações clínicas e um estudo de neuroimagem (SPECT) antes e após o término do tratamento da EMTr. Esses autores encontraram redução significativa dos sintomas negativos no grupo ativo. Nenhuma mudança no fluxo sanguíneo regional cerebral pôde ser observada.

Sachdev et al.[92] realizaram um estudo aberto em quatro pacientes com esquizofrenia. Eles aplicaram EMTr a 15Hz no CPFDL, 90% do LM, 180 pulsos cada sessão, em 20 sessões, durante quatro semanas. Esses autores demonstraram redução significativa dos sintomas negativos associada à melhora funcional que se manteve por um mês.

Outro estudo clínico randomizado, controlado e dupo-cego[93] submeteu 20 pacientes com esquizofrenia crônica a 10 aplicações em alta frequência (10Hz) no CPFDL esquerdo, sem resultados estatisticamente significativos.

Para finalizar, em função do número limitado de estudos clínicos controlados e randomizados, até o momento não há conclusões definitivas em relação à eficácia nos sintomas negativos, havendo, portanto, necessidade de mais pesquisas. Os estudos apresentaram variabilidade em sua duração, seguimento e desenho, assim como os parâmetros clínicos, os quais ainda não foram determinados. Dada a condição crônica da esquizofrenia, torna-se também importante a evidência da sustentabilidade da redução dos sintomas. Apesar de alguns estudos mostrarem resultados estatisticamente significativos, a melhora clínica significativa ainda permanece desconhecida[88]. Importante ressaltar também que os sintomas negativos são, de forma geral, mais refratários ao tratamento farmacológico convencional, o que torna fundamental estudos que investiguem novos parâmetros de tratamento para maior eficácia dessa ferramenta terapêutica.

Novas abordagens para o tratamento de sintomas negativos estão sendo testadas. Jin et al.[94] obtiveram melhores resultados utilizando frequências individualizadas (frequência predominante na banda alfa do eletroencefalograma) para estimulação, comparados aos efeitos de frequências fixas. Bor et al.[95] utilizaram *theta burst* intermitente aplicado no CPFDL esquerdo de um paciente com sintomas negativos. Observaram melhora clínica e normalização do desequilíbrio inter-hemisférico basal no CPFDL e no hipocampo. Por fim, Demirtas-Tatlidede et al.[96] utilizaram *theta burst* intermitente no vérmis do cerebelo de oito pacientes refratários ao tratamento medicamentoso, com sintomas negativos, e observaram melhora nos sintomas negativos e na cognição desses pacientes.

EFEITO NA CATATONIA

Há dois relatos de caso de utilização de EMTr no tratamento da catatonia[97,98].

Grisaru et al.[98] relataram uma paciente com 24 anos com episódio psicótico agudo precedendo catatonia grave. À admissão, estava com estupor, obediência automática, mutismo, negativismo, rigidez e flexibilidade cérea, sem melhora após 15 dias de farmacoterapia com haloperidol. A estimulação foi feita no córtex pré-frontal direito, a 80% do LM, com frequência de 20Hz, duração das séries de 2 segundos, intervalos de 58 segundos, com 20 séries por dia, durante 10 dias. Houve melhora progressiva dos sintomas catatônicos. Ainda, Saba et al.[97] estimularam o CPFDL esquerdo (10Hz) durante 10 dias e relataram redução significativa dos sintomas catatônicos.

CONSIDERAÇÕES FINAIS

A utilização de EMT com métodos de neuroimagem poderá prover, em futuro próximo, melhor entendimento da relação entre cérebro e comportamento e do potencial uso da EMTr como instrumento terapêutico na esquizofrenia. O futuro dos estudos de EMTr na esquizofrenia talvez esteja na realização de aplicações de EMTr estereotáxicas, após mapeamento específico de regiões hiper e hipoativas, com a finalidade de inibir e/ou estimular áreas de uma forma mais individualizada. Porém, deve ser considerado também que uma das limitações que existem na avaliação da relação entre sintomas e alterações estruturais é a natureza transitória da maioria dos sintomas, especialmente as alucinações.

Igualmente importante são os parâmetros de tratamento utilizados na EMTr, como frequência e intensidade dos estímulos, os quais precisam ser determinados para melhor eficácia terapêutica, aliada à identificação de melhor foco anatômico e funcional, como já citado. Frequências individualizadas (por exemplo, alfa) ou combinadas (*theta-burst*) e uso de diferentes bobinas poderão potencializar os efeitos do tratamento.

Os dados dessas pesquisas acima citadas sugerem que a EMTr a 1Hz, na região temporoparietal esquerda, pode ser administrada com segurança para aliviar as alucinações auditivas em ao menos um subgrupo de portadores de esquizofrenia.

O número de estudos nesse assunto é crescente, mas a utilização da EMT ainda essá nos seus primórdios, sendo muito precoce para se chegar a conclusões definitivas sobre sua utilidade na prática clínica diária.

REFERÊNCIAS BIBLIOGRÁFICAS

1. APA. Diagnostic and statistical manual of mental disorders-DSM-IV; 1994.
2. Loranger AW. Sex difference in age at onset of schizophrenia. Arch Gen Psychiatry 1984;41(2): 157-161.
3. Crow TJ. The two-syndrome concept: origins and current status. Schizophr Bull 1985;11(3): 471-486.
4. Burt T, Lisanby SH, Sackeim HA. Neuropsychiatric applications of transcranial magnetic stimulation: a meta analysis. Int J Neuropsychopharmacol 2002;5(1):73-103.
5. Siegfreid SL, Fleischacker W, Lieberman JA. Pharmacological treatment of schizophrenia. In: Lieberman JA, Murray RM (eds). Comprehensive care of schizophrenia. A textbook of clinical management. London: Martin Dunitz; 2001. p. 59-94.
6. Shirakawa I. Aspectos gerais do manejo do tratamento de pacientes com esquizofrenia. Rev Bras Psiquiatr. 2000;22(Suppl I):56-58.
7. Rosa MA, Marcolin MA, Elkis H. Evaluation of the factors interfering with drug treatment compliance among Brazilian patients with schizophrenia. Rev Bras Psiquiatr 2005;27(3): 178-184.
8. Lehman AF, Lieberman JA, Dixon LB, McGlashan TH, Miller AL, Perkins DO, et al. Practice guideline for the treatment of patients with schizophrenia. Am J Psychiat 2004;161(2): 1-56.
9. Herz MI, Liberman RP, Lieberman JA, Marder SR, McGlashan TH, Wyatt RJ, et al. Practice guideline for the treatment of patients with schizophrenia. Am J Psychiat 1997;154(4): 1-63.
10. Van Sant SP, Buckley PF. Pharmacotherapy for treatment-refractory schizophrenia. Expert Opin Pharmacother 2011;12(3):411-434.
11. Nielsen J, Damkier P, Lublin H, Taylor D. Optimizing clozapine treatment. Acta Psychiatr Scand 2011;123(6):411-422.

12. Zink M, Englisch S, Meyer-Lindenberg A. Polypharmacy in schizophrenia. Curr Opin Psychiatry 2010;23(2):103-111.
13. Kane JM, Correll CU. Past and present progress in the pharmacologic treatment of schizophrenia. J Clin Psychiatry 2010;71(9):1115-1124.
14. Kane JM, Correll CU. Pharmacologic treatment of schizophrenia. Dialogues Clin Neurosci 2010;12(3):345-357.
15. Fitzgerald PB, Daskalakis ZJ. A review of repetitive transcranial magnetic stimulation use in the treatment of schizophrenia. Can J Psychiatry 2008;53(9):567-576.
16. Gur RE, Gur RC, Skolnick BE, Caroff S, Obrist WD, Resnick S, et al. Brain function in psychiatric disorders. III. Regional cerebral blood flow in unmedicated schizophrenics. Arch Gen Psychiatry 1985;42(4):329-334.
17. Weinberger DR, Berman KF, Zec RF. Physiologic dysfunction of dorsolateral prefrontal cortex in schizophrenia. I. Regional cerebral blood flow evidence. Arch Gen Psychiatry 1986;43(2):114-124.
18. Abarbanel JM, Lemberg T, Yaroslavski U, Grisaru N, Belmaker RH. Electrophysiological responses to transcranial magnetic stimulation in depression and schizophrenia. Biol Psychiatry 1996;40(2):148-150.
19. Geller V, Grisaru N, Abarbanel JM, Lemberg T, Belmaker RH. Slow magnetic stimulation of prefrontal cortex in depression and schizophrenia. Prog Neuropsychopharmacol Biol Psychiatry 1997;21(1):105-110.
20. Feinsod M, Kreinin B, Chistyakov A, Klein E. Preliminary evidence for a beneficial effect of low-frequency, repetitive transcranial magnetic stimulation in patients with major depression and schizophrenia. Depress Anxiety 1998;7(2):65-68.
21. Klein E, Kolsky Y, Puyerovsky M, Koren D, Chistyakov A, Feinsod M. Right prefrontal slow repetitive transcranial magnetic stimulation in schizophrenia: a double blind sham controlled pilot study. Biol Psychiatry 1999; 46(10):1451-1454.
22. Rollnik JD, Huber TJ, Mogk H, Siggelkow S, Kropp S, Dengler R, et al. High frequency repetitive transcranial magnetic stimulation (rTMS) of the dorsolateral prefrontal cortex in schizophrenic patients. Neuroreport 2000; 11(18):4013-4015.

23. Yu HC, Liao KK, Chang TJ, Tsai SJ. Transcranial magnetic stimulation in schizophrenia. Am J Psychiatry 2002;159(3):494-495.
24. Strafella AP, Paus T, Barrett J, Dagher A. Repetitive transcranial magnetic stimulation of the human prefrontal cortex induces dopamine release in the caudate nucleus. J Neurosci 2001; 21(15):RC157.
25. Pascual-Leone A, Valls-Sole J, Wassermann EM, Hallett M. Responses to rapid-rate transcranial magnetic stimulation of the human motor cortex. Brain 1994;117(Pt 4):847-858.
26. Wassermann EM, Lisanby SH. Therapeutic application of repetitive transcranial magnetic stimulation: a review. Clin Neurophysiol 2001; 112(8):1367-1377.
27. Rund BR. Is schizophrenia a neurodegenerative disorder? Nord J Psychiatry 2009;63(3): 196-201.
28. Suddath RL, Casanova MF, Goldberg TE, Daniel DG, Kelsoe JR Jr, Weinberger DR. Temporal lobe pathology in schizophrenia: a quantitative magnetic resonance imaging study. Am J Psychiatry 1989;146(4):464-472.
29. McGuire PK, Silbersweig DA, Wright I, Murray RM, Frackowiak RS, Frith CD. The neural correlates of inner speech and auditory verbal imagery in schizophrenia: relationship to auditory verbal hallucinations. Br J Psychiatry 1996;169(2):148-159.
30. Lishman WA. Psychiatry and neuropathology: the maturing of a relationship. J Neurol Neurosurg Psychiatry 1995;58(3):284-292.
31. Lennox BR, Park SB, Medley I, Morris PG, Jones PB. The functional anatomy of auditory hallucinations in schizophrenia. Psychiatry Res 2000;100(1):13-20.
32. Silbersweig DA, Stern E, Frith C, Cahill C, Holmes A, Grootoonk S, et al. A functional neuroanatomy of hallucinations in schizophrenia. Nature 1995;378(6553):176-179.
33. Benson RR, Whalen DH, Richardson M, Swainson B, Clark VP, Lai S, et al. Parametrically dissociating speech and nonspeech perception in the brain using fMRI. Brain Lang 2001;78(3):364-396.
34. Musalek M, Podreka I, Suess E, Nutzinger D, Passweg V, Strobl R, et al. Neurophysiological aspects of auditory hallucinations. 99mTc-(HMPAO)-SPECT investigations in patients with auditory hallucinations and normal

controls--a preliminary report. Psychopathology 1988;21(6):275-280.

35. Musalek M, Podreka I, Walter H, Suess E, Passweg V, Nutzinger D, et al. Regional brain function in hallucinations: a study of regional cerebral blood flow with 99m-Tc-HMPAO-SPECT in patients with auditory hallucinations, tactile hallucinations, and normal controls. Compr Psychiatry 1989;30(1):99-108.

36. Hirayasu Y, McCarley RW, Salisbury DF, Tanaka S, Kwon JS, Frumin M, et al. Planum temporale and Heschl gyrus volume reduction in schizophrenia: a magnetic resonance imaging study of first-episode patients. Arch Gen Psychiatry 2000;57(7):692-699.

37. Dierks T, Linden DE, Jandl M, Formisano E, Goebel R, Lanfermann H, et al. Activation of Heschl's gyrus during auditory hallucinations. Neuron 1999;22(3):615-621.

38. Gaser C, Nenadic I, Volz HP, Buchel C, Sauer H. Neuroanatomy of "hearing voices": a frontotemporal brain structural abnormality associated with auditory hallucinations in schizophrenia. Cereb Cortex 2004;14(1):91-96.

39. Rajarethinam RP, DeQuardo JR, Nalepa R, Tandon R. Superior temporal gyrus in schizophrenia: a volumetric magnetic resonance imaging study. Schizophr Res 2000;41(2):303-312.

40. Penfield W, Perot P. The brain's record of auditory and visual experience. A final summary and discussion. Brain 1963;86:595-696.

41. Pandya DN. Anatomy of the auditory cortex. Rev Neurol (Paris) 1995;151(8-9):486-494.

42. McGuire PK, Silbersweig DA, Wright I, Murray RM, David AS, Frackowiak RS, et al. Abnormal monitoring of inner speech: a physiological basis for auditory hallucinations. Lancet 1995;346(8975):596-600.

43. David AS. Auditory hallucinations: phenomenology, neuropsychology and neuroimaging update. Acta Psychiatr Scand Suppl 1999;395:95-104.

44. Rossell SL, Shapleske J, Fukuda R, Woodruff PW, Simmons A, David AS. Corpus callosum area and functioning in schizophrenic patients with auditory--verbal hallucinations. Schizophr Res 2001;50(1-2):9-17.

45. Keefe RS, Arnold MC, Bayen UJ, Harvey PD. Source monitoring deficits in patients with schizophrenia; a multinomial modelling analysis. Psychol Med 1999;29(4):903-914.

46. Keefe RS, Poe MP, McEvoy JP, Vaughan A. Source monitoring improvement in patients with schizophrenia receiving antipsychotic medications. Psychopharmacology (Berl) 2003;169(3-4):383-389.

47. Keefe RS, Arnold MC, Bayen UJ, McEvoy JP, Wilson WH. Source-monitoring deficits for self-generated stimuli in schizophrenia: multinomial modeling of data from three sources. Schizophr Res 2002;57(1):51-67.

48. Brunelin J, Poulet E, Bediou B, Kallel L, Dalery J, D'Amato T, et al. Low frequency repetitive transcranial magnetic stimulation improves source monitoring deficit in hallucinating patients with schizophrenia. Schizophr Res 2006;81(1):41-45.

49. Hoffman RE, McGlashan TH. Synaptic elimination, neurodevelopment, and the mechanism of hallucinated "voices" in schizophrenia. Am J Psychiatry 1997;154(12):1683-1689.

50. McGlashan TH, Hoffman RE. Schizophrenia as a disorder of developmentally reduced synaptic connectivity. Arch Gen Psychiatry 2000; 57(7):637-648.

51. Hoffman RE, Boutros NN, Berman RM, Roessler E, Belger A, Krystal JH, et al. Transcranial magnetic stimulation of left temporoparietal cortex in three patients reporting hallucinated "voices". Biol Psychiatry 1999; 46(1):130-132.

52. Bohning DE, Shastri A, McConnell KA, Nahas Z, Lorberbaum JP, Roberts DR, et al. A combined TMS/fMRI study of intensity-dependent TMS over motor cortex. Biol Psychiatry 1999;45(4):385-394.

53. Hoffman RE, Hawkins KA, Gueorguieva R, Boutros NN, Rachid F, Carroll K, et al. Transcranial magnetic stimulation of left temporoparietal cortex and medication-resistant auditory hallucinations. Arch Gen Psychiatry 2003; 60(1):49-56.

54. Fox P, Ingham R, George MS, Mayberg H, Ingham J, Roby J, et al. Imaging human intracerebral connectivity by PET during TMS. Neuroreport 1997;8(12):2787-2791.

55. Lee SH, Kim W, Chung YC, Jung KH, Bahk WM, Jun TY, et al. A double blind study showing that two weeks of daily repetitive

TMS over the left or right temporoparietal cortex reduces symptoms in patients with schizophrenia who are having treatment-refractory auditory hallucinations. Neurosci Lett 2005;376(3):177-181.

56. Hanajima R, Ugawa Y, Machii K, Mochizuki H, Terao Y, Enomoto H, et al. Interhemispheric facilitation of the hand motor area in humans. J Physiol 2001;531(Pt 3):849-859.

57. Li X, Nahas Z, Kozel FA, Anderson B, Bohning DE, George MS. Acute left prefrontal transcranial magnetic stimulation in depressed patients is associated with immediately increased activity in prefrontal cortical as well as subcortical regions. Biol Psychiatry 2004;55(9): 882-890.

58. Hoffman RE, Boutros NN, Hu S, Berman RM, Krystal JH, Charney DS. Transcranial magnetic stimulation and auditory hallucinations in schizophrenia. Lancet 2000;355(9209): 1073-1075.

59. Schonfeldt-Lecuona C, Gron G, Walter H, Buchler N, Wunderlich A, Spitzer M, et al. Stereotaxic rTMS for the treatment of auditory hallucinations in schizophrenia. Neuroreport 2004;15(10):1669-1673.

60. Schreiber S, Dannon PN, Goshen E, Amiaz R, Zwas TS, Grunhaus L. Right prefrontal rTMS treatment for refractory auditory command hallucinations - a neuroSPECT assisted case study. Psychiatry Res 2002;116(1-2):113-117.

61. d'Alfonso AA, Aleman A, Kessels RP, Schouten EA, Postma A, van Der Linden JA, et al. Transcranial magnetic stimulation of left auditory cortex in patients with schizophrenia: effects on hallucinations and neurocognition. J Neuropsychiatry Clin Neurosci 2002;14(1): 77-79.

62. Hoffman RE, Gueorguieva R, Hawkins KA, Varanko M, Boutros NN, Wu YT, et al. Temporoparietal transcranial magnetic stimulation for auditory hallucinations: safety, efficacy and moderators in a fifty patient sample. Biol Psychiatry 2005;58(2):97-104.

63. Franck N, Poulet E, Terra JL, Dalery J, d'Amato T. Left temporoparietal transcranial magnetic stimulation in treatment-resistant schizophrenia with verbal hallucinations. Psychiatry Res 2003;120(1):107-109.

64. Andreasen NC, Arndt S, Miller D, Flaum M, Nopoulos P. Correlational studies of the Scale for the Assessment of Negative Symptoms and the Scale for the Assessment of Positive Symptoms: an overview and update. Psychopathology 1995;28(1):7-17.

65. Haddock G, McCarron J, Tarrier N, Faragher EB. Scales to measure dimensions of hallucinations and delusions: the psychotic symptom rating scales (PSYRATS). Psychol Med 1999; 29(4):879-889.

66. McIntosh AM, Semple D, Tasker K, Harrison LK, Owens DG, Johnstone EC, et al. Transcranial magnetic stimulation for auditory hallucinations in schizophrenia. Psychiatry Res 2004;127(1-2):9-17.

67. Chibbaro G, Daniele M, Alagona G, Di Pasquale C, Cannavo M, Rapisarda V, et al. Repetitive transcranial magnetic stimulation in schizophrenic patients reporting auditory hallucinations. Neurosci Lett 2005;383(1-2): 54-57.

68. Poulet E, Brunelin J, Bediou B, Bation R, Forgeard L, Dalery J, et al. Slow transcranial magnetic stimulation can rapidly reduce resistant auditory hallucinations in schizophrenia. Biol Psychiatry 2005;57(2):188-191.

69. Saba G, Verdon CM, Kalalou K, Rocamora JF, Dumortier G, Benadhira R, et al. Transcranial magnetic stimulation in the treatment of schizophrenic symptoms: a double blind sham controlled study. J Psychiatr Res 2006;40(2): 147-152.

70. Fitzgerald PB, Benitez J, Daskalakis JZ, Brown TL, Marston NA, de Castella A, et al. A double-blind sham-controlled trial of repetitive transcranial magnetic stimulation in the treatment of refractory auditory hallucinations. J Clin Psychopharmacol 2005;25(4):358-362.

71. Jandl M, Steyer J, Weber M, Linden DE, Rothmeier J, Maurer K, et al. Treating auditory hallucinations by transcranial magnetic stimulation: a randomized controlled crossover trial. Neuropsychobiology 2006;53(2): 63-69.

72. Lublin HK. [Psychopharmacological treatment of treatment-resistant schizophrenia]. Ugeskr Laeger 1997;159(48):7128-7133.

73. Hoffman RE, Hampson M, Wu K, Anderson AW, Gore JC, Buchanan RJ, et al. Probing the

pathophysiology of auditory/verbal hallucinations by combining functional magnetic resonance imaging and transcranial magnetic stimulation. Cereb Cortex 2007;17(11):2733-2743.

74. Horacek J, Brunovsky M, Novak T, Skrdlantova L, Klirova M, Bubenikova-Valesova V, et al. Effect of low-frequency rTMS on electromagnetic tomography (LORETA) and regional brain metabolism (PET) in schizophrenia patients with auditory hallucinations. Neuropsychobiology 2007;55(3-4):132-142.

75. Fitzgerald PB, Sritharan A, Daskalakis ZJ, de Castella AR, Kulkarni J, Egan G. A functional magnetic resonance imaging study of the effects of low frequency right prefrontal transcranial magnetic stimulation in depression. J Clin Psychopharmacol 2007;27(5):488-492.

76. Rosa MO, Gattaz WF, Rosa MA, Rumi DO, Tavares H, Myczkowski M, et al. Effects of repetitive transcranial magnetic stimulation on auditory hallucinations refractory to clozapine. J Clin Psychiatry 2007;68(10):1528-1532.

77. Slotema CW, Blom JD, Hoek HW, Sommer IE. Should we expand the toolbox of psychiatric treatment methods to include Repetitive Transcranial Magnetic Stimulation (rTMS)? A meta-analysis of the efficacy of rTMS in psychiatric disorders. J Clin Psychiatry 2010; 71(7):873-884.

78. Freitas C, Fregni F, Pascual-Leone A. Meta-analysis of the effects of repetitive transcranial magnetic stimulation (rTMS) on negative and positive symptoms in schizophrenia. Schizophr Res 2009;108(1-3):11-24.

79. Slotema CW, Blom JD, de Weijer AD, Diederen KM, Goekoop R, Looijestijn J, et al. Can low-frequency repetitive transcranial magnetic stimulation really relieve medication-resistant auditory verbal hallucinations? Negative results from a large randomized controlled trial. Biol Psychiatry 2011;69(5):450-456.

80. Rosenberg O, Roth Y, Kotler M, Zangen A, Dannon P. Deep transcranial magnetic stimulation for the treatment of auditory hallucinations: a preliminary open-label study. Ann Gen Psychiatry 2011;10(1):3.

81. Sidhoumi D, Braha S, Bouaziz N, Brunelin J, Benadhira R, Januel D. Evaluation of the therapeutic effect of theta burst stimulation on drug-resistant auditory hallucinations in a schizophrenic patient and its impact on cognitive function and neuronal excitability: a case study. Clin Neurophysiol 2010;121(5): 802.

82. Eberle MC, Wildgruber D, Wasserka B, Fallgatter AJ, Plewnia C. Relief from chronic intractable auditory hallucinations after long-term bilateral theta burst stimulation. Am J Psychiatry 2010;167(11):1410.

83. Andreasen NC, Flashman L, Flaum M, Arndt S, Swayze V 2nd, O'Leary DS, et al. Regional brain abnormalities in schizophrenia measured with magnetic resonance imaging. JAMA 1994;272(22):1763-1769.

84. Andreasen NC, O'Leary DS, Flaum M, Nopoulos P, Watkins GL, Boles Ponto LL, et al. Hypofrontality in schizophrenia: distributed dysfunctional circuits in neuroleptic-naive patients. Lancet 1997;349(9067):1730-1734.

85. George MS, Ketter TA, Post RM. SPECT and PET imaging in mood disorders. J Clin Psychiatry 1993;54(Suppl):6-13.

86. Dolan RJ, Bench CJ, Liddle PF, Friston KJ, Frith CD, Grasby PM, et al. Dorsolateral prefrontal cortex dysfunction in the major psychoses; symptom or disease specificity? J Neurol Neurosurg Psychiatry 1993;56(12): 1290-1294.

87. Davidson LL, Heinrichs RW. Quantification of frontal and temporal lobe brain-imaging findings in schizophrenia: a meta-analysis. Psychiatry Res 2003;122(2):69-87.

88. Stanford AD, Sharif Z, Corcoran C, Urban N, Malaspina D, Lisanby SH. rTMS strategies for the study and treatment of schizophrenia: a review. Int J Neuropsychopharmacol 2008; 11(4):563-576.

89. Cohen E, Bernardo M, Masana J, Arrufat FJ, Navarro V, Valls S, et al. Repetitive transcranial magnetic stimulation in the treatment of chronic negative schizophrenia: a pilot study. J Neurol Neurosurg Psychiatry 1999;67(1):129-130.

90. Holi MM, Eronen M, Toivonen K, Toivonen P, Marttunen M, Naukkarinen H. Left prefrontal repetitive transcranial magnetic stimulation in schizophrenia. Schizophr Bull 2004; 30(2):429-434.

91. Hajak G, Marienhagen J, Langguth B, Werner S, Binder H, Eichhammer P. High-frequency repetitive transcranial magnetic stimulation in schizophrenia: a combined treatment and neuroimaging study. Psychol Med 2004;34(7): 1157-1163.

92. Sachdev P, Loo C, Mitchell P, Malhi G. Transcranial magnetic stimulation for the deficit syndrome of schizophrenia: a pilot investigation. Psychiatry Clin Neurosci 2005;59(3):354-357.

93. Mogg A, Purvis R, Eranti S, Contell F, Taylor JP, Nicholson T, et al. Repetitive transcranial magnetic stimulation for negative symptoms of schizophrenia: a randomized controlled pilot study. Schizophr Res 2007;93(1-3):221-328.

94. Jin Y, Potkin SG, Kemp AS, Huerta ST, Alva G, Thai TM, et al. Therapeutic effects of individualized alpha frequency transcranial magnetic stimulation (alphaTMS) on the negative

symptoms of schizophrenia. Schizophr Bull 2006;32(3):556-561.

95. Bor J, Brunelin J, Rivet A, d'Amato T, Poulet E, Saoud M, et al. Effects of theta burst stimulation on glutamate levels in a patient with negative symptoms of schizophrenia. Schizophr Res 2009;111(1-3):196-197.

96. Demirtas-Tatlidede A, Freitas C, Cromer JR, Safar L, Ongur D, Stone WS, et al. Safety and proof of principle study of cerebellar vermal theta burst stimulation in refractory schizophrenia. Schizophr Res 2010;124(1-3):91-100.

97. Saba G, Rocamora JF, Kalalou K, Benadhira R, Plaze M, Aubriot-Delmas B, et al. Catatonia and transcranial magnetic stimulation. Am J Psychiatry 2002;159(10):1794.

98. Grisaru N, Chudakov B, Yaroslavsky Y, Belmaker RH. Catatonia treated with transcranial magnetic stimulation. Am J Psychiatry 1998;155(11):1630.

19

TRANSTORNO OBSESSIVO-COMPULSIVO

Sandra Conceição Ribeiro Carvalho
António Jorge da Costa Leite
Óscar Filipe Coelho Neves Gonçalves

O transtorno obsessivo-compulsivo (TOC) é uma das doenças (neuro) psiquiátricas mais debilitantes, com prevalência transcultural e ao longo da vida de cerca de 2,5%[1,2]. É caracterizado pela presença de obsessões e/ou compulsões. Apresenta caráter heterogêneo, tanto no aspecto clínico etiopatogênico, quanto terapêutico.

As desordens do espectro obsessivo-compulsivo (DDEOCs) partilham muitas características com a TOC[3] (Fig. IV-2):

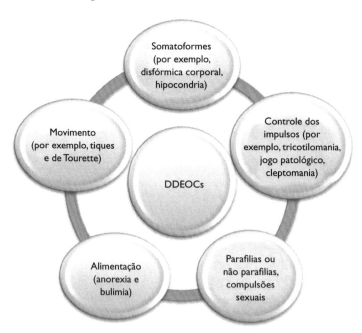

FIGURA IV-2 – Desordens do espectro obsessivo-compulsivo.

- Perfil dos sintomas (pensamentos obsessivos e comportamentos repetitivos).
- Características associadas: demografia, história familiar, comorbidade e curso clínico.
- Neurobiologia.
- Resposta a determinados tratamentos comportamentais e farmacológicos específicos para problemas obsessivos.
- Etiologia genética e ambiental.

CARACTERIZAÇÃO GERAL

O quadro IV-5 apresenta os critérios de diagnóstico do TOC[4].

QUADRO IV-5 – Critérios de diagnóstico para o transtorno obsessivo-compulsivo.

A) Existência de obsessões ou compulsões

Obsessões tal como definidas em (1), (2), (3) e (4)

(1) Pensamentos, impulsos ou imagens recorrentes e persistentes, que são experienciados como intrusivos e inadequados e causam marcada ansiedade ou perturbação

(2) Os pensamentos, impulsos ou imagens não constituem simples preocupações excessivas acerca de problemas da vida real

(3) O indivíduo tenta ignorar ou suprimir tais pensamentos, impulsos ou imagens ou neutralizá-los através de outros pensamentos ou ações

(4) O indivíduo reconhece que os pensamentos, impulsos ou imagens obsessivas são um produto da sua própria mente (não imposto do exterior, como na inserção do pensamento)

Compulsões tal como definidas em: (1) e (2)

(1) Comportamentos repetitivos (por exemplo, lavagens, verificação, ordenação) ou atos mentais (por exemplo, rezar, contar, repetir palavras em silêncio) que o indivíduo se sente compelido a desempenhar, em resposta a uma obsessão ou de acordo com o cumprimento de regras que devem ser rigidamente aplicadas

(2) Os comportamentos ou atos mentais visam prevenir ou reduzir a angústia ou prevenir alguma situação ou um acontecimento temidos. No entanto, esses comportamentos ou atos mentais não estão ligados de forma realista com o que se propõe neutralizar ou prevenir ou são claramente excessivos

B) Durante a evolução da perturbação, o indivíduo reconhece que as obsessões ou compulsões são excessivas ou não razoáveis (nota: não aplicável a crianças)

C) As obsessões ou compulsões causam perda considerável de tempo (mais de 1 hora por dia) ou interferem de modo significativo com as atividades cotidianas do indivíduo, seu funcionamento profissional ou suas atividades sociais

D) Se estiver presente um outro distúrbio do eixo I, o conteúdo das obsessões ou compulsões não está restrito a ele (por exemplo, preocupação com comida, na presença de perturbação do comportamento alimentar; puxar o cabelo, no caso da tricotilomania; preocupações com a aparência na perturbação disfórmica corporal; preocupações com drogas na presença de perturbação por abuso de substâncias; preocupação com doenças na presença de hipocondria; preocupação com impulsos ou fantasias sexuais na presença de parafilia, ou ruminações de culpa, na depressão maior

E) O distúrbio não é devido aos efeitos fisiológicos diretos de uma substância ou de uma condição médica geral

Especificar se:

Com crítica (*insight*) deficiente: se durante a maior parte do episódio atual o indivíduo não reconhecer que as obsessões e as compulsões são excessivas ou não razoáveis

As obsessões são descritas enquanto pensamentos, imagens ou impulsos indesejáveis e repetitivos, avaliados pelo paciente como exagerados e inadequados. Não constituem apenas preocupações excessivas acerca de problemas reais e são de tal forma perturbadoras que o paciente procura ignorar ou suprimir (ou neutralizar) através de outros pensamentos ou comportamentos.

As compulsões são descritas enquanto comportamentos ou atos mentais repetitivos e estereotipados que o paciente se sente compelido a executar em resposta às obsessões (neutralização da obsessão) ou como necessidade de cumprimento de regras rígidas que devem ser satisfeitas. A função das compulsões é prevenir ou reduzir a ansiedade sentida e/ou prevenir algum acontecimento ou situação temida. Não obstante, esses comportamentos não estão ligados de forma realista com o que pretendem neutralizar ou reduzir e são marcadamente excessivos.

Tanto as obsessões como as compulsões provocam marcada ansiedade e distúrbio na vida ocupacional e social do paciente. Em algum momento durante o curso do transtorno, o paciente reconhece que esses sintomas são exagerados e que constituem elaborações irrazoáveis da sua própria mente, não sendo resultado de uma inserção de pensamento (critério aplicável somente a adolescentes e adultos).

Alguns estudos procuraram analisar a frequência do tipo de obsessões e compulsões mais prevalentes na população. A tabela IV-2 sumariza esses dados[5].

Para além dos sintomas obsessivos e compulsivos, os pacientes diagnosticados com esse transtorno tendem a apresentar certas características de personalidade, por vezes denominadas, em perspectiva cognitivista, como sendo características formais do pensamento obsessivo[6]. Apesar de alguns clínicos de saúde mental identificarem características tipo "traço" nesses pacientes, permanece sem suporte empírico o conceito de *continuum* entre personalidade obsessiva e TOC. Todavia, estes indivíduos tendem a apresentar as seguintes características: intolerância à incerteza, dúvida patológica[7-9], dificuldade em decidir/escolher, procrastinação[7] e perfeccionismo[10].

Provavelmente, o TOC é uma das perturbações de ansiedade com maior número de correlatos neurológicos. A encefalite pandémica[11], a doença de Parkinson pós-encefalite e mesmo a terapia com L-dopa[12] foram associadas a comportamentos "obsessivo-compulsivos". Existem ainda paralelismos no planejamento motor entre a lentificação

TABELA IV-2 – Prevalência dos subtipos do TOC baseado no estudo de Rasmussen e Eisen[5] em amostra de 250 pacientes.		
Prevalência	**Obsessão**	**Compulsão**
Mais comuns	Medo de contaminação (50%)	Lavagem/limpeza (50%)
	Dúvida patológica (42%)	Verificação (61%)
	Sexo (24%) ou agressão (31%)	Necessidade de perguntar/confessar (34%)
	Somática (33%)	
	Necessidade de simetria/precisão (32%)	Necessidade de simetria/precisão (28%)
Menos comuns	Religiosas/blasfêmia (10%)	Colecionar (18%)

obsessiva e o parkinsonismo, bem como a elevada prevalência de sintomas obsessivo-compulsivos em coreias como a de Sydenham[13] e transtornos de tiques (como a síndrome de Gilles de la Tourette). Nestes últimos, a comorbidade é tão elevada que chega a atingir 50% dos casos, levando alguns autores a apontar associações do ponto de vista genético e fenomenológico entre estes transtornos[14].

Existem ainda associações entre o pensamento obsessivo e epilepsia, especialmente do lobo temporal, e nos casos que revelam hipergrafia[15-17].

Relatos electroencefalográficos (EEG) apontam alterações significativas de traçado em cerca de 6-60% dos pacientes[18,19]. Estudos de potenciais evocados (ERP) associaram latências precoces e amplitudes reduzidas na N200 em resposta a estímulos visuais nos pacientes com TOC[20], latências mais curtas para a P300 quando comparados a sujeitos controle, mas apenas nos ensaios de maior dificuldade de uma tarefa *oddball*[21], bem como menores amplitudes em locais orbitofrontais durante a realização de uma tarefa de go/no-go[22]. Existem ainda relatos de alterações polissonográficas, com reduções específicas no sono REM[23], bem como de lesões nos gânglios da base, associadas ao desenvolvimento do TOC[24,25].

ASPECTOS EPIDEMIOLÓGICOS E CLÍNICOS

Prevalência

As estimativas da prevalência do TOC ao longo da vida têm variado em diferentes estudos, em função dos critérios de diagnósticos, das medidas de autorrelato e também pelo tipo de entrevista clínica utilizada. O TOC foi considerado durante muitos anos uma doença mental rara, com estimativa de prevalência global de 0,05%, ou seja, 5 pacientes em 10.000 poderiam ter TOC[26]. O maior enfoque nesse transtorno surgiu após vasto estudo epidemiológico realizado pelo ECA (*Epidemiological Catchment Area Study*), no qual foi verificada prevalência de 2,5% ao longo da vida, de acordo com os critérios de diagnóstico do DSM-III[27]. Esses valoresforam mais tarde confirmados em outros estudos epidemiológicos[28].

Estudos posteriores encontraram prevalência em um ano de 0,7%, claramente inferior à prevalência encontrada no estudo do ECA que se havia situado em 1,6%[29,30].

Dada a variação na prevalência ao longo da vida encontrada nos diferentes estudos, alguns autores defendem que uma estimativa entre 1 e 2% da população geral (em âmbito transcultural) poderá ser mais segura[31].

A Organização Mundial da Saúde (OMS), em colaboração com o Banco Mundial e a Universidade de Harvard, incluíram o TOC na lista das 10 doenças com maior impacto na incapacitação ocupacional e social[32].

Gênero e idade

De forma geral, oTOC parece incidir da mesma forma em homens e mulheres. Não obstante, alguns estudos epidemiológicos têm apontado maior incidência, se bem que pequena, no sexo feminino[26,29,30].

Relativamente à idade de início do transtorno, alguns estudos têm apontado que os homens parecem ser diagnosticados mais precocemente[33,34]. À semelhança dos dados obtidos por Rasmussen e Eisen[33], em estudo realizado no Brasil com 105 pacientes com TOC[35], verificou-se que os homens apresentavam, em média, idade de início mais precoce (média: 16,2 anos, DP = 8,6) em comparação com as mulheres (21,5 anos, DP = 11,5).

No que concerne à expressão sintomática, alguns estudos[34,36,37] têm sugerido que as mulheres tendem a apresentar mais rituais de lavagem e limpeza e os homens mais obsessões de caráter sexual.

De acordo com alguns estudos, o maior risco de desenvolver TOC é na juventude, sensivelmente entre os 18 e os 24 anos de idade[27], parecendo decair com o aumento da idade[26]. O início da doença antes dos 25 anos de idade suceder-se-á em 65% dos casos e o início após os 40 anos de idade estará apenas na ordem dos 5%[33,36].

O quadro clínico do TOC pode ainda ocorrer de forma gradual ou com início súbito, como resposta a novos acontecimentos de vida, ou seja, situações que exijam nova adaptação[34,36,38]. Enquanto um número substancial de pacientes relata acontecimentos precipitantes antes do início da sintomatologia de TOC, tais como a perda de um amor, o surgimento de doença grave ou sérios problemas financeiros[34,39], outros pacientes não relatam acontecimentos prévios específicos que possam servir como ativadores das suas obsessões e/ou compulsões[40].

Em suma, a maioria dos estudos epidemiológicos realizados em todo o mundo tende a apontar para porcentagens de prevalência no TOC muito semelhantes. Tanto as porcentagens de prevalência, a idade de início, a evolução do transtorno como a comorbidade encontrada nos diferentes estudos parecem suportar a noção de universalidade na expressão clínica desse transtorno[41].

OPÇÕES TERAPÊUTICAS

PSICOFARMACOLOGIA

O transtorno obsessivo-compulsivo, sensivelmente até 1960, foi considerado uma doença mental intratável, com prognósticos de melhoria muito reservados. Posteriormente, surgiram terapias farmacológicas que se revelaram efetivas para a diminuição sintomática nestes pacientes. Inicialmente com a clomipramina (em 1960), seguida dos inibidores seletivos da recaptação de serotonina (*selective serotonin re-uptake inhibitors* – SSRIs) e compostos relacionados (1990) e os fármacos antipsicóticos como adjuvantes (1990)[42]. A melhoria da sintomatologia com antidepressivos levou a que se formulasse a hipótese serotoninérgica para a etiopatogenia do TOC[43]. Estudos farmacológicos revelaram que a clomipramina possuía efeitos na melhoria dos sintomas obsessivo-compulsivos. No entanto, o uso de outros antidepressivos tricíclicos (desipramina, imipramina, nortriptilina e amitriptilina) parece não provocar os mesmos efeitos. Essa diferença poderá resultar do potencial efeito da clomipramina no bloqueio da recaptação da serotonina (ISRS). E apesar da clomipramina também possuir propriedades noradrenérgicas, os ISRS atuais parecem ser mais eficazes no tratamento do TOC em comparação com os tricíclicos noradrenérgicos (desipramina) ou os inibidores da monoamina oxidase (IMAOs) como a fenelzina (Quadros IV-6 e IV-7).

QUADRO IV-6 – Dosagem recomendada (mg/dia) para adultos dos inibidores da recaptação da serotonina no TOC[41].

	Terapêutica inicial	Terapêutica de manutenção	Dosagem máxima
Citalopram	20	40-60	80-120
Clomipramina	25	100-250	–
Escitalopram	10	20	40-60
Fluoxetina	20	40-60	80-120
Fluvoxamina	50	100-300	300-450
Paroxetina	20	40-60	80-100
Sertralina	50	100-200	200-400

QUADRO IV-7 – Dosagem recomendada (mg/dia) para crianças dos inibidores da recaptação da serotonina no TOC.

	Terapêutica inicial	Terapêutica de manutenção
Citalopram	5-10	10-60
Clomipramina	12,5-25	50-200
Escitalopram	2,5-5	5-30
Fluoxetina	5-10	10-80
Fluvoxamina	12,5-25	50-300
Paroxetina	5-10	10-60
Sertralina	12,5-25	50-200

PSICOTERAPIA COGNITIVO-COMPORTAMENTAL

O tratamento do TOC por meio de terapia cognitivo-comportamental (TCC) alicerçou-se nos avanços sucessivos no tratamento de obsessões e compulsões na prática clínica. As técnicas comportamentais visam à intervenção direta nas compulsões, ao mesmo tempo que indiretamente almejam a extinção das obsessões pela desconfirmação de crenças previamente condicionadas. As técnicas cognitivas, por outro lado, modificam diretamente tais crenças através da eliminação dos pensamentos negativos automáticos (Quadros IV-8 e IV-9).

Na TCC utilizam-se diversas técnicas (ver exemplos no Quadro IV-6) para o tratamento de cada paciente, estruturando um número definido de sessões de forma idiossincrática e ajustada ao indivíduo. As terapias de exposição e prevenção de resposta (ou rituais)

Psiquiatria e Neuromodulação

QUADRO IV-8 – Exemplos de algumas técnicas comportamentais e técnicas cognitivas no tratamento do TOC.

Exemplos de técnicas	
Terapia comportamental	**Terapia cognitiva**
Exposição (imaginação *vs. in vivo*)	Treino de autoinstrução (ou *self-instrucional training*)
Prevenção de resposta (imaginação *vs. in vivo*)	Questionamento socrático (corrigir crenças errôneas)
Modelação	Terapia racional-emotiva – TRE (ou *rational-emotive therapy* – RET)
Interrupção de pensamento	Questionar as evidências e buscar explicações alternativas
Intenção paradoxal	"Técnica das duas teorias"
Terapia aversiva	Técnica da torta (ou *pizza*) da responsabilidade e o pensamento dicotômico
Saciação	Corrigir a tendência a exagerar a importância e o controle dos pensamentos

QUADRO IV-9 – Terapia cognitivo-comportamental: etapas gerais.

Avaliação do paciente (entrevista clínica semiestruturada e questionários de autorrelato (por exemplo, *yale-brown obsessive compulsive scale* – Y-BOCS) e planejamento do tratamento
Racional terapêutico e motivação do paciente: informações psicoeducativas e estabelecimento da relação terapêutica
Treinamento na identificação dos sintomas
Construção da hierarquia terapêutica de exposição
Sessões da terapia
Técnicas comportamentais de exposição e prevenção de resposta
Técnicas de modelação
Estratégias cognitivas e comportamentais para o tratamento de obsessões
Técnicas cognitivas para a correção de pensamentos e crenças disfuncionais
Prevenção de recaída e terapia de manutenção

têm ganho particular relevo no tratamento dos diversos subtipos de TOC, desde os primeiros trabalhos de Victor Meyer[45], quando foi verificada melhora dramática no prognóstico de dois pacientes com TOC. Mais tarde, esse tipo de intervenção foi replicado sucessivamente, provando sua eficácia no tratamento das obsessões e compulsões, com manutenção de ganhos terapêuticas nos cinco anos consecutivos de *follow-up*[46-48]. Outros autores verificaram a eficácia desse tratamento em ensaios clínicos randomizados por comparação com tratamentos controle (por exemplo, medicação placebo)[49] e por comparação com treinos intensivos de regulação da ansiedade[50].

PSICOCIRURGIA

As opções cirúrgicas no TOC estão indicadas para pacientes refratários que não responderam a terapias sucessivas farmacológicas e psicoterapêuticas. Ou seja, a indicação de pacientes com TOC para a cirurgia, mais recentemente a estimulação cerebral profunda (ECP), é colocada como hipótese apenas quando foram esgotadas todas as possibilidades de tratamento clínico médico e psicológico. Apenas os pacientes que estejam dentro dos critérios de inclusão são referenciados para o tratamento neurocirúrgico. Para uma revisão dos critérios de inclusão na neurocirurgia de pacientes com TOC, ver Mindus et al.[52] e Lopes et al.[53] (Tabela IV-3).

TABELA IV-3 – Comparação dos primeiros tratamentos cirúrgicos estereotáxicos no TOC[51].

Primeiras técnicas cirúrgicas	Autores	Nº de pacientes/melhoria (%)
Cingulotomia anterior	Whitty, 1952	5/80
	Ballantine, 1987	32/56
Tractotomia subcaudada	Strom-Olsen e Carlisle, 1971	20/50
	Goktepe et al., 1975	18/50
Leucotomia límbica	Mitchell-Heggs et al., 1976	27/89
	Kelly, 1980	49/84
Capsulotomia anterior	Herner, 1961	18/78
	Bingley et al., 1977	35/71
	Kullberg, 1977	13/77
	Fodstad et al., 1982	2/100

A ECP constitui-se como uma técnica relativamente recente que utiliza sistemas implantáveis de estimulação elétrica, com relativa eficácia e melhor perfil de segurança por comparação com as primeiras cirurgias realizadas nesse campo (ver Quadro IV-8).

ESTIMULAÇÃO MAGNÉTICA TRANSCRANIANA

RACIONAL FISIOPATOLÓGICO E POSSÍVEIS MECANISMOS DE AÇÃO

Diversos estudos têm abordado os aspectos fisiopatológicos subjacentes ao TOC, nomeadamente de neuroimagem[54], neuroquímicos[55] e neuroimunológicos[56]. Os diferentes estudos têm apontado, com alguma consistência, áreas cerebrais relacionadas com esse distúrbio, tais como córtex pré-frontal (orbital e medial), gânglios da base (essencialmente putâmen, caudado e globo pálido), tálamo e estruturas paralímbicas (ínsula, circunvolução do cingulado anterior e posterior e região para-hipocampal)[57,58].

Adicionalmente, esses pacientes demonstram uma série de défices cognitivos que têm sido associados a diferentes regiões cerebrais, cujo funcionamento estaria alterado: dificuldades de inibição de resposta, planejamento, verificação de comportamentos, detecção de erros e regulação do humor associados ao córtex pré-frontal; modulação do *arousal* e de emoções intensas associada a áreas paralímbicas; filtração automática de estímulos e mediação de comportamentos estereotipados, estados de "fora de consciência" e motivação associados aos gânglios da base e às alterações da transmissão do *input* excitatório de volta ao córtex pelo tálamo.

Mais recentemente, pressupõe-se que, em termos de processos neurocognitivos, o TOC pode ser caracterizado como envolvendo falhas em dois processos inibitórios principais: 1. processo inibitório cognitivo – responsável pelos sintomas obsessivos; e 2. processo inibitório comportamental – responsável pelos sintomas compulsivos[59]. Possivelmente, as falhas nesses dois sistemas são responsáveis não apenas pelos sintomas cognitivos e comportamentais dessa perturbação, mas também pelos défices neuropsicológicos, em termos de atenção, memória, tomadas de decisão, planejamento, entre outros[59-61].

Relativamente à patogenia do TOC, os modelos mais recentes têm defendido a existência de dois circuitos corticossubcorticais envolvidos nas falhas dos sistemas inibitórios: 1. circuito frontoestrial (dorsolateral-caudado-estriado-tálamo) – responsável pelas falhas na inibição comportamental; e 2. circuito orbitofrontal (orbitofrontal-pré-frontal medial-cingulado) – responsável pelas falhas na inibição de processos cognitivos[62,63] (Figs. IV-3 e IV-4).

Estudos de EMT têm demonstrado esse pressuposto de défices de inibição, nomeadamente por terem demonstrado diminuição da inibição intracortical (ICI) e níveis reduzidos de limiar motor em descanso e ativo (RMT e AMT) em pacientes com TOC, quando comparados com o grupo de indivíduos sem doença.

Os estudos de neuroimagem no TOC tiveram início na década de 1980, com demonstrações sucessivas que associaram à atividade dos circuitos frontal-gânglio basal-tálamo

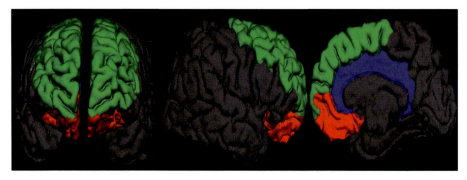

FIGURA IV-3 – Circuito frontoestrial (dorsolateral-caudado-estriado-tálamo).

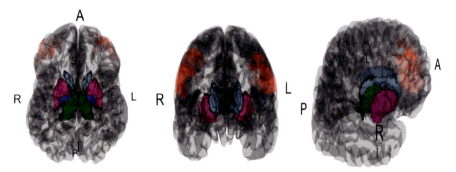

FIGURA IV-4 – Circuito orbitofrontal (orbitofrontal-pré-frontal medial-cingulado).

aos sintomas dessa doença e à resposta ao tratamento. Posteriormente, estudos de neuroimagem estrutural dão embasamento a essa hipótese, identificando os circuitos frontobasais como essenciais na fisiopatologia do TOC[64-66]. Estudos neuropsicológicos têm demonstrado que o processamento cognitivo nos TOCs reflete tanto disfunção corticobasal como processos cerebrais compensatórios em outro local[67].

Essa associação fisiopatológica do TOC a um circuito frontal-gânglios basais-tálamo[8,9] presume, em teoria, que qualquer estrutura ao longo desse circuito poderá ter responsabilidades na sintomatologia. No entanto, os estudos têm apontado mais consistentemente o córtex orbitofrontal[54,68] como local primário da sintomatologia. Uma outra teoria assume que essa sintomatologia poderá derivar de uma filtragem inadequada de aferências corticais por parte dos gânglios basais[69], sendo que o efeito mais substancial dessa situação seria a desregulação de eferências talâmicas para o córtex (*thalamic gating*). Estudos recentes de neuroimagem parecem suportar esta hipótese[64]. Esse modelo de disfunção corticobasal ganha suporte com a diminuição da inibição intracortical no TOC similar à encontrada nos transtornos de tiques, o que possivelmente coloca as duas doenças em um único espectro patológico[70,71]. O envolvimento de alguns tipos de distonia parece também justificar esse mesmo modelo. Outros estudos apontam para maior excitabilidade cortical encontrada em pacientes com TOC, em face dos controles[70], atribuindo-se quer a mecanismos de excitabilidade cortical aumentada, quer no aumento da eferência excitatória pelas projeções do tálamo para o córtex.

Alguns tratamentos neurocirúrgicos também têm demonstrado a hiperexcitabilidade corticossubcortical nesses pacientes. A neurocirurgia está apenas indicada para pacientes refratários às terapêuticas convencionais farmacológicas e aos tratamentos cognitivo-comportamentais. Procedimentos estereotáxicos, em estudos abertos de lesão, tais como cingulotomia e capsulotomia anteriores, mostraram-se significativos na melhora sintomática desses pacientes[72].

Estudos com estimulação cerebral profunda (ECP) realizados no TOC[73-76] têm demonstrado consistentemente alteração na atividade corticobasal nos circuitos implicados nessa doença, seja de forma aguda[77], seja por estimulação continuada[78-80]. A maioria dos estudos utiliza diferentes áreas dos núcleos basais como alvos da estimulação cerebral profunda.

Basicamente, os modelos atuais apontam para a disfunção corticobasal, envolvida em défices de inibição dos pacientes, que irão desencadear processos compensatórios realizados em outros locais[67].

Seguindo essa hipótese, Gonçalves et al.[81] propuseram que a hiperativação frontal encontrada nesses pacientes iria ser compensada por desativação em termos occipitais, quando os pacientes são confrontados com estímulos emocionais.

De forma geral, os modelos atuais preconizam a hiperativação frontossubcortical, que desencadeará processos compensatórios no cérebro. Essa hipótese é embasada tanto por estudos de neuroimagem[64], quanto neurocirúrgicos[72] e mesmo por estudos com ECP[76,77].

O mecanismo de ação essencial proposto até então é a redução da hiperexcitabilidade em termos frontossubcorticais, no entanto, uma vez que se assumem processos compensatórios em outros locais, o aumento ou a diminuição de excitabilidade nesses locais apresenta-se também como uma hipótese a considerar.

RESULTADOS CLÍNICOS

O TOC possui um alvo bastante óbvio para a neuromodulação: o córtex orbitofrontal. No entanto, a neuromodulação por EMT do córtex orbitofrontal apresenta vários desafios: sua distância em relação ao escalpe dificulta a avaliação dos efeitos reais da estimulação, pois o campo magnético induzido pela bobina diminui na proporção do quadrado da distância. Apesar de existirem alguns estudos em que o alvo é precisamente o córtex orbitofrontal[82], não é consensual a aplicabilidade da EMT nesse córtex específico.

Os estudos de EMTr têm então recorrido a zonas corticais de maior facilidade de acesso, como pré-frontal e áreas motoras.

O primeiro estudo com EMTr no TOC[83] realizou um desenho aberto, com três locais de estimulação: lateral pré-frontal direito e esquerdo e parieto-occipital. Os pacientes eram submetidos aleatoriamente aos três locais de estimulação, com um espaçamento de 48 horas, em sessão única de EMTr de alta frequência (20Hz durante 2s, uma vez por minuto, durante 20 minutos – 800 pulsos no total). Os pacientes apresentaram melhorias na sintomatologia compulsiva, que duravam até 8 horas após o término da sessão, quando do o local de estimulação era o lateral pré-frontal direito. Um outro dado interessante foi que, apesar de não se encontrarem clinicamente deprimidos, apresentaram também melhoras de humor que duravam até 30 minutos após o término da estimulação.

Seguindo um racional idêntico, 12 pacientes com TOC[84] foram submetidos diariamente, durante duas semanas, à EMTr sobre o lateral pré-frontal direito ou esquerdo. Não encontrando diferenças significativas entre os locais de estimulação, os pacientes apresentaram melhoras nas obsessões, compulsões e escore geral da Y-BOCS que duravam até um mês.

Nenhum dos estudos anteriores apresentou condição de placebo, sendo que não é possível quantificar até que ponto o efeito da neuromodulação foi provocado pela EMTr ou placebo.

Em ensaio clínico controlado[85], no qual 18 pacientes com TOC foram distribuídos por dois grupos, 10 pacientes receberam estimulação ativa, e 8, placebo. Apenas dois no grupo de estimulação ativa e um no grupo de placebo responderam, não se encontrando diferenças estatisticamente significativas entre ambos os grupos. No entanto, este estudo utiliza vários parâmetros diferentes dos anteriores: a estimulação é feita com uma bobina em forma de gota e os 1.200 pulsos de estimulação total foram administrados de forma contínua a 1Hz. O formato da bobina não é muito habitual, o que não permite perceber a distribuição dos campos magnéticos, nem comparar com as bobina em forma de oito, usadas nos estudos anteriores. Em segundo lugar, a estimulação era de baixa frequência (1Hz), quando os estudos anteriores eram todos de elevada frequência.

Outros estudos mais recentes[86] aplicaram EMTr de alta frequência sobre o córtex dorsolateral pré-frontal esquerdo (LDPFC) e não encontraram melhorias clínicas significativas em ralação ao controle.

Existem ainda abordagens que testam a aplicação sequencial de estimulação no córtex pré-frontal direito e em seguida na área suplementar motora (SMA), sem, no entanto, encontrar grandes diferenças[87].

Uma abordagem diferente[88] parte do pressuposto de que a redução da hiperexcitabilidade no córtex motor (acima descrita) estaria relacionada com a melhoria em termos de sintomatologia. Partindo desse pressuposto, recorreu-se à estimulação de 1 Hz, bilateralmente sobre a área suplementar motora, ao longo de 10 sessões diárias, no total de 1.200 pulsos por sessão, encontrando-se melhoras da sintomatologia e normalização da excitabilidade cortical, com diminuição da hiperexcitabilidade, mas apenas no hemisfério direito. Outro estudo[89], mas com um sistema duplo-cego, mostrou melhoras por estimulação na SMA após quatro semanas de tratamento: 32% na estimulação ativa contra 11% na estimulação *sham*. Após oito semanas a melhoria na condição de estimulação ativa fixou-se nos 42%, com concomitante diminuição da assimetria cortical. Este último estudo aponta ainda uma diferença importante, definindo a resposta ao tratamento como uma variação de 25% no escore da Y-BOCS no final das primeiras quatro semanas: 67% com estimulação ativa apresentou resposta ao tratamento, contra apenas 11% com estimulação placebo. Um estudo mais recente na SMA[90] encontrou melhoras de 25% na estimulação ativa e apenas 12% no placebo, sendo que no seguimento com oito semanas de estimulação ativa existia um decréscimo no Y-BOCS do ponto inicial (média 28,2 e desvio padrão 5,8) para o final (média 14,5 e desvio padrão 3,6).

Mas recentemente, outro ensaio clínico controlado[82], cujo alvo apontado pelos autores foi o córtex orbitofrontal esquerdo, refere melhorias em 15 dos 16 pacientes submetidos à estimulação ativa, com melhorias até 10 semanas quando comparados com os 7 pacientes no grupo placebo. Este estudo, claramente, apresenta resultados superiores a todos os anteriores, no entanto a replicação dos dados torna-se necessária, uma vez que o alvo é, tal como anteriormente mencionado, um córtex de difícil acesso.

SEGURANÇA E TOLERABILIDADE

De forma geral, não são relatados muitos efeitos adversos da neuromodulação por EMTr no TOC. Os estudos apontam que os protocolos de estimulação são de maneira geral bem tolerados e os efeitos adversos poucos.

Os pacientes relatam cefaleia[84-87], sendo que no caso mais grave esta chegou a duas semanas[91]. Outros efeitos incluem desfalecimento[90], tonturas, lacrimejamento e sensação de desmaio[86], estimulação dos nervos faciais e dor craniana localizada[86,87,91]. Episódios convulsivos não foram observados.

Os estudos até então utilizam a estimulação dentro dos parâmetros de segurança[92], indicando que esses mesmos parâmetros se encontram atualizados e garantem a minimização dos riscos e do desconforto causado ao paciente.

PARÂMETROS DE ESTIMULAÇÃO

O quadro IV-10 apresenta a síntese dos principais estudos, bem como a ilustração dos parâmetros envolvidos no protocolo de estimulação.

Os estudos em geral apontam dois alvos preferenciais: o PFC e a SMA. No entanto, os parâmetros de estimulação variam entre EMTr de baixa (1 Hz) e de alta frequência

QUADRO IV-10 – Síntese dos principais estudos com EMT no TOC.

Estudo	Participantes	Ensaio	Parâmetros	Local	Resultados	Efeitos secundários
Greenberg et al., 1997[83]	12	Randomizado	20Hz durante 2s, uma vez por minuto, durante 20 minutos, a uma intensidade de 80% do LM, em um total de 800 pulsos	Ativo: córtex pré-frontal direito ou esquerdo Controle: occipital médio	Impulsos compulsivos diminuíram até 8 horas pós-estimulação, quando estimulado o córtex pré-frontal direito	Não reportado
Sachdev et al., 2001[84]	12	Ensaio aberto	10Hz durante 5s, 30 cadeias a cada 30s, a uma intensidade de 110% do LM, em um total de 1.500 pulsos	Ativo: córtex pré-frontal direito ou esquerdo	Melhorias nas obsessões, compulsões e no escore global do Y-BOCS nos *follow-up* de 1, 2 e 4 semanas. Não se encontraram diferenças entre os locais de estimulação	Três pacientes reportaram cefaleias
Alonso et al., 2001[85]	18 (10 EMTr e 8 placebo)	Aleatorização para o grupo ativo ou placebo	1Hz contínuo, durante 20 minutos, a uma intensidade de 110% do LM para a EMTr ativa. Intensidade de 20% do LM para placebo, no total de 1.200 pulsos	Córtex pré-frontal direito	Dois pacientes na estimulação ativa e um no placebo responderam ao tratamento. No entanto, não existiram diferenças significativas entre os grupos	Um paciente reportou cefaleia moderada
Mantovani et al., 2006[88]	10 (5 OCD e 5 OCD + TS)	Ensaio aberto	1Hz contínuo, durante 20 minutos, a uma intensidade de 100% do LM para a EMTr, no total de 1.200 pulsos	Bilateralmente sobre a área suplementar motora (SMA)	Melhorias na TOC e TS, bem como na sintomatologia depressiva e da ansiedade	Nenhum

Sachdev et al., 2007[86]	18 (10 EMTr e 8 placebo)	Duplo-cego, randomizado e com controle por placebo	10Hz durante 5s, 30 cadeias a cada 30s, a uma intensidade de 110% do LM, em um total de 1.500 pulsos	Dorsolateral pré-frontal esquerdo (DLPFC)	Não se encontraram diferenças após 10 sessões, quer no Y-BOCs, quer no inventário de obsessões e compulsões de Maudsley. Após 20 sessões encontrou-se um decréscimo no escore do Y-BOCS, que, no entanto, deixou de ser significativo, quando se controlou para sintomas depressivos	Cefaleias transitórias, dor localizada no escalpe, tonturas, sensação de desmaio e lacrimejamento
Kang et al., 2009[87]	20 (10 EMTr e 10 placebo)	Randomizado e com controle por placebo	1Hz contínuo, durante 20 minutos a uma intensidade de 110% do LM para o córtex pré-frontal direito e 1Hz contínuo, durante 20 minutos, a uma intensidade de 100% do LM para a SMA. Um total de 1.200 pulsos por local: 2.400 pulsos por sessão	Cortex pré-frontal direito SMA	Não se encontraram diferenças entre os grupos	Dois pacientes reportaram cefaleias. Foi ainda reportada dor localizada no escalpe
Ruffini et al., 2009[82]	23 (16 EMTr e 7 placebo)	Randomizado e com controle por placebo	1Hz contínuo, durante 10 minutos, a uma intensidade de 80% do LM, em um total de 600 pulsos	Orbitofrontal esquerdo	Melhorias no grupo de estimulação ativa que se prolongavam até às 10 semanas, quando comparados com o grupo placebo. Quinze dos 16 pacientes no grupo de estimulação ativa apresentaram melhoras	Não relatado

QUADRO IV-10 – Continuação.

Estudo	Participantes	Ensaio	Parâmetros	Local	Resultados	Efeitos secundários
Mantovani et al., 2010[93]	2 participantes com TOC grave	Ensaio aberto	1Hz contínuo, durante 30 minutos, a uma intensidade de 100% do LM, em um total 1.800 pulsos por sessão	Pré-SMA por navegação estereotáxica definida por fMRI	Melhoria global de 41%, com melhoria nos sintomas globais de ansiedade (68% da escala de Hamilton para depressão) e sintomas depressivos (57% da escala de Hamilton para depressão)	Não se encontraram efeitos adversos
Mantovani et al., 2010[90]	18 (9 EMTr e 9 placebo)	Duplo-cego, randomizado e com controle por placebo	1Hz contínuo, durante 20 minutos, a uma intensidade de 100% do LM, em um total de 1.200 pulsos por sessão	Bilateralmente sobre a área suplementar motora (SMA)	Critério de resposta: Diminuição de 15% no escore global do Y-BOCS Às 4 semanas: 25% de respostas na estimulação ativa contra 12% de respostas no placebo Às 8 semanas para o grupo que respondeu na estimulação ativa: redução do escore inicial da Y-BOCS (média, desvio-padrão) (28,2; 5,8) para (14,5; 3,6)	Desfalecimento em um paciente
Sarkhel et al., 2010[91]	42 (21 EMTr e 21 placebo)	Randomizado e com controle por placebo	10Hz durante 4s, no total de 20 repetições a uma intensidade de 110% do LM, no total de 800 pulsos	Córtex pré-frontal direito	Sem efeitos no TOC. Efeitos moderados na depressão comórbida	Dor localizada durante a estimulação. Três pacientes relataram cefaleias, um deles relatou que essa se prolongou durante 2 semanas

(20Hz). A grande maioria dos estudos utiliza como parâmetro de intensidade entre 80 e 110% do limiar motor, o que dificulta a comparação em termos da distribuição do campo magnético.

A heterogeneidade da frequência e da intensidade utilizada torna difícil a comparação dos resultados obtidos, até porque por vezes acontece que parâmetros de alta frequência são utilizados (o que indiciaria aumento da excitabilidade), com estimulação abaixo do limiar (por exemplo, 80%) que atua preferencialmente em interneurônios inibitórios.

CUSTO-EFETIVIDADE DA INTERVENÇÃO

A utilização de EMTr exige alguns requisitos específicos e seu custo ainda é bastante elevado por sessão. A presença de uma equipe multidisciplinar em uma sessão e os elevados custos inerentes à aquisição do equipamento e da sua manutenção tornam o tratamento continuado uma terapia muito dispendiosa para os pacientes. Essencialmente, estes tratamentos não recebem apoios por parte do Estado ou seguradoras de saúde, como acontece em outras intervenções como a farmacologia e a psicoterapia. No entanto, a ausência de tratamento farmacológico específico para esses pacientes, bem como a baixa taxa de resposta à psicoterapia, fazem com que o clínico tenha de considerar métodos mais invasivos, tais como a estimulação cerebral profunda (ECP) ou a psicocirurgia.

Até o momento, a EMTr apresenta baixa eficácia terapêutica, porém os efeitos adversos estão praticamente ausentes. Mais estudos são, contudo, necessários para esclarecer se a EMTr é capaz de modular de forma efetiva os circuitos corticobasais envolvidos na fisiopatogenia.

OUTRAS FORMAS DE ESTIMULAÇÃO NÃO INVASIVA

Há alguns estudos com ECT que não mostraram melhoras significativas[93]. Nesse sentido, a estimulação transcraniana por corrente contínua (ETCC) e a alternada (ETCA) surgem como novas opções terapêuticas. Da mesma forma, torna-se necessário desenvolver toda uma linha de investigação com essas metodologias, desenvolvendo paradigmas para serem utilizados em conjunto com a neuromodulação. O objetivo é ativar circuitos neuronais envolvidos na tarefa, utilizando ETCC ou ETCA para, seletivamente, potenciá-los ou inibi-los.

CONSIDERAÇÕES FINAIS

Apesar de o TOC ser considerado um dos transtornos psiquiátricos mais graves, a falta de consenso acerca da sua fisiopatogenia, bem como a heterogeneidade do perfil dos pacientes apresentam diversos desafios a ser superados.

Existe ainda necessidade de replicação dos resultados de vários estudos que ensaiaram tratamentos, permitindo a comparação de parâmetros.

Torna-se ainda necessário desenhar paradigmas de ETCC e ETCA, testando de que forma essas metodologias podem ser utilizadas enquanto coadjuvantes do processo terapêutico.

Psiquiatria e Neuromodulação

São necessários ainda mais estudos de neurofisiologia e neuroanatomia de modo a permitir testar se a neuromodulação atua nesses circuitos corticossubocorticais e, se sim, de que forma, e qual o melhor modo de os alterar.

Notas de autor

Sandra Carvalho e Jorge Leite partilham igual responsabilidade pelo conteúdo deste capítulo

Agradecimentos

Os autores agradecem a contribuição de José Miguel Soares para os modelos anatômicos. Gostariam ainda de reportar que este trabalho foi realizado no âmbito de duas bolsas individuais (SFRH/BD/64355/2009 e SFRH/BD/41484/2007) atribuídas pela Fundação para a Ciência e Tecnologia de Portugal.

REFERÊNCIAS BIBLIOGRÁFICAS

1. Stein DJ. Obsessive-compulsive disorder. Lancet 2002;360(9330):397-405.
2. Ruscio A, Stein D, Chiu W, Kessler R. The epidemiology of obsessive-compulsive disorder in the National Comorbidity Survey Replication. Mol Psychiatry 2008;15(1):53-63.
3. Hollander E, Wong CM. Spectrum, boundary, and subtyping issues: implications for treatment-refractory obsessive-compulsive disorder. In: Goodman W, Rudorfer M, Maser J (eds). Obsessive-compulsive disorder: Contemporary issues in treatment. Mahwah, NJ: Lawrence Erlbaum Associates Publishers; 2000. p. 3-22.
4. American Psychiatric A. Diagnostic and statistical manual of mental disorders: DSM-IV-TR. 4th ed. Washington, DC: American Psychiatric Association; 2000.
5. Rasmussen SA, Eisen JL. Clinical features and phenomenology of obsessive compulsive disorder. Psychiatr Ann 1989;19(2):67-73.
6. Reed GF. Some formal qualities of obsessional thinking. Psychiatr Clin 1968;1(6):382-392.
7. Reed GF. Obsessional experience and compulsive behaviour: a cognitive-structural approach. Orlando, FL: Academic Press; 1985.
8. Rasmussen SA, Eisen JL. Epidemiology of obsessive compulsive disorder. J Clin Psychiatry 1990;51:10-13.
9. Rapoport JL. The boy who couldn't stop washing: the experience and treatment of obsessive-compulsive disorder. New York: Signet; 1989.
10. Antony MM, Purdon CL, Huta V, Richard PS. Dimensions of perfectionism across the anxiety disorders 1. Behav Res Ther 1998;36 (12):1143-1154.
11. von Economo C. Encephalitis lethargica (Translated by K.O. Newman). Oxford: Oxford University Press; 1931.
12. Sacks O. Awakenings. London: Duckworth; 1973.
13. Swedo SE, Rapoport JL, Cheslow DL, Leonard HL, Ayoub E, Hosier D, et al. High prevalence of obsessive-compulsive symptoms in patients with Sydenham's chorea. Am J Psychiatry 1989;146(2):246-249.
14. Robertson M, Yakely J. Gilles de la Tourette syndrome and obsessive compulsive disorder. In: Fogel B, Schiffer R, Rao S (eds). Neuropsychiatry. Maryland: Williams and Wilkins; 2002. p. 947-990.
15. Waxman SG, Geschwind N. The interictal behavior syndrome of temporal lobe epilepsy. Arch Gen Psychiatry 1975(32):1580-1586.
16. Trimble MR. Hypergraphia. In: Trimble M, Bolwig T (eds). Aspects of epilepsy and psychiatry. Chichester: John Wiley and Sons; 1986. p. 75-87.
17. Geschwind N. Behavioural changes in TLE. Psychol Med 1979;(9):217-219.
18. Flor-Henry P. Cerebral basis of psychopathology. Bristol: John Wright; 1983.
19. Flor-Henry P, Yeudall LT, Koles ZJ, Howarth BG. Neuropsychological and power spectral

EEG investigations of the obsessive-compulsive syndrome. Biol Psychiatry 1979;14(1): 119-130.

20. Ciesielski K, Beech H, Gordon P. Some electrophysiological observations in obsessional states. Br J Psychiatry 1981;138(6):479-484.

21. Towey J, Bruder G, Hollander E, Friedman D, Erhan H, Liebowitz M, et al. Endogenous event-related potentials in obsessive-compulsive disorder. Biol Psychiatry 1990;28(2):92-98.

22. Malloy P, Rasmussen S, Braden W, Haier RJ. Topographic evoked potential mapping in obsessive-compulsive disorder: evidence of frontal lobe dysfunction. Psychiatry Res 1989; 28(1):63-71.

23. Insel TR, Gillin JC, Moore A, Mendelson WB, Loewenstein RJ, Murphy DL. The sleep of patients with obsessive-compulsive disorder. Arch Gen Psychiatry 1982;39(12):1372-1377.

24. Laplane D, Levasseur M, Pillon B, Dubois B, Baulac M, Mazoyer B, et al. Obsessive-compulsive and other behavioural changes with bilateral basal ganglia lesions. A neuropsychological, magnetic resonance imaging and positron tomography study. Brain 1989;112 (3):699-725.

25. Cummings JL, Cunningham K. Obsessive-compulsive disorder in Huntington's disease. Biol Psychiatry 1992;31(3):263-270.

26. Karno M, Golding JM. Obsessive compulsive disorder. In: Robins LN, Regier DA (eds). Psychiatric disorders in America: the epidemiologic catchment area study. New York: Free Press; 1991. p. 204-219.

27. Karno M, Golding JM, Sorenson SB, Burnam MA. The epidemiology of obsessive-compulsive disorder in five US communities. Arch Gen Psychiatry 1988;45(12):1094-1099.

28. Antony MM, Downie F, Swinson RP. Diagnostic issues and epidemiology in obsessive-compulsive disorder. In: Swinson R, Antony M, Rachman S, Richter M (eds) Obsessive-compulsive disorder: theory, research, and treatment. New York: The Guilford Press; 2001. p. 3-32.

29. Andrews G, Henderson S, Hall W. Prevalence, comorbidity, disability and service utilisation: overview of the Australian National Mental Health Survey. Br J Psychiatry 2001;178(2): 145-153.

30. Kringlen E, Torgersen S, Cramer V. A norwegian psychiatric epidemiological study. Am J Psychiatry 2001;158(7):1091-1098.

31. Clark DA. Cognitive-behavioral therapy for OCD. New York: Guilford Press; 2004.

32. Murray CJ, et al. The global burden of disease: a comprehensive assessment of mortality and disability from diseases, injuries and risk factors in 1990 and projected to 2020. Cambridge, MA: Harvard School of Public Health; 1996.

33. Rasmussen SA, Eisen JL. The epidemiology and clinical features of obsessive compulsive disorder. Psychiatr Clin North Am 1992;15(4): 743-758.

34. Lensi P, Cassano GB, Correddu G, Ravagli S, Kunovac JL, Akiskal HS. Obsessive-compulsive disorder. Familial-developmental history, symptomatology, comorbidity and course with special reference to gender-related differences. Br J Psychiatry 1996;169(1):101-107.

35. Del-Porto JA. Epidemiologia e aspectos transculturais do transtorno obsessivo-compulsivo. Rev Bras Psiquiatr 2001;23:3-5.

36. Rachman S, Hodgson R. Obsessions and compulsions. Englewood Cliffs, NJ: Prentice Hall; 1980.

37. Labad J, Menchon JM, Alonso P, Segalas C, Jimenez S, Jaurrieta N, et al. Gender differences in obsessive – compulsive symptom dimensions. Depress Anxiety 2008;25(10):832-838.

38. Black A. The natural history of obsessional states. In: Beech H (ed). Obsessional states. London: Methuen and Co; 1974.

39. Lo W. A follow-up study of obsessional neurotics in Hong Kong Chinese. Br J Psychiatry 1967;113(501):823-832.

40. Rasmussen SA, Tsuang MT. Clinical characteristics and family history in DSM-III obsessive-compulsive disorder. Am J Psychiatry 1986;143(3):317-322.

41. Macedo AF, Pocinho FE. Obsessões e compulsões: as múltiplas faces de uma doença. Coimbra: Quarteto; 2007.

42. Fineberg NA, Sivakumaran T, Roberts A, Gale T. Adding quetiapine to SRI in treatment-resistant obsessive-compulsive disorder: a randomized controlled treatment study. Int Clin Psychopharmacol 2005;20(4):223-226.

43. Barr LC, Goodman WK, Price LH, McDougle CJ. The serotonin hypothesis of obses-

sive compulsive disorder: implications of pharmacologic challenge studies. J Clin Psychiatry 1992;53:17-28.

44. Koran LM. Disorder APAWGoO-C. Practice guideline for the treatment of patients with obsessive-compulsive disorder. Arlington: American Psychiatric Publ; 2007.

45. Meyer V. Modification of expectations in cases with obsessional rituals. Behav Res Ther 1966;4(4):273-280.

46. Meyer V, Levy R, Schnurer A. A behavioral treatment of obsessive-compulsive disorders. In: Beech H (ed). Obsessional states. London: Methuen; 1974. p. 233-258.

47. Meyer V, Levy R. Modification of behavior in obsessive-compulsive disorders. In: Adams H, Unikel P (eds). Issues and trends in behavior therapy. Springfield: Charles Thomas; 1973. p. 77-136.

48. Foa EB, Kozak MJ. Emotional processing of fear: exposure to corrective information. Psychol Bull 1986;99(1):20-35.

49. Fals-Stewart W, Marks AP, Schafer J. A comparison of behavioral group therapy and individual behavior therapy in treating obsessive-compulsive disorder. J Nerv Ment Dis 1993; 181(3):189-193.

50. Lindsay M, Crino R, Andrews G. Controlled trial of exposure and response prevention in obsessive-compulsive disorder. Br J Psychiatry 1997;171:135-139.

51. Chiocca E, Martuza R. Neurosurgical therapy of obsessive-compulsive disorder. In: Jenike M, Baer L, Minichiello W (eds). Obsessive-compulsive disorders: theory and management. Chicago: Year Book Medical Pub; 1990. p. 283-294.

52. Mindus P, Rauch S, Nyman H, Baer L, Edman G, Jenike M. Capsulotomy and cingulotomy as treatments for malignant obsessive compulsive disorder: an update. In: Hollander E, Zohar J, Marazziti D, Olivier B (eds). Obsessive compulsive disorder. New York: Wiley; 1994. p. 245-276.

53. Lopes AC, de Mathis ME, Canteras MM, Salvajoli JV, Del Porto JA, Miguel EC. [Update on neurosurgical treatment for obsessive compulsive disorder]. Rev Bras Psiquiatr 2004;26(1): 62-66.

54. Whiteside S, Port J, Abramowitz J. A meta-analysis of functional neuroimaging in obsessive-compulsive disorder. Psychiatry Res 2004;132(1):69-79.

55. Hesse S. Serotonin and dopamine transporter imaging in patients with obsessive-compulsive disorder. Psychiatry Res 2005;140(1):63-72.

56. Da Rocha FF, Correa H, Teixeira AL. Obsessive-compulsive disorder and immunology: a review. Prog Neuropsychopharmacol Biol Psychiatry 2008;32(5):1139-1146.

57. Modell JG, Mountz JM, Curtis GC, Greden JF. Neurophysiologic dysfunction in basal ganglia/limbic striatal and thalamocortical circuits as a pathogenetic mechanism of obsessive-compulsive disorder. J Neuropsychiatry Clin Neurosci 1989;1(1):27-36.

58. Rapoport J. Basal ganglia dysfunction as a proposed cause of obsessive-compulsive disorder. In: Carroll B, Barrett J (eds). Psychopathology and the brain. New York: Raven Press; 1991. p. 77-95.

59. Chamberlain S, Blackwell A, Fineberg N, Robbins T, Sahakian B. The neuropsychology of obsessive compulsive disorder: the importance of failures in cognitive and behavioural inhibition as candidate endophenotypic markers. Neurosci Biobehav Rev 2005;29(3):399-419.

60. Rao NP, Reddy Y, Kumar KJ, Kandavel T, Chandrashekar C. Are neuropsychological deficits trait markers in OCD? Prog Neuropsychopharmacol. Biol Psychiatry 2008;32(6): 1574-1579.

61. Shin MS, Choi H, Kim H, Hwang JW, Kim BN, Cho SC. A study of neuropsychological deficit in children with obsessive-compulsive disorder. Eur Psychiatry 2008;23(7):512-520.

62. Aouizerate B, Guehl D, Cuny E, Rougier A, Bioulac B, Tignol J, et al. Pathophysiology of obsessive-compulsive disorder: a necessary link between phenomenology, neuropsychology, imagery and physiology. Prog Neurobiol 2004; 72(3):195-221.

63. Friedlander L, Desrocher M. Neuroimaging studies of obsessive-compulsive disorder in adults and children. Clin Psychol Rev 2006; 26(1):32-49.

64. Pujol J, Soriano-Mas C, Alonso P, Cardoner N, Menchon J, Deus J, et al. Mapping structural brain alterations in obsessive-compulsive disorder. Arch Gen Psychiatry 2004;61(7):720-730.

65. Rauch S, Jenike M. Neurobiological models of obsessive-compulsive disorder. Psychosomatics 1993;34(1):20-32.

66. Saxena S, Brody A, Schwartz J, Baxter L. Neuroimaging and frontal-subcortical circuitry in obsessive-compulsive disorder. Br J Psychiatry 1998;173(35):26-37.

67. Van den Heuvel OA, Veltman DJ, Groenewegen HJ, Cath DC, van Balkom AJLM, van Hartskamp J, et al. Frontal-striatal dysfunction during planning in obsessive-compulsive disorder. Arch Gen Psychiatry 2005;62(3):301-310.

68. Insel TR. Toward a neuroanatomy of obsessive-compulsive disorder. Arch Gen Psychiatry 1992;49(9):739-744.

69. Rossi S, Bartalini S, Ulivelli M, Mantovani A, Di Muro A, Goracci A, et al. Hypofunctioning of sensory gating mechanisms in patients with obsessive-compulsive disorder. Biol Psychiatry 2005;57(1):16-20.

70. Greenberg BD, Ziemann U, Cora-Locatelli G, Harmon A, Murphy D, Keel J, et al. Altered cortical excitability in obsessive-compulsive disorder. Neurology 2000;54(1):142-147.

71. Ziemann U, Paulus W, Rothenberger A. Decreased motor inhibition in Tourette's disorder: evidence from transcranial magnetic stimulation. Am J Psychiatry 1997;154(9):1277-1284.

72. Greenberg BD, Price LH, Rauch SL, Friehs G, Noren G, Malone D, et al. Neurosurgery for intractable obsessive-compulsive disorder and depression: critical issues. Neurosurg Clin North Am 2003;14(2):199-212.

73. Nuttin B, Cosyns P, Demeulemeester H, Gybels J, Meyerson B. Electrical stimulation in anterior limbs of internal capsules in patients with obsessive-compulsive disorder. Lancet 1999;354(9189):1526.

74. Gabriels L, Cosyns P, Nuttin B, Demeulemeester H, Gybels J. Deep brain stimulation for treatment-refractory obsessive-compulsive disorder: psychopathological and neuropsychological outcome in three cases. Acta Psychiatr Scand 2003;107(4):275-282.

75. Aouizerate B, Cuny E, Martin-Guehl C, Guehl D, Amieva H, Benazzouz A, et al. Deep brain stimulation of the ventral caudate nucleus in the treatment of obsessive-compulsive disorder and major depression. Case report. J Neurosurg 2004;101(4):682-686.

76. Greenberg BD, Malone DA, Friehs GM, Rezai AR, Kubu CS, Malloy PF, et al. Three-year outcomes in deep brain stimulation for highly resistant obsessive-compulsive disorder. Neuropsychopharmacology 2006;31(11):2384-2393.

77. Rauch SL, Dougherty DD, Malone D, Rezai A, Friehs G, Fischman AJ, et al. A functional neuroimaging investigation of deep brain stimulation in patients with obsessive-compulsive disorder. J Neurosurg 2006;104(4):558-565.

78. Nuttin BJ, Gabriels LA, Cosyns PR, Meyerson BA, Andreewitch S, Sunaert SG, et al. Long-term electrical capsular stimulation in patients with obsessive-compulsive disorder. Neurosurgery 2003;52(6):1263-1272.

79. Nuttin BJ, Gabriels LA, Cosyns PR, Meyerson BA, Andreewitch S, Sunaert SG, et al. Long-term electrical capsular stimulation in patients with obsessive-compulsive disorder. Neurosurgery 2008;62(6 Suppl 3):966-977.

80. Abelson JL, Curtis GC, Sagher O, Albucher RC, Harrigan M, Taylor SF, et al. Deep brain stimulation for refractory obsessive-compulsive disorder. Biol Psychiatry 2005 1;57(5):510-516.

81. Gonçalves OF, Marques TR, Lori NF, Sampaio A, Branco MC. Obsessive-compulsive disorder as a visual processing impairment. Med Hypotheses 2010;74(1):107-109.

82. Ruffini C, Locatelli M, Lucca A, Benedetti F, Insacco C, Smeraldi E. Augmentation effect of repetitive transcranial magnetic stimulation over the orbitofrontal cortex in drug-resistant obsessive-compulsive disorder patients: a controlled investigation. Prim Care Companion J Clin Psychiatry 2009;11(5):226-230.

83. Greenberg BD, George MS, Martin JD, Benjamin J, Schlaepfer TE, Altemus M, et al. Effect of prefrontal repetitive transcranial magnetic stimulation in obsessive-compulsive disorder: a preliminary study. Am J Psychiatry 1997;154(6):867.

84. Sachdev PS, Mcbride R, Loo CK, Mitchell PB, Malhi GS, Croker VM. Right versus left prefrontal transcranial magnetic stimulation for obsessive-compulsive disorder: a preliminary investigation. J Clin Psychiatry 2001;62(12):981-984.

85. Alonso P, Pujol J, Cardoner N, Benlloch L, Deus J, Menchon JM, et al. Right prefrontal repetitive transcranial magnetic stimulation in

obsessive-compulsive disorder: a double-blind, placebo-controlled study. Am J Psychiatry 2001;158(7):1143.

86. Sachdev PS, Loo CK, Mitchell PB, McFarquhar TF, Malhi GS. Repetitive transcranial magnetic stimulation for the treatment of obsessive compulsive disorder: a double-blind controlled investigation. Psychol Med 2007; 37(11):1645-1649.

87. Kang JI, Kim CH, Namkoong K, Lee CI, Kim SJ. A randomized controlled study of sequentially applied repetitive transcranial magnetic stimulation in obsessive-compulsive disorder. J Clin Psychiatry 2009;70(12):1645-1651.

88. Mantovani A, Lisanby SH, Pieraccini F, Ulivelli M, Castrogiovanni P, Rossi S. Repetitive transcranial magnetic stimulation(rTMS) in the treatment of obsessive-compulsive disorder (OCD) and Tourette's syndrome (TS). Int J Neuropsychopharmacol 2006;9(01):95-100.

89. Mantovani A, Simpson H, Fallon B, Rossi S, Lisanby S. Randomized sham controlled trial of low frequency repetitive transcranial magnetic stimulation (rTMS) to the supplementary motor area (SMA) for treatment resistant

obsessive-compulsive disorder (OCD). Brain Stimulat 2008;1(3):285.

90. Mantovani A, Simpson HB, Fallon BA, Rossi S, Lisanby SH. Randomized sham-controlled trial of repetitive transcranial magnetic stimulation in treatment-resistant obsessive-compulsive disorder. Int J Neuropsychopharmacol 2010;13(02):217-227.

91. Sarkhel S, Sinha VK, Praharaj SK. Adjunctive high-frequency right prefrontal repetitive transcranial magnetic stimulation (rTMS) was not effective in obsessive-compulsive disorder but improved secondary depression. J Anxiety Disord 2010;24(5):535-539.

92. Rossi S, Hallett M, Rossini PM, Pascual-Leone A. Safety, ethical considerations, and application guidelines for the use of transcranial magnetic stimulation in clinical practice and research. Clin Neurophysiol 2009;120(12): 2008-2039.

93. Mantovani A, Westin G, Hirsch J, Lisanby SH. Functional magnetic resonance imaging guided transcranial magnetic stimulation in obsessive-compulsive disorder. Biol Psychiatry 2010;67(7):e39-40.

20

DEPENDÊNCIA QUÍMICA

Ester Miyuki Nakamura-Palacios
Igor Carmo Borges
Dafne Carvalho Andrade

ABUSO E DEPENDÊNCIA E CIRCUITO DE GRATIFICAÇÃO CEREBRAL

Considerando-se o ciclo de dependência a uma determinada droga de abuso, os efeitos recompensadores no cérebro após seu uso, reforçam a procura para o uso adicional (Fig. IV-5A). Este efeito recompensador e o subsequente comportamento de busca são provavelmente mediados pelo sistema mesocorticolímbico dopaminérgico e suas projeções a partir da área tegmentar ventral (ATV) para o *nucleus accumbens* (NAc) e principalmente para o córtex pré-frontal (CPF), constituindo um circuito de gratificação cerebral (Fig. IV-5B), tendo a dopamina (DA) como o neutransmissor que provavelmente mantém os efeitos centrais imediatos da droga.

Nesse circuito, outros neurotransmissores estão também envolvidos, principalmente o aminoácido excitatório glutamato (GLU) em suas projeções corticais e subcorticais, o aminoácido inibitório ácido gama-aminobutírico (GABA), a acetilcolina (ACh), os opioides e outros (Fig. IV-5B).

A repetição do consumo da droga pode induzir a um padrão mais compulsivo de uso da droga, levando, finalmente, à perda do controle e estabelecendo a adicção (ou adição*) à droga e subsequente riscos de recaídas que podem ter um curso bastante prolongado. Essa condição pode ocorrer em uma porcentagem pequena de indivíduos (não mais que 10%) dos que experimentam a droga pela primeira vez[1], mas suas consequências naqueles que desenvolvem a compulsão ao uso da droga podem ser devastadoras.

---

* O emprego da terminologia adicção ou adição é controverso. Apesar de empregada correntemente, sua conceituação é confusa, sendo frequentemente usada como sinônimo de dependência, já que o termo que deu sua origem *addiction* refere-se à dependência. Iremos adotar adicção neste capítulo como um fenômeno distinto da dependência fisiológica, que também chamaremos apenas de dependência. Cabe aqui mais uma observação: a adicção também é um fenômeno com bases biológicas hoje bem definidas.

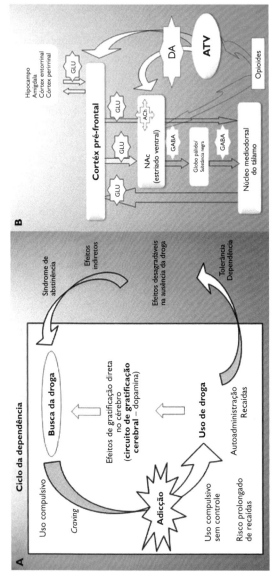

FIGURA IV-5 — Ciclo da dependência destacando o desenvolvimento da adicção (**A**) e o envolvimento do circuito de gratificação cerebral (**B**): ATV = área tegmentar ventral; NAc = *nucleus accumbens*; GLU = glutamato; GABA = ácido gama-aminobutírico; ACh = acetilcolina. O córtex pré-frontal recebe e envia projeções glutamatérgicas ao núcleo mediodorsal do tálamo, ao NAc e a outras estruturas corticais como o hipocampo, amígdala, córtex entorrinal, córtex perirrinal.

Paralelamente, processos neuroadaptativos ocorrem em função da presença repetida da droga no organismo com o subsequente desenvolvimento de tolerância e dependência fisiológica. Uma vez que essas mudanças tenham ocorrido, a busca da droga torna-se mais direcionada à supressão dos sintomas indesejáveis da sua ausência (abstinência) que emergem após a interrupção do seu uso.

Assim, mesmo quando os efeitos recompensadores da droga não estiverem mais presentes devido ao possível desenvolvimento de tolerância, o comportamento de uso da droga é sustentado pelo desconforto da sua ausência.

Há evidências de que as adaptações que ocorrem na dependência fisiológica que resultam em sintomas de abstinência após a retirada da droga são distintas daquelas que resultam em adicção[2]. Esse conceito é reforçado pela observação de que estas duas condições parecem não ser relacionadas etiologicamente[1].

Devemos ressaltar que um progresso substancial tem-se dado nos últimos anos na compreensão dos mecanismos moleculares e celulares da tolerância, dependência e abstinência das drogas, mas os mecanismos subjacentes ao uso compulsivo e a sua persistência ainda são muito pouco compreendidos[3]. Consequentemente, os tratamentos para a dependência concentram-se no manejo da intoxicação da droga e o tratamento imediato da abstinência aguda, não havendo ainda programas estabelecidos para o controle dos sintomas prolongados, particularmente a urgência descontrolada para o uso da droga que geralmente se agrava no período da abstinência tardia.

A adicção pode ser definida por uma perda do controle sobre o uso da droga manifestando-se como uso repetitivo e compulsivo apesar dos tratamentos para prevenção ao uso, bem como do conhecimento das sérias consequências negativas associadas ao abuso prolongado da substância[3-6]. Essa condição resulta em recaídas repetidas, especialmente após o período de abstinência aguda, quando uma sensibilidade muito aumentada aos efeitos recompensadores da droga pode disparar a compulsão para o uso da droga[3-6], exatamente em um período em que o dependente não está mais amparado por nenhum tratamento específico para sua dependência.

A persistência e a estabilidade das anormalidades comportamentais sugerem que a adicção pode ser considerada uma forma de plasticidade neural induzida pela droga, possivelmente envolvendo a expressão gênica em regiões cerebrais subjacentes aos comportamentos atípicos observados nessa condição[6,7].

Evidências experimentais e clínicas sustentam a hipótese de que os efeitos centrais de diferentes drogas de abuso são mediados por um sistema de recompensa central. Este sistema é principalmente constituído pela via mesocorticolímbica dopaminérgica[5-13], tendo origem na ATV e projetando-se para o NAc e também para o CPF, sendo esta estrutura cortical reconhecida como parte desse circuito apenas nos últimos 10 anos[4,9,11] (Fig. IV-5). Sua ativação reforça comportamentos naturais necessários à sobrevivência do indivíduo e da espécie (há, inclusive, evidências de sua existência, ainda que rudimentar, em invertebrados) como a fome, a sede e a reprodução[10,14]. Evolucionariamente, essa área frontal torna-se progressivamente maior[15,16], chegando a ocupar em torno de um terço do total do cérebro no homem[15,17], provavelmente ganhando maior controle cognitivo sobre muitas funções cerebrais. Assim, quando há falha dessa função cortical, o controle cognitivo é fragilizado e o comportamento pode-se expressar em sua forma mais primitiva ou sob a forma de estímulo-resposta[4].

É ainda possível que a ação das drogas no sistema nervoso central, notadamente no CPF, produza diminuição do controle *top-down* (frontossubcortical) sobre as estruturas subcorticais[4], diminuindo a vigilância dessa estrutura cortical, de tal forma que as drogas se apoderam das funções subcorticais, deflagrando, dessa forma, seu uso compulsivo e descontrolado.

ABUSO, DEPENDÊNCIA E CÓRTEX PRÉ-FRONTAL

Estudos em animais empregando paradigmas para avaliar as propriedades recompensadoras das drogas ou o envolvimento de certas áreas cerebrais na recompensa como a autoestimulação intracraniana, a autoadministração de drogas, ou a preferência de lugar condicionada[1,9] relacionam o uso compulsivo das drogas à atividade da ATV e do NAc. De fato, o NAc tem sido considerado a principal estrutura relacionada à recompensa envolvida na dependência[18,19]. Entretanto, nos últimos 10 anos os estudos de neuroimagem têm sustentado forte conexão entre o CPF e o comportamento de busca da droga[4,12].

CPF E SUAS FUNÇÕES

Nossa compreensão das funções frontais, mais particularmente do CPF, a porção mais anterior dos lobos frontais, constituiu-se por meio de observações das características clínicas em pacientes com diferentes extensões de lesões cerebrais[20]. As observações iniciais já haviam sugerido uma função mais complexa para o CPF abrangendo a regulação geral do comportamento, sendo essa característica distinta dos córtex associativos mais posteriores[20]. O CPF já foi referido como o "órgão da civilização" devido a seu papel de monitoração das informações internas e extrassensórias, possibilitando ao homem estar "ciente" de si mesmo em relação ao ambiente[15].

De acordo com Fuster[21,22], o CPF estaria situado no "topo" das estruturas neurais envolvidas em um ciclo de integração sensório-motora e encarregado de "preencher" as lacunas temporais de um "ciclo percepção-ação". Para intermediar esta função, o CPF manipularia os itens em uma memória de curto prazo para planejar, organizar e processar as informações necessárias para gerar pensamentos ou ações futuras[21,23].

As principais funções pré-frontais estão sumarizadas na figura IV-6. As características comportamentais decorrentes de desordens degenerativas ou lesões focais envolvendo as estruturas frontais ou regiões subcorticais relacionadas permitiram distinguir funções mais específicas relacionadas a subdivisões do CPF, como, por exemplo, o córtex pré-frontal dorsolateral (CPFDL), córtex orbitofrontal (COF) e córtex do cingulado anterior (CA) (Fig. IV-6).

Estudos recentes de neuroimagem permitiram ainda determinar funções que podem ser mais relacionados à porção medial como a integração de informações sobre emoção, memória e estímulos ambientais; ou lateral, como regulação do comportamento e con-

A – superior

Atenção e foco
Controle da distratibilidade
Flexibilidade mental
Fluência verbal e
não verbal

Integração de
diversas fontes
de informações

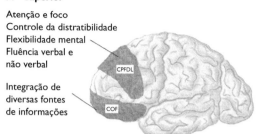

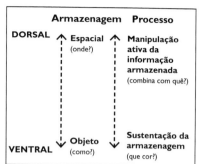

LATERAL – regulação do
comportamento e controle de respostas a
estímulos ambientais

Controle motor (gânglios da base, córtex pré-motor,
córtex suplementar motor)
Monitoração do desempenho (córtex do cingulado)
Processamento sensorial de elevada complexidade
(área associativa parietal)

A – inferior

Integração emocional e
autonômica e integração
de memórias em
programas
comportamentais
Modulação do
comportamento social,
incluindo aspectos de
empatia, moralidade,
autocontrole e restrição
social

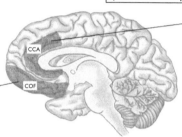

Regulação das funções do sistema
nervoso autônomo
Monitoração do próprio
comportamento
Manejo de respostas
compensatórias
Detecção de informações
conflituosas
Ativação do subsequente do
alerta requerido para resolver
conflitos

MEDIAL – integração de informações sobre
emoção, memória e estímulos ambientais

Processamento emocional (amígdala)
Memória (hipocampo)
Processamento sensorial de alta complexidade (área
associativa temporovisual)

⟵ - ⟶
ANTERIOR   POSTERIOR

ANTERIOR/ROSTRAL
↑
|
|
|
|
↓
POSTERIOR/CAUDAL

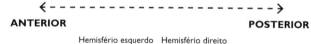

Hemisfério esquerdo   Hemisfério direito

**Memória
operacional
verbal**

**Organização
da resposta**
Dependente ou
não da memória
operacional

**Memória
operacional
espacial**

Manutenção
Se > 3 itens

FIGURA IV-6 – Representação de diferentes visões das principais funções do córtex pré-frontal (CPF) considerando evidências em estudos de neuroimagem dividindo o cérebro em suas porções lateral (A superior) e medial (A inferior)[24], entre as porções dorsal ou ventral[17,25] e em diferentes regiões[26,27]. CPFDL = córtex pré-frontal dorsolateral; COF = córtex orbitofrontal; CA = cingulado anterior. Destaquem-se ainda as diferentes funções entre os hemisférios direito e esquerdo (B)[28].

trole de respostas a estímulos ambientais[24]; dorsal ou ventral, que pode ainda ser compreendido sob o ponto de vista do tipo de armazenagem (ventral relacionado às características do objeto: "como se parece?", dorsal relacionado à localização do objeto: "onde se encontra?")[17] ou tipo de processo que operam (ventral relacionado à sustentação da armazenagem: "que cor é?"; dorsal relacionado à manipulação ativa da informação armazenada: "esta cor combina com qual?")[17] (Fig. IV-6).

Parece haver também um gradiente anteroposterior no CPF, sendo a porção anterior de domínio mais global relacionada à representação mais abstrata ou ainda ao contexto de um conflito, e a porção mais posterior de domínio mais específico, à ação mais concreta ou ainda à resposta a um conflito[29].

É também possível verificar diferenças de funções do CPF dependendo se hemisfério esquerdo ou direito. O CPF esquerdo parece estar mais relacionado ao processamento da memória operacional verbal, e o direito, ao processamento da memória operacional espacial. Há evidências ainda de que o CPFDL esquerdo estaria relacionado à organização de respostas, e o CPFDL direito, à armazenagem de informações quando acima de três itens[28]. Aliás, a porção ventral do CPF teria a capacidade de armazenar informações contendo de três a quatro itens, porém demandaria a função do CPFDL quando necessita reter quantidade maior de itens[17] (Fig. IV-6).

Apesar da existência de funções mais específicas para cada região do CPF, elas se reúnem para gerenciar tarefas mais complexas, e provavelmente operam todas juntas para orquestrar múltiplas funções em demandas de alta complexidade[25], tais como aquelas processadas pela memória operacional.

MEMÓRIA OPERACIONAL

Como vimos, o CPF pode ser considerado a estrutura cortical-"chave" dos processos mentais de elevada complexidade[30], gerenciando todos os processos necessários para objetivos a curto e longo prazo, para regular comportamentos imediatos e para planejar comportamentos futuros exercendo um controle de cima para baixo (*top-down*), controlando quais informações são relevantes e devem ser mantidas e empregadas enquanto exclui informações não relevantes para uma tarefa específica em curso[27]. Para todos estes processos, o CPF está implicado em uma variedade de processos cognitivos e executivos, incluindo atenção, flexibilidade mental, tomada de decisão, controle de resposta inibitória, integração temporal de comportamento voluntário[31], todos relacionados ao processamento da memória operacional.

Nos dias mais atuais, têm-se concebido a memória operacional como um sistema constituído por múltiplos componentes[32,33] que provê manutenção ativa de informações específicas de diversas modalidades sensoriais em um estoque temporário. Essa condição permite a manipulação, o processamento e a recuperação de memórias para serem convertidos em uma ação apropriada e efetiva após intervalos curtos (segundos) ou longos (minutos a horas)[34-36], em condições experimentais ou em tarefas rotineiras. Assim, a memória operacional processa as informações minuto a minuto, de forma que deficiências, mesmo que sutis, podem significar déficits substanciais na abstração, raciocínio e planejamento[37].

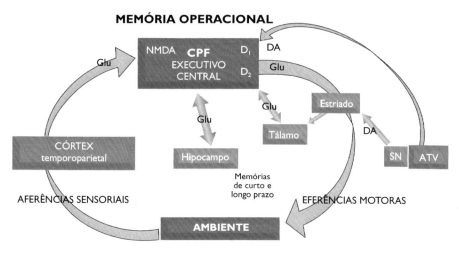

FIGURA IV-7 – Visão geral de modelo de memória operacional como sistema constituído de múltiplos componentes processando as representações sensoriais multimodais vindos do ambiente (aferências sensoriais) e pré-processados substancialmente em córtex associativos (temporoparietal), armazenando-as temporariamente em uma memória de curto prazo, sendo esta uma das atribuições do córtex pré-frontal (CPF), estrutura cortical que se encontra no topo de um sistema integrativo sensório-motor, que integra essas representações a conteúdos antigos evocados, por exemplo, do hipocampo (memória de longo prazo), relevantes para uma dada tarefa, adicionando um conteúdo emocional processado pela amígdala (não representada) e valendo-se de todas as funções executivas, tais como resolução de problemas, resolução de conflitos, tomadas de decisão, e planejamento de ações futuras, além da inibição de estímulos não relevantes para aquele momento, detectando e corrigindo falhas, para finalmente direcionar as ações para as estruturas do sistema motor para devolver uma resposta ao ambiente através das eferências motoras. SN = substância negra; ATV = área tegmentar ventral; DA = dopamina; D_1 = receptor dopaminérgico tipo D_1; D_2 = receptor dopaminérgico tipo D_2; Glu = glutamato; NMDA = N-metil-D-aspartato.

Há quem considere a memória operacional um sistema composto por dois componentes[17]: uma memória de curto prazo, que mantém um número limitado* de informações ativas por período de tempo limitado (na ordem de segundos), e um conjunto de "processos executivos", que manipula o conteúdo armazenado. Assim, comportamentos dirigidos a um alvo e essencialmente todas as funções executivas frontais, tais como resolução de problemas, tomada de decisões, planejamento de ações futuras, estão altamente relacionados e são dependentes da memória operacional (Fig. IV-7).

---

* Há evidências de que a memória operacional por si só tem uma capacidade de armazenamento bastante limitada, que pode ser de quatro (± 1) itens[38,39]. No entanto, quando a quantidade de informações excede esse limite, o processamento executivo da memória operacional pode ser acionado para reorganizar os códigos mnemônicos, permitindo a armazenagem e a manipulação de informações de conteúdos maiores[39]. Estudos de neuroimagem sustentam um conceito de que o CPF ventral armazenaria informações, enquanto o CPF dorsal mediaria os diversos processos executivos, incluindo aqueles para aprimorar o desempenho da memória[25]. Assim, em tarefas de baixa demanda, o CPF ventral seria suficiente e trabalharia sozinho, mas sob condições de alta demanda, nas quais as informações a serem lembradas necessitam ser consolidadas ou organizadas, as funções do CPF dorsal são requeridas[25].

CPF, MEMÓRIA OPERACIONAL E DEPENDÊNCIA

As mudanças plásticas e a subsequente reorganização de circuitos neurais em algumas regiões cerebrais que ocorrem durante a adicção podem ser bastante similares ou estar envolvidas nos mecanismos celulares e moleculares implicados nos processos de aprendizagem e memória[3,40-42].

Assim, é razoável questionar se as disfunções cognitivas induzidas por drogas de abuso envolveriam mudanças em estruturas do circuito de gratificação cerebral, sobretudo daquela envolvida no controle cognitivo, o CPF. Assim, administrações de drogas de abuso diretamente no CPF medial de roedores demonstram que alguns compostos, como o álcool[43], o Δ^9-tetra-hidrocanabinol (princípio ativo da maconha)[44] e o diazepam (benzodiazepínicos), prejudicam, enquanto outros, como a cocaína e a nicotina (psicoestimulantes), facilitam a memória operacional espacial de duração prolongada. De forma interessante, os efeitos de prejuízo do álcool e do Δ^9-tetra-hidrocanabinol são revertidos por um antagonista seletivo de receptor D_1 dopaminérgico, por um antagonista de receptor D_2 dopaminérgico (clozapina)[45], e particularmente o prejuízo do álcool também é bloqueado por um antagonista de receptor NMDA (memantina). O efeito facilitador da nicotina é também revertido por um antagonista D_1[46]. Todos estes dados demonstram que as funções cognitivas pré-frontais são modificadas por drogas de abuso e ainda que envolvem pelo menos a mediação dopaminérgica (D_1 e D_2) e glutamatérgica (NMDA) pré-frontais.

Alguns autores consideram que um dos exemplos mais típicos de plasticidade dependente da experiência, ou seja, na qual uma experiência em um ponto da vida modifica o comportamento e as funções fisiológicas por toda a vida, é a adicção[47]. A elevada tendência dos adictos a recaídas, mesmo meses a anos após a retirada da droga e mesmo muito tempo após os sintomas da abstinência terem sido resolvidos, fornece fortes evidências de que o uso da droga apresenta consequências prolongadas.

Mudanças estruturais persistentes como consequência da experiência parecem ser mediadas pela reorganização ou fortalecimento de conexões sinápticas em circuitos neurais específicos. Uma série de investigações em animais provaram que a exposição repetida a cocaína, anfetamina, morfina ou nicotina apresentou efeitos de duração prolongada sobre a estrutura de dendritos e espinhas dendríticas em regiões cerebrais que parecem mediar as mudanças envolvidas com a motivação e a recompensa (tal como o NAc) e com as funções cognitivas (tal como o CPF)[47]. Foi observado ainda que a plasticidade estrutural induzida por drogas é evidente após muitos meses após a retirada da droga, sugerindo que as drogas de abuso produzem uma reorganização persistente dos padrões de conectividade sináptica nessas regiões cerebrais[47].

Mudanças moleculares persistentes, tal como a expressão gênica, também foram observadas no CPF medial e NAc de animais submetidos à autoadministração de cocaína[48]. As alterações gênicas foram mais pronunciadas no CPF medial e envolveu grupos de genes distintos que parecem indicar diferentes processos metaplásicos ocorrendo durante o desenvolvimento da abstinência e na expressão de comportamentos induzidos pela abstinência[48]. Como o CPF medeia as funções executivas e os processos de tomadas de decisões, postula-se que ele se constituiria em uma região neuroanatômica-chave nos comportamentos adictivos[48].

Assim, mudanças estruturais e moleculares de longa duração induzidas por drogas de abuso são observadas no CPF. Sabemos que mudanças comportamentais prolongadas e déficits cognitivos observados em dependentes podem decorrer de limitações ou mudanças induzidas pelas drogas sobre a plasticidade cerebral[49]. Então, é possível sugerir que o abuso e a dependência de drogas podem estar associados a alterações de longo prazo no processamento cognitivo, dentre os quais a memória operacional, particularmente naquelas vias envolvendo modulações dopaminérgica e glutamatérgicas no CPF.

Ainda hoje, o tratamento da adicção e dependência de drogas constitui-se em um dos grandes desafios da medicina e da saúde pública. Invariavelmente, as abordagens até hoje empregadas, apesar de serem positivas em seus propósitos, não alcançam ainda o ideal em termos de resultados. O alcoolismo, por exemplo, apesar de já ter bem estabelecido seu tratamento da abstinência aguda, não encontra ainda nenhum tratamento farmacológio e/ou não farmacológico que se mostre eficaz no controle das recaídas no período posterior ao tratamento da abstinência aguda, constituindo-se em realidade os sucessivos retornos dos pacientes aos ambulatórios especializados em função de suas frequentes recaídas, somando-se aos vários casos novos que se avolumam nos atendimentos desses setores.

A dependência à nicotina, apesar dos inúmeros esforços governamentais e não governamentais, parece constituir-se em uma das dependências de mais difícil tratamento, em função das inúmeras recaídas de grande parcela de tabagistas. Note-se também a enorme dificuldade em se tratar a dependência às anfetaminas e à cocaína, não havendo tratamento farmacológico específico para essas condições, sendo que a abordagem cognitivo-comportamental constitui-se na principal forma de tratamento, mas que se mostra comprometida, em função, entre outros fatores, dos déficits cognitivos dos pacientes.

E, finalmente, ressalte-se o alarmante uso crescente do *crack* em nosso país, cuja dependência se estabelece de forma rápida, possivelmente por algumas características que lhe são peculiares, como efeitos imediatos, intensos e extremamente fugazes, estabelecendo-se rapidamente a perda do controle e a compulsão ao uso, sendo altamente adictivo. Parelelo a esse processo, os danos cerebrais estabelecem-se, progredindo rapidamente em prejuízos graves das funções frontais, de forma a estabelecer um prejuízo importante do controle cognitivo que retroalimenta e agrava o quadro da dependência e, sobretudo, dificultando qualquer abordagem terapêutica[50,51].

Assim, como vimos, as disfunções frontais são comuns às dependências, e são agravantes, quando não intimamente envolvidas no desenvolvimento desses processos. Ressalte-se que o sucesso terapêutico das dependências depende, em grande parte, da capacidade cognitiva dos indivíduos, de forma que seu comprometimento é bastante desfavorável.

Dessa forma, considerando-se que a neuromodulação por estimulação cerebral não invasiva (ECNI), particularmente da atividade do CPFDL esquerda e/ou direita, tem-se mostrado útil no tratamento de várias condições neuropsiquiátricas[52-56], e ainda demonstrado grande potencial em facilitar as funções cognitivas frontais, melhorando, por exemplo, o desempenho da memória operacional ou a fluência verbal[53,54], este capítulo propõe-se a realizar uma breve revisão dos estudos para investigar o potencial uso da neuromodulação no tratamento da dependência química.

ESTIMULAÇÃO CEREBRAL NÃO INVASIVA (ECNI): PRINCÍPIOS BÁSICOS

A estimulação cerebral não invasiva envolve diversas técnicas com diferentes mecanismos de ação, mas com pelo menos um aspecto em comum: a interferência com a atividade cerebral na ausência de um procedimento cirúrgico invasivo. Entre essas técnicas, destacam-se, pela sua versatilidade e amplo campo para uso clínico e pesquisa, a estimulação transcraniana por corrente contínua (ETCC) e a estimulação magnética transcraniana (EMT). A ETCC baseia-se na aplicação de uma corrente elétrica fraca através de um par de eletrodos, o ânodo e o cátodo; o ânodo despolariza o tecido nervoso sobre o qual está localizado, enquanto o cátodo o hiperpolariza. Já há evidências, no entanto, de que a ETCC exerce influência também sobre áreas que estão conectadas àquelas diretamente estimuladas. Já foi documentado que a ETCC aplicada ao córtex motor primário altera a atividade de estruturas como o próprio córtex motor primário, mas atinge também o córtex pré-motor, a área motora suplementar, o córtex cingulado anterior, o tálamo, o cerebelo e o córtex somatossenrorial (Fig. IV-8)[57-60]. Um estudo recente utili-

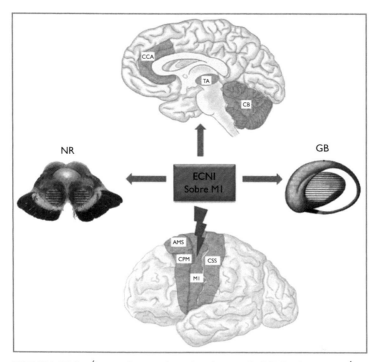

FIGURA IV-8 – Áreas influenciadas pela aplicação de ECNI sobre o MI. Áreas pontilhadas: evidência proveniente de estudos com EMTr e ETCC. Hachurado horizontal: evidência proveniente de estudos com EMTr apenas. CCA = córtex cingulado anterior; TA = tálamo; CB = cerebelo; AMS = área motora suplementar; CPM = córtex pré-motor; MI = córtex motor primário; CSS = córtex somatossensorial; NR = núcleo rubro; GB = gânglios basais; ínsula não representada.

zando tomografia eletromagnética cerebral de baixa resolução, que registra tridimensionalmente a atividade elétrica no tecido neural, ainda demonstrou que a ETCC aplicada ao CPFDL altera a atividade na região subgenual do córtex pré-frontal, no córtex cingular anterior e no giro frontal medial (Fig. IV-9).

A EMT, por outro lado, baseia-se na aplicação de pulsos elétricos gerados através de um campo magnético. Esses pulsos podem ser aplicados de modo isolado (útil para aferir indicadores da excitabilidade cortical) ou repetitivo, conhecido como estimulação magnética transcraniana repetitiva (EMTr). Esta última possui também um efeito modulatório sobre o cérebro e, de modo similar ao que ocorre na ETCC, também age de modo indireto sobre algumas áreas cerebrais. Dessa maneira, estudos focando a topografia da EMTr já demonstraram que a estimulação do córtex motor primário altera a atividade da região diretamente estimulada, bem como do córtex pré-motor, área motora suplementar, cerebelo, córtex cingulado anterior, tálamo, putâmen, ínsula e córtex somatossensorial (Fig. IV-8)[62-66]. Já a estimulação do CPFDL afeta sua própria atividade, mas também interfere na atividade do córtex cingulado anterior, gânglios basais, tálamo, ínsula, cerebelo, para-hipocampo e córtex somatossensorial (Fig. IV-9)[64,67-70].

Além dos seus efeitos imediatos, a EMTr e a ETCC geram também efeitos a longo prazo, o que se acredita ser devido a sua interação com os mecanismos de neuroplasticidade cerebral[71,72]. Assim, tendo em vista seu poder neuromodulatório e a durabilidade de seus efeitos, essas técnicas de ECNI apresentam-se como possíveis alternativas terapêuticas a vários distúrbios neuropsiquiátricos, entre eles a dependência química.

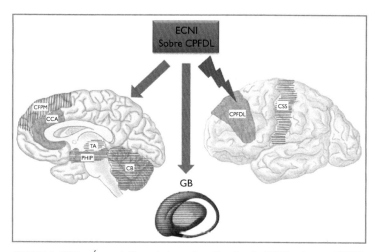

FIGURA IV-9 – Áreas influenciadas pela aplicação de ECNI sobre o CPFDL. Áreas pontilhadas: evidência proveniente de estudos com EMT e ETCC. Hachurado horizontal: evidência proveniente de estudos com EMT. Hachurado vertical: evidência proveniente de estudos com ETCC. CPFDL = córtex pré-frontal dorsolateral; CCA = córtex cingulado anterior; CPFM = córtex pré-frontal medial; TA = tálamo; PHIP = giro para-hipocampal; CB = cerebelo; GB = gânglios basais; CSS = córtex somatossensorial; ínsula não representada.

EVIDÊNCIAS CLÍNICAS PARA O USO DE ESTIMULAÇÃO CEREBRAL NÃO INVASIVA (ECNI) NA DEPENDÊNCIA QUÍMICA

Há na literatura quantidade razoável de estudos abordando os efeitos da estimulação magnética transcraniana (EMT) e estimulação transcraniana por corrente contínua (ETCC) em pacientes com dependência química. No entanto, os estudos realizados até o momento são altamente heterogêneos (Quadro IV-11), o que prejudica tanto a comparação dos resultados obtidos, como sua generalização. Além disso, sendo a dependência química uma desordem altamente complexa e com propriedades únicas relativas a cada droga de abuso, é factível que os efeitos da ECNI variem de acordo com o tipo de dependência estudado. Desse modo, este capítulo visa relatar as evidências presentes até o momento dos efeitos da aplicação de ETCC e EMT em pacientes com dependência química, valorizando as peculiaridades de cada droga de abuso e, ao mesmo tempo, ressaltando seus aspectos em comum.

ETCC E EMT (OU ECNI) EM PACIENTES COM DEPENDÊNCIA DE NICOTINA

Até o momento, a dependência da nicotina é o subtipo mais estudado. Para fins históricos, o primeiro estudo que abordou o uso de EMT em pacientes com dependência química foi realizado em 2003, em pacientes dependentes de nicotina[73]. Nesse estudo pioneiro, 14 pacientes que desejavam parar de fumar foram submetidos a duas sessões de estimulação placebo e a duas sessões de EMT de alta frequência durante quatro dias, seguindo uma sequência randomizada. Os parâmetros de estimulação podem ser conferidos no quadro IV-11. A área estimulada foi o CPFDL, para modular a atividade do sistema dopaminérgico mesolímbico e mesoestriatal através das redes nervosas que conectam essas áreas[82]. Esse estudo demonstrou que a EMT de alta frequência reduz o consumo de cigarros; no entanto, o efeito da estimulação sobre o fissura (*craving*), avaliado através de uma escala analógica visual (EAV) para o "desejo de fumar", não foi significante, o que foi atribuído a inconsistências metodológicas[73].

O efeito de repetidas sessões de EMTr de alta frequência sobre o CPFDL esquerdo foi finalmente avaliado em 2009[76]. Neste trabalho, 48 pacientes foram randomizados para receber a estimulação ou placebo durante 10 dias, sendo então realizadas sessões de EMTr em frequência decrescente por um mês. Foram avaliados o número de cigarros consumidos, o nível de dependência de nicotina (através do teste de Fagerström para dependência de nicotina) e a fissura, esta última através de uma EAV e do Questionário de Fissura do Tabaco. Desse modo, esse estudo demonstrou que aplicações repetidas de EMT sobre o CPFDL reduz o consumo de cigarros, bem como a fissura induzida por pistas (imagens relacionadas ao uso do cigarro). Apesar de esse efeito tender a se dissipar com o tempo, notou-se tendência a menor consumo de cigarros por até seis meses naqueles que receberam a estimulação cerebral logo após a exposição às pistas relacionadas ao cigarro.

No que se refere ao efeito de ETCC na dependência de nicotina, foi realizado em 2008 o primeiro estudo clínico avaliando os efeitos da estimulação do CPFDL em dependentes[74]. Vinte e quatro pacientes receberam três tipos de estimulação em ordem randomizada: estimulação placebo, ânodo sobre o CPFDL direito e ânodo sobre o CPFDL

QUADRO IV-11 – Parâmetros de estimulação.

Autores/ano	Droga	Tipo	Grupos	Resultado positivo	N	Parâmetros de estimulação	Observações
Eichhammer et al., 2003[73]	Nicotina	EMT	CPFDL esquerdo/placebo	CPFDL esquerdo	14	1 sessão, 20Hz, 90% do LM, 1.000 pulsos*	–
Fregni et al., 2008[74]	Nicotina	ETCC	Ânodo no CPFDL esquerdo/ânodo no CPFDL direito/placebo	Ânodo no CPFDL direito e esquerdo	24	1 sessão, 20min, 2mA	–
Boggio et al., 2009[75]	Nicotina	ETCCr	Ânodo no CPFDL esquerdo/placebo	Ânodo no CPFDL esquerdo	27	5 sessões, 20min, 2mA	–
Amiaz et al., 2009[76]	Nicotina	EMTr	CPFDL esquerdo/placebo	CPFDL esquerdo	48	10 sessões, 10Hz, 100% do LM, 1.000 pulsos*	–
Boggio et al., 2008[77]	Álcool	ETCC	Ânodo no CPFDL esquerdo/ânodo no CPFDL direito/placebo	Ânodo no CPFDL direito e esquerdo	13	1 sessão, 20min, 2mA	–
Mishra et al., 2010[78]	Álcool	EMTr	CPFDL direito/placebo	CPFDL direito	45	10 sessões, 10Hz, 110% do LM, 1.000 pulsos*	Estudo monocego
Camprodona et al., 2007[79]	Cocaína	EMT	CPFDL esquerdo/CPD direito	CPFDL direito	6	1 sessão, 10Hz, 90% do LM, 2.000 pulsos*	Sem grupo placebo
Politi et al., 2008[80]	Cocaína	EMTr	CPFDL esquerdo	CPFDL esquerdo	36	10 sessões, 15Hz, 100% do LM, 600 pulsos*	Sem grupo placebo
Boggio et al., 2010[81]	Maconha	ETCC	Ânodo no CPFDL esquerdo/ânodo no CPFDL direito/Placebo	Ânodo no CPFDL direito	25	1 sessão, 15min, 2mA	–

LM = limiar motor; CPFDL = córtex pré-frontal dorsolateral; EMT = estimulação magnética transcraniana; EMTr = EMT repetitiva; ECCT = estimulação transcraniana por corrente contínua; ETCCr = ETCC repetitiva.

*Pulsos por sessão.

esquerdo. De acordo com o protocolo desse trabalho, a fissura desses pacientes era inicialmente avaliada por EAV, ao que se seguia sua exposição a pistas relativas ao cigarro (manipulação do cigarro e um vídeo com cenas de pessoas fumando) e, em seguida, uma nova avaliação da fissura. Após esses procedimentos, finalmente os pacientes eram submetidos à estimulação, e então o procedimento inicial se repetia. Nesse estudo, a aplicação de ETCC anódica em ambos os CPFDLs promoveu redução significativa na fissura, tanto em geral quanto a induzida por pistas, quando comparado ao placebo.

Os resultados preliminares do trabalho anterior foram então estendidos em 2009[75], em estudo que investigou o efeito cumulativo de cinco sessões de ETCC sobre o CPFDL esquerdo em 27 pacientes. Desse modo, foi assim demonstrado que a ETCC, nos parâmetros utilizados, apresenta efeito cumulativo na redução da sensação de fissura induzida por pistas (semelhante ao que foi descrito no estudo anterior). Além disso, durante os cinco dias de estimulação houve diminuição no número de cigarros consumidos pelos integrantes do grupo experimental, quando comparado com o grupo placebo. Dessa maneira, os estudos realizados até o momento fornecem os dados iniciais que colocam a ETCC e a EMT como possibilidades factíveis ao tratamento da dependência de nicotina, além de indicar as direções futuras para a pesquisa nessa área.

ETCC E EMT EM PACIENTES COM DEPENDÊNCIA DE ÁLCOOL

Dois trabalhos avaliaram a eficácia da ECNI como parte do arsenal terapêutico para a dependência do álcool até o momento. Um estudo recente avaliou os efeitos de EMTr de alta frequência em pacientes dependentes de álcool. Neste, 30 participantes do grupo "ativo" receberam 10 sessões de estimulação sobre o CPFDL direito, lateralidade escolhida com base em um estudo prévio abordando EMTr e a dependência de cocaína. O Questionário de Fissura do Álcool (ACQ-NOW) foi aplicado para avaliar a gravidade da fissura pelo álcool antes da estimulação, após a última sessão e um mês após a última sessão. Após a estimulação, tanto o grupo ativo como o placebo foram acompanhados durante quatro semanas, sendo novamente avaliados ao final desse período. Este experimento revelou que 10 sessões de EMTr são, de fato, eficazes em reduzir os indicadores de fissura quando comparado ao grupo placebo[78].

O segundo estudo, por sua vez, avaliou os efeitos de ETCC em população que recebeu três tipos de estimulação: placebo, ânodo no CPFDL direito e ânodo no CPFDL esquerdo, em ordem randomizada. A fissura dos pacientes foi avaliada pelo Questionário de Urgência do Álcool. Nesse protocolo, a estimulação ativa de ambos os lados produziu redução significativa da fissura, além de suprimir a fissura incitada por pistas visuais (exposição a um vídeo com cenas de consumo de bebidas alcoólicas)[77]. Desse modo, ambos os estudos demonstraram efeitos positivos da ECNI; no entanto, ainda é necessário mais investigações da potencial aplicação terapêutica da ECNI.

Em estudo recente, os efeitos clínicos e eletrofisiológicos (indicados pelo componente P3) da aplicação da ETCC sobre o CPFDL esquerdo em diferentes tipos de alcoolistas, de acordo com a tipologia de Lesch, foram investigados[82]. Nesse estudo, foram incluídos 49 alcoolistas, entre 18 e 75 anos de idade, durante o período de abstinência subaguda.

Esses indivíduos foram submetidos a registro de potenciais relacionados a eventos (PRE) sob a apresentação de sons relacionados ao álcool e sons neutros, antes, durante e após ETCC ativa (1mA, 35cm^2, durante 10 minutos) ou procedimento simulado (*sham*) em ordem contrabalanceada e randomizada. Observou-se melhora significativa do desempenho da função frontal após ETCC ativa quando comparado com o *sham* em alcoolistas do tipo IV. Houve aumento na amplitude média de P3, principalmente no sítio frontal (Fz). Essa mudança foi também mais acentuada em alcoolistas do tipo IV. Assim, foram encontradas evidências clínicas e eletrofisiológicas de aumento da atividade frontal induzida pela ETCC específica para os alcoolistas do tipo IV. Considerando-se que a disfunção frontal pode contribuir para a perda de controle sobre o comportamento de beber, esses resultados sugerem que aumento local da atividade frontal induzida pela ETCC pode ter impacto clínico benéfico.

ETCC E EMT EM PACIENTES COM DEPENDÊNCIA DE COCAÍNA

Infelizmente, o potencial da ECNI foi pouco explorado no que diz respeito à dependência de cocaína, tendo em vista o grave problema social associado a essa condição e a escassez de possibilidades terapêuticas. Um estudo avaliou o efeito de uma única sessão de EMT de alta frequência aplicado ao CPFDL direito e esquerdo sobre a fissura, avaliada via EAV. Os resultados revelaram que a estimulação do CPFDL direito, mas não do esquerdo, produz redução significativa da fissura. No entanto, esse efeito é transiente, desaparecendo após 4 horas[79].

Outro estudo avaliou o efeito da estimulação do CPFDL esquerdo por EMTr de alta frequência, aplicado em 10 sessões. Este estudo mostrou que a fissura reduziu gradativamente ao longo das sessões de EMTr, principalmente a partir da sétima. No entanto, esse estudo não utilizou um grupo controle ou placebo, evidenciando a escassez de estudos clínicos bem planejados abordando o uso da ECNI na dependência de cocaína[80]. Além disso, o potencial de uso da ETCC nessa área ainda não foi explorado e os estudos não têm discriminado os resultados das intervenções entre os usuários de cocaína aspirada (sal de cocaína, "pó") e fumada (cocaína alcalina, *crack*), que podem ter repercussões diferentes no estabelecimento da dependência e, portanto, responder de forma diferente às intervenções.

ETCC E EMT EM PACIENTES COM OUTRAS DEPENDÊNCIAS

Apenas um estudo avaliou os efeitos de ETCC sobre o uso de maconha, realizando a estimulação sobre o CPFDL direito, esquerdo e placebo. Assim, esse trabalho demonstrou que a estimulação anódica direita reduz de modo significativo a fissura por maconha, avaliada por meio de EAV[81]. O objetivo principal deste estudo, no entanto, era avaliar alterações cognitivas em usuários de maconha, em especial a propensidade de tomar riscos. De fato, este estudo revelou que os usuários crônicos de maconha, quando em estimulação placebo, apresentam um padrão mais conservador para arriscar, enquanto a estimulação ativa sobre o CPFDL esquerdo ou direito promoveu aumento na tomada de risco por esses pacientes.

CONSIDERAÇÕES FINAIS

Embora os ensaios clínicos expostos deem alguma evidência de que técnicas de ECNI podem ter utilidade no tratamento da dependência química, tal abordagem ainda precisa ser mais explorada e aperfeiçoada. O número de estudos nessa área é extremamente restrito, se considerada cada droga em particular, com populações pequenas e parâmetros heterogêneos de estimulação. Mesmo se considerássemos que os resultados da intervenção no contexto de uma droga pudessem ser extrapolados para o de outras drogas, admitindo mecanismo similar de interação com o processo de dependência, a evidência atual ainda seria tênue. Com relação à segurança da ECNI em pacientes com dependência, os estudos realizados até o momento, de modo geral, relataram apenas efeitos adversos brandos e bom padrão de tolerabilidade.

REFERÊNCIAS BIBLIOGRÁFICAS

1. Sanchis-Segura C, Spanagel R. Behavioural assessment of drug reinforcement and addictive features in rodents: an overview. Addict Biol 2006;11:2-38.
2. Volkow N, Li TK. The neuroscience of addiction. Nat Neurosci 2005;8(11):1429-1430.
3. Hyman SE, Malenka RC. Neurobiology of compulsion and its persistence. Nat Rev Neurosci 2001;2:695-703.
4. Goldstein RZ, Volkow ND. Drug addiction and its underlying neurobiological basis: neuroimaging evidence for the involvement of the frontal cortex. Am J Psychiatry 2002;159(10): 1642-1652.
5. Volkow ND, Fowler JS, Wang GJ, Swanson JM. Dopamine in drug abuse and addiction: results from imaging studies and treatment implications. Mol Psychiatry 2004;9:557-569.
6. Nestler EJ. Molecular mechanisms of drug addiction. Neuropharmacology 2004;47:24-32.
7. Nestler EJ. Molecular basis of long-term plasticity underlying addiction. Nat Rev Neurosci 2001;2:119-128.
8. Koob GF. The role of the striatopallidal and extended amygdala systems in drug addiction. Ann N Y Acad Sci 1999;877:445-460.
9. Tzchentke TM. The medial prefrontal cortex as a part of the brain reward system. Amino Acids 2000;19:211-219.
10. Nestler EJ. Is there a common molecular pathway for addiction? Nat Neurosci 2005; 8(11):1445-1449.
11. Steketee JD. Neurotransmitter systems of the medial prefrontal cortex: potential role in sensitization to psychostimulants. Brain Res Brain Res Rev 2003;41:203-228.
12. Kalivas PW, Volkow ND. The neural basis of addiction: a pathology of motivation and choice. Am J Psychiatry 2005;162:1403-1413.
13. Everitt BJ, Robbins TW. Neural system of reinforcement for drug addiction: from action to habits to compulsion. Nature Neurosci 2005; 8(11):1481-1489.
14. Bowirrat A, Oscar-Berman M. Relationship between dopaminergic neurotransmission, alcoholism, and reward deficiency syndrome. Am J Med Genet 2005;132B:29-37.
15. McBride T, Arnold SE, Gur RC. A comparative volumetric analysis of the prefrontal cortex in human and baboon MRI. Brain Behav Evol 1999 ;54:159-166.
16. Fuster JM. The prefrontal cortex. 4th ed. London: Academic Press; 2008.
17. Smith ED, Jonides J. Storage and executive processes in the frontal lobes. Sci 1999;283: 1657-1661.
18. Koob GF. Drugs of abuse: anatomy, pharmacology and function of reward pathways. Trends Pharmacol Sci 1992;13:177-184.
19. Koob GF, Le Moal M. Drug addiction, dysregulation of reward, and allostasis. Neuropsychopharmacology 2001;24:97-129.
20. Thompson-Schill SL, Bedny M, Goldberg RF. The frontal lobes and the regulation of mental activity. Curr Opin Neurobiol 2005;15:219-224.
21. Fuster JM. The prefrontal cortex and its relation to behavior. Prog Brain Res 1991;87:201-211.

22. Fuster JM. The prefrontal cortex - an update: time is of the essence. Neuron 2001;30:319-333.

23. Seamans JK, Yang CR. The principal features and mechanisms of dopamine modulation in the prefrontal cortex. Prog Neurobiol 2004; 74:1-57.

24. Wood JN, Grafman J. Human prefrontal cortex: processing and representational perspectives. Nat Rev Neurosci 2003;4:139-147.

25. Rypma B. Factors controlling neural activity during delayed-response task performance: testing a memory organization hypothesis of prefrontal function. Neuroscience 2006;139: 223-235.

26. Cummings JL. Frontal-subcortical circuits and human behavior. Arch Neurol 1993;50:873-880.

27. Powell KB, Voeller KS. Prefrontal executive function syndromes in children. J Child Neurol 2004;19:785-797.

28. Volle E, Pochon JB, Lehéricy S, Pillon B, Dubois B, Levy R. Specific cerebral networks for maintenance and response organization within working memory as evidenced by the 'double delay/double response' paradigm. Cerebral Cortex 2005;15:1064-1074.

29. Brade D. Cognitive control, hierarchy, and the rostro-caudal organization of the frontal lobes. Trends Cognit Sci 2008;12(5):193-200.

30. Wang XJ. Discovering spatial working memory fields in prefrontal cortex. J Neurophysiol 2005;93:3027-3028.

31. Dalley JW, Cardinal RN, Robbins TW. Prefrontal executive and cognitive functions in rodents: neural and neurochemical substrates. Neurosci Biobehav Rev 2004;28:771-784.

32. Baddeley A. Working memory: looking back and looking forward. Nat Rev Neurosci 2003; 4: 829-839.

33. Repovš G, Baddeley A. The multi-component model of working memory: explorations in experimental cognitive psychology Neuroscience 2006;139:5-21.

34. Fuster JM. Network memory. Trends Neurosci 997;20:451-459.

35. Floresco SB, Phillips AG. Delay-dependent modulation of memory retrieval by infusion of a dopamine D_1 agonist into the rat medial prefrontal cortex. Behav Neurosci 2001;115 (4):934-939.

36. Funahashi S. Prefrontal cortex and working memory processes. Neuroscience 2006;139: 251-261.

37. Goldman-Rakic PS, Muly EC, Williams GV. D_1 receptors in prefrontal cells and circuits. Brain Res Rev 2000;31:295-301.

38. Cowan N. The magical number 4 in short-term memory: a reconsideration of mental storage capacity. Behav Brain Sci 2000;24:87-185.

39. Motes MA, Rypma B. Working memory component processes: isolating BOLD signal changes. Neuroimage 2010;49:1933-1941.

40. Nestler EJ. Common molecular and cellular substrates of addiction and memory. Neurobiol Learn Mem 2002;78:637-647.

41. Everitt BJ, Wolf ME (2002). Psychomotor stimulant addiction: a neural system perspective. J Neurosci 22:3312–3320.

42. Hyman SE. Addiction: A disease of learning and memory. Am J Psychiatry 2005;162:1414-1422.

43. Oliveira RW, Nakamura-Palacios EM. Haloperidol increases the disruptive effect of alcohol on spatial working memory in rats: a dopaminergic modulation in the medial prefrontal cortex. Psychopharmacology (Berl) 2003; 170:51-61.

44. Silva de Melo LC, Cruz AP, Rios Valentim SJ Jr, Marinho AR, Mendonça JB, Nakamura-Palacios EM. Δ^9-THC administered into the medial prefrontal cortex disrupts the spatial working memory. Psychopharmacology (Berl) 2005;183:54-64.

45. Rodrigues LCM, Conti LM, Nakamura-Palacios EM. Clozapine and SCH 23390 prevent the spatial working memory disruption induced by Δ^9-THC administration into the medial prefrontal cortex. Brain Res 2011;1382: 230-237.

46. Nakamura-Palacios EM (in press). Working memory and prefrontal cortex and their relation with the brain reward system and drug addiction. In: Levin ES (ed). Working memory: Capability, developments and improvement techniques. New York: Nova Science Publishers in press (ISBN:978-1-61761-980-9).

47. Robinson TE, Kolb B. Structural plasticity associated with exposure to drugs of abuse. Neuropharmacology 2004;47:33-46.

48. Freeman WM, Lull ME, Patel KM, Brucklacher RM, Morgan D, Roberts DCS, Vrana

KE. Gene expression changes in the medial prefrontal cortex and nucleus accumbens following abstinence from cocaine self-administration, BMC Neuroscience 2010;11:29-41.

49. Kolb B, Gorny G, Li Y, Samaha AN, Robinson TE. Amphetamine or cocaine limits the ability of later experience to promote structural plasticity in the neocortex and nucleus accumbens. PNAS 2003;100(18):10523-10528.

50. Aharonovich E, Nunes EM, Hasin D. Cognitive impairment, retention and abstinence among cocaine abusers in cognitive-behavioral treatment. Drug Alcohol Depend, 2003;71:207-211.

51. Aharonovich E, Hasin DS, Brooks AC, Liu X, Bisaga A, Nunes EV. Cognitive deficits predict low treatment retention in cocaine dependent patients. Drug Alcohol Depend 2006;81:313-322.

52. Kincses TZ, Antal A, Nitsche MA, Bartfai O, Paulus W. Facilitation of probabilistic classification learning by transcranial direct current stimulation of the prefrontal cortex in the human. Neuropsychologia 2004;42:113-117.

53. Fregni F, Boggio PS, Nitsche M, Bermpohl F, Antal A, Feredoes E, et al. Anodal transcranial direct current stimulation of prefrontal cortex enhances working memory. Exp Brain Res 2005;166:23-30.

54. Iyer MB, Mattu U, Grafman J, Lomarev M, Sato S, Wassermann EM. Safety and cognitive effect of frontal DC brain polarization in healthy individuals. Neurology 2005;64:872-875.

55. Boggio PS, Ferrucci R, Rigonatti SP, Covre P, Nitsche M, Pascual-Leone A, Fregni F. Effects of transcranial direct current stimulation on working memory in patients with Parkinson's disease. J Neurol Sci 2006;249:31-38.

56. Marshall L, Helgadottir H, Molle M, Born J. Boosting slow oscillations during sleep potentiates memory. Nature 2006;444:610-613.

57. Lang N, Siebner HR, Ward NS, Lee L, Nitsche MA, Paulus W, et al. How does transcranial DC stimulation of the primary motor cortex alter regional neuronal activity in the human brain? Eur J Neurosci 2005;22(2):495-504.

58. Kwon YH, Ko MH, Ahn SH, Kim YH, Song JC, Lee CH, et al. Primary motor cortex activation by transcranial direct current stimula-

tion in the human brain. Neurosci Lett 2008; 435(1):56-59.

59. Jang SH, Ahn SH, Byun WM, Kim CS, Lee MY, Kwon YH. The effect of transcranial direct current stimulation on the cortical activation by motor task in the human brain: an fMRI study. Neurosci Lett 2009;460(2):117-120.

60. Stagg CJ, O'Shea J, Kincses ZT, Woolrich M, Matthews PM, Johansen-Berg H. Modulation of movement-associated cortical activation by transcranial direct current stimulation. Eur J Neurosci 2009; 30(7):1412-1423.

61. Keeser D, Padberg F, Reisinger E, Pogarell O, Kirsch V, Palm U, et al. Prefrontal direct current stimulation modulates resting EEG and event-related potentials in healthy subjects: a standardized low resolution tomography (sLORETA) study. Neuroimage 2011;55(2):644-657.

62. Okabe S, Hanajima R, Ohnishi T, Nishikawa M, Imabayashi E, Takano H, et al. Functional connectivity revealed by single-photon emission computed tomography (SPECT) during repetitive transcranial magnetic stimulation (rTMS) of the motor cortex. Clin Neurophysiol 2003;114(3):450-457.

63. Speer AM, Willis MW, Herscovitch P, Daube-Witherspoon M, Shelton JR, Benson BE, et al. Intensity-dependent regional cerebral blood flow during 1-Hz repetitive transcranial magnetic stimulation (rTMS) in healthy volunteers studied with H215O positron emission tomography: II. Effects of prefrontal cortex rTMS. Biol Psychiatry 2003;54(8):826-832.

64. Ferrarelli F, Haraldsson HM, Barnhart TE, Roberts AD, Oakes TR, Massimini M, et al. A [17F]-fluoromethane PET/TMS study of effective connectivity. Brain Res Bull 2004; 64(2):103-113.

65. Rounis E, Lee L, Siebner HR, Rowe JB, Friston KJ, Rothwell JC, Frackowiak RS. Frequency specific changes in regional cerebral blood flow and motor system connectivity following rTMS to the primary motor cortex. Neuroimage 2005;26(1):164-176.

66. Gaynor LM, Kühn AA, Dileone M, Litvak V, Eusebio A, Pogosyan A, et al. Suppression of beta oscillations in the subthalamic nucleus following cortical stimulation in humans. Eur J Neurosci 2008;28(8):1686-1695.

67. Loo CK, Sachdev PS, Haindl W, Wen W, Mitchell PB, Croker VM, Malhi GS. High (15 Hz) and low (1 Hz) frequency transcranial magnetic stimulation have different acute effects on regional cerebral blood flow in depressed patients. Psychol Med 2003;33(6):997-1006.

68. Michael N, Gösling M, Reutemann M, Kersting A, Heindel W, Arolt V, Pfleiderer B. Metabolic changes after repetitive transcranial magnetic stimulation (rTMS) of the left prefrontal cortex: a sham-controlled proton magnetic resonance spectroscopy (1H MRS) study of healthy brain. Eur J Neurosci 2003; 17(11):2462-2468.

69. Speer AM, Willis MW, Herscovitch P, Daube-Witherspoon M, Shelton JR, Benson BE, Post RM, Wassermann EM. Intensity-dependent regional cerebral blood flow during 1-Hz repetitive transcranial magnetic stimulation (rTMS) in healthy volunteers studied with H215O positron emission tomography: I. Effects of primary motor cortex rTMS. Biol Psychiatry 2003;54(8):818-825.

70. Sibon I, Strafella AP, Gravel P, Ko JH, Booij L, Soucy JP, et al. Acute prefrontal cortex TMS in healthy volunteers: effects on brain 11C-alphaMtrp trapping. Neuroimage 2007;34(4): 1658-1664.

71. Thickbroom GW. Transcranial magnetic stimulation and synaptic plasticity: experimental framework and human models. Exp Brain Res 2007;180(4):583-593.

72. Nitsche MA, Cohen LG, Wassermann EM, Priori A, Lang N, Antal A, et al. Transcranial direct current stimulation:State of the art 2008. Brain Stimul 2008;1(3):206-223.

73. Eichhammer P, Johann M, Kharraz A, Binder H, Pittrow D, Wodarz N, Hajak G. High-frequency repetitive transcranial magnetic stimulation decreases cigarette smoking. J Clin Psychiatry 2003;64(8):951-953.

74. Fregni F, Liguori P, Fecteau S, Nitsche MA, Pascual-Leone A, Boggio PS (). Cortical stimulation of the prefrontal cortex with transcranial direct current stimulation reduces cue-provoked smoking craving: a randomized, sham-controlled study. J Clin Psychiatry 2008; 69(1):32-40.

75. Boggio PS, Liguori P, Sultani N, Rezende L, Fecteau S, Fregni F. Cumulative priming effects of cortical stimulation on smoking cue-induced craving. Neurosci Lett 2009;463(1): 82-86.

76. Amiaz R, Levy D, Vainiger D, Grunhaus L, Zangen A. Repeated high-frequency transcranial magnetic stimulation over the dorsolateral prefrontal cortex reduces cigarette craving and consumption. Addiction 2009;104(4):653-660.

77. Boggio PS, Sultani N, Fecteau S, Merabet L, Mecca T, Pascual-Leone A, Basaglia A, Fregni F. Prefrontal cortex modulation using transcranial DC stimulation reduces alcohol craving: a double-blind, sham-controlled study. Drug Alcohol Depend 2008;92(1-3):55-60.

78. Mishra BR, Nizamie SH, Das B, Praharaj SK. Efficacy of repetitive transcranial magnetic stimulation in alcohol dependence: a sham-controlled study. Addiction 2010;105(1):49-55.

79. Camprodon JA, Martínez-Raga J, Alonso-Alonso M, Shih MC, Pascual-Leone A. One session of high frequency repetitive transcranial magnetic stimulation (rTMS) to the right prefrontal cortex transiently reduces cocaine craving. Drug Alcohol Depend 2007;86(1):91-94.

80. Politi E, Fauci E, Santoro A, Smeraldi E. Daily sessions of transcranial magnetic stimulation to the left prefrontal cortex gradually reduce cocaine craving. Am J Addict 2008;17(4): 345-346.

81. Boggio PS, Zaghi S, Villani AB, Fecteau S, Pascual-Leone A, Fregni F. Modulation of risk-taking in marijuana users by transcranial direct current stimulation (tDCS) of the dorsolateral prefrontal cortex (DLPFC). Drug Alcohol Depend 2010;112(3):220-225.

82. Nakamura-Palacios EM, de Almeida Benevides MC, da Penha Zago-Gomes M, de Oliveira RW, de Vasconcellos VF, et al. Auditory event-related potentials (P3) and cognitive changes induced by frontal direct current stimulation in alcoholics according to Lesch alcoholism typology. Int J Neuropsychopharmacol 2011; 22:1-16.

21

NEUROMODULAÇÃO *VERSUS* PSICOFÁRMACOS: VANTAGENS E DESVANTAGENS

Leandro da Costa Lane Valiengo
Janaina Farias de Oliveira

Em psiquiatria, há muitas opções terapêuticas para os pacientes. Dentre estas há psicoterapias, uso de psicofármacos e tratamentos buscando uma modulação da atividade neuronal com o uso de correntes elétricas (isto é, neuromodulação). A escolha do tratamento dos transtornos mentais depende de vários fatores, como diagnóstico, comorbidades, idade, gênero, fatores desencadeantes, tratamentos já utilizados, efeitos colaterais, custos e preferências do paciente. Diante de tantos tratamentos possíveis, é importante saber qual o mais adequado para cada situação. Para uma análise esclarecida, é necessário conhecer as conveniências e as limitações de cada um.

Nas últimas décadas, tem aumentado o uso de novas técnicas de neuromodulação para o tratamento de transtornos neuropsiquiátricos, principalmente a estimulação transcraniana por corrente contínua (ETCC) e a estimulação magnética transcraniana (EMT). É necessário conhecer e comparar as alternativas disponíveis para então escolher entre as diversas modalidades de tratamento nos diferentes transtornos mentais. Para isso, vamos discutir as principais vantagens e desvantagens desses novos tratamentos e dos antigos, dando ênfase em dois transtornos mentais principais: depressão e esquizofrenia.

PSICOFÁRMACOS

EFICÁCIA

A farmacoterapia moderna para transtornos mentais teve início no final da década de 1950 para pacientes hospitalizados com o uso da clorpromazina[1]. Com o passar do tempo, foram surgindo novos psicofármacos para diferentes transtornos mentais, e atualmente há várias classes de medicamentos como antidepressivos, antipsicóticos, ansiolíticos, estabilizadores do humor, estimulantes, entre outros[2].

Os antidepressivos organizam-se em algumas classes e dentro delas há diferentes subgrupos, cada um com suas peculiaridades. Por exemplo, há quatro diferentes subtipos principais de antidepressivos: tricíclicos, inibidores da MAO mono-aminooxidase (iMAOs), inibidores seletivos da recaptação da serotonina (ISRS) e inibidores "duais", da recaptação da serotonina e da noradrenalina (IRNS)[3,4]. A eficácia dos antidepressivos mais antigos (tricíclicos e iMAOs) e dos novos parece não ser diferente[5,6], mas o uso dos antidepressivos antigos tem diminuído por estarem associados a maiores efeitos colaterais e toxicidade[7], e possivelmente por razões comerciais e de campanhas de venda pelas indústrias farmacêuticas, que têm maior interesse de promover produtos mais novos, que são mais caros e que ainda há preservação de patente. Antidepressivos são, na verdade, uma classe muito heterogênea de medicações, e mesmo os mais novos apresentam importantes diferenças entre si. Além disso, efeitos colaterais mais intensos estão associados a maiores índices de abandono do tratamento[8].

Em relação à eficácia dos antidepressivos, há duas meta-análises comparando-os com placebos. Uma[9] analisou 15 estudos mostrando taxas de resposta de 56 a 60% para antidepressivos e 42 a 47% para placebos. Outra meta-análise de 2008[10], com 35 ensaios clínicos, comparou sete novos antidepressivos com placebo. Houve diferença estatística na escala de Hamilton para depressão, contudo não houve diferença clínica (redução de menos de 3 pontos nessa escala) e os pacientes com maiores pontuações (os considerados graves) foram os que tiveram maior resposta aos antidepressivos. Outro ponto a ser considerado sobre os antidepressivos é que parece não haver consenso na eficácia entre os diferentes tipos de fármacos antidepressivos. Por exemplo, estudos mais antigos mostram que iMAOs têm eficácia maior que tricíclicos[11,12], outros mostram que são mais eficazes que ISRS[13], porém esses achados não são reproduzidos constantemente em outros estudos e meta-análises.

O tratamento de primeira linha para esquizofrenia é a medicação antipsicótica[14]. Há dois tipos principais de medicação antipsicótica: os antipsicóticos típicos e os atípicos. Os típicos incluem clorpromazina e haloperidol, entre outros, e ambos são mais eficazes que placebo no tratamento da esquizofrenia[15,16]. Contudo, ambos podem produzir muitos efeitos adversos como sedação, boca seca, taquicardia e sintomas extrapiramidais. Os antipsicóticos atípicos, como a clozapina, têm sido mais efetivos do que antipsicóticos típicos e têm menos efeitos extrapiramidais[17], mas podem causar agranulocitose fatal em 1% dos pacientes[14]. Outros efeitos colaterais dos antipsicóticos atípicos incluem ganho de peso, diabetes e síndrome metabólica[2].

Há algumas medicações seguras para a gestação, mas algumas são contraindicadas porque podem levar a muitos efeitos colaterais, isso depende da classe de medicamentos e algumas vezes de drogas específicas[18].

O quadro IV-12 resume os principais efeitos colaterais observados nos psicofármacos.

EFEITOS COLATERAIS

Se não há grandes diferenças em termos de eficácia entre os diversos antidepressivos existentes, o mesmo não se pode dizer em relação aos efeitos colaterais. Os tricíclicos têm

324 Psiquiatria e Neuromodulação

QUADRO IV-12 – Principais efeitos colaterais dos psicofármacos.

Lítio	Lítio	*Diabetes insipidus* nefrogênico, hipotireoidismo, hiperparatireoidismo, tremor, disfunção sinusal, ganho de peso, reações dermatológicas, náuseas, diarreia, leucocitose, morte por intoxicação
Antipsicóticos típicos	Haloperidol	Distonia aguda, parkinsonismo, acatisia, síndrome neuroléptica maligna, discinesia tardia, hiperprolactinemia, hipotensão ortostática, tontura, ganho de peso, morte súbita por *torsades de pointes*
	Clorpromazina	Sintomas extrapiramidais, hiperprolactinemia, hipotensão ortostática, tontura, ganho de peso, queimaduras por hipersensibilidade cutânea ao sol, morte súbita por alargamento do QTc, convulsões
Antipsicóticos atípicos	Risperidona	Insônia, hipotensão, taquicardia, agitação, cefaleia, rinite, hiperprolactinemia
	Paliperidona*	Sintomas extrepiramidais, sonolência, dispepsia, constipação, aumento de peso, nasofaringite, taquicardia
	Olanzapina	Sonolência, efeitos anticolinérgicos, convulsões, hepatotoxicidade, ganho de peso
	Quetiapina	Sonolência, hipotensão ortostática, tontura, taquicardia, síncope, hepatotoxicidade, ganho de peso
	Ziprasidona	Cefaleia, dispepsia, náuseas, constipação, dor abdominal, sonolência, alargamento do QTc, ganho de peso
	Aripiprazol*	Náuseas, vômitos, constipação, cefaleia, tontura, acatisia, ansiedade, insônia, inquietação
	Clozapina	Agranulocitose potencialmente fatal, sedação, hipotensão, taquicardia, ganho de peso, sialorreia, hipertermia, convulsões, efeitos anticolinérgicos, sintomas obsessivo-compulsivos
	Asenapina*	Sonolência, tontura, sintomas extrapiramidais (exceto acatisia), aumento de peso, hipoestesia oral
Anticonvulsivantes	Divalproato	Hepatotoxicidade, distúrbios de coagulação, sintomas gastrointestinais, ganho de peso, tremor, sonolência, alopecia
	Carbamazepina	Agranulocitose, anemia aplásica, hepatotoxicidade, síndrome de Stevens-Johnson, SIADH, ganho de peso, sintomas gastrointestinais, tontura, sonolência, ataxia
	Oxcarbazepina	Tontura, sedação, visão borrada, distúrbios gastrointestinais, erupção cutânea, SIADH
	Lamotrigina	Cefaleia, tontura, distúrbios gastrointestinais, visão borrada, diplopia, Stevens-Johnson

Antidepressivos	ISRS	Cefaleia, tremor, acatisia, excitação, insônia, ganho de peso, sintomas gastrointestinais, disfunção sexual, SIADH, sonhos vívidos, erupções cutâneas, síndrome serotoninérgica, síndrome de descontinuação, síndrome de apatia
	Tricíclicos	Xerostomia, xeroftalmia, constipação intestinal, turvação visual, retenção urinária, hipotensão ortostática, distúrbios de condução cardíaca, sedação, ganho de peso, convulsões
	Bupropiona	Cefaleia, ansiedade, insônia, sudorese, distúrbios gastrointestinais, tremor, acatisia, convulsões, psicose
	Venlafaxina	Hipertensão, sintomas gastrointestinais, disfunção sexual, síndrome de descontinuação

QTc = intervalo QT corrigido; SIADH = síndrome de secreção inapropriada do hormônio antidiurético.
*Bula do medicamento.

efeitos colaterais importantes como sonolência excessiva, boca seca, constipação, retenção urinária, hipotensão postural e arritimias cardíacas. Já os iMAOs podem estar associados a crises hipertensivas e até morte se não houver uma dieta restrita sem tiramina. Essas duas classes, com efeitos adversos mais importantes, acaba muitas vezes restringindo seu uso e aumentando a taxa de desistência do tratamento. Já os mais novos, ISRS e IRNS, têm efeitos colaterais mais brandos e taxa muito baixa de complicações letais decorrentes de efeitos adversos e/ou intoxicação exógena. Os efeitos a eles associados mais frequentemente são: náuseas, cefaleia e diminuição da libido[2]. Outra questão importante é o uso de antidepressivos em gestantes. Aqui, a literatura é bastante conflitante, pois dados de segurança não podem ser extraídos de ensaios clínicos (uma vez que gestantes são excluídas da maioria dos ensaios clínicos farmacológicos), havendo embasamento decorrente apenas de estudos observacionais de mulheres que acidentalmente não interromperam o uso de medicamentos no início da gravidez ou naquelas pacientes graves em que houve um consenso entre a paciente e o psiquiatra de não interromper a medicação (ou seja, subgrupos de gestantes que podem não ser necessariamente generalizáveis, uma vez que em gravidez planejada há cuidados pré-concepcionais, por exemplo suplementação de ácido fólico, para diminuir a incidência de malformações fetais e pacientes graves normalmente utilizam vários tipos de medicamentos psiquiátricos). Assim sendo, uma revisão aprofundada de todos os estudos vai além dos objetivos deste capítulo. De maneira geral, contudo, a segurança da maioria dos medicamentos na lactação e na gravidez é classificada como nível "C", ou seja, não há evidência definitiva quanto ao risco-benefício de uso.

Para o tratamento do transtorno afetivo bipolar, os medicamentos antidepressivos não apresentam resultados estatisticamente superiores aos obtidos com o tratamento placebo quando associados a estabilizadores de humor em ambos os grupos[19].

No transtorno depressivo maior, também se observa prejuízo de funções executivas[20]. Por exemplo, um estudo com 44 pacientes, sem uso de medicação, demonstrou vários déficits cognitivos em testes como aprendizagem e memória, tarefas de reconhecimento espacial e de padrão de atenção sustentada e testes de função executiva e memória de trabalho espacial quando comparado com grupo controle de voluntários saudáveis[21]. Em uma meta-análise recente, foi comparada a gravidade da depressão com prejuízo cognitivo (medido por meio do desempenho em vários testes neuropsicológicos), sendo verificado que a gravidade dos déficits cognitivos é diretamente proporcional à da depressão[22]. Alguns antidepressivos, especialmente os anticolinérgicos e anti-histaminérgicos, podem piorar os déficits cognitivos característicos da depressão[23], acentuando o quadro.

Os antipsicóticos também estão associados a diversos efeitos colaterais, de acordo com o tipo de medicamento[2]. São comuns, nos antipsicóticos de primeira geração, efeitos colaterais motores, tais como sintomas extrapiramidais como parkinsonismo, distonias, acatisia e tremores. Uma complicação menos frequente, porém mais grave e potencialmente fatal, é a síndrome neuroléptica maligna a curto prazo. Além disso, há efeitos colaterais de longo tempo como discinesia tardia. Podem ocorrer também sintomas neuropsiquiátricos como apatia, anedonia e isolamento social. Além disso, podem ocorrer hiperprolactinemia, sedação, arritmias e outros efeitos. Todos esses efeitos colaterais parecem ser mais comuns com antipsicóticos típicos. Já os antipsicóticos atípicos geralmente apresentam efeitos adversos conhecidos como risco cardiometabólico. Isso consiste em possível indução de uma síndrome metabólica pelos antipsicóticos que pode consistir em obesidade, resistência periférica à insulina, dislipidemia, diabetes e talvez morte prematura pelo risco cardiovascular aumentado[2]. Alguns antipsicóticos específicos apresentam riscos mais graves, como a agranulocitose induzida pela clozapina, necessitando de hemogramas de controle ao menos mensais enquanto durar o tratamento, e risco de crises epilépticas com olanzapina e clozapina[23].

ESTIMULAÇÃO MAGNÉTICA TRANSCRANIANA

EFICÁCIA

A eficácia da estimulação magnética transcraniana (EMT) no tratamento da depressão tem sido comprovada em estudos clínicos. Uma meta-análise, em que o efeito foi mensurado pela comparação pré e pós-tratamento[24], avaliou 34 estudos randomizados, placebo-controlado de tratamento com EMT para a depressão, concluindo que a EMTr em córtex dorsolateral frontal (direito ou esquerdo) tem efeito terapêutico para depressão. Alguns ensaios clínicos também mostraram eficácia da técnica no tratamento de sintomas negativos de esquizofrenia[25] e para o tratamento de alucinações auditivas[26].

EFEITOS COLATERAIS

O efeito colateral mais sério da EMTr é a provocação de crises epilépticas, apesar de ser, na verdade, bastante raro. A experiência atual sugere que, se uma crise convulsiva for evitada, a curto prazo, a exposição à EMTr em intensidade moderada não tem evidências consistentes de efeitos adversos. Estudos em animais sugerem que mesmo em intensidades perigosas e durações de exposição prolongadas há pouca probabilidade de dano a estruturas cerebrais. Em contrapartida, os efeitos colaterais mais comuns da EMT são náuseas e cefaleia[27]. Outro efeito colateral é a possível perda auditiva por exposição aos ruídos produzidos pelo aparelho, o que é evitado com o uso de tampões auditivos.

Há indícios de segurança da EMT no tratamento das gestantes[28], porém a indicação do uso da EMT nesse grupo de pacientes deve também ser avaliada de maneira cuidadosa e particularizada.

FARMACOECONOMIA

O custo para o tratamento do transtorno depressivo maior com a EMTr pode variar bastante, dependendo da composição da população e da resposta individual ao tratamento. Pode ficar entre aproximadamente US$ 3.683 para pacientes que apresentam resposta rápida ao tratamento inicial, e US$ 29.599 para os menos responsivos, que necessitem de visitas à sala de emergência, hospitalização e tratamento farmacológico complementar. No entanto, a proporção de não respondedores é bem menor. Por isso, a média fica em US$ 7.792 anuais por paciente, sendo o valor estimado de US$ 300 por sessão. Considerando apenas os gastos com a saúde, a escolha da EMTr oferece uma economia média de US$ 1.123 anuais por paciente quando comparada ao tratamento farmacológico pelo mesmo período. A economia é ainda maior quando incluídos os custos com a queda de produtividade associada ao transtorno (uma economia de US$ 7.621), tendo em vista o aumento de produtividade no trabalho relativo à remissão clínica e à redução de gasto com cuidador[29].

ESTIMULAÇÃO TRANSCRANIANA POR CORRENTE CONTÍNUA

EFICÁCIA

Uma revisão dos estudos-piloto realizados recentemente indica um efeito antidepressivo da ETCC em córtex pré-frontal. Outra evidência importante é que a dimensão dos efeitos parece ser comparável à dos medicamentos antidepressivos. O efeito da ETCC, além de ser clinicamente relevante, parece uma alternativa interessante por seu início precoce e pela estabilidade observada em algumas semanas após o término da estimulação[30]. Foram experimentados diferentes protocolos de pesquisa para o tratamento de depressão com ETCC e o que apresentou melhores resultados até o momento foi a estimulação anodal em CPFDL esquerdo. Testado em estudo duplo-cego com 40 pacientes com depressão maior, a ETCC aplicada em CPFDL esquerdo mostrou-se significativamente superior à aplicação em córtex occipital e ao tratamento placebo[31]. Vale lembrar que a técnica ainda é usada experimentalmente, uma vez que apenas estudos de fase II foram conduzidos até o momento.

EFEITOS COLATERAIS

Em uma meta-análise de efeitos adversos que examinou 117 estudos com ETCC, apenas em 74 deles foram relatados efeitos adversos, e os mais comuns foram, para o grupo ETCC ativa *versus* placebo: prurido (39,3% *vs.* 32,9%, p > 0,05), formigamento (22,2% *vs.* 18,3%), dor localizada na cabeça (14,8% *vs.* 16,2%, p > 0,05), sensação de queimação (8,7% *vs.* 10%, p > 0,05) e desconforto (10,4% *vs.* 13,4%, p > 0,05)[32]. Em outras palavras, não houve maior frequência de efeitos colaterais no grupo ativo em relação ao grupo placebo.

Não foram descritos, até o momento, efeitos colaterais adversos do ponto de vista cognitivo, como ocorre com a eletroconvulsoterapia e com alguns psicofármacos. Pelo contrário, estudos realizados avaliando memória operacional mostraram aumento do desempenho nos testes em voluntários saudáveis[33] e em pacientes com doença de Parkinson[34].

Não há estudos de segurança da ETCC na gravidez.

FARMACOECONOMIA

A técnica ainda não completou estudos de fase III, assim, apesar de apresentar resultados promissores, ainda não está disponível para uso clínico. Entretanto, presume-se que os custos relativos ao uso da técnica seriam menores que os da EMT, uma vez que o aparelho tem custo menor de montagem e sua aplicação exige menor treinamento.

ELETROCONVULSOTERAPIA

EFICÁCIA

A eletroconvulsoterapia (ECT) tem sido usada desde a década de 1930, ocorrendo muitas modificações desde sua introdução. Atualmente, envolve a passagem de corrente elétrica através do cérebro sob anestesia geral e com relaxantes musculares produzindo convulsão. Tem sido usada para o tratamento de diversas condições neuropsiquiátricas como depressão, transtorno afetivo bipolar, esquizofrenia e catatonia[14,35]. Uma revisão recente sobre ECT na depressão[36,37] mostrou que o tratamento com ECT levou a maior decréscimo dos sintomas depressivos do que os antidepressivos.

Dois ensaios clínicos compararam a eficácia entre EMTr e ECT em pessoas com depressão[38,39]. Um deles comparou ECT contra EMTr[38], enquanto o outro comparou ECT contra ECT com EMTr[39]. Apenas o primeiro estudo apresentou diferenças entre os grupos, mostrando que a ECT foi mais efetiva do que a EMTr.

Há duas revisões sistemáticas sobre o uso de ECT em esquizofrenia contra ECT *sham*[35,40], com um resultado positivo[35] e outro negativo[40] em relação à superioridade da ECT ativa *vs. sham*. Uma última revisão[36] mostrou não haver diferença entre ECT *vs.* farmacoterapia para a esquizofrenia.

EFEITOS COLATERAIS

Em relação a efeitos colaterais, há poucos estudos. Um deles comparou memória anterógrada com medicações e mostrou que não há diferença entre os dois grupos[41]. Uma revisão[42] sugere que a ECT está relacionada a disfunções de memória de longo prazo. Parece haver diferença sobre essas queixas quando são usados parâmetros diferentes. Por exemplo, a ECT unilateral parece apresentar menos efeitos adversos[36].

A taxa de complicações na gravidez é da ordem de 1%[36]. Contudo, esse índice deve ser analisado com cuidado, uma vez que há pouco estudos nesse sentido.

FARMACOECONOMIA

Poucos estudos realizaram análises farmacoeconômicas com ECT. Um deles[36] mostrou que seu uso (custo médio por volta de 35.000 libras esterlinas) para esquizofenia é custo-efetivo como alternativa para clorpromazina e haloperidol (custo médio de 38.000 libras esterlinas), mas não para clozapina (34.000 libras esterlinas). Em relação à depressão, o mesmo estudo não conseguiu chegar a uma conclusão sobre a vantagem econômica em relação aos antidepressivos.

CONSIDERAÇÕES FINAIS

Apesar de muitas evidências a favor dos antidepressivos, ainda há dúvida quanto à real eficácia dos antidepressivos no tratamento da depressão, principalmente nos casos mais leves[10]. Os estudos envolvendo EMT e ECT mostram efeitos depressivos significativos dos dois procedimentos em relação ao *sham*. A ECT parece ter maior efeito antidepressivo que os psicofármacos nesse caso. Contudo, faltam estudos fatoriais que comparem a EMT com os tratamentos farmacológicos. Em relação ao ETCC, os dados sugerem efeitos positivos, mas faltam ensaios clínicos fase III (ver Capítulo 31) que possam indicar essa técnica como boa alternativa no tratamento da depressão. Se confirmada uma boa resposta, esta poderá ser uma alternativa a EMT e ao ECT devido a seu custo menor.

Em relação aos pacientes com esquizofrenia, as medicações levam vantagens quando comparadas às técnicas não farmacológicas de neuromodulação (EMT e ETCC), mas parece haver eficácia semelhante em relação à ECT. O que se sabe é que a EMT pode ajudar no tratamento de casos refratários de alucinações auditivas e seria uma alternativa aos sintomas negativos, que não apresentam resposta aos psicofármacos. O quadro IV-13 resume as principais vantagens e desvantagens de cada modalidade terapêutica, e o quadro IV-14, os principais aspectos observados neste capítulo.

Outro ponto que merece destaque é a questãodos efeitos colaterais. Os medicamentos estão associados a vários efeitos colaterais, muitas vezes incapacitantes e até letais. Esses efeitos adversos estão relacionados à menor taxa de adesão, o que pode levar à não melhora dos transtornos mentais e ainda elevar a taxa de recaídas. As técnicas de neuro-

QUADRO IV-13 – Psicofármacos *vs.* neuromodulação – vantagens e desvantagens		
	Vantagens	**Desvantagens**
Psicofármacos	Várias opções Uso domiciliar Várias indicações terapêuticas	Muitos efeitos colaterais Menor aderência
Neuromodulação	Poucos efeitos colaterais Melhor aderência	Necessidade de ir ao centro especializado Arsenal restrito de indicações

330 Psiquiatria e Neuromodulação

QUADRO IV-14 – Sumário do custo-benefício de cada modalidade terapêutica.

	Psicofármacos	EMT	ETCC	ECT
Principais indicações	Praticamente todos os transtornos mentais	Depressão Sintomas negativos de esquizofrenia Alucinações auditivas	Em investigação	Depressão Esquizofrenia Catatonia
Efeitos adversos	Variados	Cefaleia Náuseas Crises epilépticas	Parestesia Vermelhidão	Déficits cognitivos
Efeitos na gravidez	Variáveis	Possivelmente não há	Possivelmente não há	1% de complicações diversas

modulação ganham vantagens nesse aspecto, pois apresentam poucos efeitos colaterais. A ECT é possivelmente a que mais apresenta efeitos adversos, principalmente déficits de memória, contudo, os poucos estudos sobre o assunto não mostraram diferença nos testes padronizados cognitivos, talvez, devido ao fato de esses testes não conseguirem acessar queixas de déficits de memórias específicas como as autobiográficas. Por outro lado, a EMT e a ETCC têm poucos efeitos colaterais. A EMT, quando empregados os parâmetros de segurança adequados, apresenta como principais efeitos colaterais cefaleia e náuseas, que cessam após o período de estimulação. A ETCC apresenta como efeitos comuns prurido e formigamento local, que tendem a desaparecer ao término das sessões. Logo, essas duas novas técnicas levam vantagem em relação aos pacientes que não toleram medicações. Além disso, elas são mais fáceis de ser executadas que a ECT, que era a alternativa para pacientes que não toleravam nenhuma medicação.

Em relação às pacientes grávidas, a EMT torna-se boa alternativa, principalmente em relação aos fármacos. Contudo, em todos os grupos faltam estudos sobre os riscos e a teratogenicidade para esse grupo de pacientes.

Em relação aos custos, não há estudos que comparem EMT e ETCC com psicofármacos, o que dificulta fazer uma análise. A principal dificuldade é devida à falta de estudos de seguimento que não permitem fazer uma análise de longo prazo de um tratamento ao outro.

REFERÊNCIAS BIBLIOGRÁFICAS

1. Himwich HE. Psychopharmacologic drugs. Science 1958;127(3289):59-72.
2. Stahl SM. Stahl's essential psychopharmacology neuroscientific basis and practical applications. 3rd ed. San Diego: Cambridge University Press; 2008.
3. Daws LC. Unfaithful neurotransmitter transporters: focus on serotonin uptake and implications for antidepressant efficacy. Pharmacol Ther 2009;121(1):89-99.
4. Wong DT, Perry KW, Bymaster FP. Case history: the discovery of fluoxetine hydrochloride (Prozac). Nat Rev Drug Discov 2005;4(9): 764-74.
5. Anderson IM. Meta-analytical studies on new antidepressants. Br Med Bull 2001;57:161-178.
6. Cipriani A, Brambilla P, Furukawa T, Geddes J, Gregis M, Hotopf M, et al. Fluoxetine versus other types of pharmacotherapy for

depression. Cochrane Database Syst Rev 2005(4):CD004185.

7. Harrison G. New or old antidepressants? New is better. BMJ. 1994;309(6964):1280-1281.

8. Warden D, Rush AJ, Wisniewski SR, Lesser IM, Kornstein SG, Balasubramani GK, et al. What predicts attrition in second step medication treatments for depression?: a STAR*D Report. Int J Neuropsychopharmacol 2009; 12(4):459-473.

9. Arroll B, Macgillivray S, Ogston S, Reid I, Sullivan F, Williams B, et al. Efficacy and tolerability of tricyclic antidepressants and SSRIs compared with placebo for treatment of depression in primary care: a meta-analysis. Ann Fam Med 2005;3(5):449-456.

10. Kirsch I, Deacon BJ, Huedo-Medina TB, Scoboria A, Moore TJ, Johnson BT. Initial severity and antidepressant benefits: a meta-analysis of data submitted to the Food and Drug Administration. PLoS Med 2008;5(2): e45.

11. Roose SP, Glassman AH, Walsh BT, Woodring S. Tricyclic nonresponders: phenomenology and treatment. Am J Psychiatry 1986;143(3): 345-348.

12. McGrath PJ, Stewart JW, Harrison W, Quitkin FM. Treatment of tricyclic refractory depression with a monoamine oxidase inhibitor antidepressant. Psychopharmacol Bull 1987; 23(1):169-172.

13. Papakostas GI, Charles D, Fava M. Are typical starting doses of the selective serotonin reuptake inhibitors sub-optimal? A meta-analysis of randomized, double-blind, placebo-controlled, dose-finding studies in major depressive disorder. World J Biol Psychiatry 2007;13: 1-8.

14. Practice guideline for the treatment of patients with schizophrenia. American Psychiatric Association. Am J Psychiatry 1997;154(4 Suppl):1-63.

15. Joy CB, Adams CE, Lawrie SM. Haloperidol versus placebo for schizophrenia. Cochrane Database Syst Rev 2001(2):CD003082.

16. Thornley B, Adams CE, Awad G. Chlorpromazine versus placebo for schizophrenia. Cochrane Database Syst Rev 2001.

17. Wahlbeck K, Cheine M, Essali MA. Clozapine vs typical neuroleptic medication for schizophrenia. The Cochrane Library 2004(4).

18. Taylor D, Paton C, Kerwin R. Prescribing Guidelines. 9th ed. London: Informa Healthcare; 2007.

19. Sidor MM, Macqueen GM. Antidepressants for the acute treatment of bipolar depression: a systematic review and meta-analysis. J Clin Psychiatry 2011;72(2):156-167.

20. Austin MP, Mitchell P, Goodwin GM. Cognitive deficits in depression: possible implications for functional neuropathology. Br J Psychiatry 2001;178:200-206.

21. Porter RJ, Gallagher P, Thompson JM, Young AH. Neurocognitive impairment in drug-free patients with major depressive disorder. Br J Psychiatry 2003;182:214-220.

22. McDermott LM, Ebmeier KP. A meta-analysis of depression severity and cognitive function. J Affect Disord 2009;119(1-3):1-8.

23. Amado-Boccara I, Gougoulis N, Poirier Littre MF, Galinowski A, Loo H. Effects of antidepressants on cognitive functions: a review. Neurosci Biobehav Rev 1995;19(3):479-493.

24. Slotema CW, Blom JD, Hoek HW, Sommer IEC. Should We Expand the Toolbox of Psychiatric Treatment Methods to Include Repetitive Transcranial Magnetic Stimulation (rTMS)? A Meta-Analysis of the Efficacy of rTMS in Psychiatric Disorders. J Clin Psychiat 2010;71(7):873-884.

25. Dlabac-de Lange JJ, Knegtering R, Aleman A. Repetitive transcranial magnetic stimulation for negative symptoms of schizophrenia: review and meta-analysis. J Clin Psychiatry 2010; 71(4):411-418.

26. Matheson SL, Green MJ, Loo C, Carr VJ. Quality assessment and comparison of evidence for electroconvulsive therapy and repetitive transcranial magnetic stimulation for schizophrenia: a systematic meta-review. Schizophr Res. 2010;118(1-3):201-210.

27. Wassermann EM. Side effects of repetitive transcranial magnetic stimulation. Depress Anxiety 2000;12(3):124-129.

28. Kim DR, Epperson N, Pare E, Gonzalez JM, Parry S, Thase ME, et al. An open label pilot study of transcranial magnetic stimulation for pregnant women with major depressive disorder. J Womens Health (Larchmt) 2011;20(2): 255-261.

29. Khan A, Detke M, Khan SR, Mallinckrodt C. Placebo response and antidepressant clinical

trial outcome. J Nerv Ment Dis 2003;191(4):211-218.

30. Nitsche MA, Boggio PS, Fregni F, Pascual-Leone A. Treatment of depression with transcranial direct current stimulation (tDCS): a review. Exp Neurol 2009;219(1):14-19.

31. Boggio PS, Rigonatti SP, Ribeiro RB, Myczkowski ML, Nitsche MA, Pascual-Leone A, et al. A randomized, double-blind clinical trial on the efficacy of cortical direct current stimulation for the treatment of major depression. Int J Neuropsychopharmacol 2008;11(2):249-254.

32. Brunoni AR, Amadera J, Berbel B, Volz MS, Rizzerio BG, Fregni F. A systematic review on reporting and assessment of adverse effects associated with transcranial direct current stimulation. Int J Neuropsychopharmacol 2011;15:1-13.

33. Fregni F, Boggio PS, Nitsche M, Bermpohl F, Antal A, Feredoes E, et al. Anodal transcranial direct current stimulation of prefrontal cortex enhances working memory. Exp Brain Res 2005;166(1):23-30.

34. Boggio PS, Ferrucci R, Rigonatti SP, Covre P, Nitsche M, Pascual-Leone A, et al. Effects of transcranial direct current stimulation on working memory in patients with Parkinson's disease. J Neurol Sci 2006;249(1):31-38.

35. Efficacy and safety of electroconvulsive therapy in depressive disorders: a systematic review and meta-analysis. Lancet 2003;361(9360):799-808.

36. Greenhalgh J, Knight C, Hind D, Beverley C, Walters S. Clinical and cost-effectiveness of electroconvulsive therapy for depressive illness, schizophrenia, catatonia and mania: systematic reviews and economic modelling studies. Health Technol Assess 2005;9(9):1-156.

37. Bagadia VN. Research center reports. Current research activities in India. Psychopharmacol Bull 1981;17(2):14-16.

38. Grunhaus L, Dannon PN, Schreiber S, Dolberg OH, Amiaz R, Ziv R, et al. Repetitive transcranial magnetic stimulation is as effective as electroconvulsive therapy in the treatment of nondelusional major depressive disorder: an open study. Biol Psychiatry 2000;47(4):314-324.

39. Pridmore S. Substitution of rapid transcranial magnetic stimulation treatments for electroconvulsive therapy treatments in a course of electroconvulsive therapy. Depress Anxiety 2000;12(3):118-123.

40. Tharyan P, Adams CE. Electroconvulsive therapy for schizophrenia. Cochrane Database Syst Rev 2002(2):CD000076.

41. Bagadia VN, Shah LP, Pradhan PV, Jyoti D, Ravi A. Evaluation of cognitive effects of ECT (preliminary observations). Indian J Psychiatry 1981;23(4):324-329.

42. Kay DW, Fahy T, Garside RF. A seven-month double-blind trial of amitriptyline and diazepam in ECT-treated depressed patients. Br J Psychiatry 1970;117(541):667-671.

22

TRANSTORNOS DO DESENVOLVIMENTO

Rita Lucena
Camilo Vieira
Marília Matos

A terminologia transtorno do desenvolvimento tem sido empregada de duas formas: a primeira refere-se às condições com etiologia conhecida (genética ou adquirida) que afetam o desenvolvimento neurológico da criança. Nesse grupo estão incluídos, por exemplo, doenças cromossômicas e gênicas, erros inatos do metabolismo e paralisia cerebral; a segunda forma refere-se às condições de causa multifatorial e nas quais certos aspectos do desenvolvimento são seletivamente afetados, como transtornos de linguagem, dislexia, transtorno do espectro do autismo (TEA) e transtorno do déficit de atenção/hiperatividade (TDAH)[1].

Entre os transtornos do desenvolvimento, o índice de publicação é maior para condições mais raras quando comparadas às mais prevalentes[2]. A gravidade do impacto de uma condição parece desempenhar um papel maior em determinar as prioridades científicas. Isso explica porque muitas doenças que tem prevalência elevada sejam proporcionalmente menos estudadas. Outro aspecto a ser considerado é que poucas condições incluídas nesse grupo são passíveis de abordagem farmacológica, o que limita a obtenção de incentivos para realização de pesquisas[2].

O tratamento dos transtornos do desenvolvimento baseia-se essencialmente em recursos de neurorreabilitação, mediante emprego de estímulos que possam promover maior ativação de redes neurais funcionalmente prejudicadas. As abordagens encontram respaldo no conhecimento de que o cérebro em desenvolvimento pode ser influenciado positivamente por estratégias que promovem aumento da demanda funcional, como fonoterapia, terapia ocupacional, fisioterapia e reabilitação neuropsicológica. No entanto, poucos estudos comprovam a eficácia dessas medidas[3-5].

Os ensaios terapêuticos nos transtornos do desenvolvimento apresentam limitações metodológicas que incluem escassez de instrumentos acurados para aferição de resultados, heterogeneidade de amostra decorrente da grande variabilidade fenotípica, interferência do desenvolvimento subjacente sobre a evolução clínica e não inclusão de indivíduos na

334 Psiquiatria e Neuromodulação

faixa etária em que os processos de neuroplasticidade tendem a ser mais abrangentes. Dessa forma, ainda existem muitas lacunas, e o conhecimento sobre o impacto dos recursos de neurorreabilitação sobre o desenvolvimento permanece limitado.

A estimulação transcraniana não invasiva está sendo utilizada experimentalmente na reabilitação de adultos com sequelas de lesão encefálica. Os resultados obtidos têm sido animadores[6,7]. Os dois principais instrumentos são a estimulação magnética transcraniana (EMT) e a estimulação transcraniana por corrente contínua (ETCC). Ambas estão associadas a eventos adversos autolimitados e de leve intensidade, o que se constitui em incentivo para seu emprego em larga escala.

Este capítulo aborda os transtornos de desenvolvimento mais prevalentes, com enfoque em aspectos fisiopatológicos e no conhecimento obtido por estudos recentes no campo da estimulação transcraniana, levando em consideração informações sobre mecanismos de plasticidade neural na criança.

DISTÚRBIO ESPECÍFICO DA LINGUAGEM (DISFASIA DO DESENVOLVIMENTO)

A linguagem representa um repertório de eventos complexos que inclui a integração simultânea de múltiplas informações acústicas, linguísticas, sociais e comunicativas dentro de um contexto de troca de informações[8].

Atraso de aquisição e de desenvolvimento da linguagem tem sido frequentemente observado em crianças e pode refletir escassez de estimulação ou discreto atraso de maturação encefálica. No entanto, quando persistente, pode traduzir um distúrbio específico de linguagem (DEL), o qual, por definição, ocorre na ausência de déficit intelectivo ou perda auditiva em crianças não expostas a condições sociais ou ambientais adversas[9]. A prevalência tem sido estimada em torno de 7% em crianças de idade escolar[10].

Os sistemas de classificação dos DEL baseiam-se na avaliação da linguagem espontânea e mediada e considera o grau de aquisição linguística nos aspectos semântico, fonológico, morfossintático e pragmático. Allen et al.[11] estabeleceram uma classificação considerando seis subtipos com características relativamente bem definidas (Quadro IV-15). Essa classificação pode ser útil para nortear ações terapêuticas e selecionar grupos mais homogêneos para estudo.

Considerando a importância da linguagem sobre a aquisição de conhecimento e organização do pensamento, entende-se o impacto da disfasia sobre a aprendizagem e utilização ou ampliação dos recursos cognitivos. Atraso de aquisição de linguagem é um importante preditor de distúrbios neuropsiquiátricos[12], o que torna a identificação e a abordagem precoces essenciais para melhor prognóstico.

Os dados obtidos mediante avaliação neuropsicológica dos indivíduos disfásicos mostraram redução quantitativa do QI total após avaliação seriada[13]. O decremento do escore pode ser mais ou menos significativo, e os fatores determinantes permanecem desconhecidos. Teorias sobre o desenvolvimento da linguagem indicam que a experiência de se comunicar é uma alavanca essencial para a ampliação dos recursos cognitivos[14].

QUADRO IV-15 – Classificação dos distúrbios específicos de linguagem[11].		
Subtipos	**Expressão verbal**	**Compreensão verbal**
Déficit de programação fonológica	Baixa inteligibilidade Organização sintática adequada	Preservada
Dispraxia verbal	Fala extremamente limitada Dispraxia oromotora Produção fonológica muito deficiente	Preservada
Déficit fonológico-sintático	Produção de sentenças curtas e gramaticalmente incorretas Omissão de palavras funcionais Articulação da fala deficiente Dificuldade de evocação de palavras (disnomia)	Dificuldade de compreensão de sentenças complexas, frases encadeadas ou com conteúdo metafórico
Agnosia auditiva verbal	Fala ausente ou muito restrita	Grande prejuízo de compreensão
Déficit sintático-lexical	Disnomia e dificuldade de expressão verbal Fala espontânea é melhor que durante trocas dialógicas Organização sintática imatura Produção fonológica preservada	Dificuldade para compreender sentenças complexas
Deficit semântico-pragmático	Fala fluente, sentenças bem organizadas Prejuízo do conteúdo da linguagem, ecolalia ou descontextualização Dificuldade de manter trocas dialógicas	Compreensão quase restrita aos aspectos literais

Em relação aos aspectos neuropatológicos, disfunção de áreas perissylvianas tem sido associada aos distúrbios primários de linguagem, de predomínio expressivo ou receptivo, os quais determinam impacto variável sobre a aprendizagem e a sociabilidade[15]. Atraso de definição de dominância manual e dispraxia são frequentemente encontrados em crianças disfásicas[1,16].

Estudos indicam que a lesão pode estar restrita ao hemisfério dominante para a linguagem ou ser bilateral[17], o que, supostamente, limitaria as possibilidades de recuperação. Estudos que empregaram ressonância magnética e PET mostraram simetria perissylviana atípica e alterações do metabolismo da glicose na mesma região em crianças e adultos com disfasia[18]. No Brasil, estudo de neuroimagem com visualização de superfície superolateral mostrou associação entre polimicrogiria perissylviana e prejuízo da comunicação[19].

Uma questão importante em neurociências é como cada hemisfério contribui para a expressão e a compreensão da linguagem. Estudos têm sido realizados para estabelecer uma rede hierárquica de circuitos neurais relacionados aos diversos aspectos da linguagem[20]. Esse conhecimento é fundamental quando se planeja acessar áreas do córtex para melhorar elementos específicos da comunicação verbal.

O giro frontal inferior esquerdo está relacionado à produção verbal no plano articulatório, à compreensão do significado de sentenças e constitui a base do conceito de dominância hemisférica[21]. Recentemente estudos mostraram que a participação dos hemisférios no processamento da linguagem é dinâmica e regulada por inibição inter-hemisférica[22]. A recuperação funcional de afasia tradicionalmente relacionada a local, idade e extensão da lesão também depende da ativação de áreas homotópicas do hemisfério direito[23]. Lesões temporárias ou permanentes do sistema de linguagem do lado esquerdo podem gerar um processo de desinibição do lado oposto, mas esse evento nem sempre é positivo porque pode impedir o lado esquerdo de reassumir suas funções[24].

O papel do hemisfério direito também tem sido objeto de inúmeras investigações. A identificação das intenções de quem fala, a percepção do significado emocional do discurso, a compreensão e expressão de elementos não inferenciais como entonação e aspectos relacionados aos componentes não linguísticos da linguagem são habilidades atribuídas ao hemisfério não dominante[25]. Lesões do giro frontal inferior direito estão relacionadas à dificuldade de gerar inferências, de compreender e produzir informações relevantes no processo de conversação. Assim, a integração de aspectos funcionais que envolvem os dois hemisférios é essencial para a aquisição de uma linguagem eficiente[25].

Na disfasia predominantemente motora, a produção e o encadeamento fonológico são os elementos mais deficitários. A falta de precisão articulatória decorrente da dispraxia compromete a inteligibilidade da fala. Secundariamente, elementos relacionados à estruturação sintática, evocação de palavras, seleção semântica e aspectos discursivos podem ser afetados e, com a melhora do processamento fonológico, estes podem acarretar déficits residuais que interferem na fluência[1].

Nesse sentido, a intervenção sobre circuitos neurais requer um entendimento pleno dos elementos envolvidos na comunicação, da interação entre as diversas áreas e dos processos de plasticidade subjacentes que incluem ativação residual da área lesada, de áreas homólogas contralaterais ou ainda da competição inter-hemisférica que pode interferir na aquisição ou recuperação da função atribuída a uma determinada região.

Ainda não foram realizadas investigações sobre o papel da estimulação transcraniana não invasiva nos DEL, mas vários ensaios com EMT e ETCC foram efetivados em adultos com afasia. Enquanto alguns apontam melhora da acurácia da fala após estimulação anódica de área de Broca[26,27], outros os observaram melhora da nomeação de figuras com a inibição de áreas homólogas contralaterais[28,29].

É fundamental determinar a alteração que mais frequentemente produz interferência sobre a comunicação ao escolher da área-alvo. Enquanto em alguns a produção fonológica é predominantemente afetada, em outros aspectos não inferenciais como prosódia ou evocação semântica podem interferir de forma mais impactante. Nesse contexto, o planejamento terapêutico deve considerar o objetivo pretendido.

As bases fisiopatológicas descritas acima e os dados observados em afásicos podem permitir uma inferência sobre o possível papel da estimulação transcraniana na disfasia do desenvolvimento. É possível que a estimulação excitatória (ETCC anódica e EMT de alta frequência) do giro frontal inferior esquerdo possa realçar a compressão semântica e o encadeamento fonológico, enquanto a estimulação excitatória do lado direito promova melhora da compreensão e da expressão de elementos não inferenciais. Outro local candidato à estimulação excitatória é o giro temporal superior esquerdo, que se correlaciona com a compreensão verbal.

Para o planejamento de ensaios, algumas questões devem ser consideradas: o uso de instrumentos validados e que permitam análise qualitativa e quantitativa dos diversos recursos de linguagem oral, padronização do procedimento de acordo com aspectos clínicos e resultados obtidos em estudos de neuroimagem funcional e considerações sobre a possibilidade de interação entre recursos de neuromodulação.

DISLEXIA

A dislexia é uma condição clínica que se caracteriza por dificuldade em adquirir leitura fluente em crianças com instrução adequada, sem déficit visual ou auditivo, e que apresentam potencial intelectivo dentro da faixa de normalidade. A prevalência varia de 5 a 10%, e o transtorno se expressa menos frequentemente nos idiomas em que a associação ortográfico-fonológica é mais estreita[30,31].

A leitura eficaz requer desenvolvimento pleno de duas vias: a lexical relacionada à memória visual das palavras e a fonológica baseada na associação grafema-fonema. Desde os relatos iniciais de dislexia, maior enfoque tem sido dado aos fatores relacionados ao processamento fonológico. Os primeiros estudos atribuíam ao giro angular do hemisfério esquerdo um papel essencial na integração de estímulos visuais, espaciais e auditivos e, durante muito tempo, essa região foi o único substrato anatômico reconhecido na gênese da dislexia[32].

Estudos realizados com indivíduos disléxicos mostraram redução volumétrica e menor espessura do córtex temporal, menor ativação de giro frontal inferior esquerdo (AB 45/44/47/9), lóbulo parietal inferior esquerdo (AB 40), giro fusiforme, giro temporal inferior (AB 20/37) e giro temporal médio esquerdo (AB 21)[30,33]. No Brasil, SPECT em crianças com dificuldade de aprendizagem mostrou hipoperfusão em lobos temporais[34]. Além disso, maior ativação do hemisfério esquerdo, em regiões frontal, parietal e temporal, tem sido observada em bons leitores quando comparados com maus leitores[30]. Em disléxicos pode haver compensação gradual envolvendo maior ativação de áreas do lobo frontal, sendo que nas áreas temporoparietal e occipitotemporal a ativação permanece deficiente[30].

Estudos apontam que a especialização de uma população de neurônios localizados na região occipitotemporal esquerda na associação semântico-lexical é essencial para que o indivíduo identifique palavras conhecidas sem esforço e que compreenda os significados durante a leitura. Em bons leitores foi observado que a estimulação dessa região se acompanha de ativação do giro frontal inferior esquerdo e que, em indivíduos com leitura deficiente, essa ativação é menor ou atrasada[35]. Esses dados sugerem que a conexão entre áreas occipitotemporal e frontal inferior do lado esquerdo é um fator importante na gênese da dificuldade de leitura.

Avanços recentes têm suscitado interesse sobre o papel do processamento visual na dislexia. Nesse contexto, a importância do sistema magnocelular em ativar e direcionar mecanismos atencionais durante a leitura é corroborada por estudos eletrofisiológicos e por inativação transitória de regiões específicas mediante o emprego de EMT[36]. A inibição de áreas do córtex visual (V1/V2) acompanha-se de perda da discriminação de palavras.

Da mesma forma, inibição de regiões V5/MT+ tem o mesmo impacto, pelo fato de estarem associadas a mecanismos atencionais necessários para detecção de estímulo relevante após visualização de palavras[37].

A leitura é uma atividade baseada em sequências complexas de movimentos sacádicos e fixação visual binoculares. Durante esse processo, os movimentos oculares podem não ocorrer de forma alinhada. Nos momentos de fixações, pequenos ajustes podem minimizar o mau alinhamento. Mediante uso de EMT também foi observado que a manutenção do alinhamento dos olhos durante a leitura envolve monitoração ativa do córtex parietal posterior[38].

Apesar do aumento considerável de informações relacionadas aos processos neurofisiológicos envolvidos na leitura, a dislexia ainda se constitui em grande desafio por não ter um substrato anatômico uniforme ou previsível. A complexidade do ato de ler requer ativação de circuitos existentes em áreas extensas do córtex cerebral e estratégias que promovem treinamento sistemático de leitura e maior ativação de vários sistemas neurais[39,40]. Nesse sentido, é possível que a estimulação transcraniana não invasiva possa realçar mecanismos de plasticidade quando associada ao treinamento de leitura em crianças disléxicas.

Recentemente, a EMT passou a ser utilizada para obter informações sobre inibição de regiões específicas e consequências sobre a leitura. A maioria dos estudos realizou-se em indivíduos normais e, até então, não foi definido o impacto positivo de recursos de neuromodulação para estimular áreas supostamente disfuncionais em indivíduos disléxicos.

O conhecimento atual sobre ETCC e EMT pode nortear estudos de intervenção em portadores de dislexia e, do ponto de vista neurofisiológico, parece racional utilizar protocolos experimentais com estimulação excitatória de giro frontal inferior, córtex occipitotemporal, córtex parietal posterior e, até mesmo, áreas visuais primárias no lobo occipital. Outra possibilidade a ser considerada é a estimulação inibitória (ETCC catódica e EMT de baixa frequência) naqueles indivíduos disléxicos que apresentam falha de especificidade funcional hemisférica, cujo prejuízo se dá por um processo de competição inter-hemisférica, na qual o hemisfério não dominante é inadequadamente ativado durante a leitura[41].

Assim como nos DEL, várias áreas podem ser alvo de estimulação não invasiva. Do ponto de vista clínico não é possível prever o mecanismo subjacente envolvido na dislexia e, nesse contexto, estudo de neuroimagem funcional pode ser útil para fornecer informações mais fidedignas sobre áreas disfuncionais e que possam ser ativadas por EMT ou ETCC.

TRANSTORNO DO DÉFICIT DE ATENÇÃO/HIPERATIVIDADE

O transtorno do déficit de atenção e hiperatividade (TDAH) é caracterizado por um padrão persistente de desatenção e/ou hiperatividade/impulsividade. Apresenta natureza heterogênea e comprometimento em diferentes domínios das habilidades cognitivas, como motivação e funções executivas. Os sintomas surgem antes dos 7 anos de idade e estão presentes em pelo menos dois ambientes distintos, levando à interferência no funcionamento social, acadêmico ou ocupacional[41].

A prevalência de TDAH cresceu ao longo das últimas décadas e atualmente está estimada em 7 a 8% de crianças em idade escolar[41], variando de acordo com determinados fatores de risco, como sexo masculino, disfunção familiar, baixo nível socioeconômico, doença crônica e comorbidades[42].

Os avanços da neurociência, neuroimagem e genética molecular possibilitaram mais entendimento da fisiopatologia desse transtorno. Foram descritas anomalias funcionais em regiões cerebrais nos indivíduos acometidos, como córtex pré-frontal, núcleo caudado, globo pálido, corpo caloso e vérmis cerebelar[43-45].

O TDAH está associado a alterações em neurotransmissores, como noradrenalina, serotonina e principalmente dopamina[44]. O tratamento farmacológico com metilfenidato, atomoxetina e anfetaminas baseia-se nesses achados. Essas medicações aumentam a liberação de dopamina e noradrenalina e bloqueiam sua recaptação. Apesar da eficácia comprovada, muitos indivíduos continuam tendo comprometimentos social e acadêmico e alguns experimentam efeitos colaterais significativos que inviabilizam a manutenção do tratamento[46]. Estratégias não farmacológicas, como a terapia cognitiva comportamental, também podem auxiliar na melhora de algumas manifestações, mas os resultados são variáveis.

Diante de possíveis limitações terapêuticas, da elevada prevalência do TDAH e de suas implicações na qualidade de vida das crianças, outras abordagens devem ser avaliadas. Nesse contexto, a estimulação transcraniana não invasiva emerge como uma estratégia promissora.

Os conhecimentos atuais sobre a fisiopatologia do TDAH e os efeitos neurofisiológicos da estimulação transcraniana[47-50] indicam que esta pode ser eficaz no controle de algumas manifestações que produzem prejuízo social ou acadêmico.

O comprometimento da motivação no TDAH provavelmente está relacionado com alterações no sistema emocional de recompensa. Este circuito envolve uma complexa rede neural, incluindo hipotálamo, área tegmental ventral, *nucleus accumbens* e hipocampo[51]. Como essas áreas têm localização mais profunda e não são acessadas pela estimulação transcraniana, podem ser ativadas indiretamente por meio das redes corticossubcorticais, por estimulação de regiões no córtex frontal.

Os circuitos neurais relacionados com funções executivas, frequentemente alteradas no TDAH, envolvem o córtex pré-frontal, regiões estriatais e sistema límbico. Estas regiões podem também ser estimuladas de forma direta ou indireta[52]. Um estudo recente com ETCC descreveu melhora da habilidade de planejamento tanto com a estimulação anódica, quanto com a catódica do córtex pré-frontal, mas esses resultados devem ser mais investigados[53].

O córtex pré-frontal dorsolateral (CPFDL) desempenha importante papel nas funções executivas, estando associado com liberação endógena de dopamina. Um estudo com EMT mostrou que a estimulação com alta frequência do CPFDL aumentou a liberação de dopamina no córtex cingulado anterior ipsilateral e córtex orbitofrontal medial. O mecanismo provável deve estar associado às projeções glutamatérgicas do córtex pré-frontal para a área tegmentar ventral, influenciando as vias dopaminérgicas ascendentes do mesocórtex[54].

Um estudo piloto avaliou a ação da EMT repetitiva de alta frequência em pacientes adultos com TDAH. O local de estimulação foi o CPFDL direito, em uma única sessão, mostrando resultados positivos, com melhora da atenção[55]. Outro estudo, utilizando a

ETCC, foi efetivado em indivíduos com declínio de atenção secundário a acidente vascular encefálico (AVE). A estimulação anódica foi realizada no CPFDL esquerdo, também em uma única sessão, e mostrou melhora da atenção nesses indivíduos, quando comparados com o grupo controle[56].

Outra característica importante do TDAH é a hiperatividade, entendida como um comprometimento do controle motor, resultando de facilitação anormal ou defeito na inibição. Estudos recentes testaram a hipótese da deficiência do controle inibitório por meio da investigação da excitabilidade do sistema motor usando EMT.

No TDAH, foi demonstrada por estudos com EMT de pulso pareado a inibição intracortical de intervalo curto reduzida. Ainda não está claro se esta alteração é a causa primária ou um mecanismo compensatório[57]. Existem resultados contraditórios nos estudos farmacológicos sobre a regulação da excitabilidade motora. Um estudo usando EMT para avaliar crianças com TDAH em uso de metilfenidato mostrou aumento na inibição intracortical, sugerindo que a droga pode normalizar essa resposta[58]. Outro estudo semelhante, avaliando metilfenidato e atomoxetina, mostrou aumento da amplitude das razões do potencial motor evocado, com inibição intracortical de intervalo curto reduzida, sugerindo uma resposta compensatória[59]. Um estudo recente utilizou ETCC anódica para estimular a área motora suplementar (Pre-SMA), demonstrando melhora no controle motor inibitório[60].

Considerando a diminuição da inibição cortical em crianças com TDAH, a EMT e a ETCC podem ser empregadas para amenizar os sintomas de hiperatividade. No entanto, não se sabe a repercussão do efeito da estimulação em indivíduos em uso de medicações que atuam sobre circuitos dopaminérgicos, sendo recomendado mais cuidado ao se associar as duas intervenções.

Com base nos estudos citados e no importante papel da dopamina na fisiopatologia do TDAH acredita-se que a estimulação excitatória (ETCC anódica ou EMT de alta frequência) tenha efeito positivo na redução de algumas manifestações. No entanto, ainda é necessário ampliar o conhecimento científico sobre o emprego dessas técnicas em portadores de TDAH. Os resultados positivos, observados até o momento, encorajam o emprego de estimulação transcraniana não invasiva em indivíduos que não podem ser submetidos ao tratamento farmacológico ou nos quais este se acompanha de eventos adversos importantes.

TRANSTORNO DO ESPECTRO DO AUTISMO

O transtorno do espectro do autismo (TEA) tem início antes dos 3 anos de idade e caracteriza-se por prejuízo da interação social, atraso ou comprometimento da linguagem e comportamento restrito e repetitivo[61].

Assim como os demais transtornos do desenvolvimento, o espectro autista está associado à grande variabilidade fenotípica. Dados recentes indicam que a prevalência pode ser maior do que se supõe e, nos Estados Unidos, está estimada em um caso para cada 250 crianças. Discussões sobre um possível aumento da incidência nas duas últimas décadas envolvem pontos de vista contraditórios e, até então, não se sabe se o aumento do número de casos seja decorrente apenas de melhor acurácia diagnóstica[62,63].

Embora sendo amplamente estudada, a etiologia permanece desconhecida na maioria dos casos. Alguns estudos sugerem expressão inadequada de genes relacionados ao brotamento axonal e sinaptogênese e, embora exista respaldo suficiente para indicar uma base genética, esta ainda não é considerada o fator universal[64,65].

Estudos de neuroimagem indicam que as manifestações nucleares podem ser decorrentes de uma falha de comunicação inter-hemisférica envolvendo várias regiões. Observações neuropatológicas *post-mortem* sugerem anomalias do desenvolvimento pré e pós-natal em áreas distintas, como córtex cerebral, cerebelo, hipocampo, amígdala e tronco cerebral[66].

Alterações neuroimunológicas afetando células da glia também têm sido foco de investigações. Perda das células de Purkinje no cerebelo foi detectada em vários casos e essas células são particularmente vulneráveis aos danos perinatais[67]. A macrocefalia, frequentemente descrita em indivíduos autistas, parece refletir um crescimento cerebral excessivo nos dois primeiros anos de vida[68]. Várias disfunções imunológicas foram identificadas mais frequentemente em autistas do que na população geral e incluem deficiência de IgA, desequilíbrio na população de linfócitos T, redução de linfócitos CD4+, presença de autoanticorpos dirigidos contra proteínas presentes no sistema nervoso. Resposta imune aberrante durante uma fase de maior vulnerabilidade do neurodesenvolvimento tem sido proposta como fator importante na gênese do autismo[69,70]. Astrócitos e células gliais são os principais alvos de reações imunológicas e são importantes para o trofismo e regulação do metabolismo neuronal, influenciando também os processos de sinaptogênese e neurotransmissão. Assim, lesão dessas células pode acarretar desorganização e prejuízo do metabolismo neuronal[71,72].

Mais recentemente, o papel do sistema de neurônios-espelho (SNE), uma rede relacionada a processos de integração sensorial, tem sido objeto de estudos nos distúrbios do desenvolvimento[73]. Esse sistema inclui uma rede de neurônios que se localizam na região posterior do córtex frontal inferior e região anterior do lóbulo parietal inferior. O principal *input* visual para o SNE é representado por áreas adjacentes à porção posterior do sulco temporal superior[74]. Essas três regiões são amplamente conectadas e constituem a base neural dos processos de imitação, essenciais para permitir aprendizado social e aquisição de habilidades que permitem compreender a linguagem nos aspectos inerentes à intersubjetividade[75].

Alguns acreditam que alterações nos microdomínios corticais representam a base neurobiológica do autismo[76,77]. O córtex cerebral apresenta domínios modulares (minicolunas) e a disposição anatômica adequada é fundamental para o processamento efetivo de informações[78]. Os neurônios das camadas médias do neocórtex são ligados por conexões verticais a neurônios de camadas mais superficiais e mais profundas, de tal forma que todas as células da coluna recebem o estímulo com pequenas diferenças de latência[79]. Estudo recente mostrou que as minicolunas corticais de autistas parecem mais estreitas, com menos neuropila e maior espaçamento entre as células constituintes[76].

Os recursos de reabilitação no autismo baseiam-se no emprego de estratégias que supostamente promovem modulação comportamental, redução de estereotipias, integração sensorial, estímulo à socialização e à aquisição de recursos de teoria da mente. A escassez de evidências científicas contrasta com a frequência com que esses recursos são empregados como propostas de reabilitação. A terapia farmacológica é indicada para reduzir alguns sintomas, como ansiedade e hiperatividade[80]. Diante da ausência de abordagens comprovadamente eficazes, o papel de outros recursos que promovem ativação de circuitos neurais disfuncionais deve ser considerado.

Até então, a estimulação transcrania foi pouco estudada no TEA, possivelmente devido à complexidade fisiopatológica e à constatação de não haver um substrato neuropatológico universal. O emprego de recursos de neuromodulação pode ser considerado para inibir algumas manifestações comumente observadas no TEA. É possível que a estimulação inibitória do córtex motor primário possa reduzir a impulsividade e as estereotipias, como foi demonstrado em relação aos tiques em indivíduos com síndrome de Tourette[81]. Da mesma forma, é racional acreditar que a estimulação de áreas específicas do córtex frontal possa acompanhar-se de melhora de aspectos da linguagem deficientes em alguns indivíduos com alto funcionamento. No entanto, ainda não é possível determinar que áreas deveriam ser ativadas para estimular o aprendizado social e os processos de imitação, características mais impactantes do TEA.

Estudos recentes sugeriram que, no autismo, existe um processamento excessivo de informações necessárias para a seleção de estímulos relevantes[82,83]. Com base nessa informação, indivíduos com autismo foram submetidos a EMT de baixa frequência no córtex pré-frontal dorsolateral, sendo verificada mudança no equilíbrio excitatório/inibitório, redução da resposta precoce aos estímulos irrelevantes e incremento da resposta aos relevantes[84].

O sistema de neurônio-espelho pré-motor parece desempenhar um papel na modulação do córtex motor durante a observação de ações. Essa modulação caracteriza-se por aumento na excitabilidade do córtex motor que pode ser detectada pelo incremento do potencial evocado motor nos músculos relacionados às ações observadas[85].

Foram avaliados indivíduos considerados normais, mas com traços autísticos identificados por um instrumento específico (AQ – *autistic quotient*). No grupo de indivíduos com poucos traços autísticos observou-se que a amplitude dos potenciais evocados motores induzidos por EMT foi significativamente maior durante visualização de estímulos dinâmicos em relação aos estáticos. No outro grupo não foi observada diferença durante os dois tipos de estímulo[86]. Esses achados remetem à observação clínica de que indivíduos com autismo, mesmo de leve intensidade, demonstram dificuldade em detectar o significado de expressões faciais e de graduá-las de acordo com a intensidade, o que interfere no desempenho social.

O quadro IV-16 contém informações sobre as perspectivas de utilização de EMT e ETCC nos principais transtornos do desenvolvimento e os objetivos pretendidos com a inibição ou estimulação de áreas específicas do córtex cerebral.

CONSIDERAÇÕES FINAIS

Estudos em adultos mostraram o efeito positivo da ETCC e EMT em várias condições adquiridas, algumas delas análogas aos transtornos do desenvolvimento. No entanto,

QUADRO IV-16 – Áreas-alvo para estimulação transcraniana não invasiva nos transtornos do desenvolvimento.

Diagnóstico	Objetivos	Área-alvo para estimulação anódica ou EMT de alta frequência	Área-alvo para estimulação catódica ou EMT de baixa frequência
DEL	Estimular compreensão semântica, produção e encadeamento fonológicos	Giro frontal inferior esquerdo	–
	Reforçar expressão de elementos não inferenciais	Giro frontal inferior direito	–
	Ampliar compreensão verbal	Região posterior do giro temporal superior esquerdo	–
Dislexia	Promover organização de movimentos sacádicos	Córtex occipital primário bilateral Córtex parietal posterior bilateral	–
	Melhorar o processamento fonológico	Córtex parietal postero-inferior esquerdo	Área homóloga do hemisfério direito
TDAH	Inibir a hiperatividade	–	Córtex motor primário
	Realçar a atenção	Córtex pré-frontal – região dorsolateral esquerda	–
TEA	Inibir as estereotipias	–	Córtex motor primário
	Melhorar os aspectos não inferenciais da linguagem	Giro frontal inferior direito	–

DEL = distúrbio específico da linguagem; TDAH = transtorno do déficit de atenção/hiperatividade; TEA = transtorno do espectro do autismo.

ainda não se sabe como se dão as mudanças na excitabilidade cortical no cérebro em desenvolvimento, assim como as repercussões sobre aspectos inerentes à sinaptogênese e plasticidade glial e axonal. Também não foram definidos ainda os parâmetros de estimulação como a localização ideal de posicionamento dos eletrodos, a frequência do estímulo, a intensidade e a duração do tratamento em crianças e adolescentes. Além disso, não foi possível determinar o impacto da ETCC e EMT na melhora funcional, uma vez que a melhora de aspectos específicos não necessariamente se acompanha de melhora clínica e incremento de habilidades. Nesse contexto, considera-se que o emprego de recursos de neuromodulação emerge como um campo de estudo ainda pouco explorado e que, em futuro próximo, poderá respaldar o uso abrangente dessas técnicas no tratamento dos transtornos do desenvolvimento e condições afins.

REFERÊNCIAS BIBLIOGRÁFICAS

1. Webster RI, Erdos C, Evans K, Majnemer A, Kehayia E, Thordardottir E, Evans A, Shevell MI. The clinical spectrum of developmental language impairment in school-aged children: language, cognitive, and motor findings. Pediatrics 2006;118(5):e1541-1549.
2. Bishop DV. Which neurodevelopmental disorders get researched and why? PLoS One 2010; 5(11):e15112.
3. Boyle J, McCartney E, O'Hare A, Law J. Intervention for mixed receptive-expressive language impairment: a review. Dev Med Child Neurol. 2010;52(11):994-999.
4. Snowling MJ, Hulme C. Evidence-based interventions for reading and language difficulties: creating a virtuous circle. Br J Educ Psychol 2011;81(Pt 1):1-23.
5. Autti-Rämö I. Physiotherapy in high-risk infants--a motor learning facilitator or not? Dev Med Child Neurol 2011;53(3):200-201.
6. Miniussi C, Cappa SF, Cohen LG, Floel A, Fregni F, Nitsche MA, et al. Efficacy of repetitive transcranial magnetic stimulation/ transcranial direct current stimulation in cognitive neurorehabilitation. Brain Stimul 2008;1(4):326-336.
7. Fregni F, Boggio PS, Nitsche M, Bermpohl F, Antal A, Feredoes E, et al. Anodal transcranial direct current stimulation of prefrontal cortex enhances working memory. Exp Brain Res 2005;166(1):23-30.
8. Evans JL. An emergent account of language impairments in children with SLI: implications for assessment and intervention. J Commun Disord 2001;34(1-2):39-54.
9. Spere KA, Evans MA, Hendry CA, Mansell J. Language skills in shy and non-shy preschoolers and the effects of assessment context. J Child Lang 2009;36(1):53-71.
10. Tomblin JB, et al. Prevalence of specific language impairment in kindergarten children. J Speech Lang Hear Res 1997;35:832-843.
11. Allen DA, Rapin I, Wiznitzer M. Communication disorders of preschool children: the physician's responsibility. J Dev Behav Pediatr 1988;9(3):164-170.
12. Miniscalco C, Nygren G, Hagberg B, Kadesjö B, Gillberg C. Neuropsychiatric and neurodevelopmental outcome of children at age 6 and 7 years who screened positive for language problems at 30 months. Dev Med Child Neurol 2006;48(5):361-366.
13. Belton E, Salmond CH, Watkins KE, Vargha-Khadem F, Gadian DG. Bilateral brain abnormalities associated with dominantly inherited verbal and orofacial dyspraxia. Hum Brain Mapp 2003;18(3):194-200.
14. Forgeot D'Arc B, Dubail-Sbasnik C, Legay V. Specific impairments and neurodevelopmental disorders in 3-to 12-year olds. Rev Prat 2011; 61(4):485-490.
15. Brandão-Almeida IL, Hage SR, Oliveira EP, Guimarães CA, Teixeira KC, Abramides DV, et al. Congenital bilateral perisylvian syndrome: familial occurrence, clinical and psycholinguistic aspects correlated with MRI. Neuropediatrics 2008;39(3):139-145.
16. Queirós F, Duarte G, Correia C, Sérgio JG, Vila-Nova C, Lucena R. Worster-drought syndrome: case report and distinction in relation to Foix-Chavany-Marie syndrome. Arq Neuropsiquiatr 2004;62(3B):906-910.
17. Saporta AS, Kumar A, Govindan RM, Sundaram SK, Chugani HT. Arcuate fasciculus and speech in congenital bilateral perisylvian syndrome. Pediatr Neurol 2011;44(4):270-274.
18. Luat AF, Bernardi B, Chugani HT. Congenital perisylvian syndrome: MRI and glucose PET correlations. Pediatr Neurol 2006;35(1): 21-29.
19. Guerreiro MM, Hage SR, Guimarães CA, Abramides DV, Fernandes W, Pacheco PS, et al. Developmental language disorder associated with polymicrogyria. Neurology 2002; 59(2):245-250.
20. Davis MH, Johnsrude IS. Hierarchical processing in spoken language comprehension. J Neurosci 2003;23:3423-3431.
21. Hickok G, Poeppel D. The cortical organization of speech processing. Nat Rev Neurosci 2007;8:393-402.
22. Narain C, Scott SK, Wise RJS, Rosen S, Leff A, Iversen SD, Matthews PM. Defining a left-lateralized response specific to intelligible speech using fMRI. Cereb Cortex 2003;13: 1362-1368.
23. Winhuisen l, Thiel A, Schumacher B, Kessler J, Rudolf J, Haupt WF, Heiss WD. Role of the

Contralateral inferior frontal gyrus in recovery of language function in poststroke aphasia: a combined repetitive transcranial magnetic stimulation and positron emission tomography study. Stroke 2005;10:1759-1763.

24. Basso A, Gardelli M, Grassi MP, Mariotti M. The role of the right hemisphere in recovery from aphasia. Two case studies. Cortex 1989; 25(4):555-566.

25. Mitchell RL, Crow TJ. Right hemisphere language functions and schizophrenia: the forgotten hemisphere? Brain 2005;128(Pt 5):963-978.

26. Baker JM, Rorden C, Fridriksson J. Using transcranial direct-current stimulation to treat stroke patients with aphasia. Stroke 2010;41(6): 1229-1236.

27. Hesse S, Werner C, Schonhardt EM, Bardeleben A, Jenrich W, Kirker SG. Combined transcranial direct current stimulation and robot-assisted arm training in subacute stroke patients: a pilot study. Restor Neurol Neurosci 2007;25:9-15.

28. Naeser MA, Martin PI, Nicholas M, Baker EH, Seekins H, Kobayashi M, et al. Improved picture naming in chronic aphasia after TMS to part of right Broca's area: an open-protocol study. Brain Lang 2005;93(1):95-105.

29. Barwood CH, Murdoch BE, Whelan BM, Lloyd D, Riek S, O'Sullivan J, et al. The effects of low frequency repetitive transcranial magnetic stimulation (rTMS) and sham condition rTMS on behavioural language in chronic non-fluentaphasia: short term outcomes. Neuro Rehabil 2011;28(2):113-128.

30. Vellutino FR, Fletcher JM, Snowling MJ, Scanlon DM. Specific reading disability (dyslexia): what have we learned in the past four decades? J Child Psychol Psychiatry 2004;45(1): 2-40.

31. Ohno T, Takeda K, Kato S, Hirai S. Pure alexia in a Japanese-English bilingual: dissociation between the two languages J Neurol 2002;249(1):105-107.

32. Rapcsak SZ, Beeson PM. The role of left posterior inferior temporal cortex in spelling. Neurology 2004;62(12):2221-2229.

33. Leonard C, Eckert M, Given B, Virginia B, Eden G. Individual differences in anatomy predict reading and oral language impairments in children. Brain 2006;129:3329-3342.

34. Arduini RG, Capellini SA, Ciasca SM. Comparative study of the neuropsychological and neuroimaging evaluations in children with dyslexia. Arq Neuropsiquiatr 2006;64(2B):369-375.

35. Richlan F, Kronbichler M, Wimmer H. Meta-analyzing brain dysfunctions in dyslexic children and adults. Neuroimage 2011;56(3):1735-1742.

36. Laycock R, Crewther SG. Towards an understanding of the role of the 'magnocellular advantage' in fluent reading. Neurosci Biobehav Rev 2008;32(8):1494-1506.

37. Laycock R, Crewther DP, Fitzgerald PB, Crewther SG. TMS disruption of V5/MT+ indicates a role for the dorsal stream in word recognition. Exp Brain Res 2009;197(1): 69-79.

38. Vernet M, Yang Q, Kapoula Z. Guiding binocular saccades during reading: a TMS study of the PPC. Front Hum Neurosci 2011;5:14.

39. Shaywitz B, Shaywitz S, Blachman B, Pugh K, Fulbright R, Skudlarski P. Development of left occipito-temporal systems for skilled reading in children after a phonologically based intervention. Biol Psychiatry 2004;55: 926-933.

40. Spironelli C, Penolazzi B, Vio C, Angrilli A. Cortical reorganization in dyslexic children after phonological training: evidence from early evoked potentials. Brain 2010;133(11): 3385-3395.

41. Barbaresi WJ, Katusic SK, Colligan RC, Pankratz VS, Weaver AL, Weber KJ, et al. How common is attention-deficit/hyperactivity disorder? Incidence in a population-based birth cohort in Rochester, Minn. Arch Pediatr Adolesc Med 2002;156(3):217-224.

42. Lavigne JV, Gibbons RD, Christoffel KK, Arend R, Rosenbaum D, Binns H, et al. Prevalence rates and correlates of psychiatric disorders among preschool children. J Am Acad Child Adolesc Psychiatry 1996;35(2): 204-214.

43. Kieling C, Goncalves RR, Tannock R, Castellanos FX. Neurobiology of attention deficit hyperactivity disorder. Child Adolesc Psychiatr Clin North Am 2008;17(2):285-307.

44. Tripp G, Wickens JR. Neurobiology of ADHD. Neuropharmacology 2009;57(7-8): 579-589.

45. Bush G, Valera EM, Seidman LJ. Functional neuroimaging of attention-deficit/hyperactivity disorder: review and suggested future directions. Biol Psychiatry 2005;57(11):1273-1284.

46. Boggio PS, Carreiro LR, Fregni F. Cortical stimulation with weak electrical currents for cognitive modulation in attention deficit hyperactivity disorder. Med Hypotheses 2009; 72(5):613-614.

47. Nowak DA, Grefkes C, Ameli M, Fink GR. Interhemispheric competition after stroke: brain stimulation to enhance recovery of function of the affected hand. Neurorehabil Neural Repair 2009;23(7):641-656.

48. Wu AD, Fregni F, Simon DK, Deblieck C, Pascual-Leone A. Noninvasive brain stimulation for Parkinson's disease and dystonia. Neurotherapeutics 2008;5(2):345-361.

49. George MS, Nahas Z, Borckardt JJ, et al. Brain stimulation for the treatment of psychiatric disorders. Curr Opin Psychiatry 2007;20(3): 250-254.

50. Levit-Binnun N, Handzy NZ, Moses E, Modai I, Peled A. Transcranial magnetic stimulation at M1 disrupts cognitive networks in schizophrenia. Schizophr Res 2007;93(1-3):334-344.

51. Volkow ND, Wang GJ, Kollins SH, et al. Evaluating dopamine reward pathway in ADHD: clinical implications. JAMA 2009; 302(10):1084-1091.

52. Makris N, Biederman J, Monuteaux MC, Seidman LJ. Towards conceptualizing a neural systems-based anatomy of attention-deficit/ hyperactivity disorder. Dev Neurosci 2009; 31(1-2):36-49.

53. Dockery CA, Hueckel-Weng R, Birbaumer N, Plewnia C. Enhancement of planning ability by transcranial direct current stimulation. J Neurosci 2009;29(22):7271-7277.

54. Cho SS, Strafella AP. rTMS of the left dorsolateral prefrontal cortex modulates dopamine release in the ipsilateral anterior cingulate cortex and orbitofrontal cortex. PLoS One 2009;4(8):e6725.

55. Bloch Y, Harel EV, Aviram S, Govezensky J, Ratzoni G, Levkovitz Y. Positive effects of repetitive transcranial magnetic stimulation on attention in ADHD subjects: a randomized controlled pilot study. World J Biol Psychiatry 2010;11(5):755-758.

56. Kang EK, Baek MJ, Kim S, Paik NJ. Noninvasive cortical stimulation improves poststroke attention decline. Restor Neurol Neurosci 2009;27(6):645-650.

57. Gilbert DL, Ridel KR, Sallee FR, Zhang J, Lipps TD, Wassermann EM. Comparison of the inhibitory and excitatory effects of ADHD medications methylphenidate and atomoxetine on motor cortex. Neuropsychopharmacology 2006;31(2):442-449.

58. Gilbert DL, Sallee FR, Zhang J, Lipps TD, Wassermann EM. Transcranial magnetic stimulation-evoked cortical inhibition: a consistent marker of attention-deficit/hyperactivity disorder scores in tourette syndrome. Biol Psychiatry 2005;57(12):1597-1600.

59. Moll GH, Heinrich H, Trott G, Wirth S, Rothenberger A. Deficient intracortical inhibition in drug-naive children with attention-deficit hyperactivity disorder is enhanced by methylphenidate. Neurosci Lett 2000;284 (1-2):121-125.

60. Hsu TY, Tseng LY, Yu JX, Kuo WJ, Hung DL, Tzeng OJ, et al. Modulating inhibitory control with direct current stimulation of the superior medial frontal cortex. Neuroimage 2011;56(4):2249-2257.

61. Schmitz C, Reazeie P. The neuropathology of autism: where do we stand? Neuropathol Appl Neurobiol 2008;34:4-11.

62. Baird G, Simonoff E, Pickles A, Chandler S, Loucas T, Meldrum M, Charman T. Prevalence of disorders of the autism spectrum in a population cohort of children in South Thames: the Special Needs and Autism Project (SNAP). Lancet 2006;368:210-215.

63. Waterhouse L. Autism overflows: increasing prevalence and proliferating theories. Neuropsychol Rev 2008;18:273-286.

64. Gupta AR, State MW. Recent advances in the genetics of autism. Biol Psychiatry 2007;61: 428-437.

65. Veenstra-Vander WJ, Christian SL, Cook EH Jr. Autism as a paradigmatic complex genetic disorder. Annu Rev Genomics Hum Genet 2004;5:379-405.

66. Palmen SJMC, van Engeland H, Hof PR, Schmitz C. Neuropathological findings in autism. Brain 2004;127:2572-2583.

67. Kern JK. Purkinje cell vulnerability and autism: a possible aetiological connection. Brain Dev 2003;25:377-382.

68. Courchesne E, Carper R, Akshoomoff N. Evidence of brain overgrowth in the first year of life in autism. JAMA 2003;290:337-344.

69. Ashwood P, Willis S, Van de Waters J. The immune response in autism: a new frontier for autism research. J Leukoc Biol 2006;80:1-15.

70. Sperner-Unterweger B, Winkler C, Fuchs D. Immune activation in autism. Pediatr Neurol 2006;34:333.

71. Vargas DL, Nascimbene C, Krishnan C, Zimmerman AW, Pardo CA. Neuroglial activation and neuroinflammation in the brain of patients with autism. Ann Neurol 2005;57:67-81.

72. Rezaie P. Microglia in the human nervous system during development. Neuroembryology 2003;2:18-31.

73. Iacoboni M, Dapretto M. The mirror neuron system and the consequences of its dysfunction. Nature Rev 2006;7:942-952.

74. Hurley S, Chater N. Perspective on imitation: from neuroscience to social science. Cambridge, Massachusetts: MIT Press; 2005.

75. Meltzoff AN, Prinz W. The imitative mind: development, evolution and brain bases. Cambridge; Univ. Press, Cambridge; 2002.

76. Casanova MF, Buxhoeveden D, Gomez J. Disruption in the inhibitory architecture of the cell minicolumn: implications for autism. Neuroscientist 2003;9:496-507.

77. Casanova MF, van Kooten IA, Switala AE, van Engeland H, Heinsen H, Steinbusch HW, et al. Minicolumnar abnormalities in autism. Acta Neuropathol 2006;112:287-303.

78. Mountcastle VB. The columnar organisation of the neocortex. Brain 1997;120:701-722.

79. Jones EG. Microcolumns in the cerebral cortex. Proc Natl Acad Sci USA 2000;97:5019-5021.

80. Nazeer A. Psychopharmacology of autistic spectrum disorders in children and adolescents. Pediatr Clin North Am 2011;58(1):85-97.

81. Mrakic-Sposta S, Marceglia S, Mameli F, Dilena R, Tadini L, Priori A. Transcranial direct current stimulation in two patients with Tourette syndrome. Mov Disord 2008;23(15):2259-2261.

82. Sokhadze E, Baruth J, Tasman A, Sears L, Mathai G, El-Baz A, Casanova MF. Event-related potential study of novelty processing abnormalities in autism. Appl Psychophysiol Biofeedback 2009;34(1):37-51.

83. Sokhadze EM, El-Baz A, Baruth J, Mathai G, Sears L, Casanova MF. Effects of low frequency repetitive transcranial magnetic stimulation (rTMS) on gamma frequency oscillations and event-related potentials during processing of illusory figures in autism. J Autism Dev Disord 2009;39(4):619-634.

84. Sokhadze E, Baruth J, Tasman A, Mansoor M, Ramaswamy R, Sears L, et al. Low-frequency repetitive transcranial magnetic stimulation (rTMS) affects event-related potential measures of novelty processing in autism. Appl Psychophysiol Biofeedback 2010;35(2):147-161.

85. Rizzolatti G, Craighero L. The mirror-neuron system. Annu Rev Neurosci 2004;27:169-192.

86. Puzzo I, Cooper NR, Vetter P, Russo R, Fitzgerald PB. Reduced cortico-motor facilitation in a normal sample with high traits of autism. Neurosci Lett 2009;467(2):173-177.

SEÇÃO V

REABILITAÇÃO E NEUROMODULAÇÃO

23

REABILITAÇÃO MOTORA EM PACIENTES COM LESÃO ENCEFÁLICA ADQUIRIDA

Rodrigo Deamo Assis

A lesão encefálica adquirida (LEA) é uma condição adquirida, após o nascimento, que pode vir a acometer qualquer pessoa e em qualquer faixa etária e poderá ocorrer através de traumatismo, no encéfalo, que causará déficits motores, cognitivos e comportamentais.

Atualmente, a LEA está entre a segunda e terceira maior causa de óbito em países industrializados, acometendo uma população jovem e economicamente ativa, e é responsável por gerar, em seus sobreviventes, incapacidade funcional persistente e com longo processo de reabilitação.

Sua sintomatologia dependerá do local da lesão no encéfalo e o processo de reabilitação é longo, demorado, caro e, em muitos casos, os pacientes não conseguem recuperar-se 100%, sendo sustentados pelo governo ou pela família.

A reabilitação motora dos pacientes com LEA tem apresentado bons resultados para a recuperação funcional do membro inferior, porém a recuperação funcional plena do membro superior é muito rara de se alcançar. Novos estudos e novas terapêuticas que possuem a neuroplasticidade, como base neurofisiológica, são a grande aposta da neurorreabilitação; entre estas terapêuticas podemos citar os estudos envolvendo a neuromodulação.

O uso de ferramentas de neuromodulação, como a estimulação cerebral não invasiva, pode ser benéfico durante programas de reabilitação, pois pode modificar neuroplasticidade associada com recuperação motora, como, por exemplo, para reduzir a competição inter hemisférica. Nesse caso, uma corrente elétrica ou magnética interfere na função fisiológica cerebral, de modo a facilitar ou inibir a atividade cortical. Esta facilitação ou inibição cortical promove um ajuste fisiológico entre os hemisférios cerebrais um reaprendizado motor ao paciente de forma indolor e eficaz.

Entre os tipos de neuromodulação usando ferramentas de estimulação cerebral não invasiva, utilizadas para a recuperação da função de pacientes com LEA, podemos citar o uso de estimulação magnética transcraniana e estimulação transcraniana por corrente contínua.

LESÃO ENCEFÁLICA ADQUIRIDA

A Associação de Lesão Encefálica Adquirida de Ontário, Canadá, define a LEA como: "dano no cérebro que ocorre após o nascimento, como resultado de um evento traumático ou não traumático, que não está relacionado a causas congênitas ou genéticas e que poderá resultar em danos temporários, prolongados ou permanentes na cognição, emoção, comportamento ou na habilidade motora". Desse modo, é possível excluir doenças degenerativas, como Alzheimer, Parkinson e esclerose múltipla, e condições congênitas, como hipóxia neonatal, doenças pré-natais e síndrome do feto alcoolizado[1].

As causas traumáticas podem ser: acidente de carro, queda, ferimentos com armas de fogo e lesões de esportes; e as causas não traumáticas são: hipóxia, anoxia, infecções virais e uso de substâncias tóxicas[1,2].

O paciente acometido por LEA poderá ter alteração na personalidade e afetar memória, fala, habilidade motora, julgamento, concentração e aprendizagem[2,3], sendo que os tipos mais comuns, na população adulta, são acidente vascular cerebral e traumatismo cranioencefálico[3].

Antes de iniciarmos a discussão sobre os tipos de LEA, é importante ressaltar que ela não afeta somente o paciente, mas também seus familiares, e por isso a equipe multidisciplinar deverá explicar a limitação do paciente e orientá-los[2,3].

ACIDENTE VASCULAR CEREBRAL

O acidente vascular cerebral (AVC) encontra-se entre os principais problemas de saúde pública na América Latina e no mundo, sendo o AVC isquêmico o subtipo mais comum[4]. O déficit motor é a incapacidade funcional mais frequente nos pacientes com AVC e grande parte dos pacientes sobreviventes mantêm certa limitação funcional para utilização do membro superior parético[5].

Segundo dados da Organização Mundial da Saúde, ocorrem quase seis milhões de mortes/ano relacionadas ao AVC no mundo, sendo grande parte nos países em desenvolvimento[6]. Além disso, nos países em desenvolvimento, o AVC é uma das principais causas de morte, tornando-se um problema de saúde pública[7].

No Brasil, apesar dos poucos estudos epidemiológicos disponíveis, existem relatos sugerindo que as doenças cerebrovasculares estejam também entre as maiores causas de mortalidade, particularmente em algumas regiões[8].

A estatística demonstra que 30% dos pacientes que têm AVC morrem imediatamente, dos 70% de sobreviventes, somente 10% evoluirão sem déficit motor ou com um déficit motor muito pequeno, porém a grande maioria dos sobreviventes terá déficit motor significativo no membro superior[9].

O AVC é sinônimo de "derrame cerebral" e é definido pela Organização Mundial da Saúde como: um sinal clínico de rápido desenvolvimento de perturbação focal da função cerebral, de suposta origem vascular e com mais de 24 horas de duração, sendo a hemiplegia do lado contralateral a sequela motora mais comum[10]; desse modo, pode-se excluir os AVC transitórios, isto é, os que possuem sintomatologias inferiores a 24 horas.

Para melhor compreensão, o AVC poderá ocorrer devido a isquemia ou hemorragia.

O AVC do tipo isquêmico (AVCi) é o mais comum, corresponde a 80% dos casos, sendo a causa mais comum a obstrução de uma das artérias do polígono de Willis (Fig. V-1). A obstrução das artérias do tronco cerebral são menos comuns e ocorre devido à presença de ateroma na artéria ou a êmbolos secundários, sendo que durante o infarto cerebral o paciente pode estar consciente, mas queixará de cefaleia, com o aparecimento súbito de hemiplegia e disfasia[10].

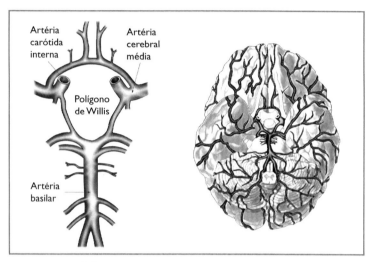

FIGURA V-1 – Polígono de Willis representando a vascularização cerebral.

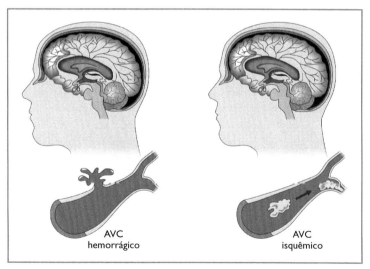

FIGURA V-2 – Representações dos tipos de AVC. O AVCh devido à ruptura da artéria, e o AVCi, à presença de êmbolo.

O AVC do tipo hemorrágico (AVCh) representa somente 9% de todos os AVC e está presente em pacientes hipertensos ou com aneurismas, sendo seu início marcado por forte cefaleia, náuseas e perda da consciência (devido ao aumento da pressão intracraniana); caso o paciente sobreviva a esse episódio, poderá apresentar hemiplegia e alteração sensitiva[10].

TRAUMATISMO CRANIOENCEFÁLICO

O traumatismo cranioencefálico (TCE) é um problema muito comum dos países desenvolvidos e de grande importância para a saúde, pois poderá ocasionar óbito, incapacidade funcional e mudar definitivamente as habilidades e perspectiva do paciente e seus familiares[11].

A Associação de Lesão Cerebral da América define o TCE como uma alteração na função cerebral, ou outra evidência de doença cerebral, causada por força externa, sendo que as sequelas dependem do local afetado no cérebro[12]. O paciente com TCE apresenta alteração na capacidade cognitiva, do funcionamento físico e distúrbio comportamental ou emocional[13].

As estimativas demonstram que os acidentes com veículos motores correspondem a 50% de todos os TCE, seguidos por quedas, ferimentos por armas de fogo e lesões esportivas[11-14]. No Brasil, a maior taxa de mortalidade por causas externas ocorre na Região Norte e Sul do País[15].

O TCE pode ser classificado em três tipos: 1. lesão por impacto no crânio (*closed head*), é o tipo mais comum, encontrado em lesões esportivas, quedas e acidentes com veículos, em que haverá dano focal no local da lesão e contusão do lado oposto; 2. lesão penetrante (*penetrating*), é causada quando um corpo estranho perfura o crânio e a dura-máter e se aloja no parênquima cerebral; o percusso, o tamanho e a velocidade do projétil determinarão os danos cerebrais; 3. lesão por explosão (*explosive blast)*, pode ser classificada como um tipo de lesão penetrante, porém o crânio e a dura-máter estão preservados, a explosão gerará uma onda de som que causará edema cerebral difuso com rápida progressão[14].

Outra forma de classificar os tipos de TCE é em relação a sua fisiopatologia[11,13,16] podendo ser: 1. primário, resultante do choque direto com a lesão, que produzirá lacerações ou rompimentos do tecido encefálico, lesão axonal difusa (Fig. V-3), danos vasculares e lesões por golpe/contragolpe (Fig. V-4); e 2. secundário, é a consequência do TCE primário, podendo ser evitável e tratável, e apresentado como hipóxia e hipotensão, hematomas, infecção e pressão intracraniana elevada.

REABILITAÇÃO MOTORA

A Medicina Física e Reabilitação atua em três aspectos principais: deficiência, incapacidade e desvantagem, tendo como objetivo final a melhora na qualidade de vida e a inclusão do paciente com LEA novamente na sociedade e a reabilitação motora desse paciente irá depender: 1. do local da lesão; 2. da extensão da lesão; e 3. do cuidado imediato prestado a esse paciente[10,13].

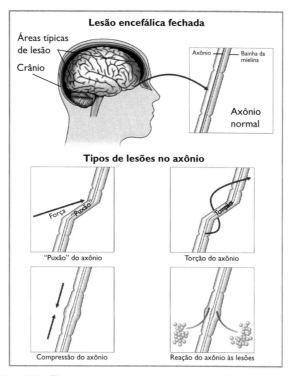

FIGURA V-3 – Tipos de lesões dos axônios devido a impacto na cabeça.

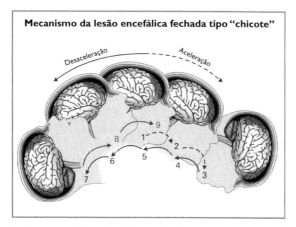

FIGURA V-4 – Mecanismo do efeito golpe/contragolpe, no qual, durante o período de aceleração, há contusão na parte posterior do encéfalo, e durante o período de desaceleração, contusão na parte anterior do encéfalo.

O AVC e o TCE secundário são condições clínicas tratáveis que requerem o diagnóstico correto e intervenção precoce e orientada, por isso é importante que o profissional de reabilitação tenha profundo conhecimento sobre a doença e sua principal complicação, a incapacidade funcional, de forma a realizar uma abordagem ampla e adequada no momento correto. Uma intervenção precoce e intensiva é necessária para se obter maior eficácia da reabilitação em pacientes com AVC[11,13,17]. Mais recentemente, foi observado que a recuperação funcional pode ocorrer mais tardiamente por meio de um processo de reorganização cortical[18].

Ao planejar um tratamento, para reabilitar o paciente neurológico, é necessário rever alguns pontos específicos, tais como objetivo de tratamento, benefício do tratamento intensivo e avaliação do ganho motor funcional no início e no término do período de reabilitação[19].

No entanto, a reabilitação motora de pacientes neurológicos foi considerada por muito tempo um problema ortopédico, administrada por meio do uso de órteses, de cirurgias e de reeducação muscular. Essa abordagem mostrou-se eficaz no tratamento focal ou individual do prejuízo muscular, contudo a atenção foi posteriormente direcionada para as bases neurofisiológicas com elaboração de outras teorias que explicassem a restauração do controle do movimento[20].

A hemiparesia é o déficit neurológico mais frequente após o AVC e as terapêuticas de reabilitação têm tido mais sucesso em restaurar a função do membro inferior do que a função do membro superior[5], no entanto, a função do membro superior é a que dá maior independência às atividades de vida diária e também proporciona maior autoestima para o paciente[21].

Ward e Cohen[22] dizem que a plasticidade cerebral é a responsável pela organização do cérebro após a lesão, assim como pelo processo de reabilitação, e descrevem estratégias eficazes para a recuperação e aprimoramento do desempenho motor (Fig. V-5): 1. redução do *input* somatossensorial do membro superior não afetado, por exemplo: uso da *constraint--induced movement therapy*, técnica difundida no Brasil como terapia por contenção induzida; 2. aumento do *input* somatossensorial no membro superior parético, como é utilizado no processo de reabilitação diária; 3. anestesia da parte proximal do membro superior parético, por exemplo, anestesia no plexo braquial; 4. aumento da atividade cortical no hemisfério cerebral lesionado, por exemplo uso da estimulação magnética transcraniana; e 5. diminuição da atividade cortical no hemisfério cerebral não lesionado, por exemplo uso da estimulação magnética transcraniana com baixa intensidade e repetitiva.

A neuroplasticidade é o estudo de como o cérebro se reorganiza após uma lesão, podendo ser estudado por meio da organização de uma célula ou de um conjunto de neurônios. Essa reorganização ocorre pela regeneração dos axônios ou dendritos nos hemisférios cerebrais ipsi e contralaterais da lesão, e será o alicerce da neurorreabilitação[23], por isso é importante que o terapeuta tenha conhecimentos científicos nesta área para que otimize a recuperação do paciente.

Novos estudos sugerem que métodos recentes eficazes de modular neuroplasticidade e induzir melhora funcional para a recuperação motora de um paciente neurológico são: terapia por contenção induzida, aplicações de toxina botulínica, estimulação elétrica funcional, aplicação da robótica e uso de estimulação magnética transcraniana e estimulação transcraniana por corrente contínua[23-25].

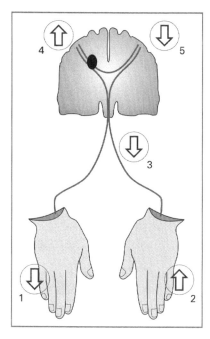

FIGURA V-5 – Estratégias para aumentar a função cortical no hemisfério cerebral lesionado pós-LEA.

ESTUDOS ENVOLVENDO A NEUROMODULAÇÃO

Antes de iniciarmos a discussão sobre os artigos que envolvem a neuromodulação para a reabilitação motora, é importante definirmos o conceito de competição inter-hemisférica, pois essa é a base neurofisiológica do tratamento em pacientes com LEA.

No cérebro sadio, a atividade neural entre ambos os hemisférios cerebrais ocorre de modo conjunto e igualmente balanceada em termos de ação inibitória mútua, isto é, quando movimentamos o membro superior direito há aumento da atividade cortical no hemisfério cerebral esquerdo e inibição da atividade cortical no hemisfério cerebral direito. Em pacientes com LEA, ocorre um padrão mal adaptado na atividade neuronal que gera desajuste na inibição inter-hemisférica, portanto, um paciente que teve lesão no hemisfério cerebral esquerdo terá inibição constante nesse, aumento na atividade cortical do hemisfério contralateral e diminuição do ato motor no membro superior direito (Fig. V-6)[26].

O uso de estimulação cerebral não invasiva baseia-se no conceito de competição inter-hemisférica para promover um reajuste na atividade cortical, seja estimulando (facilitando) o aumento da atividade cortical no hemisfério lesado, seja favorecendo a inibição da atividade cortical no hemisfério sadio (Fig. V-7)[26].

As terapêuticas mais utilizadas envolvendo a estimulação cerebral para a recuperação motora do paciente com LEA são a estimulação magnética transcraniana (EMT) e a estimulação transcraniana por corrente contínua (ETCC) e possuem as seguintes características[27,28]:

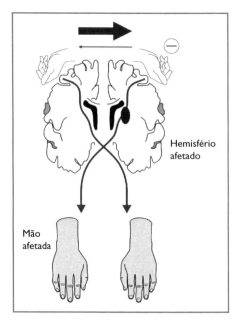

FIGURA V-6 – Modelo da competição inter-hemisférica com o hemisfério cerebral esquerdo com LEA.

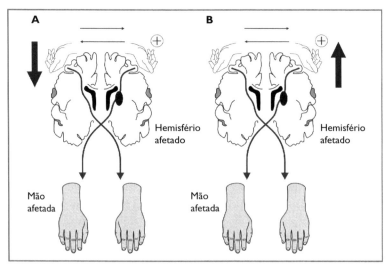

FIGURA V-7 – Mecanismos para a promoção do reajuste da atividade cortical. **A)** Inibição da atividade cortical no hemisfério sadio. **B)** Facilitação da atividade cortical no hemisfério cerebral lesado.

- EMT – é encostada uma bobina na escalpo do paciente, no qual a corrente elétrica gerará um campo magnético e dependendo da frequência, do formato da bobina e da intensidade desse campo magnético poderá facilitar ou inibir a atividade cortical.
- ETCC – é aplicada através de dois eletrodos colocados sobre o escalpo do paciente, cujo polo anodal promove a facilitação, e o polo catodal, a inibição da excitabilidade cortical.
- Ambos possuem efeitos similares, porém, por meio de mecanismos de ação diferentes, são técnicas não invasivas e com protocolos de segurança bem estabelecidos.
- O aparelho de EMT é mais caro e maior do que o de ETCC, porém seus protocolos de utilização são mais bem descritos na literatura até o momento.
- Efeitos colaterais – na EMT, há risco de convulsão e desconforto com o peso da bobina e estimulação de musculatura do escalpo; na ETCC é descrita sensação de parestesia e hiperemia no local dos eletrodos.

A seguir serão descritos alguns estudos sobre EMT e ETCC para a reabilitação motora de pacientes neurológicos.

ESTUDOS COM ETCC

Em um estudo para pesquisar os efeitos da ETCC sobre o ato motor no membro inferior (MI)[29], no total 10 pacientes saudáveis foram alocados, aleatoriamente, em três grupos da pesquisa: 1. estimulação do córtex motor do MI com o polo anodal; 2. estimulação do córtex com o polo catodal; e 3. estimulação com o efeito placebo *sham*, e observou-se somente nos pacientes que realizaram a estimulação com o polo anodal um aumento da força muscular, no ato de pinça, e não houve melhora da função do membro superior (MS), indicando que a ETCC pode ser utilizada também para a recuperação da função do MI.

Outro estudo pesquisando os ganhos motores para o MI observou melhora do movimento de dorsiflexão e plantiflexão em pacientes neurológicos, quando comparado à estimulação sem o uso da ETCC[30]. Nesse estudo, observou-se melhora do movimento do tornozelo após 5 minutos, do início, da aplicação da ETCC, e sem a estimulação a melhora só foi observada após 10 minutos.

Hummel et al.[31] demonstram que a aplicação sobre a área do M1, região do córtex motor primário do lado lesionado, promove aumento na velocidade do movimento, e na do MS, movimento de pinça. Em outro estudo[32], os autores comprovam os ganhos motores do MS por meio do teste de função motora de Jebsen-Taylor, que simboliza as atividades de vida diária do paciente.

O uso combinado da ETCC com outras terapêuticas também foi documentado em um estudo, no qual é combinado o uso da neuromodulação com a terapêutica robótica[33]. Dez pacientes, em estágio subagudo de AVC, realizaram seis semanas de tratamento, com aplicação inicial da ETCC de 7 e 30 minutos de robótica, e houve melhora, segundo a avaliação de Fulg-Meyer, porém, neste estudo, não houve um grupo controle para se comparar os resultados. Em outro estudo, envolvendo a associação da robótica[34], verificou-se aumento do movimento da articulação do punho de pacientes com AVC e os autores afirmam que é possível coexistir a associação da ETCC com outras técnicas de reabilitação.

A associação com a estimulação nervosa periférica também demonstrou ser eficaz para a extensão dos dedos do MS parético de pacientes com AVC, em comparação com o efeito placebo e a combinação entre terapêuticas, e pode superar a aquisição de ganhos motores, em vez de aplicações terapêuticas isoladamente[35].

Em outro estudo[36], que compara a associação da fisioterapia e terapia ocupacional com a ETCC e com o efeito placebo, foi realizada uma aplicação hemisférica dupla (polo anodal no hemisfério cerebral lesionado, para facilitar a atividade cortical e polo catodal no hemisfério sadio, para inibir a atividade cortical) em 20 pacientes e constatada melhora da função motora, no grupo experimental, por meio dos testes de Fulg-Meyer (para MS) e do teste de função motora de Wolff. Os autores também concordam que a associação das terapêuticas é um novo processo para a recuperação funcional de pacientes neurológicos.

Em estudo nacional[37], demonstrou-se que o uso do polo anodal no hemisfério lesado ou do polo catodal no hemisfério sadio promove aumento da função motora em pacientes com AVC e não foram observadas diferenças significativas entre a aplicação semanal ou diária da ETCC.

Há ainda na literatura estudos que usam ETCC para a recuperação da afasia[38], memória[39], cognição[40] e um outro que usa modelamento de computador pesquisando os critérios de segurança em pacientes com TCE e placas cranianas[41].

Com base nos estudos apresentados, podemos observar que na maioria deles a população estudada são pacientes com sequelas motoras devido a AVC, e acreditamos que isso ocorra, pois a lesão do AVC é única e somente um hemisfério cerebral é acometido, facilitando o posicionamento dos eletrodos no escalpo do paciente. Em um paciente com TCE, com vários locais de lesão, torna-se conflitante o posicionamento dos eletrodos.

O fato de a lesão do AVC ser única e localizada permite que sejam criados protocolos de utilização da ETCC nesses pacientes e sua utilização é mais direcionada para a recuperação da função do MS, posicionando o eletrodo na posição do M1. Porém outras áreas de estimulação podem também ser benéficas e devem ser investigadas.

Outra característica dos estudos é que muitos possuem uma amostra de pacientes pequena, o que dificulta sua análise estatística, e quando tentamos comparar os resultados dos estudos entre si observamos uma variação dos testes utilizados para a mensuração do ganho funcional. A escolha adequada de um teste pelo pesquisador é essencial e muitos acabam utilizando dois ou três testes para a avaliação, pois o que é perceptível em um teste pode não ser significante para o outro.

Um fator comum entre os pesquisadores é a associação da ETCC com uma terapêutica de reabilitação, pois haverá potencialização do ganho motor e do processo de reaprendizado motor.

ESTUDOS COM EMT

Estudos com o uso da EMT também mostram resultados similares. Em um estudo[42] que visou estimular a função motora de pacientes com AVC, com um quadro de comprometimento motor de moderado a grave, a EMT demonstrou-se eficaz.

Outro estudo[43], para a estimulação da área cerebral motora correspondente ao músculo tibial anterior, do MI, comparou a aplicação de EMT entre indivíduos sadios e pacientes com AVC e observou-se que a única diferença entre estes grupos foi em relação à amplitude do potencial motor evocado, que foi menor no hemisfério cerebral lesionado dos pacientes com AVC, sendo que esse dado confirma os resultados do estudo de Wheaton et al.[44], que usaram o EMT para estimular a área cerebral motora do músculo quadríceps de pacientes com AVC.

Um estudo placebo-controlado[45], com 60 pacientes de AVC de quadro moderado a grave, foi realizada a aplicação da EMT, com pulso repetitivo, de 5Hz no hemisfério lesado e de 1Hz no hemisfério contralateral, diariamente, durante 10 sessões, associada a sessões de fisioterapia. Ao término do tratamento, os grupos foram comparados e não se relataram efeitos adversos, e os benefícios motores permaneceram até a 12ª semana após o tratamento no grupo experimental.

Grefkes et al.[46] demonstraram que a aplicação da EMT, com pulso repetitivo de baixa frequência, na área do MI, no hemisfério sadio, é benéfica para a recuperação da função em pacientes com AVC, evidenciando o mecanismo de inibição da via transcalosa entre os hemisférios e a noção de que a modulação do hemisfério sadio pode ser benéfica na reabilitação motora. Esse resultado é compatível com um estudo de caso, no qual paciente com AVC recebeu a EMT, de pulso repetitivo e com baixa frequência, no hemisfério sadio, e foram observados diminuição da inibição intracortical e aumento da facilitação intracortical através do pulso pareado da EMT[47].

Em outro estudo[48], pesquisando o efeito do pulso repetitivo, na incapacidade motora e na espasticidade, 64 pacientes foram divididos em quatro grupos: 1. ambos os hemisférios foram estimulados e os pacientes com movimentos no MS parético; 2. ambos os hemisférios foram estimulados e pacientes sem movimentos no MS parético; 3. somente o hemisfério sadio foi estimulado; e 4. somente o hemisfério afetado foi estimulado, e teve como resultados diminuição da espasticidade nos grupos 1, 3, 4.

Um estudo[49], sobre a aplicação da EMT em 12 pacientes com AVC, durante a fase aguda, relata que na estimulação com *theta burst* há melhora na amplitude do potencial motor evocado e sugere que a EMT pode ser utilizada para promover a neuroplasticidade em pacientes agudos.

Para a população com sequelas motoras, devido a TCE, a aplicação da EMT foi descrita na fase do coma[50] para a aquisição de ganho neurocomportamental e também foi sugerida como possível forma de tratamento[51].

Há outros estudos[52-56] que utilizam a EMT para evidenciar e compreender os mecanismos de neuroplasticidade após a lesão.

Podemos observar que a aplicação da EMT, em pacientes com quadro motor moderado e grave, produz alterações na atividade cortical, isto é muito importante, pois esses pacientes, geralmente, são excluídos dos grandes centros de reabilitação, pois não possuem um prognóstico favorável, e a EMT demonstra nova possibilidade de reabilitação.

Dos estudos citados, outra característica é a aplicação do pulso repetitivo da EMT para a neurorreabilitação, demonstrando que a estimulação com alta frequência aumenta a excitabilidade cortical, enquanto a estimulação com baixa frequência possui efeitos da atividade cortical, portanto a escolha da frequência de estimulação depende do alvo de estimulação, isto é, a estimulação do hemisfério saudável utiliza baixa frequência para diminuir a excitabilidade cortical, enquanto a frequência alta é utilizada no hemisfério lesionado. Na escolha dos parâmetros de estimulação, deve ser considerada também a segurança do método, como a possibilidade de indução de crises epilépticas que pode estar aumentada na lesão cerebral adquirida.

Há outras formas de utilização da EMT, principalmente como ferramenta de uso diagnóstico da integridade funcional do trato corticoespinal, e dentre elas podemos citar: a estimulação de pulso único, utilizada para a mensuração da excitabilidade cortical; e a estimulação de pulsos pareados, utilizada para medir padrões intracorticais de inibição e facilitação de neurotransmissores (GABA e glutamato).

Além da utilização como recurso terapêutico, também é possível a aplicação da EMT para o estudo da excitabilidade cortical, e isto é importante, pois é mais uma ferramenta a ser utilizada pelo profissional da neurorreabilitação, a fim de quantificar e provar os efeitos das novas terapêuticas.

Novamente, há poucos estudos envolvendo pacientes com TCE, acreditamos que isso ocorra porque: o paciente com TCE pode ter lesões múltiplas em ambos os hemisférios cerebrais, que dificultam a aplicação correta da EMT, há alterações cognitivas e comportamentais que podem interferir no tratamento e na mensuração dos dados e a EMT pode causar uma crise epiléptica nesses pacientes.

CONSIDERAÇÕES FINAIS

As terapêuticas de neuromodulação com uso de estimulação cerebral não invasiva são capazes de promover um aprendizado motor e aumento da atividade cortical em pacientes neurológicos em curto período de aplicação[57,58], de forma não invasiva e indolor ao paciente.

Ambas as terapêuticas são recentes e há muito o que ser explorado para a compreensão da neurofisiologia e para a retenção dos efeitos terapêuticos, sendo necessária a realização de novos estudos, porém quando comparadas a outras terapêuticas demonstram certas vantagens: efeito focal no córtex, indução de neuroplasticidade, não invasivas, de fácil aplicação e com relativa alta segurança.

Ainda há a necessidade de novos protocolos para a aplicação em pacientes com lesões múltiplas, por exemplo: pacientes com TCE e crianças com o diagnóstico de paralisia cerebral, e sua associação com terapêuticas já existentes.

Resumidamente, as terapêuticas de neuromodulação com o uso de estimulação cerebral não invasiva possuem crescente evidência de sua aplicação na literatura e demonstram-se eficazes tanto para o processo de neurorreabilitação, como para a melhor compreensão da neuroplasticidade.

REFERÊNCIAS BIBLIOGRÁFICAS

1. What is Acquired Brain Injury? Canadá: Ontario Brain Injury Association [atualizada em maio de 2011]. Disponível em: http://www.obia.ca

2. What is an ABI. Ireland: Acquired Brain Injury Ireland [atualizada em maio de 2011]. Disponível em: http://www.abiireland.ie

3. About Acquired Brain Injury. Australia: Brian Injury Australia [atualizada em maio de 2011]. Disponível em http://www.braininjuryaustralia.org.au

4. Camargo EC, Bacheschi LA, Massaro AR. Stroke in Latin America. Neuroimaging Clin North Am 2005;15:283-296.

5. Nichols-Larsen DS, Clark PC, Zeringue A, Greenspan A, Blanton S. Factors influencing stroke survivors quality of life during subacute recovery. Stroke 2005;36:1480-1484.

6. Feigin VL, Lawes CM, Bennett DA, Anderson CS. Stroke epidemiology: a review of population-based studies of incidence, prevalence, and case-fatality in the late 20th century. Lancet Neurol 2003;2:43-53.

7. Strong K, Mathers C, Bonita R. Preventing stroke: saving lives around the world. Lancet Neurol 2007;6:182-187.

8. Lotufo PA. Stroke in Brazil: a neglected disease. São Paulo Med J 2005;123:3-4.

9. Broeks JG, Lankhorst GJ, Rumping K, Prevo AJH. The long-term outcome of arm function after stroke: results of a follow-up study. Disabil Rehabil 1999;21:357-364.

10. Durward B, Baer G, Wade J. Acidente vascular cerebral. In: Stokes M. Neurologia para fisioterapeutas. 1ª ed. Traduzido por Danilo Vicente Define. São Paulo: Premier; 2000. p. 83-100.

11. Collin C, Daly G. Traumatismo craniano. In: Stokes M. Neurologia para fisioterapeutas. 1ª ed. Traduzido por Danilo Vicente Define. São Paulo: Premier; 2000. p. 101-115.

12. About brain injury. Estados Unidos da América: Brain Injury Association of America [atualizado em maio de 2011]. Disponível em http://www.biausa.org

13. Winkler PA. Traumatismo crânio-encefálico. In: Umphred DA. Reabilitação neurológica. 4ª ed. Traduzido por Eloisa Galluzzi dos Santos e cols. São Paulo: Manole; 2004. p.441-474.

14. Ling GSF, Ecklund JM. Traumatic brain injury in modern war. Curr Opin Anaest 2011;24:124-130.

15. Taxa de mortalidade específica por causas externas. Brasil: Rede Interagencial de Informações para a Saúde – RIPSA [atualizado em maio de 2011]. Disponível em http://www.datasus.gov.br

16. Ghadjar J. Traumatic brain injury. Lancet 2000;356:923-929.

17. Skilbeck CE, Wade DT, Hewer RL, Wood VA. Recovery after stroke. J Neurol Neurosurg Psychiatry 1993;46:5-8.

18. Nudo RJ, Wise BM, SiFuentes F, Miliken G. Neural substrates for the effects of rehabilitation training on motor recovery after ischemic infarct. Science 1996;272:1791-1794.

19. Dowbovy ML, Bandok BA, Basford JR. Rehabilitation for stroke: a review. Stroke 1986;17:363-369.

20. Wolf SL, Blanton S, Baer H, Breshears J, Butler A. Repetitive task practice: a critical review of constraint-induced movement therapy in stroke. Neurologist 2002;8:325-328.

21. Levy CE, Nichols DS, Schmalbrock PM, Keller P, Chakeres DW. Functional MRI evidence of cortical reorganization in upper-limb stroke hemiplegia treated with constraint-induced movement therapy. Phys Med Rehabil 2001;80:4-12.

22. Ward NS, Cohen LG. Mechanisms underlying recovery of motor function after stroke. Arch Neurol 2006;61:1844-1848.

23. Young JA, Tolentino M. Neuroplasticity and its applications for rehabilitation. Am J Therapeutics 2011;18:70-80.

24. Barrett AM, Levy CE, Rothi LG. Poststroke and brain injury rehabilitation treatment strategies. AM J Phys Med Rehabil 2007;86:694-695.

25. Brochard S, Robertson J, Médée B, Rémy-Néris O. What's new in new technologies for upper extremity rehabilitation? Curr Opin Neurol 2010;23:683-687.

26. Nowak DA, Grefkes C, Ameli M, Fink GR. Interhemispheric competition after stroke: brain stimulation to enhance recovery of function of the affected hand. Neurorehabil Neural Repair 2009;23:641-656.

27. Schlaug G, Renga V, Nair D. Transcranial direct current stimulation in stroke recovery. Arch Neurol 2008;65:1571-1576.
28. Hummel FC, Cohen LG. Non-invasive brain stimulation: a new strategy to improve neurorehabilitation after stroke? Lancet Neurol 2006;5:708-712.
29. Tanaka S, Hanawaka T, Honda M, Watanabe K. Enhancement of pinch force in the lower leg by anodal transcranial direct current stimulation. Exp Brain Res 2009;196:459-465.
30. Madhavan S, Weber II KA, Stinear JW. Non-invasive brain stimulation enhances fine motor control of the hemiparetic ankle: implications for rehabilitation. Exp Brain Res 2011;209:9-17.
31. Hummel FC, Voller B, Celnik P, Floel A, Giraux P, Gerloff C, et al. Effects of brain polarization on reaction times and pinch force in chronic strokes. BMC Neuroscience 2006; 7:73-83.
32. Hummel FC, Celnik P, Giraux P, Floel A, Wu W, Gerloff, at al. Effects of non-invasive cortical stimulation on skilled motor function in chronic stroke. Brain 2005;128:409-499.
33. Hesse S, Werner C, Schonhardt EM, Bardeleben A, Jenrich W, Kirker SGB. Combined trasncranial direct current stimulation and robot-assisted arm training in subacute stroke patients: a pilot sutdy. Restor Neurol Neurosci 2007;25:9-15.
34. Edwards DJ, Krebs HI, Rykman A, Zipse J, Thickbroom GW, Mastaglia FL, et al. Raised coticomotor excitability of M1 forearm area following anodal tDCS is sustained during robotic wrist therapy in chronic stroke. Restor Neurol Neurosci 2009;27:199-207.
35. Celnik P, Paik NJ, Vandermeeren Y, Dimyan M, Coehn LG. Effects of combined peripheral nerve stimulation and brain polarization on performance of a motor sequence task after chronic stroke. Stroke 2009;40:1764-1771.
36. Lindenberg R, Renga V, Zhu LL, Nair D, Schaulg G. Bihemispheric brain stimulation facilitates motor recovery in chronic stroke patients. Neurology 2010;75:2176-2184.
37. Boggio PS, Nunes A, Rigonatti SP, Nitsche MA, Pascual-Leone A, Fregni F. Repeated sessions of non invasive brain DC stimulation associated with motor function improvement in stroke patients. Rest Neurol Neurosci 2007; 25:123-129.
38. Baker JM, Rorden C, Fridriksson J. Using transcranial direct current stimulation to treat stroke patients with aphasia. Stroke 2010;41: 1229-1236.
39. Jo JM, Kim YH, Ko MH, Ohn SH, Joen B, Lee KH. Enhancing the working memory os stroke patients using tDCS. Am J Phys Med Rehabil 2009;88:404-409.
40. Miniussi C, Cappa SF, Coehn LG, Floel A, Fregni F, Nitsche MA, et al. Efficacy of repetitive trasncranial magnetic stimulation/transcranial direct current stimulation in cognitive neurorehabilitation. Brain Stimul 2008;1:326-336.
41. Datta A, Biksnon M, Fregni F. Trasncranial direct current stimulation in patients with skull defects and skull plates: high-resolution computational FEM study of factors altering cortical current flow. Neuroimage 2010;52: 1268-1278.
42. Schwerin SC, Yao J, Dewald JP. Using paired pulse TMS to facilited contralateral and ipsilateral MEPs in upper extremity muscles of chronic hemiparetic stroke patients. J Neurosci Methods 2011;195:151-160.
43. Cacchio A, Paoloni M. Cimini N, Mangone M, Liris G, Aloisi P, et al. Reliability of TMS-related measures os tibialis anterior muscle in patients with chronic stroke and healty subjects. J Neurol Sci 2011;303:90-94.
44. Wheaton LA, Villagra F, Hanley DF, Macko RF, Forrester LW. Reliability of TMS motor evoked potentials in quadriceps of subject with chronic hemiparesis after stroke. J Neurol Sci 2006;276:115-117.
45. Emara TH, Moustafa RR, Elnahas NM, El-ganzoury AM, Abdo TA, Mohamed SA, et al. Repetitive transcranial magnetic stimulation at 1 HZ and 5 HZ produces sustained improvement in motor function and disability after ischaemic stroke. Eur J Neurol 2011;17: 1203-1209.
46. Grefkes C, Nowak DA, Wang LE, Dafotakis M, Eickhoff SB, Fink GR. Modulating cortical connectivity in stroke patients bt rTMS assessed with fMRI and dynamic causal modeling. Neuroimage 2010;50:233-242.
47. Carey JR, Anderson DC, Gillick BT, Whitford M, Pascual-Leone A. 6-HZ primed low-fre-

quency rTMS to contralesional M1 in two cases with middle cerebral artery stroke. Neurosci Lett 2010;469:338-342.

48. Málly J, Dinya E. Recovery of motor disability and spasticity in post-stroke after repetitive transcranial magnetic stimulation (rTMS). Brain Res Bull 2008;76:388-395.

49. Di Lazzaro V, Pilato F, Dileone M, Profice P, Capone F, Ranieri F, et al. Modulating cortical excitability in acute stroke: a repetitive TMS study. Clin Neurophysiol 2008;119:715-723.

50. Louise-Bender T, Rosenow J, Lewis G, Ahmed G, Walker M, Guernon A, et al. Repetitive transcranial magnetic stimulation – associeted neurobehavioral gains during coma recovery. Brain Stimul 2009;2:22-35.

51. Pape TL, Rosenow J, Lewis G. Transcranial magnetic stimulation: a possible treatment for TBI. J Head Trauma Rehabil 2006;21:437-451.

52. Dimyan MA, Cohen LG. Contribution of transcranial magnetic stimulation to the understanding of functional recovery mechanisms after stroke. Neurorehabil Neural Repair 2010;24:125-135.

53. Perez MA, Cohen LG. The corticospinal system and transcranial magnetic stimulation in stroke. Top Stroke Rehabil 2009;16:254-269.

54. Blicher JU, Jakobsen J. Andersen G, Nielsen JF. Cortical excitability in chronic stroke and modulation by training: a TMS study. Neuro-Rehabil Neural Repair 2009;25:486-493.

55. Eliassen JC, Boespflug EL, Lamy M, Allendorfer J, Chu WJ, Szaflarski JP. Brain-mapping techniques for evaluating poststroke recovery and rehabilitation: a review. Top Stroke Rehabil 2008;15:427-450.

56. Butler AJ, Wolf SJ. Putting the brain in the map: use of transcranial magnetic stimulation to assess and induce cortical plasticity of upper-extremity movement. Phys Ther 2007; 87: 719-736.

57. Bolognini N, Pascual-Leone A, Fregni F. Using non-invasive brain stimulation to augment motor trianing-induced plasticity. J Neuroeng and Rehabil 2009;6:8-21.

58. Bashir S, Mizrahi I, Weaver K, Fregni F, Pascual-Leone A. Assessment and modulation of neural plasticity in rehabilitation with transcranial magnetic stimulation. PM R 2010;2 (12 Suppl 2):253-268.

24

REABILITAÇÃO NAS SÍNDROMES AFÁSICAS

Michele Devido dos Santos
Ana Paula Machado Goyano Mac-Kay

AFASIAS E NEUROMODULAÇÃO

A comunicação é um processo dinâmico que compreende várias dimensões, envolvendo o contexto e o sujeito. Nessa perspectiva, o funcionamento do cérebro para linguagem, audição, produção da fala, coordenação motora dos órgãos fonoarticulatórios e dos movimentos laríngeos, entre outras tarefas, afeta diretamente a viabilização e a qualidade da comunicação[1,2].

A aquisição da linguagem pelo homem foi um grande passo para o desenvolvimento da espécie e da formação da cultura humana. A linguagem é uma função cerebral que utiliza, para a comunicação no ser humano, elementos verbais (orais e escritos ou gráficos) e gestuais[2].

A afasia é caracterizada por um distúrbio de linguagem, não consequente de déficits intelectuais, sensoriais ou psiquiátricos, que afeta os aspectos linguísticos em diferentes graus com comprometimento na fala, comunicação, leitura e escrita[3]. Não é uma doença e sim um sintoma caracterizado por lesão focal cerebral de uma desordem neurofisiológica, na qual existe comprometimento da compreensão e expressão da linguagem[4,5]. É uma sequela comum nos casos de acidente vascular cerebral (AVC)[6]. De acordo com os critérios do DSM-IV (1994) (315.31 item b), a desordem mista receptiva e expressiva de linguagem interfere nas tarefas acadêmicas, ocupacionais e na vida social[7].

Muitas formas e sintomas de afasia foram descritos antes de 1800, e Gall (1806) foi um dos primeiros a apresentar uma teoria localizando a afasia no córtex frontal. Sua teoria foi testada por Bouillaud, em 1825, que a ela acrescentou dados neuropatológicos[8]. De acordo com muitos afasiologistas, o estudo das afasias tem início na segunda metade do século XIX, quando Broca e Wernicke descrevem dois tipos clássicos de afasia que mais tarde recebem seus nomes. As mudanças dos sistemas de linguagem decorrentes da recuperação da afasia, quando lesionado o hemisfério esquerdo, têm sido objeto de investigação desde a época de Broca[9].

366

Paul Broca, em 1861, um dos marcos teóricos da localização das afasias, contrapôs-se aos generalistas, que consideravam o cérebro uma unidade de processamento, quando apresentou seu estudo relacionando afemia com lesão no lobo frontal; em 1874, Carl Wernicke propôs duas classificações para as afasias, a motora e a sensorial, relacionando-as com lesão frontal e temporal, respectivamente[5,10-12].

Broca, ainda em 1861, definiu a área como *foot* da terceira circunvolução, do giro frontal esquerdo inferior, região que inclui o *pars triangularis* (porção posterior) e os pares operculares (porção posterior). Brodmann denominou estas duas áreas em (BA) 45 e 44, respectivamente, que são separadas anatomicamente pelo ramo vertical anterior da fissura sylviana[13].

A região que inclui o *pars triangularis* se interconecta com o córtex pré-frontal inferior esquerdo, e este, à circunvolução média temporal esquerda (área 21 de Brodmann), responsável pelo processador semântico. O *pars triangularis* também se conecta com o córtex pré-frontal inferior esquerdo, e este, à área pré-central próxima ao córtex pós-motor esquerdo (área 6 de Brodmann); também existe uma terceira conexão ao parietal inferior responsável pelo processador fonológico. Por estas razões, alguns estudos que envolvem afasia elegem esta área para aplicabilidade das técnicas de neuromodulação[14].

Para Mansur e Machado[15], o estudo da afasia, mesmo orientado para o déficit, já apresentava nas suas primeiras descrições "a contraposição de aspectos prejudicados e preservados da linguagem, as chamadas dissociações: por exemplo, dificuldades para a realização de atos voluntários e específicos da linguagem *versus* preservação dos automáticos e dificuldades do pensamento abstrato *versus* habilidades relacionadas a aspectos concretos da linguagem".

O linguista Jakobson enfatizou os aspectos linguísticos das afasias e propôs que:

> "As variedades de afasia são numerosas e diversas, mas todas oscilam entre os dois tipos polares que acabamos de descrever. Toda forma de distúrbio afásico consiste em alguma deterioração, mais ou menos grave, da faculdade de seleção e substituição, ou da faculdade de combinação e contexto. A primeira afecção envolve deterioração das operações metalinguísticas, ao passo que a segunda altera o poder de preservar a hierarquia das unidades linguísticas. A relação de similaridade é suprimida no primeiro tipo, a de contiguidade, no segundo. A metáfora é incompatível com o distúrbio da similaridade e a metonímia com o distúrbio da contiguidade."

Mansur[10] argumenta que Jakobson foi um dos primeiros a relacionar estudos linguísticos com distúrbios de linguagem. Atualmente, a neurolinguística e a psicolinguística associadas vêm contribuir para o estudo dos fenômenos linguísticos naturais, em cérebros não lesionados e lesionados. Estudos neuropsicológicos, neurofisiológicos e de neuroimagem, em animais e humanos, demonstram que tanto o comportamento como o processamento cognitivo são consequentes de interações entre diversas regiões cerebrais que atuam em redes neurofuncionais[16-18].

A literatura sobre neurocognição tem demonstrado a importância de extensas áreas do cérebro, além das áreas de Wernicke e Broca, no processamento da linguagem. Classicamente, várias áreas foram identificadas como responsáveis pela linguagem, incluindo Broca, Wernicke e áreas adjacentes. No entanto, pacientes com lesão em outras regiões, muitas vezes, manifestam sintomas de afasia, indicando que os distúrbios de linguagem nem sempre mostram correlação direta com a lesão e sintoma[8,19,20].

Crinion e Leff[21] referem que expressão e recepção de linguagem podem ser termos vagos, uma vez que praticamente todos os afásicos têm distúrbio receptivo, expressivo e, muitos deles, anomia. Os autores caracterizam anomia como um impedimento da habilidade de nomeação de objetos comuns que está presente em todos os tipos de afasia, independente da gravidade do quadro.

Pacientes com a mesma afasia podem ter como manifestações diferentes alterações na compreensão e expressão, além de se esperar diferentes achados de lesão e de respostas a tratamento[4,10,11,22].

Após a instalação do AVC, um grande número de indivíduos permanece com sequelas de linguagem instaladas, cuja melhora depende de intenso tratamento terapêutico para reabilitação[23-26].

A afasia pode ser um preditor para a gravidade de sequelas após AVC quando correlacionada à funcionalidade de independência motora e cognitiva, porque quanto mais grave o quadro afásico, maior o comprometimento nas áreas motora e cognitiva. Além dos déficits globais, deve-se salientar a dificuldade de interação social resultante da dificuldade de comunicação[27].

A estimulação magnética transcraniana (EMT) (ver Capítulo sobre EMT) é uma técnica neurofisiológica segura e não invasiva, que permite a indução de corrente elétrica no cérebro. Seu princípio físico geral se fundamenta na lei de indução de Faraday (Michael Faraday, 1791-1867). O uso de EMT no córtex motor foi inicialmente descrito por Barker et al.[28]. Quando o estímulo é dado de forma repetitiva, o procedimento é chamado de estimulação magnética transcraniana repetitiva (EMTr).

A estimulação transcraniana por corrente contínua (ETCC) e a estimulação magnética transcraniana, além da aplicabilidade clínica, têm apresentado resultados promissores relacionados a efeitos adversos leves ou ausentes[29]. O uso da modulação da excitabilidade cortical pode resultar em benefícios clínicos com menores efeitos adversos[30-32], diferentemente dos tratamentos medicamentosos que, em muitos casos, têm efeitos não específicos e adversos, moderados a graves. Investigações com ETCC e EMT têm mostrado melhora da linguagem em afásicos após acidente vascular cerebral e constatado que são técnicas promissoras para a reabilitação da fala nas síndromes afásicas[33,34].

Como propõem Mansur e Machado[15], o fonoaudiólogo na prática clínica, junto ao afásico, enriquece seu trabalho quando inclui aspectos psicossociais aos de natureza do déficit e da atividade comunicativa. Ele deve estar atento aos diferentes agentes de mudanças possíveis durante o processo de reabilitação. A tecnologia atual favorece o estudo dos resultados terapêuticos e, desse modo, ressalta-se a importância da terapia fonoaudiólogica aliada a novas técnicas complementares como a EMT e a ETCC para o processo de reabilitação[27,35-42].

ESTIMULAÇÃO MAGNÉTICA TRANSCRANIANA

O primeiro estudo sobre o uso da EMT (para revisão sobre a técnica, ver Capítulo EMT) relacionado com linguagem foi realizado em 1991, por Pascual-Leone et al.[43], que investigaram se a EMT poderia ser utilizada em pacientes epilépticos pré-cirúrgicos para indução de bloqueio da fala, como uma alternativa ao teste do amital sódico intracarotídeo (teste de WADA). Repetidas sessões de EMT foram aplicadas com 8, 16 e 25Hz em diferentes posições próximas ao córtex perissylviano esquerdo. Os pacientes foram orientados a contar começando do número 1 e, após 4 a 6 segundos de estimulação, observaram--se em seis pacientes bloqueios de fala. Quando realizado o mesmo procedimento no hemisfério direito, esta situação não foi observada. Com isso, foi possível sugerir que a indução de bloqueios de fala com o uso de EMT poderia ser empregada na determinação da dominância da linguagem.

No entanto, achados controversos e observação de que a alta frequência poderia aumentar o desconforto, gerar dor quando realizada a estimulação ou, até mesmo, repercutir na dificuldade de determinar os bloqueios de fala[44-46] diminuíram o impacto dessa técnica como ferramenta alternativa ao teste de WADA.

Existem evidências em relação ao *output* de fala e a área do córtex motor esquerdo de membros superiores. Tokimura et al.[47] estudaram a excitabilidade motora e a produção de fala em indivíduos normais destros e canhotos, para verificar a lateralização funcional da linguagem. O procedimento foi realizado com os procedimentos de leitura em voz alta, leitura silenciosa, fala espontânea e produção de sons não verbais como resposta a pulsos únicos de EMT, na área motora de membros superiores contralateral do córtex motor e mensurada a resposta do potencial evocado motor. Após EMT foi observada alteração nas respostas da eletromiografia quando realizada a leitura em voz alta. Outros estudos estão em acordo com o proposto por Tokimura quando demonstram a ligação entre a produção de fala e lateralidade esquerda da área motora de membros superiores[48,49].

Ao se analisar a relação da área motora de membros inferiores, nas habilidades da linguagem, não se evidenciou a expressividade de respostas em áreas linguísticas específicas como quando se verifica a área motora de membros superiores, mas observou-se mudança de excitabilidade em indivíduos saudáveis quando neuromodulada esta área por EMT[50].

Riozzolatti e Arbib[51,52] relacionaram a evolução da teoria dos neurônios espelho no córtex motor, quando foi abordado o uso gestual nas tarefas linguísticas, e relataram que os movimentos gestuais foram resultados de um passo evolutivo no desenvolvimento linguístico e que podem existir antigas conexões filogenéticas que associem a linguagem com a área motora.

Outra abordagem a ser considerada é a dos efeitos na percepção de fala quando o sistema motor no hemisfério esquerdo é estimulado por EMT. Watkins et al.[53] constataram que tanto a percepção visual como a auditiva da fala facilitaram as respostas do potencial evocado motor. Para tal conclusão foram mensurados dados de eletromiografia do músculo orbicular da boca, enquanto os indivíduos do estudo ouviam passagens em formato de prosas, ao mesmo tempo que ouviam ruído e viam movimentos articulares contínuos de fala. No hemisfério direito não houve resposta.

Em 2002, Fadiga et al.[54] também averiguaram a correspondência perceptual quando indivíduos saudáveis, expostos à EMT, ouviam estímulos fonéticos que requeriam movimentação de língua para articulação. Em alguns fonemas, houve a facilitação da excitabilidade motora dos músculos da língua, quando realizada a exposição auditiva de fonemas, o que corrobora com a relação entre área motora e percepção de fala estimuladas por neuromodulação.

Assim, diversas investigações apoiam a afirmação de que a fala é uma atividade complexa, que envolve a coordenação de atividades musculares orais, laríngeas e faríngeas e funções linguísticas de acesso lexical e estrutura fonológica (entre outras). As estruturas cerebrais clássicas da linguagem, anteriores e posteriores, estão envolvidas no processamento da fala, sendo que a área de Broca e a adjacente anterior da ínsula participam da programação articulatória. Logo, podemos considerar que a execução do movimento articulatório da fala depende da ativação motora bilateral[50]. Algumas pesquisas demonstram que o uso de movimentos gestuais pode facilitar o acesso lexical, tanto em indivíduos normais como em afásicos[55-57].

Um outro aspecto linguístico a ser apreciado consiste na relação entre EMT e aspectos da sintaxe. É conhecido que a área de Broca está relacionada no processamento sintático de linguagem. Um estudo com EMT, em que foram apresentadas frases sintática e semanticamente incorretas aos indivíduos, demonstrou que a estimulação magnética transcraniana facilitou a identificação de erros sintáticos, sem interferência no campo semântico[58]. Por outro lado, quando estudada a EMT para investigação de respostas no córtex pré-frontal dorsolateral esquerdo, verificaram-se dados de facilitação linguística[59] e de inibição[60]. Embora encontremos sinais de que ocorre participação desta área cortical nas atividades linguísticas, mas tendo em vista a importância do tema e das conclusões nem sempre concordantes, acreditamos que são necessários mais estudos para a verificação mais exata dos efeitos em relação à linguagem[61-63].

A EMT, como outras técnicas de estimulação, pode ser aplicada na área contralateral à lesão. Alguns estudos de neuroimagem mostram a participação do hemisfério direito como suporte e compensação para a melhora de tarefas linguísticas do hemisfério esquerdo. Foi observada ativação do hemisfério contralateral quando indivíduos afásicos foram expostos a tarefas e habilidades linguísticas[65,66].

A literatura mostra em alguns estudos o efeitos da EMT ou da EMTr na linguagem (Quadro IV-1).

Naeser et al.[67] realizaram um estudo de caso para verificar o efeito da estimulação na tarefa de nomeação, após 2 e 8 meses da neuromodulação. A estimulação foi realizada na porção homóloga anterior – pares triangulares – da área de Broca, durante 20 minutos por dia, a 1Hz em 5 dias da semana, durante 2 semanas. Observou-se melhora da nomeação no teste de nomeação de Boston e no teste de afasia de Boston, principalmente para as categorias animais e ferramentas/utensílios após os 2 e 8 meses de aplicação da EMTr.

Casos de afasia global apresentam maior dificuldade de reabilitação devido ao comprometimento qualitativo e quantitativo das habilidades linguísticas. Uma combinação da terapia fonoaudiológica após a realização da neuromodulação teve como resultados melhora das habilidades comunicativas e da plasticidade neuronal, dados estes evidencia-

QUADRO V-I – Estudos EMT e linguagem.

Estudos	Indivíduos	Localização da estimulação	Intensidade	Duração do estímulo	Tempo (em dias) de estimulação	Efeitos
Naeser et al., 2005	4 afásicos	Área de Broca	1Hz	10 dias	20 minutos	Melhora da tarefa de nomeação
Naeser et al., 2005	1 afásico	Área de Broca	1Hz	10 dias	20 minutos	Melhora nas habilidades linguísticas
Martin et al., 2009	2 afásicos	Área de Broca	1Hz	10 dias	10 minutos	Um dos indivíduos apresentou melhora da nomeação e construção de frase enquanto o outro não
Naeser et al., 2010	1 afásico	Região homóloga à área de Broca	1Hz	10 dias	20 minutos	Melhora das funções de construção de frase, compreensão e nomeação
Hamilton et al., 2010	1 afásico	Área motora, giro frontal inferior direito	1Hz	10 dias	20 minutos	Melhora da nomeação e da estrutura discursiva. Efeito foi observado após 2, 6 e 10 meses pós-EMT
Barwood et al., 2011	12 pacientes com afasia não fluente pós-AVC (6 receberam EMT real, e os demais, EMT placebo)	Área homóloga (hemisfério direito) à BA 45	1Hz	10 dias	20 minutos	Melhora das habilidades linguísticas
Weiduschat et al., 2011	14 afásicos	Parte triangular direita do giro frontal inferior	1Hz	10 dias	20 minutos	Melhora da linguagem

dos por Naeser et al.[68] em uma paciente com afasia global, de 51 anos, após 6 anos e meio de AVC. Ela recebeu EMT na área direita dos pares triangulares homóloga à área de Broca, com intensidade de 1Hz, 20 minutos por 10 dias, e somente após um ano da estimulação realizou tratamento fonoaudiológico, quando passou a participar do programa MIT de reabilitação[69,70]. Este programa consiste em uma proposta fonoterapêutica que tem por base a estruturação hierárquica de 3 níveis linguísticos, iniciando com o máximo de suporte clínico, que gradativamente diminui para aumentar a iniciativa do paciente. Após 1 ano de EMT, ainda foram observadas melhoras nas habilidades linguísticas.

Em um estudo sobre a resposta pós-EMTr, com intensidade de 1Hz por 10 minutos a cada sessão em 10 dias consecutivos em dois pacientes com afasia crônica, ambos com lesão extensa na área de Broca, os resultados verificados foram diferentes porque um dos indivíduos apresentou melhora na nomeação e construção frasal na fala espontânea, enquanto no outro não se evidenciou melhora das habilidades linguísticas após a aplicação da EMT[33].

Naeser et al.[71] realizaram em afásicos duas modalidades de tratamento, entre elas a EMT que foi aplicada em 10 dias com intensidade de 1Hz, durante 20 minutos cada sessão em região homóloga à área de Broca. Foi realizada testagem das habilidades linguísticas após EMT e observou-se a melhora das funções de construção frasal, compreensão e nomeação. Os indivíduos da pesquisa foram acompanhados após 3 meses, 6 meses e 2,4 anos após a estimulação, tendo sido observado que os ganhos se mantiveram durante este período.

Hamilton et al.[72] mostraram o resultado da EMTr em giro frontal inferior direito de intensidade de 1Hz e aplicada durante 10 dias consecutivos em um afásico não fluente crônico. Os autores constataram que após a neuromodulação houve melhora da nomeação e da estrutura discursiva quando aplicada a prova da prancha do roubo dos biscoitos. O efeito da estimulação pode ser observado após 2, 6 e até 10 meses após EMTr.

Barwood et al.[73] aplicaram a EMT em seis pacientes durante 10 dias consecutivos com intensidade de 1Hz por 20 minutos cada estimulação. Após dois meses de estimulação foi confirmada melhora das habilidades de expressão e compreensão de linguagem.

Weiduschat et al.[74] fizeram repetidas sessões de EMT durante duas semanas no par triangular direito, do giro frontal inferior, com intensidade de 1Hz, 20 minutos cada sessão, em afásicos após AVC. Estas sessões foram combinadas com fonoterapia. Os autores atestaram melhora significativa da linguagem em afásicos quando comparados com o grupo controle.

ESTIMULAÇÃO TRANSCRANIANA POR CORRENTE CONTÍNUA

A ETCC (para revisão sobre a técnica, ver Capítulo ETCC) também vem sendo empregada em estudos sobre linguagem e reabilitação das afasias. A ativação do córtex motor e o processamento de linguagem sugerem importante conectividade. Meinzer et al.[77] verificaram esta associação por meio de respostas semânticas de afásicos crônicos, quando realizada a pré-ativação do córtex motor de membros inferiores. Houve melhora do acesso lexical após ativação. Luizzi et al.[78] também verificaram o envolvimento do córtex motor esquerdo com a aquisição de vocabulário, quando realizada estimulação por ETCC. Além disso, foram apresentadas evidências de que quando associada a comunicação com o gesto ocorre melhora das habilidades linguísticas[79].

Hesse et al.[80] interessaram-se pelo efeito da ETCC na linguagem quando aplicada na área motora em pacientes com AVC subagudo e que apresentavam paresia grave de membros inferiores. Os autores levantaram a possibilidade de melhora motora e, também, do quadro afásico.

Estudos sobre o tema indicam que o córtex motor primário, a área pré-motora, a área motora suplementar e o córtex somatossensorial são áreas elegíveis para a aplicação das técnicas de neuromodulação[81,82].

Assim como com a EMT, a modulação do hemisfério não lesionado tem sido empregada como estratégia benéfica para diminuir o desbalanceamento inter-hemisférico nos quadros de AVC[83,84]. Tal estratégia se baseia no fato de que as conexões intracorticais se encontram intatas. Com isso, a corrente está sendo distribuída em uma área sem lesão, aumentando a previsibilidade dos efeitos e das estruturas cerebrais impactadas pela estimulação. Além disso, existe menor risco de desencadeamento de efeito adverso como crise convulsiva[85].

A literatura apresenta propostas de investigações com ETCC quando aplicada em hemisfério não lesionado que descrevem melhora das funções após AVC, com resultado de indução expressiva na modificação inibitória inter-hemisférica, representando até uma estratégia para reverter a inibição transcalosa do córtex motor afetado[86-88]. Por exemplo, Boggio et al.[87] mostraram que a aplicação da ETCC anódica de intensidade de 1mA, durante 20 minutos a cada sessão, no córtex motor primário, resultou em melhora das funções motoras e, ainda, resposta mais duradoura quando realizada a estimulação em dias consecutivos.

A tarefa da nomeação representa uma tarefa complexa, uma vez que o indivíduo deve reconhecer o estímulo apresentado, acessar seu significado, seu correspondente fonológico, realizar a programação motora e articular para que o resultado final seja a nomeação adequada do estímulo apresentado[89].

A literatura mostra os efeitos da ETCC na linguagem em alguns estudos (Quadro V-2).

Iyer et al.[90] realizaram uma investigação dividida em três experimentos: experimento 1 – em 30 indivíduos saudáveis, com corrente de intensidade de 1mA por 20 minutos e testagem antes e depois da ETCC; experimento 2 – em 43 indivíduos saudáveis, com corrente de intensidade de 1mA por 20 minutos e testagem após 5 minutos do início da estimulação; e experimento 3 – 30 indivíduos saudáveis, com corrente de intensidade de 2mA por 20 minutos e testagem após 5 minutos do início da estimulação. Os eletrodos foram posicionados na região pré-frontal esquerda com eletrodo de referência na área supraorbital direita. Nos experimentos 1 e 3, houve melhora da fluência verbal, principalmente no fonema /f/, após neuromodulação por ETCC anódica.

Flöel et al.[91] aplicaram ETCC no córtex temporal esquerdo superior em 19 indivíduos saudáveis e verificaram seus efeitos. A estimulação foi de 20 minutos por sessão, durante três semanas, com intervalo de sete dias para cada aplicação, com uma corrente de 1mA. Os eletrodos foram posicionados na área de Wernicke (córtex temporal esquer-

QUADRO V-2 – Estudos ETCC e linguagem.

Estudos	Indivíduos	Polaridade	Posição do eletrodo de estimulação	Posição do eletrodo de referência	Duração do estímulo	Intensidade da corrente	Tempo (em dias) de estimulação	Efeitos
Iyer et al., 2005	Exp. I = 30 saudáveis Exp. 2 = 43 saudáveis Exp 3 = 30 saudáveis	Ânodo, cátodo e placebo	Pré-frontal esquerdo	Área supraorbital direita	20min em todos os experimentos	Exp I e 2 = ImA Exp. 3 = 2mA	I dia para cada polaridade	Melhora da fluência verbal nos exp. I e 3
Floel et al., 2008	19 saudáveis	Ânodo, cátodo e controle	Área de Wernicke	Região supraorbital	20min	ImA	I dia para cada polaridade	Melhora significativa da aquisição de vocabulário
Monti et al., 2008	8 afásicos	Ânodo, cátodo e placebo	Exp I = área frontotemporal Exp 2 = occipital esquerdo	Ombro direito nos dois experimentos	10min	2mA	I dia para cada polaridade	Melhora da nomeação em 33,6% após ETCC catódica
Fertonani et al., 2010	12 saudáveis	Ânodo, cátodo e placebo	Córtex pré-frontal dorsolateral esquerdo	Vértex	Exp I = 8min Exp 2 = 10min	2mA	Exp I = I dia para cada polaridade Exp 2 = 2 dias	Melhora da nomeação nos dois experimentos
Baker et al., 2010	10 afásicos	Ânodo e placebo	Córtex frontal esquerdo	Ombro direito	20min	ImA	5 dias para cada tipo de ETCC	Melhora da nomeação após ETCC anódica; efeito com duração de pelo menos I semana
Fiori et al., 2010	10 saudáveis 3 afásicos	Ânodo e placebo	Saudáveis = Wernicke esquerdo e parieto-occipital direito Afásicos = Wernicke	Região supraorbital contralateral	20min	ImA	Saudáveis = I dia Afásicos = 5 dias consecutivos	Saudáveis = melhora no aprendizado verbal associativo Afásicos = melhora do acesso lexical

do) e na região supraorbital contralateral. Os resultados indicaram que a ETCC anódica aplicada ao hemisfério esquerdo melhorou significativamente a aquisição de vocabulário. Os autores correlacionaram, então, a melhora das funções linguísticas com o aumento da excitabilidade cortical e a modulação de receptores do tipo NMDA (receptores associados à plasticidade-aprendizagem e memória).

Monti et al.[92] também investigaram o efeito da ETCC anódica, catódica e placebo em tarefa de nomeação em oito pacientes (quadro crônico de AVC) com afasia não fluente. A estimulação foi realizada na área de Broca, com intensidade de corrente de 2mA e tempo de estimulação de 10 minutos para cada sessão. Os autores observaram melhora da nomeação em 33,6% após ETCC catódica, mas não após a ETCC anódica ou placebo.

Fertonani et al.[93] também estudaram, em indivíduos saudáveis, os efeitos da ETCC anódica, catódica e placebo quando aplicada com corrente de 2mA no córtex pré-frontal dorsolateral esquerdo. O estudo foi realizado em dois experimentos: no experimento 1 a testagem foi realizada antes e depois de um dia de ETCC, e no experimento 2, antes e depois de dois dias de ETCC. Os autores constataram melhora da nomeação nos dois experimentos após ETCC anódica, mas não catódica ou placebo. Tais resultados são discutidos como relacionados a efeitos nas redes envolvidas na tarefa do processamento de recuperação e seleção léxica na tarefa de nomeação.

Baker et al.[94] testaram a ETCC para tratamento da afasia após AVC em 10 pacientes. Os eletrodos foram posicionados com ânodo em córtex frontal esquerdo, cátodo, área contralateral e comparados à ETCC placebo. As sessões ocorreram durante cinco dias consecutivos, tendo sido utilizada uma corrente de 1mA por 20 minutos. Os dados resultantes indicaram melhora da nomeação com duração dos efeitos de pelo menos uma semana.

Fiori et al.[95] realizaram estudo com indivíduos saudáveis e afásicos, para verificar o efeito da ETCC no aprendizado de novas palavras para o grupo controle e o efeito no acesso lexical para o grupo de afásicos. O grupo de voluntários saudáveis recebeu três sessões de ETCC com intensidade de 1mA durante 20 minutos, sendo uma sessão de ETCC anódica na área de Wernicke esquerda, outra de ETCC anódica na região parieto--occipital direita e uma sessão de ETCC placebo com intervalo de uma semana entre as sessões. Para este grupo, os dados evidenciaram melhora na aprendizagem de 20 palavras após estimulação anódica em comparação com a ETCC placebo. O grupo de afásicos recebeu também ETCC anódica na área de Wernicke esquerda durante cinco dias consecutivos com corrente de 1mA por 20 minutos/sessão. Os afásicos também apresentaram melhora da nomeação após ETCC anódica em comparação à ETCC catódica.

CONSIDERAÇÕES FINAIS

O uso de neuromodulação oferece subsídios de pesquisa para a práxis clínica e pode vir a se constituir em um procedimento importante a ser considerado para a reabilitação fonoaudiológica do processamento de linguagem, quando uma das vias não se encontra íntegra.

A literatura indica que tanto a ETCC quanto a EMT são técnicas de neuromodulação capazes de interferir no desempenho de tarefas de linguagem e, mais ainda, melhorar os aspectos da linguagem como nomeação e aprendizado verbal. Tais efeitos, como pode ser observado, têm sido obtidos tanto em voluntários saudáveis quanto em pacientes com comprometimento de linguagem em função de dano cerebral. Dado os efeitos neuromo-dulatórios dessas técnicas, seus resultados devem ser estudados mais detalhadamente e, em particular, investigadas as possibilidades de aplicação dessas técnicas com terapias fonoaudiológicas já consagradas na literatura e na prática clínica.

Além disso, o efeito das variáveis específicas de cada paciente como local e extensão da lesão, gravidade dos sintomas da afasia, testes de avaliação utilizados e padrões do impacto da plasticidade neural, entre outras, ainda é uma questão a ser resolvida e, por isso, novos estudos são mandatórios na área.

REFERÊNCIAS BIBLIOGRÁFICAS

1. Devido-Santos M, Mac-Kay APMG, Gagliardi RJ. Study on language comprehension in aphasic subjects. Lengua Habbla 2008;12: 20-31.
2. Castaño J. Bases neurobiológicas del lenguaje y sus alteraciones. Rev Neurol 2003;36:781-785.
3. Liechty JA, Braun ME. Loss and hope: strategies for coping with aphasia. Top Stroke Rehabil 2006;13:84-86.
4. Hegde MN. Pocket guide to assessment in speech-language pathology. Toronto: Singular Thompson Learning; 2001.
5. Mac-Kay APMG. Afasia. In: Mac-Kay APMG, Assencio-Ferreira VJ, Ferri-Ferreira TMS. Afasias e demências – avaliação e tratamento fonoaudiológico. São Paulo: Editora Santos; 2003. p. 47-59.
6. Bersano A, Burgio F, Gattinoni M, Candelise L, Prosit Study Group. Aphasia burden to hospitalized acute stroke patients: need for an early rehabilitation programme. Int J Stroke 2009;4:443-447.
7. Diagnostic and Statistical Manual of Mental Disorders. 4ª ed. Washington, DC, American Psychiatric Association; 1994. p. 54.
8. Prins R, Bastiaanse R. The early history of aphasiology: from the Egyptian surgeons (c. 1700 bc) to Broca (1861). Aphasiology 2006; 20:762-791.
9. Warburton E, Price CJ, Swinburn K, Wise RJS. Mechanisms of recovery from aphasia: evidence from positron emission tomography studies. J Neurol Neurosurg Psychiatry 1999; 66:155-161.

10. Mansur LL, Radanovic M. Neurolinguistica – princípios para a prática clínica. São Paulo: El – Edições Inteligentes; 2004.
11. Ortiz KK. Distúrbios neurológicos adquiridos In: Ortiz KK. Afasia. São Paulo: Editora Manole; 2005. p. 47-64.
12. Silveira VL. Letras, linguagem e neurociência: um panorama evolutivo da neurolinguística. Estação Científica Online Juiz de Fora. 2008; 6:1-9.
13. Amunts K, Schleicher A, Burgel U, Mohlberg H, Uylings HBM, Zilles K. Broca's region revisited: cytoarchitecture and intersubject variability. J Comparat Neurol 1999;412:319-341.
14. Gold BT, Buckner RL. Common prefrontal regions coactivate with dissociable posterior regions during controlled semantic and phonological tasks. Neuron 2002;35:803-812.
15. Mansur LL, Machado TH. Afasias: uma visão multidimensional da atuação fonoaudiológica. In: Fernandes FDM, Mendes BCA, Navas ALGP (orgs). Tratado de fonoaudiologia. 2ª ed. São Paulo: Roca; 2009. p. 392-401.
16. Chae J, Li X, Nahas Z, Kozel FA, George MS. A review of the new minimally invasive brain stimulation techniques in psychiatry. Rev Bras Psiquiatr 2001;23:100-109.
17. Marató M, Pedraza S. Técnicas de neuroimagem e localização de lesões. In: Plaja CJ, Rabassa OB, Serrat MM. Neuropsicologia da linguagem. São Paulo: Editora Santos; 2006.
18. Scherer LC, Tomitch LMB, Ska B, Joanette YA. Dinâmica dos hemisférios cerebrais no processamento do discurso por leitores idosos.

In: Macedo EC, et al. (orgs). Avanços em neuropsicologia: das pesquisas à aplicação clínica. São Paulo: Santos; 2007.

19. Scherer LC, Gabriel R. Processamento da linguagem: contribuições da neurolinguística. Signo 2007;32:66-81.

20. Madalozzo D. As correlações clínico-topográficas das afasias. Tese de Mestrado – São José do Rio Preto: Faculdade de Medicina de São José do Rio Preto; 2007.

21. Crinion JT, Leff AP. Recovery and treatment of aphasia after stroke: functional imaging studies. Curr Opin Neurol 2007; 20: 667-673.

22. White PF. Pocket reference of diagnosis and management for the speech-language pathologist. USA: Butterworth Heinemann; 2001.

23. Wade DT, Hewer RL, David RM, Enderby PM. Aphasia after stroke: natural history and associated deficits. J Neurol Neurosurg Psychiatry 1986;49:11-16.

24. Pedersen PM, Vinter K, Olsen TS. Aphasia after stroke: type, severity and prognosis. The Copenhagen aphasia study. Cerebrovasc Dis 2004;17:35-43.

25. Best W, Grassly J, Greenwood A, Herbert R, Hickin J, Howard D. A controlled study of changes in conversation following aphasia therapy for anomia. Disabil Rehabil 2011;33:229-242.

26. Ramos-Cabrer P, Agulla J, Rodríguez-González R, Sobrino T, Castillo J. Técnicas de imagen para el estudio de la recuperación funcional tras el ictus: II. Técnicas complementarias. Rev Neurol 2011;52:417-426.

27. Gialanella B, Bertolinelli M, Lissi M, Prometti P. Predicting outcome after stroke: the role of aphasia. Disabil Rehabil 2011;33:122-129.

28. Barker AT, Jalinous R, Freeston IL. Non-invasive magnetic stimulation of the human motor cortex. Lancet 1985;1:1106-1107.

29. Rossi S, Hallett M, Rossini PM, Pascual-Leone A; Safety of TMS Consensus Group. Safety, ethical considerations, and application guidelines for the use of transcranial magnetic stimulation in clinical practice and research. Clin Neurophysiol 2009;120:2008-2039.

30. George MS, Bellmaker RH. Transcranial magnetic stimulation in neuropsychiatry. Washington, DC: American Psychiatric Press; 2000.

31. Pascual-Leone A, Tormos JM, Keenan J, Tarazona F, Canete C, Catala MD. Study and

modulation of human cortical excitability with transcranial magnetic stimulation. J Clin Neurophysiol 1998;15:333-343.

32. Nitsche MA, Cohen LG, Wassermann EM, Priori A, Lang N, Antal A, et al. Transcranial direct current stimulation: State of the art 2008. Brain Stimul 2008;1:206-223.

33. Martin PI, Naeser MA, Ho M, Doron KW, Kurland J, Kaplan J, et al. Overt naming fMRI pre- and post-TMS: two nonfluent aphasia patients, with and without improved naming post-TMS. Brain Lang 2009;111:20-35.

34. Williams JA, Imamura M, Fregni F. Updates on the use of non-invasive brain stimulation in physical and rehabilitation medicine. J Rehabil Med 2009;41:305-311.

35. Greig CA, Harper R, Hirst T, Howe T, Davidson B. Barriers and facilitators to mobile phone use for people with aphasia. Top Stroke Rehabil 2008;15:307-324.

36. Mayo NE, Korner-Bitensky NA, Becker R. Recovery time of independent function post-stroke. J Phys Med Rehabil 1991;70:5-12.

37. Hallett M. Transcranial magnetic stimulation and the human brain. Nature 2000;406:147-150.

38. Siebner HR, Rothwell J. Transcranial magnetic stimulation: new insights into representational cortical plasticity. Exp Brain Res 2003;148:1-16.

39. Chen R, Classen J, Gerloff C, Celnik P, Wassermann EM, Hallett M, et al. Depression of motor cortex excitability by low-frequency transcranial magnetic stimulation. Neurology 1997;48:1398-1403.

40. Berardelli A, Inghilleri M, Rothwell JC, Romeo S, Curra A, Gilio F, et al. Facilitation of muscle evoked responses after repetitive cortical stimulation in man. Exp Brain Res 1998; 122:79-84.

41. Maeda F, Keenan JP, Tormos JM, Topka H, Pascual-Leone A. Modulation of corticospinal excitability by repetitive transcranial magnetic stimulation. Clin Neurophysiol 2000;111:800-805.

42. Fregni F, Boggio PS, Valle AC, Otachi P, Thut G, Rigonatti SP, et al. Homeostatic effects of plasma valproate levels on corticospinal excitability changes induced by 1 Hz rTMS in patients with juvenile myoclonic epilepsy. Clin Neurophysiol 2006;117:1217-1227.

43. Pascual-Leone A, Gates JR, Dhuna A. Induction of speech arrest and counting errors with rapid-rate transcranial magnetic stimulation. Neurology 1991;41:697-702.
44. Michelucci R, Valzania F, Passarelli D, Santangelo M, Rizzi R, Buzzi AM, et al. Rapid-rate transcranial magnetic stimulation and hemispheric language dominance: usefulness and safety in epilepsy. Neurology 1994;44:1697-700.
45. Jennum P, Friberg L, Fuglsang-Frederiksen A, Dam M. Speech localization using repetitive transcranial magnetic stimulation. Neurology 1994;44:269-273.
46. Epstein CM, Meador KJ, Loring DW, Wright RJ, Weissman JD, Sheppard S, et al. Localization and characterization of speech arrest during transcranial magnetic stimulation. Clin Neurophysiol 1999;110:1073-1079.
47. Tokimura H, Tokimura Y, Oliviero A, Asakura T, Rothwell JC. Speech-induced changes in corticospinal excitability. Ann Neurol 1996;40: 628-634.
48. Floel A, Ellger T, Breitenstein C, Knecht S. Language perception activates the hand motor cortex: implications for motor theories of speech perception. Eur J Neurosci 2003;18:704-708.
49. Seyal M, Mull B, Bhullar N, Ahmad T, Gage B. Anticipation and execution of a simple reading task enhance corticospinal excitability. Clin Neurophysiol 1999;110:424-429.
50. Meister IG, Boroojerdi B, Foltys H, Sparing R, Huber W, Topper R. Motor cortex hand area and speech: implications for the development of language. Neuropsychologia 2003;41: 401-406.
51. Arbib MA, Rizzolatti G. Neural expectations: a possible evolutionary path from manual skill to language. Commun Cogn 1997;29:393-424.
52. Rizzolatti G, Arbib MA. Language within our grasp. Trends Neurosci 1998;21:188-194.
53. Watkins KE, Strafella AP, Paus T. Seeing and hearing speech excites the motor system involved in speech production. Neuropsychologia 2003;41:989-994.
54. Fadiga L, Craighero L, Buccino G, Rizzolatti G. Speech listening specifically modulates the excitability of tongue muscles: a TMS study. Eur J Neurosci 2002;15:399-402.
55. Rauscher FH, Krauss RM, Chen YS. Gesture, speech, and lexical access: the role of lexical movements in speech production. Psychol Sci 1996;7:226-231.
56. Hanlon RE, Brown JW, Gerstman LJ. Enhancement of naming in nonfluent aphasia through gesture. Brain Lang 1990;38:298-314.
57. Hadar U, Wenkert-Olenik D, Krauss R, Soroker N. Gesture and the processing of speech: neuropsychological evidence. Brain Lang 1998; 62:107-126.
58. Sakai KL, Noguchi Y, Takeuchi T, Watanabe E. Selective priming of syntactic processing by eventrelated transcranial magnetic stimulation of Broca's area. Neuron 2002;35:1177-1182.
59. Cappa SF, Sandrini M, Rossini PM, Sosta K, Miniussi C. The role of the left frontal lobe in action naming: rTMS evidence. Neurology 2002;59:720-723.
60. Shapiro KA, Pascual-Leone A, Mottaghy FM, Gangitano M, Caramazza A. Grammatical distinctions in the left frontal cortex. J Cogn Neurosci 2001;13:713-720.
61. Duncan J, Owen AM. Common regions of the human frontal lobe recruited by diverse cognitive demands. Trends Neurosci 2000;23: 475-483.
62. Petrides M. The role of the mid-dorsolateral prefrontal cortex in working memory. Exp Brain Res 2000;133:44-54.
63. Devlin JT, Watkins KE. Stimulating language: insights from TMS. Brain 2007;130:610-622.
64. Blasi V, Young AC, Tansy AP, Petersen SE, Snyder AZ, Corbetta M. Word retrieval learning modulates right frontal cortex in patients with left frontal damage. Neuron 2002;36:159-170.
65. Crosson B, Moore AB, Gopinath K, White KD, Wierenga CE, Gaiefsky ME, et al. Role of the right and left hemispheres in recovery of function during treatment of intention in aphasia. J Cogn Neurosci 2005;17:392-406.
66. Raboyeau G, De Boissezon X, Marie N, Balduyck S, Puel M, Bezy C, et al. Right hemisphere activation in recovery from aphasia: lesion effect or function recruitment? Neurology 2008;70:290-298.
67. Naeser MA, Martin PI, Nicholas M, Baker EH, Seekins H, Kobayashi M, et al. Improved picture naming in chronic aphasia after TMS to part of right Broca's area: an open-protocol study. Brain Lang 2005;93:95-105.

68. Naeser MA, Martin PI, Nicholas M, Baker EH, Seekins H, Helm-Estabrooks N, et al. Improved naming after TMS treatments in a chronic, global aphasia patient--case report. Neurocase 2005;11:182-193.

69. Helm-Estabrooks N, Albert ML. Voluntary control of involuntary utterances. Chapter 14 in Manual of aphasia and aphasia therapy, 2nd ed. Austin, TX: Pro-Ed, 2004. p. 193-200.

70. Helm-Estabrooks N, Albert ML. Melodic intonation therapy. Chapter 16 in Manual of aphasia and aphasia therapy, 2nd ed. Austin, TX: Pro-Ed;. 2004. p. 221-233.

71. Naeser MA, Martin PI, Lundgren K, Klein R, Kaplan J, Treglia E, et al. Improved language in a chronic nonfluent aphasia patient after treatment with CPAP and TMS. Cogn Behav Neurol 2010;23:29-38.

72. Hamilton RH, Sanders L, Benson J, Faseyitan O, Norise C, Naeser M, et al. Stimulating conversation: enhancement of elicited propositional speech in a patient with chronic nonfluent aphasia following transcranial magnetic stimulation. Brain Lang 2010;113:45-50.

73. Barwood CH, Murdoch BE, Whelan BM, Lloyd D, Riek S, O' Sullivan JD, et al. Improved language performance subsequent to low-frequency rTMS in patients with chronic non-fluent aphasia post-stroke. Eur J Neurol 2011;18(7):935-943.

74. Weiduschat N, Thiel A, Rubi-Fessen I, Hartmann A, Kessler J, Merl P, et al. Effects of repetitive transcranial magnetic stimulation in aphasic stroke: a randomized controlled pilot study. Stroke 2011;42:409-415.

75. Wagner T, Fregni F, Fecteau S, Grodzinsky A, Zahn M, Pascual-Leone A. Transcranial direct current stimulation: a computer-based human model study. Neuroimage 2007;35:1113-1124.

76. Nitsche MA, Seeber A, Frommann K, Klein CC, Rochford C, Nitsche MS, et al. Modulating parameters of excitability during and after transcranial direct current stimulation of the human motor cortex. J Physiol 2005;568:291-303.

77. Meinzer M, Breitenstein C, Westerhoff U, Sommer J, Rösser N, Rodriguez AD, et al. Motor cortex preactivation by standing facilitates word retrieval in aphasia. Neurorehabil Neural Repair 2011;25:178-187.

78. Liuzzi G, Freundlieb N, Ridder V, Hoppe J, Heise K, Zimerman M, et al. The involvement of the left motor cortex in learning of a novel action word lexicon. Curr Biol 2010;20:1745-1151.

79. Raymer AM, Singletary F, Rodriguez A, Ciampitti M, Heilman KM, Rothi LJ. Effects of gesture+verbal treatment for noun and verb retrieval in aphasia. J Int Neuropsychol Soc 2006;12:867-882.

80. Hesse S, Werner C, Schonhardt EM, Bardeleben A, Jenrich W, Kirker SG. Combined transcranial direct current stimulation and robot-assisted arm training in subacute stroke patients: a pilot study. Restor Neurol Neurosci 2007;25:9-15.

81. Loubinoux I, Carel C, Pariente J, Dechaumont S, Albucher JF, Marque P, et al. Correlation between cerebral reorganization and motor recovery after subcortical infarcts. Neuroimage 2003;20:2166-2180.

82. Nair DG, Hutchinson S, Fregni F, Alexander M, Pascual-Leone A, Schlaug G. Imaging correlates of motor recovery from cerebral infarction and their physiological significance in well-recovered patients. Neuroimage 2007;34:253-263.

83. Murase N, Duque J, Mazzocchio R, Cohen LG. Influence of interhemispheric interactions on motor function in chronic stroke. Ann Neurol 2004;55:400-409.

84. Nowak DA, Grefkes C, Ameli M, Fink GR. Interhemispheric competition after stroke: brain stimulation to enhance recovery of function of the affected hand. Neurorehabil Neural Repair 2009;23:641-556.

85. Schlaug G, Renga V, Nair D. Transcranial direct current stimulation in stroke recovery. Arch Neurol 2008;65:1571-1576.

86. Fregni F, Boggio PS, Mansur CG, Wagner T, Ferreira MJ, Lima MC, et al. Transcranial direct current stimulation of the unaffected hemisphere in stroke patients. Neuroreport 2005;16:1551-1555.

87. Boggio PS, Nunes A, Rigonatti SP, Nitsche MA, Pascual-Leone A, Fregni F. Repeated sessions of noninvasive brain DC stimulation is associated with motor function improvement in stroke patients. Restor Neurol Neurosci 2007;25:123-129.

88. Hummel F, Cohen LG. Improvement of motor function with noninvasive cortical stimula-

tion in a patient with chronic stroke. Neurorehabil Neural Repair 2005;19:14-19.

89. DeLeon J, Gottesman RF, Kleinman JT, Newhart M, Davis C, Heidler-Gary J, et al. Neural regions essential for distinct cognitive processes underlying picture naming. Brain 2007;130:1408-1422.

90. Iyer MB, Mattu U, Grafman J, Lomarev M, Sato S, Wassermann EM. Safety and cognitive effect of frontal DC brain polarization in healthy individuals. Neurology 2005;64:872-875.

91. Flöel A, Rösser N, Michka O, Knecht S, Breitenstein C. Noninvasive brain stimulation improves language learning. J Cogn Neurosci 2008;20:1415-1422.

92. Monti A, Cogiamanian F, Marceglia S, Ferrucci R, Mameli F, Mrakic-Sposta S, et al. Improved naming after transcranial direct current stimulation in aphasia. J Neurol Neurosurg Psychiatry 2008;79:451-453.

93. Fertonani A, Rosini S, Cotelli M, Rossini PM, Miniussi C. Naming facilitation induced by transcranial direct current stimulation. Behav Brain Res 2010;208:311-318.

94. Baker JM, Rorden C, Fridriksson J. Using transcranial direct-current stimulation to treat stroke patients with aphasia. Stroke 2010;41:1229-1236.

95. Fiori V, Coccia M, Marinelli CV, Vecchi V, Bonifazi S, Ceravolo MG, et al. Transcranial direct current stimulation improves word retrieval in healthy and nonfluent aphasic subjects. J Cogn Neurosci 2010 in press.

Fonte consultada: Jakobson, R. Linguistica e Comunicação. Sao Paulo, Cultrix. Disponivel: http://www.4shared.com/get//Roman_Jakobson_Lingustica_e_.html, em 2/05/2011.

25

ESPASTICIDADE

Ana Lucila Moreira
Paulo André Teixeira Kimaid

A espasticidade é um distúrbio motor caracterizado pelo aumento da resistência à movimentação dos membros e exacerbação dos reflexos profundos, secundária a lesões congênitas ou adquiridas do sistema nervoso central[1-3].

O desenvolvimento da espasticidade limita em diferentes graus a realização de atividades de vida diária, com consequente redução da qualidade de vida dos pacientes.

O tratamento da espasticidade pode ser limitado por resultados insatisfatórios e efeitos colaterais, o que estimula a constante procura por novos métodos de abordagem deste sintoma. Nos últimos 25 anos a neuromodulação, por meio da estimulação transcraniana não invasiva, tem mostrado benefícios em diversas doenças neurológicas e psiquiátricas[4], e sua utilidade no tratamento da espasticidade tem sido demonstrada por alguns autores.

A espasticidade é um distúrbio motor caracterizado pelo aumento do tônus muscular velocidade-dependente, associado à exacerbação do reflexo miotático e à presença de reflexos cutaneomusculares patológicos (como o sinal de Babinski), sendo um dos sintomas positivos da síndrome do neurônio motor superior[1-3,5]. As principais causas de espasticidade em adultos são: acidente vascular cerebral, traumatismo cranioencefálico, traumatismo raquimedular e esclerose múltipla[5-9]. Em crianças, a paralisia cerebral é responsável pela maioria dos casos[6,8,10].

A espasticidade está associada à redução da capacidade funcional do paciente, principalmente em função da limitação da amplitude do movimento articular e do desencadeamento de dor. Embora em alguns casos a espasticidade possa contribuir para a estabilização da postura, na maioria deles há prejuízo variável nas atividades de vida diária, com dificuldades para o paciente e para seu cuidador nas tarefas de alimentação, vestuário, cuidados de higiene, locomoção e transferências. Se não tratada, pode resultar em contraturas, rigidez, luxações e deformidades articulares[11].

382 Reabilitação e Neuromodulação

ASPECTOS EPIDEMIOLÓGICOS E CLÍNICOS

Faltam dados de incidência e prevalência da espasticidade no Brasil. Alguns dados internacionais podem ser conferidos na tabela V-1.

TABELA V-1 – Dados internacionais sobre incidência de espasticidade em algumas doenças.

Doença	Prevalência	Espasticidade %
Traumatismo cranioencefálico (moderado a grave)	1-2:1.000 habitantes	13-20
Acidente vascular cerebral	20 a 30:1.000 habitantes	20-30
Traumatismo raquimedular	0,27:1.000 habitantes	60-78
Esclerose múltipla	0,6:1.000 habitantes	84
Paralisia cerebral	2:1.000 nascidos vivos	70-80

Fonte: Vivancos-Matellano, 2007.

São sintomas da síndrome do neurônio motor superior[5]:

- Diminuição da força muscular.
- Diminuição da destreza.
- Aumento do tônus muscular em resposta à movimentação passiva, dependente da velocidade e da amplitude do movimento.
- Aumento dos reflexos profundos (miotáticos) – fásicos (hiper-reflexia, clônus) e tônicos (hipertonia generalizada do membro de rápido desenvolvimento no início do movimento).
- Aumento dos reflexos nociceptivos espinais em flexão (tripla flexão – resposta de retirada).
- Presença de reflexos cutaneomusculares patológicos.
- Hiper-reflexia autonômica.
- Contraturas.

As lesões envolvendo o trato corticoespinal, em especial a via reticuloespinal, resultam em diminuição da influência inibitória descendente, com consequente aumento da excitabilidade dos neurônios fusimotores gama e dos motoneurônios alfa[1,2].

A espasticidade comumente predomina nos músculos flexores dos membros superiores e nos músculos extensores dos membros inferiores, com posturas de adução e rotação interna do ombro, flexão do cotovelo, pronação do punho, flexão dos dedos das mãos, extensão e rotação interna do quadril, extensão do joelho, inversão do pé e flexão plantar (postura de Wernicke-Mann)[1,8].

O diagnóstico é clínico, por meio do exame neurológico, com aumento da resistência ao movimento passivo do membro, dependente da velocidade e amplitude do movimento, que é maior no início do movimento e diminui com sua continuação (sinal do canivete). Manobras semiológicas como as provas de Duncan-Ely, de Thomas e de Silverskiold podem ser utilizadas para a definição dos grupos espásticos nos membros inferiores[1]. Há vários métodos de avaliação e graduação da espasticidade, e os mais conhecidos são escala de Ashworth, escala de Ashworth modificada, escala de espasmos, escala de avaliação de movimento, eletromiografia dinâmica (laboratório de marcha) e a goniometria[1,11]. As escalas de Ashworth e Ashworth modificadas (Quadros V-3 e V-4) são amplamente utilizadas como parâmetros de avaliação de resultado em estudos científicos, embora haja muitas críticas em relação à sensibilidade e à concordância interexaminador, em função da subjetividade da análise da resistência ao movimento[12-16].

QUADRO V-3 – Escala de Ashworth[14].

Escore	Estado do tônus muscular
I	Sem aumento do tônus
2	Leve aumento do tônus (sinal do canivete)
3	Moderado aumento do tônus, movimentação passiva fácil
4	Aumento do tônus acentuado, movimentação passiva difícil
5	Rigidez em flexão ou extensão

QUADRO V-4 – Escala de Ashworth modificada[1,16].

Escore	Estado do tônus muscular
0	Tônus normal
I	Leve aumento do tônus com mínima resistência no final do movimento
I+	Leve aumento do tônus com mínima resistência em menos da metade do movimento
2	Aumento marcado do tônus muscular na maior parte do movimento, mas a movimentação passiva é efetuada com facilidade
3	Considerável aumento do tônus muscular, movimentação passiva efetuada com dificuldade
4	Rigidez em flexão ou extensão

OPÇÕES DE TRATAMENTO

O tratamento da espasticidade normalmente não resulta em desaparecimento completo e definitivo dos sintomas; deve ser multifatorial e inserido dentro de um programa de reabilitação funcional do paciente.

MEDICINA FÍSICA E REABILITAÇÃO

O tratamento fisioterápico tem como objetivo evitar o desenvolvimento e a manutenção das posturas associadas à liberação de mecanismos reflexos, por meio de inibição do padrão patológico e facilitação do movimento e postura normais[1]. Alongamentos musculotendíneos realizados de forma lenta diariamente reduzem o tônus muscular e mantêm a amplitude de movimento, e o fortalecimento da musculatura antagonista pode ajudar na manutenção dos resultados[1]. Dentre as modalidades terapêuticas estão a crioterapia[17,18], a cinesioterapia com ou sem o uso de equipamentos (mecanoterapia), as técnicas de *biofeedback*, a estimulação elétrica funcional, o uso de órteses, a terapia ocupacional, a hidroterapia e a equoterapia[1,8,11,18].

TRATAMENTO FARMACOLÓGICO SISTÊMICO

O tratamento farmacológico sistêmico utiliza vários mecanismos de ação para a diminuição da excitabilidade dos reflexos espinais, com a finalidade de relaxamento muscular[1,11]. As drogas por via oral mais utilizadas, seus mecanismos de ação e efeitos colaterais estão listados no quadro V-5.

QUADRO V-5 – Drogas por via oral para o tratamento da espasticidade: mecanismos de ação e efeitos adversos mais comuns[1,6,11].

Drogas	Mecanismo de ação	Efeitos adversos mais comuns
Baclofeno	Agonista GABA$_B$, com inibição do influxo pré-sináptico de cálcio – inibe a liberação de neurotransmissores excitatórios na medula espinal	Sonolência, tontura, mal-estar, ataxia, confusão mental, cefaleia, depressão respiratória e cardiovascular, alucinações
Benzodiazepínicos	Agonista GABA$_A$ pré e pós-sinápticos, aumentando sua afinidade pelo GABA endógeno – aumenta a inibição pré-sináptica nos níveis espinal e supraespinal	Sedação, sonolência, astenia, agitação paradoxal, tontura, diplopia, hipotensão e depressão respiratória
Dantrolene	Ação no músculo, com bloqueio da liberação de cálcio do retículo sarcoplasmático – inibe a contração muscular	Sonolência, letargia, tontura, diarreia Obs.: efeito adverso raro: hepatotoxicidade
Tizanidina	Agonista alfa-2 adrenérgico, causa facilitação da ação da glicina e da redução da liberação pré-sináptica de neurotransmissores excitatórios – deprime os reflexos mono e polissinápticos	Sonolência, boca seca, tontura, astenia, náuseas, alucinações visuais e hipotensão arterial
Fenotiazínicos	Bloqueio de receptores alfa-adrenérgicos (provável)	Sonolência, discinesia tardia

Outras medicações como gabapentina, lamotrigina, cipro-heptadina e clonidina também podem ser úteis. No tratamento medicamentoso por via oral, a ocorrência de efeitos colaterais (não raro incapacitantes), o desenvolvimento de tolerância e a necessidade de doses muito altas para a obtenção de algum resultado terapêutico limitam sobremaneira o sucesso terapêutico[6].

TRATAMENTO COM BLOQUEIOS LOCAIS E REGIONAIS

Bloqueios locais e regionais podem ser realizados com o uso de fenol e/ou toxina botulínica.

O fenol em solução a 3% provoca axonotmese química e está indicado para neurólise de nervos motores puros, com início de ação praticamente imediato e duração de ação mais prolongada que a da toxina botulínica (de dois até 36 meses)[1,6,11]. Complicações como a paralisia persistente e o aumento da espasticidade em músculos antagonistas podem ocorrer, e o desenvolvimento de disestesias ocorre em 10 a 30% se a neurólise for realizada em nervos mistos[1,11].

A toxina botulínica tipo A tem benefício comprovado no tratamento da espasticidade e está liberada para uso no Brasil, inclusive para tratamento na rede pública de saúde (com diretrizes de tratamento estabelecidas pelo Ministério da Saúde)[6,11].

A toxina botulínica tipo A bloqueia irreversivelmente a liberação de acetilcolina da membrana pré-sináptica, com efeito evidente entre 24 horas e sete dias da aplicação, e retorno da transmissão neuromuscular após dois a seis meses por brotamento de colaterais nervosos, formando novas junções neuromusculares. O cálculo da dose é padronizado por músculo e por quilograma de peso, e a dose por músculo deve ser dividida para aplicação em vários pontos, para melhor resultado clínico. A aplicação pode ser facilitada com a eletroestimulação e/ou eletromiografia para localização de alguns músculos de difícil acesso ou identificação, e sedação para a aplicação pode ser utilizada quando necessário (especialmente em crianças)[6,11].

Após a aplicação, podem ser colocadas talas ou gessos para melhor definição da posição funcional do membro. Os efeitos colaterais são incomuns e compreendem dor e/ou formação de hematoma no local da aplicação, fraqueza acentuada (transitória) e astenia[1]; nas aplicações na região cervical, o risco de desenvolvimento de disfagia e disfonia está associado à dose aplicada e à posição do paciente após a aplicação. A formação de anticorpos com desenvolvimento de resistência à toxina botulínica pode ocorrer em 3 a 10% dos pacientes e está relacionada a doses altas e pequenos intervalos entre as aplicações[19]. Nestes pacientes, a toxina botulínica tipo B pode ser útil[20].

TRATAMENTO CIRÚRGICO

O tratamento cirúrgico da espasticidade pode ser classificado em neurocirúrgico e ortopédico.

São tratamentos neurocirúrgicos a colocação de bombas de infusão intratecais de medicação, a rizotomia dorsal seletiva, a mielotomia, a cordotomia, a estimulação epidural e as neurotomias periféricas.

A implantação de bombas intratecais para administração contínua de baclofeno ou morfina está indicada quando os procedimentos menos invasivos não foram eficazes e apresenta bons resultados em alguns pacientes. O procedimento é indicado após resultado positivo de teste de aplicação de baclofeno no espaço subaracnóideo através de punção lombar[6,11]. As complicações relacionadas com o uso deste sistema incluem deslocamento ou quebra do cateter, ocorrência de infecções e administração de dose excessivamente alta da medicação, com diminuição do nível de consciência, depressão respiratória e necessidade de cuidados intensivos até a metabolização da droga[6,11].

Na rizotomia dorsal, parte das raízes dorsais de L2 a S2 são seccionadas, para o bloqueio das aferências que alimentam as vias reflexas medulares monossinápticas e polissinápticas. A monitoração neurofisiológica intraoperatória identifica as raízes e quantifica seu envolvimento nos reflexos patológicos do paciente, para preservação, quando possível, da raiz S2 para evitar a ocorrência de incontinência urinária[21]. O procedimento apresenta efeitos duradouros, com melhora funcional persistente, e está indicado principalmente em crianças com espasticidade de membros inferiores secundária à paralisia cerebral[21]. Podem ocorrer efeitos colaterais sensitivos nos membros inferiores (hipoestesias, parestesias, disestesias), incontinência urinária ou constipação conforme o grau de lesão ocasionado pelo procedimento.

Procedimentos como a mielotomia e a cordotomia são restritos a pacientes refratários a outras modalidades de tratamento e causam, com maior frequência, sequelas como a paraplegia flácida e perda irreversível das funções vesical e intestinal[8,22].

A estimulação com eletrodos epidurais, que podem ser colocados tanto na região cervical quanto na torácica, mostrou alguns resultados positivos, porém ainda não está estabelecida no tratamento da espasticidade[11].

As neurotomias periféricas são procedimentos irreversíveis realizados por meio de secção cirúrgica ou por radiofrequência de nervos exclusivamente motores, como por exemplo os musculocutâneo e obturador. Assim como na utilização do fenol, a lesão de nervo misto pode causar déficits sensitivos e dor persistente por deaferentação[22].

Os tratamentos cirúrgicos ortopédicos incluem tenotomia, alongamento de tendão, transposição de tendão, artrodese e correção de deformidade com osteotomia.

ESTIMULAÇÃO MAGNÉTICA TRANSCRANIANA

FISIOPATOLOGIA E POSSÍVEIS MECANISMOS DE AÇÃO

Para compreender melhor a fisiopatologia da espasticidade, iremos dividir didaticamente os diferentes níveis de representação do sistema motor em supraespinal e espinal. O sistema supraespinal é constituído pelo córtex motor, relés de retrocontrole (núcleos da base e cerebelo), núcleo rubro, núcleo vestibular e formação reticular. No sistema motor espinal estariam envolvidos alguns interneurônios espinais e os componentes do reflexo de estiramento, sua alça aferente (neurônio sensitivo Ia, neurônio sensitivo Ib) e eferente (motoneurônios). Obedecendo a uma hierarquia, o sistema motor espinal normal é modulado pelo sistema que aqui chamamos de supraespinal. As doenças que acometem o sistema supraespinal contribuem para que o sistema espinal se torne desinibido e ocasione o aumento exagerado do tono e da resposta ao reflexo de estiramento[3].

Vários estudos sugerem que uma desinibição do sistema motor espinal está envolvida na fisiopatologia da espasticidade. Estes mesmos estudos mostram que não se trata de um único mecanismo, mas de uma complexa cadeia de alterações em diferentes redes interdependentes. Entre os sistemas envolvidos já conhecidos podemos citar:

1. Redução da inibição pré-sináptica dos neurônios sensitivos Ia intrafusais dos músculos flexores[23].
2. Redução da inibição recíproca dissináptica dos neurônios sensitivos Ia intrafusais de músculos antagonistas[24].
3. Atividade anormal dos neurônios sensitivos Ib dos órgãos tendinosos de Golgi, facilitando (em vez de inbir) a atividade do motoneurônio alfa[25].
4. Impossibilidade da inibição recorrente dos motoneurônios alfa pelas células de Renshaw[26].

Outros mecanismos conhecidos em estudos experimentais em animais parecem estar envolvidos na fisiopatologia da espasticidade em humanos, como as alterações da excitabilidade da membrana dos motoneurônios espinais, devido à ativação de canais voltagem-dependentes de cálcio e sódio[27,28].

Sabendo-se que a espasticidade é o resultado da interrupção parcial ou total da inibição do sistema motor espinal pelo sistema motor supraespinal, a ideia de interferir na excitabilidade cortical para aumentar a inibição do sistema motor espinal torna-se uma opção terapêutica.

Vimos nos capítulos anteriores que a EMTr é uma técnica não invasiva que utiliza o princípio da indução eletromagnética para originar uma corrente iônica no córtex cerebral. Modulando a frequência de estimulação, podemos provocar mudanças transitórias na excitabilidade cortical no local onde é feita a estimulação ou em locais distantes através de transmissões sinápticas.

A atividade do sistema motor espinal pode ser medida com algumas técnicas neurofisiológicas: os reflexos H, T e de retirada e as curvas de recuperação do reflexo H ao estímulo pareado. Pesquisas ao longo dos anos vêm demonstrando que a EMTr aplicada no córtex motor exerce um complexo efeito modulatório sobre a excitabilidade espinal e consequentemente sobre seus reflexos. Os estudos de Nielsen em 1995 mostraram que a estimulação magnética do córtex motor muitas vezes inibe o reflexo H, porém, algumas vezes, é capaz de facilitá-lo. Essa modulação depende dos parâmetros de estimulação e das condições dos indivíduos estudados e experimentos realizados[23]. Em geral, a estimulação de baixa frequência (1 Hz ou menos) ocasiona inibição cortical e consequente redução da inibição corticoespinal. Esta, por sua vez, resulta em aumento da excitabilidade do sistema motor espinal. Já a estimulação de alta frequência (5 Hz ou mais) ocasiona aumento da excitabilidade cortical, que, por sua vez, inibe mais intensamente o sistema motor espinal[9]. Berardelli et al.[29] utilizaram EMTr com frequência de 5 Hz sobre o córtex motor e observaram que o reflexo H foi suprimido após a estimulação magnética, enquanto a amplitude do potencial evocado motor (PEM) nos músculos da mão aumentou. No estudo de Valero-Cabre et al.[30] a aplicação da EMTr de baixa frequência (1 Hz) sobre o córtex motor não alterou a amplitude da ativação motora (M) evocada pela estimulação do nervo periférico; no entanto, a amplitude da razão H/M aumentou, demonstrando que a EMTr de baixa frequência pode facilitar os reflexos espinais através da inibição das projeções corticoespinais, modulando a excitabilidade medular. Corroborando com estes resultados, Valero-Cabre e Pascual-Leone[31] aplicaram a EMTr no córtex motor utilizando

388 Reabilitação e Neuromodulação

frequências de 1Hz, 20Hz e estimulação *sham*, e observaram que os indivíduos estimulados com baixa frequência apresentaram aumento da amplitude da onda H, assim como aumento da razão H/M. No entanto, os indivíduos estimulados com alta frequência apresentaram efeitos opostos, havendo reduções das ondas H e da razão H/M. A estimulação *sham* não alterou nenhum dos parâmetros avaliados.

A demonstração dos efeitos da estimulação magnética na modulação das respostas neurofisiológicas que refletem a atividade do sistema motor espinal reforça a tese da neuromodulação cortical como opção de tratamento não invasivo da espasticidade.

RESULTADOS CLÍNICOS

Poucos artigos exploraram os efeitos da EMTr na espasticidade (visão geral no Quadro V-6). As condições com espasticidade estudadas até o momento foram esclerose múltipla, paralisia cerebral, acidente vascular cerebral e mielopatias.

Esclerose múltipla

Nielsen et al.[32] estudaram o efeito da estimulação magnética repetitiva espinal em 38 pacientes com esclerose múltipla (EM) forma remitente recorrente durante a fase de remissão, com critérios de Poser e EDSS menor que 7. Foram submetidos a 2 sessões diárias por 7 dias consecutivos. Houve melhora clínica e eletrofisiológica após o tratamento, fortalecendo a hipótese de que a estimulação magnética repetitiva tem efeito terapêutico na espasticidade. Nesse caso, porém, é importante ressaltar que a estimulação magnética foi focalizada na medula espinal (em vez do córtex motor primário).

Os efeitos da estimulação magnética repetitiva transcraniana foram estudados por Centonze et al.[9] em 19 pacientes com EM forma remitente recorrente durante a fase de remissão, com critérios de McDonald e EDSS entre 3 e 6. A avaliação clínica foi realizada com escala modificada de Ashworth (MAS) e medidas de reflexo H. Todos os pacientes foram submetidos aos protocolos de estimulação abaixo com intervalos de uma semana entre cada.

1. EMTr de baixa frequência (1Hz) no córtex motor primário (vértex) com 900 pulsos contínuos – 15min.
2. EMTr de alta frequência (5Hz) no córtex motor primário (vértex) com 900 pulsos (18 x 50 pulsos, intervalos de 40s) – 15min.
3. EMTr *sham* com protocolo de 5Hz e bobina angulada para fora do local de estímulo.

Os autores observaram melhora clínica e eletrofisiológica na estimulação com 5Hz apenas.

Mori et al.[7] utilizaram a estimulação com iTBS (*intermittent tetha burst stimulation*) em 20 pacientes com EM submetidos a sessões diárias por duas semanas. A escala de Ashworth modificada (MAS) e o reflexo H foram usados como medidas de seguimento e mostraram melhora significativa após a primeira semana, persistindo por até duas semanas após o término da estimulação.

Autor	Desenho	Nº	Tipo de espasticidade	Avaliação clínica	Neurofi-siologia	Bobina	Alvo Intesidade Frequência	Sequência Duração	Sessões	Sham	Melhora	Melhora sham	Efeitos adversos
Kumru et al., 2010	Randomizado Duplo-cego Controlado Placebo	15	Mielopatia incompleta graus C ou D, escala da ASCIAI	–VAS Testes: – MPSFS – SCAT – SCI-SET	Reflexo H Reflexo T Reflexo de retirada	Figura de 8	Vértex, 90% LM; 20Hz	1.600 (2s estudo – 28s intervalo), 20min	5, sempre pela manhã	Mesmo protocolo com bobina desligada	VAS 13/14 Testes: 100% melhora até 1 semana Neurofisiológica: sem alteração	S/alt	Nenhum
Mori et al., 2010	Pseudorrando-mizado Duplo-cego Controlado Placebo	20	Esclerose múltipla (RR) fase de remissão, McDonald EDSS 3-6	– MAS	Reflexo H	Figura de 8	Vértex ± 1cm lat (sóleo), 80% AMT ou 50% MSO, iTBS (10 sequências de 3 estim. 50Hz cada 10s (200s)	600 (200s estudo – 20x 3 estímulos – 10s intervalo)	2, semanas 5 + 5	15% MSO Bobina inclinada 90° Mesmo protocolo	MAS – melhora significativa após 2 semanas e persistiu até 1 semana (lado afetado) Neurofisiológica: reflexo H reduziu após 2 semanas e persistiu até 2 semanas (lado afetado)	S/alt clínica ou reflexo H	Nenhum
Mally e Dinya, 2008	Ensaio clínico aberto	54	Acidente vascu-lar cerebral	Teste: Fugl-Meyer	Não	Circular	MI (braço), ipsi, contra ou ambos 30% do PEM visualizado (s/EMG), 1Hz	100 (1min e 40s) contínuo	2 vezes/dia 1 semana	Não usou sham	Melhora clínica da espasticidade	Não realizou	Não há menção
Valle et al., 2007	Randomizado Duplo-cego Controlado Placebo	17	Paralisia Cerebral	Testes: -Zancolli -House -PEDI -ROM Ashworth	Não	Figura de 8	MI (APB), 90% LM, 1Hz e 5Hz	1.500 (5 x 1min + 2min intervalo), 15 min	5, sempre pela manhã	Mesmo protocolo com bobina sham	Nenhuma: Ashworth, ROM (1Hz), Zancolli, House e PEDI Melhora ROM (5Hz)	S/alt	Nenhum

390 Reabilitação e Neuromodulação

QUADRO V-6 – Continuação.

Autor	Desenho	N°	Tipo de espasticidade	Avaliação clínica	Neurofisiologia	Bobina	Alvo Intesidade Frequência	Sequência Duração	Sessões	Sham	Melhora	Melhora sham	Efeitos adversos
Centonze et al., 2007	Pseudorrandomizado Duplo-cego Controlado Placebo	19	Esclerose múltipla (RR) fase remissão McDonald EDSS 3-6	MAS	PEM Reflexo H	Figura de 8	Vértex ± 0-2cm lat (sóleo), 90% LM, IHz e 100% LM 5Hz 100% MSO	IHz – 900 (15min) 5Hz – 900 (18 x 10s + 40s intervalo) 15min	2 semanas 5 + 5	Bobina ativa em ângulo de 45°	Melhora MAS 5Hz 2 semanas IHz – aumenta H em 40% 5Hz – diminui H em 26%	S/alt clínica ou reflexo H	Nenhum
Nielsen et al., 1996*	Randomizado, Duplo-cego Controlado Placebo	38	Esclerose múltipla (RR) fase remissão Poser EDSS < 7	Ashworth, Escala autoavaliação de 0-10	Reflexo H	Circular resfriada a óleo	Linha média, coluna dorsal, margem inferior em T8	10.000 25Hz (8s + 22s intervalo) 25min	2 vezes/dia 7 dias corridos	Mesmo protocolo com bobina sham	I dia – melhora, escala Ashworth e reflexo H. Não melhora, autoavaliação 8 dias e 16 dias – sem melhora	I dia – S/alt Clínica ou reflexo H	2 casos com tontura transitória

* A estimulação neste caso não é transcraniana e sim espinal ao nível dorsal.

Paralisia cerebral

Valle et al.[10] estudaram os efeitos da EMTr no córtex motor primário durante 5 dias consecutivos em sessão única pela manhã em 17 crianças com paralisia cerebral, tetraplégicas, avaliadas com índices de movimentação passiva. A utilização da escala de Ashworth modificada não mostrou alterações, embora uma tendência de melhora à movimentação do cotovelo foi observada com a EMTr de frequência alta (5Hz) em comparação à frequência baixa de 1Hz e estimulação *sham*.

Acidente vascular cerebral

Embora muitos trabalhos abordem a melhora da movimentação ativa após a EMTr em pacientes com acidente vascular cerebral, o escopo deste capítulo restringe-se aos efeitos na espasticidade.

Málly e Dinya[33] mostraram melhora da espasticidade em pacientes pós-acidente vascular cerebral, mesmo após 10 anos do evento, utilizando estímulos sublimiares com 1Hz de frequência, duas sessões diárias com 100 estímulos cada por 1 semana. Neste estudo os autores mostram que a espasticidade pode ser modificada tanto por estimulação no hemisfério afetado quanto no hemisfério não afetado, embora a indução de movimentos só seja possível estimulando-se uma via motora intata e suas áreas adjacentes. Dessa forma, acreditam que a espasticidade nos hemiplégicos pode ser influenciada por ambos os hemisférios cerebrais.

Mielopatias

Em um ensaio recente, Kumru et al.[34] estudaram 15 pacientes com mielopatia de origem inflamatória, traumática ou neoplásica submetidos à avaliação clínica pela escala de Ashworth modificada (MAS) e avaliação neurofisiológica com reflexos H, T e de retirada. A estimulação foi realizada no vértex, sublimiar, com frequência de 20Hz em sessões diárias de 20 minutos durante 5 dias. Treze pacientes apresentaram melhora clínica subjetiva na escala visual analógica e na MAS, que persistiram por até uma semana após o término das sessões. Os testes neurofisiológicos, entretanto, não mostraram alterações após o tratamento. Para os autores, as possíveis causas da dissociação entre os achados clínicos e neurofisiológicos são: da espasticidade (mielopatia), estimulação subliminar devido à ausência de potencial evocado motor na maioria dos pacientes, utilização de medicação para espasticidade (baclofeno e tizanidina) e a possibilidade de as medidas utilizadas não refletirem adequadamente a avaliação dos efeitos da EMTr neste grupo de pacientes.

CONSIDERAÇÕES FINAIS

A espasticidade é um sintoma com elevada prevalência na clínica neurológica e sua fisiopatologia envolve uma cadeia complexa de eventos ainda não completamente compreendida. Os recursos terapêuticos disponíveis não são seletivos e junto aos efeitos desejáveis trazem efeitos adversos, muitas vezes exuberantes, a ponto de interromper sua continuidade. Isso estimula a busca por novas alternativas terapêuticas.

392 Reabilitação e Neuromodulação

Embora as escalas de avaliação clínica disponíveis sejam subjetivas e possuam discutível aceitação, a possibilidade de registros neurofisiológicos permitiu a verificação de que a EMTr modula a resposta do sistema motor espinal por meio de modificações da excitabilidade do córtex motor primário. Os poucos trabalhos que abordam o tema mostram resultados estimulantes, com alto grau de tolerância e efeitos adversos insignificantes.

Trabalhos de seguimento mais longo, com maior número de pacientes e diferentes protocolos de estimulação, com estimulação magnética ou com estimulação por corrente contínua ou alternada devem ser incentivados e podem resultar em efeitos benéficos mais pronunciados.

REFERÊNCIAS BIBLIOGRÁFICAS

1. Teive HAG, Zonta M, Kumagai Y. Tratamento da espasticidade: uma atualização. Arq Neuropsiquiatr 1998;56(4):852-858.
2. Mayer NH. Clinicophysiologic concepts of spasticity and motor dysfunction in adults with an upper motoneuron lesion. Muscle Nerve 1997;20(Suppl 6):S1-S13.
3. Young RR. Spasticity: a review. Neurology 1994;44(Suppl 9):S12-S20.
4. Williams JA, Imamura M, Fregni F. Updates on the use of non-invasive brain stimulation in physical and rehabilitation medicine. J Rehabil Med 2009;41:305-311.
5. Motor Paralysis. In: Ropper AH, Brown RH (eds). Adams and Victor's principles of neurology. 8th ed. New York: McGraw-Hill, Medical Publishing Division; 2005. p. 39-54.
6. Simon O, Yelnik AP. Managing spasticity with drugs. Eur J Phys Rehabil Med 2010;46:401-410.
7. Mori F, Codecà C, Kusayanagi H, et al. Effects of intermittent theta burst stimulation on spasticity in patients with multiple sclerosis. Eur J Neurol 2010;17:295-300.
8. Vivancos-Matellano F, Pascual-Pascual SI, Nardi-Vilardaga J, et al. Guide to the comprehensive treatment of spasticity. Rev Neurol 2007;45(6):365-75.
9. Centonze D, Koch G, Versace V, et al. Repetitive transcranial magnetic stimulation of the motor cortex ameliorates spasticity in multiple sclerosis. Neurology 2007;68:1045-1050.
10. Valle AC, Dionísio K, Pitskel NB, et al. Low and high-frequency repetitive transcranial magnetic stimulation for the treatment of spasticity.

11. Lianza S, Pavan K, Lourenço AF, et al. Diagnóstico e Tratamento da Espasticidade. Projeto Diretrizes, Associação Médica Brasileira e Conselho Federal de Medicina, 2001, Livro I. Disponível em: http://www.projetodiretrizes. org.br/projeto_diretrizes/048.pdf
12. Sunnerhagen KS. Stop using the Ashworth scale for the assessment of spasticity. J Neurol Neurosurg Psychiatry 2010;81:2.
13. Malhotra S, Cousins E, Ward A, et al. An investigation into the agreement between clinical, biomechanical and a neurophysiological measures of spasticity. Clin Rehabil 2008; 22:1105-1115.
14. Biering-Sorensen F, Nielsen JB, Kinge K. Spasticity-assessment: a review. Spinal Cord 2006; 44:708-722.
15. Pandyan AD, Johnson GR, Price CI, et al. A review of the properties and limitations of the Ashworth and modified Ashworth Scales as measures of spasticity. Clin Rehabil 1999;13 (5):373-383.
16. Ministério da Saúde. Consenso Nacional Espasticidade – Diretrizes para o Diagnóstico e Tratamento. Portaria SAS/MS no. 377 de 10 de novembro de 2009. Disponível em: http:// portal.saude.gov.br/portal/arquivos/pdf/pcdt_ espasticidade_livro_2010.pdf
17. Correia ACS, Silva JDS, Silva LVC, et al. Crioterapia e cinesioterapia no membro superior espástico no acidente vascular cerebral. Fisioter Mov 2010;23(4):555-563.
18. Smania N. Picelli A, Munari D, et al. Rehabilitation procedures in the management of spasticity. Eur J Phys Rehabil Med 2010;46: 423-438.
19. Davis EC, Barnes MP. Botulinum toxin and

20. Cardoso F. [Botulinum toxin type B in the management of dystonia non-responsive to botulinum toxin type A] [Article in Portuguese]. Arq Neuropsiquiatr 2003;61(3A):607-610.

21. Nordmark E, Josenby AL, Lagergren J, et al. Long-term outcomes five years after selective dorsal rhizotomy. BMC Pediatrics 2008;8:54.

22. Lianza S. Consenso Nacional sobre Espasticidade. Sociedade Brasileira de Medicina Física e Reabilitação, São Paulo 2001. Disponível em: http://jararaca.ufsm.br/websites/lan/download/Consensos/Espasticidade.pdf

23. Nielsen JF, Klemar B, Hansen HJ, Sinkjaer T. A new treatment of spasticity with repetitive magnetic stimulation in multiple sclerosis. J Neurol Neurosurg Psychiatry 1995;58(2):254-255.

24. Nielsen JB, Crone C, Hultborn H. The spinal pathophysiology of spasticity – from a basic science point of view. Acta Physiol 2007;189:171-180.

25. Delwaide PJ, Olivier E. Short-latency autogenic inhibition (Ib inhibition) in human spasticity. J Neurol Neurosurg Psychiatry 1988;51:1546-1550.

26. Katz R, Pierrot-Deseilligny E. Recurrent inhibition in humans. Prog Neurobiol 1999;57(3):325-355.

27. Nickolls P, Collins DF, Gorman RG, et al. Forces consistent with plateau-like behavior of spinal neurons evoked in patients with spinal cord injuries. Brain 2004;127(Pt3):660-670.

28. Gorassini MA, Knash ME, Harvey PJ, et al. Role of motoneurons in the generation of muscle spasms after spinal cord injury. Brain 2004;127(Pt10):2247-2258.

29. Berardelli A, Inghilleri M, Rothwell JC, Romeo S, Curra A, Gilio F, et al. Facilitation of muscle evoked responses after repetitive cortical stimulation in man. Exp Brain Res 1998;122(1):79-84.

30. Valero-Cabre A, Oliveri M, Gangitano M, Pascual-Leone A. Modulation of spinal cord excitability by subthreshold repetitive transcranial magnetic stimulation of the primary motor cortex in humans. Neuroreport 2001;12(17):3845-3848.

31. Valero-Cabre A, Pascual-Leone A. Impact of TMS on the primary motor cortex and associated spinal systems. IEEE Engineer Med Biol Mag 2005;24(1):29-35.

32. Nielsen JF, Sinkjaer T, Jakobsen J. Treatment of spasticity with repetitive magnetic stimulation; a double-blind placebo-controlled study. Mult Scler 1996;2(5):227-232.

33. Mälly J, Dinya E. Recovery of motor disability and spasticity in post-stroke after repetitive transcranial magnetic stimulation (rTMS). Brain Res Bull 2008;76:388-395.

34. Kumru H, Murillo N, Samso JV, et al. Reduction of spasticity with repetitive transcranial magnetic stimulation in patients with spinal cord injury. Neurorehabil Neural Repair 2010;24:435-441.

26

REABILITAÇÃO COGNITIVA NO TRAUMATISMO CRANIOENCEFÁLICO

Alessandra Baccaro
Debora Duarte

O traumatismo cranioencefálico (TCE) é a principal causa de morte e incapacidade entre indivíduos jovens. A cada 15 segundos uma pessoa sofre traumatismo cranioencefálico, ocorrendo uma morte devido a essa causa a cada 12 minutos[1].

As complicações adquiridas após TCE podem envolver amplos prejuízos, como alterações físicas, cognitivas e psicológicas. As sequelas de ordem cognitiva, que se referem às habilidades como atenção, concentração, planejamento e raciocínio, podem ser muitas vezes mais graves do que as físicas, impedindo que o indivíduo reestabeleça sua independência e retorne às suas atividades de vida diária.

O local mais frequentemente lesionado no TCE é a região dos lobos pré-frontais. As disfunções cognitivas após TCE constituem uma das maiores causas de incapacidade ao redor do mundo, uma vez que afeta a independência do paciente, bem como o relacionamento com sua família. Por esse motivo, as comorbidades causadas pelo TCE representam um grande encargo financeiro e de saúde pública para a sociedade. Dessa maneira, a reabilitação de alterações das funções cognitivas relacionadas à linguagem, à atenção e/ou à memória é uma área de extrema importância clínica. Apesar dessa importância, poucos estudos de tratamentos para essas disfunções têm sido desenvolvidos, com resultados inconclusivos. A tendência é de que as pesquisas em neurociência cognitiva aumentem ao longo dos próximos anos, combinando diferentes métodos de reabilitação e de avaliação dos aspectos cognitivos desses pacientes. Pela alta frequência de ocorrência de danos na região frontal, trataremos aqui do conjunto de transtornos das funções cerebrais derivadas da doença do córtex pré-frontal, denominada síndrome frontal ou pré-frontal.

EPIDEMIOLOGIA

O TCE é a primeira causa de incapacidade entre pessoas com até 45 anos de idade, sendo a maioria vítimas de acidente automobilístico[1,2]. A principal causa da ocorrência de TCE entre crianças de até 14 anos e entre adultos com mais de 65 anos se dá por algum tipo de queda. Outras causas para sua ocorrência são agressões e projéteis de arma de fogo[2].

No Reino Unido, a incidência de morte por traumatismo craniano é de 7 entre 100.000 indivíduos, enquanto nos Estados Unidos, Austrália, França e Espanha este número aumenta consideravelmente, sendo relatada entre 20 e 30 mortes em 100.000[3]. Dados recentes apontam que 1,7 milhão de pessoas são vítimas de TCE no Estados Unidos, sendo que 275.000 permanecem hospitalizadas[2]. Estimativas recentes revelam prevalência de 3,2 milhões de americanos vivendo com incapacidades adquiridas pós-hospitalização por TCE[4].

Nos países em desenvolvimento, a projeção para 2020 do aumento da incidência de lesões e morte por TCE causadas em acidentes automobilísticos apresenta-se como a terceira principal causa mundial de incapacidade e morte[3]. Este panorama contribui para que o tema da segurança no trânsito seja o ponto central na agenda da OMS, como prevenção das principais causas globais de doenças e ferimentos (http://www.who.int/roadsafety/about/en/).

No Brasil, a falta de registros disponíveis e atualizados sobre os atendimentos de urgência subestima a importância das taxas de morbidade/mortalidade por TCE. O estudo de Koizumi et al., realizado em 1997 no município de São Paulo, estimou a mortalidade por TCE entre 26 e 39/100.000 habitantes[5].

Entre outubro de 1995 e maio de 1996, 6.125 vítimas de TCE foram atendidas no Hospital das Clínicas da Faculdade de Medicina de da Universidade de São Paulo: 1.054 foram hospitalizadas, 320 passaram por intervenção cirúrgica e 89 faleceram[6].

O estudo transversal de Melo, Silva e Moreira (2004), realizado em 555 prontuários médicos de vítimas de TCE internadas consecutivamentes entre janeiro e dezembro de 2001 em um Hospital Geral do Estado da Bahia, identificou as principais sequelas neurológicas apresentadas após o TCE. O distúrbio cognitivo apresentou-se como sequela em mais de 10% das amostras, seguido de sequela motora em hemicorpo (6,8%), paralisia facial periférica (1,6%), monoparesia (1,3%), tetraparesia (1,3%), distúrbio visual (1,1%), afasia (0,9%), estrabismo (0,4%), paraparesia (0,2%) e ataxia de marcha (0,2%).

Dessa maneira, se considerarmos os distúrbios neurológicos adquiridos pelo TCE, sua fisiopatologia e as inúmeras sequelas residuais, novos métodos de reabilitação e tratamento devem ser desenvolvidos e pesquisados.

NEUROPATOLOGIA

Define-se o TCE como qualquer agressão traumática à cabeça que tenha como consequência uma lesão anatômica ou comprometimento funcional do crânio, couro cabeludo, meninges, encéfalos ou seus vasos[7]. O conhecimento dos mecanismos fisiopatológicos da lesão por TCE é fundamental para o estabelecimento das medidas terapêuticas[8].

O TCE pode ser classificado em 3 tipos: aberto, fechado ou por afundamento. Quando não há contato do agressor externo com o conteúdo intracraniano, o traumatismo é classificado como fechado. Neste caso, a lesão pode ser, por exemplo, por impacto de aceleração/desaceleração que provoque movimentação cerebral[8]. O TCE do tipo aberto envolve uma fratura do crânio que permita contato com o material intracraniano. O TCE pode ocorrer ainda por meio de afundamento do crânio, sem fratura exposta, provocando lesão ou compressão do material intracraniano[8].

Do ponto de vista topográfico, a lesão pode ser focal ou difusa, o que também determina o padrão e o grau do prejuízo decorrente[5]. Do ponto de vista temporal, as lesões cerebrais são classificadas em primária e secundária. A lesão primária ocorre no momento do traumatismo pela força agressora. A lesão secundária provém de interações intra ou extracerebrais decorrentes da lesão primária e que podem perdurar posteriormente ao impacto[8].

Em relação à gravidade, a lesão pode ser classificada em leve, moderada ou grave. A avaliação da gravidade nas primeiras 24 horas é um meio de fornecer o prognóstico do paciente. A evolução do paciente após TCE é mais comumente feita por meio da escala de coma de Glasgow, a qual avalia o estado de consciência, a capacidade de abertura dos olhos e as respostas verbais e motoras[1,3,7,9,10].

Pacientes com TCE podem apresentar alterações físicas, cognitivas e psicológicas. Mesmo pacientes com TCE leve, ainda que não desenvolvam lesão intracraniana, podem apresentar sintomas de déficit cognitivo e permanecer com sequelas por meses ou anos[7].

SÍNDROME FRONTAL OU PRÉ-FRONTAL

As sequelas de ordem cognitiva podem ser muitas vezes mais debilitantes do que as físicas, impedindo que o indivíduo restabeleça independência e retorne às suas atividades[10]. Estas sequelas cognitivas referem-se a déficits na atenção, na concentração, no planejamento, na tomada de decisões, em resolução de problemas, no raciocínio e em prejuízos de memória remota e recente[10].

O padrão de prejuízo cognitivo relaciona-se com a gravidade e o tipo de lesão (focal ou difusa). Lesões difusas podem promover lentidão de pensamento e do processamento de informações, dificuldades de atenção, fatigabilidade e, quando associadas a TCE grave, acarretar prejuízos como alterações visuospaciais e de linguagem[5].

Lesões focais repercutem em prejuízos relacionados às áreas atingidas, podendo acarretar dificuldades relacionadas à memória e à aprendizagem, às funções executivas (planejamento, automonitoração, resolução de problemas) e de personalidade (alterações da capacidade de crítica e julgamento, impulsividade)[5].

De acordo com a casuística, lesões por TCE localizadas em lobos frontais são mais frequentemente encontradas[11]. O conjunto de transtornos das funções cerebrais superiores derivados da doença do córtex pré-frontal é denominado síndrome frontal ou pré-frontal. Estes transtornos podem agrupar-se em quatro categorias[11], como mostrado no quadro V-7.

ESTRATÉGIAS EM REABILITAÇÃO

Em decorrência da amplitude das sequelas causadas pelo TCE que pode envolver tanto danos físicos, quanto cognitivos e psicológicos, a reabilitação deve ser desenvolvida

Reabilitação Cognitiva no Traumatismo Cranioencefálico 397

QUADRO V-7 – Transtornos das funções cerebrais superiores.	
Transtornos de atenção e percepção	Alterações nas atividades perceptivo-sensoriais derivadas de falha da atenção, entre elas a diminuição do estado de alerta, distração, transtornos do olhar e dificuldades de concentração
Transtornos de mobilidade	Alterações da ativação da mobilidade espontânea (hipocinesia ou hipercinesia) ou da regulação da mobilidade dirigida (falta de iniciativa, perseveração, alteração da organização temporal do ato motor)
Transtornos de integração temporal	Incapacidade de iniciar e executar padrões de conduta novos, planejados e com uma finalidade determinada. Divide-se em três categorias:
	Transtornos de memória – impedem o paciente de utilizar as experiências de seu passado recente
	Transtornos de planejamento – impedem o paciente de prever atividades futuras
	Transtorno do controle de estímulos interferentes – aumento da distração
Transtornos do humor e caráter	Diminuição do estado de alerta com falta de iniciativa, hipocinesia e apatia
	Aumento anormal do estado de humor, com exaltação do tom afetivo, euforia com aspecto hipomaníaco atípico denominado "moria"

por uma equipe multidisciplinar. O tratamento necessita de equipe altamente especializada e engajada, podendo ser longo e trabalhoso e demandar envolvimento e inclusão da família e cuidadores.

A reabilitação cognitiva consiste em diversas intervenções que podem ser adaptadas para cada paciente, em diferentes níveis de gravidade, independente do tempo decorrido desde a lesão e do nível de gravidade da lesão. Além de poder ser realizada em todas as fases de recuperação, a reabilitação também pode dar-se em contextos diferentes (hospitalar, ambulatorial e domiciliar). Além disso, pode ser administrada em diversas modalidades (familiar, individual e em grupo) e por profissionais de diferentes disciplinas (neuropsicólogos, psicoterapeutas, fonoaudiólogos, fisioterapeutas etc.) especializados e supervisionados. A gama de intervenções de reabilitação cognitiva tem proliferado nos últimos 30 anos e amplamente implementada no tratamento dos prejuízos cognitivos resultantes do TCE.

As intervenções com foco nas funções cognitivas da atenção se dão por meio de programas que envolvem a execução de tarefas simples com progressão para um nível de habilidade mais elevada quando a tarefa mais fácil é dominada. As tarefas são organizadas por dificuldade crescente. O propósito é treinar atenção concentrada, atenção sustentada, atenção seletiva, alternância de atenção e atenção dividida.

As intervenções para a melhora das funções da memória incluem abordagens restaurativas e uso de estratégias mnemônicas. Uma das técnicas mais efetivas é o método do Caderno de Memória para facilitação da aprendizagem[12]. Este caderno inclui seções de orientação, calendário, listas de afazeres, transporte (por exemplo, mapas, horários de transportes públicos e números de telefone de táxi), um registro de sentimentos (uma seção para registrar as emoções que ocorrem em determinadas situações), nomes e outras informações de identificação sobre outros indivíduos, e qualquer outra seção que pode ser pessoalmente relevante.

A reabilitação das funções executivas tem como objetivo aprimorar a resolução de problemas, planejamento e organização, comportamento intencional, aumentando a capacidade de autocontrole e autorregulação. A intervenção mais comumente realizada é por meio de estratégias metacognitivas que tem por objetivo retirar a automatização do comportamento e proporcionar ao paciente certo nível de controle sobre seus atos. É realizada por meio da inserção de tarefas racionais entre as tarefas rotineiras e permite aos indivíduos a avaliação de seu desempenho e a redução de erros, o que facilita a iniciativa e a mudança comportamental.

NEUROMODULAÇÃO DOS TRANSTORNOS COGNITIVOS DECORRENTES DO TCE

As novas técnicas de estimulação transcraniana invasiva e não invasiva têm sido cada vez mais estudadas no meio da neurologia, sendo propostas para uso como tratamento em diversas doenças neurológicas e psiquiátricas. Evidências preliminares de estudos em pacientes com acidente vascular cerebral (AVC) e doença de Parkinson demonstram também que as técnicas de neuromodulação apresentam um potencial importante para o tratamento de afasia, heminegligência e de outras alterações cognitivas[13-15]. Entretanto, mesmo com diversos estudos demonstrando melhora do desempenho cognitivo de curta duração em sujeitos saudáveis[16], pouco tem-se estudado sobre estratégias de estimulação cerebral em pacientes com TCE.

Após uma lesão, há redução da excitabilidade dos neurônios corticais dentro da área afetada, o que pode levar à depressão dos circuitos subjacentes às funções cognitivas, resultando em piora das funções mesmo que seja uma área não especializada para tais funções. Dessa maneira, a recuperação da função pode ocorrer da seguinte maneira, quando utilizamos técnicas de neuromodulação:

- O aumento da excitabilidade cortical devido a uma estimulação focal de uma dada rede de neurônios pode mudar essa mal adaptação causada pela lesão anterior, o que promoveria plasticidade sináptica e recuperação da função afetada. Mesmo em áreas completamente afetadas, estudos têm demonstrado evidências de plasticidade em neurônios em áreas preservadas do cérebro[17,18]. Após a perda de parte da população de neurônios, a redução da excitabilidade de neurônios corticais dentro da área lesionada pode induzir depressão dos circuitos responsáveis por dada função. Em pacientes com AVC, ocorre fenômeno similar, em que áreas não afetadas se tornam silentes devido a sua conexão com os neurônios lesionados. Portanto, há enfraquecimento da atividade sináptica por causa dos efeitos induzidos pela área lesionada. O uso de técnicas de estimulação cerebral pode causar reajuste gradual de uma área intata, mas que está funcionalmente suprimida por redução basal das conexões sinápticas com a área lesionada. Portanto, a estimulação cerebral induz mudanças nas conexões sinápticas, que é um passo essencial para a recuperação de dada função.
- Intervenções específicas para reabilitação cognitiva, como estimulação cerebral não invasiva, objetivam o recrutamento de habilidades preservadas como meio de compensar o déficit que o paciente apresenta.

- Quanto mais cedo a intervenção, maior a probabilidade de promover o restabelecimento da função neural por meio da regeneração dos neurônios lesionados ou das conexões parcialmente perdidas.

Dessa maneira, discutiremos sobre os resultados da estimulação magnética transcraniana (EMT) e da estimulação transcraniana por corrente contínua no desempenho cognitivo em diferentes grupos e também faremos uma compilação dos resultados do uso de estimulação invasiva e estimulação não invasiva em pacientes em estado vegetativo ou em estado mínimo de consciência decorrentes de TCE grave.

ESTIMULAÇÃO MAGNÉTICA TRANSCRANIANA NA REABILITAÇÃO DAS FUNÇÕES COGNITIVAS DOS LOBOS FRONTAIS

Aplicações repetitivas de estimulação magnética transcraniana (EMT) podem gerar aumento ou diminuição da excitabilidade cortical por meio da neuroplasticidade, resultando em modulação das funções cognitivas dos indivíduos[19]. A interação da estimulação não invasiva com os mecanismos de plasticidade neural surge como uma nova e potencial estratégia de reabilitação cognitiva em pacientes com TCE, uma vez que essa técnica interage com a atividade cerebral espontânea e com as habilidades cognitivas mais complexas[16]. A estimulação magnética transcraniana repetitiva (EMTr) pode ser usada para restabelecer o desempenho cognitivo em pacientes com AVC[22] e naqueles com doenças neurodegenerativas[20,21].

Entretanto, pouco tem sido estudado sobre o uso de EMT na reabilitação cognitiva de pacientes com TCE. Os estudos desenvolvidos até o momento têm focado basicamente na reabilitação cognitiva de pacientes com TCE grave, em estado de coma ou de estado mínimo de consciência. Pape et al.[23] conduziram um dos primeiros estudos com pacientes em coma, consequência de TCE grave. O estudo foi conduzido em um jovem de 26 anos em estado vegetativo por mais de 200 dias, com estimulações de EMTr durante 30 dias, ao longo de 6 semanas, sobre o córtex pré-frontal dorsolateral direito. Depois de 15 sessões de tratamento, o paciente passou a mostrar sinais de melhora, como olhar para as pessoas que falavam com ele. Ao todo, passou por 30 sessões de tratamento. Mesmo após o término do tratamento, suas condições ainda estão muito melhores do que antes[23,24].

Diversos estudos em indivíduos saudáveis demonstram que EMTr leva à melhora do desempenho cognitivo[25]. Em sujeitos saudáveis, a maior parte desses efeitos dura em torno de minutos, mas sessões seguidas de EMTr, devido aos processos de plasticidade e aprendizagem, podem prolongar os efeitos facilitatórios por mais tempo após o término da estimulação, resultando em efeitos positivos a longo prazo[16]. Em estudos preliminares, pacientes com afasia vascular[20,26-29], com afasia progressiva primária[21] e com Alzheimer[20] melhoraram seu desempenho em tarefas de nomeação de figuras e de repetição de palavras após aplicação de EMT repetitiva sobre o córtex dorsolateral pré-frontal esquerdo. O parâmetro mais utilizado para a reabilitação cognitiva em pacientes com lesões cerebrais é a estimulação de alta frequência. A EMTr pode também ser usada para melhorar o desempenho em extinção sensorial[30,31] e em heminegligência em pacientes com AVC[32,33]. Em pacientes com Alzheimer, a EMTr pode induzir recuperação parcial das habilidades de linguagem[20,21], o que pode ocorrer devido ao fortalecimento da atividade sináptica dos neurônios sobreviventes na rede estimulada.

Outros estudos sugerem que a ritmicidade da EMT pode resultar em efeitos positivos no desempenho cognitivo. A modificação da atividade oscilatória cortical pelo uso de EMTr[34,35] pode reajustar certas atividades patológicas do cérebro, resultando em efeitos positivos na função cognitiva de pacientes com TCE[36].

Com base em resultados da literatura recente, o uso de EMTr na reabilitação cognitiva em TCE apresenta um potencial terapêutico importante para a melhora do desempenho cognitivo nesses pacientes. Dessa maneira, mais estudos clínicos utilizando EMTr são necessários para comprovar sua eficácia nessa população específica.

ESTIMULAÇÃO TRANSCRANIANA POR CORRENTE CONTÍNUA

No final dos anos 1990, outra técnica não invasiva de neuromodulação começou a receber mais atenção da comunidade científica, apesar dos seus mecanismos de ação e de suas aplicações clínicas terem se iniciado no começo do século XIX. Assim como a EMTr, a estimulação transcraniana por corrente contínua (ETCC) tem sido mais comumente usada para modular o desempenho cognitivo em sujeitos saudáveis. Em Nitsche et al.[37], foi demonstrado que a estimulação anódica sobre o córtex motor aumenta a velocidade de aprendizado implícito de uma sequência motora ou de uma tarefa de coordenação visuomotora. Outros estudos também mostraram melhora da memória operacional, do aprendizado na linguagem, da fluência verbal e do desempenho de discriminação tátil, que perduraram apenas poucas horas após o término da estimulação[16]. Grande parte dos estudos tem sido desenvolvida em indivíduos saudáveis, com poucos estudos examinando os efeitos de ETCC em pacientes com déficits cognitivos decorrentes de lesão cerebral. Recentemente, Monti et al.[38] utilizaram ETCC em pacientes com afasia crônica devido a AVC. Pacientes afásicos com fluência totalmente afetada receberam estimulação catódica ou anódica ou placebo sobre o córtex frontotemporal esquerdo. Apenas o grupo da ETCC catódica apresentou melhora de 34% na habilidade de nomear objetos corretamente. O mesmo grupo de pesquisadores[14] investigou os efeitos da estimulação anódica em áreas temporoparietais em pacientes com Alzheimer. Nesse estudo, o grupo de pacientes que recebeu ETCC anódica melhorou seu desempenho em uma tarefa de memória para o reconhecimento de palavras. Por outro lado, o grupo que recebeu estimulação catódica diminuiu a acurácia das respostas na mesma tarefa.

Apesar dos poucos estudos utilizando ETCC em pacientes com lesão cerebral[14,38,39], seu uso na neurorreabilitação cognitiva pode ser um dos meios de auxiliar pacientes com TCE a retornarem as suas atividades de vida diária ou, pelo menos, de melhorar sua qualidade de vida. Entretanto, os dados publicados até o momento são insuficientes para avaliar se seu uso terapêutico na reabilitação cognitiva seria efetivo em pacientes com TCE.

ESTIMULAÇÃO CEREBRAL PROFUNDA EM TRAUMATISMOS CRANIANOS GRAVES

Estudos com estimulação cerebral profunda (ECP) em pacientes comatosos crônicos ou em estado mínimo de consciência têm sido desenvolvidos como forma de oferecer uma opção de tratamento para estes pacientes. O interesse do uso de estimulação profunda do núcleo talâmico nesses pacientes é influenciado por diversos motivos[40]. Primeiro, pacientes jovens com grande área do cérebro ainda preservada e com evidência de comportamento de interação apresentam grande potencial para a reabilitação cognitiva por meio de estimulação cerebral profunda devido à evidente manutenção de áreas cerebrais e conexões intatas entre áreas subcorticais e corticais. Segundo, o propósito de estimular o núcleo talâmico é o de aumentar o nível de alerta e de consciência dos pacientes em coma, o que exige a existência de conexões preservadas entre o tálamo e o restante do encéfalo. E, por último, pacientes sem nenhuma resposta comportamental evidente podem beneficiar-se de um processo inicial de reabilitação e aumento do nível de alerta[40].

Resultados da literatura têm demonstrado efeitos positivos da estimulação cerebral profunda em pacientes comatosos, o que potencializa seu uso como possível tratamento nesses pacientes. Em estudo duplo-cego cruzado alternado[41], um homem de 38 anos, após 72 meses em estado de mínima consciência devido a TCE, recebeu estimulação bilateral elétrica profunda no tálamo durante seis meses, em uma ordem randomizada (estimulação *on* ou estimulação *off*). O paciente apresentou melhora da resposta comportamental apenas na estimulação *on*, demonstrando, por exemplo, melhor controle dos movimentos dos membros superiores para se alimentar. Esta melhora funcional apresentou correlação com o tipo de estimulação recebida pelo paciente, com picos de melhora com a estimulação *on*. Em outro estudo conduzido na França, 25 pacientes em estado vegetativo pós--TCE[42] receberam ECP bipolar no complexo central mediano parafascicular diariamente das 8 às 20 horas durante dois meses. Apesar de 13 destes pacientes mostrarem alguma melhora no nível de consciência e na relação interpessoal, após 12 anos do término da estimulação eles permaneceram completamente dependentes.

O uso na prática clínica da estimulação cerebral profunda ainda permanece obscuro, mas a ausência ou presença de resposta dos pacientes à ECP pode ser usada como um meio de definir o prognóstico dos pacientes crônicos em coma, demonstrando se o estado deles é irreversível ou não. Por esse motivo, mais estudos são necessários para definir se a ECP acelera ou não a reabilitação de pacientes comatosos ou em estado mínimo de consciência e se possivelmente é uma técnica que permite melhora do desempenho cognitivo e do nível de consciência destes pacientes (Fig. V-8).

Outros métodos de neuromodulação para pacientes em coma devido a TCE grave

Além do uso da estimulação profunda talâmica em pacientes comatosos, grupos do Japão e dos EUA têm utilizado outras técnicas de neuroestimulação para reabilitação cognitiva nesses pacientes[40]. Baseados em observações de melhora clínica de pacientes comatosos durante a realização de exames clínicos com estimulação elétrica ou durante o uso dessa mesma estimulação para outros propósitos, médicos japoneses e americanos

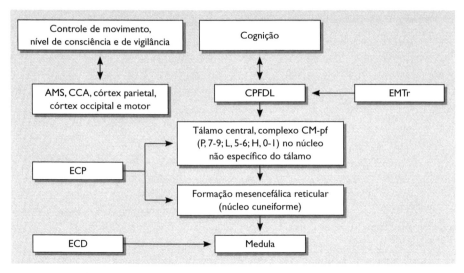

FIGURA V-8 – Potenciais mecanismos de ação das técnicas de estimulação cerebral elétrica e magnéticas em pacientes comatosos[43]. Complexo CM-pf = complexo central parafascicular central; AMS = área motora suplementar; CCA = córtex cingulado anterior; CPFDL = córtex pré-frontal dorsolateral; ECD = estimulação da coluna dorsal; ECP = estimulação cerebral profunda; EMTr = estimulação magnética transcraniana repetitiva.

iniciaram o uso de novas técnicas de neuroestimulação com o propósito de obter melhora cognitiva e motora de seus pacientes vítimas de TCE grave[40,44]. A seguir, uma breve descrição dessas técnicas e os resultados obtidos até o momento.

Estimulação da coluna dorsal da medula em pacientes em estado vegetativo persistente – a estimulação da coluna dorsal (ECD) tem sido atualmente pesquisada para uso na doença de Parkinson para a melhora motora destes pacientes, mas também é utilizada nos hospitais como tratamento para diminuir a espasticidade em pacientes em coma. A ECD é feita de maneira invasiva, em que os eletrodos são colocados no espaço epidural da medula espinal cervical ou torácica, na coluna dorsal, sendo a estimulação elétrica feita por transmissor implantado na mesma região[45]. Uma série de observações clínicas no Japão[45,46] concluiu que a ECD é efetiva em pacientes em estado vegetativo persistente devido a TCE, em indivíduos jovens e com exame de imagem sem nenhum sinal de lesão grave no cérebro. Originalmente, estes pacientes foram tratados com ECD como forma de diminuir a espasticidade. Entretanto, com a repetição das sessões, apresentaram melhora nas ondas do eletroencefalograma e na habilidade de comunicação com o mundo externo. Um estudo observacional prospectivo[45] analisou os efeitos da estimulação da coluna dorsal da medula em 201 pacientes. O tempo de lesão era de, no mínimo, 12 meses para pacientes com TCE. Trinta e oito pacientes apresentaram melhora motora para manipular objetos e em movimentos não intencionais, trinta e nove pacientes apresentaram melhora da verbalização inteligível, enquanto os demais 163 não mostraram nenhuma melhora[47].

Apesar de resultados preliminares positivos para determinados pacientes, a estimulação da coluna dorsal não tem sido adotada como tratamento para pacientes com TCE grave. Um dos motivos seria pela falta de estudos randomizados, incluindo um grupo controle para saber os reais efeitos da ECD em pacientes em coma. Ademais, o risco-benefício da ECD em pacientes com TCE grave em coma deve ser medido de forma criteriosa baseado na história clínica do paciente e na técnica que será utilizada para a implantação dos eletrodos. Portanto, mais estudos nessa área devem ser desenvolvidos para comprovar a eficácia da ECD na reabilitação cognitiva em pacientes com TCE grave.

Estimulação periférica do nervo mediano direito – o nervo mediano direito pode ser estimulado eletricamente como forma de aumentar a excitabilidade do sistema nervoso central em vítimas de TCE grave. Os mecanismos de ação central, por meio da estimulação deste nervo, incluem aumento do fluxo sanguíneo cerebral e de maiores níveis de dopamina. A escolha para o desenvolvimento desta técnica foi baseada na representação cortical da mão próxima à área cortical da fala e do planejamento. Em 11 anos de experiência nos EUA usando a estimulação do nervo mediano direito em pacientes em coma agudo após TCE, resultados positivos, como tempo menor em coma e melhor qualidade de vida pós-coma, têm sido relatados na literatura[48]. Atualmente, novas pesquisas têm sido conduzidas em pacientes em coma crônico, para avaliar os resultados nas funções cognitivas e motoras nestes pacientes.

CONSIDERAÇÕES FINAIS

A estimulação cerebral invasiva ou não invasiva não é a primeira indicação para pacientes com TCE e não tem sido usada como técnica de neuromodulação para reabilitação cognitiva nestes pacientes. O que se sabe até o momento é que técnicas de estimulação não invasiva (EMTr e ETCC) têm sido pesquisadas em indivíduos saudáveis e em algumas doenças com resultados positivos em funções cognitivas, como a linguagem, a memória e a atenção. Entretanto, mais estudos precisam ser realizados, principalmente com foco em reabilitação cognitiva pós-lesão cerebral em associação com outras técnicas de reabilitação para uma recuperação completa do paciente. Na área de reabilitação cognitiva em pacientes comatosos devido a TCE grave, as técnicas de estimulação cerebral invasiva e não invasiva ainda têm sido utilizadas de forma observacional, em que as técnicas são aplicadas no meio clínico, sem o desenvolvimento de uma pesquisa clínica controlada e randomizada. Até o momento, parte dos pacientes tem-se beneficiado com o uso destas técnicas, porém sem apresentar resultados 100% eficientes. O que se conclui das observações clínicas realizadas e relatadas na literatura é que pacientes com extensa lesão cerebral e/ou hipertensão cerebral instável geralmente não respondem às técnicas de estimulação cerebral. Nos estudos publicados até o momento, a estimulação cerebral tende a beneficiar pacientes em coma devido a TCE grave que são jovens e sem lesão cerebral extensa. Apesar do crescimento exponencial de pesquisas em neuroestimulação nos últimos 10 anos, mais pesquisas com amostras maiores e de melhor qualidade precisam ser desenvolvidas para concluir se as técnicas de neuromodulação podem ser inseridas na prática clínica da reabilitação cognitiva de pacientes com TCE.

REFERÊNCIAS BIBLIOGRÁFICAS

1. Ghajar J. Traumatic brain injury. Lancet 2000; 356(9233):923-929.
2. National Center for Injury Prevention and Control. Report to Congress on Mild Traumatic Brain Injury in the United States: Steps to Prevent a Serious Public Health Problem. Atlanta, GA: Centers for Disease Control and Prevention; 2003.
3. Finfer SR, Cohen J. Severe traumatic brain injury. Resuscitation 2001;48:77-90.
4. Corrigan JD, Selassie AW, Orman JA. The epidemiology of traumatic brain injury. J Head Trauma Rehabil 2010;25(2):72-80. Review. Erratum in: J Head Trauma Rehabil 2010;25 (3):224.
5. Gouveia PAR, Fabricio AM. Avaliação neuropsicologica em traumatismo cranioencefálico. In: Andrade VM, Santos FH, Bueno OFA. Neuropsicologia hoje. São Paulo: Artes Médicas; 2004.
6. Andrade AF, Manreza LA, Giudicissi M Filho, Miura FK. Normas de atendimento ao paciente com traumatismo crânio-encefálico. Temas. Atuais em Neurocirurgia 1996;2:1-22.
7. Macedo KC. Características clínicas e epidemiológicas de crianças e adolescentes com traumatismo cranioencefálico leve e análise de fatores associados à fratura de crânio e lesão intracraniana. Dissertação (Mestrado), Universidade Federal de Minas Gerais. Faculdade de Medicina. Belo Horizonte; 2006.
8. Andrade AF, Paiva WS, Amorim RLO, Figueiredo EG, Rusafa Neto E, Teixeira MJ. Mecanismos de lesão cerebral no traumatismo cranioencefálico. Rev Assoc Med Bras 2009; 55(1).
9. Bruns J Jr, Hauser WA. The epidemiology of traumatic brain injury: a review. Epilepsia 2003; 44(Suppl 10):2-10.
10. Almeida CR. Reabilitação no paciente com traumatismo cranioencefálico. In: Ortiz KZ. Distúrbios neurológicos adquiridos. São Paulo: Manole; 2005.
11. Sennyey AL. Intervenção em traumatismo cranioencefálico e síndrome pré-frontal. In: Capovilla FC, et al. Tecnologia em (re)habilitação cognitiva: uma perspectiva multidisciplinar. São Paulo: Edunisc; 1998.
12. Tsaousides T, Gordon WA. Cognitive rehabilitation following traumatic brain injury: assessment to treatment. Mount Sinai J Med 2009;76:173-181.
13. Fregni F, Marcolin MA. O uso da estimulação cerebral na terapêutica dos transtornos neuropsiquiátricos: o papel da estimulação magnética transcraniana na prática clínica. 2006. Artigo disponível no link: http://www.hcnet. usp.br/ipq/revista/vol31/n5/221.html. Acesso em maio de 2011.
14. Ferrucci R, Mameli F, Guidi I, Mrakic-Sposta S, Vergari M, Marceglia S, et al. Transcranial direct current stimulation improves recognition memory in Alzheimer disease. Neurology 2008;71(7):493-498.
15. Cotelli M, Manenti R, Cappa SF, Zanetti O, Miniussi C. Transcranial magnetic stimulation improves naming in Alzheimer disease patients at different stages of cognitive decline. Eur J Neurol 2008;5(12):1286-1292.
16. Miniussi C, Cappa SF, Cohen LG, Floel A, Fregni F, Nitsche MA, et al. Efficacy of repetitive transcranial magnetic stimulation/ transcranial direct current stimulation in cognitive neurorehabilitation. Brain Stimul 2008; 1(4):326-336.
17. Backman L, Andersson JL, Nyberg L, et al. Brain regions associated with episodic retrieval in normal aging and Alzheimer's disease. Neurology 1999;52:1861-1870.
18. Becker JT, Mintun MA, Aleva K, et al. Compensatory reallocation of brain resources supporting verbal episodic memory in Alzheimer's disease. Neurology 1996;46:692-700.
19. Miniussi C, Rossini PM. Transcranial magnetic stimulation in cognitive rehabilitation. Neuropsychol Rehabil 2011;30:1-23.

20. Cotelli M, Calabria M, Manenti R, Rosini S, Zanetti O, Cappa SF, Miniussi C. Improved language desempenho in Alzheimer disease following brain stimulation. J Neurol Neurosurg Psychiatry; 2010.
21. Finocchiaro C, Maimone M, Brighina F, et al. A case study of primary progressive aphasia: improvement on verbs after rTMS treatment. Neurocase 2006;12:317-321.
22. Miniussi C, Cappa SF, Cohen LG, Floel A, Fregni F, Nitsche MA, et al. Efficacy of repetitive transcranial magnetic stimulation/ transcranial direct current stimulation in cognitive neurorehabilitation. Brain Stimul 2008; 1(4):326-336.
23. Louise-Bender Pape T, Rosenow J, Lewis G, Ahmed G, Walker M, Guernon A, et al. Repetitive transcranial magnetic stimulation-associated neurobehavioral gains during coma recovery. Brain Stimul 2009;2(1):22-35.
24. Homem é tirado de coma com 'campo magnético'. Artigo disponível no website: http://www.estimulacao.com.br/noticia157.htm. Acesso em 03 de março de 2011.
25. Vallar G, Bolognini N. Behavioural facilitation following brain stimulation: Implications for neurorehabilitation. Neuropsychol Rehabil 2011;19:1-32.
26. Kakuda W, Abo M, Kaito N, Watanabe M, Senoo A. Functional MRI-based therapeutic rTMS strategy for aphasic stroke patients: a case series pilot study. Int J Neurosci 2010; 120(1):60-66.
27. Martin PI, Naeser MA, Theoret H, et al. Transcranial magnetic stimulation as a complementary treatment for aphasia. Semin Speech Lang 2004;25:181-191.
28. Naeser MA, Martin PI, Nicholas M, et al. Improved naming after TMS treatments in a chronic, global aphasia patientd case report. Neurocase 2005;11:182-193.
29. Naeser MA, Martin PI, Nicholas M, et al. Improved picture naming in chronic aphasia after TMS to part of right Broca's area: an open protocol study. Brain Lang 2005;93:95-105.
30. Oliveri M, Rossini PM, Pasqualetti P, et al. Interhemispheric asymmetries in the perception of unimanual and bimanual cutaneous stimuli: a study using transcranial magnetic stimulation. Brain 1999;122(Pt 9):1721-1729.
31. Oliveri M, Rossini PM, Filippi MM, et al. Time-dependent activation of parieto-frontal networks for directing attention to tactile space: a study with paired transcranial magnetic stimulation pulses in right-brain damaged patients with extinction. Brain 2000;123 (Pt 9):1939-1947.
32. Brighina F, Bisiach E, Oliveri M, et al. 1 Hz repetitive transcranial magnetic stimulation of the unaffected hemisphere ameliorates contralesional visuospatial neglect in humans. Neurosci Lett 2003;336:131-133.
33. Shindo K, Sugiyama K, Huabao L, et al. Long-term effect of low frequency repetitive transcranial magnetic stimulation over the unaffected posterior parietal cortex in patients with unilateral spatial neglect. J Rehabil Med 2006; 38:65-67.
34. Barr MS, Farzan F, Rusjan PM, Chen R, Fitzgerald PB, Daskalakis ZJ. Potentiation of gamma oscillatory activity through repetitive transcranial magnetic stimulation of the dorsolateral prefrontal cortex. Neuropsychopharmacology 2009;34(11):2359-2367.
35. Klimesch W, Sauseng P, Gerloff C. Enhancing cognitive desempenho with repetitive transcranial magnetic stimulation at human individual alpha frequency. Eur J Neurosci 2003;17(5): 1129-1133.
36. Pape TL, Rosenow J, Lewis G. Transcranial magnetic stimulation: a possible treatment for TBI. J Head Trauma Rehabil 2006;21(5):437-451.
37. Nitsche MA, Schauenburg A, Lang N, et al. Facilitation of implicit motor learning by weak transcranial direct current stimulation of the primary motor cortex in the human. J Cogn Neurosci 2003;15:619-626.
38. Monti A, Cogiamanian F, Marceglia S, Ferrucci R, Mameli F, Mrakic-Sposta S, et al. Improved naming after transcranial direct current stimulation in aphasia. J Neurol Neurosurg Psychiatry 2008;79(4):451-453.
39. Cotelli M, Manenti R, Cappa SF, et al. Effect of transcranial magnetic stimulation on action naming in patients with Alzheimer disease. Arch Neurol 2006;63:1602-1604.
40. Cooper E, Kano T. Electrical treatment for coma: Recent Experience in the Eastern United States and Central Japan. Artigo em PDF disponível no link: http://www.hypermed.

com.au/HyperMED%20Clinical%20Research/Electrostimulation%20World%20Experience%20-%20Prof%20Ed%20Cooper.pdf Acesso em 20 de abril de 2011.

41. Schiff ND, Giacino JT, Kalmar K, Victor JD, Baker K, Gerber M, Fritz B, Eisenberg B, Biondi T, O'Connor J, et al. Behavioural improvements with thalamic stimulation after severe traumatic brain injury. Nature 2007;448: 600-603.

42. Cohadon F, Richer E. Deep cerebral stimulation in patients with post-traumatic vegetative state. 25 cases. Neurochirurgie 1993;39(5):281-292.

43. Oliveira L, Fregni F. Pharmacological and electrical stimulation in chronic disorders of consciousness: new insights and future directions. Brain Injury 2011;25(4):315-327.

44. Cooper EB, Scherder EJ, Cooper JB. Electrical treatment of reduced consciousness: experience with coma and Alzheimer's disease. Neuropsychol Rehabil 2005;15(3-4):389-405.

45. Teive HAV, Zoni AM, Kumagai Y. Tratamento da espasticidade: uma atualização. Artigo disponível no website: http://www.scribd.com/doc/6795248/Tratamento-Da-Espasticidade. Acesso em 10 de abril de 2011.

46. Kanno T, Morita I, Yamaguchi S, Yokoyama T, Kamei Y, Anil SM, Karagiozov KL. Dorsal column stimulation in persistent vegetative state. Neuromodulation 2009;12:33-38.

47. Kanno T, Karmel Y, Yokoyama T. Effects of dorsal spinal cord stimulation (DCS) on reversibility of neuronal function – experience of treatment for vegetative states. Pace 1989;12: 733-738.

48. Cooper J, Jane J, Alves W, Cooper E. Right median nerve electrical stimulation to hasten awakening from coma. Brain Injury 1999;13: 261-267.

SEÇÃO VI

TÓPICOS DE PESQUISA EM NEUROMODULAÇÃO

27

DO PENSAMENTO À REABILITAÇÃO: ATIVAÇÃO DOS CIRCUITOS NEURONAIS MOTORES COM O USO DE MENTALIZAÇÃO E ESTIMULAÇÃO CEREBRAL NÃO INVASIVA

Olivia Morgan Lapenta
Claudia Aparecida Valasek
Paulo Sérgio Boggio

IMAGEM MENTAL

Imagem mental consiste na mentalização de entradas sensoriais e motoras, podendo ser definida como um processo ligado à percepção em ausência de estímulo real externo[1-3]. A geração de uma imagem mental de movimento, referida como mentalização motora (MM), é baseada em propriocepção e mentalização visual.

Para Decety e Grezes[4], a imaginação, ou produção de imagem mental, apresenta vantagens adaptativas evolucionárias por permitir planejamento e antecipação das ações do outro, bem como o estabelecimento de empatia com o outro.

A teoria de simulação mental traz como ideia básica que a rede neural motora seja ativada tanto na mentalização de ações motoras quanto na execução dessas mesmas representações[5], de maneira análoga ao sistema de neurônios-espelho, no qual ativações das mesmas áreas corticais ocorrem tanto quando um indivíduo realiza uma ação quanto quando ele observa uma ação semelhante realizada por outro individuo[6,7], ou ainda na apresentação de uma palavra relacionada à ação, que ativa áreas cerebrais relacionadas a sua execução[8], mostrando ligação entre os sistemas auditivo, visual e motor[9]. De fato, Gallese e Goldman[10] levantam a hipótese de que os neurônios-espelho possam constituir parte de um sistema capaz de modular um plano para a execução de certa ação por meio da simulação mental, além de ser parte ou realizar uma função precursora da habilidade geral de compreender o estado mental do outro (por exemplo, percepções, objetivos, crenças e expectativas) por mecanismos similares de observação e internalização da ação de outro indivíduo. Assim, estudos divergem quanto a diferenças entre as MM em primeira pessoa (por exemplo, imaginar-se realizando ações) e terceira pessoa (por exemplo, imaginar o outro realizando ações)[11]. Alguns autores não consideram a mentalização em terceira pessoa como MM por não produzir no participante a sensação de realização do movimento[12,13], outros demonstram que esse tipo de tarefa apresenta resultados tão relevantes quanto a mentalização em primeira pessoa[14].

Devido à relevância dos estudos de mentalização em terceira pessoa que serão apresentados ao longo do capítulo e das bases bem estabelecidas quanto ao funcionamento dos neurônios-espelho e o destaque que estes estudos vêm recebendo, consideraremos MM as tarefas de mentalização de movimento próprio e do outro, pois estas MMs, bem como a observação de ação, podem ativar múltiplas áreas sensoriais e motoras, parecendo eliciar atividade cortical motora na ausência do movimento propriamente dito. Acredita-se que estas tarefas representam um estágio sutil da execução da ação delineada por áreas corticais tipicamente envolvidas em planejamento e execução motora, como área motora suplementar, córtex pré-motor e córtex motor primário (M1)[5]. Nesta linha, o córtex pré-motor parece intimamente envolvido a estes três processamentos, (1) execução motora, (2) observação da ação[15] e (3) mentalização motora[16].

O estudo desses processamentos tem recebido destaque em função do avanço na compreensão dos mecanismos neuroplásticos consequentes de lesões medulares e lesões cerebrais e, por sua vez, do uso de técnicas de MM como ferramentas que auxiliam ou funcionam como guia para efeitos plásticos bem adaptados. Na última década, diversos estudos mostraram os efeitos neuroplásticos mal adaptativos pós-lesão medular[17]. Nessa direção, tarefas motoras com componente supraespinal podem ser reaprendidas e para isso as intervenções visando à reabilitação devem considerar aspectos fundamentais do aprendizado e desenvolvimento motor. Ademais, o objetivo de toda intervenção de reabilitação é a de prática de habilidades que possam ser transferidas a situações do cotidiano, para então aumentar a função efetiva em novas situações[18]. O tipo de treinamento a ser aplicado, no entanto, é desafiador, uma vez que o sistema periférico está comprometido e disfuncional.

Pensando na tripla ativação de áreas motoras, citada previamente, a MM pode representar uma alternativa interessante em intervenção/reabilitação, e essa atividade, bem como a observação de ação, vem sendo crescentemente utilizada como técnica auxiliar de reabilitação motora, até porque o processo de mentalização da ação não é dependente da capacidade de executar determinado movimento[12]. Isto abre margem para seu uso no aprendizado de novas habilidades ou auxílio no direcionamento dos mecanismos neuroplásticos adaptativos pós-dano no sistema nervoso central.

Estudos de imagem mental inicialmente utilizavam medidas comportamentais como tempo reportado para a mentalização da ação e tempo real utilizado para a execução da ação em si (por exemplo, mentalização e execução de caminhada). Esses estudos obtiveram resultados similares de média de tempo em ambas as tarefas. Foi demonstrado, também, que artefatos sonoros e de fadiga muscular afetam ambas as situações na mesma proporção[13].

Os testes mencionados conferem medidas bastante subjetivas por apresentarem a desvantagem de depender do sujeito para dar a resposta após a tarefa de imagem mental. Testes mais sofisticados de rotação mental, baseados em medidas implícitas, consistem em extensão de duração mental de movimentos por requererem simulação mental da tarefa de rotação, sendo análoga a rotação física tanto de objetos não biológicos (por exemplo, figuras abstratas e letras)[19], quanto de membros corporais (por exemplo, mão)[20] no espaço. Assim, segue-se a premissa de que execução e mentalização motora de rotação mental apresentam bases representacionais comuns e são menos propensas a alternativas de estratégias. Ademais, nestes é possível a elaboração e registro computadorizado, permitindo mensuração comportamental mais precisa[13].

Em contraste com testes estritamente comportamentais, para melhor compreensão quanto a geração e sustentação de MM e seu impacto no desempenho motor posterior, este mecanismo vem sendo estudado por meio de medidas de ativação neural com técnicas de neuroimagem como ressonância magnética funcional (RMf) e tomografia por emissão de pósitrons (PET), que confirmam a ativação de áreas motoras tanto na MM quanto na execução do movimento.

Estudo realizado por Cramer et al.[21] ilustra essa ativação comparando 10 controles saudáveis com 10 pacientes com lesão na medula espinal e tetraparaplegia. Os dois grupos foram submetidos à avaliação antes e após 7 dias de treinamento por MM para língua e pés. Observa-se melhora significativa na velocidade do movimento dos músculos não paralisados e maior recrutamento de estruturas como o putâmen esquerdo, registrado por RMf, demonstrando que a MM melhora o comportamento motor independente de controle motor voluntário e *feedback* periférico.

Além disso, estudos com RMf reportam ativação de redes frontoparietais, pré-motoras e frontais durante simulação mental de movimentos simples (por exemplo, flexão e extensão) e complexos (por exemplo, tocar piano) tanto em MM quanto na execução da ação propriamente dita[12,22]. Diversas pesquisas nessa linha demonstraram resultados semelhantes de MM, além de terapia do movimento, *biofeedback* eletromiográfico e robótica em pacientes com acidente vascular cerebral (AVC)[23].

Michelon et al.[16], em tarefa de mentalização de movimento de rotação da mão, observaram ainda, por RMf, ativação contralateral (em comparação com a mão imaginada) em MM e preparação motora, bem como em execução motora em córtex motor primário (M1), área motora suplementar (AMS) e tálamo e cerebelo ipsilateral. Esses dados corroboram os achados de Decety et al.[24] de ativação de AMS em tarefa de mentalização de sequência de movimentos de dígitos, indicando que AMS tem um papel importante para a programação interna e simulação de sequências motoras complexas.

Há ainda evidências do envolvimento do córtex parietal posterior (CPP) durante MM. O CPP parece ser essencial para manter uma representação interna do estado/posição do membro efetor de movimento (por exemplo, mão), necessário para produzir uma relação consistente durante a execução da ação, tendo assim papel de unir as informações da atividade neural relacionada à trajetória e meta do movimento[4,25].

Além disso, imagem por PET tem contribuído para evidenciar que o CPP desempenha um papel importante na realização de processos necessários para a rotação mental[26].

EXCITABILIDADE CORTICAL DURANTE IMAGEM MENTAL

Além de técnicas de imagem, mais recentemente a compreensão de MM tem sido investigada com o uso de ferramentas como EMT e ETCC. Essas técnicas têm sido empregadas na compreensão das estruturas envolvidas, dos valores de excitabilidade cortical e dos mecanismos de neuroplasticidade, assim como novas estratégias de reabilitação ou de aumento na velocidade de aprendizado de novas habilidades, interferindo na melhora de desempenho, seja este comportamental, seja cognitivo em sujeitos normais ou com doenças neurológicas e déficits neuropsicológicos[27,28].

As técnicas de estimulação cerebral não invasiva podem alterar representações corticais motoras dos membros e duas abordagens vêm sendo exploradas visando à reabilitação por meio de ambas ETCC e EMT, isto é, aumento da excitabilidade cortical do hemisfério afetado usando estimulação ipsilateral[29,30] e redução da inibição inter-hemisférica provocada pelo hemisfério preservado sobre o hemisfério lesionado por meio da estimulação contralateral[29,31,32].

A EMT é uma ferramenta que possibilita, além de neuromodulação, a mensuração de excitabilidade cortical via potencial motor evocado (*motor evoked potential* – MEP), geralmente registrado por eletroneuromiógrafo em diversos músculos das mãos e braços[33]. EMT de pulso único permite medir a excitabilidade e condutividade corticospinal de vias motoras, quando ela é aplicada em M1. Já a EMT de pulso pareado permite investigar mecanismos intracorticais de facilitação e inibição[27]. Dessa maneira, a EMT confere uma medida biológica importante de ativação de áreas corticais envolvidas em diversas atividades.

A intensidade do estímulo magnético aplicado para acessar o limiar motor é o minimamente necessário para evocar MEPs e assim não se espalha para as áreas subjacentes[34]. Assim, esta nova tecnologia tem ganhado espaço nessa área de pesquisa, não apenas por seu potencial de facilitação em determinadas tarefas e por apontar áreas cruciais de determinadas funções cognitivas e motoras (via produção de lesões virtuais), mas principalmente no caso de a MM fornecer uma medida precisa dos efeitos de intervenção.

Fadiga et al.[35] utilizaram EMT para investigar se a excitabilidade do sistema corticospinal é seletivamente afetada por MM. Foram realizados registros de MEP do músculo das mãos e braços direito e esquerdo durante simulação mental de movimentos de flexão e extensão e EMT em córtex motor direito e esquerdo durante MM de abertura e fechamento contralateral das mãos. A MM foi conduzida por som (isto é, fase de aumento da frequência sonora indicava que os pacientes deveriam mentalizar a abertura da mão, e em fase de diminuição, mentalizar o fechamento da mão). O padrão de excitabilidade durante MM simula de forma dinâmica o ocorrido durante a execução do movimento, isto é, a excitabilidade cortical durante MM é similar à observada durante movimentação real. Além disso, EMT no córtex motor esquerdo aumentou a excitabilidade corticospinal em MM ipsilateral e contralateral e EMT em córtex motor direito levou à facilitação do efeito induzido por MM apenas nos movimentos contralaterais. Tais resultados mostram, com o uso de EMT, o papel da MM como estratégia de neuromodulação de estruturas cerebrais motoras.

Estudo posterior avaliou o efeito da MM em movimento abdutor do polegar por registro de MEPs com EMT. Foi realizada a mensuração não apenas dos músculos envolvidos na tarefa, no caso o músculo abdutor curto do polegar (ipsilateral e contralateral), mas também de um músculo "controle", não envolvido na tarefa, para averiguar se a mentalização teria um efeito musculoespecífico de acordo com o movimento instruído na tarefa. A mentalização levou a aumento da amplitude dos MEPs apenas no músculo do abdutor do polegar contralateral, confirmando especificidade focal. Além disso, este estudo avaliou ainda o limiar motor antes e após a tarefa, verificando redução deste, o que está de acordo com o aumento de excitabilidade cortical[36]. Essa especificidade muscular é confirmada por aumento de excitabilidade em M1 concomitantemente à redução de inibição intracortical tanto em MM quanto em observação de movimento de flexão de dedo próprio ou de outro indivíduo[37].

Conforme comprovada a excitabilidade cortical aumentada durante MM em tarefas simples, pesquisas avançaram para tarefas de imagem mental mais complexas, envolvendo movimentação biológica e não biológica, em primeira e em terceira pessoa, com e sem envolvimento de objetos e ainda combinando ações dirigidas a um objeto ou ações sem significado funcional.

Nessa direção, Fourkas et al.[14] compararam MEPs nos músculos interósseo dorsal e abdutor do dedo mínimo durante a aplicação de EMT de pulso único durante quatro tarefas: de MM realizadas em primeira e terceira pessoas, imagem mental visual (isto é, movimento não biológico) e imagem mental estática (isto é, perspectiva, em primeira pessoa, de mão imóvel). MM em relação a imagens estáticas resultou em aumento da excitabilidade no músculo interósseo dorsal, mas não em abdutor do dedo mínimo. A facilitação demonstrada pelo aumento dos MEPs em músculo interósseo dorsal foi observada na condição de imagem mental de terceira pessoa (na qual a ação foi claramente atribuída a outra pessoa). Os autores atribuem os resultados obtidos na mentalização do movimento em terceira pessoa à ativação do sistema de neurônios-espelho.

Roosink e Zijdewind[38], ao realizarem o estudo comparando a excitabilidade corticospinal durante observação de movimento sequenciado simples e complexo dos dedos indicador, médio, anelar e mínimo em três condições e suas combinações (MM, execução e observação), observaram que a excitabilidade foi aumentada em todas as condições em relação à excitabilidade de repouso, sendo este aumento maior durante a observação ativa em relação à passiva e MM visual ou cinestésica. A dificuldade da tarefa também influencia na mudança da excitabilidade cortical, de modo que tarefas mais complexas resultaram em excitabilidade maior. Os autores sugerem ainda que a elevação da excitabilidade corticospinal encontrado durante a observação ativa e durante a MM pode ser o resultado de aumento da atividade cortical combinado com alterações na coluna vertebral.

Nas pesquisas com ação dirigida ao alvo e uso de objetos, são levantadas hipóteses acerca do conhecimento tátil de um objeto ou ainda da presença do toque deste durante a tarefa de imagem mental no sentido de quais influências estas circunstâncias teriam na excitabilidade corticospinal. Para conhecer esses efeitos, participantes eram instruídos a imaginar-se apertando uma bola, ora com a bola em mãos, ora sem ter nada nas mãos. A comparação e o monitoramento de MEPs no músculo dorsal interósseo (mão) nas duas situações após a aplicação de EMT no córtex motor permitiu verificar maior amplitude na condição com bola em mãos. Tal resultado sugere que o toque da bola reforce a MM, sendo este originado por algumas mudanças da via corticospinal e não da via aferente do córtex somatossensorial, uma vez que potenciais evocados somatossensorias foram medidos e não houve modulação na situação "segurando a bola"[39].

Seguindo a mesma premissa, Cesari et al.[40] sugerem que, durante MM, o sistema corticospinal seja modulado de forma musculoespecífica/compressão específica. Após EMT sobre M1, os autores avaliaram os MEPs dos músculos interósseo dorsal, abdutor do dedo mínimo e flexor superficial dos dedos em duas tarefas – execução motora de preensão de esferas de diferentes dimensões e MM de preensão destas mesmas esferas, com o advento que assim já teriam conhecimento do material e dimensão do objeto que deveriam mentalizar em mãos. Foi observado o mesmo padrão de ativação para esferas pequenas (isto é, flexor interósseo dorsal mais ativado em relação ao abdutor do dedo mínimo e flexor superficial) e esferas grandes (isto é, maior ativação de abdutor do dedo mínimo e flexor superficial) para ambas as situações.

Estas ativações são explicadas pela tendência de precisão na preensão de objetos pequenos, levando à preensão em pinça, e, em contraste, para objetos grandes é necessário usar os cinco dígitos, gerando este padrão de ativação muscular. No caso das esferas médias, todos os músculos foram ativados de forma similar, um padrão ocorrido quando se utilizam mais de dois dígitos na preensão de objetos[41-43]. Aparentemente, o processo predominantemente necessário para planejamento de preensão ocorre principalmente por ativações musculares de acordo com as propriedades do tipo de movimento e forma da mão mais adequada para tal movimento[40]. Já em relação à aplicação de força, estudos indicam que este planejamento ocorra de forma separada, já que a ativação motora obtida neste tipo de tarefa é mais precisa durante a execução da ação em relação à facilitação registrada durante MM[40,44].

Enquanto as alterações de excitabilidade parecem ter sido bem esclarecidas com relação às tarefas de movimentos simples e de articulação única, no que diz respeito a movimentos do dia a dia envolvendo diversos músculos ainda são encontradas divergências entre índivíduos quanto à ativação musculoespecífica.

Por meio de projeção de movimentos (isto é, o estímulo previamente filmado era projetado de forma que o movimento observado parecesse estar sendo realizado pelo próprio indivíduo), foi encontrada maior excitabilidade cortical em relação à condição repouso, porém em diferentes magnitudes de focalidade para cada sujeito. Apesar das variações entre indivíduos, o padrão foi constante para todas as tarefas no mesmo sujeito, sugerindo que alguns indivíduos tenham maior habilidade de precisão no mapeamento dos movimentos observados em seu próprio repertório motor e que esse tipo de resposta seja válido para diversas ações do dia a dia, ou ainda que este resultado se deva a diferentes direcionamentos de atenção durante a observação[45].

Com isso, a partir dos estudos feitos até então, podemos concluir que a EMT confere medidas precisas de excitabilidade cortical e confirma o aumento da atividade, bem como a redução de limiar motor em áreas corticais motoras durante o processo de imagem mental relacionada à motricidade. Tais achados são importantes na medida em que sinalizam a possibilidade de estratégias de mentalização como ferramenta de neuromodulação e recrutamento de estruturas cerebrais motoras.

Além das áreas motoras, devido à técnica de mentalização envolver "visualização mental" e controle da trajetória mental dos movimentos, como mencionado previamente, o CPP é uma área também envolvida. Alguns estudos com EMT foram feitos buscando investigar o papel dessa estrutura cortical na MM.

Fleming et al.[46] realizaram dois experimentos, a fim de investigar o envolvimento do córtex parietal (CP) nas funções de MM. No primeiro estudo, participantes realizaram mentalização de motricidade de membro superior durante RMf. Os autores observaram ativação de CPD e CPE. No segundo experimento, os participantes foram instruídos a imaginar a mesma sequência de movimentos enquanto recebiam a EMT no córtex parietal direito ou esquerdo. Ao final de cada mentalização, eles deveriam posicionar o membro no modo correto com a sequência mentalizada. Os autores observaram prejuízo no desempenho da tarefa após EMT ativa em relação a placebo e, com isso, argumentaram que a EMT interferiu nos processos de mentalização da sequência motora.

Diversos trabalhos com EMT buscaram também responder questões de assimetria inter-hemisféricas relacionadas à MM, entretanto os resultados são bastante divergentes. Fadiga et al.[35] encontraram maiores efeitos de MEPs no hemisfério motor dominante. Outros estudos encontraram maior excitabilidade do hemisfério não dominante[47,48]. E, por vezes, as assimetrias inter-hemisféricas não são observadas[36,46].

Considerando que a MM induz mudança na excitabilidade cortical, sendo está passível de mensuração com o uso de EMT, alguns autores têm investigado a relação entre MM e excitabilidade cortical em algumas doenças específicas.

Liepert et al.[49,50] investigaram tal relação em pacientes com paresia psicogênica. Em contraste com os dados de aumento da excitabilidade em M1 e CP durante tarefas de imagem mental, estudos em sujeitos com paresia psicogênica de membro superior e inferior mostraram diminuição de excitabilidade cortical em M1 durante mentalização de ação dos membros afetados. Os pacientes em questão apresentam MEPs de MM inferiores aos MEPs de repouso, sugerindo inibição do sistema motor durante a tarefa, e aumento regular de excitabilidade motora durante observação de outro sujeito realizando o mesmo movimento, em consonância com o que é geralmente encontrado tanto em sujeitos saudáveis como em pacientes neurológicos. Os autores especulam que essa discrepância possa constituir o substrato eletrofisiológico da inabilidade de se mexer voluntariamente em distúrbios de conversão motora, mostrando o envolvimento crucial da mentalização no planejamento da ação, e levantam ainda o papel importante da perspectiva em terceira pessoa, sugerindo, nesses casos, que o foco de atenção do paciente em outra pessoa possa ser a melhor forma de aplicação terapêutica[49,50].

Outra doença que vem sendo investigada dessa forma é o autismo. Em estudo de avaliação dos MEPs evocados em tarefa de observação de movimentação de dedos, realizada em grupo controle e grupo autista, foi demonstrado que no grupo autista a excitabilidade cortical é significativamente menor em comparação ao grupo controle. Os achados são discutidos à luz de estudos prévios sobre o comprometimento do sistema de neurônios-espelho nesse grupo[51].

Sendo assim, os substratos neurais envolvidos na compreensão e realização dessas tarefas podem estar comprometidos e as técnicas de modulação cerebral apresentam-se como ferramentas que modulam a excitabilidade, podendo aumentá-la nesses casos, o que possivelmente resultaria em efeito facilitatório nesses grupos com funcionamento cortical anormal e, dessa forma, funcionar como ferramenta de intervenção.

MENTALIZAÇÃO MOTORA, ESTIMULAÇÃO CEREBRAL NÃO INVASIVA E REABILITAÇÃO

Há poucos estudos utilizando essas ferramentas, como ETCC e EMT, para neuromodulação concomitante à MM. O primeiro estudo nessa direção está relacionado a movimentação e mentalização motora[52] e outro mais recente aborda o uso concomitante das técnicas para o tratamento de dor neuropática[53].

Investigando os efeitos da ETCC e MM, Quartarone et al.[52] realizaram aplicação de ETCC sobre M1 correspondente ao primeiro músculo interósseo dorsal direito avaliando excitabilidade cortical com MEPs de repouso e de MM de abdução do dedo indicador antes e 10, 20, 30 e 60min após 5 minutos de ETCC a 1mA (catódica, anódica e placebo) e compararam com o efeito da mesma tarefa de MM sem ETCC. A estimulação anódica apresentou efeito significativo apenas em MEP de repouso, sem efeitos em MEP de MM. Os autores justificam esses achados considerando que a MM, por si só, produz aumento na excitabilidade cortical e que, sendo assim, pode ter ocorrido efeito teto. Já após a estimulação catódica, foram observadas redução de amplitude em 30% em MEP de repouso, e em 50% em MEP com MM. Após 10 minutos de estimulação, os MEPs de repouso retornaram aos valores de linha de base, enquanto os MEPs de MM se mantiveram suprimidos durante 30 minutos, mostrando efeitos mais prolongados na combinação dessas estratégias. A estimulação placebo não provocou alterações de MEP em relação ao grupo que realizou mentalização sem uso da estimulação[52].

Os autores sugerem ainda, baseados em estudos de neurorreabilitação por estimulação cortical não invasiva, que a ETCC anódica possa reforçar a fase de aquisição e consolidação de aprendizado motor em pacientes neurológicos e, sabendo-se que a MM auxilia de maneira análoga a estes, a combinação dessas técnicas pode ainda ser eficaz. Quanto à ETCC catódica, é discutido seu uso acerca da regulação de excitabilidade durante tarefas manuais em condições de aumento anormal de disparo neuronal e aprendizado motor anormal[52].

Na investigação dos efeitos de MM e ETCC sobre dor neuropática, Soler et al.[53] elaboraram uma forma de MM com técnicas de observação por espelho virtual, isto é, pacientes sentados observavam a parte superior corporal em espelho comum e a parte inferior corporal em um espelho virtual gerando imagens de caminhada. Pacientes com lesão medular foram divididos em 4 grupos: ETCC anódico + ilusão visual de caminhada (combinação), ETCC anódica + ilusão controle (ETCC), ETCC placebo + ilusão visual de caminhada (ilusão visual) ou ETCC placebo + ilusão controle (placebo). As sessões de estimulação tiveram duração de 20 minutos e a corrente aplicada foi de 2mA. Realizou-se a comparação dos efeitos de tratamento isolado e combinado de MM e ETCC sobre M1 por meio de escalas de dor e medidas de excitabilidade cortical, com EMT, antes e depois do tratamento, e ainda na 2ª, 4ª e 12ª semanas após o tratamento. Constatou-se melhora significativamente maior no grupo que recebeu combinação dos tratamentos em relação a todas as outras situações, sendo que essa melhora persistiu até a 12ª semana. Tal resultado demonstra a eficácia da combinação de neuromodulação por ETCC com MM no tratamento de dor neuropática pós-lesão medular.

CONSIDERAÇÕES FINAIS

Os dados apresentados permitem concluir que a imagem mental de ações dirigidas e motricidade consistem em um processamento de alto nível, o qual, entretanto, manifesta-se em ativação dos mesmos circuitos corticais envolvidos na execução do movimento, como demonstrado nos diversos estudos citados neste capítulo. Além das evidências de ativação cortical apresentadas, Decety[12] mostrou ainda alterações no sistema nervoso autônomo, como aumento do batimento cardíaco e da frequência respiratória de sujeitos ao realizarem tarefas de MM, o mesmo ocorrendo em diversas tarefas de movimento real.

É comprovado que M1 tem envolvimento focal durante MM, o que sugere que este comportamento não seja confinado a áreas de preparação do movimento. Como não são detectadas alterações de excitabilidade da medula espinal durante MM ou observação de movimento, sugere-se que estes comandos sejam inibidos em algum momento do processamento ou ainda que a ativação seja demasiada pequena para evocar o movimento[36,37].

Assim, terapias com MM oferecem oportunidades de ativação direta de áreas corticais que não podem ser ativadas de outra forma, como áreas corticais representativas de membro paralisado. Sabendo-se que a MM elicia atividade cortical sensório-motora, melhorando as funções de membros paralisados em decorrência de AVC e lesão medular, ao menos temporariamente, talvez possibilite fortalecimento de vias neurais que permanecem intatas e também promova facilitação de áreas corticais motoras[54,55].

Além disso, os estudos com EMT demonstram como ocorrem essas alterações de padrão de excitabilidade, responsáveis por melhora de desempenho em pacientes neurológicos com redução de controles de movimento, dor neuropática e outras sensações de "membro fantasma". Corroboram então os achados inicialmente demonstrados apenas por tratamento comportamental de observação, terapia com espelhos[56] e mentalização[57].

Dessa forma, combinar essa técnica com estimulação cerebral não invasiva pode ser interessante devido ao potencial neuromodulatório e facilitatório dessas técnicas (ver capítulo EMT e ETCC) e ainda às evidências de efeito prolongado nas alterações de habilidade motora e dor neuropática eliciadas pela combinação das técnicas de estimulação com treinamentos ou imagem mental[53,58]. Assim, é demonstrada a viabilidade do uso dessas técnicas em neurorreabilitação, por meio da ação potencial nos mecanismos de consolidação de habilidades motoras e modulação intracortical de centros de dor. Novos estudos são necessários para que essas hipóteses, assim como esses achados preliminares, sejam confirmadas.

REFERÊNCIAS BIBLIOGRÁFICAS

1. Annett J. Motor imagery: perception or action? Neuropsychologia 1995;3:1395-1417.
2. Farah MJ. The neurological basis of mental imagery: a componential analysis. Cognition 1984;18:245-272.
3. Kosslyn SM, Ganis G, Thompson WL. Neural foundations of imagery. Nature Rev Neurosci 2001;2:635-642.
4. Decety J, Grezes J. The power of simulation: imagining one's own and other's behavior. Brain Res 2006;1079:4-14.
5. Jeannerod M. Neural simulation of action: a unifying mechanism for motor cognition. NeuroImage 2001;14:103-109.
6. Rizzolatti G, Fogassi L, Gallese V. Neurophysiological mechanisms underlying the

understanding and imitation of action. Nature Rev 2001;2:661-670.

7. Rizzolatti G. The mirror neuron system and its function in humans. Anat Embryol 2005; 219:419-421.

8. Hauk O, Pulvermuller, F. Neurophysiological distinction of action words in the fronto-central cortex. Human Brain Mapp 2004;21:191-201.

9. Le Bel RM, Pineda JA, Sharma A. Motor-auditory-visual integration: the role of the human mirror neuron system in communication and communication disorders. J Commun Disord 2009;42:299-304.

10. Gallese V, Goldman A. Mirror neurons and the simulation theory of mind-reading. Trends Cogn Sci 1998;2:493-501.

11. Ruby P, Decety J. Effect of subjective perspective taking during simulation of action: a PET investigation of agency. Nature Neurosci 2001; 4:546-550.

12. Decety J. The neurophysiological basis of motor imagery. Behav Brain Res 1996;77:45-52.

13. Munzert J, Lorey B, Zentgraf K. Cognitive motor processes: the role of motor imagery in the study of motor representations. Brain Res Rev 2009;60:306-326.

14. Fourkas AD, Avenanti A, Urgesi C, Aglioti SM. Corticospinal facilitation during first and third person imagery. Exp Brain Res 2006;168: 143-151.

15. Rizzolatti G, Craighero L. The mirror-neuron system. Ann Rev Neurosci 2004;27:169-192.

16. Michelon P, Vettel JM, Zacks JM. Lateral somatotopic organization during imagined and prepared movements. J Neurophysiol 2006;95: 811-822.

17. Flor H, Nikolajsen L, Jensen TS. Phantom limb pain: a case of maladaptive CNS plasticity? Nature Rev Neurosci 2006;7:873-881.

18. Marsh BC, Astill SL, Utley A, Ichiyama RM. Movement rehabilitation after spinal cord injuries: Emerging concepts and future directions. Brain Res Bull 2011;84:327-336.

19. Desrocher M, Smith ML, Taylor M. Stimulus and sex differences in desempenho of mental rotation: evidence form event related potentials. Brain Cogn 1995;28:14-38.

20. Ganis G, Keenan JP, Kosslyn SM, Pascual-leone A. Transcranial magnetic stimulation of primary motor cortex affects mental rotation. Cerebral Cortex 2000;10:175-180.

21. Cramer SC, Orr ELR, Cohen MJ, Lacourse MG. Effects of motor imagery training after chronic, complete spinal cord injury. Exp Brain Res 2007;177:233-242.

22. Meister IG, Krings T, Foltys H, Muller M, Töpper R, Thron A. Playing piano in the mind – an fMRI study on music imagery and desempenho in pianists. Cogn Brain Res 2004;19: 219-228.

23. Rabadi, MH. Review of the randomized clinical stroke rehabilitation trials in 2009. Med Sci Monitor 2011;17:25-43.

24. Decety J, Kawashima R, Gulyas B, Roland PE. Preparation for reaching: a PET study of the participating structures in the human brain. NeuroReport 1992;3:761-764.

25. Mulliken GH, Andersen RA. Foward models and state estimation in posterior parietal cortex. In: Gazzaniga MS (ed). The cognitive neurosciences. 4th Cambridge-MA: MIT Press; 2009. p. 599-613.

26. Harris IM, Egan GF, Sonkilla C, Tochon-Danguy HJ, Paxinos G, Watson JDG. Stimulus and sex differences in desempenho of mental rotation: evidence form event related potentials. Brain 2000;123:65-73.

27. Rossi S, Rossini PM. TMS in cognitive plasticity and the potential for rehabilitation. TRENDS Cogn Sci 2004;8:273-279.

28. Wang W, Collinger JL, Perez MA, Tyler-Kabara EC, Cohen LG, Birbaumer N, et al. Neural interface technology for rehabilitation: exploiting and promoting neuroplasticity. Phys Med Rehabil Clin North Am 2010;21:157-178.

29. Fregni F, Boggio PS, Mansur CG, Wagner T, Ferreira MJ, Lima MC, et al. Transcranial direct current stimulation of the unaffected hemisphere in stroke patients. NeuroReport 2005;16:1551-1555.

30. Hummel FC, Cohen LG. Non-invasive brain stimulation: a new strategy to improve neuro-rehabilitation after stroke? Lancet Neurol 2006;5:708-712.

31. Boggio PS, Nunes A, Rigonatti SP, Nitsche MA, Pascual-Leone A, Fregni F. Repeated sessions of noninvasive brain DC stimulation is associated with motor function improvement in stroke patients. Restorative Neurol Neurosci 2007;25:123-129.

32. Mansur CG, Fregni F, Boggio PS, Riberto M, Gallucci-Neto J, Santos CM, et al. A sham stimulation-controlled trial of rTMS of the unaffected hemisphere in stroke patients. Neurology 2005;64:1802-1804.

33. Najib U, Bashir S, Edwards D, Rotenberg A, Pascual-Leone A. Transcranial brain stimulation: clinical applications and future directions. Neurosurg Clin North Am 2001;22:233-251.

34. Matsumoto J, Fujiwara T, Takahashi O, Liu M, Kimura A, Ushiba J. Modulation of mu rhythm desynchronization during motor imagery by transcranial direct current stimulation. J NeuroEnginee Rehabil 2010;7.

35. Fadiga L, Buccino G, Craighero L, Fogassi L, Gallese V, Pavesi G. Corticospinal excitability is specifcally modulated by motor imagery: a magnetic stimulation study Neuropsychologia 1999;37:147-158.

36. Facchini S, Muellbacher W, Battaglia F, Boroojerdi B, Hallett M. Focal enhancement of motor córtex excitability during motor imagery: a transcranial magnetic stimulation study. Acta Neurol Scand 2002;5:146-151.

37. Patuzzo S, Fiaschi A, Manganotti P. Modulation of motor cortex excitability in the left hemisphere during action observation: a single- and paired-pulse transcranial magnetic stimulation study of self- and non-self-action observation. Neuropsychologia 2003;41:1272-1278.

38. Roosink M, Zijdewind I. Corticospinal excitability during observation and imagery of sample and complex hand tasks: Implications for motor rehabilitation. Behav Brain Res 2010; 213:35-41.

39. Mizuguchi N, Sakamoto M, Muraoka T, Kanosue, K. Influence of touching an object on corticospinal excitability during motor imagery. Exp Brain Res 2009;194:529-535.

40. Cesari P, Pizzolato F, Fiorio M. Grip-dependent cortico-spinal excitability during grasping imagination and execution. Neuropsychologia 2011;49:2121-2130.

41. Anson JG, Hasegawa Y, Kasai T, Latash ML, Yahagi S. EMG discharge patterns during human grip movement are task-dependent and not modulated by muscle contraction modes: a transcranial magnetic stimulation (TMS) study. Brain Res 2002;934:162-166.

42. Hasegawa Y, Kasai T, Tsuji T, Yahagi S. Further insight into the task-dependent excitability of

motor evoked potentials in first dorsal interosseous muscle in humans. Exp Brain Res 2001; 140:387-396.

43. Tinazzi M, Farina S, Tamburin S, Facchini S, Fiaschi A, Restivo D, Berardelli A. Task-dependent modulation of excitatory and inhibitory functions within the human primary motor cortex. Exp Brain Res 2003;150:222-229.

44. Park W-H, Li S. No graded responses of finger muscles to TMS during motor imagery of isometric finger forces. Neurosci Letters 2011; 494:255-259.

45. Hetu S, Gagné M, Jackson PL, Mercier C. Variability in the effector-specific pattern of motor facilitation during the observation of everyday actions: implications for the clinical use of action observation. Neuroscience 2010; 170:589-598.

46. Fleming MK, Stinear CM, Byblow WD. Bilateral parietal cortex function during motor imagery. Exp Brain Res 2010;201:499-508.

47. Yahagi S, Kasai T. Facilitation of motor evoked potentials (MEPs) in first dorsal interosseous (FDI) muscle is dependent on different motor images. Electroencephalogr Clin Neurophysiol 1998;109:409-417.

48. Kuhtz-Buschbeck JP, Mahnkopf C, Holzknecht C, Siebner H, Ulmer S, Jansen O. Effector-independent representations of simple and complex imagined finger movements: a combined fMRI and TMS study. Eur J Neurosci 2003;18:3375-3387.

49. Liepert J, Hassa T, Tuscher O, Schmidt R. Abnormal motor excitability in patients with psychogenic paresis – a TMS study. J Neurol 2009;256:121-126.

50. Liepert J, Hassa T, Tuscher O, Schmidt R. Motor excitability during movement imagination and movement observation in psychogenic lower limb paresis. J Psychosom Res 2011;70:59-65.

51. Théoret H, Halligan E, Kobayashi M, Fregni F, Tager-Flusberg H, Pascual-leone A. Impaired motor facilitation during action observation in individuals with autism spectrum disorder. Curr Biol 2005;15:84-85.

52. Quartarone A, Morgante F, Bagnato S, Rizzo V, Sant'Angelo A, Aiello E, et al. Long lasting effects of transcranial direct current stimulation on motor imagery. NeuroReport 2004;15: 1287-1291.

53. Soler MD, Kumru H, Pelayo R, Vidal J, Tornos JM, Fregni F, et al. Effectiveness of transcranial direct current stimulation and visual illusion on neuropathic pain in spinal cord injury. Brain 2010;133: 2565-2577.

54. Dunsky A, Dickstein R, Marcovitz E, Levy S, Deutsch, J. Home-based motor imagery training for gait rehabilitation of people with chronic poststroke hemiparesis. Arch Phys Med Rehabil 2008;89:1580-1588.

55. Page SJ, Szaflarski JP, Eliassen JC, Pan H, Cramer SC. Cortical plasticity following motor skill learning during mental practice in stroke. Neurorehabil Neural Repair 2009;23: 382-388.

56. Ramachandran VS, Blaskeslee S. Fantasmas no cérebro. Rio de Janeiro: Record; 2002. p. 69-95.

57. Maciver K, Lloyd DM, Kelly S, Roberts N, Nurmikko T. Phantom limb pain, cortical reorganization and the therapeutic effect of mental imagery. Brain 2008;131:2181-2191.

58. Reis J, Schambra HM, Cohen LG, Buch ER, Fritsch B, Zarahn E, et al. Noninvasive cortical stimulation enhances motor skill acquisition over multiple days through an effect on consolidation. Proceedings of the National Academy of Science of the USA 2009;106: 1590-1595.

28

ESTUDOS EXPERIMENTAIS EM ANIMAIS

Rosana Lima Pagano
Camila Squarzoni Dale

O uso de modelos experimentais tem permitido importantes avanços no diagnóstico e na terapêutica de doenças somáticas de diferentes origens. Os modelos animais são usados em todos os campos da pesquisa biológica nos dias de hoje. A relação entre os humanos e os animais de outras espécies ganhou contornos mais definidos. A exploração de animais não humanos de experimentação tem regras e uma ética estabelecida, a indução dos resultados do animal para a espécie humana, tem critérios claros e objetivos a serem preenchidos. Os humanos tomaram consciência de que fazem parte de um conjunto interligado, em que os elos se entrelaçam e sua sobrevivência depende da sobrevivência de todos.

A criação de modelos animais e outros modelos experimentais têm permitido o avanço da pesquisa translacional em neurociência. Estes modelos determinam e validam novos alvos terapêuticos identificados a partir da elucidação das bases moleculares e celulares da fisiopatologia das doenças do sistema nervoso. Os estudos com animais de experimentação são um suporte adequado para a investigação dos mecanismos de ação ainda indeterminados com relação aos efeitos terapêuticos induzidos por técnicas de neuromodulação.

Modelos animais oferecem uma possibilidade única para caracterizar e aperfeiçoar protocolos mais potentes de técnicas de neuromodulação sem expor sujeitos humanos ao risco. Eles tornam possível a investigação de substratos anatômicos e fisiológicos não invasivos para as técnicas de estimulação, o que pode levar a melhor entendimento dessas intervenções, possibilitando a descoberta de novos protocolos de estimulação. O objetivo deste capítulo foi o de compilar tanto as informações existentes na literatura no que se refere às descobertas realizadas por meio da utilização de modelos animais, dos mecanismos envolvidos nos efeitos induzidos pelas diferentes técnicas de neuromodulação, quanto o aprimoramento dessas técnicas.

ESTIMULAÇÃO MAGNÉTICA TRANSCRANIANA

A estimulação magnética transcraniana (EMT) surgiu como uma ferramenta poderosa, não invasiva, na pesquisa sobre neuroplasticidade em humanos e tem sido utilizada para se caracterizar a excitabilidade cortical[1] associada a alterações neuroplásticas[2,3]. Em adição, a EMT repetitiva (EMTr) induz efeitos duradouros na excitabilidade cortical[4], particularmente quando aplicada na forma de ondas *theta*. Estudos clínicos têm chamado a atenção para os efeitos da EMTr na depressão, epilepsia, doença de Parkinson, enxaqueca, derrame e *tinnitus*. No entanto, para uma aplicação terapêutica de rotina, os efeitos da EMTr são em geral de curta duração ou muito fracos para serem de relevância clínica decisiva. Dessa forma, protocolos mais eficazes de estimulação são necessários para se obter efeitos que sejam clinicamente mais significativos. Surpreendentemente, existem poucos estudos com EMTr utilizando modelos experimentais em animais quando comparado com o número crescente de estudos clínicos. No entanto, a literatura existente com esses estudos proporciona informações úteis sobre uma gama de efeitos biológicos da EMTr, embora estes estudos tenham apenas começado a explorar o universo de combinações de parâmetros de estimulação, ainda com poucos resultados efetivamente replicados.

Modelos em roedores já trouxeram informações valiosas com relação aos aspectos de segurança da EMT[5] e possibilitaram a aplicação coerente e consistente de protocolos utilizados[6]. No entanto, esses modelos, utilizando roedores, possuem limitações significativas para estudos funcionais, por apresentarem pequeno volume condutivo, necessitarem de altas intensidades de estimulação, as quais produzem artefatos nas gravações, além de induzirem superaquecimento da bobina, limitando a praticabilidade desse tipo de estimulação nesses animais[6]. Uma outra desvantagem da utilização de roedores é a organização diferente do sistema motor, o qual não exibe conexões corticomotoneurais diretas[7]. Por esta razão, a EMT não tem sido implementada em modelos de roedores para se avaliar alterações neuroplásticas de excitabilidade cortical, embora a pesquisa básica em fenômenos de neuroplasticidade cortical, como na potencialização e depressão de longa duração, seja geralmente realizada em roedores.

Estudos sobre os mecanismos envolvidos nos efeitos cerebrais induzidos por EMT têm demonstrado que felinos podem ser efetivamente utilizados como modelos experimentais para avaliar o efeito da estimulação sobre o padrão de ativação neuronal, visto por eletrofisiologia, por técnicas de imagem funcional ou ainda por avaliações comportamentais. No entanto, quando comparados a primatas não humanos, os felinos são menos suscetíveis a treinamentos mais complexos, sejam eles motores, sensoriais ou cognitivos.

Em primatas, a EMTr tem sido aplicada no córtex de macacos para avaliar os mecanismos envolvidos na plasticidade neuronal. Os resultados mais relevantes obtidos até o momento demonstram que a EMT leva a ativação direta e indireta de neurônios do trato corticospinal[8,12], o que permitiu acessar os níveis de excitabilidade de diferentes grupos de neurônios corticais[1,13].

Diferentes estudos demonstram que a EMTr compartilha os efeitos comportamentais e bioquímicos observados no choque eletroconvulsivante[14], os quais podem propiciar sua ação terapêutica em pacientes com depressão. Vários estudos em roedores têm sido apresentados para mostrar o efeito antidepressivo da EMT, em geral adotando as variáveis normalmente usadas para aferir os efeitos das descargas eletroconvulsivas (DEC). O teste de estereotipia induzida por apomorfina, o teste do nado forçado, a regulação beta e a inibição de convulsão induzida por eletrochoque são exemplos de modelos usados para avaliar os efeitos da DEC. Alguns autores encontraram resultados semelhantes nesses parâmetros após a aplicação EMTr ou DEC em camundongos. Nesse sentido, foi demonstrado que a aplicação diária de EMT em camundongos reduziu a imobilidade no teste do nado forçado, semelhante ao observado no grupo DEC[15,16]. Esses autores também demonstraram que a EMTr foi capaz de induzir um aperfeiçoamento da estereotipia induzida pela apomorfina[15]. Ainda, Zyss et al.[16] demonstraram que tanto a EMTr quanto a DEC foram capazes de inibir a produção de AMP cíclico cortical. Por outro lado, foram observadas diferenças entre eles, sendo que apenas a DEC induziu catalepsia e analgesia profunda. Em modelos de convulsão induzida por eletrochoque foi demonstrado que, semelhante ao observado para DEC, animais submetidos à EMTr apresentam menos crises, com convulsões mais curtas, sendo este efeito de curta duração. Após 5 dias da aplicação da EMTr, a resposta à DEC foi normalizada[17].

Outra abordagem utilizada para o estudo do efeito antidepressivo da EMTr é seu envolvimento na liberação de neurotransmissores. Nesse sentido, foi demonstrado em ratos o aumento significativo nas concentrações de dopamina no estriado e no hipocampo e diminuição no córtex frontal no grupo de EMTr, enquanto as concentrações de serotonina aumentaram somente no hipocampo após a EMTr[18]. Esses achados são semelhantes àqueles obtidos nos camundongos submetidos à DEC, demonstrando que monoaminas, especialmente a noradrenalina e a serotonina, têm papel importante nos eventos bioquímicos relacionados à depressão, tal como acontece nos animais submetidos a DEC. Em camundongos submetidos à EMTr, foi observado por imuno-histoquímica aumento substancial e específico da marcação para serotonina no córtex frontal, no cingulado e no núcleo olfatório anterior e para NMDA no hipotálamo ventromedial, comparados a animais do grupo controle. Esses achados podem sinalizar a real existência de um efeito antidepressivo da EMTr com as interferências potenciais neuroquímicas da transmissão sináptica no sistema nervoso central[19].

Com relação à avaliação do efeito da EMT em modelos experimentais de epilepsia, foi demonstrado que a EMTr suprime as crises epilépticas em modelo induzido por ácido caínico em ratos (Fig. VI-1)[20] e previne o *status epilepticus* em ratos tratados com pentilenotetrazol[21]. Em modelo experimental de doença de Parkinson em ratos, induzido por 6-hidroxidopamina estriatal, foi demonstrado que a EMTr é capaz de diminuir os níveis de cicloxigenase do tipo 2 e do fator de necrose tumoral alfa na substância negra dos animais hemiparkinsonianos. Foi sugerido pelos autores ser essa a razão para a EMTr prevenir tanto a perda de neurônios dopaminérgicos na substância negra como a queda

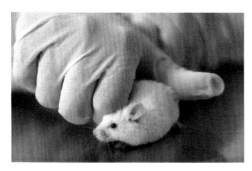

FIGURA VI-1 – Imagem mostrando animais usados para estudos de EMT. Um dos grandes desafios é o tamanho reduzido do crânio do animal, pois as bobinas de EMT estimulam o córtex cerebral do animal de forma não focal.

nos níveis de dopamina no estriado, consequentemente inibindo o comportamento rotacional induzido por apomorfina[22], sugerindo assim um efeito neuroprotetor da EMT nessa doença neurodegenerativa.

Embora ainda apresente deficiências, o modelo experimental de estimulação magnética transcraniana oferece uma alternativa à análise invasiva, morfológica ou molecular, tornando-se altamente adequada para o desenvolvimento pré-clínico das neuroplasticidades avançadas sem expor seres humanos ao risco.

ESTIMULAÇÃO TRANSCRANIANA POR CORRENTE CONTÍNUA

A estimulação transcraniana por corrente contínua (ETCC) é uma técnica de estimulação cerebral não invasiva promissora com potenciais aplicações na psiquiatria, neurologia e neurociência cognitiva[23]. Na última década, estudos funcionais e clínicos propõem efeitos benéficos da ETCC em pacientes com desordens psiquiátricas e neurológicas, incluindo epilepsia, dor crônica e depressão maior. A ETCC induz mudanças permanentes na excitabilidade cortical no cérebro humano[24], sendo que se atribui a esses efeitos alterações nos potenciais de membrana e na plasticidade sináptica dependente do receptor glutamatérgico NMDA[25]. A estabilidade é controlada pela duração, assim como pela intensidade da estimulação, e a direção das mudanças de excitabilidade, pela polaridade da estimulação[26]. Entretanto, muitas questões com relação ao seu mecanismo de ação permanecem desconhecidas. Nesse sentido, recentemente experimentos realizados em animais estão sendo desenvolvidos para avaliar os efeitos fisiológicos da ETCC tanto em animais saudáveis como em modelos patológicos.

Semelhante aos efeitos fisiológicos observados em humanos, foi demonstrado em ratos saudáveis que a ETCC induz mudanças prolongadas sobre o fluxo sanguíneo cerebral, avaliado por fluxometria a laser com Doppler, sendo essas alterações dependentes da duração e da intensidade de corrente aplicada e possui um efeito polaridade-específico, uma vez que a aplicação da ETCC anodal levou a aumento, enquanto a ETCC catodal levou à inibição do fluxo sanguíneo cerebral[27]. Takano et al.[28] observaram, por imagem de ressonância magnética funcional, o aumento da intensidade de sinal no córtex frontal e no *nucleus accumbens* de ratos após a ETCC anodal.

Considerando que a maior preocupação para o tratamento com ETCC está relacionada com sua segurança, no que diz respeito à aplicação de intensidades de corrente aumentadas ou a duração de estimulação prolongada, um estudo histológico do limiar de segurança do efeito deletério da ETCC foi realizado em ratos, avaliando diferentes intensidades de corrente aplicada (Fig. VI-2)[29]. Apesar de os autores sugerirem que a intensificação da ETCC pode gerar protocolos futuros de estimulação com respostas mais estáveis e mais potentes, ressaltam que mais estudos são necessários focando nos efeitos comportamentais e morfológicos.

Em humanos, a ETCC afeta os potenciais motores evocados (MEPs), que refletem a modulação da excitabilidade motora, pela facilitação após ETCC anodal e pela supressão após estimulação catodal[24]. Experimentalmente, Cambiaghi et al.[30] demonstraram o mesmo efeito em camundongos saudáveis, nos quais a ETCC anodal aumentou os MEPs, enquan-

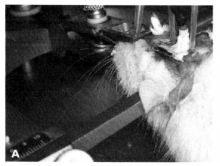 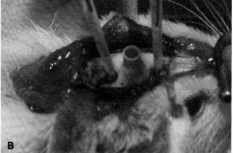

FIGURA VI-2 – Mostra colocação de eletrodos epicraniais para aplicação de ETCC. O eletrodo epicranial foi fixado unilateralmente sobre o crânio. Geralmente, com essa montagem o outro eletrodo é colocado sobre o tórax ventral do animal.

to a ETCC catodal inibiu a excitabilidade motora, validando assim esses ensaios pré-clínicos aplicados em roedores para investigação do efeito induzido pela ETCC na modulação e plasticidade cerebral, assim como no aprimoramento da técnica para aplicação terapêutica.

Apenas um estudo foi realizado em felinos, examinando a direção, a magnitude e a duração do impacto comportamental resultante da ETCC do córtex parietal posterior, sendo observado que a estimulação catodal produz uma alteração seletiva na habilidade de localização visual em gatos domésticos[31].

Com relação ao efeito da ETCC utilizando modelos patológicos em ratos, foi observado que a estimulação anodal induz um efeito neuroprotetor em modelo de isquemia cerebral permanente, melhorando o desempenho motor dos animais e reduzindo o dano axonal na cápsula interna do hemisfério infartado, sem interferir com o tamanho da lesão[32]. Com relação ao efeito da ETCC anodal, foi também observado o aumento da excitabilidade do córtex motor em modelo de ablação hemicerebelar[33] e da velocidade de propagação da depressão alastrante cortical[34]. Entretanto, Fregni et al.[35] demonstraram redução da velocidade de propagação da depressão cortical por estimulação elétrica repetitiva, que foi revertida por ETCC, tanto anodal quanto catodal. No modelo de epilepsia focal induzido por pilocarpina, foi demonstrado que o tratamento prolongado com ETCC catodal, quando comparado com o *sham* e/ou anodal, reduz a perda neuronal e o brotamento de fibras musgosas no hipocampo, prevenindo assim déficit de memória espacial e inibindo a frequência de convulsões[36]. Em adição, Liebetanz et al.[37] demonstraram que a ETCC catodal também induz efeito anticolvulsivo no modelo de epilepsia focal induzida por estimulação cortical gradual, sendo que a magnitude e a duração do efeito dependem da duração da estimulação e da intensidade da corrente. Os estudos com ETCC em animais demonstram que essa técnica induz efeitos semelhantes aos observados em humanos, que são polaridade e intensidade-dependentes. No que diz respeito à resposta nociceptiva, Nekhendzy et al.[38] demonstraram que a eletroestimulação transcraniana, utilizando a combinação de corrente contínua com corrente alternada, induz um aumento do limiar nociceptivo térmico, que é imediato, sustentado e frequência-dependente, em ratos saudáveis.

426 Tópicos de Pesquisa em Neuromodulação

A ETCC é uma terapia promissora para o uso clínico em desordens psiquiátricas e neurológicas, considerando que possui efeitos transitórios e é de fácil aplicação quando comparada com outras intervenções de estimulação cerebral. Entretanto, um melhor entendimento do seu mecanismo de ação é crítico para o aprimoramento dessa técnica, tornando os estudos em animais de experimentação fundamentais para essa proposta.

TÉCNICAS DE NEUROMODULAÇÃO INVASIVAS

ESTIMULAÇÃO CEREBRAL PROFUNDA

A estimulação cerebral profunda (ECP) é um método usado para modular reversivamente disfunções cerebrais, dentre elas depressão maior, epilepsia, dor crônica e doença de Parkinson.

Foi demonstrado que a ECP do núcleo subtalâmico (NST), utilizando estimulação de alta frequência, induz efeitos benéficos sobre os sintomas motores induzidos em modelos de doença de Parkinson em primatas, ratos e camundongos, similares aos observados em humanos. Muitos estudos têm demonstrado que a perda de neurônios dopaminérgicos nigrais em animais não humanos e pacientes com doença de Parkinson leva à hiperatividade das vias subtalomicopalidal, subtalamiconigral e corticospinal[39-42]. Nesse sentido, foi demonstrado em ratos hemiparkinsonianos que a ECP do NTS inibe os neurônios no local da estimulação, com consequente desativação dos neurônios da substância negra reticulata (SNr), observados por eletrofisiologia[9] e aumenta os níveis de GABA na SNr, o qual é abolido após a lesão do globo pálido, visto por ensaio de microdiálise[43]. Ainda, em primatas tratados com MPTP, a atividade neuronal do globo pálido interno (GPi) é regulada durante a ECP do NST. Entretanto, foi sugerido por Gradinaru et al.[44] que a ação antiparkinsoniana da ECP no NST está mais ligada à ativação antidrômica do córtex motor primário para o local da estimulação do que a inativação de neurônios no NTS. Com relação ao mecanismo de ação da ECP do NTS foi observado acúmulo de adenosina talâmica com consequente ativação do receptor de adenosina A1, levando à depressão do NTS, atenuando assim o tremor dos animais e um efeito neuroprotetor dos neurônios dopaminérgicos na substância negra tanto em ratos como em macacos[45-47].

A ação antiparkinsoniana da ECP foi confirmada em outras áreas cerebrais em modelos de doença de Parkinson, as quais são alternativas terapêuticas aplicadas na clínica em pacientes parkinsonianos. Foi demonstrado, em primatas tratados com MPTP, que a ECP do GPi melhora os sintomas motores, reduz a frequência de disparo de neurônios no local da estimulação e modula o padrão neuronal do córtex motor primário. A estimulação do núcleo pedunculopontino melhora a função motora de ratos[48] e primatas parkinsonianos[49,50]. A ECP do complexo parafascicular centromediado do tálamo de ratos hemiparkinsonianos induz uma ação antiacinética e a melhora da resposta sensório-motora, associada à supressão das mudanças metabólicas induzidas pela lesão dopaminérgica no NST, no globo pálido e na SNr[51].

O *nucleus accumbens* tem sido observado como potencial alvo terapêutico para a depressão com ECP. Nesse sentido, foi demonstrado que a estimulação crônica e intermitente desse núcleo aumenta o comportamento exploratório e reduz a atividade ansiolítica de ratos, diminuindo os níveis de noradrenalina e dopamina e aumentando os dendritos de neurônios piramidais no córtex pré-frontal de animais estimulados[52]. A ECP do córtex pré-frontal ventromedial aumenta os níveis de serotonina hipocampal, induz efeito antidepressivo em ratos avaliados no teste comportamental de nado forçado, sendo esse efeito abolido pela inativação do sistema serotonérgico[53]. A estimulação de baixa frequência no núcleo tegmental ventral normaliza as manifestações comportamentais depressivas e os níveis do fator neuronal derivado do cérebro no córtex frontal[54].

Muitos trabalhos científicos, utilizando animais de experimentação, avaliam o efeito antinociceptivo da estimulação elétrica em diferentes regiões encefálicas. Dentre eles, foi demonstrado que a estimulação da substância cinzenta periaquedutal mesencefálica (PAG) induz antinocicepção espinal, mediada por opioides, na pata inflamada de ratos[55], e inibe tanto a hiperatividade de neurônios espinais diante da estimulação térmica[56] como a alodínia térmica e mecânica[57] de ratos com neuropatia periférica. A estimulação do hipotálamo lateral induz antinocicepção em ratos avaliados em modelos de nocicepção térmica aguda, mediada por ativação espinal adrenérgica[58] e serotonérgica[59]. A estimulação da cápsula interna inibe neurônios nociceptivos talâmicos em resposta à estimulação da polpa dentária em gatos[60] e em ratos induz antinocicepção em testes nocivos térmico, químico e mecânico[61] e inibe os neurônios nociceptivos de segunda ordem por ativação pré-sináptica de fibras corticofugais no local da estimulação[62]. A estimulação do núcleo submédio talâmico em ratos inibe a resposta de neurônios nociceptivos espinais diante da estimulação cutânea nociva[63] e aumenta o limiar nociceptivo em modelo nocivo térmico espinal[64].

Em modelos experimentais de epilepsia, foi demonstrado que a estimulação cerebelar induz ação antiepiléptica em ratos[65,66], gatos[67] e macacos[68]. A estimulação hipocampal em ratos reduz a excitabilidade local[69] e inibe as crises epilépticas[70]. A ECP do NST[71,72] e do núcleo anterior do tálamo[73,74] modula o *status epilepticus* de ratos em diferentes modelos de epilepsia. Alguns trabalhos sugerem os possíveis mecanismos de ação da ECP na epilepsia, incluindo liberação de adenosina e glutamato local[75], entretanto, mais estudos são necessários para investigar diferentes parâmetros e locais de estimulação, assim como os mecanismos de ação envolvidos, para tornar essa terapia antiepiléptica induzida pela ECP mais bem estabelecida e mais eficaz.

ESTIMULAÇÃO CORTICAL EPIDURAL

A estimulação elétrica do córtex motor (ECM) tem sido aplicada em humanos em diferentes desordens psiquiátricas e neurológicas, incluindo no tratamento de alterações funcionais pós-derrame, dor crônica, distonia, epilepsia e doença de Parkinson.

A ECM combinada com terapia de reabilitação induz a expansão funcional da área motora e consequentemente a recuperação da função motora após isquemia cortical focal em ratos[76] e em primatas[77], que é acompanhada pelo aumento da plasticidade estrutural e funcional sináptica[76]. Ainda com relação à recuperação motora, foi observado que a ECM restaura o controle motor dos membros posteriores debilitados em ratos com piramidotomia unilateral completa e induz aumento das terminações axônicas do trato corticospinal na medula espinal ipsilateral à lesão[78].

Tsubokawa et al.[79] foram os primeiros a utilizar a ECM para o tratamento de dor crônica de origem central. Esse grupo demonstrou que a ECM atenuava a hiperatividade talâmica anormal, após transecção espinotalâmica em gatos[80]. Aplicando ECM subdural, foi observada a reversão da dor neuropática tanto central em ratos rizotomizados[82] como periférica em animais com contrição crônica do nervo ciático[82], associada à ativação do *locus ceruleus*, do bulbo rostroventromedial e da via serotonérgica descendente agindo em receptores serotonérgicos $5HT_{1A}$ espinais[83]. Na tentativa de mimetizar o protocolo clínico menos invasivo usado em humanos, foi demonstrado que a ECM epidural em ratos aumenta o limiar nociceptivo mecânico, devido a uma ação sobre o sistema opioide[84], e reverte a hiperalgesia e alodínia mecânica em ratos com neuropatia periférica, associada à inibição da medula espinal e de núcleos talâmicos e à ativação da PAG, do córtex cingulado anterior e de núcleos da amígdala[85].

Ainda, com relação à antinocicepção induzida por estimulação cortical, foi demonstrado que a estimulação do córtex somatossensorial induz fraca antinocicepção em ratos, que é mediada por óxido nítrico[86]. Senapati et al.[87-89] mostraram a diminuição da resposta de neurônios espinais diante de estímulos nociceptivos mecânicos, durante a estimulação subdural dos córtex motor, somatossensorial e cingulado anterior em ratos anestesiados. A estimulação do córtex somatossensorial diminui a amplitude dos potenciais evocados pela estimulação da polpa dentária, modelo de dor trigeminal, sugerindo um efeito antinociceptivo direto[90]. A estimulação do núcleo pré-tectal anterior induz antinocicepção em ratos submetidos a modelos de nocicepção aguda e persistente[91]. Ainda, foi observado o efeito antinociceptivo induzido por estimulação dos córtex retroesplenal ou occipital em ratos associado à ação de serotonina e opioide no núcleo pré-tectal anterior[92]. A estimulação do núcleo pedunculopontino induz antinocicepção espinal em ratos avaliados em modelo de nocicepção térmica, sendo esse efeito mediado pelos sistemas muscarínico e adrenérgico[93].

Na tentativa de minimizar os riscos da estimulação cerebral profunda que acomete muitos pacientes, incluindo infecções, hemorragias, sequelas neurológicas, morbidade e mortalidade, a ECM tem sido uma proposta para o tratamento da doença de Parkinson e da epilepsia. Experimentalmente, foi demonstrado que a ECM unilateral reduz a acinesia e a bradicinesia observadas em macacos submetidos ao modelo de Parkinson induzido por MPTP, associado com a normalização da ativação neuronal no GPi e no NTS e com o aumento da atividade metabólica na área motora[94]. No que diz respeito à epilepsia, foi demonstrado que a estimulação do córtex sensório-motor[95] e do córtex entorrinal[96] reduzem as crises epilépticas em ratos com epilepsia focal, porém os mecanismos envolvidos nesses efeitos ainda não foram determinados.

ESTIMULAÇÃO DA MEDULA ESPINAL

A estimulação da medula espinal (EME) é aplicada na terapêutica de pacientes com dor crônica, incluindo de origem neuropática ou isquêmica. Em modelos experimentais, foi demonstrado que a EME suprime a resposta excitatória de neurônios espinais e do trato espinotalâmico, diante do estímulo somático nocivo, em macacos[97] e gatos[98], e inibe a hiperexcitabilidade dos neurônios da coluna dorsal espinal responsivos à estimulação de aferentes somáticos nocivos em ratos neuropáticos[99,100]. A EME induz antinocicepção em animais intatos[97] e reverte a dor neuropática em animais com mononeuropatias periféricas[101-103]. Foi demonstrado que a EME induz a liberação de GABA espinal[104], a qual poderia estar mediando à restauração do controle inibitório dos aferentes primários e/ou dos neurônios de segunda ordem que se encontravam hiperexcitáveis pela neuropatia periférica[105]. Nesse sentido, foi demonstrado que a EME induz a liberação de GABA e acetilcolina, associada com a inibição da liberação de glutamato e aspartato na coluna posterior espinal de animais com neuropática periférica[106]. A inibição da dor neuropática induzida por EME também é modulada pelo sistema serotonérgico[107], agindo especificamente em receptores $5HT_{2A}$, $5HT_3$ e $5HT_4$ espinais[108]. A ativação dos receptores GABAérgicos, purinérgicos, adrenérgicos e muscarínicos potencializam o efeito inibitório da EME sobre a dor neuropática em ratos com mononeuropatias.

A eficácia terapêutica da EME em modelos experimentais de doença de Parkinson em roedores foi recentemente avaliada. A EME epidural restaurou a habilidade locomotora tanto em camundongos depletados de dopamina agudamente como em ratos com lesão crônica induzida por 6-hidroxidopamina estriatal bilateral, modulando a atividade neural no estriado dorsolateral e no córtex motor primário[109]. Tem sido sugerido que o efeito procinético da EME resulta da ativação direta da via ascendente, atingindo vias mesencefálicas e leminiscais, núcleos talâmicos e córtex cerebral[110]. Apesar dessas evidências experimentais favoráveis, foi demonstrado por Thevathasan et al.[111] que a EME falhou em aliviar a acinesia ou restaurar a locomoção em pacientes com doença de Parkinson. Dessa forma, mais estudos experimentais e clínicos são necessários para viabilizar o uso da EME como tratamento alternativo menos invasivo durante essa doença.

ESTIMULAÇÃO NERVOSA PERIFÉRICA

A estimulação por eletroacupuntura (EA) é efetiva em humanos no tratamento de muitas doenças, incluindo isquemia cerebral, lesão da medula espinal, dor e doença de Parkinson. A EA melhora o fluxo sanguíneo cerebral, a angiogênese, a proliferação e diferenciação celular, a plasticidade neural e a função motora de ratos com encefalopatia isquêmica[112-115]. Em ratos com isquemia cerebral focal, o pré-tratamento com EA melhora o volume do infarto e induz tolerância isquêmica, via receptor adenosina A1[116], inibe a apoptose de neurônios hipocampais e melhora a memória e o aprendizado[117], assim como inibe a apoptose neuronal local devido ao aumento da proteína quínase C e via receptor canabinoide do tipo 1[118]. Existem muitas evidências de que a EA possui efeito terapêutico efetivo no tratamento de ratos com lesão da medula espinal[119,120].

Muitos trabalhos relatam o efeito antinociceptivo da EA em roedores em diferentes modelos de dor aguda[121-124] e crônica[125-128]. Com relação ao mecanismo de ação, foi demonstrado que o efeito antinociceptivo da EA é mediado por receptores GABAérgicos, α-adrenérgicos, serotonérgicos, muscarínicos e opioides[129-130]. Na analgesia induzida por EA em ratos com dor inflamatória, observou-se a liberação local de anandamida no tecido inflamado e sua ação periférica nos receptores canabinoides do tipo 2, sugerindo assim efeito antinociceptivo da EA mediado por endocanabinoides[131]. A EA inibe a alodínia mecânica em ratos com dor neuropática possivelmente devido à inibição da expressão da enzima óxido nítrico sintase na medula espinal dos animais após estimulação aguda[132].

Estudos experimentais em ratos têm demonstrado o efeito antiepiléptico da EA[133-134]. No modelo de epilepsia induzido por pilocarpina foi observado que a aplicação da EA no membro posterior previne a atrofia de algumas estruturas límbicas e melhora o déficit cognitivo, via sistema serotonérgico[135], além de reduzir as crises recorrentes espontâneas e o brotamento de fibras musgosas supragranulares no giro denteado[136], evidenciando assim o efeito antiepiléptico da EA.

Em modelo de doença de Parkinson em rato, foi demonstrado que a EA diminui a apoptose na substância negra e aumenta a produção de dopamina no estriado[137] e de fatores de crescimento cerebral e glial na substância negra[138], além de melhorar o déficit motor[137,139]. Em camundongos parkinsonianos demonstrou-se que a EA reduz a destruição neuronal dopaminérgica e restaura tanto a debilitação motora como o conteúdo de proteínas relacionadas ao metabolismo celular na substância negra e no estriado[140], sugerindo assim sua aplicação terapêutica nas doenças neurodegenerativas.

A estimulação nervosa elétrica transcutânea (TENS) é amplamente utilizada no tratamento da dor em humanos[141]. Em modelos de dor inflamatória aguda, aplicada em ratos, tem sido demonstrado que a frequência, intensidade, local do eletrodo e duração do pulso são fatores importantes sobre o efeito inibitório da TENS sobre a hiperalgesia mecânica[142,143], efeito esse mediado por opioides[144]. Com relação à dor neuropática, demonstrou-se que a TENS reduz a alodínia térmica[15], alodínia mecânica[146] e hiperalgesias térmica e mecânica[147] em ratos com neuropatia periférica. Com relação ao desenvolvimento da alodínia em ratos com lesão crônica do nervo ciático, observou-se que a TENS de baixa frequência (2Hz) reduz a alodínia térmica, enquanto a de alta frequência (100Hz) reduz a alodínia mecânica[148], sendo esse efeito acompanhado pelo aumento de GABA, aspartato, glutamato e glicina na medula espinal desses animais estimulados[149]. A TENS produz também antinocicepção em ratos artríticos, a qual é mediada por opioides, sendo que a baixa frequência (4Hz) ativa receptores opioides do tipo μ, enquanto a alta frequência (100Hz) ativa receptores opioides do tipo δ[150,151]. Em adição, demonstrou-se que esse efeito anti-hiperalgésico induzido pela TENS em ratos monoartríticos ativa a PAG ventrolateral[152] e induz a liberação de serotonina espinal[153].

Com relação à resposta antiepiléptica, demonstrou-se que a TENS aplicada no escalpo atenua a atividade comportamental e eletrográfica do *status epilepticus* induzido por pilocarpina em ratos, reduzindo, dessa forma, a mortalidade dos animais[154]. Poucos estudos foram desenvolvidos avaliando o efeito da TENS diante de diferentes doenças em modelos animais de experimentação, o que gera ainda muitas dúvidas com relação tanto a seu mecanismo de ação como sua aplicabilidade terapêutica.

CONSIDERAÇÕES FINAIS

O uso de modelos animais na pesquisa científica é uma prática que vem sendo criada e aperfeiçoada ao longo dos tempos para contornar obstáculos de ordem ética e de operacionalização na investigação da origem de doenças ou ainda de novas terapias aplicáveis em humanos. A busca do entendimento de fatores etiológicos, mecanismos e tratamento de diferentes doenças, usando outras espécies animais como modelos, trouxe também a difícil tarefa de extrapolação dos resultados obtidos com esses modelos para os seres humanos. Embora estudos pré-clínicos, incluindo experimentos com animais, sejam críticos para o desenvolvimento de novas terapias aplicadas em humanos, a pesquisa translacional ainda enfrenta uma série de aspectos desafiadores, uma vez que estudos animais e humanos podem diferir no que se refere às características das doenças (por exemplo: "doença humana" *vs.* "modelo experimental animal"), definição de resultados (especialmente para pesquisa neurológica que muitas vezes depende de medidas comportamentais) e hipóteses sobre doses ótimas de segurança e eficácia. Apesar dessas diferenças, os modelos animais oferecem sistemas bem controlados e seguros para se explorar os parâmetros de estimulação testados, bem como os efeitos adversos e limites de segurança dos diferentes tipos de estimulação. Dessa forma, o desenvolvimento de modelos animais é fundamental para a avaliação detalhada e para a otimização das tecnologias de neuromodulação para uso em humanos. Embora os resultados existentes até o momento demonstrem a eficácia dos métodos de neuromodulação em diferentes doenças humanas, melhor compreensão dos seus mecanismos ainda é crítica, tornando os estudos experimentais em animais ferramentas úteis para se explorar os efeitos biológicos, incluindo a expressão de neurotransmissores e a ativação de vias neuronais, resultados esses que na prática clínica em humanos não são obtidos com facilidade e apresentam definição limitada com relação a núcleos encefálicos, visto nas diferentes técnicas de imagem. Tais estudos, sem dúvida, fomentarão a pesquisa translacional em neuromodulação e assim contribuirão para o desenvolvimento do campo maximizando sua eficácia.

REFERÊNCIAS BIBLIOGRÁFICAS

1. Rothwell JC. Evoked potentials, magnetic stimulation studies, and event-related potentials. Curr Opin Neurol 1993;6:715-723.
2. Cohen LG, Bandinelli S, Findley TW, Hallett M. Motor reorganization after upper limb amputation in man. A study with focal magnetic stimulation. Brain 1991;114:615-627.
3. Brasil-Neto JP, Valls-Solé J, Pascual-Leone A, Cammarota A, Amassian VE, Cracco R, et al. Rapid modulation of human cortical motor outputs following ischaemic nerve block. Brain 1993;116.511-525.
4. Wassermann EM, Grafman J, Berry C, Hollnagel C, Wild K, Clark K, Hallett M. Use and safety of a new repetitive transcranial magnetic stimulator. Electroencephalogr Clin Neurophysiol 1996;101:412-417.
5. Hedges DW, Massari C, Salyer DL, Lund TD, Hellewell JL, Johnson AC, Lephart ED. Duration of transcranial magnetic stimulation effects on the neuroendocrine stress response and coping behavior of adult male rats. Prog Neuropsychopharmacol Biol Psychiatry 2003; 27:633-638.
6. Luft AR, Kaelin-Lang A, Hauser TK, Cohen LG, Thakor NV, Hanley DF. Transcranial magnetic stimulation in the rat. Exp Brain Res 2001;140:112-121.
7. Yang HW, Lemon RN. An electron microscopic examination of the corticospinal projection to the cervical spinal cord in the rat: lack of evidence for corticomotoneuronal synapses. Exp Brain Res 2003;149:458-469.
8. Amassian VE, Stewart M, Quirk GJ, Rosenthal JL. Physiological basis of motor effects of a transient stimulus to cerebral cortex. Neurosurgery 1987;20:74-93.
9. Amassian VE, Quirk GJ, Stewart M. A comparison of corticospinal activation by magnetic coil and electrical stimulation of monkey

motor cortex. Electroencephalogr Clin Neurophysiol 1990;77:390-401.

10. Edgley SA, Eyre JA, Lemon RN, Miller S. Excitation of the corticospinal tract by electromagnetic and electrical stimulation of the scalp in the macaque monkey. J Physiol 1990; 425:301-320.

11. Baker SN, Olivier E, Lemon RN. Recording an identified pyramidal volley evoked by transcranial magnetic stimulation in a conscious macaque monkey. Exp Brain Res 1994; 99:529-532.

12. Baker SN, Olivier E, Lemon RN. Task-related variation in corticospinal output evoked by transcranial magnetic stimulation in the macaque monkey. J Physiol 1995;488:795-801.

13. Di Lazzaro V, Oliviero A, Profice P, Saturno E, Pilato F, Insola A, et al. Comparison of descending volleys evoked by transcranial magnetic and electric stimulation in conscious humans. Electroencephalogr Clin Neurophysiol 1998;109:397-401.

14. Lisanby SH, Belmaker RH. Animal models of the mechanisms of action of repetitive transcranial magnetic stimulation (rTMS): comparisons with eletroconvulsive shock (ECS). Depress Anxiety 2000;12:178-187.

15. Fleischmann A, Prolov K, Abarbanel J, Belmaker RH The effect of transcranial magnetic stimulation of rat brain on behavioral models of depression. Brain Res 1995;699:130-132.

16. Zyss T, Gorka Z, Kowalska M, Vetulani J. preliminary comparison of behavioral and biochemical effects of chronic transcranial magnetic stimulation and electroconvulsive shock in the rat. Biol Psychiatry 1997;42:920-924.

17. Fleischmann A, Hirschmann S, Dolberg OT, Dannon PN, Grunhaus L. Chronic treatment with repetitive transcranial magnetic stimulation inhibits seizure induction by electroconvulsive shock in rats. Biol Psychiatry 1999;45:759-763.

18. Bem-Shachar, D, Belmaker RH, Grisaru N, Klein E. Transcranial magnetic stimulation induces alterations in brain monoamines. J Neural Transm 1997;104:191-197.

19. Kole MH, Fuchs E, Ziemann U, Paulus W, Ebert U. Changes in 5-HT1A and NMDA binding sites by a single rapid transcranial magnetic stimulation procedure in rats. Brain Res 1999;826:309-312.

20. Rotenberg A, Muller P, Birnbaum D, Harrington M, Riviello JJ, Pascual-Leone A, Jensen FE. Seizure suppression by EEG-guided repetitive transcranial magnetic stimulation in the rat. Clin Neurophysiol 2008;119:2697-2702.

21. Akamatsu N, Fueta Y, Endo Y, Matsunaga K, Uozumi T, Tsuji S. Decreased suscetibility to pentylenetetrazol-induced seizures after low-frequency transcranial magnetic stimulation in rats. Neurosci Lett 2001;310:153-156.

22. Yang X, Song L, Liu Z. The effect of repetitive transcranial magnetic stimulation on a model rat of Parkinson´s disease. Neuroreport 2010; 21:268-272.

23. Wagner T, Valero-Cabre A, Pascual-Leone A. Noninvasive human brain stimulation. Annu Rev Biomed Eng 2007;9:527-565.

24. Nitsche MA, Paulus W. Excitability changes induced in the human motor córtex by weak transcranial direct current stimulation. J Physiol 2000;15:633-639.

25. Liebetanz D, Nitsche MA, Tergau F, Paulus W. Pharmacological approach to the mechanisms of transcranial DC-stimulation-induced after effects of human motor cortex excitability. Brain 2002;125:2238-2247.

26. Nitsche MA, Paulus W. Sustained excitability elevations induced by transcranial DC motor cortex stimulation in humans. Neurology 2001; 57:1899-1901.

27. Wachter D, Wrede A, Schulz-Schaeffer W, Taghizadeh-Waghefi A, Nitsche MA, et al. Transcranial direct current stimulation induces polarity-specific changes of cortical blood perfusion in the rat. Exp Neurol 2011; 227:322-327.

28. Takano Y, Yokawa T, Masuda A, Niimi J, Tanaka S, Hironaka N. A rat model for measuring the effectiveness of transcranial direct current stimulation using fMRI. NeuroscI Lett 2011;491:40-43.

29. Liebetanz D, Koch R, Mayenfels S, König F, Paulus W, Nitsche MA. Safety limits of cathodal transcranial direct current stimulation in rats. Clin Neurophysiol 2009;120:1161-1167.

30. Cambiaghi M, Velikova S, Gonzalez-Rosa JJ, Cursi M, Comi G, Leocani L. Brain transcranial direct current stimulation modulates

motor excitability in mice. Eur J Neurosci 2010;31:704-709.

31. Schweid L, Rushmore RJ, Valero-Cabre A. Cathodal transcranial direct current stimulation on posterior parietal cortex disrupts visuospatial processing in the contralateral visual field. Exp Brain Res 2008;186:409-417.

32. Kim ST, Moon W, Chae Y, Kim YJ, Lee H, Park HJ. The effect of electroaucpuncture for 1-methyl-4-phenyl-1,2,3,6-tetrahydropyridine-induced proteomic changes in the mouse striatum. J Physiol Sci 2010;60:27-34.

33. Ben Taib NO, Manto M. Trains of transcranial direct current stimulation antagonize motor cortex hypoexcitability induced by acute hemicerebellectomy. J Neurosurg 2009; 111:796-806.

34. Liebetanz D, Fregni F, Monte-Silva KK, Oliveira MB, Amâncio-dos-Santos A, Nitsche MA, Guedes RC. After-effects of transcranial direct current stimulation (tDCS) on cortical spreading depression. Neurosci Lett 2006;398: 85-90.

35. Fregni F, Liebetanz D, Monte-Silva KK, Oliveira MB, Santos AA, Nitsche MA, et al. Effects of transcranial direct current stimulation coupled with repetitive electrical stimulation on cortical spreading depression. Exp Neurol 2007;204:462-466.

36. Kamida T, Kong S, Eshima N, Abe T, , Kobayashi H. Transcranial direct current stimulation decreases convulsions and spatial memory deficits following pilocarpine-induced status epilepticus in immature rats. Behav Brain Res 2011;217:99-103.

37. Liebetanz D, Klinker F, Hering D, Koch R, Nitsche MA, Potschka H, et al. Anticonvulsant effects of transcranial direct-current stimulation (tDCS) in the rat cortical ramp model of focal epilepsy. Epilepsia 2006;47: 1216-1224.

38. Nekhendzy V, Fender CP, Davies MF, Lemmens I IJ, Kim MS, Bouley DM, Maze M. The antinociceptive effect of transcranial electrostimulation with combined direct and alternating current in freely moving rats. Anesth Analg 2004;98:730-737.

39. Bergman H, Wichmann T, DeLong MR. Reversal of experimental parkinsonism by lesions of the subthalamic nucleus. Science 1990;249:1436-1438.

40. DeLong MR. Primate models of movement disorders of basal ganglia origin. Trends Neurosci 1990;13:281-285.

41. Calabresi P, Pisani A, Mercuri NB, Bernardi G. Electrophysiology of dopamine-denervated striatal neurons. Brain 1993;116:433-452.

42. Bevan MD, Magill PJ, Terman D, Bolam JP, Wilson CJ. Move to the rhythm: oscillations in the subthalamic nucleus-external globus pallidus network. Trends Neurosci 2002;25: 525-531.

43. Windels F, Bruet N, Poupard A, Urbain N, Chouvet G, Feuerstein C, Savasta M. Effects of high frequency stimulation of subthalamic nucleus on extracellular glutamate and GABA in substantia nigra and globus pallidus in the normal rat. Eur J Neurosci 2000;12:4141-4146.

44. Gradinaru V, Mogri M, Thompson KR, Henderson JM, Deisseroth K. Optical deconstruction of parkinsonian neural circuitry. Science 2009;324:354-359.

45. Maesawa S, Kaneoke Y, Kajita Y, Usui N, Misawa N, Nakayama A, Yoshida J. Long-term stimulation of the subthalamic nucleus in hemiparkinsonian rats: neuroprotection of dopaminergic neurons. J Neurosurg 2004;100: 679-687.

46. Temel Y, Visser-Vandewalle V, Kaplan S, Kozan R, Daemen MA, Blokland A, et al. Protection of nigral cell death by bilateral subthalamic nucleus stimulation. Brain Res 2006; 1120:100-105.

47. Wallace BA, Ashkan K, Heise CE, Foote KD, Torres N, Mitrofanis J, Benabid AL. Survival of midbrain dopaminergic cells after lesion or deep brain stimulation of the subthalamic nucleus in MPTP-treated monkeys. Brain 2007;130:2129-2145.

48. Rauch F, Schwabe K, Krauss JK. Effect of deep brain stimulation in the pedunculopontine nucleus on motor function in the rat 6-hydroxydopamine Parkinson model. Behav Brain Res 2010;210:46-53.

49. Jenkinson N, Nandi D, Miall RC, Stein JF, Aziz TZ. Pedunculopontine nucleus stimulation improves akinesia in a Parkinsonian monkey. Neuroreport 2004;15:2621-2624.

50. Nandi D, Jenkinson N, Stein J, Aziz T. The pedunculopontine nucleus in Parkinson's disease: primate studies. Br J Neurosurg 2008; 22(Suppl 1):S4-8.

51. Jouve L, Salin P, Melon C, Kerkerian-Le Goff L. Deep brain stimulation of the center median-parafascicular complex of the thalamus has efficient antiparkinsonian action associated with widespread cellular responses in the basal ganglia network in a rat model of Parkinson's disease. J Neurosci 2010;30:9919-9928.

52. Falowski SM, Sharan A, Reyes BA, Sikkema C, Szot P, Van Bockstaele EJ. An evaluation of neuroplasticity and behavior following deep brain stimulation of the nucleus accumbens in an animal model of depression. Neurosurgery. In press 2011.

53. Hamani C, Diwan M, Isabella S, Lozano AM, Nobrega JN. Effects of different stimulation parameters on the antidepressant-like response of medial prefrontal cortex deep brain stimulation in rats. J Psychiatr Res 2010;44:683-687.

54. Friedman A, Frankel M, Flaumenhaft Y, Merenlender A, Pinhasov A, Feder Y, et al. Programmed acute electrical stimulation of ventral tegmental area alleviates depressive-like behavior. Neuropsychopharmacology 2009;34:1057-1066.

55. Morgan MM, Gold MS, Liebeskind JC, Stein C. Periaqueductal gray stimulation produces a spinally mediated, opioid antinociception for the inflamed hindpaw of the rat. Brain Res 1991;545:17-23.

56. Pertovaara A, Kontinen VK, Kalso EA. Chronic spinal nerve ligation induces changes in response characteristics of nociceptive spinal dorsal horn neurons and in their descending regulation originating in the periaqueductal gray in the rat. Exp Neurol 1997;147:428-436.

57. Lee BH, Park SH, Won R, Park YG, Sohn JH. Antiallodynic effects produced by stimulation of the periaqueductal gray matter in a rat model of neuropathic pain. Neurosci Lett 2000;291:29-32.

58. Aimone LD, Gebhart GF. Spinal monoamine mediation of stimulation-produced antinociception from the lateral hypothalamus Brain Res 1987;403:290-300.

59. Holden JE, Farah EN, Jeong Y. Stimulation of the lateral hypothalamus produces antinociception mediated by 5-HT1A, 5-HT1B and 5-HT3 receptors in the rat spinal cord dorsal horn. Neuroscience 2005;135:1255-1268.

60. Nishimoto A, Namba S, Nakao Y, Matsumoto Y, Ohmoto T. Inhibition of nociceptive neurons by internal capsule stimulation. Appl Neurophysiol 1984;47:117-127.

61. Morgan MJ, Franklin KBJ. Stimulation-produced analgesia (stimulation-produced analgesia) from brain-stem and diencephalic sites in the rat: relationships between analgesia, aversion, seizures and catalepsy, seizures and catalepsy. Pain 1988;33:109-121.

62. Matsumoto N, Fukuda D, Murata J, Yamada H, Miura H, Kitada Y. Effect of electrical stimulation of the internal capsule on nociceptive neurons responding to orofacial stimuli in the medullary dorsal horn of the rat. Arch Oral Biol 2006;51:930-939.

63. Zhang YQ, Tang JS, Yuan B. Inhibitory effects of electrical stimulation of thalamic nucleus submedius on the nociceptive responses of spinal dorsal horn neurons in the rat. Brain Res 1996;737:16-24.

64. Zhang YQ, Tang JS, Yuan B, Jia H. Inhibitory effects of electrical stimulation of thalamic nucleus submedius area on the rat tail flick reflex. Brain Res 1995;696:205-212.

65. Dow RS, Fernandez-Guardiola A, Manni E, The in?uence of the cerebellum on experimental epilepsy. Electroencephalogr Clin Neurophysiol 1962;14:383-398.

66. Rubio C, Custodio V, Juarez F, Paz C. Stimulation of the superior cerebellar peduncle during the development of amygdaloid kindling in rats. Brain Res 2004;1010:151-155.

67. Hablitz JJ. Intramuscular penicillin epilepsy in the cat: effects of chronic cerebellar stimulation. Exp Neurol 1976;50:505-514.

68. Ebner TJ, Bantli H, Bloedel JR. Effects of cerebellar stimulation on unitary activity within a chronic epileptic focus in a primate, Electroencephalogr. Clin. Neurophysiol 1980; 49:585-599.

69. Wyckhuys T, De Smedt T, Claeys P, Raedt R, Waterschoot L, Vonck K, et al. High frequency deep brain stimulation in the hippocampus modifies seizure characteristics in kindled rats. Epilepsia 2007;48:1543-1550.

70. Akman T, Erken H, Acar G, Bolat E, Kizilay Z, Acar F, Genc O. Effects of the hippocampal deep brain stimulation on cortical epileptic discharges in penicillin-induced epilepsy model in rats. Turk Neurosurg 2011;21:1-5.

71. Vercueil L, Benazzouz A, Deransart C, Bressand K, Marescaux C, Depaulis A, Benabid

AL. High-frequency stimulation of the subthalamic nucleus suppresses absence seizures in the rat: comparison with neurotoxic lesions. Epilepsy Res 1998;31:39-46.

72. Lado FA, Velisek L, Moshe SL. The effect of electrical stimulation of the subthalamic nucleus on seizures is frequencydependent. Epilepsia 2003;44:157-164.

73. Hamani C, Ewerton FI, Bonilha SM, Ballester G, Mello LE, Lozano AM. Bilateral anterior thalamic nucleus lesions and high-frequency stimulation are protective against pilocarpine-induced seizures and status epilepticus. Neurosurgery 2004;54:191-195.

74. Hamani C, Hodaie M, Chiang J, del Campo M, Andrade DM, Sherman D, et al. Deep brain stimulation of the anterior nucleus of the thalamus: effects of electrical stimulation on pilocarpine-induced seizures and status epilepticus. Epilepsy Res 2008;78:117-123.

75. Zhong XL, Yu JT, Zhang Q, Wang ND, Tan L. Deep brain stimulation for epilepsy in clinical practice and in animal models. Brain Res Bull. In press 2011.

76. Adkins-Muir DL, Jones TA. Cortical electrical stimulation combined with rehabilitative training: enhanced functional recovery and dendritic plasticity following focal cortical ischemia in rats. Neurol Res 2003;25:780-788.

77. Plautz EJ, Barbay S, Frost SB, et al. Post-infarct cortical plasticity and behavioral recovery using concurrent cortical stimulation and rehabilitative training: a feasibility study in primates. Neurol Res 2003;25:801-881.

78. Carmel JB, Berrol LJ, Brus-Ramer M, Martin JH. Chronic electrical stimulation of the intact corticospinal system after unilateral injury restores skilled locomotor control and promotes spinal axon outgrowth. J Neurosci. 2010;30:10918-10926.

79. Tsubokawa T, Katayama Y, Yamamoto T, Hirayama T, Koyama S. Chronic motor cortex stimulation for the treatment of central pain Acta Neurochir Suppl (Wien) 1991;52:137-139.

80. Tsubokawa T, Katayama Y, Yamamoto T, Hirayama T, Koyama S. Treatment of thalamic pain by chronic motor cortex stimulation. Pacing Clin Electrophysiol 1991;14:131-134.

81. Rusina R, Vaculin S, Yamamotova A, Barek S, Dvorakova H, Rokyta R. The effect of motor cortex stimulation in deafferentated rats. Neuro Endocrinol Lett 2005;26:83-88.

82. Vaculin S, Franek M, Yamamotova A, Rokyta R. Motor cortex stimulation in rats with chronic constriction injury. Exp Brain Res 2008;185:331-335.

83. Viisanen H, Pertovaara A. Antinociception by motor cortex stimulation in the neuropathic rat: does the locus coeruleus play a role? Exp Brain Res 2010;201:283-296.

84. Fonoff ET, Dale CS, Pagano RL, Paccola CC, Ballester G, Teixeira MJ, Giorgi R. Antinociception induced by epidural motor cortex stimulation in naive conscious rats is mediated by the opioid system. Behav Brain Res 2009; 196:63-70.

85. Pagano RL, Assis DV, Clara JA, Alves AS, Dale CS, Teixeira MJ, et al. Transdural motor cortex stimulation reverses neuropathic pain in rats: A profile of neuronal activation. Eur J Pain 2011;15:268-277.

86. Kuroda R, Kawabata A, Kawao N, Umeda W, Takemura M, Shigenaga Y. Somatosensory cortex stimulation-evoked analgesia in rats: potentiation by NO synthase inhibition. Life Sci 2000;66:271-276.

87. Senapati AK, Huntington PJ, LaGraize SC, Wilson HD, Fuchs PN, Peng ZB. Electrical stimulation of the primary somatosensory cortex inhibits spinal dorsal horn neuron activity. Brain Res 2005;1057:134-140.

88. Senapati AK, Huntington PJ, Peng YB. Spinal dorsal horn neuron response to mechanical stimuli is decreased by electrical stimulation of the primary motor cortex. Brain Res 2005; 1036:173-179.

89. Senapati AK, Lagraize SC, Huntington PJ, Wilson HD, Fuchs PN, Peng YB. Electrical stimulation of the anterior cingulate cortex reduces responses of rat dorsal horn neurons to mechanical stimuli. J Neurophysiol 2005; 94:845-851.

90. Rusina R, Barek S, Vaculin S, Azérad J, Rokyta R. Cortical stimulation and tooth pulp evoked potentials in rats: a model of direct anti-nociception. Acta Neurobiol Exp 2010;70:47-55.

91. Villarreal CF, Kina VA, Prado WA. Antinociception induced by stimulating the anterior pré-tectal nucleus in two models of pain in rats. Clin Exp Pharmacol Physiol 2004;31:608-613.

92. Reis GM, Dias QM, Silveira JW, Del Vecchio F, Garcia-Cairasco N, Prado WA. Antinociceptive effect of stimulating the occipital or retrosplenial cortex in rats. J Pain 2010;11: 1015-1026.

93. Dias QM, Crespilho SF, Silveira JWS, Prado WA. Muscarinic and a1-adrenergic mechanisms contribute to the spinal mediation of stimulation-induced antinociception from the pedunculopontine tegmental nucleus in the rat. Pharmacol Biochem Behav 2009;92:488-494.

94. Drouot X, Oshino S, Jarraya B, Besret L, Kishima H, Remy P, et al. Functional recovery in a primate model of Parkinson's disease following motor cortex stimulation. Neuron 2004;44:769-778.

95. Yao QH, Zhang H, Wang HW, Jing XR, Guo H, Gao GD. Low- and high-frequency electric cortical stimulation suppress the ferric chloride-induced seizures in rats. Neurosci Lett 2008;430:187-190.

96. Xu ZH, Wu DC, Fang Q, Zhong K, Wang S, Sun HL, et al. Therapeutic time window of low-frequency stimulation at entorhinal cortex for amygdaloid-kindling seizures in rats. Epilepsia 2010;51:1861-1864.

97. Foreman RD, Beall JE, Coulter JD, Willis WD. Effects of dorsal column stimulation on primate spinothalamic tract neurons. J Neurophysiol 1976;39:534-546.

98. Lindblom U, Tapper DN, Wiesenfeld Z. The effect of dorsal column stimulation on the nociceptive response of dorsal horn cells and its relevance for pain suppression. Pain 1977; 4:133-144.

99. Wallin J, Fiska A, Tjolsen A, Linderoth B, Hole K. Spinal cord stimulation inhibits long-term potentiation of spinal wide dynamic range neurons. Brain Res 2003;973:39-43.

100. Yakhnitsa V, Linderoth B, Meyerson BA. Spinal cord stimulation attenuates dorsal horn neuronal hyperexcitability in a rat model of mononeuropathy. Pain 1999;79: 223-233.

101. Meyerson BA, Herregodts P, Linderoth B, Ren B. An experimental animal model of spinal cord stimulation for pain. Stereotact Funct Neurosurg 1994;62:256-262.

102. Meyerson BA, Ren B, Herregodts P, Linderoth B. Spinal cord stimulation in animal models of mononeuropathy: effects on the withdrawal response and the flexor reflex. Pain 1995;61:229-243.

103. Meyerson BA, Linderoth B. Mechanisms of spinal cord stimulation in neuropathic pain. Neurol Res. 2000;22:285-292.

104. Linderoth B, Stiller CO, Gunasekera L, O'Connor WT, Ungerstedt U, Brodin E. Gamma-aminobutyric acid (GABA) is released in the dorsal horn by electrical spinal cord stimulation: an in vivo microdialysis study in the rat. Neurosurgery 1994;34:484-489.

105. Laird JMA, Bennett GJ. Dorsal root potentials and afferent input to the spinal cord in rats with an experimental peripheral neuropathy. Brain Res 1992;584:181-190.

106. Schechtmann G, Song Z, Ultenius C, Meyerson BA, Linderoth B. Cholinergic mechanisms involved in the pain relieving effect of spinal cord stimulation in a model of neuropathy. Pain 2008;139:136-145.

107. Song Z, Ultenius C, Meyerson BA, Linderoth B. Pain relief by spinal cord stimulation involves serotonergic mechanisms: an experimental study in a rat model of mononeuropathy. Pain 2009;147:241-248.

108. Song Z, Meyerson BA, Linderoth B. Spinal 5-HT receptors that contribute to the pain relieving effects of spinal cord stimulation in a rat model of neuropathy. Pain In press 2011.

109. Fuentes R, Petersson P, Siesser WB, Caron MG, Nicolelis MA. Spinal cord stimulation restores locomotion in animal models of Parkinson's disease. Science 2009;323:1578-1582.

110. Fuentes R, Petersson P, Nicolelis MA. Restoration of locomotive function in Parkinson's disease by spinal cord stimulation: mechanistic approach. Eur J Neurosci 2010; 32:1100-1108.

111. Thevathasan W, Mazzone P, Jha A, Djamshidian A, Dileone M, Di Lazzaro V, Brown P. Spinal cord stimulation failed to relieve akinesia or restore locomotion in Parkinson disease. Neurology 2010;74:1325-1327.

112. Ren L, Zhang WA, Fang NY, Wang JX. The influence of electro-acupuncture on neural plasticity in acute cerebral infarction. Neurol Res 2008;30:985-989.

113. Kim WS, Kim IS, Kim SJ, Wei P, Hyung Choi D, Han TR. Effect of electroacupuncture on motor recovery in a rat stroke model during the early recovery stage. Brain Res 2009;1248:176-183.

114. Liu Y, Zou LP, Du JB, Wong V. Electroacupuncture protects against hypoxic-ischemic brain-damaged immature rat via hydrogen sulfide as a possible mediator. Neurosci Lett 2010;485:74-78.

115. Tao J, Xue XH, Chen LD, Yang SL, Jiang M, Gao YL, Wang XB. Electroacupuncture improves neurological deficits and enhances proliferation and differentiation of endogenous nerve stem cells in rats with focal cerebral ischemia. Neurol Res 2010;32:198-204.

116. Wang Q, Xiong L, Chen S, Liu Y, Zhu X. Rapid tolerance to focal cerebral ischemia in rats is induced by preconditioning with electroacupuncture: window of protection and the role of adenosine. Neurosci Lett 2005;381:158-162.

117. Feng S, Wang Q, Wang H, Peng Y, Wang L, Lu Y, et al. Electroacupuncture pretreatment ameliorates hypergravity-induced impairment of learning and memory and apoptosis of hippocampal neurons in rats. Neurosci Lett 2010;478:150-155.

118. Wang Q, Li X, Chen Y, Wang F, Yang Q, Chen S, et al. Activation of epsilon protein kinase C-mediated anti-apoptosis is involved in rapid tolerance induced by electroacupuncture pretreatment through cannabinoid receptor type 1. Stroke 2011;42:389-396.

119. Politis MJ, Korchinski MA. Beneficial effects of acupuncture treatment following experimental spinal cord injury: a behavioral, morphological, and biochemical study. Acupunct Electrother Res 1990;15:37-49.

120. Xie J, Fang J, Feng X, Liu Q. Effect of electroacupuncture at acupoints of the governor vessel on aquaporin-4 in rat with experimental spinal cord injury. J Tradit Chin Med 2006;26:148-152.

121. Huang C, Wang Y, Han JS, Wan Y. Characteristics of electroacupuncture-induced analgesia in mice: variation with strain, frequency, intensity and opioid involvement. Brain Res 2002;945:20-25.

122. Lee SJ, Lyu YS, Kang HW, Sohn IC, Koo S, Kim MS, et al. Antinociception of hetero-topic electro-acupuncture mediated by the dorsolateral funiculus. Am J Chin Med 2007;35:251-264.

123. Li Q, Guo JC, Jin HB, Cheng JS, Yang R. Involvement of taurine in penicillininduced epilepsy and anti-convulsion of acupuncture: a preliminary report. Acupunct Electrother Res 2005;30:1-14.

124. Aloe L, Manni L. Low-frequency electroacupuncture reduces the nociceptive response and the pain mediator enhancement induced by nerve growth factor. Neurosci Lett 2009;449:173-177.

125. Kim SK, Park JH, Bae SJ, Kim JH, Wang BG, Min BI, et al. Effects of electroacupuncture on cold allodynia in a rat model of neuropathic pain: Mediation by spinal adrenergic and serotonergic receptors. Exper Neurol 2005;195:430-436.

126. Xing GG, Liu FY, Qu XX, Han JS, Wan Y. Long-term synaptic plasticity in the spinal dorsal horn and its modulation by electroacupuncture in rats with neuropathic pain. Exp Neurol 2007;208:323-332.

127. Zhang RX, Li A, Liu B, Wang L, Ren K, Qiao JT, et al. Electroacupuncture attenuates bone cancer pain and inhibits spinal interleukin-1 beta expression in a rat model. Anesth Analg 2007;105:1482-1488.

128. Park JH, Kim SK, Kim HN, Sun B, Koo S, Choi SM, et al. Spinal cholinergic mechanism of the relieving effects of electroacupuncture on cold and warm allodynia in a rat model of neuropathic pain. J Physiol Sci 2009;59:291-298.

129. Silva JRT, Silva ML, Prado WA. Role of medullary a-adrenergic and GABA receptors on antinociceptive mechanism of electroacupuncture with low or high frequency. Eur J Pain 2009;13:S568.

130. Silva JRT, Silva ML, Prado WA. Role of medullary seerotonergic, muscarinic and opioid receptors on antinociceptive mechanism of electroacupuncture with low or high frequency. Eur J Pain 2009;13:S568.

131. Chen L, Zhang J, Li F, Qiu Y, Wang L, Li YH, et al. Endogenous anandamide and cannabinoid receptor-2 contribute to electroacupuncture analgesia in rats. J Pain 2009;10:732-739.

132. Cha MH, Bai SJ, Lee KH, Cho ZH, Kim YB, Lee HJ, Lee BH. Acute electroacupunc-

ture inhibits nitric oxide synthase expression in the spinal cord of neuropathic rats. Neurol Res 2010;32:96-100.

133. Chao DM, Chen G, Cheng JS. Melatonin might be one possible medium of electroacupuncture anti-seizures. Acupunct Electrother Res 2001;26:39-48.

134. Jin HB, Li B, Gu J, Cheng JS, Yang R. Electro-acupuncture improves epileptic seizures induced by kainic acid in taurine-depletion rats. Acupunct Electrother Res 2005; 30:207-217.

135. Dos Santos JG Jr, Tabosa A, do Monte FH, Blanco MM, de Oliveira Freire A, Mello LE. Electroacupuncture prevents cognitive deficits in pilocarpine-epileptic rats. Neurosci Lett 2005;384:234-239.

136. Guo J, Liu J, Fu W, Ma W, Xu Z, Yuan M, et al. Effect of electroacupuncture stimulation of hindlimb on seizure incidence and supragranular mossy fiber sprouting in a rat model of epilepsy. J Physiol Sci 2008;58:309-315.

137. Jia J, Sun Z, Li B, Pan Y, Wang H, Wang X, et al. Electro-acupuncture stimulation improves motor disorders in Parkinsonian rats. Behav Brain Res 2009;205:214-218.

138. Liang XB, Liu XY, Li FQ, Luo Y, Lu J, Zhang WM, et al. Long-term highfrequency electroacupuncture stimulation prevents neuronal degeneration and up-regulates BDNF mRNA in the substantia nigra and ventral tegmental area following medial forebrain bundle axotomy. Brain Res Mol Brain Res 2002;108:51-59.

139. Liang XB, Luo Y, Liu XY, Lu J, Li FQ, Wang Q, et al. Electro-acupuncture improves behavior and upregulates GDNF mRNA in MFB transected rats. Neuroreport 2003;14: 1177-1181.

140. Jeon S, Kim YJ, Kim ST, Moon W, Chae Y, Kang M, et al. Proteomic analysis of the neuroprotective mechanisms of acupuncture treatment in a Parkinson's disease mouse model. Proteomics. 2008;8:4822-4832.

141. Meyler WJ, de Jongste MJL, Rolf CAM. Clinical evaluation of pain treatment with electrostimulation: a study on TENS in patients with different pain syndromes. Clin J Pain 1994;10:22-27.

142. Gopalkrishnan P, Sluka KA. Effect of varying frequency, intensity, and pulse duration of transcutaneous electrical nerve stimulation on primary hyperalgesia in inflamed rats. Arch Phys Med Rehabil 2000;81:984-990.

143. King EW, Sluda KA. The effect of varying frequency and intensity of transcutaneous electrical nerve stimulation on secondary mechanical hyperalgesia in an animal model of inflammation. J Pain 2001;2:128-133.

144. Sabino GS, Santos CM, Francischi JN, de Resende MA. Release of endogenous opioids following transcutaneous electric nerve stimulation in an experimental model of acute inflammatory pain. J Pain 2008;9:157-163.

145. Somers DL, Clemente FR. High-frequency transcutaneous electrical nerve stimulation alters thermal but not mechanical allodynia following chronic constriction injury of the rat sciatic nerve. Arch Phys Med Rehabil 1998; 79:1370-1376.

146. Nam TS, Choi Y, Yeon DS, Leem JW, Paik KS. Differential antinociceptive effect of transcutaneous electrical stimulation on pain behavior sensitive or insensitive to phentolamine in neuropathic rats. Neurosci Lett. 2001;301:17-20.

147. Dai Y, Kondo E, Fukuoka T, Tokunaga A, Miki K, Noguchi K. The effect of electroacupuncture on pain behaviors and noxious stimulus-evoked Fos expression in a rat model of neuropathic pain. J Pain 2001;2: 151-159.

148. Somers DL, Clemente FR. Transcutaneous electrical nerve stimulation for the management of neuropathic pain: the effects of frequency and electrode position on prevention of allodynia in a rat model of complex regional pain syndrome type II. Phys Ther 2006;86:698-709.

149. Somers DL, Clemente FR. Contralateral high or a combination of high- and low-frequency transcutaneous electrical nerve stimulation reduces mechanical allodynia and alters dorsal horn neurotransmitter content in neuropathic rats. J Pain 2009;10:221-229.

150. Sluka KA, Bailey K, Bogush J, Olson R, Ricketts A. Treatment with either high or low frequency TENS reduces the secondary hyperalgesia observed after injection of kaolin and carrageenan into the knee joint. Pain 1998;77:97-102.

Estudos Experimentais em Animais   439

151. Sluka KA, Deacon M, Stibal A, Strissel S, Terpstra A. Spinal blockade of opioid receptors prevents the analgesia produced by TENS in arthritic rats. J Pharmacol Exp Ther 1999;289:840-846.

152. DeSantana JM, Da Silva LF, De Resende MA, Sluka KA. Transcutaneous electrical nerve stimulation at both high and low frequencies activates ventrolateral periaqueductal grey to decrease mechanical hyperalgesia in arthritic rats. Neuroscience 2009;163:1233-1241.

153. Sluka KA, Lisi TL, Westlund KN. Increased release of serotonin in the spinal cord during low, but not high, frequency transcutaneous electric nerve stimulation in rats with joint inflammation. Arch Phys Med Rehabil 2006; 87:1137-1140.

154. Besio WG, Koka K, Cole AJ. Effects of noninvasive transcutaneous electrical stimulation via concentric ring electrodes on pilocarpine-induced status epilepticus in rats. Epilepsia 2007;48:2273-2279.

29

NEUROMODULAÇÃO NA NEUROPSICOLOGIA – ESTUDOS SOBRE MEMÓRIA, LINGUAGEM E FUNÇÕES EXECUTIVAS

Camila Campanhã
Nathalia Ishikawa Baptista
Ana Carolina Alem Giglio
Karina Thalita Carretti di Siervi
Paulo Sérgio Boggio

O desenvolvimento de áreas como a Neuropsicologia e a Neurociência Cognitiva, entre outras, deu-se em grande parte por estudos sobre o efeito de lesões cerebrais em funções cognitivas e comportamentais. Mais recentemente, essas áreas tiveram grande avanço em função de estudos com técnicas hemodinâmicas como a ressonância magnética funcional, a tomografia por emissão de pósitrons, e também por técnicas eletromagnéticas como a eletroencefalografia e a magnetoencefalografia. No entanto, o estudo de lesões assim como o uso de técnicas modernas de neuroimagem compartilham uma característica comum, que é o fato de ambas fornecerem medidas correlacionais. Isto é, o desempenho em determinada tarefa cognitiva é correlacionado ao recrutamento de uma determinada região cerebral ou a evocação de um potencial cognitivo específico. Nesse sentido, tais técnicas não fornecem medidas causais definitivas sobre as populações neuronais envolvidas nas diferentes computações e processos mentais, podendo muitas vezes representar epifenômenos, assim como não permitem modular a atividade cerebral e, com isso, as funções cognitivas.

Técnicas como as descritas neste livro (EMT e ETCC) podem preencher essa lacuna de ferramentas de investigação e de neuromodulação em Neurociência, uma vez que possibilitam investigar os efeitos imediatos da interferência em estruturas corticais estimuladas em funções cognitivas específicas. Neste capítulo, serão apresentados alguns estudos sobre EMT e ETCC nas seguintes funções cognitivas: memória, linguagem e funções executivas.

MEMÓRIA

A retenção da informação aprendida é realizada em substratos neurais diversos, os quais têm sido amplamente investigados pelos neurocientistas. A pesquisa na área tem intensificado a busca tanto pela base física da memória quanto pela maneira como a informação é armazenada, que ocorre de formas diferentes para cada um dos subtipos de memória[1-3].

A estimulação cerebral não invasiva tem sido uma ferramenta para a investigação de importantes questões em neurociência cognitiva. Essas técnicas vêm sendo utilizadas na compreensão dos diferentes circuitos subjacentes à memória, na avaliação da capacidade do córtex em formar memórias em resposta a protocolos de treinamento e também no uso como ferramenta de reabilitação de pacientes que apresentem prejuízo nas funções mnêmicas[4-6].

Diversos modelos sobre a memória têm sido desenvolvidos; tais modelos são constituídos por diferentes subtipos[7]. Um dos aspectos mais amplamente investigados é a memória operacional (ou de trabalho), caracterizada por um sistema de manutenção e manipulação de informações[8]. Diversos autores investigaram esse componente da memória com o uso de EMT e ETCC.

MEMÓRIA DE TRABALHO

Mull e Seyal[9] utilizaram EMT para determinar se a lesão virtual do córtex pré-frontal dorsolateral (CPFDL) poderia prejudicar o desempenho de voluntários saudáveis em uma tarefa de memória de trabalho.

Os autores demonstraram aumento significativo do número de erros no desempenho dos voluntários quando a tarefa (*n-back task*) foi realizada sob EMT do CPFDL esquerdo, indicando um papel crucial da referida área em ao menos um aspecto da memória de trabalho[9].

Também para investigar o papel das regiões corticais específicas nos diferentes aspectos da memória de trabalho, Oliveri et al.[10] aplicaram EMT na região parietal posterior (unilateral e bilateralmente). A estimulação foi aplicada na região frontal, durante a realização do *n-back task*, para induzir déficits seletivos de memória de trabalho.

O estudo demonstrou que os efeitos específicos da EMT no córtex temporal dependem do tipo de tarefa de memória de trabalho. A EMT bilateral aplicada sobre o córtex parietal compromete especificamente o desempenho de tarefas de memória de trabalho de reconhecimento visuoespacial, enquanto a EMT bilateral da região temporal piora o desempenho de tarefas de reconhecimento de objetos abstratos. Os autores concluíram ainda que a estimulação aplicada no CPFDL interfere em ambos os tipos de tarefas de memória de trabalho[10].

Considerando o papel do CPFDL na memória operacional, como demonstrado pelos estudos anteriores, Fregni et al. investigaram se o aumento da excitabilidade cortical provocada pela ETCC anódica modificaria o desempenho de voluntários saudáveis em uma tarefa *n-back task*. A estimulação anódica foi aplicada sobre o CPFDL esquerdo ou sobre a área motora (M1) para testar se o efeito da ETCC é focal. Foi aplicada também a ETCC catódica e a ETCC placebo[11].

Os resultados do estudo mostram que a estimulação anódica do CPFDL esquerdo aumentou a precisão do desempenho da tarefa *n-back task*, em comparação à ETCC placebo, à ETCC catódica da mesma área e à ETCC anódica de M1. Isso demonstrando, portanto, que o aprimoramento do desempenho da memória de trabalho depende da polaridade aplicada e da área específica sobre a qual a ETCC é aplicada[11].

Em estudo recente, para investigar o benefício na memória de trabalho em sujeitos saudáveis por meio da estimulação cerebral associada a treinamento cognitivo, Andrews et al.[12] aplicaram ETCC anódica de 1mA no CPFDL esquerdo, em duas situações: uma durante a realização do *n-back task* e outra em repouso. Como controle, foi aplicada a ETCC placebo na mesma região cortical durante a realização do *n-back tesk*.

Antes e depois das intervenções, foi realizado o teste de dígitos (um dos subtestes do WAIS-III). Os autores do estudo concluíram que o desempenho no teste de dígitos realizado após a ETCC aplicada durante a realização do *n-back task* foi superior, em comparação ao placebo e à estimulação feita em situação de repouso. Este estudo fornece evidências de que a administração da ETCC durante o desempenho de uma tarefa de memória de trabalho pode resultar em melhor desempenho em uma tarefa equivalente aplicada em momento posterior[12].

MEMÓRIA DECLARATIVA

Outro aspecto importante da memória é seu caráter declarativo ou explícito, caracterizado pela memória de fatos e eventos[8]. A memória declarativa é formada por dois subtipos: a memória semântica e a memória episódica. A primeira é caracterizada pelo conhecimento geral adquirido ao longo da vida[13]. A memória episódica, por sua vez, refere-se a um sistema complexo de processos cognitivos que permitem codificação, armazenamento e recuperação de eventos específicos[14,15].

MEMÓRIA SEMÂNTICA

Uma das formas de se estudar a memória semântica é com o uso de paradigmas de falsa memória. Um dos paradigmas clássico é o de Roediger e McDermott, no qual os indivíduos devem memorizar listas de palavras com alta associação semântica entre si e em seguida são submetidos a teste de reconhecimentos com palavras corretas (palavras que estavam na lista), erros (palavras que não estavam na lista) e erros por falsa pista (palavras que não estavam na lista, mas que compartilham relação semântica com a lista treinada). Com relação a esse aspecto semântico da memória, a EMT e a ETCC mostram-se eficientes na redução de falsas memórias. Utilizando EMT de baixa frequência, na região do lobo temporal anterior (LTA) esquerdo, um estudo demonstrou que a inibição de tal região pode proporcionar redução de 36% na emissão de respostas do tipo falsa memória[16].

Outro grupo de pesquisadores examinou a indução de alterações causadas pela ETCC em tarefa de avaliação de falsas memórias. Os participantes do estudo foram submetidos a três tipos de intervenção: estimulação bilateral do LTA (anódica à esquerda e catódica à direita), estimulação unilateral anódica do LTA esquerdo e estimulação placebo. A tarefa cognitiva realizada foi o paradigma de Roediger e McDermott, o teste de contagem de letras e o de percepção de erros[17].

O estudo evidencia que a ETCC anódica no LTA esquerdo, antes das fases de codificação e recuperação da informação, é eficaz na redução de falsas memórias, ou seja, diminui a probabilidade de erro por associação semântica, mantendo o desempenho da memória verídica inalterado. Ambos os tipos de ETCC, unilateral e bilateral, foram eficazes na redução de falsas memórias[17].

Ainda no âmbito da memória semântica, recentemente Pobric et al.[18] utilizaram EMT de baixa frequência para inibir temporariamente o processamento neural do LTA esquerdo ou direito, durante uma tarefa de julgamento de associação semântica para estímulos verbais e pictóricos.

Os autores demonstraram que a eficiência do processamento semântico foi reduzida igualmente com a aplicação da EMT no polo temporal esquerdo e direito, em comparação com a aplicação feita em uma região controle (polo occipital). Os resultados do estudo confirmam que ambos os polos temporais formam um substrato neuroanatômico essencial dentro da rede neural que suporta o conhecimento conceitual, independentemente da modalidade[18].

Utilizando novamente o paradigma de Roediger e McDermott, mas para itens visuais, Chi et al.[19] aplicaram ETCC durante a realização da tarefa de memória visual. O objetivo do estudo foi melhorar o desempenho em tarefas de memória visual. Para isso utilizaram ETCC catódica do LTA esquerdo e anódica do LTA direito; ETCC anódica do LTA esquerdo e catódica do LTA direito; e estimulação placebo. O estudo demonstrou que a estimulação catódica do LTA esquerdo com a anódica do LTA direito melhorou em 110% a capacidade de discriminação de número, forma, cor e tamanho, enquanto a estimulação com polaridade oposta não demonstrou nenhum benefício na tarefa[19].

MEMÓRIA EPISÓDICA

Outro aspecto importante da memória que tem servido de base para as pesquisas com estimulação cerebral não invasiva é a memória episódica. A fim de investigar os efeitos da aplicação da EMT sobre diferentes áreas corticais durante tarefas de memória episódica e de trabalho, Rami et al.[20] aplicaram a EMT de alta frequência sobre as regiões: CPFDL esquerdo, CPFDL direito e hemisfério direito do cerebelo. O estudo analisou o efeito de cada tipo de estimulação nas tarefas aplicadas e demonstrou que a EMT de alta frequência sobre o CPFDL esquerdo provocou decréscimo no desempenho na tarefa de memória episódica verbal. O achado sugeriu, portanto, que a referida área possui papel importante no aprendizado deste tipo de memória[20].

Fazem parte da memória episódica os processos mnêmicos verbais e não verbais[21]. Para testar a hipótese de que a lateralização do córtex pré-frontal (CPF) é importante na decodificação destes dois aspectos específicos da memória, Floel et al.[22] utilizaram a EMT para provocar lesão virtual no córtex pré-frontal (CPF) direito ou esquerdo durante a memorização de itens verbais e não verbais. A tarefa, realizada em voluntários saudáveis, consistia na memorização de palavras ou figuras abstratas.

Os autores constataram supressão da codificação de informações verbais quando houve aplicação de EMT sobre o CPF esquerdo, enquanto a EMT na área contralateral provocou interrupção da codificação da informação não verbal. Este estudo teve grande importância na compreensão da lateralização funcional do CPF para a codificação de informações verbais e não verbais[22].

É interessante notar que os achados apontam para o papel da lateralização no processamento do tipo de conteúdo a ser memorizado; uma das discussões importantes a respeito dessa característica da memória é a mudança da lateralização da codificação conforme o avanço da idade. Com a finalidade de responder a esta questão, Rossi et al.[23] realizaram uma intervenção com EMT em amostra formada por sujeitos jovens e por sujeitos mais velhos, com idades médias de 29,3 anos e de 61,5 anos, respectivamente. Os autores compararam o efeito da EMT sobre o CPFDL esquerdo ou direito durante uma tarefa de memória de reconhecimento visuoespacial nos dois grupos da amostra.

O estudo confirmou que o aumento da idade está relacionado há uma alteração na assimetria funcional tipicamente observada em tarefas de memória em voluntários jovens. O estudo confirmou, assim, que a EMT é uma ferramenta importante na investigação de modificações associadas à idade envolvendo regiões cerebrais da memória de longo prazo[23].

Também têm sido investigados os aspectos emocionais da memória episódica usualmente associados à amígdala e ao hipocampo[24]. Nesse sentido, Penolazzi et al.[25] utilizaram ETCC de 1mA sobre a região frontotemporal (FT) durante uma tarefa de codificação de imagens agradáveis, desagradáveis e neutras. O trabalho demonstrou que a estimulação anódica da região FT direita e catódica contralateral melhorou significativamente a recuperação de imagens com valência emocional agradável em relação a imagens desagradáveis e neutras, enquanto a estimulação anódica da região FT esquerda e a catódica da região FT direita facilitou a recordação de imagens desagradáveis[25].

Os estudos apresentados sinalizam o papel da EMT e da ETCC na compreensão e desenvolvimento de modelos cognitivos sobre a memória. Mais ainda evidenciam a possibilidade de modulação cognitiva de diferentes aspectos da memória. Nesse sentido, EMT e ETCC também vêm sendo empregadas em estudos sobre reabilitação de pacientes com distúrbios de memória (ver Capítulo Distúrbios cognitivos).

LINGUAGEM

Os estudos sobre linguagem iniciaram como tantos outros a respeito de habilidades cognitivas, ou seja, baseados em explorações de danos cerebrais e suas consequências no processamento cognitivo. Eles possibilitaram a concepção de teorias que explicam a organização funcional da linguagem no cérebro. Entretanto, as lesões cerebrais são específicas, o que dificulta a comparação entre os casos e o desenvolvimento de modelos puramente baseados em estudos de lesão[26].

Miniussi et al.[27] entendem a impossibilidade de estudar linguagem como um todo e, assim como Delvin e Watkins[28], revisaram o uso da EMT nos diferentes aspectos que compõem essa habilidade multideterminada.

PRODUÇÃO DA FALA

Um aspecto inicial a ser considerado é a produção da fala. Em 1991, Pascual-Leone et al.[29] realizaram o primeiro estudo com EMT e linguagem. Neste estudo participaram pacientes com epilepsia que receberam EMT repetitiva (EMTr), em até 25Hz, enquanto contavam números em voz alta. Durante a estimulação sobre o córtex frontal inferior esquerdo houve supressão da fala, o que não ocorreu na estimulação do lado direito. Estes resultados sinalizaram uma alternativa ao teste Wada (administração intra-arterial de amital sódico), uma vez que demonstraram que a EMT pode ser um método não invasivo para determinar a dominância hemisférica da linguagem. Entretanto, em estudo realizado por Michelucci et al.[30], a EMTr não foi sensível para determinar a dominância hemisférica da linguagem, além de ter produzido efeitos colaterais indesejáveis em alguns dos participantes.

Apesar de não ser um substituto para o teste Wada[31], essa ferramenta continuou a ser utilizada na investigação da produção da fala. Epstein et al.[32], utilizando 4Hz, conseguiram diferenciar a supressão da fala de uma disartria e ainda obtiveram a lateralização da fala de acordo com a estimulação. Estudo mais recente demonstra que há um grau de lateralização da linguagem que varia entre as pessoas, e ainda, em alguns indivíduos, o processamento linguístico está distribuído mais igualitariamente entre os hemisférios[33]. Aziz-Zadeh et al.[34] descobriram que a fala manifesta pode ser perturbada pela EMTr, principalmente sobre as regiões do lobo frontal esquerdo (giro frontal inferior ou área de Broca – região anterior e área motora – região posterior). Assim como Schuhmann et al.[35], consideram que a perturbação ocasionada em área posterior esquerda está relacionada à parte motora da fala, mas já a estimulação na parte anterior esquerda (área de Broca) está relacionada ao processo de programação para produção da fala.

SISTEMA MOTOR E LINGUAGEM

Assim como no estudo citado anteriormente, outros investigaram associação do sistema motor com a linguagem[36,37]. Flöel et al.[38] investigaram os efeitos da linguagem na excitabilidade cortical da região que representa o músculo da mão e encontraram esta região ativada durante tarefas de percepção linguística em ambos os hemisférios. Eles relacionaram os resultados encontrados com a teoria de que a linguagem está envolvida com a rede de ação-percepção. Buccino et al.[39] utilizaram EMT de pulso simples nas áreas motoras à esquerda, que representam os pés e as mãos, enquanto os participantes ouviam as sentenças que expressavam ações com as mãos e com os pés, e encontraram diminuição da amplitude do potencial evocado motor (MEP) do músculo da mão e do pé, enquanto ouviam à sentenças relacionadas à ação com a mão e à ação com o pé, respectivamente. No mesmo ano, pesquisadores utilizaram estimulação magnética nas áreas motoras no hemisfério esquerdo e concluíram que há uma categorização funcional entre áreas motoras em sistemas corticais que processam a linguagem. Assim, as palavras relacionadas às ações não só ativam áreas correspondentes no cérebro, como também ativam o córtex frontocentral, que ajuda a processá-las de acordo com suas categorias semânticas.

Os autores demonstraram que as áreas sensório-motoras têm um papel específico no reconhecimento de palavras que expressam ações[40]. Gentilucci et al.[41], utilizando EMTr de baixa frequência sobre área de Broca, sugerem que esta área está envolvida na tradução de gestos relacionados à intenção social em discurso.

Gough et al.[42] utilizaram a EMT para investigar o processamento do som e do significado. Neste estudo descobriram que há uma subdivisão do córtex frontal inferior esquerdo, sendo que há uma ligação da parte anterior desta região com o lobo temporal e que estão associados à memória semântica. Além disso, demonstraram que há uma ligação da parte posterior desta região com as estruturas temporoparietais envolvidas no processamento auditivo da fala.

ESTRUTURAS GRAMATICAIS, PROCESSAMENTO SINTÁTICO E SEMÂNTICO

Com relação à estrutura gramatical, em 2001, Shapiro et al.[43] utilizaram EMTr e descobriram que o córtex pré-frontal tem participação no processamento de verbos. Para explorar tais achados, Cappelletti et al.[44] também utilizaram EMTr para suprimir a excitabilidade de algumas regiões do córtex pré-frontal esquerdo. Ao estimularem a parte anterior esquerda do giro frontal medial encontraram maior interferência na produção de verbos do que de substantivos; o mesmo não foi encontrado para o lado direito. Eles concluíram que a EMTr pode interferir tanto na produção de verbos regulares como irregulares, sugerindo que esta área não discrimina regras morfológicas. Também encontraram que as estimulações da parte posterior esquerda do giro frontal medial e da área de Broca não produziram efeitos específicos sobre categoria (verbo e substantivo), o que indica que estas regiões estão atreladas ao processamento de palavras, mas não diferenciam classe gramatical. Outro grupo de pesquisadores investigou o envolvimento da área de Broca no processamento sintático, assim, os participantes deveriam identificar erros gramaticais ou semânticos enquanto recebiam EMT. Este grupo descobriu que a estimulação da área de Broca, especificamente a parte inferior esquerda do giro frontal, diminui o tempo de reação em decisões sintáticas, mas não para as semânticas, e que isto ocorreu tanto para sentenças regulares quanto irregulares[45].

Manenti et al.[46] estudaram a manipulação de informação semântica e sintática. Eles utilizaram a EMTr para investigar o papel do lado direito e do lado esquerdo no córtex pré-frontal dorsolateral em uma tarefa na qual os participantes deveriam associar cada imagem à frase que a melhor descrevesse. Eles encontraram um desempenho inferior da tarefa semântico-lexical para a estimulação do lado esquerdo. Entretanto, houve atraso na execução da tarefa sintática para a estimulação do lado direito. Assim, pode-se correlacionar uma atividade semântica com estruturas à esquerda, pois sua execução está associada à memória de trabalho verbal. Já na condição sintática, a interferência ocorreu do lado direito, pois foi necessário o uso da memória visuoespacial para a combinação sentença--imagem.

Estudos com EMT têm confirmado o papel da porção anterior dos lobos temporais como estruturas-chave da rede semântica. Pobric et al.[47], com EMTr de baixa frequência, produziram uma lesão virtual na parte anterior destas regiões observada pelo aumento do tempo de reação na tarefa semântica (julgamento de sinônimo). Em 2010, este grupo realizou outros dois estudos[48,49], com os quais demonstraram o papel do lobo temporal anterior e do lobo parietal inferior no processamento semântica e na formação de conceitos. Neste mesmo ano, Holland e Ralph[50] apontaram novamente para a importância dos lobos temporais anteriores na rede semântica. Além disso, observaram que tal estrutura está relacionada à habilidade de produzir frases no pretérito perfeito com verbos irregulares.

Töpper et al.[51] descobriram que a estimulação magnética sobre a área de Wernicke pode ativar redes neurais que facilitam o processamento lexical. Em 2009, pesquisadores utilizaram EMT em 10Hz sobre o lado esquerdo da área de Wernicke (CP5), lado direito (CP6) ou sobre o vértice (Cz), durante tarefa de decisão lexical. Eles descobriram que tanto o lado direito quanto o esquerdo desta área processam os significados dominantes e subordinados de palavras ambíguas, respectivamente[52].

Apesar de estudos contraditórios[53], Pobric et al.[54] realizaram um estudo interessante que confirma a teoria de que o hemisfério direito contribuiu para o processamento da linguagem metafórica. Os autores encontraram que a EMTr sobre o sulco temporal superior posterior direito interferiu no processamento de metáforas originais (novas), enquanto que a estimulação do giro frontal inferior esquerdo alterou o processamento de palavras literais e de metáforas convencionais. Eles apontaram para a importância do hemisfério direito na integração dos significados individuais de dois conceitos aparentemente não relacionados, em uma expressão metafórica significativa.

FACILITAÇÃO A NOMEAÇÃO, FLUÊNCIA VERBAL E APRENDIZAGEM COM ETCC

Além de EMT, a ETCC também tem sido empregada em estudos sobre linguagem. No entanto, grande parte dos estudos com ETCC em linguagem tem usado esta técnica para facilitar funções como nomeação, fluência verbal e aprendizado verbal.

Em 2008, Sparing et al.[55] utilizaram a ETCC com 2mA durante 7 minutos sobre a área de Wernicke (CP5) em quatro montagens diferentes: anódica em CP5, catódica em CP5 ambos com o eletrodo referência (cátodo e ânodo, respectivamente) à esquerda na região posterior perissylviana, estimulação anódica da região homóloga (CP6) e ainda estimulação placebo da região CP5. Os participantes eram estimulados enquanto deveriam nomear figuras de objetos utilizados no dia a dia. Eles encontraram melhora no desempenho da tarefa quando aplicada estimulação anódica sobre a região posterior perissylviana esquerda, que inclui a estimulação catódica da área de Wernicke.

Já Fertonani et al.[56] aplicaram a ETCC de 2mA, de 8 a 10 minutos, sobre o córtex pré-frontal dorsolateral esquerdo em três montagens, anódica, catódia e placebo, todas com o eletrodo referência no ombro direito. Eles encontraram uma facilitação na nomeação de figuras quando os participantes receberam estimulação anódica do córtex pré-frontal dorsolateral esquerdo. Eles sugerem que essa estimulação facilita a rede cerebral responsável pela recuperação lexical, e ainda, apesar de o mecanismo de funcionamento deste fenômeno não estar claro, pode-se pensar em mecanismos de plasticidade cortical, uma vez que os efeitos facilitatórios duraram após a estimulação (*offline*).

Cattaneo et al[57] utilizaram a estimulação anódica com 2mA para aumentar a excitabilidade da área de Broca, enquanto o eletrodo cátodo foi posicionado na região supraorbital direita durante 20 minutos. Neste estudo, os participantes realizaram duas tarefas de fluência verbal (fonêmica e semântica). Os participantes produziram mais palavras em ambas as tarefas ao receberem estimulação anódica em comparação à ETCC placebo.

Tais efeitos da ETCC também têm sido estendidos para o aumento na velocidade de aprendizado. Em 2008, pesquisadores utilizaram a ETCC (1mA, por 20 minutos) sobre a parte posterior esquerda da área perissylviana, enquanto participantes aprendiam nomes de objetos. Verificaram que a estimulação anódica possibilitou um aprendizado associativo melhor e mais rápido[58].

Em 2009, Elmer et al.[59] estimularam o córtex pré-frontal dorsolateral durante tarefa de memória episódica verbal. Neste caso, a estimulação catódica do lado esquerdo interferiu no aprendizado verbal de curta duração, podendo-se entender que o lado esquerdo do córtex pré-frontal dorsolateral exerce função crucial nos mecanismos de aprendizado verbal de curta duração.

Em 2010, dois estudos exploraram a ETCC e a aprendizagem. Liuzzi et al.[60] encontraram que a estimulação catódica do córtex motor esquerdo reduziu a porcentagem de aquisição de vocabulário, ou seja, interferiu na habilidade de combinar por associação ações com palavras novas. Eles concluíram que o córtex motor esquerdo está envolvido na aquisição de palavras novas relacionadas à ação. De Vries et al.[61] descobriram que a estimulação anódica (de 1mA, por 20 minutos) sobre a área de Broca, durante o aprendizado gramatical, resultou em melhora no desempenho, sugerindo que esta área está envolvida em um conhecimento baseado em regras e por isso tem a capacidade de detectar violações sintáticas.

Os estudos apresentados indicam a possibilidade de uso dessas técnicas como ferramentas de intervenção e reabilitação. Nesse sentido, revisões detalhadas sobre esse uso de EMT e ETCC na reabilitação e intervenção em distúrbios de linguagem podem ser lidas nos Capítulos Distúrbios cognitivos e Afasias.

FUNÇÕES EXECUTIVAS

As funções executivas estão relacionadas com os processos cognitivos superiores que envolvem iniciação, planejamento, geração de hipóteses, flexibilidade cognitiva, tomada de decisões, julgamento, uso de *feedback* e autopercepção, que são importantes para o comportamento contextualizado[62]. Entre estas funções, a tomada de decisão (TD) vem chamando a atenção de vários pesquisadores devido a sua grande importância, uma vez que nossa vida consiste em constantes decisões[63].

Decisões envolvem a habilidade de considerar os riscos e benefícios que estão envolvidos em determinada escolha, considerações de múltiplas alternativas e dedução das possíveis consequências futuras das escolhas[64].

O córtex pré-frontal (CPF) aparece com um papel importante nos processos decisórios. Alterações nesses processos podem ser vistas em pacientes com lesões frontais[65,66] ou doenças como a de Parkinson[67,68].

TOMADA DE DECISÃO ENVOLVENDO RISCO

Estudos com sujeitos saudáveis vêm trazendo importantes contribuições sobre os processos decisórios em tarefa de risco com o uso da EMT. Knoch et al.[69] investigaram os efeitos da EMTr inibitória (1Hz) durante 15 minutos (900 pulsos) aplicada em córtex pré-frontal dorsolateral (CPFDL) direito ou esquerdo, ou placebo, e realizaram a tarefa *risk task*, uma tarefa de risco que envolvia probabilidade. Neste estudo, pode-se observar que a inibição do CPFDL direito produziu padrões de desempenho mais relacionados a grandes riscos, ao passo que a estimulação à esquerda não interferiu no desempenho dos sujeitos.

Com o uso da mesma tarefa e o mesmo tipo de estimulação, Knoch e Fehr[70] observaram resultados semelhantes ao estudo de Knoch et al.[69]. Os participantes que receberam a EMTr a direita foram mais sensíveis a altas recompensas e a maior risco[70].

Seguindo o estudo de Knoch et al.[69], Fectau et al.[71], utilizando a mesma tarefa, investigaram a possibilidade de interferência *via* neuromodulação com ETCC de intensidade de 2mA aplicada durante 15 minutos (5 minutos antes da tarefa e durante a realização da tarefa – aproximadamente, mais 10 minutos). Observou-se que a ETCC com ânodo em CPFDL direito e cátodo em CPFDL esquerdo resultou em respostas de menor risco em comparação à ETCC placebo ou anódica no CPFDL esquerdo e catódica no CPFDL direito.

Em situações que envolvem ambiguidade e incerteza, Fectau et al.[72] investigaram o impacto da ETCC na tarefa *Balloon Analog Risk Task* (*BART task*). Os autores realizaram dois experimentos com esta tarefa: no experimento 1, os participantes foram divididos em três grupos de estimulação (ETCC anódica no CPFDL esquerdo/catódica no CPFDL direito, placebo e sem estimulação); no experimento 2, os participantes receberam estimulação unilateral (ETCC anódica no CPFDL direito e catódica na área supraorbital esquerda e anódica no CPFDL esquerdo e catódica na área supraobital direita). Em ambos os experimentos receberam a ETCC 5 minutos antes da tarefa e continuaram a receber a estimulação durante o teste (por aproximadamente mais 15 minutos) com intensidade de 2mA.

Como resultado, observou-se que os participantes que receberam a estimulação bilateral apresentaram comportamento de aversão ao risco em comparação aos outros tipos de estimulação[72].

Buscando melhor compreensão acerca do comportamento de maior cautela quando a ETCC anódica é aplicada no CPFDL direito/catódica no CPFDL esquerdo na tarefa de risco, recentemente[73] foi utilizada uma medida eletrofisiológica para investigar se a ETCC não somente modularia a avaliação de riscos e benefícios, mas também o impacto afetivo da recompensa e punição. Para isso, registrou-se a condutância da pele (CP), uma medida que se refere ao grau de fluxo de corrente permitido pela pele relacionado ao grau de solução eletrolítica secretada pelas glândulas sudoríparas, durante a realização do *risk task*. Os participantes foram divididos em dois grupos: ETCC anódica no CPFDL direito/catódica no CPFDL esquerdo e grupo controle (sem estimulação). Neste experimento, observou-se um comportamento de maior cautela (aversão ao risco) no grupo que recebeu a estimulação ativa, da mesma forma que os estudos de Fectau et al.[71].

Além disso, o grupo que recebeu a estimulação teve redução significativa na amplitude da CP (uma média na variação de 50μv), ao passo que o grupo controle apresentou não somente comportamento de maior risco, mas maiores amplitudes da CP (uma variação em média de 130μv). Esses resultados vão de encontro com os dados de Werner al.[74], que observaram aumento na CP e pior desempenho na tarefa de tomada de decisão (IGT).

Por fim, a aplicação da ETCC nessa tarefa de risco foi também testada em idosos. É interessante notar que, neste estudo, os autores encontraram resultados contrários aos que foram observados no grupo com jovens adultos[71], apontando para mudanças no processamento cognitivo em idosos. Foi observada tendência ao comportamento de risco que pode estar relacionada à redução da atividade do CPF do hemisfério direito[75]. Além disso, esses achados, assim como os citados no tópico sobre memória, sinalizam uma alteração nos processos de lateralização funcional em função da idade. Nesse sentido, o uso de técnicas de neuromodulação deve também considerar a idade como fator importante para as definições de parâmetros a serem empregados.

TOMADA DE DECISÃO SOCIAL

Outro aspecto importante da TD que vem sendo estudado por meio de técnicas de neuromodulação é a decisão em situações que envolvem interação social. Quando a TD envolve outros indivíduos, a interação abre espaço para a competição e a cooperação, pois não é possível apenas pensar em ampliar o próprio interesse. Com o uso do *ultimatum game* (UG), um jogo de decisão que envolve divisão de um valor entre jogadores, e com o uso da ressonância magnética funcional, tem-se encontrado maior ativação do CPFDL e da ínsula anterior quando os jogadores tomam a decisão de aceitar ou rejeitar propostas de divisão de um valor, sendo que o CPFDL estaria mais relacionado à decisão baseada em como maximizar os ganhos, enquanto a ínsula estaria mais relacionada à questão emocional em resposta à oferta recebida. Além disso, essa região parece estar relacionada também ao controle de respostas impulsivas pessoais e à lealdade ao objetivo do jogador[63,69,71,76].

Estudos têm utilizado a EMTr para investigar o papel do CPFDL na tarefa UG. Knoch et al.[77] aplicaram a EMTr de baixa frequência no CPFDL direito ou esquerdo ou placebo. Observou-se maior número de respostas de aceite para propostas injustas quando a estimulação era aplicada no CPFDL direito, mas não no grupo que recebeu no lado esquerdo e no grupo placebo. Além disso, não houve diferença significativa no julgamento sobre o quão justo era cada proposta. Ou seja, valores baixos foram considerados injustos igualmente entre os grupos. Tais resultados sugerem que o CPFDL estaria envolvido no controle de impulsos mais egoísta na tomada de decisão. Outros estudos com EMTr inibitória no CPFDL direito no mesmo jogo obtiveram os mesmos resultados, mostrando que a inibição desta área estaria relacionada ao maior interesse econômico pessoal[70,78].

Em 2007, Knoch et al.[79] realizaram um outro estudo com o mesmo jogo, mas desta vez utilizando a ETCC. Os autores observaram que a estimulação catódica no CPFDL direito fez com que os jogadores aceitassem mais propostas injustas em comparação ao grupo placebo, resultado que está de acordo com os achados de Knoch et al.[77], Van 't Wout et al.[78] e Knoch e Fehr[70] com EMTr, reafirmando o papel desta área no controle do comportamento.

Sendo assim, os dados encontrados considerados em conjunto levantam a possibilidade do uso clínico destas técnicas em doenças que apresentam prejuízo na avaliação das consequências do comportamento de médio a longo prazo, aspecto importante na apreciação e no comportamento final das consequências do ato de consumir, por exemplo, alimentos ou outras substâncias. A compulsão seria uma falha nesta apreciação e no controle de consumir, uma vez que os mecanismos de decisão estão na base dos processos de compulsão. Portanto, em termos descritivos, a compulsão seria um desejo intenso por algo particular que é desfrutada de forma abusiva[80].

Em função disso, diversos estudos têm investigado os efeitos da EMT e da ETCC em populações com quadros de dependência a drogas ou de compulsão alimentar (ver Capítulo Adicções).

CONSIDERAÇÕES FINAIS

Como pode ser visto, EMT e ETCC vendo sendo amplamente utilizadas em estudos sobre memória, linguagem e funções executivas. Com relação à memória, podem-se observar avanços sobre a compreensão do papel de estruturas como o córtex pré-frontal dorsolateral, porção anterior do lobo temporal, entre outras, em funções como memória operacional, semântica e episódica. Na mesma direção, os estudos sobre linguagem vêm possibilitando a compreensão detalhada de aspectos lexicais e semânticos. É interessante notar que, em ambos os casos, os estudos têm apontado para o uso dessas técnicas para a facilitação do aprendizado ou mesmo reabilitação. O uso dessas técnicas como reabilitação e intervenção de memória e linguagem é apresentado em outros capítulos deste livro. Por fim, os estudos sobre tomada de decisão estabelecem um novo patamar no conhecimento entre comportamento e cérebro humano. Os estudos têm trazido informações valiosas, desde aspectos racionais baseados em cálculo de probabilidade até informações sobre uma área que vem ganhando muito destaque nos últimos anos, que é a chamada tomada de decisão social. Além disso, a possiblidade de modular comportamentos de decisão envolvendo riscos abrem novas possibilidades nos tratamentos das compulsões (este tópico é discutido em outro Capítulo do livro).

REFERÊNCIAS BIBLIOGRÁFICAS

1. Baddeley A. Working memory. Curr Biology 2011;20:136-140.
2. Hassabis D, Kumaran D, Maguire EA. Using imagination to understand the neural basis of episodic memory. J Neurosci 2007;27:14365-14374.
3. Kelley WM, Miezin FM, Mcdermott KB, Buckner RL, Raichle ME, Cohen NJ, et al. Hemispheric specialization in human dorsal frontal cortex and medial temporal lobe for verbal and nonverbal memory encoding. Neuron 1998;20:927-936.
4. Boggio PS, Fregni F, Bermpohl F, Mansur CG, Rosa M, Rumi DO, et al. Effect of repetitive TMS and fluoxetine on cognitive function in patients with Parkinson's disease and concurr depression. Mov Disord 2005;20:1178-1184.
5. Boggio PS, Ferrucci R, Rigonatti SP, Covre P, Nitsche M, Pascual-Leone A, Fregni F. Effects of transcranial direct curr stimulation on working memory in patients with Parkinson's disease. J Neurol Sci 2006;249:31-38.
6. Flöel A, Cohen LG. Contribution of noninvasive cortical stimulation to the study of

memory functions. Brain Res Rev 2007;53: 250-559.

7. Amodio DM, Ratner KG. A memory systems model of implicit social cognition. Curr Direct Psychol Sci 2011;20:143-148.

8. Baddeley A. O que é a memória? In: Baddeley A, Anderson MC, Eysenck MW. Memória. Porto Alegre: Artmed; 2011.

9. Mull BR, Seyal M. Transcranial magnetic stimulation of left prefrontal cortex impairs working memory. Clin Neurophysiol 2001; 112:1672-1675.

10. Oliveri M, Turriziani P, Carlesimo GA, Koch G, Tomaiuolo F, Panella M, Caltagirone C. Parieto-frontal interactions in visual-object and visual-spatial working memory: evidence from transcranial magnetic stimulation. Cerebral Cortex 2001;11:606-618.

11. Fregni F, Boggio PS, Nitsche M, Bermpohl F, Antal A, Feredoes E, et al. Anodal transcranial direct curr stimulation of prefrontal cortex enhances working memory. Exp Brain Res 2005;166:23-30.

12. Andrews SC, Hoy KE, Enticott PG, Daskalakis ZJ, Fitzgerald PB. Improving working memory: the effect of combining cognitive activity and anodal transcranial direct curr stimulation to the left dorsolateral prefrontal cortex. Brain Stimulation 2011;4:84-89.

13. Eysenck MW. Memória semântica e conhecimento armazenado. In: Baddeley A, Anderson MC, Eysenck MW. Memória. Porto Alegre: Artmed; 2011.

14. Baddeley A. The episodic buffer: a new component of working memory? Trends Cogn Sci 2000;4:417-423.

15. Baddeley A. The concept of episodic memory. Philosophical transactions of Royal Society B: Biol Sci 2001;356:1345-1350.

16. Gallate J, Chi R, Ellwood S, Snyder A. Reducing false memories by magnetic pulse stimulation. Neurosci Lett 2009;449:151-154.

17. Boggio PS, Fregni F, Valasek C, Ellwood S, Chi R, Gallate J, et al. Temporal lobe cortical electrical stimulation during the encoding and retrieval phase reduces false memories. PLoS ONE. 2009;4:e4959.

18. Pobric G, Jefferies E, Ralp, MAL. Amodal semantic representations depend on both anterior temporal lobes: evidence from repetitive transcranial magnetic stimulation. Neuropsychologia 2010;48:1336-1342.

19. Chi RP, Fregni F, Snyder AW. Visual memory improved by non-invasive brain stimulation. Brain Res 2010;1353:168-175.

20. Rami L, Gironell A, Kulisevsky J, García-Sánchez C, Berthier M, Estévez-González A. Effects of repetitive transcranial magnetic stimulation on memory subtypes: a controlled study. Neuropsychol 2003;41:1877-1883.

21. Iidaka T, Sadato N, Yamada H, YonekuraY. Functional asymmetry of human prefrontal cortex in verbal and non-verbal episodic memory as revealed by fMRI. Cogn Brain Res 2000;9:73-83.

22. Flöel A, Poeppel D, Buffalo EA, Braun A, Wu CW-H, Seo H.-J, et al. Prefrontal cortex asymmetry for memory encoding of words and abstract shapes. Cerebral Cortex 2004;14:404-409.

23. Rossi S, Miniussi C, Pasqualetti P, Babiloni C, Rossini PM, Cappa SF. Functional changes of prefrontal cortex in long-term memory: a repetitive transcranial magnetic stimulation study. J Neurosci 2004;24:7939-7944.

24. Phelps EA. Human emotion and memory: interaction of the amygdala and hippocampal complex. Curr Opin Neurobiol 2004;14:198-202.

25. Penolazzi B, Di Domenico A, Marzoli D, Mammarella N, Fairfield B, Franciotti R, et al. Effects of transcranial direct current stimulation on episodic memory related to emotional visual stimuli. PLoS ONE 2010;5: e10623.

26. Caramazza A. Introduction. In: Gazzaniga MS. The cognitive neurosci. 4th ed. Massachusetts Institute of Tecnology; 2009.

27. Miniussi C, Cotelli M, Manenti R. Transcranial magnetic stimulation in the study of language and communication. In: Balconi M. Neuropsychol Communication. 2010.

28. Devlin JT, Watkins KE. Stimulating language: insights from TMS. Brain 2007;130:610-622.

29. Pascual-Leone A, Gates JR, Dhuna A. Induction of speech arrest and counting errors with rapid-rate transcranial magnetic stimulation. Neurology 1991;41:697-702.

30. Michelucci R, Valzania F, Passarelli D, Santangelo M, Rizzi R, Buzzi AM, et al. Rapid-rate transcranial magnetic stimulation and hemispheric language dominance: usefulness and safety in epilepsy. Neurology 1994;44:1697-1700.

31. Epstein CM, Woodard JL, Stringer AY, Bakay RAE, Henry TR, Pennell PB, Litt B. Repetitive transcranial magnetic stimulation does not replicate the Wada test. Neurology 2000;55:1025-1027.
32. Epstein CM, Lah JJ, Meador K, Weissman JD, Gaitan LE, Dihenia B. Optimum stimulus parameters for lateralized suppression of speech with magnetic brain stimulation. Neurology 1996;47:1590-1593.
33. Knecht S, Flöel A, Dräger B, Breitenstein C, Sommer J, Henningsen H, et al. Degree of language lateralization determines susceptibility to unilateral brain lesions. Nature Neurosci 2002;5:695-699.
34. Aziz-Zadeh L, Cattaneo L, Rochat M, Rizzolatti G. Covert speech arrest induced by rtms over both motor and nonmotor left hemisphere frontal sites. J Cogn Neurosci 2005;17:928-938.
35. Schuhmann T, Schiller NO, Goebel R, Sack AT. The temporal characteristics of functional activation in Broca's area during overt picture naming. Cortex 2009;45:1111-1116.
36. Aziz-Zadeh L, Iacoboni M, Zaidel E, Wilson S, Mazziotta J. Left hemisphere motor facilitation in response to manual action sounds. Eur J Neurosci 2004;19:2609-2612.
37. Meister IG, Boroojerdi B, Foltys H, Sparing R, Huber W, Töpper R. Motor cortex hand area and speech: Implications for the development of language. Neuropsychologia 2003;41:401-406.
38. Flöel A, Ellger T, Breitenstein C, Knecht S. Language perception activates the hand motor cortex: implications for motor theories of speech perception. Eur J Neurosci 2003;18:704-708.
39. Buccino G, Riggio L, Melli G, Binkofski F, Gallese V, Rizzolatti G. Listening to action-related sentences modulates the activity of the motor system: a combined TMS and behavioral study. Cogn Brain Res 2005;24:355-363.
40. Pulvermuller F, Hauk O, Nikulin VV, Ilmoniemi RJ. Functional links between motor and language systems. Eur J Neurosci 2005;21:793-797.
41. Gentilucci M, Bernardis P, Crisi G, Dalla Volta R. Repetitive transcranial magnetic stimulation of Broca's area affects verbal responses to gesture observation. J Cogn Neurosci 2006;18:1059-1074.
42. Gough PM, Nobre AC, Devlin JT. Dissociating linguistic processes in the left inferior frontal cortex with transcranial magnetic stimulation. J Neurosci 2005;25:8010-8016.
43. Shapiro KA, Pascual-Leone A, Mottaghy FM, Gangitano M, Caramazza A. Grammatical distinctions in the left frontal cortex. J Cogn Neurosci 2001;13:713-720.
44. Cappelletti M, Fregni F, Shapiro K, Pascual-Leone A, Caramazza A. Processing nouns and verbs in the left frontal cortex: a transcranial magnetic stimulation study. J Cogn Neurosci 2008;20:707-720.
45. Sakai KL, Noguchi Y, Takeuchi T, Watanabe E. Selective priming of syntactic processing by event-related transcranial magnetic stimulation of Broca's area. Neuron 2002;35:1177-1182.
46. Manenti R, Cappa SF, Rossini PM, Miniussi C. The role of the prefrontal cortex in sentence comprehension: an rTMS study. Cortex 2008;44:337-344.
47. Pobric G, Lambon Ralph MA, Jefferies E. The role of the anterior temporal lobes in the comprehension of concrete and abstract words: rTMS evidence. Cortex 2009;45:1104-1110.
48. Pobric G, Jefferies E, Ralph Mal. Category-specific versus category-general semantic impairment induced by transcranial magnetic stimulation. Curr Biology 2010;20:964-968.
49. Pobric G, Jefferies E, Ralph MAL. Induction of semantic impairments using rTMS: evidence for the hub-and-spoke semantic theory. Behav Neurol 2010;23:217-219.
50. Holland R, Ralph MAL. The anterior temporal lobe semantic hub is a part of the language neural network: selective disruption of irregular past tense verbs by rTMS. Cerebral Cortex 2010;20:2771-2775.
51. Töpper R, Mottaghy FM, Brugmann M, Noth J, Huber W. Facilitation of picture naming by focal transcranial magnetic stimulation of Wernicke's area. Exp Brain Res 1998;121:371-378.
52. Harpaz Y, Levkovitz Y, Lavidor M. Lexical ambiguity resolution in Wernicke's area and its right homologue. Cortex 2009;45:1097-1103.
53. Coulson S, Van Petten C. A special role for the right hemisphere in metaphor comprehension?

ERP evidence from hemifield presentation. Brain Res 2007;18:128-145.

54. Pobric G, Mashal N, Faust M, Lavidor M. The role of the right cerebral hemisphere in processing novel metaphoric expressions: a transcranial magnetic stimulation study. J Cogn Neurosci 2008;20:170-181.

55. Sparing R, Dafotakis M, Meister IG, Thirugnanasambandam N, Fink GR. Enhancing language performance with non-invasive brain stimulation--a transcranial direct current stimulation study in healthy humans. Neuropsychologia 2008;46:261-268.

56. Fertonani A, Rosini S, Cotelli M, Rossini PM, Miniussi C. Naming facilitation induced by transcranial direct current stimulation. Behav Brain Res 2010;208:311-318.

57. Cattaneo Z, Pisoni A, Papagno C. Transcranialdirect current stimulation over Broca's region improves phonemic and semantic fluency in healthy individuals. Neuroscience 2011;2:64-70.

58. Flöel A, Rösser N, Michka O, Knecht S, Breitenstein C. Noninvasive brain stimulation improves language learning. J Cogn Neurosci 2008;20:1415-1422.

59. Elmer S, Burkard M, Renz B, Meyer M, Jancke L. Direct current induced short-term modulation of the left dorsolateral prefrontal cortex while learning auditory presented nouns. Behav Brain Funct 2009;15:2009.

60. Liuzzi G, Freundlieb N, Ridder V, Hoppe J, Heise K, Zimerman M, et al. The involvement of the left motor cortex in learning of a novel action word lexicon. Curr Biol 2010;20:1745-1751.

61. De Vries MH, Barth AC, Maiworm S, Knecht S, Zwitserlood P, Flöel A. Electrical stimulation of Broca's area enhances implicit learning of an artificial grammar. J Cogn Neurosci 2010;22:2427-2436.

62. Meneses MS, Teive AG. Doença de Parkinson. Rio de Janeiro: Guanabara Koogan; 2003.

63. Sanfey AG, Rilling JK, Aronson JA, Nystrom LE, Cohen JD. The neural basis of economic decision-making in the ultimatum game. Science 2003;300:1755-1758.

64. Crone FA, Van Der Molen MW. Developmental changes in real life decision making: performance on a gambling task previously shown to depend on the ventromedial prefrontal cortex. Dev Neuropsychol 2004;25:251-279.

65. Manes F, Shakian B, Clark R, Antoun N, Aitken M, Robbins T. Decision-making processes following damage to the prefrontal cortex. Brain 2002;125:624-639.

66. Fellows LK, Farah MJ. Different underlying impairments in decision-making following ventromedial and dorsolateral frontal lobe damage in humans. Cerebral Cortex 2005;15:58-63.

67. Kobayakawa M, Tsuruya N, Kawamura M. Sensitivity to reward and punishment in Parkinson's disease: an analysis of behavioral patterns using a modified version of the Iowa gambling task. Parkinsonism and Related Disorders 2010;16:453-457.

68. Mimura M, Oeda R, Kawamura M. Impaired decision-making in Parkinson's disease. Parkinsonism and Related Disorders 2006;12:169-175.

69. Knoch D, Gianotti LR, Pascual-Leone A, Treyer V, Regard M, Hohmann M, Brugger P. Disruption of right prefrontal cortex by low-frequency repetitive transcranial magnetic stimulation induces risk-taking behavior. J Neurosci 2006a;26:6469-6472.

70. Knoch D, Fehr E. Resisting the power of temptations: the right prefrontal cortex and self-control. N Y Acad Sci 2007;1104:123-134.

71. Fecteau S, Knoch D, Fregni F, Sultani N, Boggio P, Pascual-Leone A. Diminishing risk-taking behavior by modulating activity in the prefrontal cortex: a direct curr stimulation study. J Neurosci 2007a;27:12500-12505.

72. Fecteau S, Pascual-Leone A, Zald DH, Liguori P, Theoret H, Boggio PS, Fregni F. Activation of prefrontal cortex by transcranial direct curr stimulation reduces appetite for risk during ambiguous decision making. J Neurosci 2007b;27:6212-6218.

73. Boggio PS, Campanhã C, Valasek CA. O uso de técnicas de neuromodulação na compreensão da razão e afeto em processos decisórios. In: Capovilla FC (Org). Transtornos de aprendizagem 2: da análise laboratorial e reabilitação clínica às políticas públicas de prevenção via Educação. São Paulo: Memnon; No prelo.

74. Werner NS, Duschek S, Schandry R. Relationships between affective states and decision-

making. Inter J Psychophysiol 2009;74:259-265.

75. Boggio PS, Campanhã C, Valasek CA, Fecteau S, Pascual-Leone A, Fregni F. Modulation of decision-making in a gambling task in older adults with transcranial direct current stimulation. Eur J Neurosci 2010a;1-5.

76. Lee D. Game theory and neural basis of social decision making. Nature Neurosci 2008;11: 404-409.

77. Knoch D, Pascual-Leone A, Meyer K, Treyer V, Fehr E. Diminishing reciprocal fairness by disrupting the right prefrontal cortex. Science 2006b;314:829-832.

78. Van 'T Wout M, Kahn RS, Sanfey AG, Aleman, A. Repetitive transcranial magnetic stimulation over the right dorsolateral prefrontal cortex affects strategic decision-making. Cogn Neurosci Neuropsychol 2005;16.

79. Knoch D, Nitsche MA, Fischbacher U, Eisenegger C, Pascual-Leone A, Fehr E. Studying the neurobiology of social interaction with transcranial direct current stimulation – the example of punishing unfairness. Cerebral Cortex 2007;3-4.

80. Olbrich HM, Valerius G, Paris C, Hagenbuch F, Ebert D, Juengling FD. Brain activation during craving for alcohol measured by positron emission tomography. Austr NZ J Psychiat 2006;40:171-178.

30

NEUROMODULAÇÃO POR RESSONÂNCIA MAGNÉTICA FUNCIONAL E CLASSIFICAÇÃO DE PADRÕES

Jorge Moll
João Ricardo Sato
Rodrigo Basílio
Niels Birbaumer
Sangkyun Lee
Sergio Ruiz
Ranganatha Sitaram

No livro do célebre – e controverso – autor de ficção científica Philip Dick, *Do Androids dream of electric sheep?*, e no filme por ele inspirado, *Blade Runner*, de Ridley Scott, caçadores de recompensa são recrutados para identificar e "aposentar" humanoides produzidos por engenharia genética ("replicantes"). Estes somente podem ser distinguidos dos humanos "reais" através da decodificação de respostas relacionadas à empatia, realizada por meio de um aparato diagnóstico especial enquanto o examinador descreve cenários emocionais ao examinado (o "teste de Voigh-Kampff"). Os avanços na tecnologia de imagem por ressonância magnética funcional (RMf), processamento computacional e novos algoritmos associam-se a enormes avanços no que tange ao entendimento da neurofisiologia de estados psicológicos elaborados, tornando potencialmente viável a detecção e diferenciação de emoções complexas, como culpa, compaixão e admiração. Além disso, o conceito do "órgão de Penfield", um aparelho utilizado pelos personagens no mesmo livro para "sintonizar" e induzir estados psicológicos específicos através de estimulação cerebral, não soa mais como uma realidade muito distante. A estimulação magnética transcraniana, *neurofeedback* por eletroencefalografia (EEG) e, mais recentemente, o *neurofeedback* por RMf imprimiram um tom de realidade à ideia de modular estados neurais associados a estados psicológicos. Em suma, a decodificação cerebral (*brain decoding*) e a neuromodulação chegaram para ficar.

Conceitualmente, nosso ponto de partida é o fato de que a maioria das pessoas pode aprender a modular sua própria atividade neural, desde que munidas de um mecanismo de *feedback* sobre o estado desta atividade em tempo real. Experimentos iniciais de *neurofeedback* basearam-se em eletroencefalogramas (EEG) para estimar a atividade neural[1], em que o participante tenta elevar as amplitudes de certas faixas de frequência das ondas cerebrais (por exemplo, alfa, beta, teta). Mais recentemente, a possibilidade de utilizar a RMf (que possui acurácia espacial muito superior, a despeito de menor resolução temporal) foi demonstrada em experimentos de *neurofeedback*[2-5]. O uso desta metodologia em voluntários saudáveis demonstrou que estes podem melhorar suas habilidades cognitivas e perceptuais enquanto manipulam por via endógena seus próprios estados cerebrais. Além disso, pacientes com distúrbios neurológicos e psiquiátricos podem aprender a regular sua própria atividade cerebral em localizações ou redes pré-definidas, com potenciais aplicações terapêuticas.

A RMf permite uma avaliação não invasiva da função cerebral com alta resolução espacial, por meio da aferição de variações do sinal da imagem que são dependentes do nível de oxigenação do sangue ou, mais precisamente, da relação entre o teor de hemoglobina oxigenada, a oxi-hemoglobina, e o teor de hemoglobina desoxigenada, a desóxi-hemoglobina (técnica BOLD: *blood oxygen level dependent contrast*). Apesar de a resposta da BOLD ser uma medida indireta da atividade neural, existem evidências sugerindo que seu efeito e atividade neuronal são fenômenos intimamente acoplados[6]. Os dados da RMf consistem em uma série de várias centenas ou milhares de imagens através do cérebro, adquiridas durante um período de tempo, sendo cada imagem (ou "corte") adquirida em frações de segundo. Tipicamente, cerca de 20-40 cortes cobrindo o cérebro inteiro (um "volume") são obtidos a cada 1-3 segundos, e este processo é repetido durante vários minutos. Ao final da aquisição, portanto, são geradas milhares de séries temporais: cada "ponto" da imagem, ou voxel (*volume element*) é amostrado múltiplas vezes ao decorrer no tempo, e estas séries temporais refletem a flutuação do sinal de cada voxel em função dos estímulos aplicados, somados a diversas fontes de ruído (ruídos fisiológicos, como batimento cardíaco e respiração, pequenos movimentos etc.) e do equipamento (por exemplo, flutuação do sinal induzida pelo sistema de gradientes do equipamento de RMf).

É importante salientar que o uso e as aplicações práticas da RMf têm sido limitados substancialmente devido ao processamento ou análise *offline* dos dados, ou seja, feito *a posteriori* à aquisição dos dados propriamente ditos, quando o voluntário ou paciente já terminou o exame. Isso se deve ao grande tamanho dos dados e carga computacional intensa envolvidos no processamento das imagens de RMf. Felizmente, as inovações tecnológicas em equipamentos de ressonância magnética e computadores de alto desempenho, aliadas à evolução das técnicas disponíveis para agilizar a aquisição, processamento e análise das imagens de RMf, vêm tornando esses processos cada vez mais rápidos e eficientes. A RMf em tempo real (RMf-TR) permite a observação e a medição simultâneas da atividade cerebral durante a realização de tarefas cognitivas e motoras. Atualmente, é possível realizar as etapas de pré-processamento e análise estatística dos dados funcionais dentro de um único tempo de repetição (TR), de 1,5-3 segundos. Novas aplicações utilizando RMf-TR foram desenvolvidos na última década, incluindo o uso da RMf para acompanhamento neurocirúrgico e autorregulação da atividade cerebral. Somam-se a estas, as inovações recentes nos métodos para classificação de padrões multivariados de sinais de RMf. Por meio desses métodos, também chamados de "decodificação de estados cerebrais", ativações distribuídas em toda uma rede neural (em vez de apenas uma região única do cérebro) podem ser potencialmente decodificadas e moduladas[4,7]. A seguir faremos uma breve revisão histórica da RMf-TR, assim como das primeiras interfaces cérebro-máquina (*brain-machine interfaces*, BCI) baseadas em RMf. Apesar de a pesquisa em *neurofeedback* por RMf em tempo real (RMf-TR) já ter sido divulgada em alguns dos principais veículos científicos especializados, as ferramentas para a realização do *neurofeedback* por RMf-TR ainda estão obscuras ou distantes para a maioria dos pesquisadores em neurociência. Isto porque os códigos e o fluxo de processamento (*pipelines)* de *software* desenvolvidos pelos poucos laboratórios envolvidos nesta área de pesquisa não se encontram facilmente disponíveis ou suficientemente documentados para que outros grupos possam utilizá-los. Descreveremos aqui duas implementações de *neurofeedback* por RMf-TR, uma realizada pelo Instituto de Psicologia Médica e Neurobiologia Comportamental da Universidade de Tubingen, Alemanha, e a outra, pela Unidade de Neurociência Cognitiva e Comportamental e Grupo de Neuroinformática do Instituto D'Or de Pesquisa e Ensino (IDOR).

VISÃO GERAL DA RMf EM TEMPO REAL (RMf-TR)

Os experimentos utilizando RMf tipicamente envolvem uma coleta de grande massa de dados de imagem de indivíduos ou grupos de indivíduos, que é processada *offline* (posteriormente, não durante a aquisição das imagens). Isto se deve à complexidade do processamento dos dados e/ou à grande carga computacional envolvida. O pré--processamento das imagens (por exemplo, correção de movimento, suavização temporal e espacial, normalização para o espaço estereotáxico-padrão) e as análises estatísticas para a obtenção de mapas de ativação podem consumir horas de processamento. Estes fatores podem limitar a aplicabilidade da RMf de várias formas. Primeiro, os pesquisadores não conseguem monitorar a qualidade dos dados durante a aquisição dos dados na ausência de processamento em tempo real. Considerando o alto custo financeiro do exame de ressonância magnética, um sistema de monitoramento da qualidade dos dados é útil para a redução dos custos e dos esforços para obter dados de boa qualidade. Se um pesquisador ou profissional clínico puder detectar artefatos em tempo real, tais como aqueles induzidos por movimento da cabeça ou respiratórios, ou observar que os efeitos esperados de ativação cerebral não ocorreram por algum outro motivo (por exemplo, falta de engajamento adequado do paciente ou voluntário), é possível colher novos dados imediatamente. Além disso, na ausência de análise em tempo real, é difícil modificar um desenho experimental com base nas alterações fisiológicas e comportamentais do participante. Estas limitações começaram a ser superadas a partir do trabalho pioneiro de Cox et al.[8], que propuseram um método para analisar a ativação do cérebro em tempo real calculando a correlação entre o sinal de determinado voxel e uma série temporal de referência de forma recursiva. No entanto, este método ainda não considerava a presença de ruídos não específicos gerados pelo equipamento de RM. Voyvodic[9] relatou uma abordagem para melhorar a flexibilidade do paradigma experimental com um programa para o controle preciso de paradigma e análise em tempo real dos dados de RMf. O controle de paradigma incluía a apresentação simultânea de estímulos, sincronização automática com o equipamento de RM e monitoramento de uma variedade de respostas fisiológicas e comportamentais. A análise ainda incluía a reconstrução de imagens, correção de movimentos de translação da cabeça e testes estatísticos para detectar eventos relacionados ao desenho experimental.

Desde então, muitos estudos têm explorado formas de otimizar o processo de aquisição de imagem em termos de qualidade, velocidade e poder estatístico[3,10-14] e de algoritmos[4,7-10,15-19]. Yoo et al.[14] implementaram um sistema de aquisição em tempo real, com uma adaptação de EPI (*eco planar imaging,* imagem ecoplanar) multirresolução para extrair os sinais do córtex e permitir maior eficiência na aquisição dos dados. Outra melhora notável na imagem foi na remoção de artefatos de suscetibilidade magnética. Devido às diferenças de suscetibilidade magnética de várias regiões observadas, tais como o ar, osso e cérebro, o campo magnético estático não é homogêneo na proximidade das fronteiras de regiões com propriedades distintas, gerando distorções e perdas de sinal. Particularmente, em interfaces tecido-ar como as regiões do cérebro basal e dos seios frontal e esfenoidal, grandes distorções geométricas podem ocorrer. Além de prejudicar a detecção do sinal BOLD, esses efeitos causam desalinhamento das imagens funcionais com as anatômicas. Vários métodos[20-24] têm sido propostos para reduzir distorções geométricas. No entanto, nem todos estes métodos podem ser adaptados para aplicações em tempo real. Weiskopf et al.[13] desenvolveram um método em tempo real para permitir a aquisição e a correção simultâneas da distorção de imagens funcionais, contribuindo ainda mais para o desenvolvimento da RMf-TR.

Uma série de diferentes algoritmos foi desenvolvida para a correção de artefatos de movimento da cabeça, que geram um sério problema na qualidade das imagens funcionais e interpretação dos resultados. Este problema torna-se ainda mais desafiador no caso do processamento de RMf-TR. Conforme discutido por Cox e Jesmanowicz, se dois voxels vizinhos diferem em brilho intrínseco em 20%, então um movimento de 10% da dimensão de um voxel poderá resultar em uma mudança de sinal de 2%, ou seja, igual ou superior às mudanças de sinal tipicamente observadas pelo efeito BOLD[17,25]. Além disso, se o movimento estiver relacionado com determinada tarefa ou estímulo, isso resultará em falsas ativações[26]. Caso o movimento não esteja correlacionado com a tarefa, haverá redução da ativação real nas imagens funcionais, com consequente perda de sensibilidade[17]. Cox et al.[17] desenvolveram um método *on-line* para a correção de movimentação da cabeça por um algoritmo de rotação de imagem tridimensional (3D) e deslocamento. No entanto, esta abordagem não era totalmente adequada para aplicações em tempo real, devido ao tempo necessário para o realinhamento. Este problema foi mais bem abordado por Mathiak e Posse[26], que descreveram um método em tempo real de correção de corpo rígido (cabeça), utilizando seis parâmetros, três para translação e três para rotação, que são aplicados no intervalo entre as aquisições de dois volumes funcionais.

Uma variedade de técnicas de pré-processamento em tempo real, correções de artefatos de respiração, suavização espacial e normalização no espaço estereotáxico tem sido desenvolvida[3,10]. Para identificação dos voxels ativados em tempo real, técnicas de correlação e modelo linear geral[19,27-30] têm sido utilizadas. Os avanços das técnicas de RMf-TR permitiram o desenvolvimento de sistemas de interfaces cérebro-máquina para a autorre-

460 Tópicos de Pesquisa em Neuromodulação

gulação da atividade cerebral através de *neurofeedback*, permitindo estudar mecanismos de plasticidade e reorganização funcional. Na maioria das implementações, o *neurofeedback* é baseado na teoria psicológica condicionamento instrumental por meio de recompensa contingente[31,32]. Basicamente, o indivíduo realiza uma ação (motora ou cognitiva) em resposta a um estímulo e recebe reforço comportamental positivo ou negativo (recompensa ou punição, ou simplesmente *feedback* simbólico positivo ou negativo). Estudos relatam diferentes métodos para a geração de reforço positivo ou recompensa. Yoo e Jolesz[33] utilizaram o mapa estatístico de ativações cerebrais como *feedback* visual. Posse et al.[3] forneceram aos participantes um *feedback* verbal sobre a mudança do sinal BOLD na amígdala, a intervalos de 60 segundos. Weiskopf et al.[34] introduziram um *feedback* em tempo real, mostrando duas curvas temporais do sinal BOLD a partir de duas regiões específicas do cérebro, o córtex cingulado anterior rostroventral e dorsal, que foram atualizadas a intervalos de 2 segundos. DeCharms et al.[35] construíram um sistema de BCI para RMf para fazer *neurofeedback* através da autorregulação do córtex somatomotor com *feedback* visual de três diferentes curvas temporais: uma da região de interesse alvo (isto é, a região supostamente envolvida na regulação), outra da região de interesse de fundo (irrelevante para a tarefa), e uma terceira sendo a diferença entre estas duas.

IMPLEMENTAÇÃO DE SISTEMA DE *NEUROFEEDBACK* POR RMf-TR

Neste item descreveremos duas implementações de sistemas de *neurofeedback* por RMf-TR: um realizado pelo grupo de Tubingen, na Alemanha, e outro implementado pela equipe do IDOR, no Rio de Janeiro, Brasil. Acreditamos que a descrição destas duas abordagens oferece uma perspectiva mais ampla e flexível das possibilidades de utilização do *neurofeedback* por RMf-TR por outros grupos de pesquisadores e profissionais clínicos.

AQUISIÇÃO E PRÉ-PROCESSAMENTO DE DADOS

O *neurofeedback* por RMf-TR pode ser definido como um sistema de retroalimentação (em alça fechada) em que os sinais provenientes de regiões de interesse do cérebro ou de padrões de atividade cerebral de uma rede neural são coletados e processados em "tempo real". Como já foi apresentado, no contexto da RMf, a expressão "tempo real" corresponde, em geral, a um intervalo de tempo de repetição (TR = 1-3 segundos) ou de poucos TRs. Dessa forma, a informação coletada e processada pode ser utilizada para prover um *feedback* ao participante, permitindo que este volitivamente controle sua própria atividade cerebral. Em geral, um sistema de *neurofeedback* por RMf-TR é composto dos seguintes subsistemas ou processos: (1) aquisição de sinal; (2) pré-processamento; (3) análise de sinais; e (4) geração de *feedback*. Dependendo do objetivo do experimento, os participantes seriam instruídos e treinados a realizar tarefas mentais guiadas pela informação de *feedback*. Neste capítulo descreveremos os primeiros dois subsistemas utilizados para aquisição e pré-processamento dos dados funcionais.

Em Tubingen, os experimentos têm sido conduzidos em um equipamento de RM de corpo inteiro 3T usando uma bobina-padrão de cabeça de 12 canais (Siemens®, Magnetom Trio Tim, Siemens, Erlangen, Alemanha), enquanto no Rio de Janeiro utiliza-se um *scanner* de 3T com bobina-padrão de 8 canais (Philips®, Achieva X-series 3T, Best, Holanda). Todas as imagens do cérebro do participante são adquiridas utilizando uma sequência de pulso EPI com a posterior exportação das imagens funcionais para o computador *host* do *scanner*. Os parâmetros da sequência de pulso utilizada para a aquisição de sinal nos experimentos foram os seguintes: TR = 1,5 segundo, TE = 45ms, espessura do corte = 5mm, *flip angle* = 70 graus, número de cortes = 16, FOV = 210mm, matriz = 64 × 64 (Tubingen); e TR = 2 segundos, TE = 30ms, espessura do corte = 5mm, *flip angle* = 90 graus, número de cortes = 22, FOV = 240mm, matriz = 64 × 64 (Rio de Janeiro). Estes parâmetros podem ser modificados tendo em mente, porém, o compromisso entre a resolução espacial e temporal e a diferença de sinal ou relação contraste-ruído (*contrast-to-noise ratio*, CNR). Para a aquisição do sinal e processamento em tempo real, um balanço adequado deve ser estabelecido entre resolução espacial, número e espessura dos cortes e resolução temporal. Embora em versões anteriores de *software* da Siemens® (por exemplo, VB13) tenha sido necessário o desenvolvimento de estratégias customizadas para a obtenção das imagens do *scanner* em tempo real[4,27,29,34], as versões recentes do *software* (por exemplo, VB15 e VB17) já possuem opção-padrão que permite a exportação de imagens funcionais em tempo real, simplificando e padronizando a realização da RMf-TR. No *scanner* Philips®, a exportação dos dados em tempo real é possível por meio do sistema *DRIN dumper*, uma ferramenta disponibilizada por meio de um *clinical science agreement* que permite acesso às imagens EPI em formato *Analyze* (volumes 3D) imediatamente após sua reconstrução. Imediatamente após a aquisição de cada volume de imagens EPI, diversas etapas de pré-processamento são realizadas. Estas incluem estimativa e correção de movimentos da cabeça utilizando 6 parâmetros (3 translações e 3 rotações) em tempo real (o que permite avisar ao participante que ele está se movimentando excessivamente ou interromper a aquisição), suavização espacial (para redução de ruído) e remoção de tendências lineares nas séries temporais.

ANÁLISE DO SINAL: MAPAS ESTATÍSTICOS, DECODIFICAÇÃO E *FEEDBACK*

Após as etapas de pré-processamento, são realizadas análises estatísticas, obtenção dos mapas de ativação e treinamento e/ou classificação dos dados para predição de estados cognitivos, assim como o *feedback* baseado nas respostas hemodinâmicas. Para análise estatística em tempo real é utilizada uma variedade de algoritmos, incluindo a subtração do sinal entre diferentes condições (por exemplo, condição atual *vs.* condição de base anterior), análise de correlação ou o modelo linear geral incremental. A análise em tempo real também pode restringir-se a amostras temporalmente recentes (ou seja, comparando o sinal de cada voxel do volume funcional atual, ou de uma média dos últimos 3 volumes, por exemplo, com o sinal da condição de base prévia), por meio do uso de uma "janela deslizante" ou "janela móvel" temporal[18]. O método da janela deslizante é superior para refletir o estado atual do cérebro, pois utiliza as informações mais recentes. No entanto, este método não é estatisticamente tão poderoso porque se restringe a um número muito limitado de amostras (baixo CNR). Em contraste, o método incremental[15] fornece informações mais robustas, pois utiliza todos os dados adquiridos até um determinado momento, mas por outro lado não reflete bem o estado atual de ativação cerebral, podendo assim prejudicar a eficiência do *neurofeedback*. Alguns estudos também utilizaram o método de subtração e janela móvel para estimar o grau de ativação em determinada região de interesse e enviar informação sobre o grau de ativação como um sinal de *feedback* para o participante[27-29,35]. A análise pelo método de correlação é feita pelo cálculo do coeficiente de correlação entre a série temporal do sinal BOLD medido em cada voxel e as séries temporais de referência (curva-modelo esperada para ativação BOLD relacionada a determinada tarefa), especificando um limiar estatístico e mostrando os voxels que superam esse limiar em forma de mapa de cores[8,12,18]. O método de correlação pode ser baseado tanto em janela móvel quanto em cálculo incremental. Este último foi desenvolvido por Bagarinao et al.[15], que implementaram um método de modelo linear generalizado (*General Linear Model*, GLM) em tempo real, atualizando os parâmetros do modelo assim que um novo volume funcional era obtido.

Um método similar foi adotado em um *software* comercial de RMf-TR, o Turbo BrainVoyager (Brain Innovation®, Maastricht, Holanda), utilizado na abordagem do grupo de Tubingen para realizar *neurofeedback*[27-30-34]. Nesta abordagem, é utilizado um GLM incremental em tempo real por meio da aplicação de um algoritmo recursivo de regressão de mínimos quadrados[36]. É importante ressaltar que todos os métodos descritos são univariados, isto é, os testes estatísticos são realizados separada e independentemente para cada voxel do cérebro. Em contraste, os métodos multivariados podem reconhecer padrões espaciais e temporais da atividade de múltiplos voxels distribuídos pelo cérebro. Métodos multivariados levam em consideração informações que podem ser localmente sutis em diversas localizações do cérebro, mas que, combinadas, podem ajudar a decodificar estados cognitivos (já que estes possuem em geral uma representação neural distribuída), o que não seria possível se fossem utilizados sinais localizados separadamente[37]. Estudos recentes[16,37-42] utilizaram métodos multivariados para aumentar a sensibilidade da análise de dados de RMf. LaConte et al.[7] desenvolveram um sistema de *neurofeedback* por RMf-TR empregando um modelo multivariado de classificação chamado de *support vector machine* (SVM). Embora a maioria dos estudos de *neurofeedback* por RMf-TR tenha investigado a autorregulação da atividade cerebral utilizando uma ou duas regiões de interesse por meio de métodos univariados, métodos multivariados permitem analisar a informação de uma rede de regiões distribuída por todo o cérebro em tempo real[43,44].

Recentemente, Sitaram et al., do grupo de Tubingen, implementaram um método de classificação em tempo real utilizando SVM para a detecção automática de estados emocionais via RMf[a]. Neste estudo, os participantes foram instruídos a evocar dois (alegria e nojo) ou três (nojo, alegria e tristeza) episódios emocionais em um paradigma de bloco. Foram realizadas correção de movimento e suavização espacial para melhorar a CNR. Como o número de voxels nas imagens do cérebro é muito grande (dezenas de milhares, dependendo dos parâmetros utilizados) para que um classificador de padrões seja capaz de lidar com eles de forma eficiente, foi adicionada uma etapa de pré-seleção de voxels, chamada de *feature selection*, que permite reduzir o tamanho dos dados e melhorar a eficácia da classificação. Lee et al.[41] desenvolveram um novo método de *feature selection* chamado de mapeamento de efeito. Nesta implementação, um classificador de estados emocionais é primeiramente treinado para cada participante em um conjunto inicial de dados obtidos de duas sessões de experimento. O classificador treinado é então usado para reconhecer *on-line* (em intervalos de 1,5 segundo) os estados emocionais dos participantes enquanto eles se engajam nos cenários emocionais. Nesse estudo, os participantes (18 indivíduos saudáveis) receberam um sinal de *feedback* baseado na saída do classificador. Foi possível demonstrar que o *neurofeedback* por RMf-TR utilizando um classificador de padrões foi capaz de decodificar robustamente 2 ou 3 estados cerebrais com acurácia em torno de 80%.

Como discutido acima, os resultados da análise dos dados de RMf-TR baseados em regiões de interesse ou em classificadores de padrão multivariados (como o SVM) podem ser utilizados para gerar um sinal de *feedback* para o participante em tempo real, informando-o sobre seu próprio padrão de ativação neural. Embora ainda de forma preliminar, alguns estudos recentes já foram capazes de demonstrar a utilidade do sinal de *neurofeedback* para auxiliar o participante no aprendizado da regulação do sinal BOLD em uma ou mais regiões do seu próprio cérebro[35,27-30,35]. Além disso, Lee et al.[45] relataram os efeitos de *neurofeedback* na atividade da ínsula, demonstrando que a autorregulação desta região induz reorganização nas regiões cerebrais relacionadas ao processamento emocional. Diversas formas de *feedback* têm sido utilizadas nos estudos de RMf-TR. Entretanto, com exceção de um estudo que utilizou *feedback* verbal[3], a maior parte dos estudos empregou *feedback* visual[5,27,29,30,35]. De fato, Hinterberger et al.[46] demonstraram que o *feedback* visual facilita mais o aprendizado de autorregulação dos potenciais corticais lentos do EEG (abaixo de 1Hz). Como os experimentos de RMf são tipicamente associados a altos níveis de ruído acústico, é de esperar que o uso do *feedback* visual seja potencialmente mais eficiente.

O grupo do IDOR recentemente desenvolveu uma ferramenta para a realização de *neurofeedback* por RMf-TR, denominada FRIEND (***F****unctional* ***R****eal-time* ***I****nteractive* ***E****ndogenous* ***N****euromodulation and* ***D****ecoding*; http://idor.org/projetos/neuroinformatics/friend). O *software* permite o pré-processamento de dados de RMf-TR (registro, estimativa e correção de movimento e suavização espacial), criação de *feature maps* (por exemplo, mapas de ativação ou de contrastes entre condições) e classificação multivariada de estados cerebrais utilizando SVM (Fig. VI-3). Uma característica relevante da implementação do FRIEND é que este utiliza internamente somente ferramentas *freeware* para o pré-processamento (uma biblioteca de *linkagem* dinâmica [dll], que incorpora funções do FSL [http://www.fmrib.ox.ac.uk/fsl/;[47]] e pós-processamento e classificação (funções do FSL. [http://www.fmrib.ox.ac.uk/fsl/] para cálculo do GLM, e o SVMlight [http://svmlight.joachims.org/]), não sendo requeridas licenças de *softwares* comerciais (como o Matlab, por exemplo). O pacote que roda em ambiente Windows® foi inicialmente utilizado em experimentos envolvendo memórias emocionais afiliativas positivas ou negativas, assim como para classificação de tarefas visuais, motoras ou de imagem motora (por exemplo, imaginação de movimentos da mão direita *vs.* esquerda). Um módulo de *feedback* em tempo real foi implementado (com interface gráfica para a entrada de parâmetros e monitoração do experimento) utilizando uma argola com graus progressivos de distorção

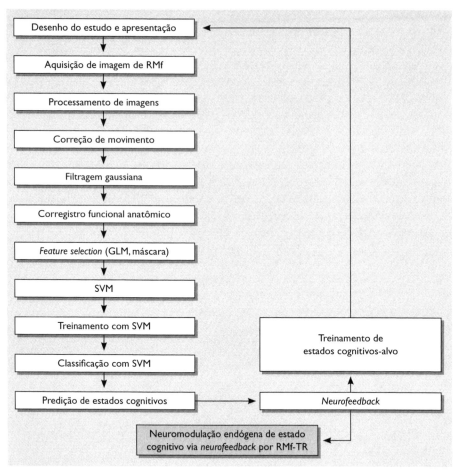

FIGURA VI-3 – O sistema de classificação de estados neurais/cognitivos é composto dos seguintes subsistemas: (1) sistema de aquisição de imagem, que utiliza sequência EPI-padrão (programado em C e Perl e executado no computador *host* do *scanner* na implementação de Tubingen, utilizando o "DRIN" [Philips® Healthcare] e programa em Delphi, na implementação do Rio de Janeiro), e (2) sistema de *neurofeedback* e RMf-TR, que executa pré-processamento de imagem, classificação de estados e *feedback* visual (programado em Matlab [Mathworks®, Natwick, MA] pelo grupo de Tubingen e em C++ e Delphi, além de incorporar funções do FSL [http://www.fmrib.ox.ac.uk/fsl/; Smith et al.[47]] implementadas em uma biblioteca de *linkagem* dinâmica), executado em um *desktop* Windows de 64-bits.

(Fig. VI-4). Após coleta de dados funcionais (*run* inicial), as condições experimentais de interesse são modeladas pelo método do GLM. A comparação das condições de interesse (por exemplo, emoção positiva *vs.* emoção negativa; imaginação de movimentos da mão esquerda *vs.* direita) dá origem a mapas de ativação que são limiarizados para a obtenção das *features,* que serão então usadas para treinar o SVM na discriminação entre as condições. Nas aquisições subsequentes, o classificador procura classificar cada volume adquirido (ou média de 3 volumes, utilizando uma janela deslizante, conforme descrito acima) em uma das classes (condições). Quanto maior for a projeção (escore para a emoção que deve ser evocada, Fig. VI-5) deste novo volume obtida utilizando o SVM calibrado, mais arredondada ou perfeita ficará a argola, que é mostrada continuamente ao participante (ver Fig. VI-4; ver também um vídeo demonstrativo em http://idor.org/projetos/neuroinformatics/friend). Embora haja substancial variabilidade na acurácia da classificação dos estados emocionais entre indivíduos e as taxas de acerto tenham sido inferiores àquelas obtidas por Sitaram et al.[4], demonstrou-se que a classificação guiada pelo *neurofeedback* foi superior em relação ao caso em que não houve *neurofeedback*. Este resultado sugere um papel relevante da alça de *feedback* emocional em guiar o participante (em contraste ao estudo de Sitaram et al., no qual a introdução do *feedback* foi associada à redução na acurácia.

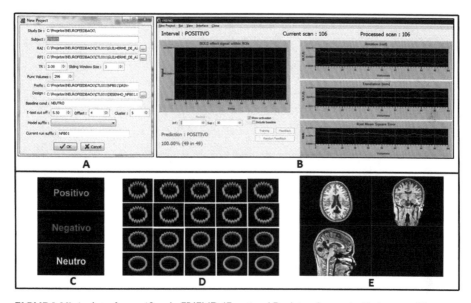

FIGURA VI-4 – Interface gráfica do FRIEND (*Functional Real-time Interactive Endogenous Neuromodulation and Decoding*; http://idor.org/neuroinformatics/friend). **A)** Janela de entrada de parâmetros de processamento (dados da aquisição de imagens, limiares estatísticos para *feature selection*, número de volumes para a janela móvel e arquivo de desenho experimental). **B)** Janela de controle e de visualização dos dados na qual são exibidos os números das imagens adquiridas e processadas, parâmetros de movimento (translação e rotação), séries temporais refletindo o sinal BOLD de regiões de interesse selecionadas, a condição experimental atual e os estados preditos (baseado na classificação do SVM. **C)** Ilustração dos nomes das condições experimentais exibidas ao participante dentro do *scanner*, no experimento que envolveu evocação (e classificação) de memórias afiliativas positivas e negativas. **D)** Painel ilustrando o sinal de *feedback* visual exibido ao participante de dentro do *scanner* de RMf. O *feedback* real consiste de anéis com 20 níveis de distorção. Os anéis tornam-se progressivamente mais perfeitos (menos distorcidos) à medida que o módulo do vetor de projeção do SVM aumenta. **E)** Janela de visualização da ativação BOLD da RMf-TR. O usuário pode navegar nos três planos e modificar os limiares em tempo real.

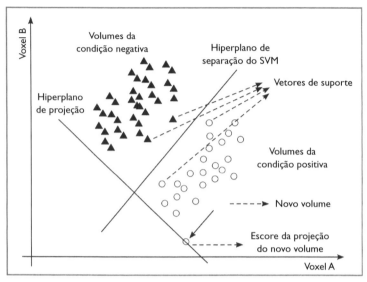

FIGURA VI-5 – Exemplo ilustrativo da utilização do SVM para classificação de grupos e obtenção do valor de projeção de uma nova observação, que é utilizado para selecionar o *feedback* a ser apresentado. Neste exemplo, consideram-se apenas dois voxels, A e B, para propósitos de visualização. Na prática, o número de voxels utilizados é da ordem de centenas ou milhares.

APLICAÇÕES DO *NEUROFEEDBACK* POR RMf-TR

O potencial científico e de aplicações clínicas do *neurofeedback* por RMf-TR reflete-se em um número crescente de trabalhos científicos importantes nos últimos anos. Nos próximos itens, serão revisados alguns dos principais estudos conduzidos em indivíduos saudáveis, para aprimorar e ampliar a técnica, assim como as iniciativas de implementação desta metodologia para estudos em populações clínicas.

ESTUDOS EM VOLUNTÁRIOS SAUDÁVEIS

Sistemas motores e sensoriais – em um dos primeiros estudos por *neurofeedback* por RMf-TR, Yoo e Jolesz[23] testaram se era possível a voluntários (5 participantes) modular a atividade das áreas motoras por *neurofeedback* por RMf-TR. Usou-se um *finger tapping* simples, e a ativação cerebral resultante nas regiões corticais sensitivomotoras foi medida. O padrão de ativação nos seus próprios cérebros foi visualmente exibido aos participantes após cada bloco de repouso/tarefa e estes foram instruídos a adaptar suas estratégias motoras de forma a expandir a área motora ativada. Após alguns blocos, os participantes conseguiram efetivamente aumentar a ativação nas regiões de interesse posicionadas no córtex motor. DeCharms et al.[35] utilizaram uma tarefa de imaginação de movimentos da mão em seis participantes. Estes foram orientados a aumentar as ativações do córtex sensitivomotor enquanto recebiam um *feedback* visual sobre o nível de ativação BOLD nestas regiões. Foi observado aumento significativo da ativação ao longo do treinamento, o que não ocorreu em um grupo controle que realizou uma tarefa idêntica dentro da RM mas com um sinal de *feedback* que não refletia o nível de ativação BOLD. Outros estudos têm tentado usar o *neurofeedback* por RMf-TR na forma de interfaces cérebro-máquina para o controle direto de computadores e robôs. Yoo et al.[48] utilizaram RMf-TR para medir a atividade do cérebro associada a quatro tarefas funcionais distintas (cálculo mental, geração mental de narrativa e imagem motora de movimentos dos dedos da mão direita e esquerda). Os padrões de ativação foram traduzidos para comandos do computador para tentar mover cursores em quatro direções. Os participantes foram capazes de fazer um cursor navegar em um labirinto bidimensional, demonstrando a possibilidade de navegação espacial "pelo pensamento". Mais recentemente, Lee et al.[49] utilizaram o *neurofeedback* por RMf-TR para controlar um braço robótico. O sinal BOLD extraído da área motora primária (M1) dos hemisférios direito e esquerdo foi utilizado para ajustar as coordenadas verticais e horizontais de um dispositivo externo. Com diferentes graus de sucesso, os participantes foram capazes de controlar movimentos tridimensionais do dispositivo robótico. Estes são resultados promissores para criar ferramentas de reabilitação motora para pacientes que sofreram acidentes vasculares cerebrais ou lesões da medula espinal.

A capacidade de autorregulação de áreas auditivas foi explorada por Yoo et al.[50]. Voluntários saudáveis receberam estimulação auditiva passivamente, como um "localizador funcional" do córtex auditivo. Durante as sessões de regulação, os participantes foram instruídos a prestar atenção aos estímulos auditivos e aumentar a intensidade da ativação dentro da região de interesse contendo o córtex auditivo. Entre as aquisições, forneceu-se *feedback* verbal sobre o grau de ativação das áreas auditivas. O grupo experimental que recebeu *feedback* conseguiu aumentar o grau de ativação, enquanto o grupo controle, que não recebeu *neurofeedback*, não demonstrou maior recrutamento funcional ao longo das sessões, demonstrando o papel do *feedback* como mecanismo de neuromodulação endógena.

Áreas relacionadas à linguagem – o *neurofeedback* por RMf-TR foi usado para treinar indivíduos a adquirir autocontrole da ativação do giro frontal inferior direito (área de Brodmann– BA – 45) e avaliar se a maior atividade deste teria relação com o processamento linguístico[29]. Os sete voluntários incluídos no grupo experimental de *neurofeedback* efetivamente alcançaram autorregulação voluntária do sinal BOLD na região de interesse, demonstrando aumento progressivo do nível de ativação ao curso das sessões de treinamento. Foi demonstrado que o treino com *neurofeedback* desta região se refletiu subsequentemente no desempenho em tarefas prosódicas (classicamente dependentes das áreas de linguagem do hemisfério direito), mas não nas tarefas sintáticas (mais dependentes do hemisfério esquerdo). Este resultado aponta para possíveis utilizações do *neurofeedback* por RMf-TR na investigação de distúrbios da linguagem, como dislexia e potencial uso terapêutico.

468 Tópicos de Pesquisa em Neuromodulação

Regulação de estados emocionais – a modulação das áreas cerebrais relacionadas ao processamento emocional tem sido de particular interesse para a investigação do *neurofeedback* por RMf-TR. Posse et al.[3] utilizaram RMf-TR e *feedback* de ativação da amígdala para indução e modulação de humor, baseados na especial importância desta estrutura no processamento emocional e aprendizagem e no seu possível papel em diversos transtornos neuropsiquiátricos[51-53]. Weiskopf et al.[34] investigaram se o *neurofeedback* por RMf-TR poderia ser aplicado para atingir a autorregulação do córtex cingulado anterior (*anterior cingulate cortex*, ACC). O ACC é subdividido em uma "divisão cognitiva" dorsal (dACC) e uma "divisão afetiva" anteroventral (vACC)[54]. Voluntários saudáveis foram instruídos a aumentar a ativação dessas áreas, utilizando um *feedback* visual informativo sobre o sinal BOLD dessas regiões, que era atualizado continuamente (a cada 2 segundos). Neste estudo, foi introduzido o conceito de "*feedback* imediato". Este estudo demonstrou que a autorregulação emocional utilizando RMf-TR permite modular a atividade BOLD em regiões cerebrais seletivamente e que o aprendizado por *neurofeedback* está relacionado a alterações do estado emocional subjetivo. Estudos subsequentes demonstraram que a habilidade de autorregulação de regiões cerebrais pode ser aprendida utilizando *feedback* contingente, mas não quando é utilizado um "falso *feedback*" ou imaginação mental sem *feedback*[27,28]. Em outro estudo, voluntários aprenderam a regular a atividade insular anterior usando *neurofeedback* por RMf-TR[27]. O córtex insular é uma estrutura anatômica mesocortical complexa que faz parte do sistema "paralímbico" e desempenha um papel central na integração sensorial, emoção e cognição[55,56]. A capacidade de modular a atividade insular com *neurofeedback* por RMf-TR poderá ser relevante para o tratamento de distúrbios psiquiátricos debilitantes, como fobia social, comportamento antissocial, esquizofrenia e dependência química e psíquica. Estudos recentes[57,58] demonstraram que voluntários saudáveis são capazes de regular a atividade da ínsula direita por meio do *neurofeedback* por RMf-TR, ao longo de quatro sessões. Foi utilizado um *feedback* visual em forma de termômetro, que mostrava o nível da atividade da ínsula continuamente ao participante. A autorregulação não foi alcançada quando um *feedback* falso foi utilizado, reforçando o papel do *neurofeedback* para facilitar ou potencializar a modulação volitiva de determinadas estruturas neurais envolvidas com a experiência emocional. Os recentes avanços nas técnicas de processamento de sinal da RMf-TR têm tido papel crescente na detecção de estados emocionais e controle de *neurofeedback*. Como mencionado no item anterior, Sitaram et al.[4] utilizaram uma técnica estatística multivariada, o SVM, juntamente com os mapas de efeito, e demonstraram que é possível decodificar dois ou três estados emocionais específicos em tempo real usando RMf-TR. Os relatos subjetivos coletados dos participantes confirmaram que eles efetivamente estavam engajados nas tarefas de evocação emocional e que o classificador multivariado efetivamente estava detectando os padrões neurais associados às diferentes emoções (tristeza, nojo ou alegria). Em um estudo em andamento no IDOR, Rio de Janeiro, foi também possível demonstrar que um classificador multivariado (SVM) foi capaz de decodificar sinais de RMf-TR e discernir entre dois estados emocionais complexos: memórias afiliativas (envolvendo situações passadas com familiares e entes próximos) positivas e negativas, utilizando memórias emocionalmente neutras como situação de controle (*baseline*). Além disso, utilizando sinais visuais mais elaborados como anéis com distorções progressivas (ver Fig. VI-4), demonstrou-se que os participantes que foram apresentados a um *feedback* real (distorção da imagem inversamente proporcional ao módulo do vetor de peso do SVM) obtiveram maiores acurácias (eventos corretamente decodificados pelo classificador SVM, com acurácia superior a 90% em alguns participantes) que aqueles que foram apresentados a estímulos visuais semelhantes, porém não contingentes aos parâmetros do SVM. Estes resultados demonstraram que o *neurofeedback* realmente pode contribuir para a autorregulação emocional (ver Fig. VI-4), mesmo quando utilizados estados psicológicos complexos que envolvem emoções morais[59]. Tal efeito não pôde ser efetivamente observado no estudo de Sitaram et al.[4], já que os participantes que receberam *feedback* real demonstraram acurácias ligeiramente inferiores aos que receberam *feedback* não contingente. Um ponto adicional importante é que quando foi utilizada uma máscara que incluía somente voxels presentes em uma rede de regiões cerebrais associadas a respostas afiliativas (Moll et al., em preparação), como etapa de *feature selection*, as taxas de classificação mantiveram-se relativamente constantes. O uso de máscaras ou regiões de interesse reduzem a possibilidade de que o classificador multivariado seja "guiado" por sinais espúrios (por exemplo, artefatos de movimento correlacionados com a tarefa) ou por regiões que não são consistentemente relacionadas ao domínio cognitivo/emocional de interesse.

Uma questão crucial é se a autorregulação de áreas cerebrais específicas poderia levar a padrões de reorganização cerebral. Este foi o tópico de um recente estudo[45] que avaliou a ocorrência de mudanças da conectividade efetiva entre as regiões cerebrais. No estudo foi utilizada modelagem multivariada e o método de causalidade de Granger[60]. As análises revelaram mudanças na rede neural de regulação da emoção, representada por uma curva tipo U invertido da conectividade entre regiões frontolímbicas, ao curso das sessões de autorregulação. O *neurofeedback* induziu aumento inicial da densidade das conexões entre diversas regiões, como a ínsula esquerda e direita, ACC, córtex pré-frontal medial, córtex pré-frontal dorsolateral e amígdala, com subsequente redução de algumas e aumento adicional de outras, sugerindo um mecanismo de seletividade ou aperfeiçoamento. Este efeito sugere que o *neurofeedback* poderia ser usado para modelar conexões neurais mais adaptativas, a partir de condições associadas à conectividade anormal ou mal adaptativa, como no transtorno obsessivo-compulsivo, transtorno do déficit de atenção e hiperatividade, esquizofrenia, depressão e autismo. Em um estudo recente, Hamilton et al.[61] investigaram se voluntários seriam capazes de modular negativamente a atividade do córtex cingulado subgenual utilizando *neurofeedback* por RMf-TR. Utilizando evocação de emoções positivas e *feedback* visual contingente, oito mulheres saudáveis foram capazes de reduzir o sinal BOLD nesta região. Este resultado é importante, pois o córtex subgenual encontra-se hipermetabólico em pacientes com depressão maior e sua supressão através de implante de neuroestimuladores em pacientes refratários a outros tratamentos está relacionada à melhora dos sintomas[62,63]. A identificação de padrões neurais relacionados a determinados estados emocionais e sua modulação não invasiva por meio do *neurofeedback* tornam-se assim importantes desafios para a neurociência, com enorme potencial para aplicações terapêuticas, especialmente em contextos clínicos como a avaliação emocional e do humor em pessoas incompetentes verbalmente, incluindo aquelas com demência, estado minimamente consciente e síndrome de encarceramento (*locked-in syndrome*).

POTENCIAIS APLICAÇÕES TERAPÊUTICAS

Nas últimas décadas, o *neurofeedback* baseado em sinais elétricos do cérebro tem sido aplicado com sucesso para treinar indivíduos para regular diferentes componentes do eletroencefalograma (EEG), levando a alterações comportamentais mensuráveis. O *neurofeedback* por EEG tem sido aplicado terapeuticamente a doenças neurológicas e psiquiátricas, assim como nas doenças cerebrovasculares, epilepsia, na síndrome de encarceramento e na esclerose lateral amiotrófica[64-69]. Os estudos descritos acima mostraram que *neurofeedback* por RMf-TR permite a indivíduos saudáveis obterem controle voluntário de áreas cerebrais circunscritas, com precisão espacial muito maior que os métodos eletrofisiológicos (a despeito de uma resolução temporal bem menor). Alguns destes estudos demonstraram efeitos comportamentais (por exemplo, aumento de desempenho em tarefas motoras e cognitivas), assim como mudanças neurais induzidas pelo *neurofeedback* por RMf-TR. A seguir descreveremos algumas das potenciais aplicações clínicas do *neurofeedback* por RMf-TR em doenças neurológicas e psiquiátricas.

Dor crônica e reabilitação motora – o controle da dor é uma área na qual grandes avanços foram obtidos pela ciência, especialmente em situações agudas, a curto e médio prazo. O desenvolvimento de novos agentes analgésicos e ansiolíticos teve grande papel neste campo. Entretanto, o tratamento da dor crônica, provocada por diversas causas (amputações, lesões neurológicas centrais ou periféricas, doenças reumatológicas, câncer etc.), permanece um grande desafio. A dor crônica causa grande sofrimento a milhões de pacientes no mundo e enorme impacto econômico. Por isso, há grande necessidade de buscar novas estratégias, além das farmacológicas, para o alívio da dor. DeCharms et al.[5] utilizaram um paradigma de autorregulação do ACC rostral para modular a percepção da dor. Esta área cerebral está intimamente envolvida no aspecto subjetivo da percepção da dor[70-72]. Os resultados em um grupo de participantes saudáveis demonstrou que é possível obter controle voluntário do ACC direito via *neurofeedback* por RMf-TR e que a autorregulação é significativamente associada com mudanças na percepção da dor causada por estimulação térmica. Além disso, um grupo de pacientes com dor crônica, utilizando o mesmo mecanismo de *neurofeedback* por RMf-TR, obteve diminuição no nível da dor. Estudos futuros serão necessários para avaliar a duração do efeito e como o uso do *neurofeedback* pode ser customizado para obter os maiores benefícios no controle da dor.

Em trabalho recente do grupo de Tubingen, Sitaram et al.[4] avaliaram a possibilidade do uso do *neurofeedback* por RMf-TR para treinar indivíduos saudáveis e pacientes que sofreram acidentes vasculares cerebrais a modularem a atividade do córtex pré-motor ventral (PMV), uma área importante para a imaginação, planejamento e execução do movimento[73]. A hipótese foi que o aumento da atividade desta região facilitaria a eferência motora a partir do córtex motor primário (M1). As sessões de *neurofeedback* por

RMf-TR consistiam em quatro períodos de treinamento de autorregulação, e os resultados mostraram que os participantes efetivamente conseguiram aumentar voluntariamente a atividade da área PMV. Os efeitos comportamentais da autorregulação foram medidos por meio de pulsos pareados de estimulação magnética transcraniana (EMT), para induzir inibição intracortical e facilitação motora. Os potenciais evocados motores foram simultaneamente medidos perifericamente para verificar o efeito da facilitação. Houve, efetivamente, redução da inibição intracortical por meio do *neurofeedback*, em comparação ao treinamento sem seu uso.

Tratamento do *tinnitus* – o *tinnitus* consiste na percepção de som na ausência de estímulo sonoro e é um problema clínico prevalente. Muitas vezes o *tinnitus* crônico tem um impacto considerável na qualidade de vida do paciente para o qual as opções terapêuticas ainda são limitadas e podem requerer procedimentos invasivos e com importantes efeitos colaterais (como cirurgias da orelha interna, levando a surdez e alterações de equilíbrio). Atualmente, acredita-se que o *tinnitus* resulta de uma atividade excessiva das vias neurais auditivas[74,75]. Em um estudo que incluiu seis pacientes com *tinnitus* crônico, Haller et al.[76] localizaram o córtex auditivo primário, por RMf, e instruíram os pacientes a regular negativamente a atividade BOLD desta região por meio de RMf-TR e *feedback* visual contingente. A maioria dos pacientes obteve sucesso em reduzir a ativação na região de interesse posicionada no córtex auditivo e diminuição progressiva da ativação foi observada ao longo das sessões. Depois de um dia de treinamento por *neurofeedback*, observou-se que dois dos seis participantes relataram redução subjetiva do *tinnitus*, sugerindo que o *neurofeedback* por RMf-TR pode potencialmente contribuir para o tratamento desta condição.

Transtornos psiquiátricos – o *neurofeedback* por RMf-TR tem potenciais aplicações em alguns transtornos neuropsiquiátricos. Psicopatia, por exemplo, é um transtorno grave de personalidade, atualmente considerada intratável, que está associada a discretas alterações estruturais do cérebro[77], em correspondência aos circuitos subjacentes à cognição e à emoção moral[59,78]. Estudos realizados pelo grupo de Tubingen têm demonstrado que indivíduos com diagnóstico de psicopatia não ativaram o córtex pré-frontal e regiões límbicas (incluindo o córtex da ínsula, ACC, amígdala e o córtex orbitofrontal) durante uma tarefa de condicionamento de medo[79,80]. Hipoteticamente, uma regulação positiva dessas regiões poderia facilitar o condicionamento aversivo e, potencialmente, modificar as manifestações comportamentais da doença. Usando um paradigma semelhante àquele utilizado por Caria et al.[27], criminosos psicopatas foram solicitados a realizar a autorregulação da ínsula anterior por meio de *neurofeedback* por RMf-TR. Os resultados preliminares demonstraram, pela primeira vez, que indivíduos com psicopatia são capazes de aprender a regular a atividade da ínsula anterior e sua conectividade efetiva com outras regiões envolvidas no processamento emocional. Em um segundo estudo, foi realizada a primeira tentativa de aplicar *neurofeedback* por RMf-TR em pacientes esquizofrênicos[30]. O objetivo deste estudo foi avaliar se pacientes com esquizofrenia são capazes de regular voluntariamente a atividade do córtex insular anterior utilizando *neurofeedback* por RMf-TR e explorar a relação entre capacidade de autorregulação e aspectos psicopatológicos.

472 Tópicos de Pesquisa em Neuromodulação

O córtex insular direito foi escolhido com base nas evidências crescentes de que a disfunção da ínsula pode estar criticamente envolvida em diferentes aspectos da psicopatologia da esquizofrenia. Em segundo lugar, foi investigada se a autorregulação estaria associada a uma modificação comportamental no reconhecimento de emoções faciais. Finalmente, investigou-se se os pacientes, ao aprender a regular a atividade desta região, apresentariam alterações na conectividade funcional da ínsula com outras regiões envolvidas em processos emocionais. Para isso, foi utilizada a inferência de causalidade de Granger. Nove pacientes esquizofrênicos crônicos, moderadamente sintomáticos e em uso de medicações antipsicóticas, foram incluídos. O treinamento consistiu de 12 sessões de *neurofeedback* por RMf-TR, durante as quais os pacientes foram treinados por meio de *feedback* visual em tempo real da atividade bilateral da ínsula anterior. Os resultados mostraram que, após algumas sessões de treino, os pacientes aprenderam a autorregulação da resposta BOLD na ínsula anterior. Entretanto, este efeito não foi transferido a uma sessão na qual não foi utilizado *neurofeedback* contingente. A capacidade de autorregulação foi negativamente correlacionada com a gravidade dos sintomas negativos dos pacientes e com a duração da doença. Após o treinamento de autorregulação, os pacientes demonstraram aumento significativo na capacidade de detectar faces de nojo, o que está de acordo com o papel conhecido da ínsula na detecção e experiência deste tipo de emoção. Finalmente, a autorregulação levou a aumento significativo da conectividade efetiva entre a ínsula e outras regiões envolvidas na experiência emocional. Estes resultados sugerem que pacientes com esquizofrenia são capazes de aprender a autorregulação da ínsula por meio do *neurofeedback* por RMf-TR e que este aprendizado pode potencialmente ser utilizado para promover melhora sintomática e/ou cognitiva.

CONSIDERAÇÕES FINAIS

O grande avanço nas técnicas de aquisição e processamento de dados neurais trouxe novas perspectivas para o emprego da neurotecnologia não invasiva na compreensão e tratamento de distúrbios neurológicos e psiquiátricos. Em particular, o *neurofeedback* por RMf-TR representa uma tecnologia extremamente promissora, especialmente devido à grande resolução espacial da RMf, em comparação a outros métodos não invasivos (como o EEG). Novas interfaces cérebro-máquina encontram-se em franco e rápido desenvolvimento e abrem novas possibilidades para a neurociência cognitiva, especialmente no que diz respeito a funções cognitivas complexas, motivação e emoção, dada a capacidade da RMf em medir sinais em regiões não acessíveis aos métodos eletrofisiológicos não invasivos. Há evidências crescentes de que o controle neural endógeno ou voluntário de atividade em áreas específicas ou de redes neurais pode ser efetivamente alcançado utilizando a RMf-TR e que este pode induzir efeitos mensuráveis sobre o comportamento, além de efeitos terapêuticos. Várias tentativas inovadoras de aplicar esta metodologia em transtornos neuropsiquiátricos estão atualmente sendo realizadas e há grande expectativa de que tais iniciativas levem de fato a novos paradigmas em termos conceituais e terapêuticos. O entusiasmo deve, entretanto, ser temperado, pois é essencial que novos estudos de alta

Neuromodulação por Ressonância Magnética Funcional e Classificação de Padrões

qualidade conceitual e técnica repliquem e estendam estes resultados iniciais, especialmente na esfera de aplicação clínica do *neurofeedback* por RMf-TR. Deve também ser considerado que o *neurofeedback* por RMf-TR é uma tecnologia muito cara e complexa. Assim, é possível e desejável que, uma vez que efeitos sejam demonstrados por meio desta metodologia, haja esforço para traduzir os modelos assim obtidos para técnicas menos custosas e de maior portabilidade, como o EEG associado a técnicas de *source localization*. Deve-se tembém ressaltar que ainda não foi possível demonstrar efetivamente que os resultados de autorregulação obtidos dentro do equipamento de RMf podem ser generalizados para fora deste ambiente, o que é essencial se o objetivo é obter resultados clinicamente úteis e minimamente duradouros. Este é apenas o princípio de uma nova e desafiadora jornada que visa entender a complexidade do cérebro e do comportamento humano, e tornar possível ao indivíduo alterar seu próprio cérebro para corrigir padrões de funcionamento mal adaptativo ou fortalecer estados funcionais adaptativos.

Agradecimentos

Agradecemos a todos os colaboradores do IDOR que participaram de diferentes etapas e processos do desenvolvimento do projeto de *neurofeedback* por RMf em tempo real. Em especial, Ivanei E. Bramati, Griselda Garrido, Fernando F. Paiva, Patricia Bado, Ricardo de Oliveira Souza e Fernanda Tovar Moll.

REFERÊNCIAS BIBLIOGRÁFICAS

1. Colben R, Evans JR. neurofeedback and neuromodulation techniques and applications. 2011. p. 450.
2. Weiskopf N, Scharnowski F, Veit R, Goebel R, Birbaumer N. Self regulation of local brain activity using real time functional magnetic resonance imaging (fMRI). J Physiol Paris 2004ª;98(46):357-373.
3. Posse S, Fitzgerald D, Gao K, Habel U, Rosenberg D, Moore GJ, et al. Real time fMRI of temporolimbic regions detects amygdala activation during single trial self induced sadness. Neuroimage 2003;18(3):760-768.
4. Sitaram R, Lee S, et al. Real time support vector classification and feedback of multiple emotional brain states. Neuroimage, in press. 2010
5. deCharms RC, Maeda F, Glover GH, Ludlow D, Pauly JM, Soneji D, et al. Control over brain activation and pain learned by using real time functional MRI. Proc Nat Acad Sci USA 2005;102:18626-18631.
6. Logothetis NK. What we can do and what we cannot do with fMRI (Review). Nature 2008; 453:869-878.

7. LaConte SM, Peltier SJ, Maciuba A. Real time fMRI using brain state classification. Human Brain Mapp 2007;28(10):1033-1044.
8. Cox RW, Jesmanowicz A, Hyde JS. Real time functional magnetic resonance imaging. Magn Reson Med 1995;33(2):230-236.
10. Gao K, Posse S. TurboFIRE: Real time fMRI with automated spatial normal ization and Talairach Daemon database [Abstract]. New York, USA: 9th Annual Meeting of the OHBM; 2003.
11. Posse S, Wiese S, Gembris D, Mathiak K, Kessler C, Grosse Ruyken B, et al. Enhancement of BOLD contrast sensitivity by single shot multi echo functional MR imaging. Magn Resonan Med 1999;42(1):87-97.
12. Posse S, Binkofski F, Schneider F, Gembris D, Frings W, et al. A new approach to measure single event related brain activity using real time fMRI: feasibility of sensory, motor, and higher cognitive tasks. Human Brain Mapp 2001;2(1):25-41.
13. Weiskopf N, Klose U, BirbaumerN, Mathiak K. Single shot compensation of image distortions and BOLD contrast optimization using

multi echo EPI for real time fMRI. Neuroimage 2005;24(4):1068-1079.

14. Yoo SS, Guttmann CR, Zhao L, Panych LP. Real time adaptive functional MRI. Neuroimage 1999;10(5):596-606.

15. Bagarinao E, Matsuo K, Nakai T, Sato S. Estimation of general linear model coefficients for real time application. Neuroimage, 2003; 19(2 Pt 1):422-429.

16. Cox DD, Savoy RL. Functional magnetic resonance imaging (fMRI) brain reading: Detecting and classifying distributed patterns of fMRI activity in human visual cortex. Neuroimage 2003;19(2 Pt 1):261-270.

17. Cox RW, Jesmanowicz A. Real time 3D image registration for functional MRI. Mag Reson Med 1999;42(6):1014-1018.

18. Gembris D, Taylor JG, Schor S, Frings W, Suter D, Posse S. Functional magnetic resonance imaging in real time (FIRE), sliding window correlation analysis and reference vector optimization. Magn Reson Med 2000; 43(2);259-268.

20. Andersson JL, Hutton C, Ashburner J, Turner R, Friston KJ. Modeling geometric deformations in EPI time series. Neuroimage, 2001;13 (5):903-919.

21. Jezzard P, Balaban RS. Correction for geometric distortion in echo planar images from B0 field variations. Magn Resonan Med 1995;34 (1), 65-73.

22. Kybic J, Thevenaz P, Nirkko A, Unser M. Unwarping of unidirectionally distorted EPI images. IEEE Trans Med Imag 2000;19(2):80-93.

24. Zaitsev M, Hennig J, Speck O, et al. Point spread function mapping with parallel imaging techniques and high acceleration factors: fast, robust, and flexible method for echo planar imaging distortion correction. Magn Resonan Med 2004;52(5):1156-1166.

25. Bandettin, PA, Wong EC, Hinks RS, et al. Time course EPI of human brain function during task activation. Magn Reson Med 1992; 25(2):390-397.

26. Hajnal JV, Myers R, Oatridge A, Schwieso JE, Young IR, Bydder GM. Artifacts due to stimulus correlated motion in functional imaging of the brain. Magn Resonan Med 1994;31 (3):283-291.

26. Mathiak K, Posse S. Evaluation of motion and realignment for functional magnetic resonance imaging in real time. Magn Resonan Med 2001; 45(1):167-171.

27. Caria A, Veit R, Sitaram R, Lotze M, Weiskopf N, Grodd W, et al. Regulation of anterior insular cortex activity using real time fMRI. Neuroimage 2007;35:1238-1246.

28. Caria A, Sitaram R, Veit R, Begliomini C, Birbaumer N. Volitional control of anterior insula activity modulates the response to aversive stimuli: a real time functional magnetic resonance imaging study. Biol Psychiatry 2010.

29. Rota G, Sitaram R, Veit R, Erb M, Weiskopf N, Dogil G, et al. Self regulation of regional cortical activity using real time fMRI: the right inferior frontal gyrus and linguistic processing. Human Brain Mapp 2009;30:1605-1614.

30. Ruiz S, Sitaram R, Sangyun L, Caria A, Soekadar S, Veit R, et al. Learned control of insular activity and functional connectivity changes using a fMRI Brain Computer Interface in schizophrenia. 38th annual meeting of the Society for Neuroscience. Washington. Schizophrenia Res 102/1 3:92 [full print version in press]. 2008

31. Skinner BF. The behavior of organisms: An experimental analysis. New York: Appleton Century Crofts; 1938.

32. Weiskopf N, Mathiak K, Bock SW, Scharnowski F, Veit R, Grodd W, et al. Principles of a brain computer interface (BCI) based on real time functional magnetic resonance imaging (fMRI). IEEE Transact Biomed Engineer 2004b;51(6):966-970.

33. Yoo SS, Jolesz FA. Functional MRI for neurofeedback: feasibility study on a hand motor task. Neuroreport 2002;13:1377-1381.

34. Weiskopf N, Veit R, Erb M, Mathiak K, Grodd W, Goebel R. Physiological self regulation of regional brain activity using real time functional magnetic resonance imaging (fMRI), methodology and exemplary data. Neuroimage 2003;19:577-586.

35. deCharms RC, Christoff K, Glover GH, Pauly JM, Whitfield S, Gabrieli JD. Learned regulation of spatially localized brain activation using real time fMRI. Neuroimage 2004;21: 436-443.

36. Pollock DSG, Green RC, Nguyen T. Handbook of Time Series Analysis, Signal Processing, and Dynamics. San Diego, CA: Academic Press; 1999.

37. Haynes JD, Rees G. Decoding mental states from brain activity in humans. Nature Rev Neurosci 2006;7(7):523-534.

38. Haynes JD, Sakai K, Rees G, Gilbert S, Frith C, Passingham RE. Reading hidden intentions in the human brain. Curr Biol 2007;17(4):323-328.

39. Harrison SA, Tong F. Decoding reveals the contents of visual working memory in early visual areas. Nature 2009;458(7238):632-635.

40. Kamitani Y, Tong F. Decoding the visual and subjective contents of the human brain. Nature Neurosci 2005;8(5):679-685.

41. Lee S, Halder S, et al. Effective functional mapping of fMRI data with support vector machines. Human Brain Mapp 2010. [Epub ahead of print].

42. Mitchell TM, Hutchinson R, et al. Classifying instantaneous cognitive states from FMRI data. AMIA Annual Symposium Proceedings; 2003. p. 465-469.

43. Sato JR, Mourão-Miranda J, Morais-Martin MG, Amaro Jr E, Morettin PA, Brammer MJ. The impact of functional connectivity changes on support vector machines mapping of fMRI data. J Neurosci Methods 2008;172(1):94-104.

44. Sato JR, Fujita A, Thomaz CE, Martin MG, Mourão-Miranda J, Brammer MJ, Amaro Junior E. Evaluating SVM and MLDA in the extraction of discriminant regions for mental state prediction. Neuroimage 2009;46(1):105-114.

45. Lee S, Sitaram R, Ruiz S, Birbaumer N. Measure of neurofeedback effects in an fMRI brain-computer interface with support vector machine and Granger causality model. Xth International Conference on Cognitive Neuroscience, Bodrum, Turkey; 2008.

46. Hinterberger T, Neumann N, Pham M, Kübler A, Grether A, Hofmayer N, Wilhelm HF, Birbaumer N. A multimodal brain-based feedback and communication system. Exp Brain Res 2004;154(4):521-526.

47. Smith SM, Jenkinson M, Woolrich MW, Beckmann CF, Behrens TEJ, Johansen-Berg H, et al. Advances in functional and structural MR image analysis and implementation as FSL. NeuroImage 2004;23(S1):208-219.

48. Yoo SS, Fairneny T, Chen NK, Choo SE, Panych LP, Park H, et al. Brain computer interface using fMRI: Spatial navigation by thoughts. Neuroreport 2004;15:1591-1595.

49. Lee JH, Ryu J, Jolesz FA, Cho ZH, Yoo SS. Brain machine interface via real time fMRI: Preliminary study on thought controlled robotic arm. Neurosci Lett 2009;450:1-6.

50. Yoo SS, O'Leary HM, Fairneny T, Chen NK, Panych LP, Park H, et al. Increasing cortical activity in auditory areas through neurofeedback functional magnetic resonance imaging. Neuroreport 2006;17:1273-1278.

51. Buchanan TW. Retrieval of emotional memories. Psychol Bull 2007;133:761-779.

52. Lawrie SM, Whalley HC, Job DE, Johnstone EC. Structural and functional abnormalities of the amygdala in schizophrenia. Ann NY Acad Sci 2003;985:445-460.

53. Pause BM, Jungbluth C, Adolph D, Pietrowsky R, Dere E. Induction and measurement of episodic memories in healthy adults. J Neurosci Methods 2010;189(1):88-96.

54. Bush G, Luu P, Posner MI. Cognitive and emotional influences in anterior cingulate cortex. Trends Cogn Sci 2000;4:215-222.

55. Craig AD. How do you feel-now? The anterior insula and human awareness. Nature Rev Neurosci 2009;10:59-70.

57. Nagai M, Kishi K, Kato S. Insular cortex and neuropsychiatric disorders: a review of recent literature. Eur Psychiatry 2007;22:387-394.

58. Naqvi NH, Bechara A. The hidden island of addiction: the insula. Trends Neurosci 2009; 32:56-67.

59. Moll J de Oliveira-Souza R, Eslinger P, Bramati I, Miranda J, Andreiuolo P, Pessoa L. The neural correlates of moral sensitivity: a functional magnetic resonance imaging investigation of basic and moral emotions. J Neurosci 2002;22:2370-2376.

60. Seth AK. A MATLAB toolbox for Granger causal connectivity analysis. J Neurosci Methods 2009;186(2):262-273.

61. Hamilton P, Glover GH, Hsu J, Johnson R. Modulation of subgenual anterior congulate cortex activity with real time neurofeedback. Human Brain Mapp Online publication. 2010.

62. Lozano AM, Mayberg HS, Giacobbe P, Hamani C, Craddock RC, Kennedy SH. Subcallosal cingulate gyrus deep brain stimulation for treatment resistant depression. Biol Psychiatry 2008;64:461-467.

63. Mayberg HS, Lozano AM, Voon V, McNeely HE, Seminowicz D, Hamani C, et al. Deep brain stimulation for treatment resistant depression. Neuron 2005;45:651-660.
64. Birbaumer N. Breaking the silence: brain-computer interfaces (BCI) for communication and motor control. Psychophysiology 2006; 43:517-532.
65. Fuchs T, Birbaumer N, Lutzenberger W, Gruzelier JH, Kaiser J. Neurofeedback treatment for attention deficit/hyperactivity disorder in children: a comparison with methylphenidate. Appl Psychophysiol Biofeedback 2003;28:1-12.
66. Kotchoubey B, Strehl U, Uhlmann C, Holzapfel S, Konig M, Froscher W, et al. Modification of slow cortical potentials in patients with refractory epilepsy: a controlled outcome study. Epilepsia 2001;42:406-416.
67. Kubler A, Kotchoubey B, Kaiser J, Wolpaw JR, Birbaumer N. Brain-computer communication: unlocking the locked in. Psychol Bull 2001;127:358-375.
68. Murase N, Duque J, Mazzocchio R, Cohen LG. Influence of interhemispheric interactions on motor function in chronic stroke. Ann Neurol 2004;55:400-409.
70. Mackey SC, Maeda F. Functional imaging and the neural systems of chronic pain. Neurosurg Clin North Am 2004;15:269-288.
71. Petrovic P, Ingvar M. Imaging cognitive modulation of pain processing. Pain 2002;95:1-5.

73. Grezes J, Decety J. Functional anatomy of execution, mental simulation, observation, and verb generation of actions: a meta analysis. Human Brain Mapp 2001;12:1-19.
74. Eggermont JJ. Tinnitus: neurobiological substrates. Drug Discov Today 2005;10:1283-1290.
75. Kleinjung T, Eichhammer P, Langguth B, Jacob P, Marienhagen J, Hajak G, et al. Long term effects of repetitive transcranial magnetic stimulation (rTMS) in patients with chronic tinnitus. Otolaryngol Head Neck Surg 2005;132:566-569.
76. Haller S, Birbaumer N, Veit R. Real time fMRI feedback training may improve chronic tinnitus. Eur Radiol 2010;20:696-703.
77. de Oliveira-Souza R, Hare RD, Bramati IE, Garrido GJ, Ignácio FA, Tovar-Moll F, Moll J. Psychopathy as a disorder of the moral brain: frontotemporo-limbic gray matter reductions demonstrated by voxel-based morphometry. NeuroImage 2008;40:1202-1213.
78. Moll J, Zahn R, Oliveira-Souza RD, Krueger F, Grafman J. The neural basis of human moral cognition. Nat Rev Neurosci 2005;6: 799-809.
79. Birbaumer N, Veit R, Lotze M, Erb M, Hermann C, Grodd W, et al. Deficient fear conditioning in psychopathy: a functional magnetic resonance imaging study. Arch Gen Psychiatry 2005;62:799-805.

31

ELETROENCEFALOGRAFIA E POTENCIAIS EVOCADOS COGNITIVOS

António Jorge da Costa Leite
Sandra Conceição Ribeiro Carvalho
Óscar Filipe Coelho Neves Gonçalves

A primeira experiência realizada com registro de atividade elétrica foi realizada pelo psiquiatra alemão Hanz Berger em 1929[1]. Berger demonstrou ser possível captar a atividade por meio da colocação de um eletrodo no escalpe, com posterior amplificação e registro das variações a longo prazo. Esta primeira experiência marcou o nascimento da eletroencefalografia (EEG). Alguns anos depois, Adrian e Mathews[2], Jasper e Carmichael[3] e Gibbs et al.[4] confirmaram a EEG como fenômeno e não apenas artefato. O primeiro estudo com potenciais evocados (PE) (em inglês, *event related potentials – ERP)* remonta a uma publicação de 1939, onde Davis et al.[5] relataram respostas a ensaios únicos, em períodos em que o traçado da EEG se assemelhava à situação de repouso. A era moderna dos PEs surge a partir da década de 1960, quando Walter et al.[6] descobrem o componente designado por *contingent negative variation* (CNV). Estes autores realizaram um procedimento muito simples, no qual um estímulo-alvo era precedido de um estímulo de aviso em cerca de 500 a 1.000ms, fazendo com que fossem elicitados PEs sensoriais. No entanto, se durante este procedimento fosse proporcionada uma tarefa, tal como pressionar um botão após detectar o estímulo-alvo, era possível identificar uma voltagem negativa nos eletrodos frontais, no período entre o estímulo de aviso e o estímulo-alvo, fato que não poderia ser atribuído meramente a fatores sensoriais. No ano seguinte, Sutton et al.[7] descobriram um componente positivo, que ocorria quando os sujeitos não eram capazes de prever se o próximo estímulo a ser apresentado seria visual ou auditivo (foi denominado de P300).

As décadas de 1970 e 1980 foram particularmente importantes para o avanço da metodologia, e mesmo a introdução de novas técnicas de imagem (como o RMf, *functional magnetic resonance imaging*) não apresentou grandes ameaças à popularidade da eletroencefalografia, uma vez que possui elevada resolução temporal que as medidas hemodinâmicas não possuem, tornando a EEG uma medida ideal enquanto complemento de PET e RMf.

478 Tópicos de Pesquisa em Neuromodulação

Anos mais tarde, Ilmoniemi et al.[8] ensaiaram a combinação da EEG de alta resolução com a estimulação magnética transcraniana (EMT). Os autores encontraram alterações regionais, por períodos breves, no conteúdo do espectro EEG em diversas regiões ligadas do córtex motor primário após estimulação com EMT. Nos últimos anos, as novas gerações de amplificadores introduzidos no mercado têm permitido o registro da atividade eletroencefalográfica durante a EMT, possibilitando excelente avaliação dos efeitos na atividade neuronal a uma resolução temporal de poucos milissegundos. O corregistro de EEG/EMT tem fornecido importantes informações tanto da reatividade cortical e conectividade como resposta à estimulação magnética[8,9], quanto da forma como a atividade funcional está relacionada com o comportamento por meio de modulação por EMT[10]. Outros estudos têm usado a EEG de forma a perceber como a EMT influencia os ritmos cerebrais ou como os diferentes ritmos cerebrais levam a diferentes resultados da EMT[11]. Os registros de EEG também têm tido importante papel para o estudo das medidas de segurança da aplicação clínica da estimulação magnética transcraniana repetida (EMTr).

Este capítulo encontra-se dividido em três itens gerais: 1. introdução à eletroencefalografia (EEG); 2. introdução aos potenciais evocados (PE); e 3. EMT e EEG combinados no estudo de alterações na excitabilidade cortical.

ELETROENCEFALOGRAFIA

O registro encefalográfico é realizado por períodos mais ou menos longos, permitindo analisar a atividade cerebral em tarefa prolongada e sustentada (durante o sonho, as diferentes fases do sono, leitura etc.). No entanto, é difícil seu uso para os processos altamente específicos, uma vez que representa um conglomerado de centenas de focos de atividade neuronal, dificultando assim o isolamento de processos neurocognitivos específicos. A EEG capta atividade elétrica do encéfalo espelhada em diversos tipos de ondas ou domínios de frequências relacionadas com diferentes estados cerebrais[12,13]. Neste capítulo serão abordadas resumidamente as bandas (ou domínios) de frequências com a separação convencional, dado que estes diferentes domínios estão tipicamente associados a diferentes estados cerebrais[12,13]. Contudo, ritmos de diferentes frequências podem coexistir e interagir uns com os outros[14,15] de forma a produzirem maior gama de estados cerebrais (Fig. VI-6).

RITMOS DELTA

As ondas delta (δ) são definidas como ritmos com frequências inferiores a 4Hz[16]. Estas ondas estão tipicamente associadas aos estádios 3 e 4 do sono (sono de ondas lentas) em humanos adultos. As ondas δ localizam-se geralmente na zona média do cingulado durante o sono de ondas lentas, com distribuições estáveis mas relativamente distintas[17]. A amplitude destas ondas aumenta após privação do sono e atinge amplitudes particularmente elevadas em criança. Estudos com animais demonstraram que os geradores da atividade δ se encontram no tálamo e no córtex[18,19]. No entanto, em circuitos talamocorticais intatos, essas oscilações são suprimidas pela atividade cortical em curso[20]. Estudos

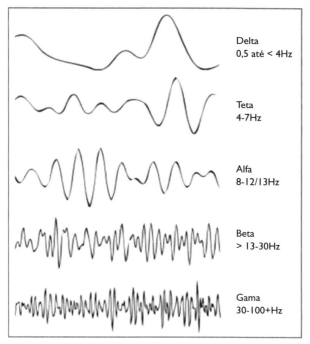

FIGURA VI-6 – Representação dos diferentes ritmos cerebrais.

realizados em humanos para verificar quais estruturas cerebrais podem originar-se destas ondas utilizam maioritariamente registros de EEG simultâneos com fMRI durante o sono e demonstram correlação positiva entre o BOLD e os ritmos δ, especialmente em diversas zonas corticais[21], tais como frontal inferior, pré-frontal medial, pré-cúneo e cingulado posterior[22].

Alguns estudos procuraram identificar os correlatos fisiopsicológicos da privação do sono estudando os mapas da EEG (especificamente ritmos delta e teta) em combinação com técnicas de EMT (*short intracortical facilitation* – SICF) *and inhibition* – SICI)[23]. Neste tipo de situações, a EEG e a EMT permitem estudar os efeitos da privação do sono ao nível da excitabilidade cortical e corticospinal e sua relação com as flutuações de frequências em diferentes regiões corticais.

RITMOS TETA

Os ritmos teta (θ) representam oscilações na faixa de frequência entre 4 e 7Hz. Estes ritmos são mais proeminentes em recém-nascidos e crianças, assim como em fases de sonolência e durante o sono. Durante um registro de EEG em adultos acordados, a atividade θ é dominante nos eletrodos mediofrontais (ondas teta frontais mediais), sendo usualmente relacionada com atividades cognitivas, especialmente tarefas que envolvem memória de trabalho[12,24]. Alguns autores[25] apontam relação proporcional entre a amplitude das ondas θ nos eletrodos frontais e a capacidade de memória a ser utilizada em dado momento, ou seja, o aumento da carga de memória de trabalho estará associada a aumento das ondas θ nos eletrodos frontomediais. Diferentes estudos utilizando modelos de dipolos e fonte distribuída relacionaram o córtex dorsal anterior do cingulado à geração destas ondas[26]. Outros autores[27,28] apontaram o envolvimento de zonas mais posteriores durante tarefas de recuperação. Estudos com EEG e fMRI simultâneos durante a vigília[29] mostraram relações significativas entre a atividade θ e a resposta BOLD no córtex insular, hipocampo, áreas temporais superiores, córtex do cingulado, áreas parietais superiores e áreas frontais. Alterações nos ritmos θ no EEG estão correlacionadas com alterações nas bandas α[28] e muitas vezes a fase bloqueada para a atividade de elevada frequência gama[30] dá lugar a uma hierarquia de oscilações.

RITMOS ALFA

O ritmo alfa (α) oscila na faixa de frequências entre 8 e 12-13Hz e foi o primeiro ritmo descrito por Berger[1]. Apesar de ser um ritmo com largo histórico, seu significado funcional assim como os seus geradores neuronais continuam em debate[31,32]. Contudo, estes ritmos têm sido associados como tendo origem neuronal no tálamo[33], bem como diferentes populações corticais[34,35]. Estudos que combinaram EEG e RMf demonstraram correlação positiva entre o poder do α e a BOLD no tálamo e correlação negativa (diminuição da resposta BOLD como o aumento do ritmo α)[21,35] nas regiões occipitais, parietais e frontais. O fato de o ritmo α apresentar maior frequência oscilatória no córtex occipital durante o descanso e com os olhos fechados levou alguns autores[36] a considerarem o α como um ritmo lento envolvido na supressão do *input* sensorial. A abertura dos olhos e a apresentação de estímulos visuais levam à supressão do ritmo α. Estudos que combinaram EMT com EEG mostraram que a excitabilidade do córtex visual, medida por meio da indução por EMT de fosfemas, é dependente da dessincronia α prévia ao pulso de EMT[37]. As oscilações α também parecem ocorrer no córtex frontal, no córtex sensório--motor, na área suplementar motora (ritmo mu)[38] e no córtex auditivo primário[39]. Estes diferentes estudos demonstram o bloqueamento da atividade espontânea do ritmo α por meio de atividade, bem como a supressão do ritmo mu que se inicia antes de o movimento ter sido planejado nas áreas corticais relacionadas[40].

Diversos estudos procuraram analisar o comportamento dos ritmos α, em diferentes tarefas, e verificaram que existe mais do que um tipo de ritmo α. Seu comportamento (aumento ou diminuição) foi estudado em tarefas visuais de atenção espacial[27,41,42] e tarefas atencionais auditivas[43,44]. Por exemplo, a redução do poder de α foi, posteriormente, considerado correlato funcional da ativação do cérebro ou de estados de elevada excitabilidade cortical[32,45] e em situações de retenção com aumento da capacidade da memória de trabalho[46,47].

RITMO BETA

A atividade beta (β) representa oscilações na faixa de frequência entre 15 e 30Hz e geralmente está associada a situações de ativação e respostas de *arousal* do córtex iniciadas pela parte posterior do cérebro (*brainstem*) que suprimem os ritmos lentos do EEG[48]. Estudos que combinaram EEG com RMf encontraram correlações entre a resposta BOLD e o poder do ritmo β no cingulado posterior, no pré-cúneo, no córtex temporoparietal e no córtex pré-frontal dorsomedial[49]. Durante atividade motora, foram também identificadas diferentes oscilações do ritmo β no sistema sensório-motor, assim como sincronia deste ritmo entre o córtex somatossensorial e o motor[50]. O ritmo β, tal como os restantes ritmos cerebrais, possuem significados funcionais e geradores neuronais diferentes, de acordo com o estado funcional do cérebro.

RITMO GAMA

O ritmo gama (γ) representa oscilações na faixa de frequência entre 30 e 100Hz e é um dos mais estudados relativamente às funções cerebrais sensoriais e cognitivas.

As oscilações γ parecem refletir estados de elevada excitabilidade neuronal relacionada com processos cerebrais complexos[51]. Estas oscilações são propriedades intrínsecas das redes corticais e das redes talamicocorticais, presentes durante estados de sono e anestesia profunda, quando a consciência de processamento cognitivo está ausente[52,53]. Foram encontradas correlações elevadas entre as oscilações do ritmo γ e a atividade dos músculos faciais durante tarefas cognitivas e supressão dessas oscilações durante a mesma tarefa cognitiva, quando os músculos estavam paralisados[54].

POTENCIAIS EVOCADOS

O termo "potencial evocado" (PE) é utilizado para designar a classe geral de potenciais elétricos que apresentam relação temporal estável, com um evento de referência[55]. Dessa forma, um PE reflete respostas neuronais associadas a componentes específicos sensoriais, cognitivos e motores, ou seja, são potenciais elétricos associados com eventos específicos. Estes potenciais podem ser registados através do escalpe humano e extraídos do registo da EEG, por meio de processos de filtragem e da grande média dos sinais. Os PEs podem ser analisados pela sua frequência e pelas diferenças de voltagem em função do tempo. Os diferentes componentes extraídos da EEG podem ser considerados potenciais exógenos (respostas obrigatórias determinadas pelas características físicas de estímulos provenientes do exterior) e potenciais endógenos (manifestações do processamento de informação que podem ou não ser evocadas pelo acontecimento ou estímulo elicitador).

Os PEs permitem a avaliação de processos simples na ordem dos milissegundos (ms), constituindo uma metodologia privilegiada para estudar quando determinado processo ocorre no cérebro humano. A resolução espacial desta metodologia é limitada, no entanto registros multicanal e diferentes algoritmos (LORETA) permitem fazer estimativas dos locais intracerebrais considerando fontes neuronais destes sinais.

Os potenciais evocados cognitivos (PECs) são potenciais de longa latência, obtidos por meio do registro e promediação das respostas a estímulos sensoriais captados na superfície do crânio. Os PECs são também denominados de potenciais endógenos ou potenciais relacionados com eventos e moldados pela motivação, atenção e experiência prévia de cada sujeito (Quadro VI-1).

> **QUADRO VI-I** – Outros termos que podemos encontrar na literatura.
>
> **Evoked response** – o mesmo que potencial evocado
>
> **Evoked response potencial** – outra forma menos usada de designar PE (ERP – *event related potential*)
>
> **Brainstem evoked response (BER)** – pequenos PEs elicitados nos primeiros 10ms após um estímulo auditivo; são comumente designados também como ABRs (*auditory brainstem responses*) ou BAERs (*brainstem auditory responses*)
>
> **Visual evoked potential (VEP)** – usado em contexto clínico para designar PEs elicitados através de estímulos visuais

ORIGEM NEURONAL DOS PEs

O tecido neuronal é mau condutor e funciona como um filtro de baixa passagem e a atividade de cada neurônio é breve, débil e não coincidente, pelo que a EEG não permite registrar a atividade elétrica de um único neurônio. É a atividade somada de elevado número de neurônios em sincronia e com campos elétricos orientados em determinada forma, que é captada e registrada através do couro cabeludo. Desta forma, os PE's surgem em grupos de neurônios ativados sincrônica e paralelamente alinhados entre si ou formando outra configuração de "campo aberto" (tálamo e cerebelo). Os PEs parecem refletir potenciais neuroelétricos pós-sinápticos de neurônios corticais e núcleos de neurônios subcorticais.

NOMEAÇÃO E CLASSIFICAÇÃO DOS COMPONENTES DE ONDA

Quando se obtém uma onda de PE, esta consiste em uma série de deflexões positivas ou negativas, chamadas de picos ou ondas.

Tendo em conta a deflexão positiva ou negativa, cada um desses componentes será apelidado de N (se a deflexão for negativa) ou P (se a deflexão por positiva), sendo seguido pela latência. Ou seja, a nomenclatura baseia-se na polaridade da onda e na latência (altura em que surge).

A título de exemplo:

Uma onda que surja com amplitude positiva e na latência dos 300ms será chamada de P300. Uma que revele amplitude negativa e surja aos 400ms será chamada de N400.

No entanto, Luck[56] propõe que os componentes sejam designados, em vez da latência, pela ordem em que surgem, ou seja, utiliza-se N1 e P3, em vez de N100 e P300, devido à variabilidade com que surgem as ondas nos diferentes paradigmas. No entanto, tanto uma como outra nomenclatura podem ser utilizadas, uma vez que parecem surgir em incrementos de 100ms, dado que a designação ordinal é passível de ser multiplicada por 100.

TAXONOMIAS DOS POTENCIAIS EVOCADOS

Existem diversas formas de taxonomização dos PEs, sendo que a decisão pelo recurso a uma ou outra depende do critério utilizado, nomeadamente sua latência, relação com os acontecimentos ou com a fase do processamento a que mais se encontram associadas. O quadro VI-2 apresenta algumas dessas possibilidades de classificação.

QUADRO VI-2 – Taxonomia dos potenciais evocados.

Classificação	Modalidade sensorial	Auditivos Visuais Somatossensoriais
	Latência	Precoces Tardios Auditivos de latência curta/média/longa
	Relação com os acontecimentos que provocam	Sensorial *vs.* cognitivo Endógeno *vs.* exógeno Estável *vs.* modulável
	Relação com as fases de processamento	Processamento perceptivo: PEs sensoriais Resposta de orientação: MMN e P3a Discriminação: N2, P3b Atenção seletiva (PEs visuais): Pa-Nb, N1, NP, Nd, P1-N1 Preparação para a resposta: VCN, PPM

Potenciais evocados relacionados com o movimento

A classe dos PEs relacionada com o movimento inclui aqueles componentes associados à preparação e a execução de movimento. O primeiro potencial foi identificado por Kornhuber e Deecke[57] como uma deflexão negativa, precedendo a iniciação do movimento em cerca de 800ms. Estes potenciais, também denominados de potenciais de prontidão (ou *readiness potential*), tendem a ser mais bem captados nos eletrodos localizados sobre o córtex motor. Uma descrição breve de alguns componentes pode ser encontrada no apêndice 2.

Potenciais evocados relacionados com a fase de processamento

A apresentação de estímulos nas modalidades visual, auditiva e somatossensorial elicita uma série de voltagens que podem ser captadas e registradas nos diferentes eletrodos colocados no escalpe. Estes componentes podem ser elicitados tanto por conjuntos de estímulos de elevada frequência (em que os potenciais evocados surgiram de forma sobreposta em dado intervalo de tempo) como por estímulos transitórios (em que os potenciais evocados dos diferentes estímulos são distintos em dado intervalo de tempo).

Estes componentes são dependentes da modalidade sensorial, ou seja, a morfologia da onda e sua topografia no escalpe variam conforme a modalidade sensorial em que o estímulo é apresentado. Estes componentes são também influenciados pelos parâmetros dos estímulos, tais como a intensidade e a frequência.

São conhecidos diversos potenciais evocados relacionados com determinadas funções, bem como o presumível local onde eles são gerados. O quadro VI-3 sumariza alguns desses componentes.

QUADRO VI-3 – Potenciais cognitivos comuns na literatura.

Potenciais evocados		Local gerador (presumível)	Função cerebral relacionada
P50		Córtex auditivo primário/secundário	O aumento da amplitude da P50 pode estar relacionado a reduções na inibição pré-frontal sobre a resposta cortical auditiva
P100		Córtex visual primário parcialmente colinérgico	A amplitude da P1 aumenta com o aumento da atenção focada num local
N100		Córtex auditivo e córtex frontal	A amplitude da N1 aumenta quando o foco atencional muda de um local para outro
P200		Córtex associativo visual/auditivo amplamente colinérgico	Representa os estádios iniciais do processamento sensorial
N200	N2a (mismatch negativity – MMN)	Córtex aditivo primário, córtex estriado perto/no V3/V3A	Armazenamento da informação na memória sensorial
	N2b	Córtex estriado, junto ao/no MT/V5	Atenção seletiva
	P3a	Junção temporoparietal, lobo temporomedial	Memória atencional imediata
P3	P3b	Lobo dorsolateral frontal	Resposta orientada
P400		Lobo temporomedial	Codificação e manutenção da informação nos processos de memória
N400		Lobo temporomedial	Memória implícita, memória semântica
P600		Lobo temporomedial, córtex paralímbicos	Processos de memória episódica verbal
NA		NA visual: córtex visual associativo NA auditivo: córtex frontal, junção temporoparietal	Reconhecimento de padrões
RP (readiness potential)		Córtex	Processamento sensorial inicial antes do reconhecimento de padrões

ESTIMULAÇÃO MAGNÉTICA TRANSCRANIANA E EEG/PEC

EEG E EMT – POR QUE COMBINAR

Ao longo deste capítulo, os potenciais cognitivos foram apresentados como fator comum, denominado de latência. A latência remete-nos para uma questão temporal na ordem dos milissegundos em termos de processamento cognitivo. A EMT, por outro lado, é uma técnica na qual a mudança rápida de corrente elétrica na bobina (menor que 1ms) produz um campo magnético com elevada intensidade capaz de provocar alteração elétrica no tecido neuronal subjacente, por meio de um mecanismo indutor de ruído[58].

Por meio do corregistro de EEG com EMT temos uma técnica com a resolução temporal de poucos milissegundos. O recurso de EEG e EMT permite avaliar a reatividade e conectividade cortical à EMT[59], e a atividade funcional se liga à resposta comportamental e inclusive como será a modulação recíproca entre a atividade eletroencefalográfica rítmica e a EMT[11] (Quadro VI-4).

Ao mesmo tempo, a combinação entre EMT e EEG pode auxiliar a superar certas limitações espaciais pela EEG, uma vez que será possível interferir com os geradores corticais de certos componentes já estudados e verificar por exemplo o efeito de EMT na área responsável pelo componente. Importa realçar novamente que o local onde melhor se capta um componente cognitivo no EEG não significa que seja esse mesmo o local gerador do dipolo. O exemplo mais típico é o da onda P3, mais bem captada na linha média centroparietal, no entanto é associada a funções pré-frontais, como a memória operatória. Deve-se referir que o problema da localização (ou solução inversa) dos geradores neuronais dos potenciais cognitivos poderá ser um precioso aliado, uma vez que, independentemen-

QUADRO VI-4 – Resumo das principais vantagens e desvantagens na utilização de EEG, EMT e combinação de EEG com EMT.		
	Vantagens	**Desvantagens**
EEG/PEC	• Elevada resolução temporal (em milissegundos) • Relativamente fácil de realizar • Pouco dispendioso • Possibilidade em estudar processos cognitivos simples	• Desafio ao nível da interpretação dos resultados (ruído e artefatos) • Necessidade de realizar diversos ensaios para obter os PECs • Baixa resolução espacial
EMT	• Excelente resolução temporal • Facilidade em estudar a relação causal entre cognição e comportamento • Pode ser utilizada para provocar "disrupção" temporária e seletiva em determinada área cortical, interrompendo o fluxo de informações.	• Limitada às regiões acessíveis a partir do escalpe
Combinação EEG/EMT	• Elevada resolução temporal • Estudo da organização temporal e funcional de processos cognitivos com uma abordagem de causalidade direta • Os PECs permitem uma medida *on-line* dos efeitos que a disrupção causada pela EMT em diferentes estádios do processamento (sensorial *vs.* pós-perceptual) • A EEG permite estudar os efeitos da EMT ao nível da excitabilidade cortical e conectividade (por exemplo, estudos de plasticidade) • Os PECs permitem novos *insights* acerca das bases neuronais de processos cognitivos básicos, tais como percepção, atenção, memória, linguagem e ação • Metodologias pouco dispendiosas na manutenção	• Desafio ao nível da interpretação dos resultados (ruído e artefatos) • Necessidade de realizar diversos ensaios

486 Tópicos de Pesquisa em Neuromodulação

te da orientação dos dipolos, o pulso de EMT sobre uma das áreas geradoras do sinal poderá provocar desde supressão parcial no componente, até alterações de latência, ou morfologia específica do componente.

EEG E EMT – CORREGISTRO

Quem já realizou uma EEG certamente se recorda da facilidade com que os artefatos surgem em aquisição. Um simples movimento ocular provoca um artefato no registro que se reflete em variadíssimos eletrodos, bem como, por vezes, EEG revela também características de um eletrocardiograma (ECG). Portanto, combinar EMT e EEG não é um processo simples e exige um método para lidar com a quantidade de artefatos provocados pelo intenso campo magnético a entrar dentro do escalpe.

O principal problema reside em como combinar EMT com EEG no intenso campo elétrico induzido pela EMT nos eletrodos. Estima-se a voltagem induzida pelo campo de EMT recorrendo a uma fórmula simples:

$$V = -d\Phi/dt$$

onde: Φ é o fluxo magnético nos eletrodos

Usualmente, um campo de 1T, em área de eletrodos com $10cm^2$, com duração de $100\mu s$, significa uma voltagem induzida de cerca de $10V$[60], e os potenciais cognitivos são na ordem de vários microvolts (μV).

A forma mais comum de realizá-lo é utilizar um circuito que permita parar o registro de EEG, no momento em que é dado o comando para um pulso de EMT. O sinal de EEG é assim suspenso durante poucos milissegundos[61-63], ao mesmo tempo que se evita a saturação do equipamento devido ao intenso estímulo eletromagnético. Isto permite que se consiga uma aquisição de EEG com a atividade neuronal a ser registrada poucos milissegundos após o pulso de EMT. No entanto, esta solução não deixa de ter suas limitações e apresentar-se problemática em determinadas situações. Em primeiro lugar, o pulso de EMT é muito curto (cerca de 200-300 μs) e o bloqueio dos amplificadores (ou *clamping*) impede a percepção exata do efeito do pulso, ao mesmo tempo que os métodos atuais de análise se baseiam em período de linha-base (que serve como ponto zero) com o efeito pós-pulso de EMT, sendo que a atividade neuronal nesse ponto poderá ainda estar sujeita às correntes *eddy* que perduram para além do pulso de EMT.

Recentemente, o desenvolvimento tecnológico permite o uso de amplificadores que não necessitam de *clamping*, porque conseguem operar em campos magnéticos variáveis de elevada intensidade, sem saturação (desenvolvidos para ambientes RM). No entanto, o problema das correntes *eddy* continua a ser colocado.

Diversos estudos apontam que não é possível registrar sinais claros antes dos 30-300ms pós-pulso de EMT[59,64-66]. Na tentativa de ultrapassar estas limitações, foram propostas várias soluções, tais como a utilização de um modelo "fantasma"[64] ou EMT sem a tarefa[66] na tentativa de subtrair o efeito da EMT na tarefa. Outra possibilidade é a remoção de análises posteriores dos eletrodos que revelem um grande número de artefatos[67], bem como os mais tradicionais métodos de uso de filtros ou de correção de artefatos[65,68].

Amplificadores mais recentes possibilitam uma recuperação da saturação pós-pulso de EMT[8] entre 2 e 20ms, permitindo que combinar entre estas metodologias esteja cada vez mais ao alcance.

Outro grande problema na realização de EMT e EEG tem a ver com o possível superaquecimento dos eletrodos usados para o registro de EEG. Estes são compostos por diversos materiais, desde latão, prata ou ouro, todos eles suscetíveis às correntes *eddy*. Este sobreaquecimento poderá levar à indução de queimaduras no escalpe[69,70]. O pulso de EMT poderá ainda provocar movimentos nos eletrodos. Em conjunto com o sobreaquecimento, os registros podem ficar repletos de artefatos. Por artefato podemos definir qualquer traçado no registro que não seja claramente uma atividade elétrica cerebral. Para prevenir estas situações, várias soluções foram tentadas, como cortar os eletrodos em secção, utilização de eletrodos de plástico ou então utilização de eletrodos compatíveis com EMT. Outra solução, quiçá mais simples e com menos custos que as outras, é remover todos os eletrodos do local onde a bobina de EMT for colocada, uma vez que eles seriam sempre mais suscetíveis a artefatos.

No entanto, existem ainda artefatos não diretamente relacionados com o pulso de EMT, mas que podem ser afetados por ele, como a atividade muscular. Usualmente, a artefação surge de movimentos oculares ou de piscar de olhos, no entanto a própria EMT pode induzir, por exemplo, movimentos nos músculos do escalpe.

De forma geral, para lidar com os movimentos oculares e piscar de olhos, são realizados dois eletro-oculogramas, um vertical e um horizontal[71], com posterior remoção de todas as épocas que apresentem movimentos oculares nesses eletrodos.

O método de lidar com os artefatos musculares induzidos pela EMT, que podem ser causados por atividade elétrica relacionada com a despolarização do músculo, ou por movimentos no escalpe refletidos no eletrodo[72], é mais complexo e passa antes de tudo pelo conhecimento dos músculos do escalpe mais sensíveis: quando a EMT é aplicada perto do pescoço, em regiões frontais ou laterais, existe maior probabilidade de ativação dos músculos frontais e temporais e por vezes do músculo masseter[60]. Formas de lidar com esta situação passam por movimentar a *bobina* para uma posição mais favorável ou mesmo utilizar intensidades subliminares de EMT, que, além de reduzirem os artefatos significativamente, são capazes de elicitar alterações significativas à EEG[67,73,74].

Um outro potencial risco de artefato passa pelo clique que a *bobina* provoca, que por vezes pode atingir os 140dB[70]. O som pode induzir um potencial cognitivo auditivo que, com uma distribuição máxima sobre as áreas parietocentrais, pode ser potencialmente problemático, especialmente nos estudos que procuram perceber a EEG induzida pela EMT[75,76]. A solução mais simples passa pela utilização de tampões nas orelhas, que, reduzindo o clique, poderá não ser o suficiente, uma vez que grande parte do efeito é provocado pela condução ao nível do osso[75]. Outras técnicas passam pela utilização de som para mascarar o clique, que pode ser um som de 90dB[72,77] ou um som no mesmo espetro do clique da bobina[78].

Situação diferente parece ser a de potenciais somatossensoriais potencialmente evocados através da EMT sobre o escalpe. Apesar de ser uma possibilidade de artefação no registro, os estudos apontam que eles são reduzidos ou inexistentes[72,75].

488 Tópicos de Pesquisa em Neuromodulação

Em termos de equipamento, para se fazer o corregistro é necessário um amplificador de EEG (de preferência com uma recuperação de saturação rápida), um estimulador de EMT, eletrodos para EEG e, se necessário, um sistema de *clamping* que permita o registro.

EFEITOS DA EMT NA EEG

Os efeitos da EMT na EEG podem ser variados: artefatos induzidos diretamente pelo campo magnético, correntes *eddy* induzidas nos eletrodos, artefatos por indução muscular no escalpe, entre outros. Todos estes efeitos anteriormente designados são considerados artefatos. No entanto, existem outros, os não artefatos, que serão discutidos a seguir, que incluem os efeitos evocados pela própria EMT em termos corticais, os efeitos que se prolongam para além da estimulação, as alterações em termos de oscilações cerebrais e os efeitos da EMT nos potenciais cognitivos.

RESPOSTA EVOCADA POR EMT

Existe um estudo clássico, realizado por Ilmoniemi et al.[8], no qual participantes voluntários foram submetidos à EMT sobre os córtex motor e visual. A estimulação sobre a área somatossentorial esquerda provocou uma resposta intensa na área, sendo que 5-10ms após se propagou para a área motora adjacente ipsilateral e 20ms depois para regiões homólogas no hemisfério oposto. No córtexe visual, encontraram um padrão em tudo similar, com uma resposta ipsilateral e uma contralateral aproximadamente 20ms após.

Neste momento, após diversos estudos, a onda evocada pela EMT em regiões motoras consiste em vários potenciais positivos (aos 30 e 60ms) e negativos (45 e 100ms), nomeadamente P30/N45/P60/P100[72,76,78,79], com alvos de EMT tão distintos como a área motora primária, o vértex ou a área pré-motora.

No entanto, este padrão similar consiste em diversos potenciais, cada um deles associado a diferentes processos, potencialmente gerados por vários mecanismos[72]. A amplitude da N45 parece estar associada à intensidade da EMT e por modelação foi estimadaa sua origem neuronal no sulco central; estudos de pulso emparelhado parecem também sugerir esta mesma dissociação em termos de processos, uma vez que a EMT parece afetar os componentes seletivamente – redução da amplitude da P30 e N45, bem como diminuição da amplitude na atividade oscilatória às EEG entre os 15 e 30Hz, mas sem efeitos na N100.

INDUÇÃO DE EFEITOS DE LONGA DURAÇÃO NA EEG: MEDIDAS DE EEG/PEC

O conceito de somação é algo transversal na EMT. Pulso único ou repetido pode somar-se e seus efeitos prolongar-se muito para além do término da estimulação, o que levou ao desenvolvimento de diversos protocolos de estimulação *offline* (ou seja, sem registro concomitante de EEG)[80-83]. Esta somação dos efeitos da EMT permite o estudo de diversas funções cognitivas[80], efeitos terapêuticos em diversas alterações neurológicas[84], bem como da sua interferência em termos comportamentais.

No entanto, a EEG provavelmente é a técnica que melhor avaliará os efeitos de longa duração da EMT, uma vez que estudos com EEG e respostas comportamentais revelam alterações mesmo em situações nas quais não houve nenhuma resposta comportamental[85-88], à semelhança no que foi encontrado em respostas eletromiográficas (EMG) na ausência de alterações na amplitude e velocidade de respostas musculares[89]) (Tabela VI-1).

TABELA VI-1 – Parâmetros de EMT e o tamanho do efeito[90].				
Convencional	Baixa frequência: 0,9-1Hz	177	882 (200-1.500)	101% LM (80-130% LM)	31% (n = 11: 10-82%)
	Alta frequência: 5-25Hz	251	704 (24-2.000)	96% LM (80-110% LM)	30% (n = 11: 10-60%)
Padronizada	cTBS	55	600 (600-600)	80% LM (80-80% LM)	35% (n = 5: 15-50%)
	iTBS	35	600 (600-600)	80% LM (80-80% LM)	17,5% (n = 2: 15-20%)
	PAS	92	150 (90-180)	128% LM (105-150% LM)	22,5% (n = 3: 10-50%)

Em revisão recente, foram encontrados efeitos da EMT no nível somatossensorial, cognitivo, visual, motor, bem como da atividade oscilatória, sendo os efeitos dependentes do local de estimulação[90]. Os efeitos da EMT à EEG seguem idêntico padrão de outras medidas, com inibição a ser mais comumente reportada nos intervalos de 0,9 a 1Hz e facilitação no intervalo de 5 a 20Hz, com tendência para o efeito aumentar com a elevação do número de pulsos[90]. Por outro lado, estudos com *theta burst stimulation* (TBS)[88,91-96] ou *paired associative stimulation* (PAS)[97,98] frequentemente apresentam efeitos que se prolongam no tempo, quer sejam eles facilitatórios ou inibitórios[90].

Em termos de duração dos efeitos de longa duração à EEG, eles têm sido reportados na ordem dos 30 minutos para a EMT convencional – de baixa frequência (0,9 a 1Hz): média = 31min, mín.-máx. = 15-70; de alta frequência (5-25Hz): média = 28, mín.-máx. = 25-30[90]. Embora em média a EMT convencional apresente durações similares para efeitos inibitórios ou facilitatórios, os dados sugerem duração mais alargada e variável para a inibição. No entanto, torna-se muito complicado comparar os protocolos (inibição *vs.* facilitação) para ser possível concluir as razões subjacentes a esta diferença.

Os protocolos de TBS e PAS, por outro lado, parecem ter duração dos *after effects* muito superior à EMT convencional (TBS: média = 70min, mín.-máx. = 60-90; PAS: média = 40min, mín.-máx. = 20-60)[90]. De forma geral, os estudos de *after effects* com EMT apontam para uma duração média do efeito de 35 minutos e um tamanho do efeito de cerca de 30-35%, que aumenta com o número de pulsos[90].

EMT E OS EFEITOS NOS RITMOS CEREBRAIS

A atividade induzida pela EMT é capaz de modular a atividade oscilatória à EEG. Paus et al.[72] demonstraram que um pulso único era capaz de induzir uma sincronização nos ritmos beta (15-30Hz), momentaneamente, nas regiões adjacentes ao local da estimulação. Para os autores, isto poderá refletir o reinício dos osciladores corticais, como por ativação por parte da EMT de uma população neuronal, em repouso, que devido a propriedades específicas da sua membrana, ou por mecanismos de conectividade intracortical, começa a oscilar, sendo que a probabilidade de ativação será dependente da intensidade do estímulo induzido. Estudo posterior[79] determina que esta modulação da oscilação na banda β é específica ao córtex motor primário, sendo a resposta oscilatória à EMT reiniciada pelas oscilações que estavam já em decurso, em vez de indução de novas. Pacientes com Parkinson[99], submetidos à lesão cirúrgica do núcleo ventrolateral do tálamo, revelam amplitudes superiores de oscilações β no hemisfério não lesado do que no com a talamotomia, que é inclusive superior no hemisfério não lesado, às amplitudes encontradas em sujeitos saudáveis. Estes dados sugerem o envolvimento dos circuitos corticais-subcorticais-corticais de retroalimentação (Tabela VI-2).

Existem ainda evidências acerca da dependência da intensidade na atividade oscilatória: EMT no limiar provocou um decréscimo de intensidade na banda α, ao mesmo tempo que o aumento da intensidade da EMT provoca aumento da sincronização, quer na banda α, quer na β[77]. Adicionalmente, nos primeiros 500ms pós-estimulação na banda α surgiram evidências para um aumento da conectividade entre ambos os hemisférios, por aumento da coerência. Um estudo mais recente[107] usou como alvo o córtex motor primário esquerdo e uma frequência de estimulação de 20Hz e replicou os dados anteriores, um aumento na sincronização dependente da dose de EMT em α e β.

Mais recentemente, estudos têm-se centrado nos ritmos oscilatórios cerebrais, mas como indicador para o protocolo de EMTr, como no ritmo α individual (*individual alfa rhythm* – IAF). A já designada αETM baseia-se na medição prévia do ritmo α por recurso a uma EEG e em seguida é aplicada EMT na mesma frequência. Estudos pioneiros têm encontrado redução dos sintomas negativos na esquizofrenia, com aumento da amplitude no ritmo oscilatório α nas regiões frontais[108].

ESTUDOS COM EMT E POTENCIAIS COGNITIVOS

Tempo, o fator crucial

O estudo clássico de Ilmoniemi et al.[8] mostrou ser possível combinar EMT com registro de canais múltiplos de EEG. O objetivo foi obter o PE elicitado pela EMT, quer no córtex visual, quer na área motora primária – a atividade induzida pela EMT propagava-se até á área homotópica em cerca de 20ms.

Um fator crítico para o estudo de potenciais evocados visuais (VEP) surge do estudo de Thut et al.[109], no qual, em tarefa de visualização passiva, a EMT no polo occipital só se mostrou efetiva na alteração da topografia das ondas associadas aos VEP se o pulso fosse administrado na latência aproximada de 118ms, o que corresponde a um dos com-

TABELA VI-2 – Síntese dos estudos na frequência e no movimento oscilatório.

Tipo	Estudo	Participantes	Parâmetros	EEG	Medida	Efeito
EEG	Chen et al., 2003[100]	N = 8	0,9Hz/15min a 90% LM sobre a PM, no total de 818 pulsos	Pré e pós-EMT	Frequências relacionadas com o movimento/coerência	Diminuição do decréscimo de alfa/beta relacionadas com a tarefa e aumento da coerência de alfa
EEG	Strens et al., 2002[101]	N = 15	1Hz/25min a 90% LM sobre a M1 no total de 1.500 pulsos	Pré e pós-EMT	Coerência na tarefa e em repouso	15% de aumento na coerência de alfa
EEG	Tamura et al., 2005[102]	N = 12	1Hz/10min a 95% LM sobre a M1, no total de 600 pulsos	Pré e pós-EMT	Oscilações relacionadas com o movimento	10% de decréscimo na sincronização de beta
EEG	Brignani et al., 2008[103]	N = 6	1Hz/10min a 110% LM sobre a M1, no total de 600 pulsos	Durante a EMT	Poder em descanso	Acréscimo focal de 82% no poder de alfa
EEG	Fuggetta et al., 2008[104]	N = 11	5Hz/20 cadeias de 4s, com intervalo de 30s a 80-100% LM sobre a M1, no total de 400 pulsos	Durante a EMT	Poder e coerência em descanso	30 a 40% de aumento/decréscimo no poder e coerência de alfa e beta
EEG	Jing e Takigawa, 2000[105]	N = 19	10Hz/2 cadeias de 3s, com intervalo de 5 min a 100% LM sobre o DLPFC, no total de 60 pulsos	Pré e pós-EMT	Coerência em repouso	Aumento máximo de 32% na coerência de alfa
EEG	Klimesch et al., 2003[106]	N = 16	Frequência alfa individual – 20Hz em cadeias de 1,2-4,8s, com intervalos superiores a 12s a 110% LM sobre o córtex parietal e frontal, no total de 24 pulsos	Pré e pós-EMT	Poder e ERD	40% de acréscimo na dessincronização nos ritmos alfa

EEG = eletroencefalografia; *locais;* M1 = área motora primária; DLPFC = pré-frontal dorsolateral; PM = área pré-motora.

ponentes associados aos VEP, o componente P1. Existem outros estudos que se preocupam com a neurocronométrica específica para outros componentes, tais como a N170, associada à percepção de faces.

Estudos de conectividade cortical demonstram que a disrupção provocada pela EMT é substancialmente superior em sujeitos despertos por comparação com situações de sono não REM[78].

De forma geral, os poucos estudos com EEG apontam que é possível alterar a topografia típica dos componentes de onda, utilizando paradigmas de EMT *offline*, através da indução de efeitos de longa duração. Do mesmo modo, exploração do contributo de uma determinada área para a um potencial cognitivo pode ser explorada em paradigmas *online*, onde a escolha correta da latência do pulso de EMT irá revelar-se essencial.

Estudos com potenciais

Até hoje existem variados estudos com potenciais evocados, sendo que frequentemente os alvos são potenciais somatossensoriais (PES), visuais (PEV), cognitivos (PEC) e motores (PEM). A tabela VI-3 sumariza alguns dos estudos realizados com potenciais cognitivos e neuromodulação.

CONSIDERAÇÕES FINAIS

Combinar EMT com EEG coloca vários desafios, desde a preparação do protocolo até à análise dos dados. No entanto, são duas técnicas que se complementam perfeitamente, e muito possivelmente será a EEG uma das melhores técnicas para analisar os efeitos sutis da EMT no córtex. A EMT provoca efeitos a longo prazo na EEG ou, por outro lado, é possível provocar disrupções específicas e assim estudar processos cognitivos específicos. É ainda possível estudar alterações de conectividade, bem como nos ritmos oscilatórios cerebrais. Porventura, parte do trabalho futuro criará um forte potencial evocado por EMT (*transcranial evoked potential* – TEP)[59]. Este marcador seria idêntico ao MEP e serviria para explorar a excitabilidade cortical de áreas que não possuem uma resposta comportamental associada.

Existem vários estudos que revelam a importância de combinar estas duas metodologias, em termos de reatividade e conectividade funcional, bem como de alterações induzidas por protocolos de tratamento. Serve ainda para a monitoração ao longo da sessão de EMT[70] e poderá ainda ter importantes aplicações no campo diagnóstico.

Apesar de este capítulo centrar-se quase exclusivamente nos efeitos da EMT no registro de EEG, começam a existir estudos que relatam que efeitos similares podem ser obtidos com o uso de estimulação transcraniana por corrente contínua (ETCC). Um estudo recentemente publicado[126] aponta que a ETCC anódica sobre o córtex pré-frontal dorsolateral esquerdo (com cátodo posicionado na região supraorbital direita) aumenta o desempenho na tarefa *n-back*, ao mesmo tempo que diminui a amplitude na gama-delta e aumento de amplitude dos componentes P2 e P3. Combinar então estimulação por corrente elétrica (contínua ou alternada) é possível com EEG, o que poderá revelar-se necessário para o desenvolvimento de estratégias terapêuticas, com um importante marcador de alterações na excitabilidade cortical, aplicável a processos cognitivos.

TABELA VI-3 – Síntese dos potenciais cognitivos.

Tipo	Estudo	Participantes	Parâmetros	EEG	Medida	Efeito
PES	Urushihara et al., 2006[110]	N = 9	0,2Hz/21min a 85% LM sobre a M1, PM e SMA, no total de 250 pulsos monofásicos	Pré e pós-EMT	Amplitude PES	55% de facilitação na amplitude após estimulação na PM
PES	Hosonc et al., 2008[111]	N = 13	0,2Hz/20min a 85% LM sobre a M1, *sham* no total de 250 pulsos monofásicos *vs.* pulsos bifásicos	Pré e pós-EMT	Amplitude PES	30 a 40% de facilitação na amplitude apenas para pulsos monofásicos
PEC	Rollnik et al., 2004[112]	N = 11	0,9Hz/15 a 20 cadeias de 60 segundos de pulsos a 90% LM na região frontal	Pós-EMT	*Error-related negativity* (ERN)	Atenuação da ERN
PES	Enomoto et al., 2001[113]	N = 7	1Hz/3,3min a 110% LM sobre a M1, PM e S1, no total de 200 pulsos	Pré e pós-EMT	Amplitude PES	Decréscimo de cerca de 40% na estimulação da M1, mas não na PM e S1
		N = 24	1Hz/15min a 100% LM sobre o córtex occipital, no total de 900 pulsos	Pré e pós-EMT	Amplitude PEV e habituação	15% de supressão
PEV	Bohotin et al., 2002[114]	N = 30 pacientes com cefaleias (enxaqueca)	10Hz/18 cadeias de 5s com 10s de intervalo a 100% LM sobre o córtex occipital, no total de 900 pulsos	Pré e pós-EMT	Amplitude PEV e habituação	15% de facilitação nos pacientes
PEV	Fumal et al., 2003[115]	N = 24	1Hz/15min a 100% LM sobre o córtex occipital, no total de 900 pulsos	Pré e pós-EMT	Amplitude PEV e habituação	15% de supressão
PEV	Schutte e Van Honk, 2003[116]	N = 8	1Hz/20min a 100% LM sobre o córtex occipital, no total de 1.200 pulsos	Pós-EMT e Sham	Amplitude PEV e habituação	55% de supressão

TABELA VI-3 – Continuação.

Tipo	Estudo	Participantes	Parâmetros	EEG	Medida	Efeito
PEV	Thut et al., 2003[109]	N = 6	1Hz/10min a 110% LM sobre o córtex occipital, no total de 600 pulsos	Pré e pós-EMT	Amplitude PEV e alterações no ritmo alfa	40% de supressão na dessincronização alfa
		N = 14	1Hz/2min a 95% LM sobre o DLPFC, no total de 120 pulsos	Pré e pós-EMT	P3 visual	Sem efeitos
PEC	Evers et al., 2001[117]	N = 14	20Hz/3 cadeias de 5s com 1min de intervalo a 95% LM sobre o DLPFC, no total de 300 pulsos	Pré e pós-EMT	P3 Visual	Decréscimo na latência
PEC	Hansenne et al., 2004[86]	N = 17	1Hz/10 e 15min a 100% LM sobre o DLPFC, no total de 600 e 900 pulsos	Pré e pós-EMT	P3 auditiva	Aumento da latência apenas para o protocolo de 15min
PEM	Rossi et al., 2000[85]	N = 5	1Hz/15min a 100% LM sobre a M1, no total de 900 pulsos	Pós EMT e sham	Readiness potential	Decréscimo de 30% na amplitude focal
PES	Ragert et al., 2004[118]	N = 13	5Hz/5 x 5 x 10s com ISI de 5s a 90% LM sobre a S1, no total de 1.250 pulsos	Pré e pós-EMT	Inibição PES por paired pulse	Supressão ipsilateral da inibição vs. contralateral
PEM	Holler et al., 2006[87]	N = 8	5Hz/5 cadeias de 60s com 60s de intervalo entre cadeias a 90% LM sobre a M1, no total de 1.500 pulsos	Pré e pós-EMT/ sham	CNV antecipatória	Aumento da amplitude
PEC	Jing et al., 2001[119]	N = 15	10Hz/2 cadeias de 3s com 5min de intervalo a 100% LM sobre o DLPFC, no total de 60 pulsos	Pré e pós-EMT	P3 auditiva	15 a 25% de decréscimo na amplitude da N1 e alterações nas latências da P2 e P3

PEC	Jing et al., 2001[120]	N = 29	10Hz/2 cadeias de 3s com 5min de intervalo a 100% LM sobre o DLPFC, no total de 60 pulsos	Pré e pós-EMT	P3 auditiva	Aumentos na latência
PES	Ishikawa et al., 2007[92]	N = 12	cTBS/40s a 80% LM sobre a MI e a SI, no total de 600 pulsos	Pré e pós-EMT	Amplitude PES	Supressão de 20% sobre a SI e facilitação de 50% sobre a MI
PEM	Ortu et al., 2009[88]	N = 7	cTBS/40s a 80% LM sobre a MI e a PM, no total de 600 pulsos	Pré e pós-EMT	Readiness potential	Supressão de 30 a 50% apenas sobre a MI esquerda
PEL	Poreisz et al., 2008[95]	N = 12	cTBS/40s a 80% LM sobre a SI, no total de 600 pulsos	Pré e pós-EMT T/ sham	Potencial evocado por laser (PEL)	15% de supressão N2
			iTBS/20 cadeias de 2s com 10s de intervalo a 80% LM sobre a SI, no total de 600 pulsos			20% de supressão N2
			imTBS/8 cadeias de 5s com 8s de intervalo a 80% LM sobre a SI, no total de 600 pulsos			25% de supressão N2
PES	Katayama e Rothwell, 2007[91]	N = 11	iTBS/19 cadeias de 2s com 8s de intervalo a 80% LM sobre a SI e MI, no total de 600 pulsos	Pré e pós-EMT	Amplitude PES	10-20% de facilitação sobre a SI
PES	Tsuji e Rothwell, 2002[97]	N = 9	PAS/30min a 105% LM sobre a MI, no total de 180 pulsos	Pré e pós-EMT	Amplitude PES	40-60% de facilitação
PES	Wolters et al., 2005[98]	N = 64	PAS/30min a 150% LM sobre a MI e SI, no total de 180 pulsos	Pré e pós-EMT	Amplitude PES	15-20% de facilitação apenas sobre a SI
PEC	Fuggetta et al., 2006[121]	N = 7	Pulso único a 85% da intensidade máxima do estimulador sobre o vértex e córtex pós-parietal direito	Durante EMT	N2pc	Eliminação do componente N2pc quando a estimulação era no córtex pós-parietal direito

Tópicos de Pesquisa em Neuromodulação

TABELA VI-3 – Continuação.

Tipo	Estudo	Participantes	Parâmetros	EEG	Medida	Efeito
PEC	Price, 2004[122]	N = 1	Pulso único a 90% do CMAP sobre a região frontal na linha medial	Durante EMT	P3 auditivo	Aumento na amplitude do componente P3
PEC	Sokhadze et al., 2009[123]	N = 13 do espectro autista	0,5Hz/5min por dia, duas vezes por semana, durante 3 semanas (no total de 6 sessões) a 90% LM sobre o DLPFC esquerdo, no total de 150 pulsos por dia (900 no final das 6 sessões)	Pré e pós-EMT	P3 visual	Aumento da seletividade em respostas corticais precoces e das amplitudes dos componentes P3a (para estímulos novos) e P3b (para estímulos-alvo)
PEC	Sokhadze et al., 2009[124]	N = 13 do espectro autista	0,5Hz/15 cadeias de 10s com 20-30s de intervalo, duas vezes por semana, durante 3 semanas (no total de 6 sessões) a 90% LM sobre o DLPFC esquerdo, no total de 150 pulsos por dia (900 no final das 6 sessões)	Pré e pós-EMT	ERP e frequência gama (γ)	Aumento das amplitudes dos componentes P3a (para estímulos novos) e P3b (para estímulos-alvo). O poder das oscilações de gama para os não alvos diminuiu, assim como as diferenças entre as respostas-alvo e não alvo se tornaram menos negativas
PEC	Balaz et al., 2010[125]	N = 18 pacientes com Parkinson	1Hz/10min a 80% LM sobre o DLPFC direito, sham ou córtex inferior direito, no total de 600 pulsos	Pré e pós-EMT	ERP auditivos nos núcleos subtalâmicos	Diminuição das latências de diversos componentes, que se refletiu em aumento da velocidade de processamento apenas sobre o córtex frontal inferior

PEC = potencial evocado cognitivo; PEL = potencial evocado por laser; PEM = potencial evocado motor; PES = potencial evocado somatossensorial; PEV = potencial evocado visual; *Estimulação:* cTBS = *theta burst stimulation* contínua; iTBS = *theta burst stimulation* intermitente; imTBS = *theta burst stimulation* intermédia; *Locais:* M1 = área motora primária; DLPFC = pré-frontal dorsolateral; PM = área pré-motora; S1 = área somatossensorial primária; ERP = *event-related potential*.

Notas de autor

Jorge Leite e Sandra Carvalho partilham igual responsabilidade pelo conteúdo deste capítulo.

Agradecimentos

Os autores relatam que este trabalho foi realizado no âmbito de duas bolsas individuais (SFRH/BD/41484/2007 e SFRH/BD/64355/2009) atribuídas pela Fundação para a Ciência e Tecnologia de Portugal.

REFERÊNCIAS BIBLIOGRÁFICAS

1. Berger H. Ueber das Elektroenkephalogram des Menschen. Arch Psychiatr Nervenkrankheiten 1929;87:527-570.
2. Adrian ED, Mathews BHC. The berger rhythm: potential changes from the occipital lobes in man. Brain 1934;57:355-385.
3. Jasper HH, Carmichael L. Electrical potentials from the intact human brain. Science 1935;81: 51-53.
4. Gibbs FA, Davis H, Lennox WG. The electroencephalogram in epilepsy and conditions of impaired consciousness. Arch Neurol Psychiatry 1935;34:1133-1148.
5. Davis H, Davis PA, Loomis AL, Harvey EN, Hobart G. Electrical reactivity of the human brain to auditory stimulation during sleep. J Neurophysiology 1939;2:500-514.
6. Walter WG, Cooper R, Aldridge VJ, McCallum WC, Winter AL. Contingent negative variation: an electric sign of sensorimotor association and expectancy in the human brain. Nature 1964;203:380-384.
7. Sutton S, Braren M, Zubin J, John ER. Evoked-potential correlates of stimulus uncertainty. Science 1965;150(700):1187-1188.
8. Ilmoniemi RJ, Virtanen J, Ruohonen J, Karhu J, Aronen HJ, Naatanen R, et al. Neuronal responses to magnetic stimulation reveal cortical reactivity and connectivity. Neuroreport 1997;8(16):3537-3540.
9. Komssi S, Kahkonen S. The novelty value of the combined use of electroencephalography and transcranial magnetic stimulation for neuroscience research. Brain Res Rev 2006; 52(1):183-192.
10. Miniussi C, Thut G. Combining TMS and EEG offers new prospects in cognitive neuroscience. Brain Topogr 2010;22(4):249-256.

11. Thut G, Miniussi C. New insights into rhythmic brain activity from TMS-EEG studies. Trends Cogn Sci 2009;13(4):182-189.
12. Klimesch W. EEG alpha and theta oscillations reflect cognitive and memory performance: a review and analysis. Brain Res Brain Res Rev 1999;29(2-3):169-195.
13. Engel AK, Fries P, Singer W. Dynamic predictions: oscillations and synchrony in top-down processing. Nat Rev Neurosci 2001;2(10):704-716.
14. Csicsvari J, Jamieson B, Wise KD, Buzsaki G. Mechanisms of gamma oscillations in the hippocampus of the behaving rat. Neuron 2003; 37(2):311-322.
15. Steriade M. Impact of network activities on neuronal properties in corticothalamic systems. J Neurophysiol 2001;86(1):1-39.
16. IFSECN. A glossary of terms most commonly used by clinical electroencephalographers. Electroencephalogr Clin Neurophysiol 1974;37(5):538-548.
17. Murphy M, Riedner BA, Huber R, Massimini M, Ferrarelli F, Tononi G. Source modeling sleep slow waves. Proc Natl Acad Sci USA 2009;106(5):1608-1613.
18. Timofeev I, Steriade M. Low-frequency rhythms in the thalamus of intact-cortex and decorticated cats. J Neurophysiol 1996;76(6): 4152-4168.
19. Sanchez-Vives MV, McCormick DA. Cellular and network mechanisms of rhythmic recurrent activity in neocortex. Nat Neurosci 2000; 3(10):1027-1034.
20. Nita DA, Steriade M, Amzica F. Hyperpolarisation rectification in cat lateral geniculate neurons modulated by intact corticothalamic projections. J Physiol 2003;552(Pt 1):325-332.

21. Tyvaert L, Levan P, Grova C, Dubeau F, Gotman J. Effects of fluctuating physiological rhythms during prolonged EEG-fMRI studies. Clin Neurophysiol 2008;119(12):2762-2774.

22. Dang-Vu TT, Schabus M, Desseilles M, Albouy G, Boly M, Darsaud A, et al. Spontaneous neural activity during human slow wave sleep. Proc Natl Acad Sci USA 2008;105(39): 15160-15165.

23. De Gennaro L, Marzano C, Veniero D, Moroni F, Fratello F, Curcio G, et al. Neurophysiological correlates of sleepiness: a combined TMS and EEG study. Neuroimage 2007; 36(4):1277-1287.

24. Mitchell DJ, McNaughton N, Flanagan D, Kirk IJ. Frontal-midline theta from the perspective of hippocampal "theta". Prog Neurobiol 2008;86(3):156-185.

25. Gevins A, Smith ME, McEvoy L, Yu D. High-resolution EEG mapping of cortical activation related to working memory: effects of task difficulty, type of processing, and practice. Cereb Cortex 1997;7(4):374-385.

26. Onton J, Delorme A, Makeig S. Frontal midline EEG dynamics during working memory. Neuroimage 2005;27(2):341-356.

27. Sauseng P, Klimesch W, Stadler W, Schabus M, Doppelmayr M, Hanslmayr S, et al. A shift of visual spatial attention is selectively associated with human EEG alpha activity. Eur J Neurosci 2005;22(11):2917-2926.

28. Klimesch W, Schack B, Sauseng P. The functional significance of theta and upper alpha oscillations. Exp Psychol 2005;52(2):99-108.

29. Sammer G, Blecker C, Gebhardt H, Bischoff M, Stark R, Morgen K, et al. Relationship between regional hemodynamic activity and simultaneously recorded EEG-theta associated with mental arithmetic-induced workload. Hum Brain Mapp 2007;28(8):793-803.

30. Lakatos P, Shah AS, Knuth KH, Ulbert I, Karmos G, Schroeder CE. An oscillatory hierarchy controlling neuronal excitability and stimulus processing in the auditory cortex. J Neurophysiol 2005;94(3):1904-1911.

31. Buzsáki G. Rhythms of the brain. Oxford: Oxford University Press; 2006.

32. Klimesch W, Sauseng P, Hanslmayr S. EEG alpha oscillations: the inhibition-timing hypothesis. Brain Res Rev 2007;53(1):63-88.

33. Lopes da Silva FH, Vos JE, Mooibroek J, Van Rotterdam A. Relative contributions of intra-cortical and thalamo-cortical processes in the generation of alpha rhythms, revealed by partial coherence analysis. Electroencephalogr Clin Neurophysiol 1980;50(5-6):449-456.

34. Lopes da Silva F. Neural mechanisms underlying brain waves: from neural membranes to networks. Electroencephalogr Clin Neurophysiol 1991;79(2):81-93.

35. de Munck JC, Goncalves SI, Huijboom L, Kuijer JP, Pouwels PJ, Heethaar RM, et al. The hemodynamic response of the alpha rhythm: an EEG/fMRI study. Neuroimage 2007;35(3): 1142-1151.

36. Worden MS, Foxe JJ, Wang N, Simpson GV. Anticipatory biasing of visuospatial attention indexed by retinotopically specific alpha-band electroencephalography increases over occipital cortex. J Neurosci 2000;20(6):RC63.

37. Romei V, Murray MM, Merabet LB, Thut G. Occipital transcranial magnetic stimulation has opposing effects on visual and auditory stimulus detection: implications for multisensory interactions. J Neurosci 2007;27(43): 11465-11472.

38. Pfurtscheller G, Andrew C. Event-related changes of band power and coherence: methodology and interpretation. J Clin Neurophysiol 1999;16(6):512-519.

39. Hari R, Salmelin R. Human cortical oscillations: a neuromagnetic view through the skull. Trends Neurosci 1997;20(1):44-49.

40. Pfurtscheller G, Neuper C, Flotzinger D, Pregenzer M. EEG-based discrimination between imagination of right and left hand movement. Electroencephalogr Clin Neurophysiol 1997;103(6):642-651.

41. Thut G, Nietzel A, Brandt SA, Pascual-Leone A. Alpha-band electroencephalographic activity over occipital cortex indexes visuospatial attention bias and predicts visual target detection. J Neurosci 2006;26(37):9494-9502.

42. Yamagishi N, Goda N, Callan DE, Anderson SJ, Kawato M. Attentional shifts towards an expected visual target alter the level of alpha-band oscillatory activity in the human calcarine cortex. Brain Res Cogn Brain Res 2005; 25(3):799-809.

43. Foxe JJ, Simpson GV, Ahlfors SP. Parieto-occipital approximately 10 Hz activity reflects

anticipatory state of visual attention mechanisms. Neuroreport 1998;9(17):3929-3933.

44. Fu KM, Foxe JJ, Murray MM, Higgins BA, Javitt DC, Schroeder CE. Attention-dependent suppression of distracter visual input can be cross-modally cued as indexed by anticipatory parieto-occipital alpha-band oscillations. Brain Res Cogn Brain Res 2001;12(1):145-152.

45. Pfurtscheller G, Lopes da Silva FH. Event-related EEG/MEG synchronization and de-synchronization: basic principles. Clin Neurophysiol 1999;110(11):1842-1857.

46. Jensen O, Gelfand J, Kounios J, Lisman JE. Oscillations in the alpha band (9-12 Hz) increase with memory load during retention in a short-term memory task. Cereb Cortex 2002; 12(8):877-882.

47. Jokisch D, Jensen O. Modulation of gamma and alpha activity during a working memory task engaging the dorsal or ventral stream. J Neurosci 2007;27(12):3244-3251.

48. Buzsaki G, Bickford RG, Ponomareff G, Thal LJ, Mandel R, Gage FH. Nucleus basalis and thalamic control of neocortical activity in the freely moving rat. J Neurosci 1988;8(11):4007-4026.

49. Laufs H, Krakow K, Sterzer P, Eger E, Beyerle A, Salek-Haddadi A, et al. Electroencephalographic signatures of attentional and cognitive default modes in spontaneous brain activity fluctuations at rest. Proc Natl Acad Sci USA 2003;100(19):11053-11058.

50. Baker SN. Oscillatory interactions between sensorimotor cortex and the periphery. Curr Opin Neurobiol 2007;17(6):649-655.

51. Fries P, Nikolic D, Singer W. The gamma cycle. Trends Neurosci 2007;30(7):309-316.

52. Steriade M, Contreras D, Amzica F, Timofeev I. Synchronization of fast (30-40Hz) spontaneous oscillations in intrathalamic and thalamocortical networks. J Neurosci 1996;16(8):2788-2808.

53. Steriade M, Amzica F. Intracortical and corticothalamic coherency of fast spontaneous oscillations. Proc Natl Acad Sci USA 1996;93 (6):2533-2538.

54. Whitham EM, Lewis T, Pope KJ, Fitzgibbon SP, Clark CR, Loveless S, et al. Thinking activates EMG in scalp electrical recordings. Clin Neurophysiol 2008;119(5):1166-1175.

55. Vaughan HG Jr. The Relationship of Brain activity to scalp recordings of event related potentials. In: Donchin E, Lindsay DB (eds). Average evoked potentials: methods, results and evaluations. Washington DC: US Government Printing Office; 1969. p. 45-75.

56. Luck SJ. An introduction to the event-related potential technique. Cambridge, Mass: The MIT Press; 2005.

57. Kornhuber HH, Deecke L. Changes in the brain potential in voluntary movements and passive movements in man: readiness potential and reafferent potentials. Pflugers Arch Gesamte Physiol Menschen Tiere 1965;284:1-17.

58. Walsh V, Cowey A. Transcranial magnetic stimulation and cognitive neuroscience. Nat Rev Neurosci 2000;1(1):73-79.

59. Taylor PC, Walsh V, Eimer M. Combining TMS and EEG to study cognitive function and cortico-cortico interactions. Behav Brain Res 2008;191(2):141-147.

60. Ilmoniemi RJ, Karhu J. TMS and electroencephalography: methods and current advances. In: Wassermann EM, Epstein CM, Ziemann U, Walsh V, Paus T, Lisanby SH (eds). The oxford handbook of transcranial stimulation. New York: Oxford University Press; 2008. p. 593-608.

61. Iramina K, Maeno T, Nonaka Y, Ueno S. Measurement of evoked electroencephalography induced by transcranial magnetic stimulation. J Appl Phys 2003;93(10):6718-6720.

62. Taylor PC, Nobre AC, Rushworth MF. Subsecond changes in top down control exerted by human medial frontal cortex during conflict and action selection: a combined transcranial magnetic stimulation electroencephalography study. J Neurosci 2007;27(42):11343-11353.

63. Virtanen J, Ruohonen J, Naatanen R, Ilmoniemi RJ. Instrumentation for the measurement of electric brain responses to transcranial magnetic stimulation. Med Biol Engl Comput 1999;37(3):322-326.

64. Bender S, Basseler K, Sebastian I, Resch F, Kammer T, Oelkers-Ax R, et al. Electroencephalographic response to transcranial magnetic stimulation in children: evidence for giant inhibitory potentials. Ann Neurol 2005; 58(1):58-67.

65. Morbidi F, Garulli A, Prattichizzo D, Rizzo C, Manganotti P, Rossi S. Off-line removal of

TMS-induced artifacts on human electroencephalography by Kalman filter. J Neurosci Methods 2007;162(1-2):293-302.

66. Thut G, Northoff G, Ives JR, Kamitani Y, Pfennig A, Kampmann F, et al. Effects of single-pulse transcranial magnetic stimulation (TMS) on functional brain activity: a combined event-related TMS and evoked potential study. Clin Neurophysiol 2003;114(11):2071-2080.

67. Komssi S, Kahkonen S, Ilmoniemi RJ. The effect of stimulus intensity on brain responses evoked by transcranial magnetic stimulation. Hum Brain Mapp 2004;21(3):154-164.

68. Litvak V, Komssi S, Scherg M, Hoechstetter K, Classen J, Zaaroor M, et al. Artifact correction and source analysis of early electroencephalographic responses evoked by transcranial magnetic stimulation over primary motor cortex. Neuroimage 2007;37(1):56-70.

69. Wassermann EM. Risk and safety of repetitive transcranial magnetic stimulation: report and suggested guidelines from the International Workshop on the Safety of Repetitive Transcranial Magnetic Stimulation, June 5-7, 1996. Electroencephalogr Clin Neurophysiol 1998; 108(1):1-16.

70. Rossi S, Hallett M, Rossini PM, Pascual-Leone A. Safety, ethical considerations, and application guidelines for the use of transcranial magnetic stimulation in clinical practice and research. Clin Neurophysiol 2009;120(12): 2008-2039.

71. Amassian VE, Cracco RQ, Maccabee PJ, Cracco JB. Cerebello-frontal cortical projections in humans studied with the magnetic coil. Electroencephalogr Clin Neurophysiol 1992;85(4):265-272.

72. Paus T, Sipila PK, Strafella AP. Synchronization of neuronal activity in the human primary motor cortex by transcranial magnetic stimulation: an EEG study. J Neurophysiol 2001; 86(4):1983-1990.

73. Komssi S, Savolainen P, Heiskala J, Kahkonen S. Excitation threshold of the motor cortex estimated with transcranial magnetic stimulation electroencephalography. Neuroreport 2007;18(1):13-16.

74. Kahkonen S, Komssi S, Wilenius J, Ilmoniemi RJ. Prefrontal transcranial magnetic stimulation produces intensity-dependent EEG responses in humans. Neuroimage 2005;24(4): 955-960.

75. Nikouline V, Ruohonen J, Ilmoniemi RJ. The role of the coil click in TMS assessed with simultaneous EEG. Clin Neurophysiol 1999; 110(8):1325-1328.

76. Tiitinen H, Virtanen J, Ilmoniemi RJ, Kamppuri J, Ollikainen M, Ruohonen J, et al. Separation of contamination caused by coil clicks from responses elicited by transcranial magnetic stimulation. Clin Neurophysiol 1999; 110(5):982-985.

77. Fuggetta G, Fiaschi A, Manganotti P. Modulation of cortical oscillatory activities induced by varying single-pulse transcranial magnetic stimulation intensity over the left primary motor area: a combined EEG and TMS study. Neuroimage 2005;27(4):896-908.

78. Massimini M, Ferrarelli F, Huber R, Esser SK, Singh H, Tononi G. Breakdown of cortical effective connectivity during sleep. Science 2005;309(5744):2228-2232.

79. Van Der Werf YD, Paus T. The neural response to transcranial magnetic stimulation of the human motor cortex. I. Intracortical and cortico-cortical contributions. Exp Brain Res 2006;175(2):231-245.

80. Robertson EM, Theoret H, Pascual-Leone A. Studies in cognition: the problems solved and created by transcranial magnetic stimulation. J Cogn Neurosci 2003;15(7):948-960.

81. Rossi S, Rossini PM. TMS in cognitive plasticity and the potential for rehabilitation. Trends Cogn Sci 2004;8(6):273-279.

82. Ridding MC, Rothwell JC. Is there a future for therapeutic use of transcranial magnetic stimulation? Nat Rev Neurosci 2007;8(7):559-567.

83. Hallett M. Transcranial magnetic stimulation: a primer. Neuron 2007;55(2):187-199.

84. Fregni F, Pascual-Leone A. Technology insight: noninvasive brain stimulation in neurology-perspectives on the therapeutic potential of rTMS and tDCS. Nat Clin Pract Neurol 2007; 3(7):383-393.

85. Rossi S, Pasqualetti P, Rossini PM, Feige B, Ulivelli M, Glocker FX, et al. Effects of repetitive transcranial magnetic stimulation on movement-related cortical activity in humans. Cereb Cortex 2000;10(8):802-808.

86. Hansenne M, Laloyaux O, Mardaga S, Ansseau M. Impact of low frequency transcranial magnetic stimulation on event-related brain potentials. Biol Psychol 2004;67(3):331-341.

87. Holler I, Siebner HR, Cunnington R, Gerschlager W. 5Hz repetitive TMS increases anticipatory motor activity in the human cortex. Neurosci Lett 2006;392(3):221-225.

88. Ortu E, Ruge D, Deriu F, Rothwell JC. Theta Burst Stimulation over the human primary motor cortex modulates neural processes involved in movement preparation. Clin Neurophysiol 2009;120(6):1195-1203.

89. Muellbacher W, Ziemann U, Boroojerdi B, Hallett M. Effects of low-frequency transcranial magnetic stimulation on motor excitability and basic motor behavior. Clin Neurophysiol 2000;111(6):1002-1007.

90. Thut G, Pascual-Leone A. A review of combined TMS-EEG studies to characterize lasting effects of repetitive TMS and assess their usefulness in cognitive and clinical neuroscience. Brain Topogr 2010;22(4):219-232.

91. Katayama T, Rothwell JC. Modulation of somatosensory evoked potentials using transcranial magnetic intermittent theta burst stimulation. Clin Neurophysiol 2007;118(11): 2506-2511.

92. Ishikawa S, Matsunaga K, Nakanishi R, Kawahira K, Murayama N, Tsuji S, et al. Effect of theta burst stimulation over the human sensorimotor cortex on motor and somatosensory evoked potentials. Clin Neurophysiol 2007;118(5):1033-1043.

93. Saglam M, Matsunaga K, Murayama N, Hayashida Y, Huang YZ, Nakanishi R. Parallel inhibition of cortico-muscular synchronization and cortico-spinal excitability by theta burst TMS in humans. Clin Neurophysiol 2008;119(12):2829-2838.

94. Schindler K, Nyffeler T, Wiest R, Hauf M, Mathis J, Hess Ch W, et al. Theta burst transcranial magnetic stimulation is associated with increased EEG synchronization in the stimulated relative to unstimulated cerebral hemisphere. Neurosci Lett 2008;436(1):31-34.

95. Poreisz C, Antal A, Boros K, Brepohl N, Csifcsak G, Paulus W. Attenuation of N2 amplitude of laser-evoked potentials by theta burst stimulation of primary somatosensory cortex. Exp Brain Res 2008;185(4):611-621.

96. Grossheinrich N, Rau A, Pogarell O, Hennig-Fast K, Reinl M, Karch S, et al. Theta burst stimulation of the prefrontal cortex: safety and impact on cognition, mood, and resting electroencephalogram. Biol Psychiatry 2009; 65(9):778-784.

97. Tsuji T, Rothwell JC. Long lasting effects of rTMS and associated peripheral sensory input on MEPs, SEPs and transcortical reflex excitability in humans. J Physiol 2002;540 (Pt 1):367-376.

98. Wolters A, Schmidt A, Schramm A, Zeller D, Naumann M, Kunesch E, et al. Timing-dependent plasticity in human primary somatosensory cortex. J Physiol 2005;565 (Pt 3):1039-1052.

99. Van Der Werf YD, Sadikot AF, Strafella AP, Paus T. The neural response to transcranial magnetic stimulation of the human motor cortex. II. Thalamocortical contributions. Exp Brain Res 2006;175(2):246-255.

100. Chen WH, Mima T, Siebner HR, Oga T, Hara H, Satow T, et al. Low-frequency rTMS over lateral premotor cortex induces lasting changes in regional activation and functional coupling of cortical motor areas. Clin Neurophysiol 2003;114(9):1628-1637.

101. Strens LH, Oliviero A, Bloem BR, Gerschlager W, Rothwell JC, Brown P. The effects of subthreshold 1 Hz repetitive TMS on cortico-cortical and interhemispheric coherence. Clin Neurophysiol 2002;113(8): 1279-1285.

102. Tamura Y, Hoshiyama M, Nakata H, Hiroe N, Inui K, Kaneoke Y, et al. Functional relationship between human rolandic oscillations and motor cortical excitability: an MEG study. Eur J Neurosci 2005;21(9):2555-2562.

103. Brignani D, Manganotti P, Rossini PM, Miniussi C. Modulation of cortical oscillatory activity during transcranial magnetic stimulation. Hum Brain Mapp 2008;29(5): 603-612.

104. Fuggetta G, Pavone EF, Fiaschi A, Manganotti P. Acute modulation of cortical oscillatory activities during short trains of high-frequency repetitive transcranial magnetic stimulation of the human motor cortex: a combined EEG and TMS study. Hum Brain Mapp 2008;29(1):1-13.

105. Jing H, Takigawa M. Observation of EEG coherence after repetitive transcranial magnetic stimulation. Clin Neurophysiol 2000; 111(9):1620-1631.

106. Klimesch W, Sauseng P, Gerloff C. Enhancing cognitive performance with repetitive transcranial magnetic stimulation at human individual alpha frequency. Eur J Neurosci 2003;17(5):1129-1133.

107. Veniero D, Brignani D, Thut G, Miniussi C. Alpha-generation as basic response-signature to transcranial magnetic stimulation (TMS) targeting the human resting motor cortex: A TMS/EEG co-registration study. Psychophysiology; 2011.

108. Jin Y, Potkin SG, Kemp AS, Huerta ST, Alva G, Thai TM, et al. Therapeutic effects of individualized alpha frequency transcranial magnetic stimulation (alphaTMS) on the negative symptoms of schizophrenia. Schizophr Bull 2006;32(3):556-561.

109. Thut G, Theoret H, Pfennig A, Ives J, Kampmann F, Northoff G, et al. Differential effects of low-frequency rTMS at the occipital pole on visual-induced alpha desynchronization and visual-evoked potentials. Neuroimage 2003;18(2):334-347.

110. Urushihara R, Murase N, Rothwell JC, Harada M, Hosono Y, Asanuma K, et al. Effect of repetitive transcranial magnetic stimulation applied over the premotor cortex on somatosensory-evoked potentials and regional cerebral blood flow. Neuroimage 2006;31(2):699-709.

111. Hosono Y, Urushihara R, Harada M, Morita N, Murase N, Kunikane Y, et al. Comparison of monophasic versus biphasic stimulation in rTMS over premotor cortex: SEP and SPECT studies. Clin Neurophysiol 2008;119(11):2538-2545.

112. Rollnik JD, Schroder C, Rodriguez-Fornells A, Kurzbuch AR, Dauper J, Moller J, et al. Functional lesions and human action monitoring: combining repetitive transcranial magnetic stimulation and event-related brain potentials. Clin Neurophysiol 2004;115(1):145-153.

113. Enomoto H, Ugawa Y, Hanajima R, Yuasa K, Mochizuki H, Terao Y, et al. Decreased sensory cortical excitability after 1 Hz rTMS over the ipsilateral primary motor cortex. Clin Neurophysiol 2001;112(11):2154-2158.

114. Bohotin V, Fumal A, Vandenheede M, Gerard P, Bohotin C, Maertens de Noordhout A, et al. Effects of repetitive transcranial magnetic stimulation on visual evoked potentials in migraine. Brain 2002;125(Pt 4): 912-922.

115. Fumal A, Bohotin V, Vandenheede M, Seidel L, de Pasqua V, de Noordhout AM, et al. Effects of repetitive transcranial magnetic stimulation on visual evoked potentials: new insights in healthy subjects. Exp Brain Res 2003;150(3):332-340.

116. Schutter DJ, van Honk J. Reductions in CI amplitude after repetitive transcranial magnetic stimulation (rTMS) over the striate cortex. Brain Res Cogn Brain Res 2003;16(3): 488-491.

117. Evers S, Bockermann I, Nyhuis PW. The impact of transcranial magnetic stimulation on cognitive processing: an event-related potential study. Neuroreport 2001;12(13): 2915-2918.

118. Ragert P, Becker M, Tegenthoff M, Pleger B, Dinse HR. Sustained increase of somatosensory cortex excitability by 5 Hz repetitive transcranial magnetic stimulation studied by paired median nerve stimulation in humans. Neurosci Lett 2004;356(2):91-94.

119. Jing H, Takigawa M, Hamada K, Okamura H, Kawaika Y, Yonezawa T, et al. Effects of high frequency repetitive transcranial magnetic stimulation on P(300) event-related potentials. Clin Neurophysiol 2001;112(2): 304-313.

120. Jing H, Takigawa M, Okamura H, Doi W, Fukuzako H. Comparisons of event-related potentials after repetitive transcranial magnetic stimulation. J Neurol 2001;248(3):184-192.

121. Fuggetta G, Pavone EF, Walsh V, Kiss M, Eimer M. Cortico-cortical interactions in spatial attention: A combined ERP/TMS study. J Neurophysiol 2006;95(5):3277-3280.

122. Price GW. EEG-dependent ERP recording: using TMS to increase the incidence of a selected pre-stimulus pattern. Brain Res Brain Res Protoc 2004;12(3):144-151.

123. Sokhadze E, Baruth J, Tasman A, Sears L, Mathai G, El-Baz A, et al. Event-related potential study of novelty processing abnormalities in autism. Appl Psychophysiol Biofeedback 2009;34(1):37-51.

124. Sokhadze EM, El-Baz A, Baruth J, Mathai G, Sears L, Casanova MF. Effects of low frequency repetitive transcranial magnetic stimulation (rTMS) on gamma frequency oscillations and event-related potentials during processing of illusory figures in autism. J Autism Dev Disord 2009;39(4):619-634.

125. Balaz M, Srovnalova H, Rektorova I, Rektor I. The effect of cortical repetitive transcranial magnetic stimulation on cognitive event-related potentials recorded in the subthalamic nucleus. Exp Brain Res 2010;203(2): 317-327.

126. Keeser D, Padberg F, Reisinger E, Pogarell O, Kirsch V, Palm U, et al. Prefrontal direct current stimulation modulates resting EEG and event-related potentials in healthy subjects: A standardized low resolution tomography (sLORETA) study. Neuroimage 2011; 55(2):644-657.

32

APLICAÇÕES DA NEUROMODULAÇÃO EM NEUROCIRURGIA

Giselle Coelho
Giselly de Vasconcelos Pereira Vieira
Felipe Fregni

CARACTERÍSTICAS DA ESTIMULAÇÃO MAGNÉTICA TRANSCRANIANA QUE PODEM SER USADAS NA NEUROCIRURGIA: PESQUISA E MODULAÇÃO DA EXCITABILIDADE CORTICAL

O interesse pela estimulação magnética transcraniana (EMT) está aumentando exponencialmente. O grande número de publicações tem ajudado a fortalecer seu papel como um valioso neuromodulador. Além da aplicação clínica, a EMT também tem sido explorada como uma ferramenta diagnóstica[1]. A principal vantagem da EMT consiste em criar impulsos elétricos capazes de estimular a atividade cortical cerebral de maneira confortável, dada a elevada resistência do crânio[2].

A EMT é uma técnica neurofisiológica que permite a estimulação não invasiva do cérebro humano[3-6]. Introduzida há aproximadamente 25 anos, pode ser combinada com várias técnicas de mapeamento cerebral (eletroencefalografia, tomografia por emissão de pósitrons ou ressonância magnética funcional) para se estudar excitação intracortical, conectividade corticocortical, interações corticossubcorticais e plasticidade cerebral.

Os princípios físicos da EMT foram descobertos em 1881 pelo físico inglês Michael Faraday que observou que um pulso de corrente elétrica que passa através de uma bobina de fio gera um campo magnético. A taxa de variação deste campo magnético determina a indução de uma corrente secundária em um condutor próximo. Durante a EMT, a bobina de estimulação é posicionada sobre a cabeça do paciente e produz uma corrente elétrica cerebral via indução eletromagnética. Esta corrente, por sua vez, despolariza neurônios, podendo gerar várias respostas fisiológicas e efeitos comportamentais, dependendo da área cerebral-alvo. O campo magnético pode atravessar o crânio com quase nenhuma resistência. Assim, a EMT pode induzir correntes elétricas de intensidade alta em áreas corticais focais[6].

A geração de correntes elétricas no córtex cerebral é feita de maneira não invasiva por meio da utilização de um dispositivo capaz de gerar grande variação de campos elétricos (cerca de 1,5-2 Tesla) em uma bobina colocada sobre o couro cabeludo do paciente.

504

Este campo magnético penetra no crânio sem resistência, atingindo uma profundidade de aproximadamente 2cm, induzindo uma corrente elétrica secundária que pode gerar potenciais de ação[7-9]. Portanto, os efeitos da EMT estão relacionados com a corrente elétrica induzida no cérebro e não aos efeitos diretos do campo magnético. Os estímulos podem gerar contração muscular se aplicada sobre o córtex motor, induzindo assim um potencial evocado motor (PEM). O PEM pode ser usado, portanto, como uma medida de funcionalidade do córtex motor, e, adicionalmente, outros parâmetros associados ao PEM para a caracterização da excitabilidade cortical.

Uma outra aplicação da EMT, conhecida como estimulação magnética transcraniana repetitiva (EMTr), consiste na aplicação repetida de estímulos em uma determinada frequência. A EMTr parece interromper temporariamente a atividade neuronal por períodos superiores à duração da estimulação, esta interrupção pode levar a uma modulação secundária da atividade cerebral. Esta modulação pode ser útil na determinação de relações causais entre atividade cerebral focal e comportamento emergente, bem como no tratamento de numerosas doenças neurológicas e psiquiátricas.

Dessa maneira, é possível estimular ou inibir os neurônios, dependendo da frequência utilizada. Frequências menores que 1Hz geralmente causam diminuição, enquanto as frequências superiores a 1Hz provocam aumento da excitabilidade neuronal.

No entanto, esse efeito neuromodulador depende também da excitabilidade cortical basal. O conjunto de estímulos também pode variar em intensidade, duração e intervalo entre os conjuntos[10-12]. Essas características da EMT permitem que ela seja uma ferramenta valiosa na neurocirurgia, como será discutido neste capítulo, para o mapeamento cortical e o uso como preditor de tratamento.

A ressonância magnética é a técnica não invasiva mais utilizada para mapeamento somatotópico não invasivo e é considerada o padrão-ouro. A validade dessa técnica tem sido demonstrada em diversos estudos comparando imagens de ressonância magnética funcional (RMf) e estimulação cortical direta[13,14-16].

Entretanto, a resolução e a distribuição espacial de RMf são limitadas, pois a função é visualizada indiretamente através da determinação de mudanças no nível de oxigênio sanguíneo (BOLD), sendo sensíveis às alterações do sinal. É usada, por exemplo, em tumores metabolicamente ativos próximos à região de interesse. Como as alterações no nível de oxigênio sanguíneo requerem maior número de neurônios ativos, tipicamente as áreas funcionais exibidas pela ressonância magnética representam a atividade de movimentos relativamente complexos envolvendo vários grupos musculares[17]. Não permite a obtenção de uma cartografia funcional precisa, como descrita por vários autores[18-20]. Além disso, o uso intraoperatório dos dados da ressonância magnética funcional nos sistemas de navegação é limitado pela movimentação estrutural cerebral (*brain shift*) e seu papel intraoperatório tem sido anedoticamente descrito[21]. Recentemente, Picht et al.[22] demonstraram a imprecisão média de 13,8mm quando a RMf foi comparada com a estimulação cortical direta.

O mapeamento de áreas funcionais eloquentes, representando músculos individualmente, ainda é de difícil obtenção. Outras técnicas funcionais não invasivas incluem PET (*positron emission tomography*)[23,24], registro neuromagnético[25] e EMT convencional[26]. Para reduzir as variações entre investigadores e melhorar a reprodutibilidade, bem como a precisão espacial, estas técnicas têm sido assistidas por sistemas estereotáxicos[27,28] e sistemas de navegação guiados por imagem[29].

A terapêutica neurocirúrgica em tumores intra e extra-axiais localizados na área rolândica apresenta elevado risco de déficit motor no pós-operatório. Para sua prevenção, o conhecimento sobre a localização exata do giro pré-central durante a cirurgia é necessária. De fato, na atual era de abordagens cirúrgicas minimamente invasivas, a localização das áreas eloquentes com métodos não invasivos é um objetivo desejável.

Os movimentos corporais são controlados pelo córtex motor localizado no giro precentral, uma estrutura anatômica facilmente identificada em imagens de ressonância magnética[30] e por técnicas de mapeamento intraoperatório durante procedimentos neurocirúrgicos[31]. A localização exata da forma e das áreas motoras corticais variam entre os indivíduos. Além disso, condições patológicas podem provocar alterações neuroplásticas de áreas motoras funcionais e até mesmo migração da função motora para outras regiões[32]. Assim, a localização individual e funcional (em vez da localização anatômica) das áreas do córtex motor é crucial para o planejamento de procedimentos neurocirúrgicos e preservação da função motora.

A estimulação cortical direta tem sido usada em Neurocirurgia desde 1930, inicialmente por Foester[33] e mais tarde por Penfield et al.[31,34,35]. Recentemente, as técnicas intraoperatórias de estimulação cortical têm sido adotadas para a preservação funtional. A estimulação despolariza uma área cortical focal, evocando respostas específicas. Por meio da medição dessa resposta é possível mapear, por exemplo, o córtex motor. Esse princípio é baseado na despolarização neuronal local e também das vias relacionadas, induzindo excitação ou inibição locais, bem como difusão para áreas mais distantes pela forma de propagação ortodrômica ou antidrômica[36,37].

O mapeamento cortical é uma técnica bem estabelecida e essencial para a localização das áreas funcionais motoras durante procedimentos neurocirúrgicos[22,31,38-41]. Para o planejamento de abordagens cirúrgicas, mapas funcionais do córtex motor são necessários e, em alguns casos, a capacidade de localizar com precisão as áreas funcionais pode tornar um fator determinante para a viabilidade da neurocirurgia, além de poder ser usado diretamente associado aos sistemas de navegação[42].

EMT COMO TÉCNICA DE NEURONAVEGAÇÃO: RESULTADOS INICIAIS

Em 1985, Barker et al.[3] introduziram a EMT como uma alternativa não invasiva à estimulação cortical direta e mostraram a confiabilidade da ativação de neurônios piramidais da área motora da mão. Desde então, a EMT tornou-se uma importante ferramenta diagnóstica e investigativa largamente utilizada em Neurologia Clínica e em Neurociências com um crescente número de pesquisas[43,44]. Porém, há um pequeno número de publicações em que foi descrita esta nova técnica como planejamento neurocirúrgico, em que se torna necessária a combinação de EMT e sistemas navegáveis[45-48].

Vários estudos exploraram o uso da EMT como uma ferramenta no planejamento cirúrgico de lesões envolvendo áreas eloquentes. Krings et al.[48] correlacionaram as distâncias entre o pico de resposta da EMT e o pico da ativação parenquimal da RMf e concluíram que a EMT é uma alternativa viável à RMf. Porém nesse estudo não foi realizada comparação entre os resultados dessas ativações (com EMT e RMf) com a estimulação cortical direta (padrão-ouro).

Já Forster et al.[49] avaliaram a viabilidade de se utilizar a EMT navegável (nEMT) na avaliação pré-operatória de áreas eloquentes em pacientes com tumores centrais e, além disso, correlacionaram estes dados com aqueles provenientes da RMf e estimulação cortical direta. Os resultados encontrados foram positivos, evidenciando que a nEMT permite a visualização cortical eloquente não somente quando se considera a anatomia normal, mas também com distorções estruturais notáveis, como aquelas encontradas na presença de lesões expansivas cerebrais, tornando-se, indubitavelmente, uma nova alternativa.

Picht et al. relataram a análise comparativa entre a nEMT e a estimulação cortical direta. Houve consistência de resultados entre as duas modalidades, no que se referiu à localização tumoral em relação ao sulco central, em relação à estratégia cirúrgica baseada nos resultados técnicos e a tendência em se realizar estimulação com altas frequências em pacientes com hemiparesia preexistente[50].

Devem-se salientar como fatores de "confusão" (quando se realiza a comparação entre os resultados dos dois métodos): erro de registro fiducial, erro de navegação pela movimentação da bobina e movimentação estrutural cerebral (*brain shift*)[51]. Foi verificado também que não houve associação entre intensidade mais alta de estimulação e tamanho da lesão, histologia tumoral ou quanto à medicação epiléptica em uso.

Picht et al.[52] relataram o caso de um paciente hemiplégico submetido à nEMT para mapeamento cortical pré-operatório. Como este paciente apresentava hemiplegia ao exame neurológico inicial, os autores referem ter suspeitado de se tratar de lesão irreversível cortical motora no momento do diagnóstico, contralateral ao déficit. Contudo, surpreendentemente, a estimulação magnética transcraniana dentro dos limites de intensidade normais revelou reposta motora eletromiográfica muscular. Este achado sugeriu fortemente que, no mínimo, algumas regiões do sistema motor estavam ainda intactas e somente não respondiam ao controle voluntário por causa do efeito compressivo tumoral. Portanto, a EMT pode, de forma não invasiva, fornecer informações valiosas sobre a viabilidade de áreas eloquentes motoras.

A técnica de EMT em associação com a neuronavegação também foi empregada e relatada com sucesso na ressecção de gliomas operculares no hemisfério cerebral dominante[52], e também como importante instrumento a guiar a ressecção de lesões expansivas parietais esquerdas[53].

Publicações recentes têm mostrado detalhadamente que esta nova técnica de mapeamento cerebral, quando comparada a técnicas bem estabelecidas, tais como a ressonância magnética funcional e a estimulação cortical direta intraoperatória, apresenta resultados válidos e reprodutíveis[49-52].

Algumas considerações devem ser observadas quando se realiza a avaliação entre as técnicas de mapeamento pré-operatório funcional. O quadro VI-5 resume as principais limitações referentes a cada método.

508 Tópicos de Pesquisa em Neuromodulação

QUADRO VI-5 – Limitações relacionadas à ressonância magnética e à estimulação magnética transcraniana.

Ressonância magnética funcional	Estimulação magnética transcraniana
• Não há precisão cartesiana • Necessidade de protocolos padronizados para cada localização • Depende estritamente da cooperação do paciente • Aplicação restrita em crianças • Representação cortical de todos os músculos envolvidos (não sendo possível individualizar o grupo muscular) • Impraticável para pacientes claustrofóbicos • Restrita para a realização em pacientes hemiparéticos (que não podem exercer atividades motoras) • Grande variabilidade entre sujeitos • Incerta se a correlação entre as áreas ativadas são essenciais a função avaliada • Alto custo quando comparada à EMT	• Variação na obtenção dos dados de acordo com a inclinação e a rotação da bobina • Requer equipamento específico para se realizar a navegação específica • Dificuldade de obtenção dos potenciais evocados motores em pacientes hemiparéticos (mesmo com máxima estimulação cortical) • Tempo maior para obtenção dos dados (principalmente em pacientes hemiparéticos) variando de 30 a 60min por paciente[49] • Tempo maior no pós-processamento dos dados e integração ao sistema de navegação

A análise crítica dessas variáveis permite a seleção do método mais adequado para cada paciente, variando com a apresentação clínica e localização anatômica específica de cada lesão expansiva.

A EMT associada à navegação apresenta como seu principal desafio, no que se refere à reprodutibilidade, a duração para cada avaliação inicial, sendo relatada variação de 30 a 60 minutos por paciente.

Além disso, o tempo para se realizar o pós-processamento dos dados (incluindo a visualização dos potenciais evocados motores, dos músculos, separadamente) e a integração ao sistema de navegação configura um acréscimo de 30 minutos. Isso constitui um desafio, podendo afetar a rotina diária neurocirúrgica, sendo, portanto, um obstáculo a ser superado[49].

A ressonância magnética funcional tem importantes limitações, pois ela mede a variação do nível de oxigênio sanguíneo reflexo, portanto indireto, da atividade neuronossináptica. Já a EMT e a estimulação cortical direta expressam a modulação elétrica direta das vias corticospinais. A combinação dos três métodos proporciona melhor compreensão da organização individual das redes anatomofuncionais, dos epicentros funcionais e sua conectividade, otimizando, desse modo, as indicações cirúrgicas e o planejamento para abordagem de áreas eloquentes.

Quando se compara a EMT com a estimulação cortical direta, alguns aspectos merecem destaque. A maior vantagem da EMT é que esta técnica é conduzida no período pré-operatório. Isso permite, claramente, um exame mais oportuno e completo da topografia cortical motora, especialmente se a cirurgia for complexa (por exemplo, devido a um tumor com grave efeito de massa). Além disso, se complicações intraoperatórias são encontradas, estas podem levar à interrupção do mapeamento por estimulação cortical direta.

É importante ressaltar que a estimulação cortical direta não deve ser descartada simplesmente pelo fato de os resultados da EMT estarem disponíveis, mesmo porque a estimulação cortical direta é o padrão mais confiável e preciso para se avaliar a acurácia da EMT.

DESCRIÇÃO DO SISTEMA DE NEURONAVEGAÇÃO POR EMT

Os pacientes devem realizar exames de ressonância magnética cerebral. As imagens devem ser adquiridas em formato DICOM, com protocolo específico que possibilite a estimulação magnética cerebral para mapeamento e neuronavegação, simultaneamente. Posteriormente, os pacientes são submetidos à estimulação magnética transcraniana, com o uso do sistema navegável de estimulação cerebral.

A estimulação magnética transcraniana neuronavegada (nETM) é uma técnica não invasiva para a estimulação eletrocortical. Em vez de gerar um campo elétrico a partir de eletrodos colocados sobre o córtex exposto, como a estimulação intraoperatória cortical direta, o campo elétrico é induzido intracranialmente através de um campo magnético variável gerado por uma bobina colocada externamente ao crânio. A medição simultânea de potenciais evocados motores por meio da eletroneuromiografia (EMG) é usada para identificar e verificar as áreas de representação corticais motoras, que são simultaneamente visualizadas à ressonância magnética, da mesma forma com a estimulação cortical direta.

As figuras VI-7 e VI-8 ilustram o sistema descrito.

O mapeamento pré-operatório pode ser realizado com o uso de sistemas navegáveis de estimulação cerebral comercialmente disponíveis. Estes sistemas consistem basicamente de um pulso bifásico de estimulação magnética transcraniana, emitido através de uma

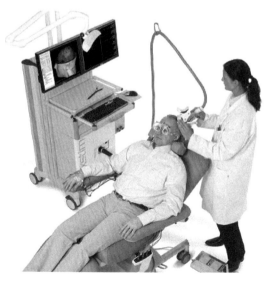

FIGURA VI-7 – Representação do sistema navegável de estimulação cerebral: bobina de estimulação magnética transcraniana integrada ao sistema de neuronavegação convencional.

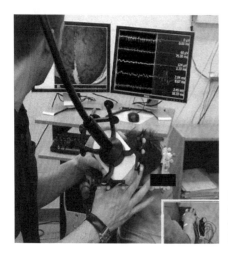

FIGURA VI-8 – Interface de usuário do sistema e tela de planejamento de estímulo (à esquerda), canais de EMG na tela de resposta motora (à direita).

bobina em formato de 8 com diâmetro exterior de 70mm. Esses pulsos geram potenciais de ação na área estimulada e, portanto, induzem potenciais evocados motores periféricos que são medidos e usados para a localização funcional do córtex motor.

Para um uso efetivo, a orientação ideal da bobina de EMT deve ser de modo a induzir uma corrente perpendicular ao sulco central[30,55]. Isto pode ser explicado pela teoria que os axônios são mais bem estimulados quando há grande modificação de voltagem ao longo de seu comprimento. Entretanto, a predição da máxima densidade de corrente evocada pelo campo magnético pode ser alterada pela anisotropia tecidual, como, por exemplo, entre sulcos e giros. Deve-se citar também que a orientação neuronal individual dentro do campo induzido (tanto magnético quanto elétrico), através do posicionamento da bobina, apresenta impacto na eficácia da estimulação[42].

Em linhas gerais, o sistema calcula a força, a localização e a direção do campo elétrico após a estimulação do tecido cortical, considerando forma e tamanho cranianos. As estimativas de campo elétrico induzido são realizadas com base em um modelo dinâmico esférico e nos parâmetros físicos de estimulação, ajustados em tempo real. A precisão média do sistema navegável de estimulação magnética (ou seja, o erro médio originário a partir de fontes técnicas), conforme especificado pelo fabricante, é de 5,7mm.

O mapeamento associado à estimulação magnética transcraniana é totalmente compatível com o paradigma de navegação cirúrgica, desde que o mesmo conjunto de dados de imagens de ressonância magnética seja usado como base de planificação e orientação no período intraoperatório.

Neste tipo de mapeamento, é necessário associar a localização obtida pelo conjunto de dados das imagens de ressonância magnética com aquela obtida pelo campo magnético (gerado pela estimulação) e a anatomia cortical de cada paciente, individualmente.

A exportação das imagens em formato DICOM, dos mapas que representam a resposta motora do sistema navegável, permite a integração de dados de mapeamento com outras modalidades dentro do *software*, como, por exemplo, a tractografia.

O sistema navegável através da estimulação magnética apresenta aprovação pelo FDA (Food and Drug Administration), sendo liberado para venda e comercialização nos Estados Unidos em dezembro de 2009.

EMT COMO PREDITOR DO TRATAMENTO CIRÚRGICO

Uma área na Neurocirurgia que tem-se desenvolvido bastante é a neurocirurgia funcional, principalmente para tratamento de quadros neurológicos funcionais como a dor crônica. De fato, a estimulação invasiva através de eletrodos em região cortical motora foi proposta inicialmente em 1991 como neuroestimulação para o tratamento da dor neuropática crônica, refratária[56,57].

Os mecanismos de ação da estimulação cortical motora para o tratamento da dor crônica foram discutidos por alguns estudos[58]. Postula-se que a estimulação cortical motora ativa camadas superficiais do córtex motor (interneurônios intercorticais em vez de axônios corticospinais). Desse modo, a estimulação dessas fibras é transmitida para diferentes áreas como: projeções talamocorticais dos núcleos talâmicos ventrolateral e ventral anterior, colaterais das projeções corticocorticais (especialmente córtex pré-motor e pós--central) e conexões corticais locais em paralelo a camadas corticais.

Esta ativação propaga-se ortodrômica e antidromicamente e levará a uma cascata de eventos sinápticos, resultando em modulação de extensa rede neural que inclui núcleos talâmicos, sistema límbico, núcleos do tronco cerebral e medula espinal. Tem sido mostrado, também, que a inibição intracortical do córtex motor (como avaliado pela EMT com pulso pareado) está alterada na dor crônica e é revertida com o alívio após EMT repetitiva aplicada ao córtex motor. Sendo o córtex motor o alvo da estimulação invasiva, pesquisadores postularam que métodos não invasivos de estimulação cortical como a EMT seriam também efetivos no controle da dor crônica.

Para investigar se a estimulação cerebral não invasiva cortical motora induz redução significativa da dor em pacientes com dor crônica e se a estimulação cerebral invasiva é mais eficaz do que a não invasiva, Lima et al.[58] descreveram uma meta-análise em que os estudos comparavam as duas técnicas. Foi verificado que a estimulação cerebral invasiva induziu maior redução álgica quando comparada à não invasiva.

Os resultados dessa meta-análise demonstraram o potencial terapêutico da estimulação cerebral para o tratamento da dor crônica e que as técnicas invasivas de estimulação cerebral apresentaram grande efeito quando comparadas às não invasivas. Porém, algumas considerações devem ser feitas.

Em primeiro lugar, deve-se ressaltar a duração da estimulação. A maioria dos estudos de EMT repetitiva foi de sessões únicas. Indubitavelmente, quando são analisados estudos em que foram realizadas várias sessões de estimulação cerebral não invasiva, observou-se que estas apresentaram a indução significativa de efeito maior (embora deva ser notado que a estimulação invasiva também induz grandes efeitos agudos, observados no período pós-operatório imediato).

Em segundo lugar, outro ponto que merece discussão é o uso de analgésicos. A maioria dos pacientes incluídos neste estudo[58] estava sob efeito analgésico. Assim, a melhora da dor induzida por estimulação do córtex motor poderia resultar não só na redução da dor, mas também na diminuição do uso de analgésicos. Portanto, alguns pacientes podem ter ajustado seu nível de dor à mínima dose analgésica tolerada. Finalmente, os efeitos placebo precisam ser descartados nos estudos invasivos por meio de ensaios simulados controlados.

Além disso, a duração do efeito analgésico deve ser medido. Ainda não está claro se os efeitos da estimulação cerebral invasiva e particularmente da não invasiva são de longa duração, embora a diminuição da taxa de resposta após a estimulação invasiva deva ser considerada pequena (apenas 9,4%). Quanto à estimulação cerebral não invasiva, há poucos estudos realizados e o tempo de seguimento avaliado foi relativamente curto. A maioria deles mostrou que os efeitos são mantidos ao longo de várias semanas, em comparação à estimulação placebo[59-61].

Se estudos futuros confirmarem que a estimulação com eletrodos epidurais fornece maior alívio da dor, a estimulação cerebral não invasiva pode ser então reservada para casos menos graves ou como adjuvantes à terapia medicamentosa[62,63].

Outra alternativa é usar estimulação cerebral não invasiva como preditor para os efeitos da estimulação invasiva, a fim de evitar uma cirurgia desnecessária. Há poucos estudos nesta área, mas estes têm demonstrado que a EMTr pode ser um preditor útil[64-68].

Estudo recente[56] propôs-se a avaliar a EMT repetitiva para predizer a eficácia da estimulação cortical motora para o tratamento de dor neuropática. Avaliaram-se, retrospectivamente, 59 pacientes tratados com implante de eletrodos de estimulação cortical epidural motora, por mais de um ano, os quais foram submetidos a sessões de EMT repetitiva ativas e simuladas como testes pré-operatórios. Os parâmetros de EMTr foram claramente definidos: frequência de 10Hz, intensidade de 90% do limiar motor e 2.000 pulsos por sessão.

Estas sessões objetivaram definir o alvo, ou seja, a área de representação cortical da área dolorosa. Os efeitos analgésicos foram avaliados pela escala visual analógica. Verificou-se a real eficácia da EMTr pela subtração do efeito simulado e da estimulação ativa. Houve redução significativa pela EMTr ativa e pela estimulação cortical epidural motora mas não pela EMTr simulada. Os efeitos analgésicos da EMTr ou da estimulação cortical epidural não foram influenciados pelo lado, origem ou duração da dor, ou pela presença de déficit sensitivo ou motor na área dolorosa.

Os critérios de resposta da EMTr foram definidos pela razão entre a estimulação ativa e a simulada, sendo considerados alívios dolorosos com valores percentuais iguais ou superiores a 30% como bons respondedores[69,70]. A avaliação de boa resposta em estimulação cortical motora epidural foi uma porcentagem maior ou igual a 50%[71].

Além disso, quando houve a comparação entre a EMT repetitiva e a estimulação epidural cortical motora em pacientes com dor neuropática crônica, evidenciou-se que o valor preditivo positivo da EMT repetitiva para a resposta positiva à estimulação epidural cortical motora foi alto.

O valor de alta frequência da EMTr como preditor da estimulação epidural cortical motora foi previamente descrito em pequenas séries[64,70,72], e esta foi a primeira grande série publicada. É importante ressaltar, porém, que a ETMr prediz a inclusão, mas não possibilita a exclusão de candidatos ao implante de eletrodos para estimulação cortical motora. Esta possibilidade de utilização da EMT como preditor de boa resposta ao tratamento cirúrgico pode ser de grande auxílio, dada a ausência de quaisquer outros critérios de seleção validados.

OUTRAS APLICAÇÕES/PERSPECTIVAS FUTURAS

A técnica de EMT usada regularmente por neurologistas e psiquiatras (por exemplo, para avaliação das vias motoras, neuromodulação em acidentes vasculares cerebrais ou tratamento da depressão) apresenta novas perspectivas para neurocirurgia guiada por imagem, com resultados futuros, notavelmente, promissores.

Torna-se fundamental a compreensão da anatomia funcional cortical e subcortical para que seja possível maximizar a extensão da ressecção cirúrgica e simultaneamente reduzir de forma significativa a probabilidade de adicionais déficits neurológicos. Nesse contexto, uma das aplicações recentes é o uso da estimulação magnética transcraniana para mapeamento cortical de áreas eloquentes, associada ao planejamento radiocirúrgico.

Radiocirurgia estereotáxica é um método estabelecido para o tratamento focal em tumores intracranianos, com bons resultados. Contudo, este procedimento realizado na proximidade ao córtex eloquente acarreta risco de novos déficits neurológicos.

A incidência de déficits motores novos de até 26% foram relatados para radiocirurgia de tumores cerebrais metastáticos no córtex motor[73]. Visando evitar complicações, o planejamento radiocirúrgico é realizado para minimizar a exposição de áreas corticais funcionalmente críticas à radiação. Em prática, isto é feito com base em localizações neuroanatômicas aproximadas, sendo estimadas as funções corticais. No entanto, isto não permite que para o paciente específico haja variações e tampouco reflete plenamente a anatomia funcional de cada indivíduo.

A integração de resultados específicos de estimulação magnética navegada e radiocirurgia estereotáxica em *softwares* de planejamento poderá fornecer uma ferramenta adicional de grande importância, com a probabilidade de reduzir significativamente complicações funcionais, principalmente as que afetam o sistema motor.

Futuros estudos são necessários, para que estabeleçam a comparação entre estas novas ferramentas de planejamento associadas e as correlacionem ao prognóstico individual.

A possibilidade de realizar fusão computadorizada de diferentes sequências dos exames de imagem ampliam ainda mais as perspectivas para o planejamento cirúrgico, com consequente redução da morbidade.

Finalmente, a possibilidade de uso da EMTr como ferramenta preditora para a estimulação invasiva pode significar um grande avanço ao desenvolvimento e indicação da estimulação cerebral invasiva de áreas corticais, visto que essa técnica tem-se desenvolvido rapidamente nos últimos anos para o tratamento de doenças neuropsiquiátricas como o zumbido, a depressão e a dor crônica.

REFERÊNCIAS BIBLIOGRÁFICAS

1. Rossi S, Hallet M, Rossini P, Pascual-Leone A, Safety of TMS Consensus Group. Safety, ethical considerations, and application guidelines for the use of transcranial magnetic stimulation in clinical practice and research. Clin Neurophysiol 2009;120(12):2008-2039.

2. Merton PA, Morton HB. Stimulation of the cerebral cortex in the intact human subject Nature 1980;285(5762):227.

3. Barker AT, Jalinous R, Freeston IL. Non-invasive magnetic stimulation of human motor cortex. Lancet 1985;1(8437):1106-1107.

4. Horvath JC, Perez JM, Forrow L, Fregni L, Pascual-Leone A. Transcranial magnetic stimulation: a historical evaluation and future prognosis of therapeutically relevant ethical concerns. J Med Ethics; 2010.

5. Pascual-Leone A, Davey M, Wassermann EM, et al. Handbook of transcranial magnetic stimulation. London: Edward Arnold; 2002.

6. Walsh V, Pascual-Leone A. Neurochronometirics of mind: transcranial magnetic stimulation in cognitive science. Cambridge, MA: MIT Press; 2003.

7. Epstein CM, Schwartzenberg DG, Daevey KR, Sudderth DB. Localizing the site of magnetic brain stimulation in humans. Neurology 1990;40(4):666-670.

8. Rudiak D, Marg E. Finding the depth of magnetic brain stimulation: a reevaluation. Electroencephalogr Clin Neurophysiol 1994; 93(5):358-371.

9. Kobayashi M, Pascual-Leone A. Transcranial magnetic stimulation in neurology. Lancet Neurol 2003;2(3):145-156.

10. Pascual-Leone A, Valls-Sole J, Wassermann EM, Hallett M. Responses to rapid-rate transcranial magnetic stimulation of the human motor cortex. Brain 1994;117:847-858.

11. Pascual-Leone A, Tormos JM, Keenan J, Tarazona F, Canete C, Catala MD. Study and modulation of human cortical excitability with transcranial magnetic stimulation. J Clin Neurophysiol 1998;15:333-343.

12. Chen R, Classen J, Gerloff C, et al. Depression of motor cortex excitability by lowfrequency transcranial magnetic stimulation. Neurology 1997;48:1398-1403.

13. Rao SM, Binder JR, Hammeke TA, Bandettini PA, Bobholz JA, Frost JA, et al. Somatotopic mapping of the human primary motor cortex with functional magnetic resonance imaging. Neurology 1995;45(5):919-924.

14. Bizzi A, Blasi V, Falini A, Ferroli P, Cadioli M, Danesi U, et al. Presurgical functional MR imaging of language and motor functions: validation with intraoperative electrocortical mapping. Radiology 2008;248(2):579-589.

15. Fandino J, Kollias SS, Wieser HG, Valavanis A, Yonekawa Y. Intraoperative validation of functional magnetic resonance imaging and cortical reorganization patterns in patients with brain tumors involving the primary motor cortex. J Neurosurg 1999;91(2):238-250.

16. Mueller WM, Yetkin FZ, Hammeke TA, Morris GL 3rd, Swanson SJ, Reichert K, et al. Functional magnetic resonance imaging mapping of the motor cortex in patients with cerebral tumors. Neurosurgery 1996;39(3):515-520.

17. Frahm J, Bruhn H, Merboldt KD, Hänicke W. Dynamic MR imaging of human brain oxygenation during rest and photic stimulation. J Magn Reson Imaging 1992;2(5):501-505.

18. Kober H, Nimsky C, Moller M, Hastreiter P, Fahlbusch R, Ganslandt O. Correlation of sensorimotor activation with functional magnetic resonance imaging and magnetoencephalography in presurgical functional imaging: a spatial analysis. Neuroimage 2001;14(5):1214-1228.

19. Korvenoja A, Kirveskari E, Aronen HJ, et al. Sensorimotor cortex localization: comparison of magnetoencephalography, functional MR imaging, and intraoperative cortical mapping. Radiology 2006;241(1):213-222.

20. Picht T, Wachter D, Mularski S, et al. Functional magnetic resonance imaging and cortical mapping in motor cortex tumor surgery: complementary methods. Zentralbl Neurochir 2008;69(1):1-6.

21. Gasser T, Ganslandt O, Sandalcioglu E, Stolke D, Fahlbusch R, Nimsky C. Intraoperative functional MRI: implementation and preliminary experience. Neuroimage 2005;26(3):685-693.

22. Picht T, et al. Preoperative functional mapping for rolandic brain tumor surgery: comparison of navigated transcranial magnetic stimulation to direct cortical stimulation. Neurosurgery 2011.

23. Grafton ST, Woods RP, Mazziotta JC, Phelps ME. Somatotopic mapping of the primary motor cortex in humans: activation studies with cerebral blood flow and positron emission tomography. J Neurophysiol 1991;66(3):735-743.

24. Viñas FC, Zamorano L, Mueller RA, Jiang Z, Chugani H, Fuerst D, et al. [15O]-water PET and intraoperative brain mapping: a comparison in the localization of eloquent cortex. Neurol Res 1997;19(6):601-608.

25. Cheyne D, Kristeva R, Deecke L. Homuncular organization of human motor cortex as indicated by neuromagnetic recordings. Neurosci Lett 1991;122(1):17-20.

26. Lotze M, Kaethner RJ, Erb M, Cohen LG, Grodd W, Topka H. Comparison of representational maps using functional magnetic resonance imaging and transcranial magnetic stimulation. Clin Neurophysiol 2003;114(2):306-312.

27. Krings T, Buchbinder BR, Butler WE, Chiappa KH, Jiang HJ, Rosen BR, Cosgrove GR. Stereotactic transcranial magnetic stimulation: correlation with direct electrical cortical stimulation. Neurosurgery 1997;41(6):1319-1325.

28. Neggers SF, Langerak TR, Schutter DJ, Mandl RC, Ramsey NF, Lemmens PJ, Postma A. A stereotactic method for imageguided transcranial magnetic stimulation validated with fMRI and motor-evoked potentials. Neuroimage 2004;21(4):1805-1817.

29. Sparing R, Buelte D, Meister IG, Paus T, Fink GR. Transcranial magnetic stimulation and the challenge of coil placement: a comparison of conventional and stereotaxic neuronavigational strategies. Hum Brain Mapp 2008;29(1):82-96.

30. Missir O, Dutheil-Desclercs C, Meder JF, Musolino A, Fredy D. Central sulcus patterns at MRI. J Neuroradiol 1989;16(2):133-144.

31. Penfield W, Boldry E. Somatic motor and sensory representation in the cerebral cortex of man as studied byelectrical stimulation. Brain 1937;60:389-443.

32. Lehéricy S, Duffau H, Cornu P, Capelle L, Pidoux B, Carpentier A, et al. Correspondence between functional magnetic resonance imaging somatotopy and individual brain anatomy of the central region: comparison with intraoperative stimulation in patients with brain tumors. J Neurosurg 2000;92(4):589-598.

33. Foerster O. The cerebral cortex in man. Lancet 1931;2:309-312.

34. Penfield W, Erickson TC. Epilepsy and cerebral localization. A study of the mechanism, treatment, and prevention of epileptic seizures. Springfield, IL: Charles C Thomas; 1941.

35. Penfield W, Rasmussen T. Secondary sensory and motor representation. New York: Macmillan; 1950.

36. Sanai N, Berger MS. Intraoperative stimulation techniques for functional pathway preservation and glioma resection. Neurosurg Focus 2010;28(2):E1.

37. Ranck JB Jr. Which elements are excited in electrical stimulation of mammalian central nervous system: a review. Brain Res 1975;98:417-440.

38. Di Lazzaro V, Oliviero A, Profice P, et al. Comparison of descending volleys evoked by transcranial magnetic and electric stimulation in conscious humans. Electroencephalogr Clin Neurophysiol 1998;109(5):397-401.

39. Siebner HR, Hartwigsen G, Kassuba T, Rothwell JC. How does transcranial magnetic stimulation modify neuronal activity in the brain? Implications for studies of cognition. Cortex 2009;45(9):1035-1042.

40. Mills KR, Boniface SJ, Schubert M. Magnetic brain stimulation with a double coil the importance of coil orientation. Electroencephalogr Clin Neurophysiol 1992;85(1):17-21.

41. Wagner T, Rushmore J, Eden U, Valero-Cabre A. Biophysical foundations underlying TMS: setting the stage for an effective use of neurostimulation in the cognitive neurosciences. Cortex 2009;45(9):1025-1034.

42. Kantelhardt SR, Fadini T, Finke M, Kallenberg K, Siemerkus J, et al. Alf Giese robot-assisted image-guided transcranial magnetic stimulation for somatotopic mapping of the motor cortex: a clinical pilot study. Acta Neurochir 2010;152:333-343.

43. Chen R, Cros D, Curra A, et al. The clinical diagnostic utility of transcranial magnetic

stimulation: report of an IFCN committee. Clin Neurophysiol 2008;119(3):504-532.

44. Rossini PM, Rossi S. Transcranial magnetic stimulation: diagnostic, therapeutic, and research potential. Neurology 2007;68(7):484-488.

45. Boroojerdi B, Foltys H, Krings T, Spetzger U, Thron A, Topper R. Localization of the motor hand area using transcranial magnetic stimulation and functional magnetic resonance imaging. Clin Neurophysiol 1999;110(4):699-704.

46. Hannula H, Neuvonen T, Savolainen P, et al. Navigated transcranial magnetic stimulation of the primary somatosensory cortex impairs perceptual processing of tactile temporal discrimination. Neurosci Lett 2008;437(2):144-147.

47. Sparing R, Hesse MD, Fink GR. Neuronavigation for transcranial magnetic stimulation (TMS): where we are and where we are going. Cortex 2010;46(1):118-120.

48. Krings T, Foltys H, Reinges MH, et al. Navigated transcranial magnetic stimulation for presurgical planning – correlation with functional MRI. Minim Invasive Neurosurg 2001;44(4):234-239.

49. Forster MT, Hattingen E, Senft C, Gasser T, Seifert V, Szelényi A. Navigated transcranial magnetic stimulation and functional magnetic resonance imaging – advanced adjuncts in preoperative planning for central region tumors. Neurosurgery; 2011.

50. Schimidt PT. nTMS for preoperative cortical mapping in paretic patients: Case Report of a Hemiplegic Patient.

51. Di Lazzaro V, Oliviero A, Pilato F, et al. The physiological basis of transcranial motor cortex stimulation in conscious humans. Clin Neurophysiol 2004;115(2):255-266.

52. Shamov T, Spiriev T, Tzvetanov P, Petkov A. The combination of neuronavigation with transcranial magnetic stimulation for treatment of opercular gliomas of the dominant brain hemisphere. Clin Neurol Neurosurg 2010;112(8):672-677.

53. Coburger J, Musahl C, Weissbach C, Bittl M. Navigated transcranial magnetic stimulation-guided resection of a left parietal tumor: case report. Minim Invasive Neurosurg 2011;54(1): 38-40.

54. Picht T, Mularski S, Kuehn B, Vajkoczy P, Kombos T, Suess O. Navigated transcranial magnetic stimulation for preoperative functional diagnostics in brain tumor surgery. Neurosurgery 2009;65(6 Suppl):93-98.

55. Sala F, Lanteri P. Brain surgery in motor areas: the invaluable assistance of intraoperative neurophysiological monitoring. J Neurosurg Sci 2003;47(2):79-88.

56. Lefaucheur JP, Ménard-Lefaucheur I, Goujon C, Keravel Y, Nguyen JP. Predictive value of rTMS in the identification of responders to epidural motor cortex stimulation therapy for pain. J Pain; 2011.

57. Tsubokawa T, Katayama Y, Yamamoto T, Hirayama T, Koyama S. Chronic motor cortex stimulation for the treat- ment of central pain. Acta Neurochir 1991;(Suppl 52):137-139.

58. Lima MC, Fregni F. Motor cortex stimulation for chronic pain: systematic review and meta-analysis of the literature. Neurology 2008;70 (24):2329-2337.

59. Fregni F, Boggio PS, Lima MC, et al. A sham-controlled, phase II trial of transcranial direct current stimulation for the treatment of central pain in trau- matic spinal cord injury. Pain 2006;122:197-209.

60. Khedr EM, Kotb H, Kamel NF, Ahmed MA, Sadek R, Rothwell JC. Longlasting antalgic effects of daily sessions of repetitive transcranial magnetic stimulation in central and peripheral neuropathic pain. J Neurol Neurosurg Psychiatry 2005;76:833-838.

61. Fregni F, Gimenes R, Valle AC, et al. A randomized, sham-controlled, proof of principle study of transcranial direct current stimulation for the treatment of pain in fibromyalgia. Arthritis Rheum 2006;54:3988-3998.

62. Conca A, Koppi S, Konig P, Swoboda E, Krecke N. Transcranial magnetic stimulation: a novel antidepressive strategy? Neuropsychobiology 1996;34:204-207.

63. Rumi DO, Gattaz WF, Rigonatti SP, et al. Transcranial magnetic stimulation accelerates the antidepressant effect of amitriptyline in severe depression: a double-blind placebo-controlled study. Biol Psychiatry 2005;57:162-166.

64. Andre-Obadia N, Peyron R, Mertens P, Mauguiere F, Laurent B, Garcia-Larrea L. Transcranial magnetic stimulation for pain control: double-blind study of different frequencies

against placebo, and correlation with motor cortex stimulation efficacy. Clin Neurophysiol 2006;117:1536-1544.

65. Cruccu G, Aziz TZ, Garcia-Larrea L, et al. EFNS guidelines on neurostimulation therapy for neuropathic pain. Eur J Neurol 2007;14: 952-970.

66. Lefaucheur JP, Drouot X, Menard-Lefaucheur I, Nguyen JP. Neuropathic pain controlled for more than a year by monthly sessions of repetitive transcranial magnetic stimulation of the motor cortex. Neurophysiol Clin 2004; 34:91-95.

67. Canavero S, Bonicalzi V, Dotta M, Vighetti S, Asteggiano G, Cocito D. Transcranial magnetic cortical stimulation relieves central pain. Stereotact Funct Neurosurg 2002;78:192-196.

68. Migita K, Uozumi T, Arita K, Monden S. Transcranial magnetic coil stimulation of motor cortex in patients with central pain. Neurosurgery 1995;36:1037-1039.

69. Lefaucheur JP, Drouot X, Ménard-Lefaucheur I, Keravel Y, Nguyen JP. Motor cortex rTMS in chronic neuropathic pain: pain relief is associated with thermal sensoryperception improvement. J Neurol Neurosurg Psychiatry 2008;79:1044-1049.

70. Lefaucheur JP, Drouot X, Ménard-Lefaucheur I, Zerah F, Bendib B, Cesaro P, et al. Neurogenic pain relief by repetitive transcranial magnetic cortical stimulation depends on the origin and the site of pain. J Neurol Neurosurg Psychiatry 2004;75:612-616.

71. Fontaine D, Hamani C, Lozano A. Efficacy and safety of motor cortex stimulation for chronic neuropathic pain: critical review of the literature. J Neurosurg 2009;110:251-256.

72. Hosomi K, Saitoh Y, Kishima H, Oshino S, Hirata M, Tani N, et al. Electrical stimulation of primary motor cortex within the central sulcus for intractable neuropathic pain. Clin Neurophysiol 2008;119:993-1001.

73. Williams BJ, et al. Stereotactic radiosurgery for metastatic brain tumors: a comprehensive evaluation of complications. J Neurosurg 2009; 111(3):439-448.

33

PESQUISA CLÍNICA

André Russowsky Brunoni
Felipe Fregni

Apesar de haver várias definições aplicáveis para "pesquisa clínica", este termo é aqui utilizado para descrever pesquisas investigativas clínicas para testar, validar ou confirmar hipóteses fisiológicas em seres humanos, sejam voluntários saudáveis ou indivíduos doentes (pacientes). Dessa forma, a pesquisa clínica pode ser considerada básica ou aplicada: a primeira refere-se à investigação focada em pessoas saudáveis (embora também haja pesquisa clínica básica em pacientes) para investigar processos neurofisiológicos que se modificam com a neuromodulação (por exemplo, estudos com estimulação transcraniana por corrente contínua [ETCC] em processos cognitivos). Por sua vez, a pesquisa clínica aplicada refere-se ao uso clínico-terapêutico das diferentes formas de neuromodulação no tratamento e reabilitação de pacientes ou, mais especificamente, aos ensaios clínicos na neuromodulação. De acordo com os objetivos deste livro, este capítulo é focado nas diversas formas de ensaio clínico que podem ser conduzidas no campo, bem como as principais particularidades e desafios dessa forma de pesquisa para a neuromodulação.

FASES DE UM ENSAIO CLÍNICO

ESTUDOS PRÉ-CLÍNICOS

Estudos pré-clínicos são aqueles realizados em animais e são muito importantes para testar hipóteses, modelos e parâmetros de estimulação que não são facilmente investigáveis em humanos por razões diversas ou ainda que só podem ser testados em animais experimentais, como análises histopatológicas ou estudos *in vitro*. Os estudos pré-clínicos costumam ser descritos como translacionais quando desenhados para fazer a ponte entre áreas básicas e clínicas. Para uma descrição de pesquisas em animais não humanos na neuromodulação, ver capítulo correspondente.

ESTUDOS FASE I

Na farmacologia, estudos fase I são desenhados para investigar toxicidade, segurança, dosagem ideal e efeitos farmacocinéticos, sendo normalmente conduzidos em ambientes controlados, intra-hospitalares, com avaliação constante dos parâmetros fisiológicos dos voluntários. Em neuromodulação, este conceito é transposto para estudos em voluntários saudáveis nos quais são testados os efeitos que a estimulação cerebral gera (medido através de vários tipos de desfechos, como comportamentais, fisiológicos, motores, excitabilidade cortical, neuroimagem etc.). Normalmente, cada voluntário recebe apenas uma ou algumas aplicações de estimulação, sendo que os desfechos podem ser avaliados durante (efeitos *online*) ou após (efeitos *offline*) a sessão de estimulação (Quadro VI-6).

> **QUADRO VI-6 – Estimulação *online* e *offline*.**
>
> Desenhos de pesquisa em estimulação cerebral podem ser classificados de acordo com o tempo da mensuração do desfecho: quando este é avaliado durante a estimulação, diz-se que os efeitos *online* foram estudados, quando o desfecho é medido após a estimulação, foram avaliados os efeitos *offline*. No primeiro caso, avalia-se se as técnicas de neuromodulação conseguem induzir mudanças rápidas (em poucos minutos) na atividade cortical – por isso a mensuração de desfecho é intraestimulação. Na estimulação *offline*, por outro lado, são avaliados os efeitos neuroplásticos de longo prazo, buscando-se estudar por quanto tempo a atividade cerebral permanece modificada *após* o término da estimulação cerebral[1].

ESTUDOS FASES II/III

A maior parte dos ensaios clínicos de neuromodulação encontra-se nestas fases. Os ensaios fase II costumam utilizar amostras pequenas (cerca de 30-50 voluntários), porém bem selecionadas, com critérios de elegibilidade mais rigorosos. São essencialmente estudos exploratórios, em que se buscam explorar parâmetros de estimulação de maior eficácia clínica. Ensaios fase III são quase sempre ensaios clínicos randomizados, duplo-cego, com grandes amostras (entre 200 e 2.000 voluntários) e que buscam comprovar a eficácia clínica da intervenção, comparando-a com o placebo ou com o tratamento-padrão. Estes ensaios possuem protocolos bastante detalhados no tocante a metodologia, desfechos primários e secundários e análise estatística, sendo que tais protocolos são publicados em agências governamentais antes mesmo do início do ensaio, para garantir que este não seja violado durante e após o ensaio clínico.

ESTUDOS FASE IV

Estudos fase IV investigam os efeitos de uma intervenção terapêutica após sua aprovação de uso clínico por uma agência reguladora, desenvolvendo-se, portanto, além do ambiente de pesquisa (é o caso da estimulação magnética transcraniana [EMT], que foi aprovada para uso clínico pela ANVISA em 2007). Estudos nesta fase podem investigar a eficácia da intervenção em outras condições clínicas, ou para a mesma condição clínica em que foi aprovada, porém utilizando diferentes parâmetros. Os estudos de farmacovigilância também ocorrem nesta fase, uma vez que a intervenção terapêutica já pode ser utilizada por uma população muito ampla (milhares ou milhões de pessoas), permitindo assim a investigação de efeitos colaterais raros e de longo prazo que não foram constatados nas pesquisas clínicas anteriores, possivelmente por limitações no tamanho da amostra.

METODOLOGIA NO DESENHO DE ENSAIOS CLÍNICOS

CRITÉRIOS DE ELEGIBILIDADE E RECRUTAMENTO DA AMOSTRA

Em estudos de neuromodulação é essencial planejar com cuidado o tamanho da amostra: além de eleger a condição clínica a ser investigada, o pesquisador deve utilizar os critérios de elegibilidade para ajustar o espectro de gravidade de acordo com os objetivos do estudo. Por exemplo, um estudo com neuromodulação em doença de Parkinson pode estabelecer uma série de critérios de inclusão e exclusão para recrutar apenas os pacientes menos/mais graves, o que é fundamental para planejar as demais etapas do estudo. De maneira geral, pacientes muito refratários (ou seja, aqueles em que não houve sucesso de intervenções terapêuticas prévias) não costumam constituir amostras de pesquisa interessantes, uma vez que a eficácia de qualquer nova intervenção é, geralmente, menor do que para um paciente não refratário. Para a neuromodulação, deve-se considerar também que esta subamostra normalmente usa uma ou mais drogas, que podem interferir na estimulação cerebral. Por outro lado, deve-se considerar que tais pacientes têm maior interesse em participar de ensaios clínicos, enquanto pacientes menos gravesnem sempre participam de estudos de neuromodulação, especialmente quando há alternativas farmacológicas disponíveis.

O recrutamento de participantes é outra questão crítica na neuromodulação, uma vez que os pesquisadores deste campo não estudam uma doença particular, pelo contrário, investigam os efeitos da estimulação cerebral em diversas doenças neurológicas, psiquiátricas e clínicas. Assim, centros de pesquisa em neuromodulação dependem de fontes externas (geralmente ambulatórios) para compor a amostra de um estudo. Não obstante, serviços ambulatoriais, especialmente não acadêmicos, não costumam encaminhar participantes de maneira espontânea ou por divulgação passiva (cartazes, anúncios) da pesquisa, uma vez que para o médico ou profissional de saúde atendente é menos interessante consumir tempo para explicar e encaminhar voluntários para uma pesquisa que eles próprios não conhecem a fundo do que simplesmente oferecer o atendimento ao seus pacientes[2]. Por outro lado, tais profissionais podem sensibilizar-se a encaminhar participantes que sejam "difíceis" (ou seja, graves, refratários, pouco aderentes*), os quais provavelmente serão excluídos pelo investigador, e encaminharão os pacientes refratários, os quais podem não ser objeto do estudo. Caso uma comunicação errática se estabeleça entre investigadores e "encaminhadores", a pesquisa clínica pode acabar por falta de voluntários.

---

*Aqui cabe uma exceção: pacientes com efeitos colaterais aos medicamentos podem ser ambulatorialmente "difíceis" e, por outro lado, candidatos interessantes para ensaios clínicos de estimulação cerebral não invasiva.

Some-se a isto o fato de a neuromodulação ser um tratamento que pode ser percebido como "alternativo" ou "não convencional" (*vs.* tratamentos farmacológicos), podendo ser vista com desconfiança pelos médicos de ambulatório.

Possíveis alternativas para um recrutamento eficaz são: 1. manter contato com os ambulatórios encaminhadores, explicando aos profissionais envolvidos os objetivos do estudo e facilitando o encaminhamento ao centro de pesquisa (por exemplo, tendo gerentes de pesquisa presentes em ambulatórios potencialmente importantes, para que o gerente cuide dos aspectos burocráticos do encaminhamento); 2. utilizar fontes alternativas de recrutamento, como outros; ou 3. anunciar em mídias (internet, anúncios em jornais, rádios), devendo o pesquisador saber que essa forma de recrutamento é significativamente menos eficaz do que o encaminhamento direto, portanto será necessário estabelecer um serviço de triagem diagnóstica para selecionar os pacientes que se enquadram ao estudo.

RANDOMIZAÇÃO E OCULTAÇÃO DA ALOCAÇÃO

Randomização é um processo em que sujeitos são sorteados ao acaso para receberem determinado tipo de tratamento. Para a randomização ser efetiva, esta tem de ser verdadeiramente ao acaso, ou seja, é impossível "adivinhar" em qual grupo o próximo participante será incluído. Portanto, tal sorteio não pode ser realizado, por exemplo, de acordo com o dia da semana ou em uma ordem previsível (A-B-A-B-A-B) – neste caso, dir-se-ia que o estudo é "pseudorrandomizado". Por outro lado, uma forma simples de randomização, como atirar uma moeda não viciada ao alto, é considerada realmente aleatória, por ser imprevisível adivinhar em qual posição (cara ou coroa) ela cairá. Atualmente, utilizam-se programas de computador com algoritmos que geram sequências randomizadas* de praticamente qualquer tamanho desejado pelo pesquisador. Incrementos a esta técnica são a utilização da randomização em bloco (em que sujeitos são alocados para blocos de tratamento para que o número de grupos possíveis se neutralize após alcançar o tamanho do bloco) e da variação do tamanho destes blocos.

A ocultação da alocação é um conceito diferente de randomização. A última refere-se ao processo de sorteio, e a primeira, ao método utilizado para que o processo de randomização permaneça desconhecido pelos investigadores. Isto porque a lista de randomização é gerada em um único instante (antes do início da pesquisa), mas a pesquisa clínica em si pode durar anos. Para manter a alocação do próximo paciente oculta ao investigador, normalmente se utilizam envelopes opacos que escondem o código do próximo sujeito. Esses envelopes normalmente ficam sob a responsabilidade de alguém que não esteja envolvido diretamente com a pesquisa.

---

* A rigor, contudo, os algoritmos são pseudorrandomizados, uma vez que utilizam uma fórmula previamente definida. Por exemplo, o algoritmo de Wichmann-Hill[3]. Wichmann BA, Hill ID (1982) Algorithm AS 183: An efficient and portable pseudo-random number generator. Applied Statistics 31:188-190, comumente utilizado para gerar listas de randomização, utiliza uma fórmula baseada no relógio interno do computador em que a lista é gerada através do cálculo de (1000*(segundo) + 10*(minuto) + hora/29998). Na pesquisa clínica, porém, esta pseudorrandomização é virtualmente idêntica a uma randomização verdadeira.

522 Tópicos de Pesquisa em Neuromodulação

Em uma revisão recente de estudos de neuromodulação[4], observamos que a maior parte dos estudos na área não relatou os métodos utilizados para alocação e randomização. Uma vez que tal fato diminui sua validade interna, recomendamos que estudos futuros na área descrevam detalhadamente a metodologia empregada.

CEGAMENTO E ESTIMULAÇÃO SIMULADA

"Cegamento" refere-se a uma série de técnicas utilizadas para manter tanto os participantes quanto os avaliadores sem conhecimento do grupo no qual o participante foi alocado. A neuromodulação é uma forma de intervenção não farmacológica, sendo, portanto, mais difícil de garantir um cegamento adequado em relação às intervenções farmacológicas[5]. Isto porque em ensaios farmacológicos é relativamente fácil confeccionar drogas de aparência semelhante (drogas orais podem "esconder" o medicamento em cápsulas iguais, drogas intravenosas podem utilizar frascos semelhantes, e assim por diante), enquanto em procedimentos não farmacológicos (cirurgia, acupuntura, psicoterapia etc.) a "confecção" de uma intervenção simulada é difícil, não padronizada, e requer "criatividade" dos pesquisadores[5]. Além disso, muitas pesquisas de neuromodulação utilizam desfechos obtidos por meio de escalas de comportamento (ver discussão adiante), fazendo com que participante e pesquisador interajam de forma mais aprofundada durante o tratamento. Isto pode favorecer o "contágio" (troca de informações) entre ambos: por exemplo, o voluntário pode "desconfiar" que está recebendo uma intervenção e não outra e, ao relatar ao entrevistador, influenciar sua avaliação e vice-versa (especialmente se o estudo for apenas simples-cego). Dessa maneira, há uma série de recomendações para garantir o cegamento em estudos não farmacológicos[5], tais como: 1. evitar o contato entre os participantes, para não haver troca de informações a respeito da intervenção; 2. não permitir que o participante veja ou examine o aparelho; 3. evitar desenhos de estudo *cross-over* (ver adiante); 4. utilizar avaliadores externos, diferentes dos "aplicadores"; 5. treinar a equipe de forma a minimizar e identificar falhas no cegamento; 6. excluir pacientes que já participaram de outros estudos ou que já experimentaram neuromodulação; e 7. avaliar o cegamento ao fim do estudo, o que pode ser feito por meio de escalas em que se pergunta ao participante e/ou ao avaliador que "adivinhem" qual o grupo que o participante estava inicialmente alocado – cabe a ressalva que, no entanto, "acertar" o grupo pode estar relacionado à eficácia da intervenção e não ao cegamento em si[6], portanto a verificação do processo de cegamento também é limitada.

Há duas formas de estimulação não invasiva a considerar: a EMT e as diferentes formas de estimulação elétrica transcraniana (corrente contínua, alternada e outras). A EMT é um aparelho que gera um barulho característico e também estimula músculos da face periféricos, sendo prontamente perceptível pelo voluntário e aplicador. A bobina dos aparelhos de EMT mais antigos também costumam superaquecer em estimulações mais prolongadas, obrigando o aplicador a trocar a bobina durante a estimulação (aparelhos mais modernos utilizam bobinas com "resfriadores" internos). Tais características metodológicas tornam o cegamento especialmente difícil e, esta é, na verdade, uma crítica constantemente apontada em ensaios clínicos randomizados utilizando EMT[7]. A maior parte dos estudos já realizados na área utilizou duas estratégias para este problema: 1. o aplicador da EMT não pode ser o avaliador daquele paciente, garantindo assim o cegamento por parte do avaliador (idealmente, deve ser utilizado, ainda, um segundo avaliador apenas para aferir efeitos colaterais, para evitar que o paciente relate efeitos adversos que possam funcionar como "pistas" sobre a intervenção realizada); 2. utilizar uma bobina falsa (*sham*) ou inclinada para mascarar o paciente da intervenção. Esta última opção, conseguida por meio da inclinação da bobina, de forma que não fique transversal ao local da estimulação, gera o barulho do aparelho e pode conferir algum grau de estimulação tátil no paciente, porém há o receio de que haja uma estimulação cortical ativa, verdadeira[8]. A bobina falsa consiste em uma idêntica à original, mas simulando alguns efeitos da bobina verdadeira, e é uma opção mais interessante. Na verdade, as primeiras bobinas simulavam apenas o som característico da EMT ativa, porém estudos mais recentes têm usado bobinas falsas bastante semelhantes às ativas[9,10]. Mesmo assim, não são todos os centros que dispõem desta bobina, e o cegamento em estudos controlados com EMT ainda é uma questão que merece cuidado ao se desenhar o protocolo de pesquisa (Quadro VI-7).

Por sua vez, a estimulação elétrica transcraniana utiliza um aparelho silencioso e que gera uma percepção tátil pouco característica no voluntário. Na verdade, esta percepção tátil (que consiste em uma sensação que os pacientes podem descrever como "desconforto", "pinicação", "ardência" ou "queimação"[11], resultante da estimulação de terminações periféricas livres na pele) pode ser bastante atenuada, aumentando a intensidade da estimulação lentamente, utilizando, para embeber a esponja, soluções de NaCl entre 14 e $140mM^3$ ou aplicando cremes anestésicos na região da pele a ser estimulada*. Esta sensação também desaparece muitas vezes após o primeiro minuto da estimulação (por habituação das terminações nervosas) e, por isto, um método eficaz de estimulação *sham* (simulada) é desligar o aparelho após este período inicial[12]. Caso o aparelho permita que a lista de randomização e demais parâmetros sejam gravados eletronicamente, esse pode fazer a estimulação simulada de maneira automática, mantendo cegado o próprio aplicador. A maioria dos aparelhos, porém, não conta com esta opção, e normalmente o aplicador desliga manualmente o aparelho – neste caso, um outro pesquisador deve realizar a avaliação do paciente a fim de garantir o cegamento do estudo. Esta também é o caso quando são comparadas estimulações em locais diferentes do crânio (por exemplo, occipital *vs.* dorsolateral pré-frontal esquerdo).

DESENHOS DE ESTUDO

De maneira geral, os estudos com neuromodulação enquadram-se em três tipos: 1. comparação de estimulação ativa *vs.* simulada, em ensaio clínico de superioridade; 2. comparação de estimulação ativa *vs.* outro tratamento ativo (farmacoterapia, fisioterapia, psicoterapia etc.), em ensaio clínico de não inferioridade; ou 3. combinação de estimulação com outra terapia, em ensaio clínico de não inferioridade ou superioridade.

---

* O soro fisiológico, solução salina de NaCl a 0,9%, tem 154mM.

524 Tópicos de Pesquisa em Neuromodulação

QUADRO VI-7 – Metodologia de pesquisa clínica em neuromodulação focando nos problemas específicos encontrados no campo e possíveis alternativas.

	Conceito	Problemas específicos no campo	Possíveis alternativas
Eligibilidade	Critérios de exclusão e inclusão. Eligibilidade restrita torna a amostra mais homogênea, porém o recrutamento é mais trabalhoso	Pacientes pouco graves preferem tratamento medicamentoso. Pacientes muito graves apresentam menor resposta a qualquer intervenção	Adequar os critérios de eligibilidade à hipótese do estudo, calcular tamanho da amostra, planejar recrutamento
Recrutamento	Métodos usados para levar voluntários para a pesquisa. Dois tipos: voltados a profissionais de saúde e aos voluntários	Participantes e profissionais não conhecem e podem "desconfiar" da técnica. Comparecimento diário consecutivo na pesquisa também é fator limitante	Ganhar confiança dos profissionais, explicar a técnica em detalhes. Utilizar várias fontes de recrutamento
Atrito	Abandono da pesquisa pelos voluntários antes da coleta do desfecho primário	Atrito é maior, pois pacientes devem ir diariamente ao centro de pesquisa	Usar períodos de *run-in*, flexibilizar agenda do centro de pesquisa para o paciente, tolerar faltas não consecutivas, ajuda de custo de deslocamento
Run-in	Período de 1-2 semanas antes do início da pesquisa em que sujeitos são acompanhados sem intervenção (ou *sham*)	Na neuromodulação, pode ser útil para identificar pacientes com maior risco de atrito, ao "testar" visitas diárias, antes da entrada no estudo	Paradoxalmente, pode aumentar atrito ao aumentar o número de visitas
Wash-out	Retirada do tratamento medicamentoso antes da entrada do paciente no estudo	Minimiza fator de confusão (interação--estimulação com remédios)	Retirada total de remédios é difícil, podendo dificultar o recrutamento e aumentar atrito
Randomização	Processo que sorteia sujeitos ao acaso para os diferentes grupos	Nenhum específico	Nenhum específico
Ocultação da alocação	Métodos usados para garantir randomização efetiva	Nenhum específico	Nenhum específico
Cegamento	Técnicas usadas para garantir ocultação efetiva da alocação	Voluntários e pesquisadores conseguem perceber a intervenção recebida (especialmente para EMT)	Usar avaliadores externos, evitar contato entre sujeitos, aferir sucesso do cegamento
Placebo (*sham*)	Método de cegamento que usa intervenção inerte	*Sham* não é tão eficaz quanto placebo, portanto cegamento é mais vulnerável	Desenvolvimento de aparelhos que façam que a estimulação *sham* seja o mais próximo possível da real

O primeiro tipo de estudo (ativa *vs. sham*) normalmente se desenvolve por meio de ensaios com dois braços e são estudos fase II, de "prova-de-conceito", ou seja, desenhados para determinar se a estimulação é eficaz para aquela condição clínica. Neste desenho, as amostras são pequenas, porém com critérios de elegibilidade rigorosos, e costumam ter um período de *wash-out* para aumentar a homogeneidade dos grupos. Também costumam utilizar um ou mais desfechos substitutivos (neuroimagem, exames de sangue), pois são exploratórios e podem ser úteis para gerar novas hipóteses investigativas. Este desenho também ocorre em alguns estudos fase III, porém a presença de um grupo placebo é fator limitante por questões éticas.

O segundo tipo de estudo (comparação de estimulação *vs.* outra terapia) pode contar com dois ou três braços e costuma ser estudos fase III, com amostras maiores e critérios de inclusão menos restritos. A neuromodulação é geralmente comparada contra uma intervenção farmacológica, mas estas não podem (para ter um cegamento efetivo) ser comparadas diretamente. Utiliza-se, assim, um método de cegamento conhecido como *double-dummy*, em que cada intervenção tem seu correspondente placebo/simulado, que é aplicado no grupo oposto (por exemplo, estimulação ativa **E** pílula-placebo *vs.* estimulação simulada **E** droga)[13]. Caso o estudo tenha três braços, o terceiro braço seria placebo "puro" (estimulação simulada *vs.* pílula-placebo), sendo a função deste grupo garantir a validade interna do estudo, servindo como base de comparação da resposta dos demais grupos. Novamente, o uso de um "braço-placebo" é limitado por questões éticas.

Os efeitos combinados da neuromodulação com outra terapia são avaliados de diversas formas, porém merece atenção o desenho conhecido como fatorial – também chamado de 2 × 2, pois cada participante recebe duas intervenções simultaneamente[13]. Por exemplo, em um ensaio com neuromodulação e droga, os quatro grupos seriam: estimulação ativa/droga ativa, estimulação ativa/placebo, estimulação simulada/droga ativa e estimulação simulada/placebo. Este desenho é considerado o mais adequado de todos, pois é o único que consegue simultaneamente: 1. aferir a eficácia de cada intervenção ativa *vs.* placebo; 2. comparar a eficácia de uma intervenção *vs.* outra; 3. aferir os efeitos de interação dos dois tratamentos (ou seja, quanto à combinação de ambos é melhor do que cada um separadamente); 4. possuir um grupo placebo puro, preservando a validade interna do estudo. Por outro lado, o ensaio fatorial é tecnicamente mais complicado (em termos de randomização, recrutamento e análise) e, especialmente, necessita de amostras relativamente grandes para preservar o poder estatístico – por exemplo, estima-se que este tipo de estudo tenha de quadruplicar o tamanho da amostra para alcançar o mesmo poder de um ensaio clínico com dois braços.

Vale mencionar, ainda, o ensaio de n = 1. Neste tipo de desenho, o tamanho amostral é de um indivíduo e este recebe várias intervenções sucessivamente, sendo que a variável de desfecho é mensurada continuamente. Este desenho é especialmente interessante para testar e comparar os efeitos de diferentes parâmetros de estimulação. Uma desvantagem desse desenho é o efeito *carry-over*, ou seja, a persistência dos efeitos da estimulação prévia na estimulação subsequente.

CÁLCULO DO TAMANHO AMOSTRAL

Em revisão recentemente realizada, constatou-se que a maioria dos estudos em neuromodulação não estima o tamanho da amostra previamente[4]. Nesta revisão, foi também observado que quase todos os estudos com resultados negativos não haviam calculado o tamanho da amostra, constatando-se também que o poder destes estudos era baixo (ou seja, havia grande probabilidade de estes resultados serem falso-negativos). Por isso, o cálculo do tamanho da amostra é uma etapa fundamental em qualquer ensaio clínico. Este cálculo leva em conta, essencialmente, três parâmetros: a probabilidade de erro tipo I (alfa), de erro tipo II (beta) e o tamanho do efeito estimado (ou seja, qual a magnitude do efeito da intervenção no desfecho, comparando-se os resultados dos grupos experimental e controle). Como normalmente alfa e beta são fixos, tem-se que o tamanho da amostra depende do tamanho do efeito estimado pelo pesquisador: para observar efeitos pequenos são necessárias amostras maiores e vice-versa. Observamos, em uma revisão recentemente realizada, que a maioriados estudos com EMT obteve, para depressão, tamanhos de efeito entre 0,4 e 0,75[4]. O tamanho do efeito também varia em função do desfecho utilizado (desfechos contínuos normalmente produzem efeitos maiores que categóricos), da amostra (amostras homogêneas alcançam efeitos maiores), do grau de resposta placebo (normalmente leva a efeitos menores) e da condição a ser estudada. Recomenda-se ainda que o pesquisador aumente o tamanho da amostra em 10 a 20%, considerando perdas de atrito, e 5% caso testes não paramétricos sejam utilizados.

PERÍODOS DE *RUN-IN E WASH-OUT*

Há, ainda, dois conceitos importantes no desenho de estudos em neuromodulação. O primeiro deles é o *run-in,* que se refere ao período imediatamente antes de o ensaio clínico começar (geralmente uma semana), em que é dado apenas tratamento simulado para todos os participantes, sem o conhecimento destes. A vantagem deste procedimento é excluir pacientes respondedores a placebo e/ou evitar o fenômeno de regressão à média. A desvantagem é que este procedimento apresenta considerações éticas (não relatar ao paciente, uso de tratamento placebo), logísticas (maior custo) e que não há nenhuma evidência empírica de que este procedimento seja, de fato, útil[14]. No contexto da pesquisa clínica em neuromodulação, contudo, o período de *run-in* pode ser interessante, pois uma questão particularmente difícil é a aderência (ver adiante): dessa maneira, pode ser interessante identificar os voluntários que não conseguirão cumprir as visitas diárias ao centro de pesquisa e excluí-los. Além disso, o período de *run-in* pode ser útil para realizar o *wash-out*, ou seja, a descontinuação do tratamento vigente. Em ensaios clínicos de neuromodulação, muitas vezes é interessante descontinuar alguns ou todos os tratamentos farmacológicos para que se possa assegurar que os efeitos observados foram em decorrência da intervenção experimental e não do tratamento prévio (ou, ainda, da interação de ambos). Além disso, o *wash-out* garante que os grupos formados sejam mais homogêneos – se em um ensaio de neuromodulação e depressão os pacientes de um grupo utilizarem mais drogas antidepressivas do que outro, a interpretação dos resultados pode ser difícil. As desvantagens do *wash-out* são a maior dificuldade em execução e os aspectos éticos (paciente pode piorar se a medicação for retirada).

DESFECHOS DE ENSAIOS CLÍNICOS

MEDIDAS DE DESFECHO

Escolher a medida de desfecho em um ensaio clínico de neuromodulação é uma tarefa importante, devendo considerar-se diversos fatores. Um deles diz respeito ao uso de testes psicométricos ou comportamentais, uma vez que a maior parte dos ensaios clínicos se desenvolve nos campos da psiquiatria, neurologia ou fisiatria, em que tais testes são considerados muitas vezes o "padrão-ouro" para aferição de resultados – em oposição a outras áreas médicas (por exemplo, cardiologia, infectologia), que utilizam desfechos "duros" (mortalidade ou ocorrência de evento maior). O uso de escalas de avaliação normalmente requer treinamento e padronização na aplicação pelos diferentes pesquisadores e, caso a concordância na utilização da escala seja baixa, isto por si só aumentará a variância do estudo e, portanto, seu "ruído" (viés de aferição). Outra dificuldade adicional é que uma mesma condição clínica pode ser estudada com várias escalas diferentes e nem sempre há consenso pela comunidade científica quanto à *melhor* escala. Por outro lado, o pesquisador deve escolher apenas uma escala como medida de desfecho principal e apresentar os resultados das demais escalas como secundários. Por isso, é recomendado que o pesquisador escolha a escala cuidadosamente e que toda a equipe esteja treinada e padronizada para usá-la de maneira uniforme.

Outra questão importante a respeito de escalas é se elas serão utilizadas em seus valores absolutos (dados contínuos ou discretos) ou se serão interpretadas em relação a parâmetros clínicos, ou seja, transformadas e analisadas como variáveis categóricas (resposta *vs.* não resposta ou remissão *vs.* não remissão). O uso de desfechos categóricos tem duas vantagens: primeiramente, contorna a questão de se os valores absolutos de uma escala são contínuos ou ordinais (a premissa de ser dados contínuos permite o uso de testes paramétricos), já que os dados colhidos são transformados em variáveis categóricas antes da análise estatística. Em segundo lugar, desfechos categóricos traduzem informações clinicamente relevantes e de mais fácil assimilação: enquanto "uma diferença de cinco pontos" entre as escalas de dois grupos informa muito pouco caso não se conheça o teste e a condição clínica estudada, o entendimento de "resposta clínica em 50% *vs.* 20%" é imediato e clinicamente relevante. Por outro lado, o ponto de corte de um desfecho categórico é, em si, arbitrário, sendo que pequenas variações ao redor deste valor podem transformar um estudo negativo em positivo e vice-versa[15]. Ainda, variáveis categóricas sofrem em situações próximas aos extremos: em estudos com pacientes refratários, a remissão pode ter sido baixa, porém o tratamento razoavelmente efetivo, uma vez que pacientes refratários dificilmente atingem remissão. Por outro lado, em estudos com pacientes leves, a resposta pode ser alta unicamente pelo efeito placebo e/ou de regressão à média. De fato, sempre haverá algum grau de perda de informação ao categorizar uma

528 Tópicos de Pesquisa em Neuromodulação

variável discreta[15]. Dados contínuos são, ainda, mais fáceis de manejar do ponto de vista estatístico, permitindo utilizar mais formas de análise estatística. Por último, desfechos contínuos geralmente necessitam de amostras menores do que desfechos categóricos, sendo, portanto, o desfecho de escolha em estudos exploratórios.

Outra questão importante é o uso de desfechos substitutivos, ou seja, da mensuração de variáveis que estejam ligadas à fisiopatologia da doença clínica em questão. Estes devem ser altamente acurados e possuir baixa variabilidade, do contrário sua utilidade é limitada. Um tipo de desfecho substitutivo comum em ensaios clínicos é a dosagem de marcadores biológicos no sangue. Em neuropsiquiatria e, em especial, em neuromodulação, tais desfechos são vistos com alguma cautela, uma vez que: 1. a dosagem destes reflete a atividade global do sistema nervoso central (SNC), porém, pelos seus efeitos focais, muitos estudos de neuromodulação estão particularmente interessados nos efeitos desta sobre determinadas áreas do cérebro; e 2. em virtude da barreira hematoencefálica, os neuropeptídios dosados no sangue não refletem a atividade cerebral instantânea (*real-time*) ou, uma vez que neuropeptídios também podem ser sintetizados fora do SNC, podem não se correlacionar de maneira alguma com a atividade cerebral. Aqui, uma alternativa seria a dosagem destes marcadores no liquor, porém, exceto para as condições clínicas mais graves, esta mensuração não poderia ser feita por questões éticas. Finalmente, outros desfechos substitutivos incluem estudos de neuroimagem e avaliação da excitabilidade cortical (ver Capítulos correspondentes).

ANÁLISE ESTATÍSTICA

Ensaios clínicos em neuromodulação são especialmente vulneráveis ao erro tipo I (falso-positivo) e tipo II (falso negativo). O erro tipo I ocorre quando muitas análises estatísticas são feitas: considerando que um teste estatístico-padrão admite um erro tipo I à taxa de 5% (p = 0,05), a cada 20 testes exploratórios feitos espera-se que um resultado seja positivo simplesmente por acaso. Estudos de neuromodulação são exploratórios, testando muitas hipóteses, o que significa realizar muitas análises estatísticas e aumentar a probabilidade deste erro. O erro tipo II, por sua vez, está ligado ao poder do estudo, que é a probabilidade de o estudo apresentar um resultado verdadeiro positivo, rejeitando a hipótese nula, quando uma diferença entre grupos de fato existir. Normalmente, o poder de um estudo é de 80% e a probabilidade de erro tipo II é, por conseguinte, de 20%. A falta de poder de um estudo decorre de um tamanho de amostra menor que o desejado para mostrar uma diferença entre grupos[16]. Estudos em neuromodulação frequentemente não estimam *a priori* o tamanho da amostra, o que aumenta a probabilidade de erro tipo II[4].

Para melhorar a análise estatística dos ensaios clínicos, algumas medidas devem ser tomadas: 1. elencar uma hipótese como primária *a priori* e calcular o tamanho da amostra com base nesta hipótese; 2. elencar outras hipóteses como secundárias e exploratórias, também antes de iniciar o ensaio clínico; 3. evitar *fishing expedition,* ou seja, a análise estatística pós-coleta de dados, buscando efeitos "significativos" no banco de dados sem considerar a hipótese do estudo ou mesmo se tal associação é plausível do ponto de vista biológico; 4. do mesmo modo, realizar análises estatísticas *post hoc* apenas se houver um motivo forte para tanto (por exemplo, dados da literatura novos, não disponíveis antes do início do estudo, que podem ser explorados adequadamente) e deixar claro que a análise não estava prevista inicialmente; 5. utilizar testes estatísticos "econômicos" para reduzir o número total de testes (por exemplo, em um estudo com quatro grupos, procurar uma diferença entre grupos inicialmente e, caso haja, comparar os grupos entre si, em vez de inicialmente realizar estas comparações, reduzindo o número total de testes de seis para um); e 6. reduzir o "ruído" do estudo em outras etapas do ensaio (randomização, elegibilidade etc.) para diminuir a variância, que é uma fonte importante de erro estatístico.

ATRITO

A aderência e a perda de pacientes (atrito) são problemas importantes em ensaios clínicos com neuromodulação. Isto porque os ensaios clínicos exigem a estimulação diária, consecutiva, por 10 a 30 dias[10], obrigando o deslocamento diário dos pacientes para o centro de pesquisa, o que pode ser difícil em grandes centros urbanos. O atrito em estudos de neuromodulação pode ser minimizado com algumas medidas específicas: 1. agenda flexível, permitindo que o participante escolha o melhor horário para realizar a estimulação; 2. permitir até 10-15% de faltas não consecutivas, que podem ser repostas ao fim do estudo; 3. uso de *run-in* (ver acima) para identificar pacientes pouco aderentes; 4. ressarcir os voluntários pelos custos de deslocamento; 5. reforçar com todos os voluntários a importância da estimulação diária no estudo; e 6. contatar os pacientes (contato telefônico, correio eletrônico, mensagens de texto) para lembrá-los do compromisso agendado.

INTERPRETAÇÃO DOS RESULTADOS

VALIDADE INTERNA E EXTERNA (GENERALIZAÇÃO)

A validade interna de um estudo é sua capacidade de produzir resultados válidos. No caso de ensaios clínicos, isto significa produzir resultados em que haja inferência causal (diferença de desfechos entre os grupos explicada pela intervenção em estudo, e não por outros fatores). A validade interna de um estudo corresponde a sua relação sinal/ruído: quando esta relação é alta, os efeitos do tratamento superam os efeitos inespecíficos (decorrentes de viés e acaso) e os resultados podem ser considerados válidos. Por outro lado, estudos de baixa validade interna são aqueles vulneráveis a vieses (erros sistemáticos). Há dezenas de tipos de vieses[17], porém alguns são mais críticos em estudos de neuromodulação, tais como o viés do observador (viés de resposta), que ocorre quando o próprio examinador influencia os resultados do estudo de maneira sistemática e diferencial entre os grupos, sugerindo (conscientemente ou não) a um paciente que este esteja em um grupo e não em outro. Este viés decorre das dificuldades de cegamento na neuromodulação, como já discutido anteriormente. Outros vieses na neuromodulação são semelhantes aos observados em estudos fase II, como o viés de seleção, que é decorrente da superseleção de uma amostra, ao ponto de esta se diferenciar sistematicamente da população/condição clínica em estudo. Por outro lado, estudos com alta validade interna são aqueles especialmente rigorosos à metodologia (em especial quanto à randomização e ao cegamento), com poder de estudo adequado, análises estatísticas planejadas *a priori* e grupos relativamente homogêneos, com baixa variância e, portanto, pouco suscetíveis a vieses.

Por sua vez, validade externa é a propriedade que um estudo tem de gerar inferências gerais que possam ser aplicadas em outros estudos. Quanto maior a validade externa de um estudo, maior sua aplicabilidade, mesmo em áreas pouco relacionadas ao tema do estudo. Um estudo de baixa validade externa é aquele restrito ao seu campo, tendo seus resultados apreciados apenas por um pequeno grupo de especialistas. A validade externa do estudo dependerá do grau de seleção da amostra (amostras muito pequenas e muito selecionadas produzem resultados pouco generalizáveis), do tamanho da amostra (quanto maior, maior a validade externa), da metodologia empregada (desenhos pouco comuns e análises estatísticas complexas possuem menor validade externa), dos desfechos utilizados (desfechos "duros" e dicotômicos possuem maios validade externa), da qualidade e forma com que os dados são relatados (estudos em inglês e que seguem os protocolos internacionais de publicação possuem maior validade externa, entre outros fatores).

Idealmente, os estudos devem possuir alta validade interna e externa. Contudo, a relação entre estas é muitas vezes um "cobertor curto", ou seja, um aumento na validade interna de um estudo pode repercutir na diminuição da validade externa, e vice-versa. Um exemplo disto é a seleção da amostra: amostras bastante selecionadas, com muitos critérios de inclusão e exclusão e *wash-out* farmacológico geram grupos bem homogêneos, com baixa variância e, portanto, com alta relação sinal/ruído (validade interna). No entanto, amostras muito selecionadas fazem com que os resultados do estudo sejam pouco generalizados para outras populações, diminuindo sua validade externa.

Diante disso, o pesquisador deve decidir se privilegiará a validade interna ou externa. Isto dependerá basicamente dos objetivos do estudo. Dentre as principais técnicas de neuromodulação, podemos especular que estudos com EMT devam focar na validade externa. Isso porque a técnica já foi aprovada para uso clínico e a pesquisa está centrada atualmente em explorar novos parâmetros e indicações. Por exemplo, a EMT foi aprovada, nos EUA, apenas para depressão que não remitiu após tentativa de tratamento com droga antidepressiva. Estudos focando na validade externa investigariam o uso da EMT em outras populações de deprimidos (depressão com ansiedade, depressão pós-parto, depressão em condições clínicas etc.) ou com outros parâmetros de uso (sessões três vezes na semana *vs.* diária, combinação de tipos diferentes de antidepressivos etc.). Entretanto, considerando o estado da arte da ETCC e de outras estimulações elétricas, acreditamos que estudos com esta técnica devam focar na validade interna. Utilizando o mesmo exemplo (estimulação na depressão), os estudos com corrente elétrica devem utilizar amostras pequenas, homogêneas, procurando investigar parâmetros de uso por meio de desfechos clínicos e substitutivos, a fim de comprovarem a eficácia do método em condições mais controladas. Os resultados destes estudos iniciais servem de base para estudos com maior validade externa, os quais podem produzir resultados mais definitivos, generalizáveis para uma população maior (Fig. VI-9).

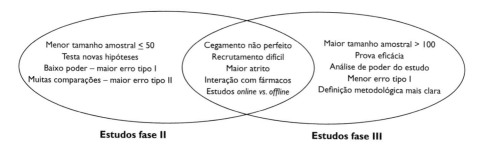

FIGURA VI-9 – Sumário das principais características metodológicas dos estudos de neuromodulação ilustrando características de cada fase e dificuldades comuns nestes estudos.

EFEITO PLACEBO

O efeito placebo traduz a melhora clínica que não pode ser atribuída aos efeitos controlados, causados pela intervenção terapêutica. O efeito placebo é um conceito fundamental nos ensaios clínicos randomizados, uma vez que a comparação entre dois grupos (experimental e placebo) ao fim do tratamento basicamente subtrai o efeito observado no grupo placebo (considerado efeitos não específicos) do observado no grupo experimental: esta diferença de efeitos (experimental menos placebo) é considerada o efeito verdadeiramente específico da intervenção. Podem-se extrair dois conceitos a partir disso: 1. que o tamanho do efeito placebo (não específico) deve ser semelhante entre os grupos; e 2. que a magnitude do efeito placebo pode variar em diferentes estudos, condições clínicas e intervenções.

O primeiro ponto diz respeito à metodologia do estudo. Caso este seja vulnerável quanto à randomização e ao cegamento, o efeito placebo pode variar entre os grupos: o pesquisador e o sujeito se comportarão de maneira diferente caso saibam em qual grupo o sujeito está. Como discutido anteriormente, o cegamento na neuromodulação não é perfeito, portanto o efeito placebo pode ser um problema em estudos com neuromodulação – daí a necessidade de refinar a metodologia usada para garantir um cegamento confiável. Outro problema é o fenômeno de regressão à média, que é uma tendência estatística em observar que, ao longo de diversas mensurações do mesmo fenômeno, os dados colhidos tendem a se concentrar em torno da média. Isso pode explicar por que indivíduos muito graves no início do estudo "melhoram" rapidamente na reavaliação seguinte. Novamente, uma metodologia confiável de randomização, ocultação da alocação e cegamento podem minimizar este problema, ao distribuir a população de forma realmente aleatória entre os grupos, garantindo que estes sejam semelhantes na avaliação inicial.

O segundo ponto é mais subjetivo e de interpretação mais difícil, relacionando-se com aspectos individuais e socioculturais: é o que parece explicar, por exemplo, fenômenos tão diversos como melhor resposta terapêutica no relacionamento médico-paciente que se dá de forma calorosa e empática[18], quanto à "cura" efetuada em sociedades tribais, por curandeiros, que se dá de forma ritualizada em um contexto cultural bastante particular[19]. Do ponto de vista neurobiológico, explicações como condicionamento clássico, autossugestão individual e esperança/crença no método empregado são fatores aventados para explicar o fenômeno[20]. Ainda é pouco estudado como os fatores socioculturais podem influenciar o efeito placebo na neuromodulação: por um lado, este poderia ser maior, pois a neuromodulação utiliza-se de aparelhos novos, tecnológicos, sofisticados, empregados em centros universitários de ponta, o que poderia ter um efeito de autossugestão positivo. Por outro lado, a neuromodulação opõe-se à medicina atual, que é baseada no uso de remédios, os quais estão culturalmente associados à "cura"[21]. Para verificar estes fenômenos, realizamos uma revisão sistemática comparando a resposta no grupo placebo de uma intervenção farmacológica (pílula-placebo) e não farmacológica (estimulação simulada de EMT) para o transtorno depressivo maior[8]. Observamos que a resposta placebo foi alta e semelhante nos dois grupos, sendo possivelmente maior no grupo farmacológico. Por outro lado, o grupo não farmacológico era muito mais grave e refratário do que o grupo farmacológico. Além disso, todos os estudos farmacológicos eram de fase III, enquanto a maioria dos não farmacológicos era de fase II, e estes fatores (desenho e população do estudo) pareciam explicar melhor as diferenças observadas do que a intervenção em si.

Para concluir, o efeito placebo em neuromodulação é um tópico importante, porém ainda não foi devidamente estudado. Espera-se nos próximos anos que esta questão seja mais bem abordada por meio de, por exemplo, estudos qualitativos (que são úteis para revelar as crenças dos sujeitos) e/ou de estudos fatoriais (comparando o efeito placebo de drogas e neuromodulação diretamente)[8].

OUTROS TIPOS DE ENSAIOS CLÍNICOS

ESTUDOS SEMICONTROLADOS E NÃO CONTROLADOS

Podemos encontrar na literatura da neuromodulação muitos ensaios clínicos não controlados (ou seja, em que todos os sujeitos recebem a mesma intervenção, como em relatos e séries de casos) ou semicontrolados (em que há mais de um grupo, porém a alocação não é randomizada). Tais estudos são limitados por possuírem baixíssima validade interna, uma vez que nestes é muito difícil determinar se os efeitos da neuromodulação foram causais ou espúrios. Por outro lado, estes desenhos são interessantes para levantarem hipóteses iniciais ou chamar a atenção de pesquisadores para uma utilização relativamente nova da técnica. Interessantemente, há muitos estudos de neuromodulação não controlados, o que pode estar relacionado à novidade da técnica que é ainda restrita a poucos centros de pesquisa. Outra utilidade destes estudos é para relatar efeitos adversos: de fato, vários efeitos inesperados da estimulação cerebral foram primeiramente descritos por meio de relatos ou séries de casos.

ESTUDOS NATURALÍSTICOS

Estudos "naturalísticos" são um tipo particular de estudo semicontrolado que tem o propósito de verificar os efeitos da intervenção ao longo de vários meses ou até mesmo anos. Com o uso clínico da EMT, há interesse renovado neste tipo de estudo em que pacientes, em um ambiente clínico (não necessariamente acadêmico), recebem sessões de estimulação em uma frequência fixa, com avaliação um pouco mais rigorosa dos efeitos clínicos (por exemplo, com o uso de escalas de gravidade). Ao longo de vários anos, podem-se comparar as taxas de remissão de pacientes de acordo com os parâmetros de estimulação que receberam. Estudos naturalísticos são limitados quanto a sua validade interna, uma vez que não são randomizados nem controlados, sendo, portanto, bastante vulneráveis a variáveis de confusão (associação de outros tratamentos, interrupção temporária da estimulação, efeito placebo, viés de observação, *cross-over* de sujeitos durante o seguimento etc.). Por outro lado, possuem uma validade externa razoável, uma vez que são estudos que se assemelham ao "mundo real" (muitas vezes conduzidos em ambulatórios clínicos não acadêmicos) e representam o que ocorre de fato na prática clínica. Na neuromodulação (em especial na EMT), deve-se ressaltar o fato que estudos de longo prazo controlados são pouco factíveis, pois, além de extremamente caros, não é possível realizar *cross-over* de sujeitos, uma vez que estes perceberão pela ocorrência ou desaparecimento de efeitos colaterais se estavam recebendo a estimulação ativa ou simulada. Além disso, tal desenho dá liberdade para o clínico oferecer mais sessões de estimulação de acordo com a gravidade clínica do paciente (ou seja, espaçamento/encurtamento do intervalo entre as sessões, ou prolongamento/encurtamento da sequência de estimulação), ajustando os parâmetros de forma individual.

ESTUDOS FARMACOGENÉTICOS

Aqui, apesar do termo "fármaco" não ser, obviamente, adequado, o conceito de farmacogenética também se aplica para a neuromodulação. Os estudos farmacogenéticos clássicos são aqueles que estudam as variações genéticas e como estas modificam os efeitos terapêuticos e adversos das drogas[22]. Normalmente, estes estudos focam em mutações de ponto (*single nucleotide polymorphisms – SNPs*) que acarretam na troca de um aminoácido, alterando a atividade funcional de uma proteína, o que leva a um fenótipo diferente. Caso esta proteína esteja envolvida em processos neuropsiquiátricos relevantes, o pesquisador pode procurar identificar se pessoas com determinado fenótipo respondem melhor (ou pior) à neuromodulação. Outra vantagem da análise farmacogenética é reduzir a variância intragrupo, uma vez que, caso a mutação de ponto seja clinicamente relevante, os efeitos da intervenção serão mais homogêneos nos portadores do mesmo polimorfismo. Finalmente, esta análise também pode ser útil para investigar os mecanismos de ação da neuromodulação: uma vez que polimorfismos também podem levar a alterações endofenotípicas (por exemplo: excitabilidade cortical, resposta motora, desempenho em testes neuropsicológicos), uma alteração de efeito em pessoas com determinado polimorfismo é uma evidência a favor de que a proteína sintetizada por aquele gene está envolvida no mecanismo de ação da técnica.

CONSIDERAÇÕES FINAIS

Para concluir este capítulo, gostaríamos de ilustrar a importância do conhecimento da pesquisa clínica em neuromodulação com um exemplo importante e, certamente, um dos mais polêmicos no campo: trata-se do ensaio clínico liderado por O'Reardon et al.[23] que verificaram a eficácia da EMT para o transtorno depressivo maior. Este foi um estudo multicêntrico realizado em 23 centros de pesquisa em três países e que recrutou 325 pacientes, fazendo dele o maior estudo em EMT já conduzido na época (na verdade, o maior estudo até hoje). O rigor metodológico deste estudo foi altíssimo, incluindo apenas pacientes deprimidos sem uso de medicação (condição clínica bastante difícil de se encontrar, especialmente nos países do estudo), com um período de *run-in* de uma e seis semanas consecutivas de tratamento com EMT repetitiva. Os parâmetros de estimulação considerados mais efetivos (de acordo com estudos-piloto conduzidos até o início da pesquisa) foram utilizados e definiu-se claramente o desfecho primário e os vários desfechos secundários da pesquisa.

Na escala escolhida para o desfecho primário houve uma diferença de grupos, porém com um p = 0,058 (acima de 0,05 que era o critério de significância da pesquisa). O estudo utilizou duas outras escalas de depressão, que foram significativas ($p \le 0,01$). Foram utilizados desfechos categóricos de resposta e remissão, e em 5 destes 6 desfechos secundários (incluindo aqueles baseados na escala do desfecho primário) o p foi menor ou igual a 0,05 (portanto, resultados significativos). Além disso, havia diferença inicial entre os grupos na escala do desfecho primário e, após a correção baseada nos valores iniciais (um procedimento estatístico relativamente comum, porém não inicialmente previsto no estudo), os resultados do desfecho primário foram significativos.

Apesar de este estudo ter servido como base para a aprovação da EMT para depressão nos EUA, seguiram-se discussões acaloradas na comunidade científica debatendo se, afinal, este estudo comprovava ou não a eficácia da EMT. Alguns autores[24] defendiam que o desfecho primário não fora significativo e que qualquer interpretação adicional do estudo se concentrava em desfechos secundários, não podendo afirmar de fato que a EMT é efetiva. Os autores do estudo[25] afirmaram, no entanto, que houve falha na randomização que formou grupos distintos já no início do estudo e que uma análise mais completa dos resultados, levando em conta parâmetros mais "duros" como resposta e remissão, não deixava dúvidas quanto à eficácia da EMT. Além disso, quando a falha na randomização era corrigida (por meio do ajuste estatístico), era possível perceber uma diferença entre os grupos mesmo no desfecho primário. Em resumo, a disputa quanto à eficácia da EMT só se resolveu após a publicação de outro estudo multicêntrico[26], mostrando resultados significativos.

Afinal, como interpretar os resultados deste estudo? Na verdade, as duas leituras são lógicas e válidas. Uma interpretação possível é de que a maior parte dos desfechos mostrou resultados significativos (sendo que não há uma escala de depressão necessariamente melhor que a outra), de que houve falha na randomização, que o corte de p em 0,05 é arbitrário e que o valor de 0,057 é próximo a este corte*. Por outro lado, a interpretação protocolar do estudo é que seu desfecho primário não mostrou, de fato, eficácia e que,

---

* Há uma citação famosa no campo da estatística que afirma que "Deus ama o 0,06 quase tanto quanto o 0,05"[27], ironizando o "valor sagrado" de p em 0,05.

apesar dos valores serem arbitrários, algum critério deve ser escolhido e respeitado. Além disso, nada impedia que os autores elegessem como desfecho primário uma escala prevendo ajuste estatístico para valores iniciais, ou desfechos "duros" *antes* do início do estudo, porém não é válido rodar análises ou interpretar resultados *após* a análise estatística, pois este é um procedimento tendencioso e, igualmente, também é possível rodar análises *post-hoc* que tornem os resultadosnão significativos – daí a importância da publicação prévia de um protocolo de pesquisa, respeitando-o rigorosamente.

Para os objetivos deste capítulo, este exemplo ressalta a importância de um planejamento cuidadoso de uma pesquisa clínica. Vale lembrar que este exemplo é, antes de tudo, uma exceção no campo da neuromodulação: a maior parte dos estudos é unicêntrica, com amostras pequenas, com pouco financiamento para pesquisa. Dessa forma, a validade interna e externa destes estudos já é, antecipadamente, menor, ressaltando-se ainda mais a importância de um planejamento prévio rigoroso da pesquisa. Para aqueles que não pretendam realizar pesquisas clínicas na área, o mesmo motivo é válido: é necessário conhecimento razoável da metodologia de pesquisa clínica para interpretar os resultados dos estudos na área da neuromodulação. Neste capítulo, revimos as principais armadilhas da pesquisa clínica no campo e, com isso, esperamos ajudar o leitor a avaliar mais criticamente futuros estudos sobre estimulação cerebral não invasiva.

REFERÊNCIAS BIBLIOGRÁFICAS

1. Nitsche MA, Cohen LG, Wassermann EM, Priori A, Lang N, et al. Transcranial direct current stimulation: state of the art. Brain Stimul 2008;1:206-223.

2. Mainous AG 3rd, Smith DW, Geesey ME, Tilley BC. Factors influencing physician referrals of patients to clinical trials. J Natl Med Assoc 2008;100:1298-1303.

3. Wichmann BA, Hill ID. Algorithm AS 183: An efficient and portable pseudo-random number generator. Applied Statistics 1982;31: 188-190.

4. Brunoni AR, Fregni F. Clinical trial design in noninvasive brain stimulation psychiatric research. International Journal of Methods in Psychiatry Research, in press.

5. Boutron I, Guittet L, Estellat C, Moher D, Hrobjartsson A, et al. Reporting methods of blinding in randomized trials assessing non-pharmacological treatments. PLoS Med 2007; 4:e61.

6. Sackett DL. Why randomized controlled trials fail but needn't: 2. Failure to employ physiological statistics, or the only formula a clinician-trialist is ever likely to need (or understand!). CMAJ 2001;165:1226-1237.

7. Herrmann LL, Ebmeier KP. Factors modifying the efficacy of transcranial magnetic stimulation in the treatment of depression: a review. J Clin Psychiatry 2006;67:1870-1876.

8. Brunoni AR, Lopes M, Kaptchuk TJ, Fregni F. Placebo response of non-pharmacological and pharmacological trials in major depression: a systematic review and meta-analysis. PLoS One 2009;4:e4824.

9. O'Reardon JP, Cristancho P, Pilania P, Bapatla KB, Chuai S, et al. Patients with a major depressive episode responding to treatment with repetitive transcranial magnetic stimulation (rTMS) are resistant to the effects of rapid tryptophan depletion. Depress Anxiety 2007;24:537-544.

10. George MS, Aston-Jones G. Noninvasive techniques for probing neurocircuitry and treating illness: vagus nerve stimulation (VNS), transcranial magnetic stimulation (TMS) and transcranial direct current stimulation (tDCS). Neuropsychopharmacology 2010;35:301-316.

11. Brunoni AR, Amadera J, Berbel B, Volz MS, Rizzerio BG, et al. A systematic review on reporting and assessment of adverse effects associ-

ated with transcranial direct current stimulation. Int J Neuropsychopharmacol 2011;1-13.

12. Gandiga PC, Hummel FC, Cohen LG. Transcranial DC stimulation (tDCS): a tool for double-blind sham-controlled clinical studies in brain stimulation. Clin Neurophysiol 2006; 117:845-850.

13. Brunoni AR, Valim C, Fregni F. Combination of noninvasive brain stimulation with pharmacotherapy. Expert Rev Med Devices 2011;8: 31-39.

14. Simpson F, Sweetman EA, Doig GS. A systematic review of techniques and interventions for improving adherence to inclusion and exclusion criteria during enrolment into randomised controlled trials. Trials 11:17.

15. Dixon JA, Moore CF. The logic of interpreting evidence of developmental ordering: strong inference and categorical measures. Dev Psychol 2000;36:826-834.

16. Lochner HV, Bhandari M, Tornetta P 3rd. Type-II error rates (beta errors) of randomized trials in orthopaedic trauma. J Bone Joint Surg Am 2001;83-A:1650-1655.

17. Dwan K, Altman DG, Arnaiz JA, Bloom J, Chan AW, et al. Systematic review of the empirical evidence of study publication bias and outcome reporting bias. PLoS One 2008; 3:e3081.

18. Foddy B. A duty to deceive: placebos in clinical practice. Am J Bioeth 2009;9:4-12.

19. Kaptchuk TJ, Stason WB, Davis RB, Legedza AR, Schnyer RN, et al. Sham device v inert pill: randomised controlled trial of two placebo treatments. BMJ 2006;332:391-397.

20. Oken BS. Placebo effects: clinical aspects and neurobiology. Brain; 2008.

21. Finniss DG, Kaptchuk TJ, Miller F, Benedetti F. Biological, clinical, and ethical advances of placebo effects. Lancet 2010;375:686-695.

22. Gelenberg AJ, Thase ME, Meyer RE, Goodwin FK, Katz MM, et al. The history and current state of antidepressant clinical trial design: a call to action for proof-of-concept studies. J Clin Psychiatry 2008;69:1513-1528.

23. O'Reardon JP, Solvason HB, Janicak PG, Sampson S, Isenberg KE, et al. Efficacy and safety of transcranial magnetic stimulation in the acute treatment of major depression: a multisite randomized controlled trial. Biol Psychiatry 2007;62:1208-1216.

24. Yu E, Lurie P. Transcranial magnetic stimulation not proven effective. Biol Psychiatry 2010; 67:e13.

25. O'Reardon JP, Solvason HB, Janicak PG, Sampson S, Isenberg KE, et al. Reply regarding "efficacy and safety of transcranial magnetic stimulation in the acute treatment of major depression: a multisite randomized controlled trial". Biol Psychiatry 67:e15-17.

26. George MS, Lisanby SH, Avery D, McDonald WM, Durkalski V, et al. Daily left prefrontal transcranial magnetic stimulation therapy for major depressive disorder: a sham-controlled randomized trial. Arch Gen Psychiatry 2010; 67:507-516.

27. Rosnow RL, Rosenthal R. Statistical procedures and the justification of knowledge in psychological science. Am Psychol 1989;44: 1276-1284.

34

PERSPECTIVAS E DESAFIOS

André Russowsky Brunoni
Paulo Sérgio Boggio
Felipe Fregni

Ao longo deste livro, as principais técnicas e aplicações de estimulação cerebral não invasiva foram revistas, bem como os aspectos éticos e regulatórios em relação ao uso destas técnicas. Na etapa final do livro, revisamos a interface da neuromodulação com a pesquisa básica e clínica, com enfoque translacional. De maneira geral, o leitor apreciou os principais avanços neste campo, porém deve ter percebido também que muitas questões permanecem abertas, por exemplo: Qual a real perspectiva de aplicar as técnicas de neuromodulação em pacientes clínicos? Como solucionar os vários problemas metodológicos que foram levantados ao longo dos capítulos? Como regulamentar o uso da técnica: deve haver restrição para os profissionais que utilizam a técnica clinicamente? Devem-se desenvolver aparelhos portáteis e de fácil uso para que os próprios pacientes utilizem estes aparelhos domesticamente? Neste caso, impõe-se uma questão ética importante: como controlar e abordar o uso "recreativo" ou, ainda, o uso para "ampliar a cognição" de voluntários saudáveis?

Neste capítulo final, discutiremos alguns desafios particularmente importantes no campo da neuromodulação e possíveis alternativas para eles.

PRINCIPAIS DESAFIOS DA ESTIMULAÇÃO CEREBRAL NÃO INVASIVA

IDENTIFICAÇÃO DE PARÂMETROS MAIS EFETIVOS

As técnicas de neuromodulação não invasivas são relativamente focais, principalmente quando comparadas à farmacoterapia, a qual tem uma ação bem mais difusa e inespecífica (por isso a frequência muito maior de efeitos colaterais dos fármacos em comparação com a neuromodulação não invasiva). No entanto, o fato de a técnica ser mais focal impede o clínico de uma utilização "às cegas", como muitos profissionais podem fazer quando utilizam medicamentos. Dessa maneira, o uso da neuromodulação clínica é necessariamente acompanhado de um conhecimento neuroanatômico básico, relacionando áreas do córtex cerebral com sintomas observados nos pacientes. Na verdade – e especialmente em Psiquiatria –, a relação entre comportamento e área anatômica é pouco precisa, o que é um fator de dificuldade adicional para determinar a área cerebral a ser estimulada. Outra dificuldade são pacientes com lesões cerebrais ou deformações cranianas. No primeiro caso, tanto áreas cerebrais lesadas quanto substituídas ou ocupadas por liquor podem alterar os efeitos previstos, enquanto em deformações cranianas os pontos de referência para estimulação podem não corresponder às estruturas corticais subjacentes que se deseja estimular. Avanços na área de neuroimagem e eletrofisiologia devem, contudo, contribuir para a identificação de áreas de estimulação mais precisas, enquanto estudos de modelamento cerebral contribuem para determinar a dispersão da corrente elétrica pelo córtex e, assim, escolher os melhores parâmetros para estimulação[1-3].

Outro ponto crítico é a quantidade, tempo e frequência da estimulação consecutiva. Por exemplo, a estimulação magnética transcraniana (EMT) para depressão maior tem efeitos benéficos após 10 a 30 sessões consecutivas (excluindo finais de semana)[4], mas, na verdade, estudos iniciais com EMT investigaram o uso de 5 a 10 sessões, enquanto estudos mais recentes, com amostras grandes, investigaram o uso de 20 a 30 sessões consecutivas. Outros estudos mostraram que o número de sessões de EMT deve ser prolongado em casos mais graves e/ou refratários[5], embora a decisão clínica do número de sessões de neuromodulação ainda é basicamente empírica. Dessa maneira, estudos futuros devem avaliar como a eficácia terapêutica se modifica de acordo com o número de sessões consecutivas realizadas. Ainda neste sentido, estudos futuros devem avaliar se o uso da neuromodulação duas vezes ao dia, ou por sessões mais prolongadas, pode repercutir em maiores ganhos clínicos.

Ainda, futuros estudos deverão investigar a repercussão clínica do uso conjunto de neuromodulação com fármacos. Tanto a EMT quanto a estimulação transcraniana por corrente contínua ou alternada (ETCC e ETCA) podem aumentar ou diminuir a excitabilidade cortical, de acordo com os parâmetros de estimulação utilizados[6]. Por outro lado, muitos fármacos também alteram a excitabilidade cortical, sendo exemplos conhecidos os benzodiazepínicos e os anticonvulsivantes, que aumentam o limiar convulsivo, e alguns antidepressivos, como os tricíclicos, que diminuem o limiar convulsivo. A interação entre as técnicas de neuromodulação e os fármacos é, na verdade, bastante complexa, sendo difícil prever os efeitos combinados dessas terapias. Dessa forma, serão necessários mais estudos para se identificar quais drogas potencializam ou restringem os efeitos clínicos da neuromodulação.

Finalmente, futuros ensaios clínicos devem buscar identificar mediadores e moderadores de tratamento (ou seja, parâmetros e condições que modificam a efetividade da intervenção). Um exemplo, já discutido no capítulo de pesquisa clínica, são estudos "fármaco"genéticos que avaliam a eficácia de acordo com os polimorfismos genéticos. Na mesma linha, combinação simultânea de neuromodulação com neuroimagem ou eletroencefalografia quantitativa podem permitir ajustar os parâmetros de estimulação individualmente para atingir melhor resultado (de maneira similar, por exemplo, do ajuste da dose de uma droga de acordo com seus níveis séricos).

DESENVOLVIMENTO DE NOVAS FORMAS DE USO DE NEUROMODULAÇÃO

As técnicas atuais de neuromodulação (EMT, ETCC, ETCA) são especialmente limitadas por modularem quase que exclusivamente córtex cerebral, atingindo de forma apenas indireta estruturas subcorticais[7]. Isto pode ser um fator limitante de eficácia em diversos transtornos neuropsiquiátricos, tais como depressão maior, transtorno obsessivo-compulsivo e doença de Parkinson, nas quais a amígdala e os núcleos da base estão envolvidos na fisiopatologia. De fato, recentemente algumas técnicas foram testadas para a estimulação subcortical. A EMT profunda (*deep TMS*) utiliza bobinas em forma de H, especialmente desenvolvidas para atingir áreas mais profundas do cérebro, com resultados inicialmente promissores quanto à segurança e à efetividade[8-10], porém, aguardam-se mais estudos para confirmar estes achados. A ETCC de alta definição (*high definition tDCS*) utiliza uma montagem particular de eletrodos, com eletrodos pequenos colocados sobre uma mesma área do córtex, teoricamente permitindo uma modulação cerebral mais focal e mais profunda[11]. Contudo, há no momento apenas estudos fase I com esta técnica, e desconhece-se sua eficácia no tratamento de transtornos neuropsiquiátricos.

O uso domiciliar da neuromodulação é outro desafio importante no campo. Atualmente, o uso doméstico da EMT é praticamente impossível, pois o aparelho não é facilmente transportável e a compra deste pelo paciente é proibitiva pelo seu alto custo, além de potencialmente perigosa em termos de segurança. Por outro lado, o aparelho de ETCC é portátil e facilmente transportável, porém não há aparelhos desenvolvidos especialmente para uso doméstico, permitindo apenas seu uso, atualmente, na forma de *home-care,* com a assistência de profissionais da saúde.

No entanto, há aparelhos de neuromodulação em desenvolvimento para uso doméstico. Um deles (que pode ser chamado de "magnetoestimulação") utiliza campos eletromagnéticos fracos, cerca de 10^5 vezes menor que a EMT, e parece induzir efeitos terapêuticos clinicamente relevantes, com poucos efeitos colaterais[12]. Como o campo magnético gerado é relativamente fraco, o aparelho é também muito menor do que a EMT, podendo ser uma alternativa para uso domiciliar. Porém, os estudos com a magnetoestimulação são poucos e recentes. Não obstante, formas de uso domiciliar da ETCC já estão mais próximas da realidade, sendo necessárias apenas adaptações nos aparelhos já existentes, para que condições de segurança, tolerabilidade e eficácia de uso doméstico possam ser atendidas.

USO DA NEUROMODULAÇÃO A LONGO PRAZO

Outra questão crítica no uso clínico da neuromodulação é como utilizá-la a longo prazo, uma vez que quase todos os transtornos neuropsiquiátricos têm um período de tratamento indefinido, por vários anos ou mesmo décadas. No tratamento farmacológico, usualmente as drogas que foram eficazes na fase aguda dos sintomas são mantidas na mesma dosagem durante o período de remissão dos sintomas, funcionando como tratamento profilático de recaídas. De fato, estudos de seguimento com drogas psiquiátricas e neurológicas mostram que o uso prolongado dos fármacos diminui o número de novas crises, por exemplo, para depressão[13], transtorno afetivo bipolar[14] e epilepsia[15].

540 Tópicos de Pesquisa em Neuromodulação

Como fazer esta transposição para neuromodulação? Neste caso, há dois obstáculos importantes: o primeiro é o pequeno número de estudos a longo prazo com técnicas de neuromodulação, tanto por estas serem relativamente recentes, quanto pelas dificuldades metodológicas deste tipo de desenho de estudo (ver Capítulo Pesquisa Clínica), sendo, portanto, desconhecido o perfil de segurança, tolerabilidade e eficácia a longo prazo.

O segundo obstáculo é o uso da neuromodulação em si, que é mais trabalhoso do que as alternativas farmacológicas, principalmente considerando um período de tempo de vários anos. Em outras palavras, é mais fácil, conveniente e acessível ingerir um comprimido do que receber uma sessão de estimulação. Para minimizar este problema, estudos futuros devem avaliar qual a frequência mínima necessária de sessões de estimulação (semanal, quinzenal, mensal etc.) para a manutenção da remissão dos sintomas. Outra alternativa é, como já discutido, o desenvolvimento de aparelhos de uso doméstico, poupando o deslocamento do paciente para receber estimulação, o que é oneroso a longo prazo.

ASPECTOS NEUROÉTICOS

Os aspectos éticos da neuromodulação já foram extensivamente discutidos no capítulo correspondente. No entanto, cabe voltar a um tópico ético importante: o uso da neuromodulação não para pacientes com o objetivo de melhora do quadro clínico, mas sim para indivíduos saudáveis com o objetivo de aprimorar ainda mais funções cognitivas já normais, "corrigir" traços de personalidade que não são necessariamente patológicos (o que alguns bioeticistas chamam de uso "cosmético" da neuromodulação[16]) ou, ainda, para levar a aumento agudo do humor e da disposição, como uma forma de uso "recreativo".

Um exemplo desta questão são estudos com ETCC e EMT, que mostraram melhora no processamento cognitivo após a realização de uma única sessão de estimulação, de acordo com o resultado de testes neuropsicológicos[17]. Tais estudos são realizados para verificar a segurança e eficácia da técnica e não para ampliar a cognição. Mesmo assim, seria ético e válido o uso de técnicas de neuromodulação em situações de alta demanda cognitiva – por exemplo, "aumentar a atenção" de controladores de tráfego aéreo, "melhorar a memória" de estudantes para que estes retenham informações durante a aula, e assim por diante? Da mesma maneira, um efeito observado durante o uso da neuromodulação, especialmente sobre o córtex pré-frontal, são mudanças transitórias de comportamento (por exemplo, aumento/diminuição da aversão ao risco ou julgamento moral mais/menos pró-social)[18]. Seria ético aplicar a neuromodulação em um sujeito "normal", porém que queira, por um objetivo profissional, "regular" seu julgamento moral para deixá-lo mais (ou menos) pró-social?

Tal discussão é bastante antiga, iniciando-se nas psicocirurgias da metade do século passado e ocorrendo atualmente na forma do uso de psicoestimulantes (metilfenidato, modafinil) com fins cosméticos e recreativos. Este problema é, na verdade, comum: por exemplo, uma pesquisa recente mostrou que quase um terço de estudantes de uma universidade norte-americana já haviam utilizado drogas estimulantes para melhorar suas notas[19] e 10% dos motoristas de caminhão nas rodovias paulistas usam drogas de abuso para aumentar a atenção e diminuir o sono[20]. Mesmo assim, a neuromodulação possui algumas particularidades. Uma delas é que ela ainda não foi completamente regulamentada em todos os países e, portanto, a quem cabe a responsabilidade pelo seu uso em situações não clínicas. Outra particularidade é que a ETCC pode ser montada facilmente, havendo inclusive vídeos no *Youtube* ensinando a autoaplicação da técnica[17]. Finalmente, a neuromodulação, diferentemente das drogas de abuso, não apresenta efeitos colaterais danosos, tampouco nunca foi descrita "dependência" com seu uso.

As discussões éticas da neuromodulação devem ser guiadas pelos princípios bioéticos da não maleficiência, beneficência, autonomia e equidade, conforme expostos no capítulo correspondente. Não obstante, o uso não clínico das técnicas de neuromodulação é um desafio importante a ser enfrentado no campo nos próximos anos.

NEUROMODULAÇÃO, FANATISMO E CETICISMO

Um desafio peculiar no campo da neuromodulação não invasiva é sua discussão em termos muitas vezes acalorados, tendenciosos e extremos. De fato, é possível identificar, em acadêmicos e não acadêmicos, entusiastas e defensores da eletroterapia, os quais atribuem a esta uma potencialidade quase infinita, quanto céticos que rejeitam de imediato esta modalidade terapêutica, classificando-a como "não científica" ou com efeitos apenas "sugestivos". Na verdade, uma discussão bastante semelhante ocorreu no final do século XIX, período em que a eletroterapia era utilizada para diversas condições neuropsiquiátricas[21]. Tal discussão se intensificou com alguns artigos do influente neurologista Paul Möbius, professor universitário em Leipzig (Saxônia, Alemanha), em que afirmava que "os efeitos da eletricidade – no tratamento de transtornos neuropsiquiátricos – poderiam ser de natureza sugestiva, assunção baseada por várias razões, especialmente pelos efeitos curativos irregulares" (Möbius, 1891). Em contrapartida, foi realizada uma reunião com diversos psiquiatras e neurologistas alemães influentes, em 1891, chamada de "Conselho de Frankfurt". Reunindo nomes como Franz Nissl, Emil Kraepelin, Wilhem Erb e outros, estes se propuseram a formar um consenso com base em dez questões, apresentadas no quadro VI-8.

Apesar de esta reunião não ter produzido nenhum resultado duradouro, é interessante notar que o embate entre grupos contrários e favoráveis à eletroterapia eram menos científicos do que ideológicos, em uma época que o estudo da neuropsiquiatria se dividia entre uma visão neuropatológica clássica, baseada em correlatos anatomofuncionais, e uma nova visão psicossomática, influenciada pelos estudos de Charcot, Janet e, logo depois, Freud. Interessantemente, a neuromodulação no século XXI, por vezes, ainda se encontra nesta mesma disputa ideológica, marginalizada do arsenal terapêutico tradicional e ainda vista como uma intervenção "alternativa" ou "complementar". Não obstante, tal ceticismo em relação à neuromodulação decorre do uso da eletricidade ou do magnetismo por diversas linhas pseudocientíficas, começando por Mesmer e até hoje encontrando ecos em termos como "cura magnética pela imposição das mãos" e "terapia de realinhamento energético" ou em pulseiras magnéticas ou aparelhos elétricos que são comercializados para o tratamento de diversas condições sem nenhum embasamento científico – condições

542 Tópicos de Pesquisa em Neuromodulação

> **QUADRO V-8** – As dez questões discutidas no "Conselho de Frankfurt", em 1891. Interessantemente, muitas delas permanecem atuais, ilustrando o debate ideológico em torno da neuromodulação, que por muitas vezes é vista como um tipo de tratamento diferente dos métodos convencionais.
>
> 1. A eletroterapia é baseada na sugestão? Ela pode apresentar efeitos não baseados na sugestão?
> 2. A eletroterapia poderia produzir efeitos em doenças orgânicas do sistema nervoso central?
> 3. A eletricidade pode curar doenças periféricas?
> 4. Qual a vantagem do uso da corrente "influente"?
> 5. Em que condições e situações os "banhos elétricos" devem ser aplicados?
> 6. Como explicar os efeitos da eletricidade nos órgãos lesados?
> 7. Qual a indicação do uso da corrente galvânica?
> 8. O uso da eletroterapia deve ser padronizado?
> 9. Há alterações na resistência elétrica relacionadas ao tipo de doença?
> 10. As neuroses funcionais podem ser curadas pela eletroterapia?

estas que qualquer efeito terapêutico deve decorrer da sugestão (placebo) e não de um efeito específico. Dessa maneira, é até certo ponto compreensível que alopatas e acadêmicos sejam céticos à estimulação cerebral, colocando-a no mesmo patamar de outras "abordagens eletromagnéticas" pseudocientíficas.

Portanto, um desafio atual da neuromodulação é, interessantemente, desfazer a desconfiança que o uso da "eletricidade" e "magnetismo" geram em muitos. Estudos que buscam esclarecer os mecanismos de efeito da estimulação cerebral não invasiva devem contribuir para isso, ao mesmo tempo que ensaios clínicos duplo-cegos e controlados podem diferenciar os efeitos específicos da intervenção do efeito placebo (que, na verdade, está mais relacionado com o tipo de transtorno do que com o tipo de intervenção[22]). O uso clínico da neuromodulação deve, também, não ficar restrito a um grupo pequeno de especialistas, mas ser incorporado no arsenal terapêutico (quando for o caso) para transtornos neuropsiquiátricos, fazendo parte do planejamento usual de tratamento pelo clínico.

PERSPECTIVAS PARA O SÉCULO XXI: O QUE SE ESPERA DA ESTIMULAÇÃO CEREBRAL NÃO INVASIVA?

O objetivo deste capítulo foi rever as principais perspectivas e desafios da estimulação elétrica do cérebro humano, com enfoque particular nas potenciais aplicações clínicas destes métodos. Como o leitor pode constatar (e também ao longo de diversos capítulos deste livro), a neuromodulação ainda é um campo em desenvolvimento, com desafios técnicos e metodológicos consideráveis. Dentre eles, os principais desafios são: 1. estudar os mecanismos de ação dos métodos de neuromodulação humana e seus efeitos no cérebro humano saudável e portador de doenças neuropsiquiátricas; 2. desenvolver aparelhos biomédicos de uso simples e confiável; e 3. realizar ensaios clínicos fase III e pragmáticos utilizando estes aparelhos em diversas condições neuropsiquiátricas, de acordo com o racional científico. Isto é particularmente desafiador, uma vez que o patrocínio para o uso destas técnicas é consideravelmente menor do que o observado na psicofarmacologia, que conta com fundos de pesquisa bastante vultuosos, oriundos das indústrias farmacêuticas.

Com tais desafios, uma pergunta natural é a razão de estudar e validar tais técnicas. Por que não investir, por exemplo, no campo da farmacologia, que é estudado há mais de meio século? Naturalmente, a neuromodulação e a farmacologia são complementares, porém as técnicas de neuromodulação apresentam duas vantagens interessantes do ponto de vista clínico: a relativa *focalização* de sua aplicação (contra os efeitos globais da maioria dos psicofármacos no cérebro humano) e a *relativa ausência* de efeitos adversos, especialmente os sistêmicos (em comparação aos efeitos farmacocinéticos que ocorrem nos órgãos metabolizadores e excretores dos remédios). Finalmente, a farmacologia, a despeito de suas inúmeras vantagens (uso disseminado, acessível e fácil), apesar de boa eficácia na maioria dos casos, ainda apresenta eficácia muito variada de paciente para paciente (ou seja, mesmo para drogas com efeitos considerado "altos", a resposta ao fármaco é bastante individual). A neuromodulação não invasiva, agindo em vias biológicas distintas dos fármacos, pode ser eficaz para aqueles pacientes considerados "refratários" a determinado tratamento. Dessa maneira, ao longo desta década, vários ensaios clínicos devem ser realizados focando nestes aspectos, de forma a identificar os pacientes que mais se beneficiariam da neuromodulação não invasiva. Exemplos óbvios são aquele grupo de pacientes que não podem utilizar remédios (gestantes, intolerância medicamentosa, sensibilidade aos fármacos), porém estudos em farmacogenômica também poderão identificar pacientes em que a estimulação cerebral não invasiva seja uma alternativa mais interessante do que a farmacologia. Uma perspectiva real, assim, é o uso clínico da neuromodulação em determinados grupos de pacientes, ou seu uso integrado com tratamentos farmacológicos para aumento da eficácia e/ou diminuição de efeitos colaterais dos fármacos.

Dessa maneira, acreditamos que há, de fato, desafios importantes a serem superados, porém que existe também um grande potencial para aplicação clínica dos métodos de estimulação cerebral na prática clínica. Como foi discutido ao longo dos diversos capítulos do livro, diferentes pesquisadores na área procuraram sintetizar o estado da arte da neuromodulação em uma miríade de condições neurológicas, psiquiátricas e da medicina física e reabilitação, bem como tópicos importantes de pesquisa clínica em neuromodulação.

REFERÊNCIAS BIBLIOGRÁFICAS

1. Datta A, Rahman A, Scaturro J, Bikson M. Electrode montages for tDCS and weak transcranial electrical stimulation role of "return" electrode's position and size. Clin Neurophysiology 2010;121(12):1976-1978.
2. Datta A, Bansal V, Diaz J, Patel J, Reato D, Bikson M. Gyri-precise head model of transcranial direct current stimulation: improved spatial focality using a ring electrode versus conventional rectangular pad. Brain Stimulation 2009;2(4):201-207.
3. Datta A, Bikson M, Fregni F. Transcranial direct current stimulation in patients with skull defects and skull plates: high-resolution computational FEM study of factors altering cortical current flow. NeuroImage 2010;52(4):1268-1278.
4. Brunoni A, Teng C, Correa C. Neuromodulation approaches for the treatment of major depression: challenges and recommendations from a working group meeting. Arq Neuro 2010;68:433-451.

5. Cohen RB, Brunoni AR, Boggio PS, Fregni F. Clinical predictors associated with duration of repetitive transcranial magnetic stimulation treatment for remission in bipolar depression: a naturalistic study. J Nerv Ment Dis 2010;198 (9):679-681.

6. George MS, Aston-Jones G. Noninvasive techniques for probing neurocircuitry and treating illness: vagus nerve stimulation (VNS), transcranial magnetic stimulation (TMS) and transcranial direct current stimulation (tDCS). Neuropsychopharmacology 2010;35(1):301-316.

7. Fregni F, Pascual-Leone A. Technology insight: noninvasive brain stimulation in neurology-perspectives on the therapeutic potential of rTMS and tDCS. Nat Clin Pract Neurol 2007; 3(7):383-393.

8. Rau A, Grossheinrich N, Palm U, Pogarell O, Padberg F. Transcranial and deep brain stimulation approaches as treatment for depression. Clinical EEG and neuroscience: official journal of the EEG and Clinical Neuroscience Society (ENCS) 2007;38(2):105-115.

9. Levkovitz Y, Roth Y, Harel EV, Braw Y, Sheer A, Zangen A. A randomized controlled feasibility and safety study of deep transcranial magnetic stimulation. Clin Neurophysiol 2007; 118(12):2730-2744.

10. Rosenberg O, Isserles M, Levkovitz Y, Kotler M, Zangen A, Dannon PN. Effectiveness of a second deep TMS in depression: a brief report. Prog Neuropsychopharmacol Biol Psychiatry 2011;35(4):1041-1044.

11. Minhas P, Bansal V, Patel J, Ho JS, Diaz J, Datta A, et al. Electrodes for high-definition transcutaneous DC stimulation for applications in drug delivery and electrotherapy, including tDCS. J Neurosci Methods 2010;190 (2):188-197.

12. Sobiś J, Jarzab M, Hese RT, Sieroń A, Zyss T, Gorczyca P, et al. Therapeutic efficacy assessment of weak variable magnetic fields with low value of induction in patients with drug-resistant depression. J Affect Disord 2010;123(1-3): 321-326.

13. Lam RW, Kennedy SH, Grigoriadis S, McIntyre RS, Milev R, Ramasubbu R, et al. Canadian Network for Mood and Anxiety Treatments (CANMAT) clinical guidelines for the management of major depressive disorder in adults. III. Pharmacotherapy. J Affect Disord 2009;117(Suppl 1):S26-43.

14. Yatham LN, Kennedy SH, Schaffer A, Parikh SV, Beaulieu S, O'Donovan C, et al. Canadian Network for Mood and Anxiety Treatments (CANMAT) and International Society for Bipolar Disorders (ISBD) collaborative update of CANMAT guidelines for the management of patients with bipolar disorder: update 2009. Bipolar Disord 2009;11(3):225-255.

15. Liow K, Barkley GL, Pollard JR, Harden CL, Bazil CW. Position statement on the coverage of anticonvulsant drugs for the treatment of epilepsy. Neurology 2007;68(16):1249-1250.

16. Ravelingien A, Braeckman J, Crevits L, de Ridder D, Mortier E. "Cosmetic neurology" and the moral complicity argument. Neuroethics 2009;2(3):151-162.

17. Brunoni AR, Nitsche MA, Bolognini N, Bikson M, Wagner T, Merabet L, et al. Clinical research with transcranial direct current stimulation (tDCS): challenges and future directions. Brain Stimulation. 2011 (in press).

18. Utz KS, Dimova V, Oppenländer K, Kerkhoff G. Electrified minds: transcranial direct current stimulation (tDCS) and galvanic vestibular stimulation (GVS) as methods of non-invasive brain stimulation in neuropsychology – a review of current data and future implications. Neuropsychologia 2010;48(10):2789-2810.

19. DeSantis AD, Webb EM, Noar SM. Illicit use of prescription ADHD medications on a college campus: a multimethodological approach. J Am Coll Health 2008;57(3):315-324.

20. Leyton V, Sinagawa DM, Oliveira KCBG, Schmitz W, Andreuccetti G, De Martinis BS, et al. Amphetamine, cocaine and cannabinoids use among truck drivers on the roads in the State of Sao Paulo, Brazil. Forensic Sci Int 2011; Apr. 19.

21. Steinberg H. Electrotherapeutic disputes: the "Frankfurt Council" of 1891. Brain 2011;134 (Pt 4):1229-1243.

22. Brunoni AR, Lopes M, Kaptchuk TJ, Fregni F. Placebo response of non-pharmacological and pharmacological trials in major depression: a systematic review and meta-analysis. PLoS One 2009;4(3):e4824.

Apêndices

Apêndice I

PRINCÍPIOS FÍSICOS

Tim Wagner

Neste apêndice serão discutidos os princípios biofísicos e de engenharia de estimulação cerebral não invasiva. Discutiremos especialmente os campos eletromagnéticos da estimulação magnética transcraniana (EMT) e da estimulação transcraniana por corrente contínua (ETCC).

CONCEITOS ELETROMAGNÉTICOS

Durante uma estimulação elétrica, o campo elétrico/densidade de corrente influencia a atividade neural, por meio de campos elétricos e/ou correntes elétricas que são gerados tanto por EMT quanto por ETCC, embora por diferentes mecanismos, enquanto na EMT há indução de corrente elétrica por campo magnético, e na ETCC, "injeção" direta de corrente por eletrodos.

INDUÇÃO DE CORRENTE (EMT)

A estimulação magnética é baseada na lei de Faraday da indução eletromagnética[1,2]. Quando um material é exposto a campo magnético que varia ao longo do tempo, um campo elétrico é induzido. Por sua vez, o campo elétrico gera correntes elétricas no material (Fig. 1).

No caso da EMT, a bobina de estimulação serve como um eletroímã, que gera um campo magnético variável pela passagem de corrente elétrica na bobina. A distribuição do campo magnético é determinada tanto pela condução da corrente no eletroímã (magnitude e tempo) quanto pelas propriedades físicas da bobina estimulante (geometria e propriedades do material). Quando a bobina é colocada no couro cabeludo, o campo magnético é focado no cérebro, e um campo elétrico é induzido nos tecidos neurais e não neurais subjacentes. Este campo elétrico gera correntes nos tecidos, cujas características são determinadas pela sua impedância elétrica (condutividade elétrica e permissividade

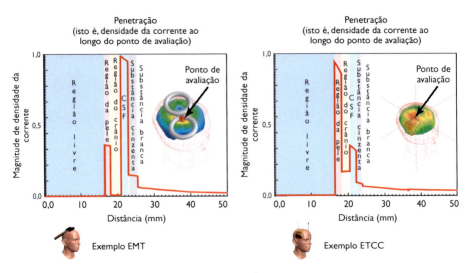

FIGURA 1 – Profundidade de penetração do estímulo.

do tecido cerebral e glia). Assim, a densidade cortical é determinada pela forma de onda de estímulo, a bobina estimulante, e a distribuição relativa bobina/tecido (que é única para cada sujeito estimulado). Dependendo da amplitude, dinâmica e duração da estimulação magnética, o sistema nervoso pode ser afetado durante e após a estimulação.

O aparelho de estimulação magnética é baseado em um sistema de carga-descarga capacitiva e uma bobina de estimulação. O sistema de carga-descarga requer capacidade de alta tensão e alta corrente e é composto de 1 unidade de carga, um banco de capacitores de armazenamento, comutação de circuitos e controle eletrônico. Sem o sistema eletrônico de comutação de circuitos, estes são essencialmente RLCs paralelos, onde a resistência (R) e a indutância (L) são padronizadas como os valores mais baixos posíveis para minimizar o aquecimento ao gerar a forma de onda desejada. O carregamento reverso no circuito é impedido pela colocação de um tristor de diodo entre o capacitor (C) e o indutor (L), aumentando assim o tempo de decaimento da corrente e eliminando a corrente inversa. Para estimulações de repetição, o circuito essencial permanece o mesmo, com exceção das modificações feitas no sistema de comutação para permitir que as taxas de pulso ocorram várias vezes por segundo (sistemas de comutação do tristor são usados para recuperar a energia para a unidade de carga capacitiva e aumentar as taxas de carregamento). Dispositivos mais recentes permitem a geração de mais de 100Hz[3].

As dificuldades em projetar aparelhos de EMT residem em superar a alta tensão (400V para mais de 3kV), a alta corrente (4kA para mais de 10kA) e alta potência (onde mais de 500J de energia podem ser descarregados em menos de 100mS, ou cerca de 5MW), que é requisitada ao circuito, ao mesmo tempo que se padroniza o dispositivo para gerar as formas de onda adequadas para a estimulação neural[4-6].

O segundo componente-chave destes aparelhos é a bobina de transporte de corrente, que é a fonte de campo magnético gerada durante a estimulação. O desenho da bobina é extremamente importante porque é o único componente que entra em contato direto com o sujeito submetido à estimulação, sendo que a forma da bobina influencia diretamente a distribuição de corrente induzida e, assim, o local de estimulação[7]. A despeito de muitos pesquisadores procurarem desenvolver bobinas específicas para aumentar a focalização[8-10] ou a estimulação sobre uma área específica[11,12], as bobinas mais utilizadas atualmente continuam sendo aquelas em forma de círculo ou em forma de 8. Estas são geralmente construídas a partir de fios de cobre, que são devidamente isolados e alojados em coberturas de plástico junto com sensores de temperatura e interruptores de segurança. Os diâmetros de bobina comercialmente disponíveis variam de 4 a 9cm (valores de indutância típicos variam de aproximadamente $15\mu H$ a cerca de 150mH).

Vale lembrar que têm sido pesquisadas bobinas para realizar estimulação subcortical[13,14]. No entanto, modelos analíticos mostram que o campo magnético induzido pela EMT será sempre máximo na superfície cortical[15]. Por outro lado, Roth et al.[13] desenvolveram um protótipo de bobina em que a taxa de decaimento da superfície é atenuada, de tal forma que estruturas mais profundas também podem ser estimuladas (em simultâneo com áreas corticais) sem a necessidade de forças de campo muito intensas (há aumento de profundidade à custa de focalidade). Outras pesquisas também investigam o uso de "escudos condutivos", colocados entre a bobina e a cabeça do paciente, para alterar e/ou focalizar os campos eletromagnéticos[16,17].

Há inúmeras formas de estimulação magnética, como a EMT de pulso único[18], a estimulação de pulso combinado[19], a estimulação magnética transcraniana repetitiva (EMTr)[20], e a *theta burst stimulation*[21].

"INJEÇÃO" DE CORRENTE (ETCC)

Durante a ETCC, uma corrente de baixa amplitude é aplicada ao córtex por meio de eletrodos de superfície instalados no couro cabeludo (Fig. 2). A atividade neural pode ser alterada durante e após a estimulação. Diferentes formas de onda têm sido estudadas, convencionalmente controlando a corrente aplicada no couro cabeludo. As correntes na superfície geralmente variam de aproximadamente 0,5 a 2mA e são aplicadas de segundos a minutos (terapias convencionais são geralmente aplicadas por cerca de 10-20 minutos). Os eletrodos podem ser envoltos por esponjas embebidas com soro fisiológico ou com gel condutor e variam em tamanho de ~ 1-35cm^2, dependendo da aplicação. Com eletrodos menores há um *shunt* maior na superfície do couro cabeludo e uma concentração total maior de densidade de corrente (que pode exigir um anestésico para a estimulação e/ou levar a danos nos tecidos em contato com o couro cabeludo). Os aparelhos de ETCC não exigem circuitos complexos, sendo que na sua forma mais simples uma fonte de corrente contínua é colocada em série com os eletrodos no couro cabeludo e um potenciômetro para ajustar a corrente. Outras formas de estimulação elétrica não invasiva existem além da ETCC, incluindo a estimulação transcraniana por corrente alternada (ETCA) e a estimulação transcraniana com ruído aleatório (tRNS)[22-29].

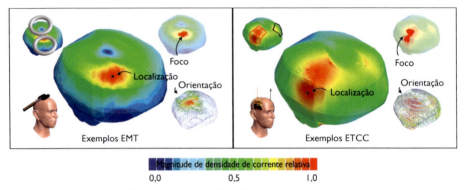

FIGURA 2 – Localização, foco e orientação do estímulo.

MODELOS DOS CAMPOS ESTIMULATÓRIOS DAS TÉCNICAS DE ESTIMULAÇÃO

A modelagem da biofísica de estimulação pode ser dividida em dois aspectos fundamentais: modelar a resposta celular (que é discutido ao longo do livro) e modelagem de campos eletromagnéticos. Os primeiros modelos utilizados na neuromodulação foram baseados em simplificações geométricas do cérebro humano (tais como planos ou esferas infinitas) que modelavam os tecidos como condutores homogêneos. Com a melhora dos recursos computacionais, os modelos agora incluem concepções geométricas mais realistas[30-36], anisotropias do tecido[37,38] e condutividade e permissividade dependentes da frequência[39]. Anisotropias do tecido pode ter um efeito significativo sobre as orientações da corrente induzida nos neurônios e mostrou-se que variações individuais anatômicas alteram os locais em que a densidade de corrente é máxima. Estes parâmetros são especialmente importantes em regiões de heterogeneidade cortical, como as fronteiras entre os sulcos e os giros, já que muitas vezes pode alterar o local previsto (e magnitude) da densidade máxima de corrente, especialmente quando comparado com regiões homogêneas do cérebro[37,39]. As distribuições de campo eletromagnético que surgem durante a estimulação são fundamentais para a compreensão dos efeitos neurais resultantes e têm sido estudadas para prever o mecanismo de ativação celular[40,41], a localização[33-36,38,42], focalidade[32-34,36,42-44], profundidade[14,15,33,34] e o grau do estímulo[34,45] (Figs. 3 e 4). As distribuições de campo também são utilizadas para a análise quantitativa dos parâmetros de segurança[33,34,46,47] e do avanço potencial tecnológico de estimulação cerebral[34].

ESTRATÉGIAS GERAIS DE MODELAMENTO

As equações eletromagnéticas que descrevem os modelos usados na neuromodulação são baseadas nas equações de Maxwell. Modelos computacionais são necessários, uma vez que não é possível resolver analiticamente estas equações durante estimulações de sistemas

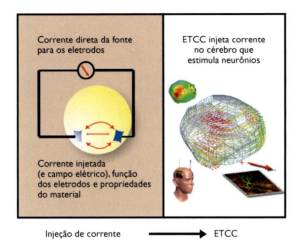

FIGURA 3 – Injeção de corrente.

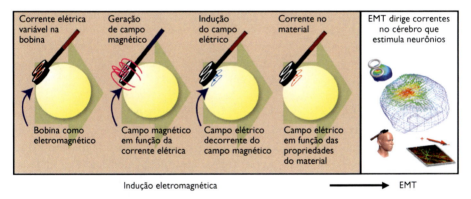

FIGURA 4 – Indução eletromagnética.

complexos, como os tecidos do cérebro humano (embora os primeiros estudos exploraram analiticamente a estimulação cerebral[15,48]). O processo pode ser dividido em: 1. modelamento da fonte de campos eletromagnéticos; 2. modelamento da cabeça e dos tecidos do cérebro (definindo suas propriedades eletromagnéticas); e 3. resolução do conjunto de equações que descrevem o sistema.

Fonte para modelo

EMT – a bobina de estimulação funciona como um eletroímã gerando um campo magnético oscilatório, cuja distribuição é determinada pelas propriedades de condução da corrente do eletroímã (magnitude e tempo) e as propriedades físicas da bobina estimulante (geometria e propriedades do material). Quando a bobina é colocada no couro cabeludo humano eo campo magnético é focado no cérebro, um campo elétrico é induzido nos tecidos neurais subjacentes. Este campo elétrico aciona correntes nos tecidos, cujas características são determinadas pela sua condutividade elétrica e permissividade. Assim, a densidade elétrica no córtex é determinada pela forma de onda de estímulo, a bobina estimulante, e a distribuição relativa bobina/tecido relativa, que é única para cada sujeito sendo estimulado. Em termos de modelagem da fonte de condução dos campos eletromagnéticos durante a estimulação magnética, é preciso saber a localização e posição da bobina, geometria, propriedades do material e parâmetros da EMT (amplitude e tempo).

ETCC – os eletrodos no couro cabeludo funcionam como fontes de tensão e/ou corrente que injetam correntes/campos elétricos para o cérebro (a ETCC moderna é corrente-controlada). Ao calcular os campos eletromagnéticos gerados pelos eletrodos, é fundamental considerar a tensão/corrente de condução do circuito (magnitude e tempo) e as propriedades físicas dos eletrodos estimulantes (propriedades da geometria, localização, quantidade e material). As características do campo elétrico/corrente resultante são determinadas pelo estímulo-fonte, pelos eletrodos estimulantes e pelas distribuições relativas tecido/eletrodo, que são únicas para cada sujeito que é estimulado. Em termos de modelagem da fonte de condução dos campos eletromagnéticos durante a estimulação elétrica, deve-se saber a localização do eletrodo, sua geometria, as propriedades do material e os parâmetros utilizados (amplitude e tempo, apesar de os modelos com ETCC serem estacionários e, portanto, tempo costuma ser uma variável não relevante).

Anatomia e histologia: considerações para modelamento

A modelagem da cabeça/cérebro no espaço de simulação, que serve de base para os cálculos, requer a segmentação adequada da geometria/tecidos, bem como a atribuição correta das propriedades dos tecidos segmentados. Os primeiros modelos de estimulação cerebral eletromagnética tinham questões de campo simples, investigando o impacto das diferentes bobinas de EMT, ignorando a geometria da cabeça/distribuição de tecidos, representando a região correspondente ao cérebro como "espaço livre"[15,49] ou como semiplanos infinitos[50,51]. Mais recentemente, os modelos focaram em perguntas relacionadas com os efeitos dos parâmetros, considerando também as geometrias e/ou propriedades dos tecidos (por exemplo, modelos mais complexos, como concha esférica[37,42,52,53], formas derivadas da ressonância magnética[33,39], ou modelos baseados na segmentação direta da ressonância magnética)[35,54]. Quanto maior o número de tecidos e precisão geométrica, mais precisas as soluções para os campos de estimulação.

As propriedades eletromagnéticas adequadas para os tecidos também devem ser consideradas. As condutividades dos tecidos, embora um pouco atenuadas abaixo de 1kHz de frequência de estimulação, são consideradas essencialmente constantes para as frequências de estimulação cerebral (o espectro de potência de estimuladores típico é composto de componentes menores que 10kHz) e os valores de permissividade implementados durante a modelagem geram soluções quase-estáticas com correntes de deslocamento insignificantes, de tal forma que as permissividades podem ser desconsideradas[55-58]. No entanto, com os valores previstos pela dispersão alfa, teoricamente causada pela organização celular e efeitos de difusão contraiônicos, o tempo de carga de relaxamento do tecido pode ser da mesma ordem de grandeza ou maior que a escala de tempo da fonte de estímulo atual, de tal forma que correntes de deslocamentos devem ser consideradas[59-75]. Além disso, a ciência dos materiais[59-75] prevê que a tendência de aumento da permissividade e diminuição da condutividade diminui com a redução da frequência, de tal forma que a dependência de frequência da fonte e formas de onda de estimulação precisam ser consideradas.

Equações para modelo

Em sistemas biológicos a baixas frequências, sistemas eletromagnéticos são geralmente analisados por meio de formas quase-estáticas das equações de Maxwell. Estas aproximações são feitas quando as taxas de tempo de mudança dos componentes dinâmicos do sistema são lentas, em comparação com os processos em estudo, de tal forma que a natureza de onda dos campos pode ser negligenciada. Na prática, o eletromagnetismo de sistemas de baixa frequência é geralmente abordado por meio de qualquer método eletroestático ou magnetoestático, métodos em que tanto os campos elétricos quanto magnéticos são os campos primários de importância[76-78].

Métodos eletroestáticos são adequados para modelos de ETCC, em que as soluções são normalmente derivadas com base em soluções para a equação de Laplace. Para a EMT, podem-se utilizar ambas as técnicas, mas é mais facilmente resolvido com soluções eletroestáticas (como pode ser mostrado por meio da análise dos tempos de relaxamento magnético dos sistemas em estudo). Em sua forma mais simples de EMT, pode-se resolver uma equação diferencial com base em uma solução particular (como impulsionada pela bobina-fonte EMT, que pode ser resolvida com o uso da lei de Biot-Savart) e uma solução homogênea (com base na satisfação do limite das condições do sistema que, em sua forma mais simples, reduz-se a equação de Laplace). Em última análise, tanto problemas de análise de EMT quanto de ETCC podem ser resolvidos por meio de metodologia-padrão, dados os valores da fonte, da geometria do sistema e das propriedades do material do sistema em estudo. Como dito acima, soluções analíticas não são normalmente possíveis devido à distribuição complexa dos tecidos e às características da fonte. Assim, técnicas numéricas como o método dos elementos finitos ou métodos de diferenças finitas são usadas para resolver as equações[79].

DIREÇÕES FUTURAS

Em última instância, EMT e ETCC são metodologias limitadas quanto à focalização e à profundidade, principalmente em comparação com métodos invasivos como a estimulação cerebral profunda. Os métodos não invasivos têm limitações, portanto, na modulação neural durante e após a estimulação. Tais limitações poderão ser superadas com o avanço do conhecimento da biofísica fundamental e dosagem de estimulação.

REFERÊNCIAS BIBLIOGRÁFICAS

1. Faraday M. Experimental researches in electricity. ed. J. Tyndall. 1914. London and Toronto: JM Dent and Son's; 336.
2. D'Arsonval A. Dispositifs pour la mesure des courants alternatifs de toutes fréquences. C R Soc Biol. (Paris) 1896;3:450-457.
3. Magstim, Magstim Rapid 2: Woburn, MA.
4. Davey K, Riehl M, Designing transcranial magnetic stimulation systems. IEEE Trans Magnet 2005;41(3):1142-1148.
5. Jalinous R. Principles of magnetic stimulator design. In: Pascual-Leone A, et al. (eds). Handbook of transcranial magnetic stimulation. London: Arnold; 2002. p. 404.
6. Hsu KH, Nagarajan SS, Durand DM. Analysis of efficiency of magnetic stimulation. IEEE Trans Biomed Eng 2003;50(11):1276-1285.
7. Cohen LG, et al. Effects of coil design on delivery of focal magnetic stimulation. Technical considerations. Electroencephalogr Clin Neurophysiol 1990;75(4):350-357.
8. Hsu KH, Durand DM. A 3-D differential coil design for localized magnetic stimulation. IEEE Trans Biomed Eng 2001;48(10):1162-1168.
9. Carbunaru R, Durand DM. Toroidal coil models for transcutaneous magnetic stimulation of nerves. IEEE Trans Biomed Eng 2001; 48(4):434-441.
10. Kraus KH, et al. The use of a cap-shaped coil for transcranial magnetic stimulation of the motor cortex. J Clin Neurophysiol 1993;10(3): 353-362.
11. Lin V, Hsiao I, Dhaka V. Magnetic coil design considerations for functional magnetic stimulation. IEEE Trans Biomed Eng 2000;47(5): 600-610.
12. Hsiao I, Lin V. Improved coil design for functional magnetic stimulation of expiratory muscles. IEEE Trans Biomed Eng 2001;48(6): 684-694.
13. Roth Y, Zangen A, Hallett M. A coil design for transcranial magnetic stimulation of deep brain regions. J Clin Neurophysiol 2002;19(4): 361-370.
14. Zangen A, et al. Transcranial magnetic stimulation of deep brain regions: evidence for efficacy of the H-coil. Clin Neurophysiol 2005; 116(4):775-779.
15. Heller L, Hulsteyn DBV. Brain stimulation using electromagnetic sources: theoretical aspects. Biophysical J 1992;63:129-138.
16. Kim DH, Georghiou GE, Won C. Improved field localization in transcranial magnetic stimulation of the brain with the utilization of a conductive shield plate in the stimulator. IEEE Trans Biomed Eng 2006;53(4):720-725.
17. Davey KR, Riehl M. Suppressing the surface field during transcranial magnetic stimulation. IEEE Trans Biomed Eng 2006;53(2):190-194.
18. Barker AT, et al. Magnetic stimulation of the human brain. J Physiol (London) 1985;369:3p (abstract).
19. Khedr EM, Gilio F, Rothwell J. Effects of low frequency and low intensity repetitive paired pulse stimulation of the primary motor cortex. Clin Neurophysiol 2004;115(6):1259-1263.
20. George MS, et al. Daily repetitive transcranial magnetic stimulation (rTMS) improves mood in depression. Neuroreport 1995;6(14): 1853-1856.
21. Huang YZ, et al. Theta burst stimulation of the human motor cortex. Neuron 2005;45(2): 201-206.
22. Nitsche MA, et al. Safety criteria for transcranial direct current stimulation (tDCS) in humans. Clin Neurophysiol 2003;114(11): 2220-2222.
23. Paulus W. Transcranial direct current stimulation (tDCS). Suppl Clin Neurophysiol 2003; 56:249-254.
24. Liebetanz D, et al. Anticonvulsant effects of transcranial direct-current stimulation (tDCS) in the rat cortical ramp model of focal epilepsy. Epilepsia 2006;47(7):1216-1224.
25. Fregni F, Pascual-Leone A. Technology insight: noninvasive brain stimulation in neurology-perspectives on the therapeutic potential of rTMS and tDCS. Nat Clin Pract Neurol 2007;3(7):383-393.
26. Priori A. Brain polarization in humans: a reappraisal of an old tool for prolonged non-invasive modulation of brain excitability. Clin Neurophysiol 2003;114(4):589-595.
27. Antal A, et al. Comparatively weak after-effects of transcranial alternating current stimulation (tACS) on cortical excitability in humans. Brain Stimul 2008;1(2):97-105.

28. Terney D, et al. Increasing human brain excitability by transcranial high-frequency random noise stimulation. J Neurosci 2008;28(52): 14147-14155.

29. Ambrus GG, Paulus W, Antal A. Cutaneous perception thresholds of electrical stimulation methods: comparison of tDCS and tRNS. Clin Neurophysiol 121(11):1908-1914.

30. Nadeem M, et al. Computation of electric and magnetic stimulation in human head using the 3-D impedance method. IEEE Trans Biomed Eng 2003;50(7):900-907.

31. Lu M, et al. Calculating the activating function in the human brain by transcranial magnetic stimulation. IEEE Trans Magnet 2008;44(6): 1438-1441.

32. Toschi N, et al. Transcranial magnetic stimulation in heterogeneous brain tissue: clinical impact on focality, reproducibility and true sham stimulation. J Psychiatr Res; 2008.

33. Wagner T, et al. Transcranial direct current stimulation: a computer-based human model study. Neuroimage 2007;35(3):1113-1124.

34. Wagner T, Valero-Cabre A, Pascual-Leone A. Noninvasive human brain stimulation. Annu Rev Biomed Eng; 2007.

35. Datta A, et al. Gyri-precise head model of transcranial DC stimulation: improved spatial focality using a ring electrode versus conventional rectangular pad. Brain Stimulat 2009; 2(4):201-207.

36. Datta A, Bikson M, Fregni F. Transcranial direct current stimulation in patients with skull defects and skull plates: high-resolution computational FEM study of factors altering cortical current flow. Neuroimage.

37. Miranda PC, Hallett M, Basser PJ. The electric field induced in the brain by magnetic stimulation: a 3-D finite-element analysis of the effect of tissue heterogeneity and anisotropy. IEEE Trans Biomed Eng 2003;50(9):1074-1085.

38. De Lucia M, et al. Diffusion tensor MRI-based estimation of the influence of brain tissue anisotropy on the effects of transcranial magnetic stimulation. Neuroimage 2007;36(4): 1159-1170.

39. Wagner TA, et al. Three-dimensional head model simulation of transcranial magnetic stimulation. IEEE Trans Biomed Eng 2004; 51(9):1586-1598.

40. Roth B, Basser P. A model of stimulation of a nerve fiber by electromagnetic induction. IEEE Trans Biomed Eng 1990;37:588-597.

41. Nagarajan S, Durand DM, Warman EN. Effects of induced electric fields on finite neuronal structures: a simulation study. IEEE Trans Biomed Eng 1993;40(11):1175-1188.

42. Miranda PC, Lomarev M, Hallett M. Modeling the current distribution during transcranial direct current stimulation. Clin Neurophysiol 2006;117(7):1623-1629.

43. Ueno S, Tashiro T, Harada K. Localised stimulation of neural tissues in the brain by means of a paired configuration of time-varying magnetic fields. J Appl Phys 1988;64: 5862-5864.

44. Cohen D, Cuffin BN. Developing a more focal magnetic stimulator. Part 1: some basic principles. J Clin Neurophysiol 1991;8:102-111.

45. Bohning DE, et al. Mapping transcranial magnetic stimulation (TMS) fields in vivo with MRI. Neuroreport 1997;8(11):2535-2538.

46. McCreery D, Agnew W. Neuronal and axonal injury during functional electrical stimulation; a review of the possible mechanisms. In: Annual International Conference of the IEEE Engineering in Medicine and Biology Society. 1990: IEEE.

47. McCreery D, et al. Charge density and charge per phase as cofactors in neural injury induced by electrical stimulation. IEEE Trans Biomed Eng 1990;37(10):996-1001.

48. Tofts PS. The distribution of induced currents in magnetic stimulation of the nervous system. Phys Med Biol 1990;35:1119-1128.

49. Grandori F, Ravazzani P. Magnetic stimulation of the motor cortex-theoretical considerations. IEEE Trans Biomed Eng 1991;38(2):180-191.

50. Branston NM, Tofts PS. Analysis of the distribution of currents induced by magnetic field in a volume conductor. Phys Med Biol 1991; 36(2):161-168.

51. Esselle K, Stuchly M. Neural stimulation with magnetic fields: analysis of induced electrical fields. IEEE Trans Biomed Eng 1992;39:693-700.

52. Rush S, Driscoll DA. Current distribution in the brain from surface electrodes. Anesth Analg 1968;47(6):717-723.

53. Gandevia SC. Insights into motor performance and muscle fatigue based on transcranial stimulation of the human motor cortex. Clin Exp Pharmacol Physiol 1996;23(10-11):957-960.

54. Datta A, et al. Transcranial current stimulation focality using disc and ring electrode configurations: FEM analysis. J Neural Eng 2008;5(2): 163-174.

55. Eaton H. Electric field induced in a spherical volume conductor from arbitrary coils: applications to magnetic stimulation and MEG. Medic Biol Eng Comput 1992;433-440.

56. Roth BJ, et al. A theoretical calculation of the electric field induced in the cortex during magnetic stimulation. Electroencephalogr Clin Neurophysiol 1991;81(1):47-56.

57. Cohen LG, et al. Magnetic stimulation of the human cerebral cortex as an indicator of reorganization in motor pathways in certain pathological conditions. J Clin Neurophysiol 1991;8(1):56-65.

58. Ueno S, Liu R. Determination of spatial distribution of induced electric fields and the gradients in inhomogeneous volume conductors exposed to time varying magnetic fields. In 19th International Conference of IEEE/EMBS. 1997: IEEE.

59. Hart FX, Dunfree WR. In vivo measurements of low frequency dielectric spectra of a frog skeletal muscle. Phys Med Biol 1993;38:1099-1112.

60. Hart FX, et al. The low frequency dielectric properties of octopus arm muscle measured in vivo. Phys Med Biol 1996;41:2043-2052.

61. Ludt H, Herrmann HD. In vitro measurement of tissue impedance over a wide frequency range. Biophysik 1973;10:337-345.

62. Singh C, Smith CW, Hughes R. In vivo dielectric spectrometer. Med Biol Eng Comput 1979;17:45-60.

63. Schwan HP. Electrical properties of tissues and cell suspensions. Adv Biol Med Phys 1957;5: 147-209.

64. Foster KR, Schwan HP. Dielectric properties of tissues. In: Polk C, Postow E (eds). Biological effects of electromagnetic fields. New York: CRC Press; 1996. p. 25-102.

65. Dissado LA. A fractal interpertation of the dielectric response of animal tissues. Phys Med Biol 1990;35(11):1487-1503.

66. Hasted JB. Aqueous dielectrics. Studies in Chemical Physics. New York: Halsted Press; 1973. p. 302.

67. Jonscher A. Universal relaxation law. London: Chelsea Dielectrics Press; 1996. p. 415.

68. Pethig R, Kell DB. The passive electrical propeties of biological systems: their signicance in physiology, biophysics, and biotechnology. Phys Med Biol 1987;32(8):933-970.

69. Schwan HP. Analysis of dielectric data: experience gained with biological materials. IEEE Trans Electr Insul 1985;20:913-922.

70. Martinsen OG, Grimmes S, Schwan HP. Interface phenomena and dielectric properties of biological tissue. In: Encyclopedia of Surface and Colloid Science. Marcel Dekker; 2002.

71. Foster KR, Schwan HP. Dielectric properties of tissues and biological materials: a critical review. Crit Rev Biomed Eng 1989;17(1):25-104.

72. Pethig R. Dielectric properties of biological materials: biophysical and medical applications. IEEE Trans Electric Insul 1984;19(5): 453-474.

73. Gabriel C, Gabriel S, Corthout E. The dielectric properties of biological tissues: I. Literature survey. Phys Med Biol 1996;41(11):2231-2249.

74. Gabriel S, Lau RW, Gabriel C. The dielectric properties of biological tissues: III. Parametric models for the dielectric spectrum of tissues. Phys Med Biol 1996;41(11):2271-2293.

75. Gabriel S, Lau RW, Gabriel C. The dielectric properties of biological tissues: II. Measurements in the frequency range 10Hz to 20GHz. Phys Med Biol 1996;41(11):2251-2269.

76. Melcher JR. Continuum electromechanics. Cambridge: MIT Press; 1991.

77. Woodson HH, Melcher JR. Electromechanical dynamics. Part 2: Fields, forces, and motion. New York: John Wiley and Sons; 1968. p. 320.

78. Woodson HH, Melcher JR. Electromechanical dynamics. Part 1: Discrete systems. New York: John Wiley and Sons; 1968. p. 329.

79. Sadiku M. Numerical techniques in electromagnetics. Boca Raton: CRC Press; 2000. p. 690.

Apêndice 2

POTENCIAIS EVOCADOS

António Jorge da Costa Leite
Sandra Conceição Ribeiro Carvalho
Óscar Filipe Coelho Neves Gonçalves

Neste apêndice é apresentada uma revisão geral de diferentes potenciais evocados, desde os relacionados com a preparação e execução motora, até os potenciais evocados sensoriais e cognitivos.

POTENCIAIS EVOCADOS MOTORES

Os potenciais evocados motores ou potenciais relacionados com movimentos foram englobando os potenciais relacionados com a preparação para o movimento (*Readiness potentials* ou *Bereitschaftspotentials*) e os potenciais que seguem o movimento (*Reafferent potentials*). Os primeiros foram descritos inicialmente por Kornhuber e Deecke[1], quando detectaram uma onda negativa que começava 800ms antes da iniciação de um movimento voluntário. Os segundos surgem apenas em situações em que ocorre um movimento. Ambos os potenciais tendem a ser máximos nos eletrodos colocados sobre as áreas motoras do córtex.

LATERALIZED READINESS POTENTIAL (LRP)

Os potenciais LRP surgem imediatamente antes da iniciação do movimento em tarefas de tempo de reação ou quando os sujeitos sabem que mão utilizar em resposta a um estímulo imperativo[2]. Este potencial permite estudar a lateralização relacionada com a preparação para a ação em tarefas de tempo de reação e em situações nas quais o sujeito se preparou preferencialmente para a ação[3,4]. A derivação dos LRP baseia-se na subtração dos eletrodos colocados nos córtex motores esquerdo e direito. Esta subtração é feita separadamente, conforme os movimentos relacionados com a resposta correta estejam relacionados com a mão direita ou esquerda. Em cada caso, o potencial ipsilateral ao lado correspondente à resposta correta é subtraído do potencial contralateral ao lado da resposta correta, de forma a eliminar a atividade assimétrica. Posteriormente, é calculada a média para os valores da assimetria da mão direita e esquerda, separadamente, relacionada com a preparação para o movimento.

CONTINGENT-NEGATIVE VARIATION (CNV)

O potencial CNV foi primeiramente descrito por Walter et al.[5] como uma onda negativa lenta que surge entre a apresentação de um estímulo de aviso/alerta (S1) e um estímulo imperativo (S2). Portanto, o componente CNV surge em paradigmas S1-S2, que consistem na apresentação de um estímulo S1, seguido de um intervalo que antecede o estímulo S2 (que exige uma resposta). O componente CNV tende a ter maior amplitude em áreas centrais (vértex) e frontais. Diversos autores têm associado este componente como relacionado à expectativa, *priming* mental, associação e atenção[6,7].

ERROR-RELATED NEGATIVITY (ERN)

O ERN é um componente negativo que surge quando os sujeitos cometem erros em tarefas sensório-motoras ou tarefas similares. Este componente foi identificado por diferentes investigadores em diversos laboratórios[8-10]. Este componente pode ser evocado em tarefas de tempo de reação que implicam uma escolha, por exemplo quando os sujeitos devem responder a dois estímulos auditivos (ou visuais) com a mão esquerda ou direita. Uma resposta incorreta consiste, por exemplo, na utilização da mão esquerda para responder a um estímulo que deveria ser respondido com a mão direita. Nestas situações, surge um componente negativo, ERN, com pico em torno dos 150ms após a resposta errada, com amplitude máxima captada por eletrodos frontocentrais. Este componente parece surgir também em tarefas de Go/No Go, quando o sujeito responde incorretamente ao estímulo NoGo[11].

POTENCIAIS EVOCADOS COGNITIVOS

Neste item são apresentados, de forma muito breve, potenciais evocados sensoriais e cognitivos[12-15].

RESPOSTAS VISUAIS SENSORIAIS

O primeiro grande componente é o C100, com amplitude maior na zona média posterior, sendo que não assume a designação de P ou N, uma vez que sua polaridade pode variar. Esta onda parece ser gerada no córtex visual primário (V1; AB17 – na fissura calcarina). A parte que codifica o campo visual inferior encontra-se na parte superior da fissura, e a que codifica o campo visual superior, na parte inferior, sendo que a polaridade registrada é positiva para estímulos no campo visual inferior e negativa para os estímulos no campo visual superior[16]. Geralmente, a onda C100 apresenta-se somada com a

P100. A C100 habitualmente surge em uma latência de 40-60ms após o aparecimento do estímulo, atingindo o pico por volta dos 80-100ms, sendo muito sensível às características dos estímulos, tais como o contraste ou a frequência espacial[17].

O segundo componente, o P100, é mais bem captado nos locais laterais occipitais, com início por volta dos 60-90ms, mas atingindo o pico máximo apenas entre 100 e 130ms. O início da P100 é difícil de estimar, quer pela sobreposição com a C100, quer com as variações devido ao contraste dos estímulos. Os componentes iniciais da onda parecem ter origem no córtex extraestriado dorsal e a porção posterior parece ter origem em termos mais ventrais, na circunvolução fusiforme[18]. Para além da sensibilidade da onda aos parâmetros do estímulo, esta onda parece ser sensível ao direcionamento da atenção visuoespacial[19], bem como do estado de *arousal* do sujeito[20].

O componente N100 possui variados subcomponentes. O primeiro atinge o pico por volta dos 100-150ms após o estímulo nos eletrodos anteriores e dois componentes nas zonas posteriores (pelo menos), que atingem seu pico entre 150 e 200ms após apresentação do estímulo, um proveniente do córtex parietal e outro do lateral occipital. Esses componentes são afetados pela atenção visuoespacial[21] e parecem ser maiores quando se pede aos sujeitos que realizem uma tarefa de discriminação, levando a hipóteses de que esses componentes estarão relacionados com qualquer tipo de processamento discriminativo[20,22].

A P200 surge habitualmente nos locais anteriores e centrais, sendo que o componente é maior para estímulos que contenham características de alvos, sendo que esse efeito é potenciado quando os alvos são relativamente infrequentes[23]. A diferença entre a P200 e a P300 é que na primeira o efeito só acontece se o alvo tiver características muito simples, enquanto na P300 o seu efeito pode ocorrer com categorias muito complexas[24]. Nos eletrodos posteriores, é muito difícil distinguir esta onda das que lhe sobrepõem, N100, N200 e P300.

N170 e o *vertex positive potential* – diferença encontrada na zona média, entre 150 e 200ms para rostos, em comparação com não rostos. Jeffreys[25] encontrou sobre o vértex um potencial positivo em resposta a rostos, e possivelmente uma inversão de polaridade em locais mais laterais. Estudos posteriores apontaram que os rostos elicitam maior negatividade que não rostos na zona lateral occipital, especialmente no hemisfério direito, aproximadamente aos 170ms[26]. A N170 é mais tardia ou maior para rostos invertidos e poderá não ser específica para estes, mas também ocorre para estímulos altamente familiares[27].

COMPONENTES AUDITIVOS

Componentes iniciais

Têm sido relatados componentes que ocorrem tão precocemente quanto os primeiros 10ms pós-apresentação de estímulos auditivos, partindo do tronco cerebral auditivo e por isso assumindo a designação de *brainstem evoked responses* (BERs) ou *auditory brainstem reponses* (ABRs), sendo úteis no diagnóstico de doença auditiva em crianças. Posteriormente, seguem-se componentes de latência superior (10 a 50ms) que parecem surgir, pelo menos em parte, do núcleo geniculado medial do córtex auditivo, sendo influenciados pela atenção. Depois destes componentes de onda, surge a P100.

A N100 auditiva possui diversos componentes: um frontocentral com pico por volta dos 75ms, originário do córtex auditivo na zona dorsal do lobo temporal. Um potencial vértex máximo de origem desconhecida, por volta dos 100ms, e um componente lateral mais distribuído que atinge o pico aos 150ms e parece ser gerado na circunvolução temporal superior. Este componente é suscetível aos efeitos de atenção.

Mismatch negativity é um componente de onda, que surge mais ao nível central na linha média, entre 160 e 220ms, em uma condição em que os estímulos repetidos são ocasionalmente substituídos por um *mismatch*. Esse efeito surge mesmo quando a apresentação de estímulos não tem a ver com a tarefa, mas pode ser atenuado se, após a apresentação de um estímulo em uma das orelhas, a tarefa for uma atenção focada nos estímulos da outra orelha[28]. Este tem sido associado com um processo automático que compara o estímulo aferente com o traço de memória sensorial do precedente[24].

Respostas somatossensoriais, olfativas e gustativas

As respostas somatossensoriais começam com um componente raro (N10) que reflete potenciais de ação em vez de potenciais excitatórios pós-sinápticos. É seguida de uma série de componentes subcorticais (10-20ms) e uma série de componentes de latência curta-média corticais (20-100ms). Posteriormente, segue-se a N1 (150ms) e a P2 (200ms). Estes dois picos assumem a designação de *vertex potential*.

As respostas gustatórias e olfativas são difíceis de obter, uma vez que é difícil precisar quando é que o estímulo surge[29].

Família N200

Um estímulo não alvo repetido vai elicitar uma deflexão da N200 que pode ser considerada enquanto seu componente básico[30]. Se outros estímulos (apelidados de desviantes) surgem ao longo de uma cadeia, é observada maior amplitude da N200. Se esses desviantes forem não alvos, então apresenta-se um *mismatch negativity* (MNM) (que não parece ocorrer em termos visuais). Se estes desviantes têm a ver com a tarefa, surge então a N2b (a MNM por vezes é chamada de N2a). Este componente é maior para alvos menos frequentes e é visto como um sinal de categorização dos estímulos. Os desviantes visuais e auditivos vão causar N2b, se forem relevantes para a tarefa, sendo que os efeitos são maiores sob as regiões centrais para os estímulos auditivos e nas regiões posteriores para os visuais[31]. Não se sabe se os componentes auditivos e visuais representam funções homólogas em termos neuronais[24].

Quando se pesquisa visualmente os estímulos, para além de uma sequência temporal, podemos estudá-los de forma espacial, em que existem vários estímulos idênticos, mais um que é o desviante. Quando tal acontece, existem três componentes distintos[32]: 1. é uma resposta bilateral anterior presente mesmo quando o desviante não é um alvo (mas não é automático como o MNM, pois só está presente se os sujeitos estão à procura dos alvos); 2. subcomponentes surgem apenas se o alvo é relevante para a tarefa (ou assemelha-se como tal). Um deles é a N2b, bilateral e sensível à probabilidade e o segundo à N2pc (posterior contralateral), uma vez que surge nas regiões posteriores na posição contralateral ao aparecimento do alvo. Este não é sensível à probabilidade e reflete o foco da atenção espacial na localização do alvo[23]. Existe ainda negatividade contralateral durante tarefas de memória operatória visual, mas possui distribuição mais focalizada em termos parietais e parece refletir determinado aspecto da memória operatória[33].

Família P300

A P300 é provavelmente o componente de onda mais estudado e, ao mesmo tempo, ainda envolto em algum mistério. Surge quando é necessário atualização que envolva processos atencionais e de processamento inicial de estímulo.

Existem dois componentes principais, a P3a (frontal) e P3b (parietal). A P3b apenas surge quando as alterações são relevantes para a tarefa. Apesar dos inúmeros estudos, ainda não existe consenso acerca do que a P300 representa, sendo que a formulação de Donchin[34] a aproxima da memória operatória enquanto índice da atividade neuronal envolvida na atualização da representação de estímulos. A característica principal da P300 é sua sensibilidade à probabilidade dos estímulos: a amplitude da P300 aumenta, com a diminuição da probabilidade do estímulo; a amplitude eleva-se quando o alvo é precedido por aumento do número de não alvos; é a probabilidade da classe definida de estímulos para a tarefa e não a probabilidade dos estímulos físicos.

A amplitude da P300 é mais elevada quando os sujeitos dedicam mais esforço para a realização de uma tarefa, sendo que pode ser usada como medida da alocação de recursos[35]. Por outro lado, existe diminuição da amplitude se o sujeito tem incertezas se um estímulo será alvo ou não alvo.

$$P3_{amplitude} = U \times (P + R)$$

Variação da probabilidade (P), incerteza (U) e alocação de recursos (R)[36,37].

Uma vez que a onda P300 depende da probabilidade da tarefa, ela surgirá apenas quando o estímulo for categorizado, de acordo com as regras da tarefa, sendo que toda e qualquer manipulação que adie a categorização (desde o tempo necessário para o processamento em termos sensoriais, bem como a categorização) devem aumentar a latência. No entanto, não se encontram alterações em termos de manipulações pós-categorização (por exemplo, aumento do tempo para dar uma resposta após apresentação do estímulo). Se os estímulos estão perceptivamente degradados, existe aumento de latência (de acordo com a hipótese de manipulação prévia ao processo de categorização).

REFERÊNCIAS BIBLIOGRÁFICAS

1. Kornhuber HH, Deecke L. Changes in the brain potential in voluntary movements and passive movements in man: readiness potential and reafferent potentials. Pflugers Arch Gesamte Physiol Menschen Tiere 1965;284:1-17.
2. Kutas M, Donchin E. The effect of handedness, of responding hand, and of response force on the contralateral dominance of the readiness potential. In: Desmedt J (ed). Attention, voluntary contraction and event-related cerebral potentials: Progress in clinical neurophysiology. Basel: Kargel; 1977. p. 189-210.
3. Gratton G, Coles MG, Donchin E. A procedure for using multi-electrode information in

the analysis of components of the event-related potential: vector filter. Psychophysiology 1989;2(26):222-232.

4. Kutas M, Donchin E. Preparation to respond as manifested by movement-related brain potentials. Brain Res 1980;202(1):95-115.

5. Walter WG, Cooper R, Aldridge VJ, McCallum WC, Winter AL. Contingent negative variation: an electric sign of sensorimotor association and expectancy in the human brain. Nature 1964;203:380-384.

6. Donchin E, Ritter WCM. Cognitive psychophysiology: the endogenous components of the ERP. In: Callaway E, Tueting P, Koslow SH (eds). Event-related brain potentials in man. New York: Academic Press; 1978. p. 349-411.

7. Rohrbaugh JW, Gaillard AWK. Sensory and motor aspects of the contingent negative variation. In: Gaillard AWK, Ritter W (eds). Tutorials in event-related potential research: endogeneous components. Amsterdam: North-Holland; 1983. p. 269-310.

8. Falkenstein M, Hohnsbein J, Hoormann J, Blanke L. Effects of errors in choice reaction tasks on the ERP under focused and divided attention. In: Brunia CHM, Gaillard AWK, Kok A (eds). Psychophysiological brain research. Tilburg, The Netherlands: Tilburg University Press; 1990. p. 192-195.

9. Gehring WJ, Goss B, Coles MGH, Meyer DE, Donchin E. A neural system for error detection and compensation. Psychol Sci 1993;4(6):385-390.

10. Dehaene S, Posner MI, Tucker DM. Localization of a neural system for error detection and compensation. Psychol Sci 1994;5(5):303-305.

11. Scheffers MK, Coles MG, Bernstein P, Gehring WJ, Donchin E. Event-related brain potentials and error-related processing: an analysis of incorrect responses to go and no-go stimuli. Psychophysiology 1996;33(1):42-53.

12. Regan D. Human brain electrophysiology. New York: Elsevier; 1989.

13. Picton T, Stuss D. The component structure of the human event-related potentials. Prog Brain Res 1980;54:17-49.

14. Hillyard SA, Picton TW. Electrophysiology of cognition. Compr Physiol 2011, Supplement 5. Handbook of Physiology, The Nervous System, Higher Functions of the Brain First published in print; 1987. p. 519-84.

15. Coles MGH, Rugg MD. Event-related potentials: an introduction. In: Rugg MD, Coles MGH (eds). Electrophysiology of mind: event-related brain potentials and cognition. Oxford: Oxford University Press; 1995. p. 86-131.

16. Jeffreys D, Axford J. Source locations of pattern-specific components of human visual evoked potentials. I. Component of striate cortical origin. Exp Brain Res 1972;16(1):1-21.

17. Luck SJ. 2 ten simple rules for designing ERP experiments. In: Handy TC (ed). Event-related potentials: a methods handbook. Cambridge, MA: MIT Press; 2005. p. 17-32.

18. Di Russo F, Martínez A, Sereno MI, Pitzalis S, Hillyard SA. Cortical sources of the early components of the visual evoked potential. Hum Brain Mapp 2002;15(2):95-111.

19. Hillyard SA, Vogel EK, Luck SJ. Sensory gain control (amplification) as a mechanism of selective attention: electrophysiological and neuroimaging evidence. Philos Trans R Soc Lond B Biol Sci 1998;353(1373):1257-1270.

20. Vogel EK, Luck SJ. The visual N1 component as an index of a discrimination process. Psychophysiology 2000;37(2):190-203.

21. Mangun GR. Neural mechanisms of visual selective attention. Psychophysiology 1995;32(1):4-18.

22. Hopf JM, Vogel E, Woodman G, Heinze HJ, Luck SJ. Localizing visual discrimination processes in time and space. J Neurophysiol 2002;88(4):2088-2095.

23. Luck SJ, Hillyard SA. Spatial filtering during visual search: evidence from human electrophysiology. J Exp Psychol Hum Percept Perform 1994;20(5):1000-1014.

24. Luck SJ. An introduction to the event-related potential technique. Cambridge, Mass: The MIT Press; 2005.

25. Jeffreys DA. A face-responsive potential recorded from the human scalp. Exp Brain Res 1989;78(1):193-202.

26. Rossion B, Delvenne JF, Debatisse D, Goffaux V, Bruyer R, Crommelinck M, et al. Spatio-temporal localization of the face inversion effect: an event-related potentials study. Biol Psychol 1999;50(3):173-189.

27. Schendan HE, Ganis G, Kutas M. Neurophysiological evidence for visual perceptual

categorization of words and rostos within 150ms. Psychophysiology 1998;35(3):240-251.

28. Woldorff MG, Hackley SA, Hillyard SA. The effects of channel-selective attention on the mismatch negativity wave elicited by deviant tones. Psychophysiology 1991;28(1):30-42.

29. Wada M. Measurement of olfactory threshold using an evoked potential technique. Rhinology 1999;37(1):25-28.

30. Naatanen R, Picton TW. N2 and automatic versus controlled processes. Electroencephalogr Clin Neurophysiol Suppl 1986;38:169-186.

31. Simson R, Vaughan HG Jr, Ritter W. The scalp topography of potentials in auditory and visual Go/NoGo tasks. Electroencephalogr Clin Neurophysiol 1977;43(6):864-875.

32. Luck SJ, Hillyard SA. Electrophysiological correlates of feature analysis during visual search. Psychophysiology 1994;31(3):291-308.

33. Vogel EK, Machizawa MG. Neural activity predicts individual differences in visual working memory capacity. Nature 2004;428(6984): 748-751.

34. Donchin E. Presidential address, 1980. Psychophysiology 1981;18(5):493-513.

35. Isreal JB, Chesney GL, Wickens CD, Donchin E. P300 and tracking difficulty: evidence for multiple resources in dual-task performance. Psychophysiology 1980;17(3):259-273.

36. Johnson R Jr. P300: a model of the variables controlling its amplitude. Ann N Y Acad Sci 1984;425:223-229.

37. Johnson R Jr. A triarchic model of P300 amplitude. Psychophysiology 1986;23(4):367-384.

ÍNDICE REMISSIVO

A

Abuso e dependência 303
    estimulação cerebral não invasiva na dependência química 314
Acidente vascular cerebral 352, 391
    estimulação nervosa periférica (ENP) em pacientes com acidente vascular cerebral 104
Análise do sinal mapas estatísticos, decodificação e *feedback* 461
Aquisição e pré-processamento de dados 460
Aspectos clínicos
    do *tinnitus* 218
    do TOC 285
Aspectos éticos, neuroéticos 21, 540
    princípio bioéticos 22
    princípio da autonomia 22
    princípio da beneficência 22
    princípio da justiça 22
    princípio da não maleficência 22
    princípio da proporcionalidade 23
Atrito 529

B

Bases anatômicas da ENP 98

C

Características clínicas da distonia 150

Carga de fase 25
Carga total 25
Cegamento e estimulação simulada (placebo) 522
Circuito geral de gratificação 303
Componentes auditivos 559
Controle das crises epilépticas 138

D

Densidade de carga 25
Densidade de corrente 25
Dependência química 303
Depressão
    depressão maior (DM) 233
    depressão na doença de Parkinson 123
Descrição do sistema de neuronavegação por EMT 509
Desenho de estudo 523
Desfechos de ensaios clínicos 527
Disfasia do desenvolvimento 334
Dislexia 337
Distonia 149
Distúrbios cognitivos 162
Doença de Parkinson
    cognição na doença de Parkinson 125
    depressão na doença de Parkinson 123
    estimulação de áreas motoras não primárias na DP 121

Dor
analgesia por placebo 183
atividade cerebral durante a dor 180
componente afetivo-emocional da dor 180
componente sensitivo-discriminatório da dor 180
aguda 177
crônica 199
efeito analgésico da EMT 185
ETCC no tratamento da dor 192
ETCC no tratamento da dor crônica 208
influências antinociceptivas descendentes 182
influências pró-nociceptivas 183
mecanismos neurais associados à dor crônica 200
mecanismos neurofisiológicos da dor 178
memorização 200
modulação descendente da dor 182
outras formas de estimulação não invasiva no tratamento da dor crônica 211
percepção da dor 179
redes neurais supraespinais 181
tratamento farmacológico da dor crônica 203
tratamento físico da dor crônica 203
uso da neuromodulação na dor aguda 178

E

ECP (estimulação cerebral profunda)
em modelos animais 426
nos TCE graves 401
EEG (eletroencefalografia)
corregistro 485
EEG e EMT
inspeção do EEG na EMTr 39
por que combinar? 484
ritmo beta 480
ritmo gama 481
ritmos alfa 480
ritmos delta 478
ritmos teta 479

Efeito de contaminação (*carry-over*) 71
Efeitos colaterais, adversos 36
eletroconvulsoterapia 328
EMT 326
ETCC 72, 327
psicofármacos 323
Efeitos da ETCA (estimulação transcraniana por corrente alternada) 78
Eficácia
da eletroconvulsoterapia 328
dos psicofármacos 322
Eletroencefalografia (EEG) e potenciais evocados cognitivos 477, 481
C100 558
CNV 558
Error Related Negativity 558
LRP 557
N100 559
N200 560
nomeação e classificação dos componentes de onda 482
origem neuronal dos potenciais evocados 482
P100 559
P300 560
potenciais evocados cognitivos 558
potenciais evocados motores 557
potenciais evocados relacionados com a fase de processamento 483
potenciais evocados relacionados com os movimentos 483
potencial positivo no vértex 559
taxonomia dos potenciais evocados 482
EMT (estimulação magnética transcraniana), EMTr 27
contraindicações à EMTr 43
efeito analgésico da EMT 185
efeitos nas alucinações auditivas 267
efeitos no EEG 488
eficácia da EMT 326
EMT como preditor do tratamento cirúrgico 511
EMT como técnica de neuronavegação 506
EMT e os efeitos nos ritmos cerebrais 490
EMT em modelos animais 421

EMT na catatonia 27
EMT na depressão bipolar 257
EMT na neurocirurgia 504
EMT na reabilitação das funções cognitivas dos lobos frontais 399
EMT nas afasias 369
EMT no episódio maníaco 256
EMT no TAB 255, 258
EMT pulso único 13
EMT pulsos repetidos 13
EMTr profunda na depressão maior 243
estudos clínicos da EMT para tratamento da dor 191
estudos com EMT 360
estudos com EMT e potenciais cognitivos 490
mecanismo de ação da EMT na espasticidade 386
mecanismo de ação da EMT no TAB (transtorno afetivo bipolar) 255
mecanismos de ação da EMT na esquizofrenia 265
mecanismos de ação da EMT no *tinnitus* 219
mecanismos terapêuticos da EMT na doença de Parkinson 118
respostas evocadas por EMT 488
Epidemiologia 394
aspectos epidemiológicos e clínicos 382
tinittus 218
TOC 285
Epilepsia 13
ETCC na epilepsia 141
Esclerose múltipla 388
Espasticidade 381
fisiopatologia da espasticidade 386
mecanismo de ação da EMT na espasticidade 386
Esquizofrenia 263
EMT na esquizofrenia 264
tratamento farmacológico da esquizofrenia 263
Estimulação cerebral no século XX 7
Estimulação cerebral profunda (ECP) 85
Estimulação cortical epidural em modelos animais 427

Estimulação da coluna dorsal da medula 402
Estimulação da medula espinal 11, 83
estimulação da medula espinal em modelos animais 428
Estimulação do nervo mediano 104
Estimulação do nervo vago (ENV) 93
Estimulação elétrica cerebral
entre 1970 e 2000 11
na última década (2000-2010) 14
Estimulação elétrica com
alta frequência 137
baixa frequência 137
Estimulação nervosa periférica (ENP) 97
Estimulação nervosa periférica em modelos animais 429
Estimulação periférica do nervo mediano direito 403
Estimulação por EMT na DP 119
Estimulação transcraniana por corrente alternada (ETCA) 76
Estimulação via sistema de *feedback* fechado 138
Estratégias em reabilitação 396
Estruturas gramaticais, processamento sintático e semântico 446
Estudos animais não humanos 421
Estudos em voluntários saudáveis 466
Estudos farmacogenéticos 533
ETCC (estimulação transcraniana por corrente continua) 400
aspectos técnicos da ETCC 68
efeitos da ETCC 68
eficácia da ETCC 327
estimulação com corrente contínua 137
estimulação do CPFDL na doença de Parkinson 122
estimulação elétrica transcraniana 27
estudos clínicos do uso da ETCC no tratamento da dor 193
estudos com ETCC 359
ETCC em modelos animais 424
ETCC na depressão maior 240
ETCC na distonia 157
ETCC na doença de Alzheimer 166
ETCC na doença de Parkinson 126

ETCC na epilepsia 141
  ETCC nas afasias 372
  ETCC no TAB 259
  ETCC no *tinnitus* 226
  ETCC no tratamento da dor 192
  ETCC no tratamento da dor crônica 208
  fluência verbal e aprendizagem com ETCC 447
  mecanismo de ação da ETCC 66
  tratamento da dor 192
  tratamento da dor crônica 208
  vantagens da ETCC 65

F

Farmacoeconomia
  da eletroconvulsoterapia 329
  da EMT 327
  da ETCC 328
Farmacoterapia para o TOC (transtorno obsessivo compulsivo) 286
Fisiopatologia
  da distonia 150
  da espasticidade 386
Flutuação motora 117
Funções do córtex pré-frontal 306
Funções executivas 448

I

Imagem mental 409
  excitabilidade cortical durante imagem mental 411
  mentalização motora, estimulação cerebral não invasiva e reabilitação 416

L

Lesão encefálica adquirida (LEA) 352
Linguagem 444
LTD 59
LTP 59

M

Mecanismo de ação
  da ECP 85

da EME 84
da EMT 56
da ENV 93
da ETCA 78
da ETCC na depressão maior 240
da ETCC no tratamento da dor 192
Medicina física e reabilitação 383
Medidas de desfecho 527
Memória 441
  de trabalho 441
  declarativa 442
  emântica 442
  episódica 443
  operacional 308
Memorização da dor 200
Metodologia no desenho de ensaios clínicos 520
Métodos de aplicação da ETCA 77
Mielopatias 391
Modulação da atividade do córtex na ENP 99

N

Neurocirurgia 504
Neuroestimulação para pacientes em coma 401
Neuromodulação
  a longo prazo 539
  dos transtornos cognitivos decorrentes do TCE 398
  na afasia 164
  na demência 169
  na dor aguda 178
  na epilepsia 134
  na heminegligência 168
  nas disfunções executivas 167
  nos distúrbios de memória 165
Neuromodulação, fanatismo e ceticismo 541

P

Paralisia cerebral 391
Parâmetros
  da ETCC na depressão maior 242
  de aplicação da EMT no TOC 293

de estimulação 42
    da EMT na depressão maior 239
    da EMT no *tinnitus* 226
    na ETCA 79
    de segurança da ETCC 71
Períodos de início do ensaio clinico (*run-in*)
    e retirada de drogas (*wash-out*) 526
Pesquisa clínica 518
    análise estatística 528
    cálculo do tamanho amostral 526
    critérios de elegibilidade e recrutamento
        da amostra 520
    efeito placebo 531
    estudos naturalísticos 532
    estudos semicontrolados e não controla-
        dos 532
    fase I 519
    fase II/III 519
    fase IV 519
    fases de um estudo clínico 518
    randomização e ocultação da alocação
        521
    validade interna e externa 529
Plasticidade neuronal 59
Produção da fala 445
Protocolos
    de estimulação na epilepsia 137
    pacientes 32
    para sujeitos saudáveis 32
    QBS 35
    TBS 35
Psicofármacos 322

R

Reabilitação cognitiva no traumatismo
    cranioencefálico (TCE) 394
Reabilitação motora 354
    em pacientes com lesão encefálica
        adquirida 351
Resposta evocada do tronco cerebral 559
Ressonância magnética
    implementação de sistema de
        neurofeedback na RMf-TR 460
    neurofeedback por RMf-TR 466
    neuroimagem 58

neuromodulação por ressonância
    magnética funcional 456
visão geral da ressonância magnética
    funcional em tempo real (RMf-TR)
    458
Resultados clínicos 388
    da ECP
        na cefaléia 92
        na dependência de drogas 90
        na depressão 88
        na doença de Parkinson 86
        na dor crônica 91
        na dor neuropática 92
        na obesidade 91
        nas distonias 87
        nas síndromes dolorosas 92
        no transtorno obsessivo compulsivo
            89
        no tremor essencial 86
        nos impulsos agressivos 92
    da EME 85
    da EMT na depressão maior 235
    da EMT no transtorno obsessivo
        compulsivo 292
    da ENV 93
    da ETCC na depressão maior 241

S

Segurança 30
    da EMT 192
    da EMTr 34
    da ENP 109
    da ENV 94
    da ETCC 33, 194
Segurança e tolerabilidade da EME 85
Síndrome frontal ou pré-frontal 396

T

TAB
    critérios diagnósticos 251
    custo-efetividade da EMT no transtorno
        afetivo bipolar 259
Técnicas de neuromodulação invasivas 83
Técnicas invasivas no tratamento da dor
    crônica 205

Terapia magnética convulsiva na depressão maior 243

Termo de consentimento em Pesquisa 23

Tinnitus 218

    outras formas de estimulação não invasiva no *tinnitus* 226

TOC (transtorno obsessivo-compulsivo) 282

    critérios diagnósticos do TOC 283

    custo-efetividade da EMT no TOC 297

    psicocirurgia no TOC 288

    psicoterapia cognitivo-comportamental no TOC 287

Tomada de decisão

    envolvendo riscos 449

    social 450

Transtorno afetivo bipolar (TAB) 250

Transtorno do déficit de atenção e hiperatividade (TDAH) 338

Transtorno do espectro do autismo 340

Transtornos do desenvolvimento 333

Tratamento cirúrgico 385

    da distonia 151

    da epilepsia 133

Tratamento com bloqueios locais e regionais 384

Tratamento farmacológico

    farmacológico da depressão maior 233

    farmacológico da doença de Parkinson 117

    farmacológico da dor crônica 203

    farmacológico da esquizofrenia 263

    farmacológico do TAB 253

        do *tinnitus* 219

farmacológico sistêmico 384

Tratamento físico da dor crônica 203

Tratamentos farmacológicos na distonia 151

Traumatismo cranioencefálico 354

U

Uso clínico da EMT no TAB 256

Uso clínico da ETCC no TAB 259

Uso combinado da ENP e estimulação central 108

Uso da ECNI (estimulação cerebral não invasiva) em pacientes com

    dependência de álcool 316

    dependência de cocaína 317

    dependência de nicotina 314

    outras dependências 317

Uso da EMT

    EMT no tratamento da DP 119

    na depressão maior 234

    na distonia 152

    na epilepsia 139

    na esquizofrenia 264

    na memória operacional 166

    na síndrome de Wernicke-Korsakoff 166

    no TOC 289

    no tratamento da dor crônica 204

    nos sintomas negativos da esquizofrenia 274

    nos sintomas positivos da esquizofrenia 265

    para controle da dor 185

Uso da ENP em lesões medulares 108